受験生の皆さんへ

　過去の問題に取り組む目的は、(1)出題傾向(2)出題方式(3)難易度(4)合格点を知り、これからの受験勉強に役立てることにあります。出題傾向などがつかめれば目的は達成したことになりますが、それを一歩深く進めるのが、受験対策の極意です。

　せっかく志望校の出題と取り組むのですから、本番に即した受験対策の場に活用すべきです。どうするのか。

　第一は、実際の入試と同じ制限時間を設定して問題に取り組むこと。試験時間が六十分なら六十分以内で挑戦し、時間配分を感覚的に身に付ける訓練です。

　二番目は、きっちりとした正答チェック。正解出来なかった問題は、正解できるまで、徹底的に攻略する心構えが必要です。間違えた場合は、単なるケアレスミスなのか、知識不足が原因のミスなのか、考え方が根本的に間違えていたためのミスなのか、きちんと確認して、必ず正解が書けるようにしておく。

　正答が手元にある過去問題にチャレンジしながら、正解できなかった問題をほったらかしにする受験生もいます。そのような受験生に限って、他の問題集をやっても、間違いを放置したまま、次の問題、次の問題と単に消化することだけに走っているのではないかと思います。過去問題であれ問題集であれ、間違えた問題は、正解できるまで必ず何度も何度も繰り返しチャレンジする。これが必勝の受験勉強法なことをお忘れなく。

入試問題検討委員会

【本書の内容】

1. 本書は過去10年間の問題と解答を収録しています。医学科の試験問題です。
2. 英語・数学・物理・化学・生物の問題と解答を収録しています。尚、大学当局より非公表の問題は掲載していません。
3. 当社の本書解説執筆陣は、現在直接受験生を教育指導している、すぐれた現場の先生方です。
4. 本書は問題と解答用紙(※記述部のみ掲載)の微細な誤りをなくすため、実物の入試問題を各大学より提供を受け、そのまま画像化して印刷しています。

尚、本書発行にご協力いただきました先生方に、この場を借り、感謝申し上げる次第です。

順 天 堂 大 学

		問題	解答
平成30年度	英　語	1	76
	数　学	25	83
	物　理	30	88
	化　学	48	91
	生　物	64	95
	解答用紙（※記述部のみ掲載）		98
平成29年度	英　語	1	79
	数　学	26	86
	物　理	33	92
	化　学	51	95
	生　物	66	99
	解答用紙（※記述部のみ掲載）		101
平成28年度	英　語	1	75
	数　学	29	82
	物　理	36	88
	化　学	52	91
	生　物	66	96
平成27年度	英　語	1	70
	数　学	25	77
	物　理	31	84
	化　学	48	87
	生　物	59	91
平成26年度	英　語	1	75
	数　学	27	82
	物　理	34	87
	化　学	48	90
	生　物	60	93

目　次

		問題	解答

平成25年度

英　語	1	71
数　学	23	77
物　理	31	79
化　学	46	81
生　物	59	84

平成24年度

英　語	1	51
数　学	16	56
物　理	19	59
化　学	31	61
生　物	42	65

平成23年度

英　語	1	51
数　学	13	55
物　理	17	58
化　学	28	60
生　物	39	61

平成22年度

英　語	1	50
数　学	13	54
物　理	16	57
化　学	27	59
生　物	39	61

平成21年度

英　語	1	51
数　学	13	56
物　理	16	58
化　学	28	61
生　物	41	62

平成30年度

問 題 と 解 答

英　語

問題

30年度

I 次のインタビュー記事を読み，以下の設問に答えなさい。

Capt. Chesley "Sully" Sullenberger III is the pilot who landed US Airways Flight 1549 in the Hudson River after a flock of geese struck and disabled the plane's engines.　His quick thinking, years of training and courage on that fateful day in 2009 saved all 155 people on board.　After retiring in 2010, he is now using his expertise to focus on the safety of a different set of people, patients.

Q: **You and three co-authors wrote an article for The Journal of Patient Safety in March on "avoidable health-care harm," making comparisons with the aviation**[注1] **industry.　Can you define the nature of the problem?**

A:　The nature of the problem is systemic, huge and immediate.　As we know
　　　　　　　　　　　　　　(a)
from the Institute of Medicine reports and others, medical errors and health-care-associated conditions lead to 200,000 preventable deaths per year in this country alone.　That's the equivalent of 20 large jet airliners crashing every week with no survivors.

　　If that were to happen in aviation, there would be a nationwide ground stop, a presidential commission, congressional hearings.　The National Transportation Safety Board would investigate, search out root causes.　No one would fly until we'd solved the fundamental issues.

　　I'm trying to bring to this discussion a sense of urgency.　I can tell you from my own domain, commercial aviation, we have worked very hard over the last four or five decades to make [it][注2] ultimately an ultra-safe endeavor.　In fact, the last passenger fatality[注3] on a large U.S. jet airliner was in November 2001, over a decade ago.　Now, the regionals are not
　　　　　　　　　　　　　　　　　　　　　　　　　　　　　(b)
quite yet at the same level of safety, but as far as the major, large jet airlines, we have achieved an amazing accomplishment: Literally millions of flights, tens of millions of passengers, without a single passenger fatality in over a decade.

Q: **What were the cultural problems in aviation that had to be overcome to confront the problem of preventable errors?**

A: Fifty years ago, airline accident investigations were much simpler and less thorough. They were done much less from a system point of view, and hardly at all from a human factors point of view. The easiest thing for investigators, for officials to do, was to blame the dead pilots, and leave it at that.

We finally got beyond that in aviation, and now we have, through the NTSB, a formal lessons-learned process, an independent federal agency that investigates transportation accidents. It comes up with probable causes, with contributing factors. It makes recommendations to the rule makers and to the industry about how to prevent this from happening again. A part of what we have done is to transform the culture of the aviation from (A) system to (B) system[注4].

Q: **There were human elements to these preventable errors, right? How did aviation address that?**

A: We've changed the dynamic of the interpersonal actions in the cockpit, and with the cockpit crew members and other team members.

Forty years ago, captains could be gods with a little "g" and Cowboys with a capital "C." They often ruled their cockpits by whis, according to
(c)
individual idiosyncrasies[注5] and preferences with insufficient consideration of best practices. In fact, the variability and the negative deviance was so great that the first officers with whom they flew, the co-pilots would often have to keep personal notebooks of the preferences of each captain. Woe to[注6] the first officer or the flight attendant who didn't remember these idiosyncratic preferences. If someone spoke up to a captain about an unsafe practice, they put their job on the line.
(d)
Thankfully, those days are long gone. We've achieved much better standardization[注7]. We've taught captains that they have to be creators

and leaders of teams, that we can no longer be a collection of individuals. What many don't realize about aviation is that at a large airline, you're flying with people all of the time that you've never met before.

It's important that we make introductions, that we learn each other's names, that we set the tone, we create an environment of psychological
(e)
safety. Where there are no stupid questions, where we have an obligation to speak up if we see something's not being addressed, where we create a shared sense of responsibility for the outcome. It's not about who's right, it's about what's right.

We in aviation have created this robust[注8] safety structure on which we build. Paradoxically, it's this predictability, this reliability, this regularization of our processes that becomes the firm basis upon which we can then innovate[注9] when we face the unexpected, when we face the (C).

That's exactly what we did, my crew and I, on Flight 1549, resulting in this Hudson River landing. It was something that we'd never trained for, it was something we had never envisioned, and we had 208 seconds to
(f)
solve this life-threatening problem that we had never seen before.

Q: How do you think we chart a path that leads to our drastically reducing the number of preventable medical deaths sooner rather than later?

A: I think we need to do what we did in aviation. We need to have the public awareness and the political will to act. I think we're building that. I think we are making a difference. I think there are many who are doing important things right now and have been for a number of years, but it's not in a systemic fashion. It's not in every hospital, in every city, in every state. We do have islands of excellence right now, but they are just that. They're islands of excellence in a sea of system failures. We need to make those islands bigger, and we need to have less water between them.

注1：aviation　航空

注2：[　]は元々のインタビューについていたものである。

注3：fatality　不慮の死

注4：このインタビュー箇所には文法的な誤りがあったため，修正したものを提示した。

注5：idiosyncrasy　特異性

注6：woe to　〜に気の毒だ

注7：standardization　標準化

注8：robust　強健な

注9：innovate　〜を刷新する

出典：*News Center.* (2012). September 10, 2012. Retrieved from http://med.stanford.edu/news.html

問1　英文の内容に合うように，⑴〜⑻の質問に対する答えとして最も適したものを，それぞれ選択肢1〜4の中から選びなさい。

⑴　What does the word systemic refer to?
　　(a)
　　1.　affecting the entire system

　　2.　affecting all body parts

　　3.　loosely organized

　　4.　disorganized

⑵　What does the word regionals refer to?
　　(b)
　　1.　local airlines

　　2.　local people and communities

　　3.　local hospitals

　　4.　local area athletic competitions

(3) What does the word whim refer to?
　　　　　　　　　　　(c)
　　1. agreement

　　2. harmony

　　3. personal wish

　　4. immediate threat

(4) What does the phrase put their job on the line refer to?
　　　　　　　　　　　　　(d)
　　1. complained to the labor union

　　2. took their tasks seriously

　　3. talked with their boss frankly

　　4. risked becoming unemployed

(5) What does the phrase set the tone refer to?
　　　　　　　　　　　(e)
　　1. adjust the flight instruments

　　2. provide direction

　　3. create a destructive environment

　　4. speak on and on

(6) What does the word envisioned refer to?
　　　　　　　　　　　(f)
　　1. imagined

　　2. animated

　　3. regretted

　　4. prevented

(7) According to the interview, what did Captain Sullenberger and his
　　team NOT do to improve aviation safety?

　　1. They changed how they communicated with each other.

　　2. They let workers know that they share responsibility.

　　3. They asked leaders to check the system actively.

　　4. They raised awareness of people on board and in general.

⑻　What is the best title for this conversation?

1. Dealing with death in medical practices

2. Applying lessons of airline safety to health-care practices

3. Aiming to create a safety system in aviation

4. Reducing system failures through talking positively

問 2　英文の内容に合うように，⑴～⑵の空所を補うものとして最も適したもの
を，それぞれ選択肢 1 ～ 4 の中から選びなさい。

⑴　A part of what we have done is to transform the culture of the
aviation from （　A　） system to （　B　） system.

1. A : a formal lessons-learned　　　B : an industry rule

2. A : a top-down　　　　　　　　　B : a bottom-up

3. A : a federal agency　　　　　　　B : an aviation industry

4. A : a blame-based　　　　　　　　B : a learning-based

⑵　Paradoxically, it's this predictability, this reliability, this regularization
of our processes that becomes the firm basis upon which we can then
innovate when we face the unexpected, when we face the （　C　）.

1. passengers

2. crisis

3. monster

4. river

Ⅱ 次の英文を読み，下記の設問に答えなさい。①〜⑪は段落番号を表す。

①　The placebo effect remains one of the most baffling[注1] mysteries in medicine.　The idea that a useless sugar pill or harmless saline injection[注2] could result in a measurable improvement in a patient's symptoms, sometimes as good as taking an active drug, has been so hard to explain that some have even doubted whether it can be real.

1

②　The study, carried out by Marwan Baliki and Vania Apkarian at Northwestern University in Chicago, involved a small number of chronic-pain patients with osteoarthritis of the knee.　It is a rare example of a placebo study based on real patients rather than healthy volunteers who are just exposed to pain-inducing experiments to see how they feel when given a placebo.

2

③　Baliki used an MRI scanner to observe in real time how the brain of patients responded to a placebo — in this case a sugar pill instead of a painkiller.　In short, he found that an area within the mid-frontal gyrus lit up or, in his own words, "showed a higher functional connectivity" in patients who responded to the placebo, compared with non-responders.

3

④　He concluded that this brain region seemed to be quite separate from another region of the brain known to be involved in responding to the effects of real painkilling drugs.　In other words, Baliki appeared to have found the "seat" of the placebo effect within the brain.

4

⑤　"In simple terms, we pinpointed a brain region, a hotspot or seat, that can predict the propensity of a patient's response to a placebo within the wider
(a)
patient population suffering from chronic pain," Baliki says.　"We also examined the specificity of our results by testing whether this hotspot can

predict pain analgesia[注3] to an active drug. We found that it does not, suggesting that this brain region is specific for placebo analgesia."

⑥　　The findings suggest a biological basis for the placebo effect and raise the prospect of tests to see if individuals are going to be good placebo responders or not. For those who are responders, it could mean targeting them with placebo pain treatments that might work specifically for them. Or it could result in identifying placebo responders so that they don't get included in clinical trials, which have long been thought to be compromised by them.

5

⑦　　It is not, however, the first time that scientists have identified a brain region involved in the placebo effect. In 2007 for instance Jon-Kar Zubieta, now at the University of Utah, suggested that the nucleus accumbens, which lies at the top of the brain stem, plays a role in moderating pain after injections of a placebo composed of harmless saline solution — at least in healthy volunteers.

6

⑧　　Other researchers, meanwhile, have focused on identifying the genetic basis of the placebo effect. This is based on the idea that certain signalling pathways in the brain, especially those involved in the "reward" network, help to mediate the placebo effect. The idea is that these signalling pathways are under genetic control and that some people may be blessed with certain combinations of genes that make them more or less responsive to a placebo effect.

7

⑨　　"Our data suggests that harnessing placebo effects without deception[注4] is (b) possible in the context of a plausible rationale," explained Claudia Carvalho of the ISPA-Instituto Universitario in Lisbon. She found that this kind of "open" placebo reduced initial pain and disability by about 30%.

⑩ Another study in 2011 on asthma patients found that placebo inhalers[注5] had no effect on increasing lung function. But asthma patients nevertheless reported that they felt significantly better after using a "useless" inhaler — a baffling result to say the least.

8

⑪ But if this is difficult to explain, then what about the "noncebo", the evil twin of the placebo, where a sugar pill actually makes people feel worse because they expect to suffer the side effects they have heard about? If the placebo effect has a genuine biological basis, with a seat in the brain and its own set of genes, then it's plausible the same is true for the noncebo. If that is found to be the case, things could get really interesting.

注1：baffling　当惑させる

注2：saline injection　塩水の注射

注3：analgesia　痛覚の喪失

注4：deception　だますこと

注5：inhaler　吸入器

出典：Connor, S. (2016). *The Guardian*. November 6, 2016. Retrieved from https://www.theguardian.com/science

問 1 英文の内容に合うように，(1)～(3)の各文の空所を補うものとして最も適したものを，それぞれ選択肢 1 ～ 4 の中から選びなさい。

(1) According to paragraph ①, placebo effects have _____.

　　1. been considered illusions by most doctors

　　2. been hard to find by non-experts

　　3. attracted few researchers

　　4. sometimes worked as well as real medicine

(2) The word propensity in paragraph ⑤ is closest in meaning to _____.
(a)

    1. direction   2. degree

    3. speed   4. tendency

(3) The word harnessing in paragraph ⑨ is closest in meaning to _____.
(b)

    1. taking advantage of   2. designing medicines against

    3. changing   4. underlying

問 2 英文の内容に合うように，⑴～⑸の質問に対する答えとして最も適したものを，それぞれ選択肢１～４の中から選びなさい。

⑴ What do paragraphs ② to ⑥ imply?

    1. It is common to use people suffering from diseases in examining placebo effects.

    2. People can be classified according to how they respond to placebo effects.

    3. The brain region related to the placebo effect is close to the one that responds to painkillers.

    4. Placebo responders are necessary in testing new drugs in an experiment.

⑵ What do paragraphs ⑦ and ⑧ imply?

    1. Zubieta injected a placebo in actual patients.

    2. Zubieta worked at the University of Utah in 2007.

    3. The "reward" network is thought to be governed by genes.

    4. The "reward" network is well known to researchers involved.

(3) Why is *useless* enclosed in quotation marks in the phrase a "useless" inhaler in paragraph ⑩?

   1. Because the writer wanted to invite laughter to attract readers.

   2. Because researchers presented a "useless" inhaler unintentionally.

   3. Because presenting a "useless" inhaler in an experiment is usually unexpected.

   4. Because the results suggested that the "useless" inhaler might actually be useful.

(4) What does paragraph ⑪ imply?

   1. Noncebo effects should be examined together with placebo effects.

   2. There is clear evidence that noncebo effects have a biological basis.

   3. Placebo effects can interfere with noncebo effects mentally and physically.

   4. Noncebo effects take place because sugar has side effects.

(5) What is the best title for this passage?

   1. Can we exclude the placebo effect from experiments?

   2. Is there something in the placebo effect after all?

   3. How is the placebo effect related to mental states?

   4. How can we get inner access to the placebo effect?

順天堂大学（医）30 年度 （12）

問 3 次の段落（[A]と[B]）は文中の ⎕ 1 ⎕ ～ ⎕ 8 ⎕ で示したいずれかの位置に入る。最も適した場所を選択肢 1 ～ 4 の中から選びなさい。

(1)[A] However, there is now evidence showing some people, known as "placebo responders", do feel or get better after unwittingly[注6], or even wittingly, taking a placebo — and it's not just psychosomatic[注7]. Several studies are pointing to a biological basis for the placebo effect, with the latest research focused on a region of the brain known as the mid-frontal gyrus, which runs along the frontal lobes just above the eyes.

注 6：unwittingly　無意識に

注 7：psychosomatic　精神身体の

1.	1	2.	2
3.	3	4.	4

(2)[B] Certainly, the more that scientists investigate the placebo, the weirder the effect seems to be. One study earlier this year found that taking a placebo for chronic lower back pain can work effectively for some people even when they are told that the treatment is just a "powerful placebo".

1.	5	2.	6
3.	7	4.	8

III 次の英文を読み，下記の設問に答えなさい。①～⑪は段落番号を表す。

① Talking to yourself may seem a little shameful. If you've ever been overheard berating yourself for a foolish mistake or practicing a tricky speech
(a)
ahead of time you'll have felt the social injunction[注1] against communing with yourself in words. In the well-known saying, talking to yourself is the first sign of madness. [1]

② But there's no need for embarrassment. Talking to ourselves, whether out loud or silently in our heads, is a valuable tool for thought. Far from being a sign of insanity, self-talk allows us to plan what we are going to do, manage our activities, regulate our emotions and even create a narrative of our experience. [2]

③ Take a trip to any preschool and watch a small child playing with her toys. You are very likely to hear her talking to herself: offering herself directions and giving voice to her frustrations. Psychologists refer to this as private speech: language that is spoken out loud but directed at the self. We do a lot of it when we are young — perhaps one reason for our shyness about continuing with it as adults. [3]

④ As children, according to the Russian psychologist Lev Vygotsky, we use private speech to regulate our actions in the same way that we use public speech to control the behavior of others. ("I'm hungry, can you bring me something to eat?" versus "I'm hungry, I should get myself something to eat.") [4]

⑤ Imagine being able to tune in to the thoughts of the person next to you: in the office, on the bus, walking in the park. Much of what you would overhear would take the form of language. "Pick up some coffee." "Remember to phone the plumber." Many people say that they have a little voice up there, guiding them, helping them to think through problems and sometimes chastising[注2] them for their mistakes.

⑥   Psychological experiments have shown that this so-called inner speech can improve our performance on tasks ranging from judging what other people are thinking to sorting images into categories. The <u>distancing</u> effect of our words can give us a valuable perspective on our actions. One recent study suggested that self-talk is most effective when we address ourselves in the second person: as "you" rather than "I."

⑦   With new neuroscientific techniques, we can even explore what's happening in the brain when inner speech is going on. Mental dialogues draw on[注3] some of the same neural systems that <u>underpin</u> the conversations we
(b)
have out loud and might explain the more unusual experience of "hearing voices" (or auditory hallucinations). We know that inner speech comes in different forms and speaks in different tongues, that it has an accent and emotional tone, and that its special properties mean that it can unfold more quickly than speech said aloud. | 5 |

⑧   While we internalize[注4] the private speech we use as children, we never entirely put away the out-loud version. If you want proof, turn on the sports channel. You're bound to see an athlete or two <u>gearing himself up with a tart</u>
(c)
<u>phrase</u> or scolding herself after a bad shot. Andy Murray attributed his 2012 U.S. Open victory to a pep talk[注5] he gave himself in front of a changing-room mirror. Gymnastics star Laurie Hernandez was caught on camera telling herself "I got this" before a key event in Rio. The athletes are doing it for good reason: Self-talk has been shown to bring benefits in sports as diverse as badminton, darts and wrestling. | 6 |

⑨   Those of us who lack the talent of a Hernandez or a Murray are also likely to talk to ourselves aloud, particularly when the task is difficult and the conditions stressful. Researchers have observed high levels of private speech when adults are immersed in attention-demanding tasks like data entry — although, poignantly[注6], many participants deny having talked to themselves when quizzed afterward. | 7 |

⑩ Conducting a dialogue with ourselves — asking questions of the self and providing answers — seems to be a particularly good way of solving problems and working through ideas. The to-and-fro between different points of view means our thoughts can end up in expected places, just like a regular dialogue can, and might turn out to be one of the keys to human creativity.

⑪ Both kinds of self-talk — the silent and the vocal — seem to bring a range of benefits to our thinking. Those words to the self, spoken silently or aloud, are so much more than idle chatter.

| 8 |

注1：injunction　差止めの命令

注2：chastise　〜を懲罰する

注3：draw on　〜を利用する

注4：internalize　〜を内在化する

注5：pep talk　激励の言葉

注6：poignantly　痛烈に

出典：Fernyhough, C. (2016). *The Los Angeles Times*. December 31, 2016.

問1　英文の内容に合うように，(1)〜(3)の各文の空所を補うものとして最も適したものを，それぞれ選択肢1〜4の中から選びなさい。

(1) The word berating in paragraph ① is closest in meaning to ＿＿＿＿.
(a)

   1. scolding

   2. praising

   3. ignoring

   4. recognizing

(2) The word underpin in paragraph ⑦ is closest in meaning to ＿＿＿＿.
(b)

   1. produce

   2. continue

   3. assist

   4. link

(3) The word <u>gearing himself up with a tart phrase</u> in paragraph ⑧ is
       (C)
closest in meaning to _____.

   1. encouraging himself by spending relaxing time

   2. encouraging himself with strict words

   3. making excuses to avoid being looked down on

   4. making excuses while repeating the same mistake

問 2　英文の内容に合うように，(1)～(5)の質問に対する答えとして最も適したも
のを，それぞれ選択肢 1 ～ 4 の中から選びなさい。

(1) What paragraph mentions various types of inner speech?

   1. paragraph ⑤

   2. paragraph ⑥

   3. paragraph ⑦

   4. paragraph ⑧

(2) What does the word <u>distancing</u> mean in paragraph ⑥?

   1. seeing your behavior objectively as a different person

   2. experiencing different time zones

   3. separating people far apart

   4. feeling lonely without close friends to talk to

(3) Why does the author mention "Laurie Hernandez" in paragraph ⑧?

   1. to provide a contrasting example with Andy Murray's behavior

   2. to show a good example of talking to oneself behind the scenes

   3. to present an exceptional case of obtaining positive effects of self-
talk

   4. to introduce a typical case of sports professionals who talk aloud on
the field

(4) What do paragraphs ⑨ to ⑪ imply?

1. The more difficult tasks people tackle, the more likely they are to produce self-talk.

2. Self-talk has been proved by scientists to be related to creativity.

3. Inner speech and vocal self-talk each have different effects on performance.

4. Dialogues with oneself work better than working in a team.

(5) What is NOT stated in the passage?

1. why people are likely to self-talk consciously and unconsciously

2. why people feel embarrassed when caught in self-talk

3. how self-talk improves one's work and private life

4. how self-talk can be approved through experiments

問 3　次の文（[A]と[B]）は文中の ┌ 1 ┐ ～ ┌ 8 ┐ で示したいずれかの位置に入る。最も適した場所を選択肢 1 ～ 4 の中から選びなさい。

(1)[A]　As we grow older, we don't abandon this system — we internalize[注7] it.

注 7：internalize　〜を内在化する

1. ┌ 1 ┐　　2. ┌ 2 ┐
3. ┌ 3 ┐　　4. ┌ 4 ┐

(2)[B]　That social pressure not to think out loud is very real.

1. ┌ 5 ┐　　2. ┌ 6 ┐
3. ┌ 7 ┐　　4. ┌ 8 ┐

IV 次の英文を読み，下記の設問に答えなさい。①〜⑭は段落番号を表す。

① Death by chili pepper may not be a common way to die, but it's certainly a possibility for unlucky souls adventurous enough to try Dragon's Breath, the new hottest pepper in town.

1

② Mike Smith, the owner of Tom Smith's Plants in the United Kingdom, developed the record-breaking pepper with researchers at the University of Nottingham. He doesn't recommend the pepper for eating, however, because it may be the last thing a person ever tastes.

2

③ So how exactly do hot peppers, such as Dragon's Breath, maim or kill those who try to eat them? Let's start with the pepper's spicy stats[注1]: (a) Dragon's Breath is so spicy, it clocks in at 2.48 million heat units on the Scoville scale, a measurement of concentration of capsaicin, the chemical that releases that spicy-heat sensation people feel when they bite into a chili pepper.

3

④ In comparison, the habanero pepper is downright mild at about 350,000 (b) Scoville heat units, as is the jalapeño pepper, which registers at up to 8,000 heat units, according to PepperScale, a site dedicated to hot peppers. Bell peppers have a recessive gene that stops the production of capsaicin, so they have zero heat units, PepperScale reported.

4

⑤ Dragon's Breath, in contrast, is so potent that it will be kept in a sealed container when it goes on display at the Chelsea Flower Show from May 23 to 27 in London, the Daily Post reported.

⑥ "I've tried it on the tip of my tongue, and it just burned and burned," Smith told the Daily Post. "I spat it out in about 10 seconds."

5

⑦　　When a daredevil, such as Smith, eats an exceptionally spicy pepper, the first sensation is usually mouth numbness[注2], according to Paul Bosland, professor of horticulture at New Mexico State University and director of the Chile Pepper Institute.

6

⑧　　However, unusually hot peppers go beyond numbing the mouth. When these extreme examples are eaten, the body inflates liquid-filled "balloons," or blisters, in areas exposed to the concentrated capsaicin, including the mouth and (if swallowed) the throat, Bosland said. These blisters can help absorb the capsaicin's heat.

⑨　　"The body is sensing a burn, and it's sacrificing the top layer of cells to say, 'OK, they're going to die now to prevent letting the heat get farther into the body,'" Bosland said.

7

⑩　　Some peppers, such as Dragon's Breath, are so hot, that blistering alone would not contain the heat. Rather, their capsaicin permeates[注3] the blisters
(c)
and continues to activate receptors[注4] on the nerve endings underneath them, which can lead to a painful burning sensation lasting at least 20 minutes, Bosland said.

⑪　　In some cases, people vomit[注5] up the pepper, as did one 47-year-old man in California who ate a burger topped with ghost pepper puree, according to a 2016 case report in the Journal of Emergency Medicine. The man vomited so violently, he ruptured his esophagus[注6] and needed medical attention, Live
(d)
Science reported.

8

⑫　　The immune system can go into overdrive if the capsaicin is too concentrated. That's because TRPV1 receptors — proteins on nerve endings that detect heat — are activated by capsaicin, and erroneously interpret
(e)
capsaicin as a signal of extreme heat, Live Science reported previously. This

mistake can send the body's burn defenses through the roof.

⑬   In some cases, eating a hot pepper can lead to anaphylactic shock, severe burns and even the closing of a person's airways, which can be deadly if left untreated, according to the Post.

⑭   However, Smith didn't intend for Dragon's Breath to be part of a meal. Instead, he grew it so that it could be used as a topical numbing anesthetic for people who are allergic to regular anesthetic.

注 1 : stats　統計データ

注 2 : numbness　麻痺

注 3 : permeate　～を通り抜ける

注 4 : receptor　受容器

注 5 : vomit　～を吐く

注 6 : esophagus　食道

出典 : Geggel, L.　(2017).　*Live Science*.　May 19, 2017.　Retrieved from

　　https://www.livescience.com/

問 1　英文の内容に合うように，(1)～(5)の各文の空所を補うものとして最も適したものを，それぞれ選択肢 1 ～ 4 の中から選びなさい。

(1) The word maim in paragraph ③ is closest in meaning to _____.
　　(a)

　　1. anger

　　2. injure

　　3. excite

　　4. confuse

(2) The word <u>downright</u> in paragraph ④ is closest in meaning to _____.
(b)
1. absolutely

2. likely

3. somewhat

4. rarely

(3) The word <u>contain</u> in paragraph ⑩ is closest in meaning to _____.
(c)
1. expose

2. include

3. increase

4. control

(4) The word <u>ruptured</u> in paragraph ⑪ is closest in meaning to _____.
(d)
1. scratched

2. tore

3. moved

4. cleared

(5) The word <u>erroneously</u> in paragraph ⑫ is closest in meaning to _____.
(e)
1. flexibly

2. independently

3. mistakenly

4. interestingly

問 2 英文の内容に合うように，(1)～(3)の質問に対する答えとして最も適したものを，それぞれ選択肢 1 ～ 4 の中から選びなさい。

(1) According to the article, how does the body respond to protect against extreme heat?
  1. producing mouth water
  2. turning red
  3. making balloons
  4. sweating

(2) What is the main idea in paragraphs ⑪ to ⑭?
  1. how capsaicin is dangerous to the stomach
  2. how spiciness and emotion go hand in hand
  3. how peppers weaken the immune system
  4. how the body responds to very strong peppers

(3) Why was this article mainly written?
  1. to suggest medical treatment after taking peppers
  2. to introduce Smith's new hot pepper
  3. to discourage people from eating peppers
  4. to educate people about how we sense heat

順天堂大学（医）30 年度　(23)

問 3　次の段落（［A］と［B］）は文中の　| 1 |　～　| 8 |
で示したいずれかの位置に入る。最も適した場所を選択肢 1 ～ 4 の中から選
びなさい。

(1)［A］　Dragon's Breath is hotter than the current record-holder, the
Carolina Reaper, which packs an average of 1.6 million Scoville heat
units, as well as U.S. military pepper sprays, which hit about 2
million on the Scoville scale, according to the Daily Post.

　　1. | 1 |　　　　2. | 2 |

　　3. | 3 |　　　　4. | 4 |

(2)［B］　"What's happening is that your receptors in your mouth are
sending a signal to your brain that there's pain, and it's in the form
of hotness or heat, and so your brain produces endorphins to block
that pain," Bosland told Live Science previously.

　　1. | 5 |　　　　2. | 6 |

　　3. | 7 |　　　　4. | 8 |

V 自由英作文問題

　下記テーマについて，英語で自分の考えを述べなさい。書体は活字体でも筆記体でもよいが，解答は所定の範囲内に収めなさい。

　The writing will be evaluated from the viewpoint of both quantity and quality. The evaluation will also consider whether what you write responds to the question.

　You are expected to write one complete essay (not separate answers to questions). Your essay should also include introduction, body, AND conclusion. Please write as if you are writing for someone who has not read the topic question.

　The very first social media site was created in 1997. In 1999, the first blogging sites began to emerge. Today, there are many social media sites and apps available around the world. Supporters of social technology focus on its benefits. Opponents argue that it may be harmful. In your opinion, does social technology make us more alone or less alone? In what ways?

数　学

問題　　　　　　　　　　　　30年度

Ⅰ　　　　　　に適する解答をマークせよ。ただし，同一問題で同じ記号の

　　　　　　　がある場合は同一の値がはいる。

(1)　円 $x^2 + y^2 - 4ax - 2ay + 4a^2 = 0\ (a > 0)$ の中心は

直線 $y = \dfrac{\boxed{ア}}{\boxed{イ}} x$ の上にある。この円と直線 $y = mx$ が接するのは

$m = \boxed{ウ}$ ，または $m = \dfrac{\boxed{エ}}{\boxed{オ}}$ のときであり，これらの直線と円の

接点をそれぞれ A，B とすると直線 AB の傾きは $\boxed{カキ}$ である。また，線

分 AB の長さが 3 になるのは $a = \dfrac{\boxed{ク}\ \sqrt{\boxed{ケ}}}{\boxed{コ}}$ のときである。

(2)(a) 13 を 11 で割ったときの余りは 2 であり，13^2 を 11 で割ったときの余りは 4 である。また，1020 を 11 で割ったときの余りは 8 であり，1020^3 を 11 で割ったときの余りは ア である。

(b) 最大公約数が 1020^3，最小公倍数が 1020^{10} であり，$a^2 + b^2$ を 11 で割ったときの余りが 10 であるような自然数 a, b がある。積 ab を 11 で割ったときの余りは イ となる。$(a + b)^2$ を 11 で割ったときの余りは ウ となり，$(a - b)^2$ を 11 で割ったときの余りは エ となる。a, b をそれぞれ 11 で割ったときの余りを小さいほうから順に並べると オ ， カ となる。

(3) 原点を中心とする半径1の円Oがある。伸び縮みしない長さ2πの糸が一端を点A(1, 0)に固定され,点Aから時計回りに円Oに巻き付けられている。はじめ,糸のもう一方の端点Pは点Aにある。糸を張ったままほどくと,糸の一部は円Oの円周上にあり,糸の残りの部分は直線状になる。下図のように少しほどいたときの円周上の部分と直線状の部分の境の点をQ($\cos\theta$, $\sin\theta$)とする。

このとき
$\overrightarrow{OP} = (x(\theta), y(\theta)) = (\cos\theta, \sin\theta) + \theta(\cos(\theta + a\pi), \sin(\theta + a\pi))$

と表すことができ,$-1 < a \leq 1$とすると$a = \dfrac{\boxed{アイ}}{\boxed{ウ}}$である。

θがαとなるまでほどいたとき,点Pのえがく曲線の長さは
$\int_0^\alpha \sqrt{(x'(\theta))^2 + (y'(\theta))^2}\, d\theta = b\alpha^c$となる。

ここで$b = \dfrac{\boxed{エ}}{\boxed{オ}}$, $c = \boxed{カ}$である。

したがって,糸がちょうどほどき終わるまでに点Pのえがく曲線の長さを$d\pi^f$とすると,$d = \boxed{キ}$, $f = \boxed{カ}$である。

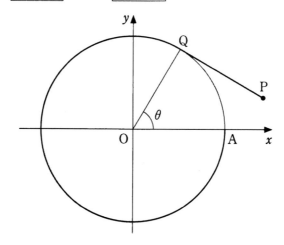

$\boxed{\text{II}}$ $\boxed{}$ に適する解答をマークせよ。

A，Bの2チームに持ち点が与えられ，ゲームを行う。勝ったチームが持ち点1を得て負けたチームが持ち点1を失うものとする。ゲームを繰り返して一方のチームの持ち点が0になったときに終了し，もう一方のチームの優勝とする。ただし，各ゲームで引き分けはないものとする。

(1) 各ゲームでAが勝つ確率を $\dfrac{1}{3}$ とし，はじめの持ち点をA，Bともに2とすると，2ゲーム終了時にAが優勝する確率は $\dfrac{\boxed{ア}}{\boxed{イ}}$ ，4ゲーム終了時にAが優勝する確率は $\dfrac{\boxed{ウ}}{\boxed{エオ}}$ である。また，Aが優勝する確率は $\dfrac{\boxed{カ}}{\boxed{キ}}$ である。

(2) 各ゲームでAが勝つ確率を $\dfrac{1}{3}$ とし，はじめの持ち点をAが3，Bが1とするとAが優勝する確率は $\dfrac{\boxed{ク}}{\boxed{ケコ}}$ ，はじめの持ち点をAが1，Bが3とするとAが優勝する確率は $\dfrac{\boxed{サ}}{\boxed{シス}}$ である。

(3) 各ゲームでAが勝つ確率を $\dfrac{1}{3}$ とし，はじめの持ち点をA，Bともに3とすると，3ゲーム終了時にAの持ち点が4になる確率は $\dfrac{\boxed{セ}}{\boxed{ソ}}$ ，3ゲーム終了時にAの持ち点が2になる確率は $\dfrac{\boxed{タ}}{\boxed{チ}}$ である。また，Aが優勝する確率は $\dfrac{\boxed{ツ}}{\boxed{テ}}$ である。

(4) 各ゲームでAが勝つ確率を $\dfrac{1}{2}$ とし，はじめの持ち点をAが3，Bが2とする。このときにAが優勝する確率 p を求めたい。1ゲーム目にAが勝ち，かつAが優勝する確率を p を用いて表わすと $\dfrac{\boxed{ト}}{\boxed{ナ}}p+\dfrac{\boxed{ニ}}{\boxed{ヌ}}$ となる。この確率と1ゲーム目にBが勝ち，かつAが優勝する確率とを合わせて $p=\dfrac{\boxed{ネ}}{\boxed{ノ}}$ を得る。

$\boxed{\text{III}}$

(1) 三角形 ABC に対して $\vec{b} = \overrightarrow{AB}$, $\vec{c} = \overrightarrow{AC}$ とおく。この三角形の重心 G は 3 つ の中線の交点として与えられる。このことから $\overrightarrow{AG}$ を $\vec{b}$ と $\vec{c}$ で表す式を導け。

(2) 辺 AB の中点を D としたとき，内積 $\overrightarrow{DA} \cdot \overrightarrow{DG}$ を $|\vec{b}|$, $|\vec{c}|$ および $\vec{b}$ と $\vec{c}$ のな す角 θ で表せ。

(3) 三角形 ABC において，重心と外心が一致する必要十分条件を与えよ。

物　理

問題　　30年度

I 以下の問題（**第1問**～**第3問**）の答えをマークシートに記せ。

第1問 次の問い（**問1**～**問4**）に答えよ。〔解答番号 1 ～ 7 〕

問1 図1のように，長さ ℓ の軽い糸の端を点Oに固定して，他方の端に質量 m の小さなおもりをつけて，Oから水平に距離 ℓ だけ離れた点Pからおもりを静かに落とす。糸がOPとなす角を θ，重力加速度の大きさを g として，下の問い（(a), (b)）に答えよ。

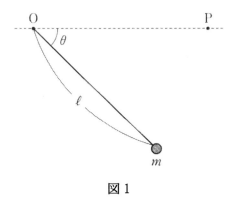

図1

(a) 糸とOPのなす角が θ の瞬間のおもりの速さはいくらか。正しいものを，次の①～⑧のうちから一つ選べ。 1

① $\sqrt{g\ell \sin\theta}$　　　　　　② $\sqrt{2g\ell \sin\theta}$

③ $\sqrt{g\ell(1-\cos\theta)}$　　　　④ $\sqrt{2g\ell(1-\cos\theta)}$

⑤ $\sqrt{\dfrac{g\sin\theta}{\ell}}$　　　　　　⑥ $\sqrt{\dfrac{2g\sin\theta}{\ell}}$

⑦ $\sqrt{\dfrac{g(1-\cos\theta)}{\ell}}$　　　⑧ $\sqrt{\dfrac{2g(1-\cos\theta)}{\ell}}$

(b)　糸と OP のなす角が θ の瞬間の糸の張力はいくらか。正しいものを，次
の①〜⑧のうちから一つ選べ。 $\boxed{\ 2\ }$

①　$mg \sin \theta$

②　$\dfrac{3}{2} mg \sin \theta$

③　$2 mg \sin \theta$

④　$3 mg \sin \theta$

⑤　$mg(1 - \cos \theta)$

⑥　$\dfrac{3}{2} mg(1 - \cos \theta)$

⑦　$2 mg(1 - \cos \theta)$

⑧　$3 mg(1 - \cos \theta)$

問 2 図 2 は光の干渉装置で，単色光源から出た光は半透明鏡で半分は反射され半分は透過する。鏡 1 で反射された光の半分は半透明鏡で反射され壁に向かう。鏡 2 で反射された光の半分は半透明鏡を透過して壁に向かう。これら 2 つの光の干渉が壁で観測される。装置は真空中に置かれており，光の波長を λ として，次の問い((a)，(b))に答えよ。

(a) 壁に強め合った光が観測されている状態から，図 2 のように鏡 1 をゆっくりと破線の位置まで移動したとき，m 回目に強め合う光が観測される移動距離 x はいくらか。正しいものを，下の①〜⑥のうちから一つ選べ。ただし，m を整数とする。

$x = \boxed{3}$

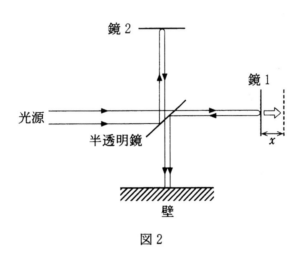

図 2

① $\dfrac{m}{2}\lambda$ ② $m\lambda$ ③ $2m\lambda$

④ $\left(\dfrac{m}{2} - \dfrac{1}{4}\right)\lambda$ ⑤ $\left(m - \dfrac{1}{2}\right)\lambda$ ⑥ $(2m-1)\lambda$

(b) 壁に強め合った光が観測されている状態で，図3のように鏡1と半透明鏡の間に屈折率 $n(n>1)$ で厚さ d の透明な板を光線に直交するように置いたとき，強め合った光が観測される n と d の条件はどのように表されるか。正しいものを，下の①〜⑨のうちから一つ選べ。ただし k を整数とする。　4

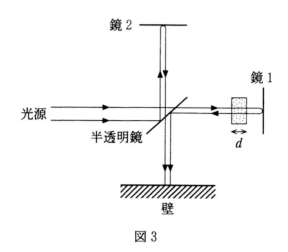

図3

① $nd = k\lambda$
② $\dfrac{1}{n}d = k\lambda$
③ $2nd = k\lambda$
④ $(n-1)d = k\lambda$
⑤ $\left(\dfrac{1}{n}-1\right)d = k\lambda$
⑥ $2(n-1)d = k\lambda$
⑦ $(n-1)d = \left(k-\dfrac{1}{2}\right)\lambda$
⑧ $\left(\dfrac{1}{n}-1\right)d = \left(k-\dfrac{1}{2}\right)\lambda$
⑨ $2(n-1)d = \left(k-\dfrac{1}{2}\right)\lambda$

問 3 図 4 のように，4.2×10^{-8} C の正・負等量の二つの点電荷が，6.0 m 離れた点 A と B に置かれている。AB の垂直二等分線上の点 P が AB の中点から 3.0 m 離れているとき，点 P における電場の強さはいくらか。最も近い値を，下の①〜⑨のうちから一つ選べ。ただし，クーロンの法則の比例定数を 9.0×10^9 N·m²/C² とする。また，$\sqrt{2} \fallingdotseq 1.4$ として計算してよい。

[5] N/C

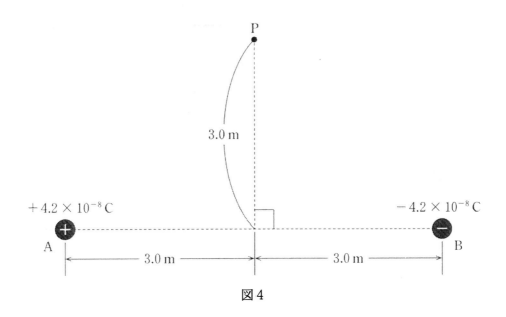

図 4

① 4.4×10^{-7} ② 1.2×10^{-6} ③ 10
④ 15   ⑤ 20   ⑥ 30
⑦ 60   ⑧ 90   ⑨ 130

問 4 原子番号 88 のラジウム $^{226}_{88}\text{Ra}$ は α 崩壊で原子番号 86 のラドン Rn に変わる。次の問い((a), (b))に答えよ。

(a) ラジウムの半減期は 1600 年である。ラジウム原子の数は何年後にもとの数の $\dfrac{1}{8}$ になるか。最も近い値を，次の①〜⑦のうちから一つ選べ。

　　　 6 　年後

① 200 　　　② 2100 　　　③ 3200 　　　④ 4480

⑤ 4800 　　　⑥ 6400 　　　⑦ 12800

(b) 静止したラジウムが α 崩壊したとき，放出される α 粒子の運動エネルギーはラドンの運動エネルギーの何倍か。最も近い値を，次の①〜⑦のうちから一つ選べ。　 7 　倍

① 8.9×10^{-3} 　　② 1.8×10^{-2} 　　③ 44.2 　　④ 55.5

⑤ 74.3 　　　⑥ 112 　　　⑦ 225

第2問 真空中で，z軸を鉛直上向きとしたxyz座標の $z \leq z_0$（z_0は正の定数）の領域に磁場があり（図1参照），一辺の長さが ℓ の正方形の1巻きのコイルが，この磁場中をz軸に沿って鉛直下向きに落下している。$z \leq z_0$ の領域内の座標 (x, y, z) の位置での磁束密度 $\vec{B} = (B_x, B_y, B_z)$ の x, y, z 成分は，それぞれ，

$$B_x = ax, \quad B_y = 0, \quad B_z = a(z_0 - z) \quad (a \text{は正の定数}) \tag{1}$$

である。図1は，真横から見たときの磁力線とコイルを示し，紙面の表から裏向きにy軸がある。図2は真上から見たコイルの位置を示し，コイルの正方形abcdの面はxy平面に平行で，コイルは図2の向きと位置を保ったまま落下していく。コイルの質量を m，電気抵抗を R とし，コイルをつくる導線の太さは無視できコイルは変形しないとする。コイルの導線を流れる電流によって式(1)の磁場は変化しないとして，下の問い（**問1**～**問5**）に答えよ。

〔解答番号　1 ～ 6 〕

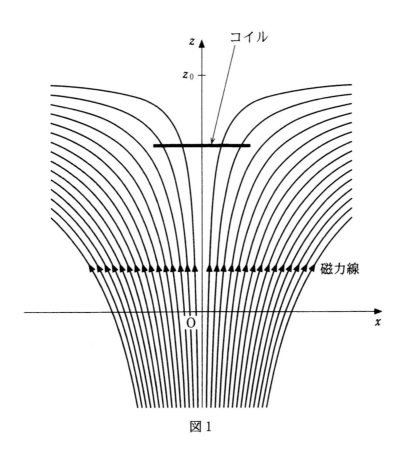

図1

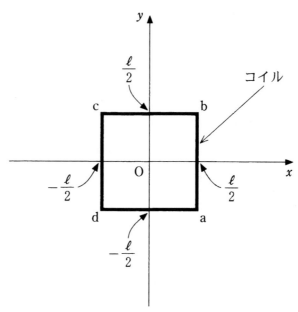

真上から見たコイルの位置
図2

問1 コイルがz軸の座標$z(z<z_0)$の位置にきたとき，コイルを貫く磁束Φはコイルの面に垂直な磁束密度の成分B_zできまり，$\Phi=\alpha(z_0-z)\ell^2$となる。コイルは落下しているので，ファラデーの電磁誘導の法則からコイルに誘導起電力が発生し誘導電流が流れることがわかる。このときのコイルの落下速度の大きさをvとし，コイルに生じる誘導起電力の大きさをVとすると，Vはどのように表されるか。正しいものを，次の①～⑧のうちから一つ選べ。

$V = \boxed{1}$

① $\dfrac{\alpha\ell^2}{v}$ ② $\alpha v\ell^2$ ③ $\dfrac{\alpha(z_0-z)\ell}{v}$ ④ $\alpha v(z_0-z)\ell$

⑤ $\dfrac{4\alpha\ell^3}{v}$ ⑥ $4\alpha v\ell^3$ ⑦ $\dfrac{4\alpha(z_0-z)\ell^2}{v}$ ⑧ $4\alpha v(z_0-z)\ell^2$

問 2 このとき，誘導電流が流れているコイルの辺 ab の部分が，磁場(図 3 参照)から受ける力の x 成分と z 成分は，それぞれ，**問 1** の誘導起電力の大きさ V を用いてどのように表されるか。正しいものを，下の①〜⑫のうちから一つずつ選べ。ただし，x 軸，z 軸の正の向きを，力のそれぞれの成分の正の向きとする。

辺 ab 部分が受ける力の x 成分は　　2

辺 ab 部分が受ける力の z 成分は　　3

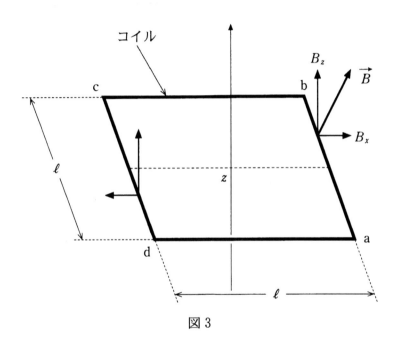

図 3

① $\dfrac{V\alpha\ell^2}{2R}$　　　② $-\dfrac{V\alpha\ell^2}{2R}$　　　③ $\dfrac{V\alpha\ell^2}{R}$

④ $-\dfrac{V\alpha\ell^2}{R}$　　　⑤ $\dfrac{V^2\alpha\ell^2}{R}$　　　⑥ $-\dfrac{V^2\alpha\ell^2}{R}$

⑦ $\dfrac{V\alpha(z_0-z)\ell}{2R}$　　⑧ $-\dfrac{V\alpha(z_0-z)\ell}{2R}$　　⑨ $\dfrac{V\alpha(z_0-z)\ell}{R}$

⑩ $-\dfrac{V\alpha(z_0-z)\ell}{R}$　　⑪ $\dfrac{V^2\alpha(z_0-z)\ell}{R}$　　⑫ $-\dfrac{V^2\alpha(z_0-z)\ell}{R}$

問 3　誘導電流が流れているコイルの各辺が，磁場から受ける力を同様に求めて**問 1** の結果を用いると，コイル全体が受ける合力を落下の速さ v で表すことができる。この合力を受けながら落下するコイルは，じゅうぶん時間が経過すると一定の速さ v_f になった。v_f はいくらか。正しいものを，次の①〜⑧のうちから一つ選べ。ただし，重力加速度の大きさを g とする。

$$v_f = \boxed{4}$$

①　$\alpha \ell^2 \sqrt{\dfrac{2}{mgR}}$　　②　$\dfrac{\alpha \ell^2}{\sqrt{mgR}}$　　③　$\dfrac{2\,\alpha^2 \ell^4}{mgR}$　　④　$\dfrac{\alpha^2 \ell^4}{mgR}$

⑤　$\dfrac{1}{\alpha \ell^2} \sqrt{\dfrac{mgR}{2}}$　　⑥　$\dfrac{\sqrt{mgR}}{\alpha \ell^2}$　　⑦　$\dfrac{mgR}{2\,\alpha^2 \ell^4}$　　⑧　$\dfrac{mgR}{\alpha^2 \ell^4}$

問 4　落下するコイルが一定の速さ v_f になったとき，コイルの電気抵抗により単位時間あたりに発生するジュール熱は，v_f を用いてどのように表されるか。正しいものを，次の①〜⑧のうちから一つ選べ。　$\boxed{5}$

①　$\dfrac{1}{2}mv_f$　　②　$\dfrac{1}{2}gmv_f$　　③　$\dfrac{1}{2}mv_f{}^2$　　④　$\dfrac{1}{2}gm^2 v_f{}^2$

⑤　mv_f　　⑥　gmv_f　　⑦　$mv_f{}^2$　　⑧　$gm^2 v_f{}^2$

問 5 コイルの導線の中にある自由電子(電気量 $-e\,(e>0)$)を考えるミクロな立場から,電子にはたらくローレンツ力によって,誘導電流の発生を説明できる。コイルが z の位置にきた図 3 の瞬間に,導線の中の電子は,コイルの落下とともに鉛直下向きの速さ v をもつ。導線中の電子がこのように鉛直下向きに v で動けば,式(1)の磁場から y 軸方向にローレンツ力を受けて,導線中を移動し誘導電流の原因となる。辺 ab の導線中の電子の一つが受けるこのローレンツ力の大きさは,問 1 の誘導起電力の大きさ V を用いてどのように表されるか。正しいものを,次の①~⑧のうちから一つ選べ。

$$\boxed{6}$$

① $\dfrac{eV}{4(z_0-z)}$ ② $\dfrac{eV}{2(z_0-z)}$ ③ $\dfrac{eV}{4\ell}$

④ $\dfrac{eV}{2\ell}$ ⑤ $\dfrac{\ell eV}{4(z_0-z)^2}$ ⑥ $\dfrac{\ell eV}{2(z_0-z)^2}$

⑦ $\dfrac{(z_0-z)eV}{4\ell^2}$ ⑧ $\dfrac{(z_0-z)eV}{2\ell^2}$

第3問 石けん膜に生じる張力と石けん膜に蓄えられるエネルギーに熱力学を適用してみよう。図1のように，水平な枠の上に棒をおいて，枠と棒で囲まれる面積 ℓx の長方形の部分に石けん膜を張って実験を行う。棒の位置を，長さ ℓ の枠の辺から測った距離 x で表す。棒は長さ ℓ の枠の辺と平行を保ったまま滑かに移動できる。石けん膜には，面積を小さくしようとする性質があり，張力が生じる。図1で，石けん膜の張力は棒を左に力 F で引っ張っているので，右向きの外力を加えて棒を静止させている。石けん膜の張力 F は石けん膜の絶対温度 T によって変化することが知られている。ここでは $F = (a - bT^2)\ell$ となる場合を考える。a, b は正の定数で $T < \sqrt{\dfrac{a}{b}}$ とする。このとき，石けん膜の内部エネルギーは $U = (a + bT^2)\ell x$ と表され，面積 ℓx に比例したエネルギーを蓄えることが知られている。枠と棒の熱容量，重力が石けん膜におよぼす影響は無視できるものとして，下の問い(**問1〜問4**)に答えよ。

〔解答番号　1　〜　5　〕

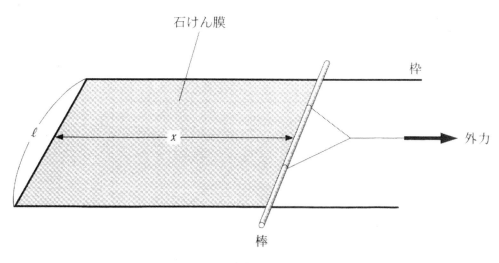

図1

問 1 石けん膜の温度を一定にして面積を広げる等温変化について，次の文章の空欄 [1]・[2] を埋めるのに正しいものを，下の解答群①～⑧のうちから一つずつ選べ。同じものを繰り返し選んでもよい。

石けん膜の温度が $T = T_A$ のときの張力を F_A と表す。温度 T_A で張力が F_A，棒の位置が x_A の石けん膜を状態 A とする。温度を一定に保ったまま，F_A とつり合う大きさの外力で状態 A から棒を $x_B (x_B > x_A)$ までゆっくりと移動し，状態 B まで変化させると，石けん膜の等温変化が実現する（図 2 参照）。等温変化 A→B で外力が石けん膜にする仕事は $W_{AB} =$ [1] と表される。この過程で，内部エネルギーは石けん膜の面積が変化した分だけ増加する。石けん膜に対して熱力学の第一法則を適用すると，石けん膜の吸収する熱量が，石けん膜の内部エネルギー変化と外力のする仕事に関係づけられる。よって，等温変化 A→B で石けん膜が吸収する熱量は $Q_{AB} =$ [2] となる。

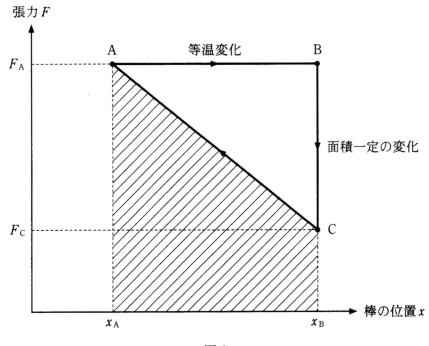

図 2

$\boxed{1}$ · $\boxed{2}$ の解答群

① $a\ell(x_B - x_A)$ 　　　　② $bT_A{}^2\ell(x_B - x_A)$

③ $(a + bT_A{}^2)\ell(x_B - x_A)$ 　　④ $(a - bT_A{}^2)\ell(x_B - x_A)$

⑤ $2a\ell(x_B - x_A)$ 　　　　⑥ $2bT_A{}^2\ell(x_B - x_A)$

⑦ $2(a + bT_A{}^2)\ell(x_B - x_A)$ 　⑧ $2(a - bT_A{}^2)\ell(x_B - x_A)$

問 2　次に，状態 B で棒の位置 x_B を固定してから，石けん膜の温度を $T_C(T_C > T_A)$ まで上げる。温度 T_C における張力を F_C とすると，石けん膜の温度が上がると張力は小さくなるので $F_C < F_A$ である（図 2 参照）。図 2 の状態変化 B→C において，石けん膜が吸収した熱量 Q_{BC} はどのように表されるか。正しいものを，次の①〜⑥のうちから一つ選べ。

$Q_{BC} = \boxed{3}$

① $b(T_A{}^2 + T_C{}^2)\ell x_B$ 　　② $b(T_A{}^2 - T_C{}^2)\ell x_B$

③ $b(T_C{}^2 - T_A{}^2)\ell x_B$ 　　④ $\{2a + b(T_A{}^2 + T_C{}^2)\}\ell x_B$

⑤ $\{2a + b(T_A{}^2 - T_C{}^2)\}\ell x_B$ 　⑥ $\{2a + b(T_C{}^2 - T_A{}^2)\}\ell x_B$

問3 状態Cからはじめの状態Aへと図2の直線経路に沿ってゆっくりと戻す。この状態変化 C→A において，外力は石けん膜に対して負の仕事をする。この仕事の大きさは，図2のC→Aの直線経路とx軸が囲む斜線部分の面積で与えられる。状態変化 C→A の過程で石けん膜が吸収する熱量 Q_{CA} はどのように表されるか。正しいものを，次の①～⑥のうちから一つ選べ。

$Q_{CA} = \boxed{4}$

① $\{a - \dfrac{b}{2}(T_A{}^2 + T_C{}^2)\}\ell(x_A - x_B)$

② $\{2a - b(T_A{}^2 + T_C{}^2)\}\ell(x_A - x_B)$

③ $\{a(x_A - x_B) + b(T_A{}^2 x_A - T_C{}^2 x_B)\}\ell$

④ $\{a(x_A - x_B) + 2b(T_A{}^2 x_A - T_C{}^2 x_B)\}\ell$

⑤ $\dfrac{b}{2}\{T_A{}^2(2x_A - x_B) + T_C{}^2(x_A - 2x_B)\}\ell$

⑥ $\dfrac{b}{2}\{T_A{}^2(3x_A - x_B) + T_C{}^2(x_A - 3x_B)\}\ell$

問4 1サイクルの状態変化 A→B→C→A で，外力が石けん膜にする仕事の合計 W はどのように表されるか。正しいものを，次の①～⑥のうちから一つ選べ。

$W = \boxed{5}$

① $\dfrac{b}{2}(T_A{}^2 + T_C{}^2)\ell(x_B - x_A)$

② $\dfrac{b}{2}(T_C{}^2 - T_A{}^2)\ell(x_B - x_A)$

③ $\{a + b(T_A{}^2 + T_C{}^2)\}\ell(x_B - x_A)$

④ $\{a + b(T_C{}^2 - T_A{}^2)\}\ell(x_B - x_A)$

⑤ $\{2a + b(T_A{}^2 + T_C{}^2)\}\ell(x_B - x_A)$

⑥ $\{2a + b(T_C{}^2 - T_A{}^2)\}\ell(x_B - x_A)$

II 次の問いに答えよ。解答用紙の所定の欄には、結果だけでなく考え方と途中の式も示せ。

水平な2点にある釘に，中心には質量 m のおもり，両端には質量 $m'(m<2m')$ のおもりがついた糸がかけられている。2つの釘の距離は $2L$ で，その中点をOとする。糸はじゅうぶん長く，糸の質量は無視でき，糸と釘の間に摩擦はないとする。重力加速度の大きさを g として，次の問い(問1～問3)に答えよ。

問1 図1のように力がつり合い3つのおもりが静止しているとき，点Oと質量 m のおもりまでの距離 x_0 を，m, m', L を用いて表せ。

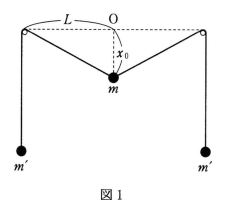

図1

問2 図2のように，質量 m のおもりを点Oからそっと放したとき，質量 m のおもりが到達する最大距離 x を，m, m', L を用いて表せ。

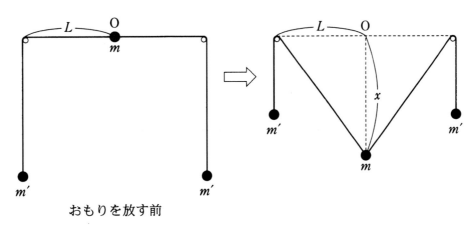

図2

問3 おもりの質量が $m = \sqrt{2}\,m'$ という関係を満たし，つり合いの位置が $x_0 = L$ となる場合を考える。質量 m のおもりをつり合いの位置からわずかに引き下げて放すと，3つのおもりは上下に単振動する。図3のように，質量 m のおもりが単振動してつり合いの位置から Δx だけ下にある瞬間の運動について，下の問い((a)～(c))に答えよ。ここで $\Delta x \ll L$ とし，$(\Delta x)^2$ を無視した次の近似式を用いよ：

$$\sqrt{L^2 + (L+\Delta x)^2} \fallingdotseq \sqrt{2}\left(L + \frac{\Delta x}{2}\right), \quad \frac{1}{\sqrt{L^2 + (L+\Delta x)^2}} \fallingdotseq \frac{1}{\sqrt{2}\,L^2}\left(L - \frac{\Delta x}{2}\right)$$

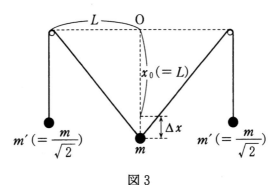

図3

(a) 質量 m' のおもりのつり合いの位置からの変位の大きさは，質量 m のおもりの変位 Δx の大きさの何倍か。近似して答えを求めよ。この関係を用いて，質量 m' のおもりの加速度を，質量 m のおもりの加速度 a を用いて表せ。ただし，質量 m, m' のおもりの変位および加速度は，下向きを正とする。

(b) 質量 m' のおもりにはたらく張力の大きさを T として，質量 m, m' のおもりの運動方程式を，Δx, a, T, m, L, g を用いて表せ。ただし，$(\Delta x)^2$ を無視した式を記せ。

(c) 前問の運動方程式を連立して T を消去し，$a\Delta x$ と $(\Delta x)^2$ を無視すると，単振動の運動方程式となる。この単振動の周期を，L, g を用いて表せ。

順天堂大学（医）30年度（48）

化 学

問題

30年度

$\boxed{\text{I}}$　以下の問題（**第1問～第4問**）の答えをマークシートに記しなさい。必要なら原子量は H = 1.0，C = 12，N = 14，O = 16，Na = 23，Mg = 24，Al = 27，S = 32，Cl = 35，Fe = 56，Cu = 64，Ag = 108 とし，気体定数 R は 8.3×10^3 Pa・L/(mol・K) を用いなさい。気体は全て理想気体として扱うものとする。

第1問　次の各問いに答えなさい。〔解答番号　$\boxed{1}$ ～ $\boxed{5}$〕

問 1　塩化マグネシウムを構成するすべてのイオンに存在する M 殻の電子数の合計はいくつか。正しいものを①～⑥の中から一つ選びなさい。　$\boxed{1}$

① 8　　　　　　② 10　　　　　　③ 14

④ 16　　　　　　⑤ 18　　　　　　⑥ 20

問 2　ケイ素には ^{28}Si，^{29}Si，^{30}Si の 3 つの安定同位体が存在する。また、酸素にも ^{16}O，^{17}O，^{18}O の 3 つの安定同位体が存在する。二酸化ケイ素 (SiO_2) を一つの単位として考えるとすると、それらの安定同位体から形成される二酸化ケイ素は、異なる質量のものが何種類あるか。正しいものを①～⑥の中から一つ選びなさい。ただし、各原子の相対質量はその質量数に等しいものとする。　$\boxed{2}$

① 5　　　　　　② 6　　　　　　③ 7

④ 9　　　　　　⑤ 12　　　　　　⑥ 18

問 3　塩化ナトリウムと塩化マグネシウムの混合物 3.4 g を水に溶かし，充分量の硝酸銀を加えたところ 9.9 g の沈殿を生じた。混合物中の塩化マグネシウムの質量は何 g か。最も近い値を①～⑥の中から一つ選びなさい。

$\boxed{3}$ g

① 0.26　　　　　② 0.87　　　　　③ 1.3

④ 1.6　　　　　　⑤ 2.6　　　　　　⑥ 3.2

問 4 2種類の炭化水素A，Bがある。A，Bどちらか一方の炭化水素1 molに触媒を用いて水素を付加させると2 molの水素が付加した。Aを完全燃焼させると，生じる二酸化炭素と水の物質量は同じであった。また，1 molのBを完全燃焼させると発生した二酸化炭素と水の合計は7 molであり，1 molのAと2 molのBを完全燃焼させると発生した水の合計は11 molであった。次の問い(a)，(b)に答えなさい。

(a) Aの分子式として正しいものを①～⑥の中から一つ選びなさい。 4

① C_3H_4　　　② C_3H_6　　　③ C_4H_6
④ C_4H_8　　　⑤ C_5H_8　　　⑥ C_5H_{10}

(b) Bの分子式として正しいものを①～⑥の中から一つ選びなさい。 5

① C_3H_4　　　② C_3H_6　　　③ C_4H_6
④ C_4H_8　　　⑤ C_5H_8　　　⑥ C_5H_{10}

順天堂大学（医）30 年度 （50）

第 2 問　次の各問いに答えなさい。〔解答番号 □1□ ～ □8□〕

問 1　(イ)～(ヘ)の反応のうち酸化還元反応<u>ではないもの</u>はどれか。正しい組み合わせを①～⑥の中から一つ選びなさい。　□1□

(イ)　$Ag^+ + 2\,NH_3 \longrightarrow [Ag(NH_3)_2]^+$

(ロ)　$Pb(NO_3)_2 + 2\,HCl \longrightarrow 2\,HNO_3 + PbCl_2$

(ハ)　$MgBr_2 + Cl_2 \longrightarrow MgCl_2 + Br_2$

(ニ)　$H_2S + I_2 \longrightarrow 2\,HI + S$

(ホ)　$2\,CuSO_4 + 4\,KI \longrightarrow 2\,CuI + 2\,K_2SO_4 + I_2$

(ヘ)　$HgCl_2 + SnCl_2 \longrightarrow Hg + SnCl_4$

① (イ)	② (ニ)	③ (ヘ)
④ (イ), (ロ)	⑤ (ロ), (ハ)	⑥ (ホ), (ヘ)

問 2　空気中に放置してあった硫酸鉄(Ⅱ)水溶液がある。この試料水溶液について次の実験を行った。ただし，この水溶液には沈殿がみとめられなかった。

【実験Ⅰ】　試料水溶液 10.0 mL に充分量の臭素水を加えて煮沸し，鉄(Ⅱ)イオンをすべて鉄(Ⅲ)イオンに酸化した。つぎに，充分量のアンモニア水を加えて生じた沈殿をろ過し，水で洗った後，沈殿を加熱し乾燥させた。乾燥後の酸化鉄(Ⅲ)粉末の質量は 0.640 g であった。

【実験Ⅱ】　試料水溶液 10.0 mL を硫酸酸性下，0.100 mol/L の過マンガン酸カリウム水溶液で滴定したところ，終点までに 12.0 mL 必要とした。

次の問い(a)〜(d)に答えなさい。

(a) 【実験Ⅱ】で終点での溶液の変化はどのようになるか。最も適切なものを①〜⑥の中から一つ選びなさい。　2

① 溶液の色が赤紫色から無色に変化する。

② 溶液の色が無色から赤紫色に変化する。

③ 褐色の沈殿が生成しはじめる。

④ 白色の沈殿が生成しはじめる。

⑤ 溶液の色が青緑色から褐色に変化する。

⑥ 溶液の色が褐色から青緑色に変化する。

(b) 試料水溶液 10.0 mL 中の鉄(Ⅱ)イオンと鉄(Ⅲ)イオンの物質量の総和は何 mol か。最も近い値を①〜⑥の中から一つ選びなさい。

　3　mol

① 1.00×10^{-3}　　② 2.00×10^{-3}　　③ 4.00×10^{-3}

④ 6.00×10^{-3}　　⑤ 8.00×10^{-3}　　⑥ 1.60×10^{-2}

(c) 試料水溶液中に鉄(Ⅱ)イオンは質量百分率で全鉄イオンの何%存在するか。最も近い値を①〜⑥の中から一つ選びなさい。　4　%

① 5.00　　② 10.0　　③ 12.5

④ 25.0　　⑤ 62.5　　⑥ 75.0

(d) 試料水溶液 10.0 mL 中の鉄(Ⅲ)イオンは標準状態で何 mL の酸素が鉄(Ⅱ)イオンと反応して生じたか。最も近い値を①〜⑥の中から一つ選びなさい。　5　mL

① 11.2　　② 22.4　　③ 33.6

④ 39.2　　⑤ 42.6　　⑥ 44.8

問 3 仕切り板のある容器の片側に AgNO₃ 溶液を，もう一方に水を入れておき，仕切り板を取り外すと AgNO₃ 溶液は水で希釈される。この反応は自発的に起こる反応なので，放出されるエネルギーを電気エネルギーに変えることが出来る。

濃度の異なる2種類の AgNO₃ 溶液をつくり，それぞれに銀電極を浸した。イオンが移動できるように2つの電極槽を塩橋(KNO₃ 溶液を寒天で固め U 字管に詰めたもの)でつなぎ，電極を導線でつなぐと電流が流れ，両電極槽の Ag⁺ 濃度が等しくなるまで続く。

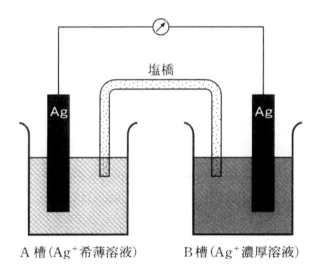

A槽(Ag⁺希薄溶液)　　B槽(Ag⁺濃厚溶液)

この電池の起電力 E は，希薄溶液(A槽)の Ag⁺ 濃度を C_A mol/L，濃厚溶液(B槽)の Ag⁺ 濃度を C_B mol/L とすると，25℃ では次式のようになる。

$$E = -0.059 \log_{10} \frac{C_A}{C_B}$$

次の問い(a)～(c)に答えなさい。ただし，温度は 25 ℃ とする。

(a) 電流が流れているとき，この電池に関する(イ)～(ヘ)の記述で正しいものは
どれか。正しい組み合わせを①～⑥の中から一つ選びなさい。 [6]

(イ) 電流は A 槽から B 槽に流れる。

(ロ) A 槽では電極の質量が増加する。

(ハ) B 槽では電極の質量が増加する。

(ニ) A 槽では酸化反応が起こっている。

(ホ) 起電力は減少していく。

(ヘ) NO_3^- イオンは塩橋を通って A 槽から B 槽に移動する。

① (イ), (ロ)   ② (ハ), (ヘ)   ③ (ニ), (ホ)

④ (ロ), (ニ), (ホ)   ⑤ (ハ), (ニ), (ヘ)   ⑥ (ハ), (ニ), (ホ)

(b) $AgNO_3$ 希薄溶液の濃度が 1.00×10^{-2} mol/L，$AgNO_3$ 濃厚溶液の濃度
が 2.00 mol/L のとき，起電力 E は何 V になるか。最も近い値を①～⑥の
中から一つ選びなさい。ただし，必要なら $\log_{10} 2 = 0.300$，$\log_{10} 3 = 0.477$，$\log_{10} 5 = 0.700$ としなさい。 [7] V

① 5.90×10^{-2} ② 8.90×10^{-2} ③ 1.07×10^{-1}

④ 1.36×10^{-1} ⑤ 1.77×10^{-1} ⑥ 4.77×10^{-1}

(c) AgCl の溶解度積を求めるために AgCl 飽和水溶液と 1.00×10^{-2} mol/L の Ag^+ 水溶液で電池を組み立て，その起電力 E を測った。塩橋を ‖ で表すと，電池式は次のようになる。

電池式：$(-)Ag \mid AgCl(飽和水溶液) \parallel Ag^+(1.00 \times 10^{-2}\,mol/L) \mid Ag(+)$

$E = 0.177$ V であったとすると AgCl の溶解度積は何 mol^2/L^2 か。最も近い値を①～⑥の中から一つ選びなさい。ただし，起電力の測定で電流は流れなかったものとする。　　8　　mol^2/L^2

① 1.00×10^{-10}　　② 1.34×10^{-9}　　③ 2.07×10^{-8}

④ 1.00×10^{-5}　　⑤ 1.44×10^{-4}　　⑥ 1.93×10^{-4}

第3問 アルミニウムに関して次の各問いに答えなさい。

〔解答番号 ☐ 1 ☐ ～ ☐ 7 ☐〕

問 1 次の記述(イ)～(ニ)で正しいものの組み合わせを①～⑥の中から一つ選びなさい。 ☐ 1 ☐

(イ) 酸化アルミニウムは塩酸に溶けない。

(ロ) 水酸化アルミニウムは水酸化ナトリウム水溶液に溶ける。

(ハ) 酸化アルミニウムは鉄により還元されない。

(ニ) 単体のアルミニウムは濃硝酸と反応し溶ける。

① (イ), (ロ)   ② (イ), (ハ)   ③ (イ), (ニ)
④ (ロ), (ハ)   ⑤ (ロ), (ニ)   ⑥ (ハ), (ニ)

問 2 アルミニウムの単体の工業的な製造法に関する問い(a)～(c)に答えなさい。

(a) 文中の ☐ (イ) ☐ ～ ☐ (ニ) ☐ に当てはまる最も適当な語句を①～⑩の中から一つずつ選びなさい。ただし、同じ番号を何度選んでも良い。

　　アルミニウムの鉱石であるボーキサイトを精製してアルミナと呼ばれる純粋な酸化アルミニウム Al_2O_3 をつくる。これに氷晶石 Na_3AlF_6 を混ぜて溶融し、電極に炭素を用いて約 1000 ℃ で電気分解すると ☐ (イ) ☐ にアルミニウムが析出し、他極には ☐ (ロ) ☐ 及び ☐ (ハ) ☐ が発生する。 ☐ (ロ) ☐ は ☐ (ハ) ☐ より分子量が小さい。この操作を ☐ (ニ) ☐ という。

① 陽　極   ② 陰　極   ③ F_2
④ CO_2 ⑤ CO ⑥ H_2
⑦ 電気精錬   ⑧ 融解塩電解   ⑨ イオン交換膜法
⑩ アルカリ融解

(イ)	(ロ)	(ハ)	(ニ)
2	3	4	5

(b) 上記の文章において発生する気体(ロ)と(ハ)の物質量比が18：1とすると，1 mol の電子が導線を流れたときに発生する気体(ロ)は何 mol か。最も近い値を①～⑥の中から一つ選びなさい。ただし，流れた電流はすべて気体(ロ)と(ハ)の発生に使われたとする。　　6　mol

① 0.025　　　　　② 0.05　　　　　③ 0.1

④ 0.2　　　　　　⑤ 0.45　　　　　⑥ 0.9

(c) 工業的には銅もアルミニウムと同様に純度の低い粗銅から電気分解により製造される。仮に純度 90.0 ％ の粗銅を用いて純銅を製造したとする。同じ質量のアルミニウムを得るには銅の何倍の電気量が必要とされるか。最も近い値または正しい答えを①～⑥の中から一つ選びなさい。ただし，陰極に流れた電気はすべて金属の析出に使われたとする。　　7

① 1.58　　　　　② 3.20　　　　　③ 3.56

④ 3.95　　　　　⑤ 7.90　　　　　⑥ 計算できない

第4問 図1のような密閉容器Ⅰ～Ⅳがコック①～③で連結された実験装置がある。コック①と②は閉じられているが，コック③は開いており，それぞれの容器には圧力計がついている。容器Ⅰ，ⅡおよびⅣはストッパーのついた抵抗なく移動するピストンが備えられ，体積・圧力を自由に変えることができ，容器Ⅲは体積を変えることができない。容器Ⅲにはショ糖水溶液が封入されている。装置全体は一定の温度に保たれており，コックおよび液体の体積は無視できるとする。また装置内に存在する水蒸気以外の気体はいかなる圧力でも凝縮せず，水との反応性がなく，水の蒸気圧は図2の蒸気圧曲線に従うものとする。

次の各問いに答えなさい。〔解答番号 1 ～ 10 〕

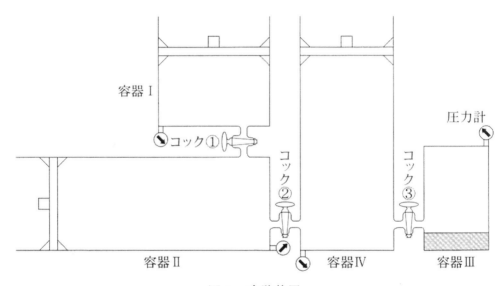

図1．実験装置

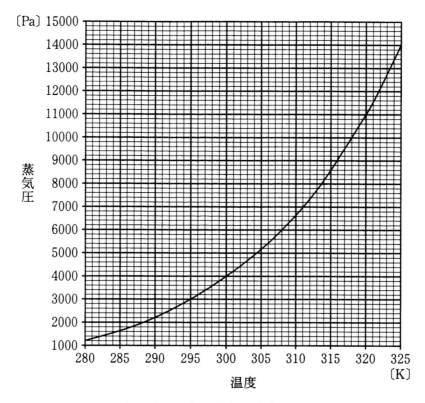

図2．水の蒸気圧曲線

問1 ある元素AとBから成る気体分子ABおよびB_2がある。容器ⅠにはB$_2$のみが，容器ⅡにはABのみが封入されている。容器Ⅰの体積は13.28Lで容器Ⅱの体積は26.56Lであった。容器ⅠとⅡの圧力計は共に37500Paを示している。容器ⅠとⅡのピストンのストッパーを外し，コック①を開いて容器Ⅰの気体を容器Ⅰのピストンを押して全て容器Ⅱに移し，コック①を閉じて容器Ⅱの圧力を37500Paに保った。気体分子ABとB$_2$は以下の反応のみ進行すると仮定し，完全に反応して全て気体分子AB$_2$となったとすると，容器Ⅱの体積は何Lとなるか。最も近い値を①～⑥の中から一つ選びなさい。　1　L

$$2AB + B_2 \longrightarrow 2AB_2$$

① 6.640　　　② 9.960　　　③ 13.28
④ 26.56　　　⑤ 39.84　　　⑥ 53.12

問2 問1の容器Ⅱで生成した気体分子 AB_2 は次のように反応が進み，気体分子 A_2B_4 が生成され平衡状態になる。

$$2\,AB_2 \underset{k_2}{\overset{k_1}{\rightleftarrows}} A_2B_4$$

k_1，k_2 は反応速度定数である。また平衡に達した時の濃度平衡定数 K_c〔L/mol〕は以下のように示すことができる。

$$K_c = \frac{[A_2B_4]}{[AB_2]^2}$$

（[AB_2]：AB_2 のモル濃度〔mol/L〕，[A_2B_4]：A_2B_4 のモル濃度〔mol/L〕）

容器Ⅱの圧力を 37500 Pa で維持した。次の問い(a)～(d)に答えなさい。

(a) 容器Ⅱのある瞬間における[AB_2]が 0.2000 mol/L であった。この時，正反応の反応速度 $v_1(= k_1[AB_2]^2)$ は 1.992×10^{-2} mol/(L·s) であった。反応速度定数 k_1 は何 L/(mol·s) になるか。最も近い値を①～⑥の中から一つ選びなさい。 $\boxed{2}$ L/(mol·s)

① 3.980×10^{-2}　　② 4.980×10^{-2}　　③ 9.960×10^{-2}

④ 3.980×10^{-1}　　⑤ 4.980×10^{-1}　　⑥ 9.960×10^{-1}

(b) 平衡に達した時，AB_2 の分圧が 15000 Pa であったとすると，容器Ⅱの体積は何 L であるか。最も近い値を①～⑥の中から一つ選びなさい。

$\boxed{3}$ L

① 8.300　　② 16.60　　③ 24.90

④ 33.20　　⑤ 41.50　　⑥ 49.80

(c) 逆反応の反応速度 $v_2(= k_2[A_2B_4])$ の反応速度定数 k_2 が 2.000×10^{-3}/s であったとすると，濃度平衡定数 K_c は何 L/mol になるか。最も近い値を①～⑥の中から一つ選びなさい。 $\boxed{4}$ L/mol

① 4.020×10^{-3}　　② 2.000×10^{-2}　　③ 5.030×10^{-2}

④ 19.90　　⑤ 49.80　　⑥ 249.0

(d) 平衡に達した時の気体分子 AB_2 の物質量は何 mol か。最も近い値を①～⑥の中から一つ選びなさい。　[5] mol

① 1.000×10^{-1}　　② 1.250×10^{-1}　　③ 2.500×10^{-1}

④ 3.000×10^{-1}　　⑤ 4.000×10^{-1}　　⑥ 6.000×10^{-1}

問 3　容器Ⅲにはショ糖水溶液が入っており，充分時間が経っている。容器ⅢおよびⅣに存在する気体は水蒸気のみである。コック③を閉じ，容器Ⅳのピストンのストッパーを外し，容器の体積が $\dfrac{1}{10}$ になるまでピストンを押し，ストッパーで固定した。この時，容器Ⅳの底には液体の水が存在していた。気体 AB_2 と気体 A_2B_4 が平衡に達している状態の容器Ⅱのピストンのストッパーを外し，コック②を開き，容器Ⅱに存在する全ての気体を容器Ⅳに移した後，コック②を閉じ，しばらく放置して平衡状態にした。この時，AB_2 は容器Ⅳの水に x [mol]，A_2B_4 は $\dfrac{x}{2}$ [mol] 溶解していた。気体として存在している AB_2 と A_2B_4 の物質量の合計が 0.2080 mol で，気体 AB_2 の分圧が 16000 Pa であったとする。次の問い(a)～(e)に答えなさい。ただし，水溶液中での AB_2 と A_2B_4 の平衡反応，およびこれらの溶解による水の蒸気圧変化はないものとする。

(a)　容器Ⅳの水に溶解した分子 AB_2 の物質量 x [mol] はいくつになるか。最も近い値を①～⑥の中から一つ選びなさい。　[6] mol

① 2.000×10^{-2}　　② 2.400×10^{-2}　　③ 2.800×10^{-2}

④ 3.200×10^{-2}　　⑤ 3.600×10^{-2}　　⑥ 4.000×10^{-2}

(b)　気体として存在する A_2B_4 の物質量は何 mol か。最も近い値を①～⑥の中から一つ選びなさい。　[7] mol

① 6.400×10^{-2}　　② 1.280×10^{-1}　　③ 1.920×10^{-1}

④ 2.560×10^{-1}　　⑤ 3.200×10^{-1}　　⑥ 3.900×10^{-1}

(c) 圧縮後の容器IVの体積は何Lか。最も近い値を①〜⑥の中から一つ選びなさい。 ☐8 L

① 4.180 ② 8.360 ③ 12.45
④ 16.72 ⑤ 24.90 ⑥ 33.44

(d) 容器IVの水蒸気の物質量は何molか。最も近い値を①〜⑥の中から一つ選びなさい。 ☐9 mol

① 1.343×10^{-2} ② 2.000×10^{-2} ③ 3.450×10^{-2}
④ 2.686×10^{-2} ⑤ 4.000×10^{-2} ⑥ 6.900×10^{-2}

(e) 容器IVの液体の水の物質量が0.1700 molであり，また容器IIIに含まれているショ糖水溶液の質量が342.0 gであったとすると，溶解しているショ糖(分子式：$C_{12}H_{22}O_{11}$)は何gか。最も近い値を①〜⑥の中から一つ選びなさい。ただし，容器IIIのショ糖水溶液の水の蒸気圧は，同じ温度の純粋な水の蒸気圧とショ糖水溶液の水のモル分率(水の物質量／(水の物質量 ＋ ショ糖の物質量))の積で求めることができるとする。 ☐10 g

① 8.550 ② 17.10 ③ 25.20
④ 85.50 ⑤ 171.0 ⑥ 252.0

Ⅱ 次の各問いの答えを解答用紙に記しなさい。

ただし，構造式は例のように簡略化して書くこと。必要なら原子量は H ＝ 1.0，C ＝ 12，N ＝ 14，O ＝ 16 を用いなさい。

〔構造式の例〕

$$\text{COOH}$$
$$(CH_2)_2-CH_3$$
$$NH_2$$

ペプチド A は炭素，水素，窒素，酸素のみからなる分子量 408 のトリペプチドである。1 mol の A を完全にメチルエステルにするには，2 mol のメタノールが必要である。この A は天然に存在する 3 種類の α-アミノ酸 x，y，z で構成されており，x は 4 個，y および z は 1 個のメチレン基($-CH_2-$)を持ち，z は側鎖にベンゼン環を持っている。また，x，y，z のうち 1 つは塩基性アミノ酸である。

A について，以下の実験を行った。

【実験 1】 A について元素分析を行ったところ，炭素 55.88 ％，水素 6.86 ％，酸素 23.53 ％(質量％)であった。

【実験 2】 塩基性アミノ酸のカルボキシ基が形成したペプチド結合を加水分解する酵素を用いて，A を処理したところ，z およびジペプチド B(分子式 $C_{10}H_{19}N_3O_5$)が生成した。

【実験 3】 A の構成アミノ酸を分離するために，イオン交換樹脂を充填させたカラムを用いた。A を塩酸で完全に加水分解して pH 2.5 ですべてのアミノ酸をカラムに吸着させた。カラムに流す溶液の pH を順次上げていったところ，アミノ酸 y，z，x の順で溶出した。なお，ここで用いたイオン交換樹脂はスチレンと p-ジビニルベンゼンの共重合体を濃硫酸で処理したものである。

問1 ペプチドAの分子式を記しなさい。

問2 α-アミノ酸 z の構造式を記しなさい。ただし，光学異性体は考慮しなくて良い。

問3 下図にペプチドAの構造を示した。(i)〜(iii)部分の構造式を記しなさい。

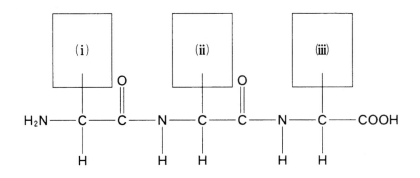

問4 次の文章の ┌(イ)┐ ┌(ロ)┐ に当てはまる言葉を書きなさい。

【実験3】で用いたイオン交換樹脂は ┌(イ)┐ イオンと ┌(ロ)┐ 基の水素イオンを交換して吸着するため，┌(ロ)┐ 基との親和性が高い化合物ほど樹脂に吸着しやすい。

問5 【実験3】で用いたイオン交換樹脂カラムでは，強酸性ではアミノ酸が樹脂に吸着し，強塩基性ではアミノ酸は吸着しない。この理由をアミノ酸の水溶液中での性質を踏まえて60字以内で説明しなさい。

生　物

問題　30年度

I

第1問　発生に関する以下の各問い（問1～3）に答えよ。

〔解答番号　| 1 |　～　| 13 |〕

問1　以下の文の空欄ア～キに最も適当な語を語群1から，またA～Dに最も適当な遺伝子名を語群2からそれぞれ一つずつ選べ。　| 1 |　～　| 11 |

　　ショウジョウバエでは| ア |の前端に| A |の| イ |が蓄えられ，| ウ |後に| エ |が開始される。合成された| オ |は，胚の前端部から後端部に向かって濃度勾配を形成し，他の母性因子と共同で胚の前後軸を決める。| オ |などの母性因子は| カ |として働き，次の| B |群の| キ |および| エ |を促す。この| B |群によってつくられた| カ |の働きで，次に| C |群の発現が促され，胚は前後軸に沿って7つの帯状のパターンが形成される。| C |群からつくられる| カ |の働きで，今度は| D |群の発現が促進され，ショウジョウバエのボディプランを構成する14体節が決定する。

〔語群1〕

① 卵細胞　　　　　　② 胞　胚　　　　　　③ 卵　割

④ 受　精　　　　　　⑤ 転　写　　　　　　⑥ 翻　訳

⑦ スプライシング　　⑧ DNA　　　　　　　⑨ mRNA

⑩ tRNA　　　　　　　⑪ rRNA　　　　　　　⑫ 調節遺伝子

⑬ 調節タンパク質　　⑭ ビコイドタンパク質

〔語群2〕

① セグメントポラリティー遺伝子　　② ギャップ遺伝子

③ ペアルール遺伝子　　　　　　　　④ ビコイド遺伝子

問 2 ホメオボックスの説明として最も適当なものを，次の①～④のうちから一つ選べ。 12

① ホメオティック遺伝子群のことである。

② アンテナペディア複合体のことである。

③ ホメオティック遺伝子群にみられる相同性の高い塩基配列のことである。

④ 分節された 1 個ずつの体節のことである。

問 3 記述として<u>誤っている</u>ものを，次の①～④のうちから一つ選べ。 13

① ホックス遺伝子とは，ほぼすべての動物に存在するショウジョウバエのホメオティック遺伝子群と相同な遺伝子群である。

② ホックス遺伝子は調節遺伝子である。

③ ホメオティック遺伝子が発現される胚の中での領域の並び順は，それぞれの遺伝子が染色体上で並んでいる順とほぼ一致している。

④ ホメオティック遺伝子が転写・翻訳されてできるタンパク質は，体の特定部位をつくる構造体となる。

第2問 個体群内の個体間の関係に関する以下の各問い(**問1～4**)に答えよ。
$\boxed{1}$ ～ $\boxed{15}$

問 1 以下の文の空欄ア～カに，最も適当な語を，語群の①～⑯のうちからそれぞれ一つずつ選べ。 $\boxed{1}$ ～ $\boxed{6}$

　　ある一定地域で生活する同種の個体の集まりを個体群と呼ぶ。個体群の中での各個体の分布はさまざまで，アリのように巣を作って生活する場合は $\boxed{ア}$ 分布，エサをめぐる競争などから規則的に広がった場合には $\boxed{イ}$ 分布などと呼ばれる。個体群は，繁殖によりしだいに個体数を増やしていくが，その変化を示したものを $\boxed{ウ}$ と呼ぶ。個体の増加は，やがて $\boxed{エ}$ となって，生物の生理的な変化をもたらし，あるところで限界に達する。このときのその地域での最大個体数を $\boxed{オ}$ という。場合によっては，$\boxed{エ}$ は $\boxed{カ}$ と呼ばれる，生物の形質の変化まで引き起こす。

〔語　群〕

① 密度効果
② 集団効果
③ 生存曲線
④ 成長曲線
⑤ 増加指数
⑥ 形質置換
⑦ 相変異
⑧ 最大個体数
⑨ 環境収容力
⑩ 最大収容力
⑪ 局　所
⑫ 集　団
⑬ 集　中
⑭ 分　散
⑮ 一　様
⑯ 平　均

問 2 個体群の大きさを調べた以下の結果に関して，(1), (2)の各問いに答えよ。

　ある池にいる1種類の魚の全個体数を標識再捕法を用いて調べた。まず最初に，100匹をとらえ，ひれの一部を着色してから再び池に放した。その後，1日ごとに魚を捕獲して，そのうちの標識された個体の数を確認する作業を行った。表は，この作業を7日間行った結果をまとめたものである。ただし，捕獲・標識確認の作業の後は，捕獲した魚は再び池に放った。

標識個体を放してからの日数	捕　獲　数	標識個体数
1	80	25
2	120	30
3	64	10
4	160	20
5	125	16
6	120	15
7	131	16

(1) 標識個体と無標識個体が均一に混ざり合うのにかかる日数として最も適当なものを，次の①～⑦のうちから一つ選べ。　7

　① 1 日　　② 2 日　　③ 3 日　　④ 4 日
　⑤ 5 日　　⑥ 6 日　　⑦ 7 日

(2) 推定されるこの魚の全個体数はおよそどれくらいか，最も適当なものを次の①～⑤のうちから一つ選べ。　8

　① 400　　② 600　　③ 800　　④ 1000　　⑤ 1200

問 3　図1はある河川において，X年およびY年の異なる年に観察された群れアユと縄張りアユの割合と体長の分布を示している。また図2は縄張りから得られる利益と，縄張りを維持するのに要する労力の大きさを示している。図を参考に，(1)～(5)の各問いに答えよ。

注：図1の棒グラフは群れ全体における体長別の個体数の割合を示している。

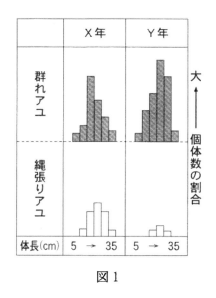

図1

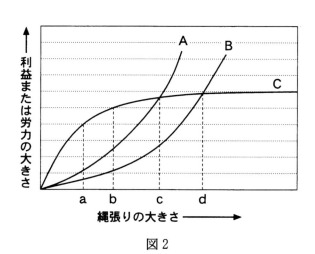

図2

(1) 図1のX年，Y年それぞれの個体群密度を比較した説明として最も適当なものを，次の①～③のうちから一つ選べ。　9

① 個体群密度が低いと縄張りをつくらなくても十分なえさが確保できるので縄張りアユの割合が低くなる。それゆえ，Y年の方がX年より個体群密度が低い。

② 個体群密度が低いと縄張りをつくってもそれに要する労力が小さいので縄張りアユの割合が高くなる。それゆえ，X年の方がY年より個体群密度が低い。

③ 個体群密度が高いと縄張りをつくらなければ十分なえさが確保できないので縄張りアユの割合が高くなる。それゆえ，X年の方がY年より個体群密度が高い。

(2) 図1のX年における縄張りアユの縄張りを維持する労力の大きさを示すグラフは図2のA～Cのどれになるか，最も適当なものを次の①～③のうちから一つ選べ。　10

① A　　　　　　　　② B　　　　　　　　③ C

(3) 図1のY年における縄張りアユの縄張りを維持する労力の大きさを示すグラフは図2のA～Cのどれになるか，最も適当なものを次の①～③のうちから一つ選べ。　11

① A　　　　　　　　② B　　　　　　　　③ C

(4) 図1のX年における縄張りアユの最適な縄張りの大きさは，図2のa～dのどれになるか，最も適当なものを次の①～④のうちから一つ選べ。　12

① a　　　　　② b　　　　　③ c　　　　　④ d

(5) 図1のY年における縄張りアユの最適な縄張りの大きさは，図2のa～dのどれになるか，最も適当なものを次の①～④のうちから一つ選べ。　13

① a　　　　　② b　　　　　③ c　　　　　④ d

問 4 以下の図はダイズを異なった個体群密度で育てたときの単位面積当たりの個体群の質量および個体の平均質量を示したものである。図を参考に(1), (2)の各問いに答えよ。

注：縦軸はダイズの質量，横軸は個体群密度を示している。ただし，各軸は値を対数で示したものである。また，日数はダイズをまいてから計測までの日数を示している。

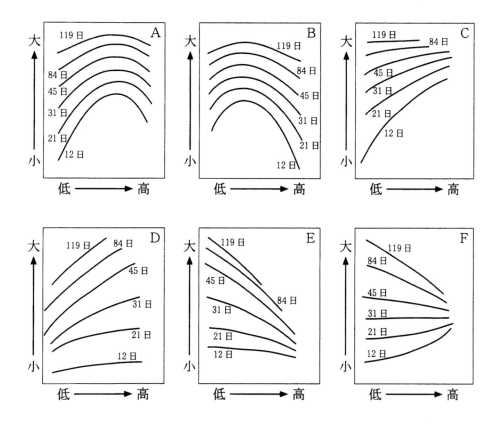

(1) 個体群の質量を示したグラフとして最も適当なものを，次の①〜⑥のうちから一つ選べ。　14
　① A　　② B　　③ C　　④ D　　⑤ E　　⑥ F

(2) 個体の平均質量を示したグラフとして最も適当なものを，次の①〜⑥のうちから一つ選べ。　15
　① A　　② B　　③ C　　④ D　　⑤ E　　⑥ F

順天堂大学（医）30 年度　(71)

第 3 問　動物の陸上への進出と進化に関する以下の各問い（**問 1 ～ 7**）に答えよ。

〔解答番号　| 1 |　～　| 15 |〕

　　動物の中で最も早く陸上に進出したものは | ア | で，| A | の末期から | B | であったと推測されている。一方，| イ | は，| B | の中期に一部の | ウ | が浅瀬や水辺の陸上をはい始め，| B | の末期には | エ | が現れ，| C | の初期には，| イ | として最初に完全に陸上生活に適応した | オ | が出現したと考えられている。陸上生活に適応するには，からだの構造や仕組みの変化が重要であった。これらの変化はおもに化石に基づいて推測されているが，化石としては残らないようなからだの仕組みの変化については，現存する生物どうしを比較して推測されることもある。

問 1　空欄ア～オに最も適当なものを，次の①～⑮のうちからそれぞれ一つずつ選べ。　| 1 |　～　| 5 |

①　節足動物　　　　②　軟体動物　　　　③　脊椎動物

④　アンモナイト　　⑤　クックソニア　　⑥　古トンボ類

⑦　三葉虫　　　　　⑧　カブトガニ　　　⑨　両生類

⑩　硬骨魚類　　　　⑪　軟骨魚類　　　　⑫　は虫類

⑬　鳥　類　　　　　⑭　哺乳類　　　　　⑮　恐竜類

問 2　空欄A～Cに最も適当な地質時代名を，次の①～⑨のうちからそれぞれ一つずつ選べ。　| 6 |　～　| 8 |

①　オルドビス紀　　②　カンブリア紀　　③　シルル紀

④　石炭紀　　　　　⑤　デボン紀　　　　⑥　ペルム紀

⑦　三畳紀　　　　　⑧　ジュラ紀　　　　⑨　白亜紀

問 3 両生類的な特徴を示す硬骨魚類(a), および, 最古の両生類の一種(b)はどれ

か。最も適当なものを, 次の①〜⑤のうちからそれぞれ一つずつ選べ。

| 9 | , | 10 |

① アノマロカリス　　② イクチオステガ　　③ イクチオサウルス

④ ピカイア　　　　　⑤ ユーステノプテロン

問 4 脊椎動物の進化の過程におけるからだの構造の変化に関して, 正しい順番

はどれか。最も適当なものを, 次の①〜⑥のうちから一つ選べ。　| 11 |

① 顎の形成→原始的な肺の形成→肋骨の発達→胚膜の形成

② 顎の形成→胚膜の形成→原始的な肺の形成→肋骨の発達

③ 顎の形成→肋骨の発達→原始的な肺の形成→胚膜の形成

④ 原始的な肺の形成→顎の形成→肋骨の発達→胚膜の形成

⑤ 原始的な肺の形成→顎の形成→胚膜の形成→肋骨の発達

⑥ 原始的な肺の形成→肋骨の発達→顎の形成→胚膜の形成

問 5 脊椎動物の陸上への進出とは直接的な関係が<u>ない</u>とされているものを, 次

の①〜⑧のうちから一つ選べ。　| 12 |

① うろこの形成　　　　　　　② 体内受精

③ 歯の形成　　　　　　　　　④ 胚膜の形成

⑤ 肋骨の発達　　　　　　　　⑥ 耳小骨の形成

⑦ 腎臓の浸透圧調節機能の発達　⑧ 副甲状腺の発達

問 6 窒素代謝物の排出にも脊椎動物の陸上進出のあとが見られる。現存するさまざまな脊椎動物における窒素代謝物の排出に関して正しい記述はどれか。最も適当なものを，次の①〜⑤のうちから一つ選べ。　 13

① 両生類の幼生は尿素排出型だが，成体になると尿酸排出型に変わる。

② ニワトリは胚発生の段階で，アンモニア排出型，尿素排出型，尿酸排出型に順次変わる。

③ マウスの胎児は胚発生の段階で，尿酸排出型から尿素排出型に変わる。

④ 軟骨魚類はアンモニア排出型だが，硬骨魚類は尿素排出型である。

⑤ は虫類は孵化する時に尿素を排出し，その後すぐに尿酸排出型に変わる。

問 7 地層の相対年代の推定に利用される示準化石，および，岩石や遺物の絶対年代の測定に用いられる放射性同位体に関する以下の(1)，(2)の各問いに答えよ。

(1) 示準化石に関する記述として正しいものはどれか。最も適当なものを，次の①〜④のうちから一つ選べ。　 14

① 特定の年代に特定の地域だけに生息していたことがわかっている。

② 生きていた当時から希少生物だったことがわかっている。

③ 生きていた当時の生態的地位や生息環境がわかっている。

④ ある期間を経て形態や個体数が大きく変化したことがわかっている。

(2) 放射性同位体に関する記述として正しいものはどれか。最も適当なものを，次の①〜④のうちから一つ選べ。　 15

① 放射性同位体の量は，半減期の 2 倍の時間が経つとゼロになる。

② 動物の死骸に含まれる炭素の放射性同位体は，生態系での炭素の循環に伴って動物の体内に取り込まれたものである。

③ 放射性同位体の半減期は元素の種類を問わず一定だが，化石など生物由来の遺物の年代測定にはもっぱら炭素の同位体が用いられる。

④ 最古の両生類の一種と思われる化石の年代測定には，炭素の放射性同位体を用いるのが最適である。

Ⅱ PCR に関する以下の各問い(問1~8)に答えよ。解答は記述式解答用紙に記入せよ。

問1 下の文中の空欄A，Bに最も適当な語をいれよ。

　　　PCR の反応には鋳型となるゲノム DNA，4種類の DNA ヌクレオチド，酵素 ┃ A ┃，複製したい領域の末端と相補的な塩基配列をもつ短いヌクレオチド鎖である ┃ B ┃ が1組必要となる。

問2 酵素 ┃ A ┃ はどんな生物から単離されたものか。

問3 鋳型となるゲノム DNA と ┃ B ┃ をつなぐ結合は何か。

問4 ┃ A ┃ は，ある程度の長さをもつヌクレオチド鎖にのみ作用して鎖を伸長させるために ┃ B ┃ を必要とするが，PCR と細胞内での複製に用いられる ┃ B ┃ の違いについて，40字以内で述べよ。

問5 PCR は下の(a)~(c)の3ステップの反応を繰り返して行うことで，短時間で目的の DNA を大量に増幅できる。(a)~(c)の反応で，DNA に何がおこっているか，各々30字以内で述べよ。

　(a) 反応液を94℃程度に30秒~1分間熱する。

　(b) 温度を50~60℃程度に下げて1分間おく。

　(c) 温度を72℃に上げて1~2分間保つ。

問 6　長さ 1000 塩基対(bp)のある遺伝子 X 上の 400 bp を増幅するために，　　B　　を設定した。なお，増幅前のゲノム中に遺伝子 X は 1 個のみ存在し，PCR 反応液を準備した時には，ゲノムが Y セット含まれていたものとする。また，PCR 反応は理想的に行われたものとする。以下の(1)，(2)の各問いに答えよ。

(1)　問 5 (a)～(c)の過程を 5 サイクル繰り返した時，両鎖とも 400 ヌクレオチドからなる二本鎖 DNA 断片は反応液中に何本存在するか。

(2)　問 5 (a)～(c)の過程を 7 サイクル繰り返した後で，さらに(a)の反応を行なった直後に，400 ヌクレオチドからなる一本鎖 DNA 断片は反応液中に何本存在するか。

問 7　PCR を行う際には，反応液に目的の DNA を加えるものの他に，DNA を加えない反応液だけのものを用意し，他のサンプル同様に PCR 反応を行う。この対照実験を行う理由を，40 字以内で述べよ。

問 8　PCR 法は，品種の判別などに使われるが，それ以外の利用例を，4 文字で 1 つ挙げよ。

英　語

解答　　30年度

I

〔解答〕

問1 (1) 1　(2) 1　(3) 3　(4) 4　(5) 2　(6) 1　(7) 3　(8) 2
問2 (1) 4　(2) 2

〔出題者が求めたポイント〕

選択肢訳

(1) systemic(組織全体の)という語は何を意味するか。
1. 組織全体に影響を与える
2. 身体のすべての部分に影響を与える
3. ゆるく組織されている
4. 組織の乱れた

(2) regionals(地域的なもの)という語は何を意味するか。
1. 地域の航空会社
2. 地域の人と社会
3. 地域の病院
4. 地域の運動競技会

(3) whim(気まぐれ)という語は何を意味するか。
1. 合意
2. 調和
3. 個人的願望
4. 目前の脅威

(4) put their job on the line(彼らの職を危機にさらした)という語句は何を意味するか。
1. 労働組合に苦情を言った
2. 彼らの仕事を真剣に受け止めた
3. 彼らの上司と率直に話した
4. 失業する危険を冒す

(5) set the tone(方針を打ち出す)という語句は何を意味するか。
1. 飛行計器を調整する
2. 方向性を与える
3. 破壊的環境を作る
4. 話し続ける

(6) envisioned(心に描いた)という語は何を意味するか。
1. 想像した
2. 生命を吹き込んだ
3. 後悔した
4. 妨げた

(7) このインタビューによれば、サレンバーガー機長と彼のチームは、航空の安全を向上させるために何をしなかったか。
1. 彼らは互いの意思疎通のやり方を変えた。
2. 彼らは従業員に責任を共有することを知らせた。
3. 彼らはリーダーに、システムを積極的にチェックするよう頼んだ。
4. 彼らは搭乗中も全般的にも、人々の意識を高めた。

(8) この会話の最善のタイトルは何か。
1. 医療行為において死を扱う
2. 航空業界の安全教訓を医療行為に適用する
3. 航空の安全システム構築を目的とする
4. 前向きに話すことでシステム障害を減らす

問2

(1)
1. A：公式の教訓から学ぶ　　　　B：産業規則の
2. A：トップダウンの　　　　　　B：ボトムアップの
3. A：連邦機関の　　　　　　　　B：航空業界の
4. A：非難に基づく　　　　　　　B：学習に基づく

(2)
1. 乗客
2. 危機
3. モンスター
4. 川

〔全訳〕

　機長チェスリー・サレンバーガー3世(ニックネーム「サリー」)は、ガチョウの群れが飛行機のエンジンにぶつかり動かなくなった後、USエアウェイズ1549便をハドソン川に着水させたパイロットだ。2009年のこの運命の日に、彼の素早い思考、何年もの訓練経験、そして勇気が、155人の乗客全員を救った。2010年に引退した後、彼は現在、自分の専門知識を使って、さまざまな人々や患者の安全に焦点を当てている。

　Q：あなたと3人の共著者が3月のThe Journal of Patient Safety誌に、航空業界と比較して「回避できた健康被害」に関する記事を書かれました。問題の性質を定義していただけますか?

　A：問題の性質は、全組織的であり、巨大で差し迫ったものです。米国医学研究所の報告などからわかるように、医療過誤と医療関連の病気は、この国だけで年間200,000人の予防できた死をもたらしています。これは、毎週大型ジェット旅客機20機が生存者なしで墜落するのと同じです。

　もしそれが航空業界で起こると仮定するなら、全国的な全面停止、大統領委員会、議会の公聴会があるでしょう。国家運輸安全委員会が調査し、根本原因を調べるでしょう。私たちが根本的な問題を解決するまで、誰も飛ばないでしょう。

　私はこの議論に緊急性を持たせようとしています。自分の分野である商業航空において、私たちは究極的に極めて安全なものにするために、過去4、50年にわたって、私たちは非常な努力をしてきました。実際、大型の米国ジェット旅客機による最後の旅客死亡事故は、10年前の2001年11月でした。現在、地域航空会社の安全性は全く同じレベルにあるとは言えませんが、主要な大型ジェット航空会社に関するかぎり、驚くべき成績を達成しています。10年以上の間、文字通り何百万ものフライト、何千万人もの乗客の中で、一人も死者を出していないのです。

　Q：予防可能な過誤の問題に直面するために克服され

ねばならなかった、航空業界の文化的な問題は何だったのですか？

　Ａ：50年前、航空事故の調査は今よりもはるかに単純で徹底していなかったのです。それは、システム的観点からなされることは少なく、人的要因の観点からはほとんど全くなされませんでした。調査官と役人にとって、最も容易にできることは、死んだパイロットの責任にし、そこでやめておくことだったのです。

　私たちは航空業界で、ついにここを乗り越えたのです。そして現在私たちは、運輸事故を調査する独立連邦政府機関であるNTSB(国家運輸安全委員会)のおかげで、公的に教訓から学ぶ手続きを持っています。それは、寄与因子とともに、可能性のある原因を見つけ出します。そして、事故の再発を防ぐ方法について、規制作成者と業界に対して勧告を出します。私たちが行ったことの一部は、非難に基づくシステムから学習に基づくシステムへの航空文化の移行です。

　Ｑ：予防可能な過誤には人間的要素がありますよね？航空業界はそれにどのように対処したのですか？

　Ａ：コックピット内、また、コックピット乗務員と他のチームメンバー間の対人行動力学を変更しました。

　40年前、機長は小文字の「g」の神で、大文字の「C」のカウボーイだった。彼らはしばしば、最善の行為を熟慮せずに、個々の特異性や好みに従い、コックピットを思いつきで支配しました。事実、気まぐれや否定的な逸脱が非常に大きかったので、彼らが初めて一緒に飛ぶ乗員である副操縦士は、個々の機長の好みについて、個人的なメモを取らねばならなかったものです。こうした好みを覚えていない初めての乗員や客室乗務員は気の毒でした。もし誰かが機長に、危険な行為について遠慮なく話したら、自分の職を危険にさらすことになったのです。

　ありがたいことに、こうした日々は過ぎ去って久しいです。私たちはずっと良い標準化を達成しました。私たちは機長らに、彼らはチームを作り、それを導く人でなければならない、そして、我々はもはや個人の集まりではないと教えました。航空業界について多くの人が気づいていないのは、大手航空会社では、これまでに会ったことのない人同士がいつも一緒に飛んでいるということです。

　自己紹介をし、互いの名前を覚え、方向性を打ち出し、心理的に安全な環境を作ることが大切です。愚かな質問がない場において、何かが解決されていないのではないかを発言する義務がある場において、結果に対する責任感を共有する場において、重要なのは、誰が正しいかではなく、何が正しいかなのです。

　我々は航空業界において、よって立つ強健な安全構造を作りました。逆説的ですが、この予想可能性、この信頼性、こうした手続きの組織化こそが、我々が予期せぬことに直面したとき、危機に直面したときに、我々が改革を行える堅固な基盤となるのです。

　それが、このハドソン川着水に至った1549便において、私たちの乗組員と私がやったことです。それは私た

ちが決して訓練してこなかったものです。それは私たちが想像もしていなかったものでした。しかも、以前に見たこともない、この命を脅かす問題を解決するのに、208秒しかありませんでした。

　Ｑ：私たちが、予防可能な医療死数の劇的減少を早めにもたらすには、どのような道を描けばよいと思われますか？

　Ａ：私は、私たちが航空業界でしたことをする必要があると思います。行動に向けた一般大衆の認識と政治的意志が必要です。私たちはそれを築きつつあると思います。効果を生みつつあると思います。現在、重要なことをしている多くの人が存在しており、これまで何年間にもわたって存在していたと思います。しかしそれはシステム的なやり方ではないのです。すべての病院、すべての都市、すべての州においてではありません。現在、優れた島々はありますが、それだけのことです。それらはシステム障害の海の中にある優れた島にすぎません。これらの島々をより大きくする必要があり、その間の水をより少なくする必要があるのです。

Ⅱ
〔解答〕
問1
(1) 4　(2) 4　(3) 1
問2
(1) 2　(2) 3　(3) 4　(4) 1　(5) 2
問3
(1) 1　(2) 3
〔出題者が求めたポイント〕
選択肢訳
問1
(1) ①パラグラフによれば、偽薬効果は～。
　1. 多くの医者によって幻想だと考えられた
　2. 非専門家は見つけにくかった
　3. ほとんど研究者を引き付けなかった
　4. 時に実薬と同じように機能した
(2) ⑤パラグラフのpropensity(傾向)という語は～に意味が最も近い。
　1. 方向
　2. 程度
　3. 速度
　4. 傾向
(3) ⑨パラグラフのharnessing(～を利用する)という語は～に意味が最も近い。
　1. ～を利用する
　2. ～に対抗する薬を設計する
　3. ～を変える
　4. ～の基礎にある
問2
(1) ②～⑥パラグラフは何を示すか。
　1. 偽薬効果を調べる際に、病気に苦しむ人を使うのが普通だ。
　2. 人は、偽薬効果にどれくらい反応するかによって分

類されうる。

3. 偽薬効果に関連する脳の部位は、鎮痛剤に反応する部位に近い。

4. 偽薬に反応する人は、実験で新薬を検査する際に必要だ。

(2) ⑦〜⑧パラグラフは何を示すか。

1. Zubieta は本物の患者に偽薬を注射した。

2. Zubieta は 2007 年にユタ大学で働いていた。

3. 「報酬」ネットワークは、遺伝子によって支配されると考えられる。

4. 「報酬」ネットワークは、関与する研究者たちによく知られている。

(3) ⑩パラグラフの useless inhaler という表現において、なぜ useless には引用符で付いているのか。

1. なぜなら、筆者は読者を引き付けるために笑いを取りたかったから。

2. なぜなら、研究者たちは「役に立たない」吸入器を故意でなく提示したから。

3. なぜなら、「役に立たない」吸入器を提示することが、普通は予想されないから。

4. なぜなら、結果的に「役に立たない」吸入器が、実際は役に立ったから。

(4) ⑪パラグラフは何を示すか。

1. ノセボ（反偽薬）効果は偽薬効果と共に調べられるべきだ。

2. ノセボ（反偽薬）効果が生物学的根拠を持つ明確な証拠がある。

3. 偽薬効果は精神肉体的にノセボ（反偽薬）効果を妨げうる。

4. 砂糖は副作用を持つので、ノセボ（反偽薬）効果が起こる。

(5) この文章の最善のタイトルは何か。

1. 我々は実験から偽薬効果を排除できるか。

2. 結局、偽薬効果には何かがあるのか。

3. 偽薬効果はどのように精神状態に関連するのか。

4. どうしたら偽薬効果の内部に入れるか。

問3

(1) [A]段落訳

しかし今や、「偽薬の反応者」として知られる人が、無意識に、あるいは意識的にさえ偽薬を服用した後、現に気分が良くなったり、体調が良くなったりすることを示す証拠 ― しかもそれは心因的なものではない ― がある。いくつかの研究は偽薬効果の生物学的根拠を指摘しており、最新の研究は、目の上にある前頭葉に沿って走る中前頭回として知られる脳の領域に焦点を当てている。

(2) [B]段落訳

確かに、科学者が偽薬を調査すればするほど、その効果はより奇妙に思えてくる。今年初めのある研究では、慢性腰痛の偽薬の服用が、たとえ治療が単に「強力な偽薬」だと告げられていても、効果的に働くことが分かった。

〔全訳〕

①偽薬（プラセボ）効果は、医療における最も当惑する謎のひとつである。効能なき砂糖錠剤や無害の生理食塩水の注射が、患者の症状に測定可能な改善、ときには実薬の服用と同等の改善をもたらし得るという考えは、説明するのがあまりに困難だったので、それが本当なのかを疑う者さえいた。

[A]しかし今や、「偽薬の反応者」として知られる人が、無意識に、あるいは意識的にさえ偽薬を服用した後、現に気分が良くなったり、体調が良くなったりすることを示す証拠 ― しかもそれは心因的なものではない ― がある。いくつかの研究は偽薬効果の生物学的根拠を指摘しており、最新の研究は、目の上にある前頭葉に沿って走る中前頭回として知られる脳の領域に焦点を当てている。

②シカゴのノースウェスタン大学において、Marwan Baliki と Vania Apkarian によって行われたこの研究は、膝骨関節炎を患う少数の慢性痛患者を対象に行われた。これは、偽薬を与えられたときにどう感じるかを見るために、痛みを誘発する実験を受けたばかりの健康なボランティアではなく、実際の患者にも基づく偽薬研究のまれな例だ。

③Baliki は MRI スキャナーを使用して、患者の脳がどのように反応するかを、リアルタイムで観察した。患者は偽薬（この場合は鎮痛剤の代わりに砂糖錠剤）に反応した。手短に言えば、彼は中頭前頭回内の領域が明るくなることを発見したのだ。彼の言葉で言えば、偽薬に反応した患者は、非反応者と比べて「より高い機能的接続性を示した」のだ。

④彼は、この脳領域が、本物の鎮痛剤の効果に反応すると思われる他の脳領域とはまったく別個のもののようだと結論づけた。言い換えれば、Baliki は、脳内に偽薬効果の「座」を発見したようだった。

⑤「単純な言葉で言えば、私たちは、慢性的な痛みに苦しむより広い患者集団内で、偽薬に対する患者の反応傾向を予測できる脳の領域、ホットスポットまたは座を特定したのだ」と Baliki は述べている。「我々はまた、このホットスポットが実薬に対する痛覚喪失をもたらすかどうかを検査することにより、我々の結果の特異性を調べた。我々は、それ（ホットスポット）が実薬に対する痛覚喪失をもたらさないことを発見した。これは、この脳領域が偽薬による痛覚喪失に限定されることを示唆する」。

⑥この発見は、偽薬効果の生物学的根拠を示唆しており、偽薬によく反応する人かどうかを確認する検査の見通しを高めている。このことは、偽薬に反応する人にとって、特に彼らに効く偽薬鎮痛剤を処方すること意味する。あるいは、偽薬反応者を特定し、彼らのおかげで信用が落ちたと思われる臨床試験に参加させないようにすることができるだろう。

⑦しかし、科学者が偽薬効果に関わる脳の部位を特定したのは今回が初めてではない。例えば、現在ユタ大学在籍の Jon-Kar Zubieta は、脳幹の最上部に位置する側

坐核が、無害な生理食塩水でできた偽薬注射後、痛みを緩和するのに一定の役割を果たす — 少なくとも健康なボランティアにおいて — ことを示した。

⑧一方、他の研究者は、偽薬効果の遺伝的根拠に焦点を当てたてきた。これは、脳内の特定の信号伝達経路、特に「報酬」ネットワークに関わる経路が、偽薬効果の媒介をするという考えに基づく。この考えは、これらの信号伝達経路が遺伝子制御によるものであり、一部の人々は偽薬に対して多少なりとも反応性のある、特定の遺伝子の組み合わせに恵まれている可能性があるというものだ。

[B]確かに、科学者が偽薬を調査すればするほど、その効果はより奇妙に思えてくる。今年初めのある研究では、慢性腰痛の偽薬の服用が、たとえ治療が単に「強力な偽薬」だと告げられていても、効果的に働くことが分かった。

⑨「我々のデータが示すのは、だましのない偽薬効果を利用することが、妥当な論理的根拠をもって可能だということです」とリスボンの ISPA-Instituto Universitario の Claudia Carvalho は説明した。彼女は、このような「オープンな」偽薬が初期の痛みや障害を約30%軽減することを発見した。

⑩2011年の喘息患者に関する別の研究では、偽薬の吸入剤は肺機能の向上に影響を及ぼさなかった。しかし喘息患者は、それにもかかわらず、「役に立たない」吸入器を使用した後、かなり具合がよくなったこと — 控え目に言っても当惑するような結果 — を報告した。

⑪しかし、これを説明するのが難しいならば、耳にしたことがある副作用を被ると思うせいで砂糖錠剤が人の具合を悪くする、偽薬の悪い双子「ノセボ(反偽薬)」についてはどうなるのか。偽薬効果が、脳内に座と一連の遺伝子持ち、真に生物学的根拠を持っているならば、同じことがノセボについても当てはまる。それが事実であると判明した場合、事態は本当に面白くなる可能性がある。

Ⅲ
〔解答〕
問1 (1) 1 (2) 3 (3) 2
問2 (1) 3 (2) 1 (3) 2 (4) 1 (5) 4
問3
(1) 4 (2) 3

〔出題者が求めたポイント〕
選択肢訳
(1) ①パラグラフの berating(咎める)という語は〜に意味が最も近い。
　1. 叱る
　2. 褒める
　3. 無視する
　4. 認める
(2) ⑦パラグラフの underpin(〜を支える)という語は〜に意味が最も近い。
　1. 〜を生産する

　2. 〜を続ける
　3. 〜を支援する
　4. 〜を連結する
(3) ⑧パラグラフの gearing himself up with a tart phrase(痛烈な言葉で自分に拍車をかける)という語句は〜に意味が最も近い。
　1. くつろぎの時間を過ごすことで、自分を励ます
　2. 厳しい言葉で自分を励ます
　3. 見下されるのを避けるために言い訳をする
　4. 同じミスを繰り返しながら言い訳をする
問2
(1) どのパラグラフが内言語の様々なタイプに言及しているか。
　1. ⑤パラグラフ
　2. ⑥パラグラフ
　3. ⑦パラグラフ
　4. ⑧パラグラフ
(2) ⑥パラグラフの distancing(自分を離して見る)という語は何を意味するか。
　1. 自分の行動を別の人として客観的に見る
　2. 異なる時間帯を経験する
　3. 人を離れ離れにする
　4. 話をする親友がいないので孤独を感じる
(3) なぜ筆者は⑧パラグラフで、"ローリー・ヘルナンデス"に言及しているのか。
　1. アンディ・マレーの行動と対照的な事例を提供するため
　2. 舞台裏で自分に語り掛けている良い事例を示すため
　3. 良い効果を得たセルフトークの例外的な事例を提示するため
　4. 競技場で、声に出して話すプロスポーツ選手の典型例を紹介するため
(4) ⑨〜⑪パラグラフは何を示すか。
　1. 人はより困難な課題に取り組めば取り組むほど、セルフトークを生みがちである。
　2. セルフトークは、創造性と関連することが、科学者たちによって証明された。
　3. 内言語と声に出すセルフトークは、パフォーマンスに異なる影響を与える。
　4. 自分自身との対話は、チームで仕事をするよりもよりよく機能する。
(5) この文章で述べられていないのはどれか。
　1. なぜ人は、意識的、無意識的にセルフトークをしがちなのか。
　2. なぜ人は、セルフトークが見つかると気まずい思いをするのか。
　3. セルフトークは、いかに人の仕事と私的生活を改善するのか。
　4. セルフトークは、いかに実験を通して是認されうるのか。
問3
(1) [A]文訳

我々は年を取るにつれて、このシステムを捨てるのではない。内在化するのだ。

(2) [B]文訳

声に出して考えるなというその社会的圧力は、非常に現実的なのだ。

〔全訳〕

①独り言を言うのはちょっと恥ずかしいかも知れない。愚かな間違いをしたために自分を咎めるところや、厄介なスピーチの事前練習するところを耳にして、あなたは、自分との言葉のやりとりすることに、社会的抑圧を感じたことがあるだろう。よく知られる言い回しでは、独り言は狂気の最初の兆候だからだ。

②しかし、恥ずかしがる必要はない。大声で言おうと頭の中で静かに言おうと、独り言は思考のための貴重な道具なのだ。狂気の兆候であるどころか、独り言のおかげで、我々は自分がやろうとしていることの計画ができるし、活動の管理ができるし、感情の抑制ができるし、自分の経験を物語にすることさえできる。

③幼稚園に行って、おもちゃで遊んでいる小さな子供を見てごらんなさい。あなたは、彼女が独り言を言う―自分に指示を与えたり、自分の不満に声をかけたりする―のを耳にする可能性が高い。心理学者は、これをプライベート・スピーチと呼んでいる。声に出して語られるが、自分に向けられる言葉のことだ。我々は若い頃、たくさんこれを行う。おそらくこれが、大人になってもやり続けることを恥ずかしく思うひとつの理由だろう。

④ロシアの心理学者 Lev Vygotsky によると、我々が他人の行動をコントロールするために演説するのと同様、子供の頃に我々は、自分の行動を制御するためにプライベート・スピーチを使用する。(「私は空腹です。食べ物を持ってきてもらえますか？」対「私は空腹です。食べ物を手に入れなくちゃ」)我々は年を取るにつれて、このシステムを捨てるのではない。内在化するのだ。

⑤あなたの隣にいる人の考えに波長を合わせることができると想像してごらんなさい。オフィスで、バスで、公園を歩いているときに。あなたがふと耳にするだろう多くのことは、言葉の形をとるだろう。「コーヒーを買う」「配管業者に電話するのを忘れない」。多くの人々はそこに小さな声があって、自分を指導し、問題を考え抜く手助けをし、時に自分のミスを叱責すると言う。

⑥心理実験は、このいわゆる内言語が、他人の考えていることの判断から、画像のカテゴリ分類に至るまで、さまざまな課題のパフォーマンスを改善することを示す。我々の言葉が持つ、自分を離して見る効果は、我々の行動に関する貴重な視点を与えてくれる。ある最近の研究によれば、独り言は自分のことを二人称―「私」ではなく「あなた」―で語るとき最も効果的である。

⑦新しい神経科学技術により、我々は内言語が進行しているときに脳内で起こっていることの探究さえできる。精神的対話は、我々が声に出して行う会話を支えるのと同じ神経系のある部分を利用しており、「聴声現象」(あるいは幻聴)という、より異常な経験をも説明するかも知れない。内言語はさまざまな形で現れ、異なる言葉

で話すこと、口調と感情的な調子があること、その特有の性質のせいで、語られる言葉よりもより速く展開できることを、我々は知っている。

⑧我々は、子供の頃使っていた独り言を内在化するが、声に出して言う独り言が、完全になくなるわけではない。証明が要るなら、スポーツチャンネルのスイッチをつけてご覧なさい。あなたは、アスリートが痛烈な言葉で自分に拍車をかけるところや、悪いショットの後に自分を叱るところをきっと見るだろう。アンディ・マレーは、2012 年の全米オープン勝利を、更衣室の鏡の前で自分にかけた激励の言葉のおかげだとした。体操選手のローリー・ヘルナンデスは、リオの重要な試合の前、自分に向かって「私はこれを得た」と語っているところをカメラに取られた。アスリートは正当な理由でこれを行っている。セルフトークは、バドミントン、ダーツ、レスリングといった様々なスポーツにおいて利益があることが示されてきたのだ。

⑨ヘルナンデスやマレーのような才能を欠いている我々もまた、自分に向かって声を出して話すことがあるだろう。特に課題が難しいときや、ストレスの多い状態ではそうだ。研究者は、データ入力などの注意を要する作業に没頭しているときに、大人がプライベート・トークを多用するのを観察した―とはいえ、多くの参加者は、後で質問されたとき、自分に語りかけたことを激しく否定したが。声に出して考えるなというその社会的圧力は、とても現実的なのだ。

⑩自己と対話を行うこと―自分に質問し回答を与えること―は、問題を解決し、アイデアに取り組むのに特に効果的な方法だ。様々な観点の間を行き来することが、ちょうど通常の対話と同じように、我々の思考を予想される場所に落ち着かせるし、人間の創造性のひとつの鍵だと判明するかも知れない。

⑪二つの種類のセルフトーク―無声と有声―は、我々の思考に様々な利益をもたらすようだ。自分自身に向けたこうした言葉は、無声でも声に出して語っても、無駄話よりもはるかに大切なのだ。

Ⅳ
〔解答〕

問1 (1) 2 (2) 1 (3) 4 (4) 2 (5) 3
問2 (1) 3 (2) 4 (3) 2
問3 (1) 3 (2) 2

〔出題者が求めたポイント〕
選択肢訳

(1) ③パラグラフの main(～を傷つける)という語は～に意味が最も近い。
1.～を怒らせる
2.～を傷つける
3.～を興奮させる
4.～を混乱させる

(2) ④パラグラフの downright(全く)という語は～に意味が最も近い。
1.絶対的に

2. ありそうな

3. いくぶん

4. めったにない

(3) ⑩パラグラフのcontain（〜を食い止める）という語は〜に意味が最も近い。

　1. 〜を曝す

　2. 〜を中に含む

　3. 〜を増やす

　4. 〜を抑制する

(4) ⑪パラグラフのruptured（〜を裂いた）という語は〜に意味が最も近い。

　1. 〜を引っ掻いた

　2. 〜を裂いた

　3. 〜を動かした

　4. 〜を除去した

(5) ⑫パラグラフのerroneously（誤って）という語は〜に意味が最も近い。

　1. 柔軟に

　2. 独立して

　3. 誤って

　4. 興味深いことに

問2

(1) この記事によれば、極端な熱から身を守るために、体はどのように反応するか。

　1. よだれを出す

　2. 赤くなる

　3. バルーンを作る

　4. 汗をかく

(2) ⑪〜⑭パラグラフのメイン・アイデアは何か。

　1. カプサイシンがいかに胃にとって危険か

　2. 強い香辛味と感情は密接に関連している

　3. 唐辛子がいかに免疫系を弱めるか

　4. 極めて強い唐辛子にいかに体が反応するか

(3) 主にこの記事はなぜ書かれたのか。

　1. 唐辛子を食べた後の医学的処置を提案するため

　2. スミス氏の新しい唐辛子を紹介するため

　3. 人々が唐辛子を食べるのを思いとどまらせるため

　4. どのように熱を感じるかについて人々を教育するため

問3

(1) [A]段落訳

　　『デイリーポスト』紙によれば、ドラゴンブレスは、現在の記録保持者 ― 平均160万スコヴィル値のキャロライナ・リーパー ― よりも辛く、また、約2百万スコヴィル値を記録する米軍催涙スプレーよりも辛い。

(2) [B]段落訳

　　「起こっているのは、口の中の受容器が、苦痛と、その苦痛は暑さや熱さの形をしているという信号を脳に送ることだ。そして、脳がその苦痛を阻止するためにエンドルフィンを生成するのだ」と以前ボズランドは『ライブ・サイエンス』誌に語った。

〔全訳〕

　①チリ・ペパーによる死は普通の死に方ではないかも知れないが、不運にも、町で一番辛い唐辛子であるドラゴンブレスを試すことになった人には、確かにありうることだ。

　②イギリスのトム・スミス工場の経営者、マイク・スミス氏は、ノッティンガム大学の研究者と共に、記録破りの唐辛子を開発した。しかし、彼は食用にはこの唐辛子を勧めていない。人が味わう最後のものになるかも知れないからだ。

　③では、ドラゴンブレスのような唐辛子は、正確に言ってどれくらい食べようとする人を傷つけたり殺したりするのか？　唐辛子の刺激的な統計から始めよう。ドラゴンブレスはあまりに辛いので、カプサイシンの濃度値であるスコヴィル値で248万辛味単位を記録する。カプサイシンとは、人が唐辛子を噛んだときに感じるピリッとした辛い感覚を生む化学物資である。

　[A]『デイリーポスト』紙によれば、ドラゴンブレスは、現在の記録保持者 ― 平均160万スコヴィル値のキャロライナ・リーパー ― よりも辛く、また、約2百万スコヴィル値を記録する米軍催涙スプレーよりも辛い。

　④対照的にハバネロは、唐辛子専用サイトであるペッパースケールによると、約35万スコヴィル値であり、最大8万辛味単位を記録するハラペーニョと同じく全く刺激が少ない。ペッパースケールの報告によると、ピーマンには、カプサイシンの生成を止める劣性遺伝子があるため、辛味単位はゼロだった。

　⑤一方ドラゴンブレスは非常に強力なので、5月23日から27日まで、ロンドンのチェルシーフラワーショーで展示される際、密閉容器に保管されるだろうと、『デイリーポスト』紙が報じた。

　⑥「私は舌の先端で試してみたが、ひたすら燃えに燃えた。約10秒で吐き出した」とスミス氏は『デイリーポスト』紙に語った。

　⑦ニューメキシコ州立大学の園芸学教授でありチリ・ペパー研究所のディレクター、ポール・ボズランドによると、スミス氏のような命知らずが、並外れて刺激的な唐辛子を食べるとき、普通、最初の感覚は麻痺である。

　[B]「起こっているのは、口の中の受容器が、苦痛と、その苦痛は暑さや熱さの形をしているという信号を脳に送ることだ。そして、脳がその苦痛を阻止するためにエンドルフィンを生成するのだ」と以前ボズランドは『ライブ・サイエンス』誌に語った。

　⑧しかし、異常に辛い唐辛子は口の麻痺を超えて行く。これらの極端なモノを食べるとき、口や（飲み込んだ場合）喉といった、高濃度のカプサイシンが触れる場所で、体は液体で満たされた「バルーン」、言い換えれば水疱を膨らませると、ボズランドは言った。この水疱がカプサイシンの熱を吸収する。

　⑨「体は火傷を感じ、細胞の最上層を犠牲にして次のように言う。『オッケー、今彼らが死んで、体内に熱が入り込むのを防ぐよ』」とボズランドは語った。

　⑩ドラゴンブレスのようないくつかの唐辛子は、あま

りに辛いので、水疱だけで熱を食い止められないだろう。むしろそのカプサイシンは、水疱に浸透し、水泡下の神経終末で受容体を活性化し続け、少なくとも20分続く、痛みを伴う灼熱感をもたらす可能性がある、とボズランドは述べた。

⑪いくつかの事例では、ゴースト・ペパー・ピューレがトッピングされたハンバーガーを食べた、カリフォルニアのある47歳の男性のように、唐辛子を吐いた人もいる。これは、『救急医療ジャーナル』誌の2016年事例報告によるものだ。その男は非常に激しく嘔吐し、食道を裂き、医師の診察を必要としたと、『ライブ・サイエンス』誌が報告した。

⑫カプサイシン濃度があまりに高い場合、免疫系が過剰反応状態になる可能性がある。これは、TRPV1受容器(熱を検出する神経終末のタンパク質)がカプサイシンによって活性化され、カプサイシンを極端な熱の信号と誤って解釈するためだ。この過誤によって、身体の火傷防御が度を超すことがある。

⑬『ポスト』紙によれば、場合によっては、唐辛子を食べるとアナフィラキシーショック、重度のやけど、さらには、治療を受けなければ致命的な気道閉鎖をもたらすことがある。

⑭しかし、スミス氏はドラゴンブレスが食事の一部になることを意図したのではない。そうではなくて、彼は、通常の麻酔薬にアレルギーのある人のために、局所麻酔薬として使用されるように、それを育てたのだ。

Ⅴ
〔解答〕
— 略 —
〔出題者が求めたポイント〕
設問訳

作文は、量と質の両面から評価される。評価はまた、あなたが書くことが、問題に対応しているかどうかも考慮する。

ひとつの完結したエッセイを書くことが求められる(問題に対する個々の解答ではなく)。エッセイはまた、導入、本論、結論を含む必要がある。与えられたテーマに関して読んだことのない人に向けて書いているものとして書くこと。(解答用紙はA4版に22行が設定してある)

問題文訳

1997年、ソーシャル・メディア・サイトが初めて作られた。1999年、最初のブログ・サイトが現れはじめた。今日、多くのソーシャル・メディア・サイトやアプリが世界中で利用可能である。ソーシャル・テクノロジーの支持者は、その利点に焦点を当てる。反対者はそれが有害だと主張する。あなたの意見では、ソーシャル・テクノロジーは我々をより孤独にするか、あるいは孤独でなくするか。また、どのように。

数　学

解答　30年度

I
〔解答〕

(1)

ア	イ	ウ	エ	オ	カ	キ	ク	ケ	コ
1	2	0	4	3	-	2	3	5	4

(2)

ア	イ	ウ	エ	オ	カ
6	6	0	9	4	7

(3)

ア	イ	ウ	エ	オ	カ	キ
-	1	2	1	2	2	2

〔出題者が求めたポイント〕

過去問を見た後で，今年のセットを見ると，拍子抜けするほど問題のボリュームが減少している．（昨年の解答のページ数と比較すれば一目瞭然）とはいえ，昨年と同様に本音と建前の使い分けは暗黙の了解であり，丁寧な解答よりも，スピード重視せよという方針に変わりない．
(1)については，「極線」がテーマになっている．
いつものことだが，この程度のレベルの公式は，
　　　　　　「知っていて当然」
というのが出題者側のスタンスなのであろう．

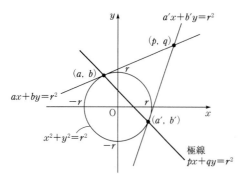

今回の場合は片方の接線が x 軸となっているので，公式を持ち出さなくても図を描けば，極線は
　　　　傾きが -2，点 $(2a, 0)$ を通る直線
とわかってしまう．
(2)は「合同式」がテーマになっている．高校の教科書においては，掲載はされているものの大半の高校では1年次において活用を追求しないのが現状である．しかし今後も出題率は増加するであろうから，公式を利用して多数の問題演習に触れておくことが必須であろう．というのも，使い慣れていないと，勝手に自分で公式を作り出してしまう恐れがあるからだ．目で追っただけで，
　　　　　「完全に理解した⇔わかってない」
とならないようにしてもらいたい．
逆に，解答の〈＊〉の部分より下に関して，
　　　　$x \equiv y \pmod{z} \implies x^n \equiv y^n \pmod{z}$
はいえるが，
　　　　$x^n \equiv y^n \pmod{z} \not\Rightarrow x \equiv y \pmod{z}$
である．当然，記述式の解答ではきちんと調べていく必

要がある．ところが，マークの欄の数から，
　　　　$(a+b)^2 \equiv 0 \pmod{11} \implies a+b \equiv 0 \pmod{11}$
　　　　$(a-b)^2 \equiv 9 \pmod{11} \implies a-b \equiv 3 \pmod{11}$
と雑にやって，
　　　　$a \equiv 7 \pmod{11}$, $b \equiv 4 \pmod{11}$
と1組出しておしまい．ということをしても採点者にはわからないのである．毎年の如く見受けられるのだから，このような出題の仕方を故意と見るべきであろう．
(3つ以上候補が出てそのうちの小さい方2つかもしれないと考えるのは深読み過ぎか？)
(3)「インボリュート曲線」がテーマになっている．
一見すると難易度が高そうだが，図とともに解法が誘導されており，完答しなくてはマズい．解答としては，今回はあえて，
　　　　　　　「複素数の回転」
を利用してみた．他にも考え方があるので探求してみるとよいだろう．

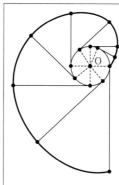

固定されて回転しない円形のリールに巻き取られた糸を弛まないように引き，解いていくと，糸の端点はインボリュート曲線を描く．原点中心，半径 a の円を想定するならば，左図のような伸開線(involute of circle)となる．
$$\begin{cases} x = a(\cos\theta + \theta\sin\theta) \\ y = a(\sin\theta - \theta\cos\theta) \end{cases}$$

これを知っていれば，解答の〈＊〉の部分まで，ショートカットできてしまう．因みに前々年度は正 n 角形での巻きつけのタイプが出題された．続編というべきなのか？

〔解答のプロセス〕

(1)　$x^2 + y^2 - 4ax - 2ay + 4a^2 = 0$　……①
　　　　　$(x-2a)^2 + (y-a)^2 = a^2$
つまり，中心 $(2a, a)$ 半径 a の円．
$x = 2a$, $y = a$ とすれば，
$$y = \frac{1}{2}x$$
これは，円の中心が直線 $y = \frac{1}{2}x$ 上にあることを表す．
$y = mx$ つまり，$mx - y = 0$ と円の中心との距離が a なので
$$\frac{|2ma - a|}{\sqrt{m^2+1}} = a$$
である．
$a > 0$ より，$a|2m-1| = a\sqrt{m^2+1}$
　　　　　　$|2m-1| = \sqrt{m^2+1}$

$$(2m-1)^2 = m^2+1$$
$$3m^2-4m=0$$
$$m(3m-4)=0$$
$$\therefore \quad m=0, \frac{4}{3}$$

これを図示すると下図.
(A, Bの位置は2通りあるが, 言及しない)

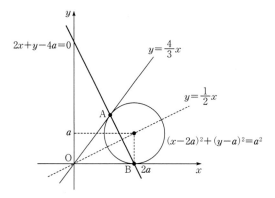

線分 AB は原点における円の極線となり, その方程式は,
$$(0-2a)(x-a)+(0-a)(y-a)=a^2$$
$a>0$ より,
$$2x+y-4a=0$$
これと, $y=\frac{4}{3}x$ との交点 A は A$\left(\frac{6}{5}a, \frac{8}{5}a\right)$
図のようになり,

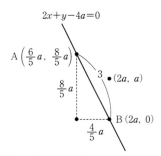

三平方の定理より,
$$\left(\frac{4}{5}a\right)^2 + \left(\frac{8}{5}a\right)^2 = 3^2$$
$$a^2 = \frac{3^2 \cdot 25}{16+64}$$
$a>0$ より, $a=\dfrac{3\sqrt{5}}{4}$

(2) (a) $13 \equiv 2 \pmod{11}$
$13^2 \equiv 2^2 \pmod{11}$
$1020 \equiv 8 \pmod{11}$
$1020^2 \equiv 8^2 \equiv 9 \pmod{11}$
$1020^3 \equiv 9 \cdot 8 \pmod{11}$
$\equiv 6 \pmod{11}$
よって, 余りは 6

(b) $a^2+b^2 \equiv 10 \pmod{11}$
$m=1020$ とすると, 条件より,
$a=m^3 a'$, $b=m^3 b'$ (a', b' は互いに素な自然数)
とかける.
$1020^3 \equiv 9^3 \equiv 9 \cdot 8 \equiv 6 \pmod{11}$
$\therefore \quad m^3 \equiv 6 \pmod{11}$
最小公倍数は $m^3 a' b'$ であるから, $m^3 a' b' = m^{10}$
$\therefore \quad a' b' = m^7$
$ab = m^6 a' b' = m^{13}$
$\therefore \quad ab \equiv m^{13} \equiv 6^4 \cdot m \equiv 36^2 \cdot 8 \equiv 3^2 \cdot 8 \equiv 72 \equiv 6 \pmod{11}$
$(a+b)^2 = a^2+2ab+b^2 \equiv 10+12 \equiv 22 \equiv 0 \pmod{11}$
$(a-b)^2 = a^2-2ab+b^2 \equiv 10-12 \equiv -2 \equiv 9 \pmod{11}$
〈＊〉
$a+b \equiv p \pmod{11}$, $p=0, 1, 2, \cdots 10$
のいずれかであるが,
$(a+b)^2 \equiv 0 \pmod{11}$ なので, 対応するのは,
$$p=0$$
同様に,
$a-b \equiv q \pmod{11}$, $q=0, 1, 2, \cdots 10$
のいずれかであるが,
$(a-b)^2 \equiv 9 \pmod{11}$ なので, 対応するのは,
$$q=3 \text{ もしくは } 8$$
$a+b \equiv 0 \pmod{11}$ ……①
$a-b \equiv 3 \pmod{11}$ ……②
①+② $2a \equiv 3 \equiv 14 \pmod{11}$
2 と 11 は互いに素なので, $\therefore \quad a \equiv 7 \pmod{11}$
①−② $2b \equiv -3 \equiv 8 \pmod{11}$
同様に, $\therefore \quad b \equiv 4 \pmod{11}$
一方,
$a+b \equiv 0 \pmod{11}$ ……①
$a-b \equiv 8 \pmod{11}$ ……③
①+③ $2a \equiv 8 \pmod{11}$
2 と 11 は互いに素なので, $\therefore \quad a \equiv 4 \pmod{11}$
①−③ $2b \equiv -8 \equiv 14 \pmod{11}$
同様に, $\therefore \quad b \equiv 7 \pmod{11}$
以上より, a, b を 11 で割った余りは小さい順に 4, 7

(3)

上図を複素平面に対応させる.
P(p), Q(q) ($q=\cos\theta+i\sin\theta$) と定める.

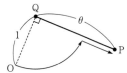

Q を中心, O を $\frac{1}{2}\pi$ 回転, θ 倍すると P となるので,

$$p - q = (0-q)\left(\cos\frac{1}{2}\pi + i\sin\frac{1}{2}\pi\right)\cdot\theta$$
$$= -qi\theta$$
$$= \theta\sin\theta - i\theta\cos\theta$$

実平面に戻せば,

$$\overrightarrow{QP} = \begin{pmatrix} \theta\sin\theta \\ -\theta\cos\theta \end{pmatrix}$$

$$\langle * \rangle$$

$$\overrightarrow{OP} = \overrightarrow{OQ} + \overrightarrow{QP} = \begin{pmatrix} \cos\theta + \theta\sin\theta \\ \sin\theta - \theta\cos\theta \end{pmatrix}$$

つまり,

$$\cos(\theta + a\pi) = \sin\theta$$
$$\sin(\theta + a\pi) = \cos\theta$$

これらを満たす $a(-1 < a \leq 1)$ は, $a = -\frac{1}{2}$

$$x'(\theta) = -\sin\theta + \sin\theta + \theta\cos\theta = \theta\cos\theta$$
$$y'(\theta) = \cos\theta - \cos\theta + \theta\sin\theta = \theta\sin\theta$$
$$\therefore \sqrt{(x'(\theta))^2 + (y'(\theta))^2} = \sqrt{\theta^2} = |\theta|$$

$0 \leq \theta \leq 2\pi$ だから,

$$|\theta| = \theta$$

$$\therefore b\alpha^c = \int_0^a \sqrt{(x'(\theta))^2 + (y'(\theta))^2}\,d\theta$$
$$= \int_0^a \theta\,d\theta = \left[\frac{1}{2}\theta^2\right]_0^a = \frac{1}{2}\alpha^2$$

$$\therefore b = \frac{1}{2},\ c = 2$$

糸がちょうど解き終わると, $\alpha = 2\pi$ となり,

$$d\pi^f = \frac{1}{2}\cdot 4\pi^2 = 2\pi^2$$

$$\therefore d = 2,\ f = 2$$

II

〔解答〕

ア	イ	ウ	エ	オ	カ	キ	ク	ケ	コ	サ	シ	ス
1	9	4	8	1	1	5	7	1	5	1	1	5

セ	ソ	タ	チ	ツ	テ	ト	ナ	ニ	ヌ	ネ	ノ
2	9	4	9	1	9	1	4	1	4	3	5

〔出題者が求めたポイント〕

有名な「破産の確率」の応用である。(既知でなければ, 再帰的構造を持つ数式自体がシンプルで美しいという点で確認しておきたいものだ) **I** (3)と同じく, 式の結果を覚えている人は, 数値を代入するだけなので, 満点が取れてしまうハズだ。知らない人ならば, (1), (3)の状態を書き出して計算するのが限度かもしれない。

記述ではないので, 以下の内容は一般化して導いておくとよいだろう。ゲームのルールは問題に準ずる。
A の持ち点を n, A と B の持ち点の合計を N とする。また, A が B に 1 回ごとに勝つ確率を p とするならば, A が持ち点 n で優勝する確率 A_n は,

$$A_n = pA_{n+1} + (1-p)A_{n-1}$$
$$(1 \leq n \leq N-1,\ A_0 = 0,\ A_N = 1 \text{ と定める})$$

A_n A_{n+1} A_{n-1} A, B の持ち点 $(n, N-n)$ と表記すれば

$$A_n(n, N-n) \begin{array}{c} \xrightarrow{\ p\ } \boxed{A_{n+1}(n+1, N-n-1)} \\ \xrightarrow{\ 1-p\ } \boxed{A_{n-1}(n-1, N-n+1)} \end{array}$$

から, 上記漸化式は作成される。
これは, 3 項間漸化式であり, その特性方程式の 2 解 α, β (ただし, $\alpha \neq 1$ とする)について,

(i) $\alpha \neq \beta$ のとき $A_n = C(\alpha)^n + D(\beta)^n$
(ii) $\alpha = \beta$ のとき $A_n = C\alpha + D$

である。$A_0 = 0,\ A_N = 1$ から, C, D を解いて

(i)
$$A_n = \frac{1-\alpha^n}{1-\alpha^N}$$

(ii)
$$A_n = \frac{n}{N}$$

と変形できる。「破産の確率」であれば, 持ち点 n 点で A が破産する確率は上記の漸化式に対して

$$A_0 = 1,\ A_N = 0$$

と定めればよい。このとき,

破産の確率

$\alpha \neq \beta$ のとき $A_n = \dfrac{\alpha^n - \alpha^N}{1 - \alpha^N}$

$\alpha = \beta$ のとき $A_n = 1 - \dfrac{n}{N}$

〔解答のプロセス〕

A, B の持ち点 $(n, N-n)$ と表記すれば
(1) $n = 2$, $N = 4$ であり,
条件に対応する推移図は以下のとおり

2 ゲーム終了時に
A が優勝する確率

$$\frac{1}{3}\cdot\frac{1}{3} = \frac{1}{9}$$

4 ゲーム終了時に
A が優勝する確率

$$\left(\frac{1}{3}\cdot\frac{2}{3}\cdot 2\right)\cdot\frac{1}{3}\cdot\frac{1}{3} = \frac{4}{81}$$

A が持ち点 n で優勝する確率 A_n は,

$$A_n = \frac{1}{3}A_{n+1} + \frac{2}{3}A_{n-1}$$

$$(1 \leq n \leq N-1,\ A_0 = 0,\ A_N = 1 \text{ と定める})$$

特性方程式の2解は, 2, 1
$$A_n = \frac{1-\alpha^n}{1-\alpha^N}, \quad \alpha=2, \ n=2, \ N=4 \text{ に対して,}$$
$$\text{Aが優勝する確率 } A_2 = \frac{1-2^2}{1-2^4} = \frac{1}{5}$$

(2) 題意の条件は,
$n=3, N=4$ のとき,
$$\text{Aが優勝する確率 } A_3 = \frac{1-2^3}{1-2^4} = \frac{7}{15}$$
$n=1, N=4$ のとき,
$$\text{Aが優勝する確率 } A_1 = \frac{1-2^1}{1-2^4} = \frac{1}{15}$$
となる.

(3) $n=3, N=6$ であり,

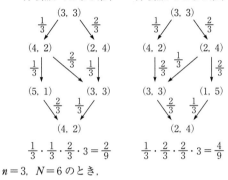

$n=3, N=6$ のとき,
$$\text{Aが優勝する確率 } A_3 = \frac{1-2^3}{1-2^6} = \frac{1}{9}$$

(4) $n=3, N=5$ であり,
1ゲーム目にAが勝ち, Aが優勝する確率

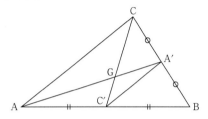

上記構造の繰り返しに過ぎない.
$$\frac{1}{2} \cdot \left(\frac{1}{2} + \frac{1}{2}p\right) = \frac{1}{4} + \frac{1}{4}p$$

一方で, 1ゲーム目にBが勝ち, かつAが優勝するのは,
$$\frac{1}{2}(1-p)$$

よって
$$p = \frac{1}{4}p + \frac{1}{4} + \frac{1}{2}(1-p)$$
$$p = -\frac{1}{4}p + \frac{3}{4}$$
$$\frac{5}{4}p = \frac{3}{4}$$
$$p = \frac{3}{5}$$

III

〔出題者が求めたポイント〕

最後の問題は例年の如く完全記述である. そしてその特徴は問題設定の自由度が高すぎるという点にある.
特に, 3つの中線の交点と書かれているのに2つの中線の交点を利用した解答は不完全な気がする. とはいっても恐らく大多数は気にせず完答した思う. 設問のレベルも目立って難しくない. 受験生のレベルからすると, たとえ補題を示さずとも得点差は生じないとみるが, 時間の余る限りにおいて, 詳細に考察を詰めるべき必要があるのではないだろうか?

〔解答〕

補題P_0：三角形の重心Gを決定するには, 3本の中線のうち2本あれば十分である.

補題P_0を示す.

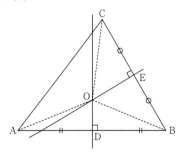

△ABCについて, 上図のように2本の中線AA′, CC′をひく. このとき, 線分A′C′を考えれば, 中点連結定理により
$$A'C' \parallel AC, \quad 2A'C' = AC \quad \therefore \triangle GA'C' \backsim \triangle GAC$$
となり, その相似比は1:2よって,
$$CG:GC' = A'G:GA' = 2:1$$
これは点Gが△ABCの重心であることを示している.
他の中線の組み合わせでも同様なことがいえ, また, △ABCがどのような形状でも, 補題P_0は示される.

補題P_1：三角形の外心Oを決定するには, 3辺の垂直二等分線のうち2本あれば十分である.

補題P_1を示す.

上図のように, 鋭角三角形ABCについて辺AB, BCの垂直二等分線の交点Oとする.
$$\triangle AOD \equiv \triangle BOD \text{ より, } OA = OB$$
$$\triangle BOE \equiv \triangle COE \text{ より, } OB = OC$$
これは点Oが△ABCの外心であることを示している. 他の垂直二等分線の組み合わせでも同様にいえる.
次に, △ABCが鈍角三角形のときは, Oが三角形の外部にあるが, 上記と同じように合同な三角形ができる.

一方，直角三角形のときは，例えば図のように，

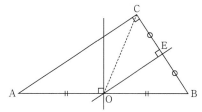

∠ACB が直角であれば，
OA＝OB，△BOE≡△COE より，OB＝OC となり，
△ABC がどのような形状でも，補題 P_1 は示される．
〈＊〉
三角形の重心は必ずその内部にあるので，下図のような図形を考えても一般性を失わない．

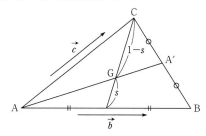

(1) 上図において，s, t を実数として，
$$\overrightarrow{AG}=(1-s)\frac{\vec{b}}{2}+s\vec{c}$$
であり，
$$\overrightarrow{AG}=t\overrightarrow{AA'}$$
と定めると，
$$\overrightarrow{AA'}=\frac{1}{2}(\vec{b}+\vec{c})$$
であるから，
$$\overrightarrow{AG}=\frac{t}{2}\vec{b}+\frac{t}{2}\vec{c}$$
$\vec{b}$, $\vec{c}$ は 1 次独立なので，$\dfrac{1-s}{2}=\dfrac{t}{2}$, $s=\dfrac{t}{2}$
$$1-s=2s$$
$$\therefore\ s=\frac{1}{3},\ t=\frac{2}{3}$$
$$\therefore\ \overrightarrow{AG}=\frac{1}{3}\vec{b}+\frac{1}{3}\vec{c}$$

(2) $\overrightarrow{DA}\cdot\overrightarrow{DG}=\left(-\dfrac{1}{2}\vec{b}\right)\cdot(\overrightarrow{DA}+\overrightarrow{AG})$
$=\left(-\dfrac{1}{2}\vec{b}\right)\cdot\left(-\dfrac{1}{2}\vec{b}+\dfrac{1}{3}\vec{b}+\dfrac{1}{3}\vec{c}\right)$
$=\left(-\dfrac{1}{2}\vec{b}\right)\cdot\left(-\dfrac{1}{6}\vec{b}+\dfrac{1}{3}\vec{c}\right)$
$=\dfrac{1}{12}|\vec{b}|^2-\dfrac{1}{6}\vec{b}\cdot\vec{c}$
$=\dfrac{1}{12}|\vec{b}|^2-\dfrac{1}{6}|\vec{b}||\vec{c}|\cos\theta$

(3) 三角形の重心が，外心と一致するならば，補題 P_0，P_1 により，

「線分 AB の垂直二等分線上に G が存在する」
かつ
「線分 AC の垂直二等分線上に G が存在する」
の 2 つが示せれば十分である．つまり，
$$\overrightarrow{DA}\cdot\overrightarrow{DG}=0\ \text{かつ}\ \overrightarrow{EA}\cdot\overrightarrow{AG}=0$$
であればいい．
$\overrightarrow{EA}\cdot\overrightarrow{AG}=\left(-\dfrac{1}{2}\vec{c}\right)\cdot(\overrightarrow{EA}+\overrightarrow{AG})$
$=\left(-\dfrac{1}{2}\vec{c}\right)\cdot\left(-\dfrac{1}{2}\vec{c}+\dfrac{1}{3}\vec{b}+\dfrac{1}{3}\vec{c}\right)$
$=\left(-\dfrac{1}{2}\vec{c}\right)\cdot\left(-\dfrac{1}{6}\vec{c}+\dfrac{1}{3}\vec{b}\right)$
$=\dfrac{1}{12}|\vec{c}|^2-\dfrac{1}{6}\vec{b}\cdot\vec{c}$
$=\dfrac{1}{12}|\vec{c}|^2-\dfrac{1}{6}|\vec{b}||\vec{c}|\cos\theta$

であるから，
$$\begin{cases}\dfrac{1}{12}|\vec{b}|^2-\dfrac{1}{6}|\vec{b}||\vec{c}|\cos\theta=0\\ \dfrac{1}{12}|\vec{c}|^2-\dfrac{1}{6}|\vec{b}||\vec{c}|\cos\theta=0\end{cases}$$
$$\therefore\ \begin{cases}\dfrac{1}{12}|\vec{b}|^2=\dfrac{1}{6}|\vec{b}||\vec{c}|\cos\theta\\ \dfrac{1}{12}|\vec{c}|^2=\dfrac{1}{6}|\vec{b}||\vec{c}|\cos\theta\end{cases}$$
$|\vec{b}|>0$, $|\vec{c}|>0$ であるから，
$$|\vec{b}|=2|\vec{c}|\cos\theta,\ |\vec{c}|=2|\vec{b}|\cos\theta$$
$$\therefore\ |\vec{b}|=|\vec{c}|,\ \cos\theta=\frac{1}{2}$$
AB＝AC，$\theta=60°$ だから，
△ABC は正三角形であることが必要十分条件となる．

I
〔出題者が求めたポイント〕
(1) 図形と方程式
(2) 整数(合同式)
(3) 道のり

II
〔出題者が求めたポイント〕
確率漸化式

III
〔出題者が求めたポイント〕
ベクトルの内積　三角形の重心，外心
因みに，メネラウスの定理を利用して解答を作成しても大丈夫である．その後は前問利用をして進めれば造作も無い．前述したが，補題を示さないで，〈＊〉からスタートしてもかまわないであろう．

物 理

解 答

30年度

I
第1問

〔解答〕
問1 ①② ②④ 問2 ③① ④⑥
問3 ⑤⑥ 問4 ⑥⑤ ⑦④

〔出題者が求めたポイント〕
問1 非等速円運動 問2 マイケルソンの干渉計
問3 点電荷がつくる電場 問4 半減期とα崩壊

〔解答のプロセス〕
問1

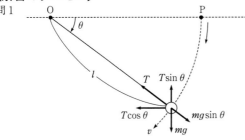

a) 力学的エネルギー保存則より
$$mgl\sin\theta = \frac{1}{2}mv^2$$
$$v = \sqrt{2gl\sin\theta} \quad (\boxed{1})$$

b) 円運動の方程式
$$m\frac{v^2}{l} = T - mg\sin\theta$$
$$\Leftrightarrow T = m\frac{v^2}{l} + mg\sin\theta$$
$$= 2mg\sin\theta + mg\sin\theta$$
$$= 3mg\sin\theta \quad (\boxed{2})$$

問2
a) 強め合う条件は光路差＝半波長の偶数倍
$$\therefore 2x = \frac{\lambda}{2}\cdot 2m \quad (m: 0, 1, 2, \cdots)$$
$$x = \frac{m}{2}\lambda \quad (\boxed{3})$$

b) 屈折率 n の媒質中では，光路差が $2(n-1)d$ になることに注意して強め合う条件は，
$$2(n-1)d = \frac{\lambda}{2}\cdot 2k \quad (k = 0, 1, 2, \cdots)$$
$$\therefore 2(n-1)d = k\lambda \quad (\boxed{4})$$

問3

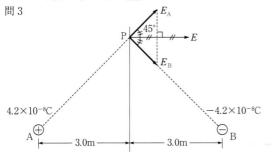

$$E = k\frac{q}{r^2} \quad \text{より}$$
$$E_A = 9.0\times 10^9 \frac{4.2\times 10^{-8}}{(3.0\times\sqrt{2})^2}$$
$$\therefore E = 2\times E_A\cos 45°$$
$$= 2\times 9.0\times 10^9 \frac{4.2\times 10^{-8}}{(3.0\times\sqrt{2})^2}\cdot\frac{1}{\sqrt{2}}$$
$$= \frac{4.2\times 10\times\sqrt{2}}{2}$$
$$= 29.4$$
$$\fallingdotseq 30 \text{[N/C]} \quad (\boxed{5})$$

問4
a) $N_{(t)} = N_0\left(\frac{1}{2}\right)^{\frac{t}{T}}$ （T：半減期）より
$$\frac{1}{8}N_0 = N_0\left(\frac{1}{2}\right)^{\frac{t}{1600}}$$
$$\Leftrightarrow \frac{t}{1600} = 3$$
$$t = 4800 \text{[年]} \quad (\boxed{6})$$

b) $^{226}_{88}\text{Ra} \longrightarrow {}^{222}_{86}\text{Rn} + {}^{4}_{2}\text{He}$

$V \Leftarrow \boxed{^{222}_{88}\text{Rn}} \quad \boxed{^{4}_{2}\text{He}} \Rightarrow v$

運動量保存則
$$0 = -MV + mv \quad \begin{pmatrix}M=222\\m=4\end{pmatrix}$$
$$\Leftrightarrow v = \frac{M}{m}V$$

これより
$$\frac{\frac{1}{2}mv^2}{\frac{1}{2}MV^2} = \frac{m\left(\frac{M}{m}V\right)^2}{MV^2}$$
$$= \frac{M}{m}$$
$$= \frac{222}{4}$$
$$= 55.5 \text{[倍]} \quad (\boxed{7})$$

第2問

〔解答〕
問1 ①② 問2 ②⑩ ③① 問3 ④⑧
問4 ⑤⑥ 問5 ⑥④

〔出題者が求めたポイント〕
問1 誘導起電力
問2 誘導電流が磁場から受ける力
問3 コイルの落下運動 問4 ジュール熱
問5 ローレンツ力

〔解答のプロセス〕
問1 $V = -\dfrac{d\phi}{dt}$

$$= -\frac{d}{dt}\{\alpha(z_0-z)l^2\}$$
$$= \alpha\frac{dz}{dt}l^2$$
$$= \alpha v l^2 \quad (\boxed{1})$$

問2 辺 ab 部分が受ける力の x 成分, z 成分を F_x, F_z として

$$F_x = -\frac{V}{R}B_z l$$
$$= -\frac{\alpha v l^2}{R}\alpha(z_0-z)l$$
$$= -\frac{V\alpha(z_0-z)l}{R} \quad (\boxed{2})$$

$$F_z = \frac{V}{R}B_x l$$
$$= \frac{V\alpha\frac{l}{2}\cdot l}{R}$$
$$= \frac{V\alpha l^2}{2R} \quad (\boxed{3})$$

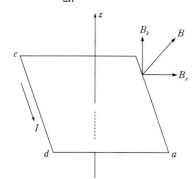

問3 z 軸方向の力のつり合いの式
$$2\cdot\frac{V_f \alpha l^2}{2R} = mg \quad (V_f = \alpha v_f l^2)$$
$$\frac{\alpha v_f l^2 \cdot \alpha l^2}{R} = mg$$
$$v_f = \frac{mgR}{\alpha^2 l^4} \quad (\boxed{4})$$

問4 ジュール熱 $J = mgv_f \quad (\boxed{5})$

問5 ローレンツ力 $f = evB_x$
$$= \frac{ev\alpha l}{2} \quad \cdots\cdots ①$$

$V = \alpha v l^2$ より
$$\alpha v l = \frac{V}{l} \quad \cdots\cdots ②$$

よって,
$$f = \frac{e\cdot\frac{V}{l}}{2} \quad (①, ② より)$$
$$= \frac{eV}{2l} \quad (\boxed{6})$$

第3問
〔解答〕
問1 $\boxed{1}$ ④ $\boxed{2}$ ⑥   問2 $\boxed{3}$ ③   問3 $\boxed{4}$ ⑥
問4 $\boxed{5}$ ②

〔出題者が求めたポイント〕
外力がした仕事と熱力学第一法則

問1 $W_{AB} = F_A(x_B - x_A)$
$$= (a - bT_A^2)l(x_B - x_A) \quad (\boxed{1})$$
$$U_{AB} = (a + bT_A^2)l(x_B - x_A)$$
(U_{AB}：内部エネルギー)

熱力学第一法則
$$Q_{AB} = U_{AB} + (-W_{AB})$$
$$= 2bT_A^2(x_B - x_A) \quad (\boxed{2})$$

問2 B→C の過程では外力がした仕事 $W_{BC} = 0$
すなわち，石けん膜がした仕事 $W_{BC}' = 0$
熱力学第一法則
$$Q_{BC} = U_{BC}$$
$$= (a + bT_C^2)lx_B - (a + bT_B^2)lx_B$$
$$= b(T_C^2 - T_B^2)lx_B$$
$$= b(T_C^2 - T_A^2)lx_B \quad (\because T_B = T_A) \quad (\boxed{3})$$

問3 C→A の過程では，外力は負の仕事をするが，石けん膜は正の仕事をすることに注意して
$$W_{CA}' = \frac{1}{2}(F_A + F_C)(x_B - x_A)$$
(W_{CA}'：石けん膜がする仕事)
$$U_{CA} = (a + bT_A^2)lx_A - (a + bT_C^2)lx_B$$
(U_{CA}：内部エネルギー)
熱力学第一法則
$$Q_{CA} = U_{CA} + W_{CA}'$$
$$= \{(a + bT_A^2)lx_A - (a + bT_C^2)lx_B\}$$
$$\quad - \frac{1}{2}(F_A + F_C)(x_B - x_A)l$$

$F_A(a - bT_A^2)l$, $F_C = (a - bT_C^2)l$ を代入して整理すると，
$$Q_{CA} = \frac{bl}{2}\{T_A^2(3x_A - x_B)$$
$$\quad + T_C^2(x_A - 3x_B)\} \quad (\boxed{4})$$

問4 $W = \frac{1}{2}(F_A - F_C)(x_B - x_A)$
$$= \frac{1}{2}\{(a - bT_A^2)l - (a - bT_C^2)l\}(x_B - x_A)$$
$$= \frac{b}{2}(T_C^2 - T_A^2)(x_B - x_A)l \quad (\boxed{5})$$

II
〔解答〕
問1 $x_0 = \dfrac{mL}{\sqrt{4m'^2 - m^2}}$ 問2 $x = \dfrac{4m'm}{4m'^2 - m^2}L$

問3 a) 変位の大きさ：$\dfrac{1}{\sqrt{2}}$ 倍

質量 m' のおもりの加速度 $a' = -\dfrac{1}{\sqrt{2}}a$

c) m の運動方程式：$ma = mg - \sqrt{2}\,T\left(1 + \dfrac{\Delta x}{2L}\right)$

m' の運動方程式：$-\dfrac{1}{2}ma = \dfrac{1}{\sqrt{2}}mg - T$

〔出題者が求めたポイント〕
糸でつながれたおもりの単振動

〔解答のプロセス〕
問1

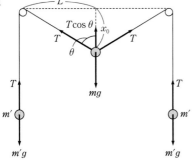

上図のように θ をとると
$$\sin\theta = \frac{L}{\sqrt{L^2 + x_0^2}}$$
$$\cos\theta = \frac{x_0}{\sqrt{L^2 + x_0^2}}$$

力のつり合いの式
$$\begin{cases} m : 2T\cos\theta = mg & \cdots\cdots\text{①} \\ m' : T = m'g & \cdots\cdots\text{②} \end{cases} \quad (T:\text{糸の張力})$$

$\dfrac{①}{②}$ より θ，T を消去して

$$2\frac{x_0}{\sqrt{L^2 + x_0^2}} = \frac{m}{m'}$$
$$\Leftrightarrow 4m'^2 x_0^2 = m^2(L^2 + x_0^2)$$
$$x_0 = \frac{m^2}{\sqrt{4m'^2 - m^2}}L$$

問2　おもりを放す前を基準として，力学的エネルギー保存則を考える

m は x 下がり，2つの m' はそれぞれ $\sqrt{L^2 + x^2} - L$ 上がることに注意して
$$0 = 2m'g(\sqrt{L^2 + x^2} - L) - mgx$$
$$mx + 2m'L = 2m'\sqrt{L^2 + x^2}$$

両辺を2乗して，整理すると
$$x = \frac{4m'm}{4m'^2 - m^2}L$$

問3
a) 図3を参照して，おもり m' の変位の大きさは
$$\sqrt{L^2 + (L + x_0)^2} - \sqrt{2}L \fallingdotseq \sqrt{2}\left(L + \frac{\Delta x}{2}\right) - \sqrt{2}L$$
$$= \frac{1}{\sqrt{2}}\Delta x$$

よって $\dfrac{1}{\sqrt{2}}$ 倍

m' の加速度を a' として，m' と m の加速度の関係は下向きを正として，m' の変位より

$$a' = -\frac{1}{\sqrt{2}}a$$

b) おもり m についての運動方程式
$$ma = mg - 2T\frac{L + \Delta x}{\sqrt{L^2 + (L + \Delta x)^2}}$$
$$\fallingdotseq mg - 2T\frac{1}{\sqrt{2}L^2}\left(L - \frac{\Delta x}{2}\right)(L + \Delta x)$$
$$= mg - \sqrt{2}\left(1 - \frac{\Delta x}{2L}\right)\left(1 + \frac{\Delta x}{L}\right)$$
$$\fallingdotseq mg - \sqrt{2}T\left(1 + \frac{\Delta x}{2L}\right) \quad \cdots\cdots\text{③}$$

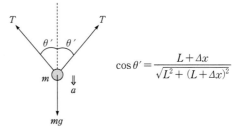

$\cos\theta' = \dfrac{L + \Delta x}{\sqrt{L^2 + (L + \Delta x)^2}}$

おもり m' の運動方程式
$$m'a' = m'g - T$$

$a' = -\dfrac{1}{\sqrt{2}}a$，$m' = \dfrac{1}{\sqrt{2}}m$ を代入して

$$\frac{1}{\sqrt{2}}m\left(-\frac{1}{\sqrt{2}}a\right) = \frac{1}{\sqrt{2}}mg - T$$
$$\therefore\ -\frac{1}{2}ma = \frac{1}{\sqrt{2}}mg - T \quad \cdots\cdots\text{④}$$

c) ③，④より T を消去して
$$ma = mg - \sqrt{2}\left(\frac{1}{\sqrt{2}}mg + \frac{1}{2}ma\right)\left(1 + \frac{\Delta x}{2L}\right)$$
$$a = g - \frac{\sqrt{2}}{2}(\sqrt{2}g + a)\left(1 + \frac{\Delta x}{2L}\right)$$
$$= g - \frac{\sqrt{2}}{2}\left\{a + \frac{a\Delta x}{2L} + \sqrt{2}g\left(1 + \frac{\Delta x}{2L}\right)\right\}$$
$$\fallingdotseq g - \frac{\sqrt{2}}{2}\left\{a + \sqrt{2}g\left(1 + \frac{\Delta x}{2L}\right)\right\}$$
$$\left(1 + \frac{\sqrt{2}}{2}\right)a = g - g\left(1 + \frac{\Delta x}{2L}\right)$$
$$= -\frac{g}{2L}\Delta x$$
$$a = -\frac{g}{(2 + \sqrt{2})L}\Delta x$$

よって，角振動数 $\omega = \sqrt{\dfrac{g}{(2+\sqrt{2})L}}$

求める周期を T' とすると，
$$T' = \frac{2\pi}{\omega}$$
$$= 2\pi\sqrt{\frac{(2+\sqrt{2})L}{g}}$$

化 学

解答

30年度

I 第1問

〔解答〕

① ④　② ③　③ ⑤　④ ⑥　⑤ ③

〔解答のプロセス〕

問1. $MgCl_2 \longrightarrow Mg^{2+} + 2Cl^-$

$_{12}Mg$：K殻(2)，L殻(8)，M殻(2)

　　　$\longrightarrow Mg^{2+}$：K(2)，L(8)，M(0)

$_{17}Cl$：K(2)，L(8)，M(7)

　　　$\longrightarrow Cl^-$：K(2)，L(8)，M(8)

M殻の電子の合計は，$8 \times 2 = 16$

問2. Si と O_2 に分けて考える。

$^{16}O-^{16}O$：質量数 $m = 32$

以下質量数の異なるのは，$^{16}O-^{17}O$：$m = 33$

$^{17}O-^{17}O$：$m = 34$　$^{17}O-^{18}O$：$m = 35$

$^{18}O-^{18}O$：$m = 36$

O_2 で質量数の異なるもの：32, 33, 34, 35, 36

これらを Si との組み合わせる。

^{28}Si との組み合わせでは，$^{28}Si-^{16}O-^{16}O$（質量数60）など5種の質量数。

　　60, 61, 62, 63, 64,

以下 ^{29}Si について質量数：61, 62, 63, 64, 65

^{30}Si について：62, 63, 64, 65, 66

重複する質量数を除くと，7種。

　　60, 61, 62, 63, 64, 65, 66

問3. $MgCl_2 \longrightarrow Mg^{2+} + 2Cl^-$　$NaCl \longrightarrow Na^+ + Cl^-$

$AgNO_3 \longrightarrow Ag^+ + NO_3^-$

沈殿：$Ag^+ + Cl^- \longrightarrow AgCl$

式量 $MgCl_2 = 94$　$NaCl = 58$　$AgCl = 143$

$MgCl_2$ を x (mol)，$NaCl$ を y (mol) とすると，

$94x + 58y = 3.4$ (g)　……①

また，$MgCl_2$　1 mol から 2 mol の AgCl が，
$NaCl$　1 mol から 1 mol の AgCl が沈殿する。

$2x + y = 9.9/143$ (mol)　……②

①式．②式より，$94x = 2.62 \fallingdotseq 2.6$ (g)　…(答)

問4. 一般に完全燃焼は次のようになる。

$C_mH_n + [m + (n/4)]O_2 \longrightarrow mCO_2 + (n/2)/H_2O$

A：C_aH_b　B：C_cH_d とする。

Aの燃焼から，$aCO_2 = (b/2)H_2O$

$a = (b/2)$　……①

これから，A は，C_aH_{2a} で，アルケンであり，H_2 が 2 mol 付加することはない。

B に H_2 が 2 mol 付加することから，

$C_cH_d + 2H_2 \longrightarrow C_cH_{d+4} = C_cH_{2c+2}$（飽和炭化水素）

$d + 4 = 2c + 2$　……②

以下問題に従って，

$c + (d/2) = 7$　……③

また，

$(b/2) + 2 \times (d/2) = 11$　……④

①～④を連立させて解く。

$a = 5$　$b = 10$　$c = 4$　$d = 6$

A：C_5H_{10}　……(a)の(答)

B：C_4H_6　……(b)の(答)

注. ②式と③式から c と d を求めると計算しやすい。

I 第2問

〔解答〕

① ④　② ②　③ ⑤　④ ⑥　⑤ ①　⑥ ⑥
⑦ ④　⑧ ①

〔解答のプロセス〕

問1. (ハ)～(ニ)は単体が単体でなくなる反応（またはその逆）なので，酸化数は必ず変化する。酸化還元反応である。(イ)，(ロ)では酸化数の変化はない。　…(答)

(イ) Ag：$+1 \longrightarrow +1$　NH_3：$0 \longrightarrow 0$（同じ物質なので，N, H 共に変化無し）

(ロ) Pb：$-2 \longrightarrow 0$　　NO_3^-：$-1 \longrightarrow -1$

H：$+1 \longrightarrow +1$　　Cl：$-1 \longrightarrow -1$

問2. (a) 滴定の途中では，赤紫色の MnO_4^- は Fe^{2+} の酸化に使われてしまい，無色となる。滴定終点では MnO_4^- 過剰となり赤紫色になる。指示薬は不要である。

下記(c)の反応式参照。

(b) 実験Ⅰ：Fe^{2+} の酸化：$2Fe^{2+} + Br_2$

　　　　　　　$\longrightarrow 2Fe^{3+} + 2Br^-$

Fe^{3+} のアンモニアによる沈殿：$Fe^{3+} + 3OH^-$

　　　　　　　$\longrightarrow Fe(OH)_3$

アンモニア $NH_3 + H_2O \longrightarrow NH_4^+ + OH^-$

加熱：$2Fe(OH)_3 \longrightarrow Fe_2O_3 + 3H_2O$

加熱後の沈殿物：Fe_2O_3（式量160）

Fe の物質量：$\dfrac{0.640}{160} \times 2 = 8.00 \times 10^{-3}$ (mol)

　　　　　　　　　…(答)

(c) $5Fe^{2+} + MnO_4^- + 8H^+$

　　　　　　$\longrightarrow 5Fe^{3+} + Mn^{2+} + 4H_2O$

Fe^{2+} を x (mol) とする。

$x : [0.100 \times (12.0/1000)] = 5 : 1$

$x = 6.00 \times 10^{-3}$ (mol)

$\dfrac{6.00 \times 10^{-3}}{8.00 \times 10^{-3}} \times 100 = 75$ (%)　…(答)

(d) Fe^{3+} は $8.00 \times 10^{-3} - 6.00 \times 10^{-3}$

　　　　　　　$= 2.00 \times 10^{-3}$ (mol)

$4Fe^{2+} + O_2 + 2H_2O \longrightarrow 4Fe^{3+} + 4OH^-$

必要な O_2 (mL)：$(1/4) \times 2.00 \times 10^{-3} \times 22.4 \times 10^3$

　　　　　　　$= 11.2$ (mL)　…(答)

問3. (a) 塩橋を通って，NO_3^- が B 槽から A 槽に移動する。A 槽では，Ag が Ag^+ となり，電子 e^- が A の電極に放出され，さらに e^- は外部のリード線を経て，B の電極で，Ag^+ と結合する。これは，A，

順天堂大学（医）30年度　(92)

B 両槽の濃度が同じになるまで続く。

電解槽 A：$Ag \longrightarrow Ag^+ + e^-$ ……①

電解槽 B：$Ag^+ + e^- \longrightarrow Ag$ ……②

（イ）：誤：電子の移動と電流の向きは逆になるので，電流は B 槽から A 槽に流れる。

（ロ）：誤：①式に従って電極が溶け，質量が減少する。

（ハ）：正：②式に従って，電極の質量は増加する。

（ニ）：正：①式に従って，Ag の酸化数が 0 から +1 になる。電極が酸化される。

（ホ）：正：問題文の起電力 E を求める式のとおり，2 つの電解槽の濃度が近づくと電圧は低下する。

（ヘ）：誤：NO_3^- は B 槽から A 槽に移動する。

(b) $E = -0.059 \log \dfrac{1.00 \times 10^{-2}}{2.00}$

$= -0.059 ([\log (1.00 \times 10^{-2}) - \log 2.00]$

$= -0.059 \times (-2 - 0.300)$

$= 0.1357 = 1.36 \times 10^{-1} (V)$　…（答）

(c) AgCl 飽和水溶液の Ag^+ のモル濃度を $[Ag^+]$ とする。

$0.177 = -0.059 \log \dfrac{[Ag^+]}{1.00 \times 10^{-2}}$

$[Ag^+] = 1.00 \times 10^{-5} (mol/L)$

また，$AgCl \longrightarrow Ag^+ + Cl^-$

$[Cl^-] = [Ag^+] = 1.00 \times 10^{-5} (mol/L)$

溶解度積：$[Ag^+][Cl^-] = 1.00 \times 10^{-10} (mol^2/L^2)$

…（答）

Ⅰ　第3問

〔解答〕

①④　②②　③⑤　④④　⑤⑧　⑥⑤　⑦③

〔解答のプロセス〕

問1．（イ）：誤：$Al_2O_3 + 6HCl \longrightarrow 2AlCl_3 + 3H_2O$

（ロ）：正：$Al(OH)_3$ は両性水酸化物で，酸にも強塩基にも溶ける。

（ハ）：正：イオン化傾向は，Al ＞ Fe で，酸素との結合は Al の方が強いので，Al_2O_3 を Fe で還元できない。Fe_2O_3 を Al で還元することは可能で，テルミット反応と呼ばれる。

（ニ）：誤：不動態が生じ，不溶となる。

正しいのは（ロ）（ハ）

問2．Al_2O_3 を融解塩電解すると，陰極に Al が，陽極に CO，CO_2 が生成する。電極は両極とも炭素を用いる。

問3．融解状態：$Al_2O_3 \longrightarrow 2Al^{3+} + 3O^{2-}$

CO の生成：$C + O^{2-} \longrightarrow CO + 2e^-$

CO_2 の生成：$C + 2O^{2-} \longrightarrow CO_2 + 4e^-$

CO が x (mol)，CO_2 が y (mol) あるとすると，

1 mol の電子が流れると，$2x + 4y = 1$

CO と CO_2 の比から，$x/y = 18$

解くと，$x = 18/40 = 0.45$ (mol)　…（答）

(c) $Al^{3+} + 3e^- \longrightarrow Al$　　Al（原子量 27）

$Cu^{2+} + 2e^- \longrightarrow Cu$　　Cu（原子量 64）

1 g の Al，Cu を生成するにはそれぞれ e^- が，

$(1/27) \times 3$ (mol)，$(1/64) \times 2$ (mol) 必要。

$\dfrac{(1/27) \times 3}{(1/64) \times 2} = 3.555 = 3.6$ (倍)　…（答）

注，電解液中に銅（Ⅱ）イオンは充分存在していると仮定している。陰極で銅以外のイオンが還元されると答を求めることは不可能になる。理想的な条件を想定している。

Ⅰ　第4問

〔解答〕

①④　②⑤　③②　④⑥　⑤①

⑥④　⑦②　⑧③　⑨②　⑩⑤

〔解答のプロセス〕

問1．同温，同圧（37500 Pa）とすれば，反応前の気体 AB，B_2 と反応後生じた気体 AB_2 との間で，気体反応の法則が成り立つ。

$2AB + B_2 \longrightarrow 2AB_2$

$AB : B_2 : AB_2 = 2 : 1 : 2 = 13.28 L : 26.56 L : x$

から $x = 26.56$ L

問2．(a) $v_1 = k_1 [AB_2]^2$ ……①

$1.992 \times 10^{-2} = k_1 \times 0.200^2$

$k_1 = 4.980 \times 10^{-1}$　…（答）

(b) n_0 (mol) の AB_2（26.56 L に相当）のうち，x (mol) が A_2B_4 になったとする。

	$2AB_2$	$\longrightarrow$	A_2B_4
平衡前	n_0		
反応分	$-x$		$+1/2x$
平衡時	$n_0 - x$		$1/2x$

平衡時の全物質量：$n_0 - x + (1/2)x$

n_0：平衡前の物質量

また，分圧は物質量に比例する。

平衡時；（AB_2 の物質量）：（A_2B_4 の物質量）

$= (15000) : (37500 - 15000) = 2 : 3 = 1 : 1.5$

平衡前の AB_2 の物質量を n (mol) とすると，平衡時の A_2B_4 の物質量は $(3/2)n$

A_2B_4 の物質量：$(3/2)n = (1/2)x$　よって，$x = 3n$

また，$n = n_0 - x = n_0 - 3n$

$n = (1/4)n_0$

平衡時の全物質量：$n + (3/2)n = (1/4)n_0 + (3/8)n_0$

$= (5/8)n_0$

平衡前の 5/8 の物質量となるので，同温同圧なら

体積 $= 26.56 \times (5/8) = 16.60$ (L)　…（答）

(c) $V_2 = k_2 [A_2B_4]$ ……②

①，②で平衡は，$v_1 = v_2$

$K_c = \dfrac{[A_2B_4]}{[AB_2]^2} = \dfrac{k_1}{k_2} = \dfrac{4.980 \times 10^{-1}}{2.000 \times 10^{-3}}$

$= 249.0$ (L/mol)　…（答）

(d) AB_2 を n (mol)，とすると，(b) より AB_2 の分圧 22500 Pa と A_2B_4 の分圧 15000 Pa の比から，平衡時 A_2B_4 は 1.5n (mol)。この平衡時の体積は 16.6 L

$$249 = \frac{(1.5n/16.6)}{(n/16.6)^2}$$

$n = 1.000 \times 10^{-1}$ (mol) ...(答)

問3. (a) 平衡時の気体 AB_2 の物質量を a, 平衡時の気体 A_2B_4 の物質量を b とする。A_2B_4 の分圧を p とすると

圧平衡定数：$K_p = \dfrac{p}{16000^2} = \dfrac{22500}{15000^2}$

注，問2. (b)を利用

$p = 25600$ (Pa)

$a:b = 16000:25600 = 1:1.6$

$b = 1.6a$ ……①

$a + b = 0.2080$ ……②

溶けている部分を含めてすべて，AB_2 と考えると，問2. (d)の結果 $AB_2 = 1.000 \times 10^{-1}$ (mol) を利用して次の式が成り立つ。

全物質量：$a + 2b + x + 2 \times (1/2)x$
$= 1.000 \times 10^{-1} + 2 \times 1.5 \times 1.000 \times 10^{-1}$
$= 4.000 \times 10^{-1}$ ……③

注，$A_2B_4 \longrightarrow 2AB_2$ より A_2B_4 は2倍の AB_2 に換算する。

①〜③を解く。

$a = 8.000 \times 10^{-2}$ (mol)

$b = 1.280 \times 10^{-1}$ (mol)

$x = 3.200 \times 10^{-2}$ (mol) ...(答)

(b) 前問参照

(c) 問2. (d)から，$0.1000 + 0.1000 \times 1.5 = 0.2500$ (mol)

問2. (b)から，平衡時の体積は 16.60 L，全圧 37500 Pa を理想気体の状態方程式に代入する。

$37500 \times 16.60 = 0.2500 \times RT$

$RT = 2.490 \times 10^6$ (Pa・L/mol)

圧縮後も同温とすると，

$(16000 + 25600)V = (0.2080) \times 2.490 \times 10^6$

$V = 12.45$ (L) ...(答)

(d) $R = 8.3 \times 10^5$ なので，$T = 300$ (K)

蒸気圧は，グラフから 4000 Pa

$4000 \times 12.45 = n \times 2.490 \times 10^6$

注，RT は前問を利用

$n = 2.000 \times 10^{-2}$ (mol) ...(答)

(e) 溶液の水蒸気圧を P(Pa)とし，圧縮前の状態を考えると，圧縮前の体積は 10倍の 124.5 L，水の量は $0.170 + 0.02 = 0.190$ (mol)

$0.190 : 0.02 = (P \times 124.5) : (4000 \times 12.45)$

$P = 3800$(Pa)

$C_{12}H_{22}O_{11}$(分子量 342.0)を w (g)とする。

水の物質量：$a = (342.0 - w)/18$ (mol) ……①

ショ糖の物質量：$b = w/342.0$ (mol) ……②

$3800 = 4000 \times [a/(a+b)]$(mol) ……③

①②を③に入れて w を計算する。

$w = 171.0$ (g) ...(答)

Ⅱ

〔解答〕

問1. A　$C_{19}H_{28}N_4O_6$

問2. Z
$$H_2N-\underset{\underset{H}{|}}{\overset{\overset{CH_2-\bigcirc}{|}}{C}}-COOH$$

問3.　ⅰ) $\begin{array}{c} COOH \\ | \\ CH_2 \end{array}$　　ⅱ) $\begin{array}{c} NH_2 \\ | \\ (CH_2)_4 \end{array}$　　ⅲ) $\begin{array}{c} \bigcirc \\ | \\ CH_2 \end{array}$

問4. イ　陽　　ロ　スルホ

問5. アミノ酸は強酸性溶液中では陽イオンとなり，陽イオン交換樹脂に吸着するが，強塩基性溶液中では陰イオンとなり吸着しない。(58字)

〔解答のプロセス〕

問1. N の割合 = 100 − (55.88 + 6.86 + 23.53)
$\qquad = 13.73$(%)

C : H : N : O
$= (55.88/12):(6.86/1):(13.73/14):(23.53/16)$
$= 4.657 : 6.86 : 0.981 : 1.471$
$= 4.75 : 7.00 : 1 : 1.5 = 19 : 28 : 4 : 6$

組成式：$C_{19}H_{28}N_4O_6$(式量 408) = 分子式　...(答)

問2. $C_{19}H_{28}N_4O_6 + H_2O$
$\quad \longrightarrow C_{10}H_{19}N_3O_5$（ジペプチド）$+ C_9H_{11}NO_2$(z)

Z の分子式からアミノ酸の基本構造である $H_2N-CH-COOH$ を引くと，残り C_7H_7。

メチレン基をもつと書いてあるので，$-C_6H_4-CH_3$ とはならない。

z：$H_2N-\overset{(P)}{CH}-COOH$

$\quad P = C_7H_7$

$\quad P$ の構造：$-CH_2-C_6H_5$

問3. トリペプチドは，アミノ酸 P, Q, R の順序でペプチド結合ア，イをしているとする。

$\underset{P}{H_2NCH}(構造ⅰ)CO-ア-\underset{Q}{NHCH}(構造ⅱ)CO-イ$
$\qquad\qquad -\underset{R}{NHCH}(構造ⅲ)COOH$

流出順序は，酸性アミノ酸 y，中性アミノ酸 z，塩基性アミノ酸 x。

また，塩基性アミノ酸が Q にあれば，結合イを切断する。

問2. のペプチド B の分子式 $C_{10}H_{21}N_3O_6$ を加水分解（＋H_2O）し，アミノ酸の基本構造2個分（$2 \times C_2H_4NO_2$）を引き，塩基性アミノ酸の側鎖の NH_2，酸性アミノ酸の側鎖の COOH を除くと残りは C_5H_{10}。

メチレン基（CH_2）をもつとあるので，メチレン基を1個と4個とに分け，天然に存在するアミノ酸であること考慮すると，

構造ⅰは y で，$-CH_2-COOH$（アスパラギン酸）

構造ⅱは，x で，$-(CH_2)_4-NH_2$（リシン）

構造ⅲは，z で，$-CH_2-C_6H_5$（フェニルアラニン）

問4. 陽イオン交換樹脂

(樹脂部分)$-SO_3H$ ＋ 陽イオン(Na^+など)

$$\longrightarrow (樹脂部分)-SO_3Na + H^+$$

問5. アミノ酸は酸性溶液では陽イオン，塩基性溶液中では陰イオンとなる。

酸性：$H_2NCH(R)COOH + H^+$

$$\longrightarrow H_3N^+CH(R)COOH$$

塩基性：$H_2NCH(R)COOH + OH^-$

$$\longrightarrow H_2NCH(R)COO^- + H_2O$$

順天堂大学（医）30年度　（95）

生　物

解答

30年度

Ｉ　発生，個体群，動物の陸上進出

〔解答〕

第1問

問1.　1（ア）①　2（イ）⑨　3（ウ）④　4（エ）⑥

　　　5（オ）⑭　6（カ）⑬　7（キ）⑤　8（A）④

　　　9（B）②　10（C）③　11（D）①

問2.　12 ③

問3.　13 ④

第2問

問1.　1（ア）⑬　2（イ）⑮　3（ウ）④　4（エ）①

　　　5（オ）⑨　6（カ）⑦

問2.　(1) 7 ④　(2) 8 ③

問3.　(1) 9 ②　(2) 10 ②　(3) 11 ①　(4) 12 ②

　　　(5) 13 ①

問4.　(1) 14 ③　(2) 15 ⑤

第3問

問1.　1（ア）①　2（イ）③　3（ウ）⑩　4（エ）⑨

　　　5（オ）⑫

問2.　6（A）③　　　7（B）⑤　　　8（C）④

問3.　9 ⑤　　10 ②

問4.　11 ①

問5.　12 ③

問6.　13 ②

問7.　(1) 14 ④　(2) 15 ②

〔出題者が求めたポイント〕

第1問

問1.　ショウジョウバエの発生に関する基本的な知識問題。ショウジョウバエの卵細胞は，母性因子として卵前端にビコイド mRNA が，卵後端にナノス mRNA が蓄えられ，受精とともにそれらの翻訳により生じたタンパク質が拡散し，濃度勾配を形成する。それに応じて，分節遺伝子と総称されるギャップ遺伝子，ペアルール遺伝子，セグメントポラリティー遺伝子がこの順に発現し，ボディプランを構成する 14 の体節が決定される。これらの次に発現して，頭部，胸部，腹部などの構造に特徴づける働きをする遺伝子を総称してホメオティック遺伝子群と呼ぶ。

問2.　ホメオボックスとは，ホメオティック遺伝子に見られる 180 塩基対から成る相同性の高い塩基配列のことである。この部分が転写・翻訳されてできる特徴的な構造をホメオドメインと呼ぶ。このホメオドメインが DNA と結合し，転写を調節するはたらきをする。

問3.　ホメオティック遺伝子は，遺伝子発現を制御する調節遺伝子としてはたらいている。

第2問

問1.　個体群に関する基本的な知識問題。個体群を構成する個体の分布は，その生物の特徴を反映したものとなる。各個体が他個体の位置に関係なく存在する

場合は分散分布（ランダム分布）と呼ばれ，他個体を避けたり，他個体に近づき過ぎると争いが起こったりするときに見られる規則的な分布は，一様分布と呼ばれる。一方，個体をひきつけるような何らかの要因が環境中に存在したり，ある個体が他の個体を誘引したりするときに見られる局所的な分布は，集中分布と呼ばれる。

問2.　(1)　標識個体を放してからの経過日数ごとに，（標識個体数／捕獲数）の値を計算し，小数第3位を四捨五入すると次のようになる。

（1日）0.31（2日）0.25（3日）0.16（4日）0.13

（5日）0.13（6日）0.13（7日）0.12

標識個体の割合が日数の経過につれて低下することは，標識された個体が，次第に非標識個体と混ざり合っていることを表している。よって，それ以降の変化がほぼ見られなくなった4日を選ぶ。

(2)　4日経過したときの比を用いて計算する。推定される全個体数を x 匹とすると，$100 : x = 20 : 160$ の関係が成り立つ。

問3.　この問題にみられる，縄張りの大きさとそこから得られる利益と維持に要する労力の大きさのグラフ（図2），「群れアユ」と「縄張りアユ」の個体数のグラフ（図1）は，ともに入試頻出のテーマである。ここでは，それぞれのグラフから得られる結論の理解があれば答えやすい出題となっている。

　　前者のグラフでは，縄張りはある大きさを超えると利益が一定となること，縄張りを維持する労力は縄張りが大きくなると急激に上昇し，個体群密度が高いほどそれが顕著であること，そして，最適な縄張りの大きさは，縄張りから得られる利益と，その維持に必要な労力との差が最大となるところであることがポイントである。

　　一方，後者のグラフについては，一般に「縄張りアユ」は餌の確保がしやすく体長が大きい個体の割合が高くなること，そのため個体群密度が低いほど「縄張りアユ」の割合は高くなること，逆に個体群密度が高いと他個体から縄張りを防衛する労力が大きくなり，「群れアユ」の割合が高くなることを知っておくことが必要である。

(1)　上記のポイントに照らし合わせて，矛盾のないものを選ぶと②が正しい。

(2)～(5)　(1)より，個体群密度は X 年よりも Y 年の方が高いことがわかる。よって，「縄張りアユ」の縄張りの維持に要する労力の大きさのグラフは，X 年が B，Y 年が A とわかる。このとき，「縄張りアユ」の最適な縄張りの大きさは，X 年が b，Y 年が a となる。

問4.　最終収量一定の法則に基づく出題。植物を高密度で栽培すると，1個体が利用できる資源が制限されて成長が抑制され，低密度で栽培されたものよりも

平均重量が小さくなる密度効果が表れる。その結果，単位面積当たりの植物体の総重量は，個体群密度に関わらずほぼ一定となり，最終収量一定の法則と呼ばれる。

第3問
問1. 陸上進出した最古の動物は節足動物であったと考えられている。脊椎動物では，デボン紀に現生のシーラカンスなども含まれる硬骨魚類の肉鰭類から両生類が現れ，乾燥や重力に対して適応したからだの構造や仕組みが獲得されて，は虫類の出現に至ったとされる。この内容に基づいて，ア～オを考える。
問2. 両生類の出現はデボン紀であり，は虫類の出現はそれに続く石炭紀であることから判断する。
問4. 最初に出現した脊椎動物は，現生のヤツメウナギなどのアゴをもたない無顎類であり，その中から鰓の一部(鰓弓)の骨をあごに進化させた魚類の祖先が出現したと考えられている。かつて，肺は魚類のもつうきぶくろから進化したと考えられたが，近年になって，うきぶくろも肺も，魚類と両生類の共通祖先のもつ原始的な肺が進化してできたものと考えられるようになった。また，肋骨は重力から肺や内臓を保護するはたらきをしており，陸上生活を営むために発達してきたものと考えられ，胚膜は陸上で胚を乾燥から保護するはたらきを果たしている。以上より，①が正解となる。
問5. 無顎類も歯をもつ。
問6. タンパク質やアミノ酸の分解により生じる窒素代謝物の排出は，その生物が生息する環境と密接に関連している。周囲に水が豊富に存在する魚類や両生類の幼生は，毒性は大きいが水への溶解度が非常に大きいアンモニアのまま排出する。一方，陸上生活を営む両生類の成体や哺乳類では，排出に利用できる水が制限されるため，オルニチン回路により，アンモニアを毒性が低く，水への溶解度の高い尿素へと変えて排出する。さらに，卵殻内で発生するは虫類や鳥類では，発生時の浸透圧の上昇を防ぐため，最終的には，水に不溶でほぼ無毒の尿酸へと変換して排出が行われるようになる。ニワトリの胚発生では，この一連の変化が観察される。
問7. (1) 地層の相対年代の特定に用いられる示準化石には以下の特徴が求められる。
(ⅰ)その種の生存期間が短いこと。(ⅱ)地理的分布が広いこと。(ⅲ)化石の産出量が多いこと。以上の条件に照らし合わせると，①②は誤りであり，③は必要とする条件には含まれない。以上より，④を選ぶ。
(2) 岩石や遺物の絶対年代の測定には放射性同位体の半減期が利用される。以下，各選択肢の内容を検討する。①半減期の2倍の時間が経過すると1/4になるので誤り。②正しい。^{12}Cの放射性同位体^{14}Cは大気中に一定の割合で存在し，生物が外界からCを取り込む際に同じ割合で取り込まれる。^{14}Cの半減期は5730年であり，数万年前程度までの絶対年代の推定に用いられる。③半減期は元素の種類ごとに異なるので誤り。④^{14}Cの半減期は古生代の年代推定には短すぎるので誤り。

Ⅱ PCR法
〔解答〕
問1. A DNAポリメラーゼ　B プライマー
問2. 好熱菌
問3. 水素結合
問4. PCR法ではDNAが，細胞内ではRNAがプライマーの成分として用いられる。(37字)
問5. (a) 塩基間の水素結合が切断され，二本鎖DNAが一本鎖となる。(28字)
(b) プライマーがDNA鋳型鎖の3′末端側と相補的に結合する。(28字)
(c) DNAポリメラーゼがプライマーを起点に相補鎖を伸長する。(28字)
問6. (1) 22Y本　(2) 240Y本
問7. 反応液に目的のDNA以外のDNA成分が混在し，増幅されていないことを確かめる。(39字)
問8. 親子鑑定，犯罪捜査，病理診断など

〔出題者が求めたポイント〕
問6.(1) PCR反応によるDNA鎖の増幅の様子は，入試の出題として定番化しているので，1～3サイクル後の様子については自分で書けるようにし，一般化した結論は覚えておいた方がよい。その様子を模式化すると，図1のようになる。
図1. PCR反応で1～3サイクル後に形成されたDNA鎖の様子(矢印は各サイクルで形成されたDNA鎖，太線はプライマーを表す)

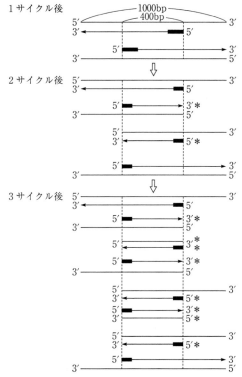

＊印は増幅したい400 bpのDNA鎖を表す。

以上より，鋳型となる DNA の一本鎖に注目し，それを PCR 法で増幅するときの様子を見ると次のようになる。まず，増幅したい 400 bp の DNA 鎖は 2 サイクル後にはじめて一本鎖として 1 個出現する。そして，3 サイクル後には 400 bp の二本鎖が 1 組と一本鎖が 2 個生じる。さらにこの様子から 4 サイクル後を考えると，二本鎖が計 4 組と一本鎖が 3 個生じ，5 サイクル後には，二本鎖が計 11 組形成され，一本鎖は 4 個生じることになる。よって，反応前には遺伝子 X が Y セット存在し，それらが全て二本鎖であることを考慮すると，5 サイクル後には，計 22 組生じることになる。

(2) 上記を一般化して，n サイクル後の様子として考えると，長短含めて DNA の一本鎖は全体として 2^n 本生じ，そのうち 1 本はもとの鋳型鎖であり，プライマーを起点として伸びる 400 bp よりも長い鎖が $n-1$ 本生成する。残りは増幅したい 400 bp の一本鎖となるが，うち $n-1$ 本は 400 bp の長さのものが一本鎖として生じ，それら以外が 400 bp の二本鎖を形成することになる。よって，n サイクル後の 400 bp の二本鎖 DNA は，

$$\frac{2^n - \{1 + n + (n-1)\}}{2} = 2^{n-1} - n \quad \text{組} \quad \text{生じ}$$

ることになる。

ここまでは鋳型となる二本鎖のうちの一方について注目してきたので，鋳型の 2 本鎖分について考えると，n サイクル後には，増幅したい 400 bp の DNA 鎖は，二本鎖として $2 \cdot 2^{(n-1)} - 2n = 2^n - 2n$ 組が形成され，そのほかに一本鎖が $2(n-1)$ 個生じることになる。

以上より，7 サイクル繰り返すと，鋳型となる二本鎖 DNA の 1 組について，2 本鎖が $2^7 - 2 \cdot 7 = 114$ 組と，一本鎖のものが $2(7-1) = 12$ 個生じる。これに (a) の反応を行うので，二本鎖が解離することを含めて考えると，一本鎖 DNA 断片は，$114 \times 2 + 12 = 240$ 本生じることになる。

順天堂大学（医）30年度 （98）

30 M 　英　語

受験番号　　　　　氏名

解　答　用　紙

得点

V　自由英作文問題

The writing will be evaluated from the viewpoint of both quantity and quality. The evaluation will also consider whether what you write responds to the question.

You are expected to write one complete essay (not separate answers to questions). Your essay should also include introduction, body, AND conclusion. Please write as if you are writing for someone who has not read the topic question.

The very first social media site was created in 1997. In 1999, the first blogging sites began to emerge. Today, there are many social media sites and apps available around the world. Supporters of social technology focus on its benefits. Opponents argue that it may be harmful. In your opinion, does social technology make us more alone or less alone? In what ways?

この解答用紙は153%に拡大すると、ほぼ実物大になります。

順天堂大学（医）30 年度 （99）

30 M　　数　　学　　　受験番号　　　　　氏名

解　答　用　紙

得
点

Ⅲ

(1)

(2)

(3)

この解答用紙は153％に拡大すると、ほぼ実物大になります。

順天堂大学（医）30 年度 （100）

30　M　　物　　理

受験番号　　　　　　氏名

解　答　用　紙

得点

Ⅱ

問 1

答　$x_0 =$

問 2

答　$x =$

問 3 (a)

答　$|\Delta x|$ の（　　　　　）倍　　　　　答　m' のおもりの加速度＝

(b)

答　m のおもりの運動方程式　　　　　　　答　m' のおもりの運動方程式

(c)

答　周期＝

この解答用紙は 153％に拡大すると、ほぼ実物大になります。

順天堂大学（医）30 年度 （101）

30 M | 化 学

受験番号 | 氏名

解 答 用 紙

得点

II

問 1

問 2

問 3

(i) (ii) (iii)

$$H_2N-C-C-N-C-C-N-C-COOH$$

（with O above the C=O groups, and H below each carbon）

問 4

(イ)

(ロ)

問 5

ア	ミ	ノ	酸	は											

この解答用紙は 153％に拡大すると、ほぼ実物大になります。

順天堂大学（医）30年度 （102）

30 M　　生　物　　　　受験番号　　　　　氏名

解　答　用　紙

得点

II

問 1

A	B

問 2

問 3

　　　　　　　　　　　　結合

問 4

問 5　(a)

(b)

(c)

問 6

(1)　　　　　　　　本	(2)　　　　　　　　本

問 7

問 8

この解答用紙は 153％に拡大すると、ほぼ実物大になります。

平成29年度

問 題 と 解 答

平成29年度

英　語

問　題

29年度

I　次のインタビュー記事を読み，以下の設問に答えなさい。非母語話者に対するインタビューのため文法的な誤りがあるが，website の書き起こしと音声に基づき，そのまま提示した。

Psychiatrists know that fears and phobias — like being scared of spiders or needles — tend to run in families, and our sense of smell may be playing a part in the process.　Jacek Dubiec told Chris Smith more...

Jacek:　As a psychiatrist, I often see children of anxious parents that are anxious.　So, I wanted to understand how does anxiety, how does fear is passed from parents to children.　For that reason, we trained female rats to be scared of a smell.　In our experiment, we use a peppermint smell.　So, when the female rats were sniffing the smell, we gave them very mild electric shocks to produce fearful responses in these rats.　Then we matched them with males and when they get （　1　） and delivered their babies, we re-exposed them to the smell in the presence of their newborn pups.　We observed that the pups later expressed fear and avoidance of the smell.　It was dependent on the mother expressing fear to the smell in their presence.

Chris:　How do you know that the mother was actually frightened of the smell?

Jacek:　So, rodents that are usually very mobile, they move a lot.　When they are scared, they freeze.　They don't move.

Chris:　When you then tested the pups, was that in the same way?　You just presented this smell to them and then you saw them freezing as well.

Jacek:　We did actually two behavioural tests.　One was exposure to the smell and indeed, we observed that exposure to the smell caused them to freeze.　Another test we did, it's a maze[注1] that has a shape of the （　2　）, two arms.　In one arm, we placed the smell that was triggering[注2] maternal fear and in the other arm, we had （　3　） smell. What we observed with the pups, they were avoiding the arm with the smell that was causing mother to be scared.

Chris: So, how do you think that the pups are picking up on their mother's fear and then learning to be frightened of the same thing that she is.

Jacek: The pups — at 6, 7 days old — pups cannot see and cannot hear. So, we hypothesised, the pups learn about maternal fear through smells. In one experiment, we isolated[注3] pups from the mothers and we scared the mother and at the same time, through the tubing, we pumped the air from the mother to the pups. That was enough for the pups to learn about maternal fear. We then look at the activity of the brain and we found that the site that process smells were activated and also, another important site of the brain that is known to be involved in detecting danger, the amygdala[注4] was also activated.

Chris: So, putting all these together, some kind of smell is given out by a frightened mother. It goes to her offspring and the presence of that scared smell plus whatever the smell is that she's experiencing at the same time tells these youngsters to themselves establish the same fear circuitry in the brain that the mother's got. So, they're frightened of the same thing in the future.

Jacek: Correct.

Chris: But at the moment, you don't know what the chemical is that's triggering this infectious fear response.

Jacek: We don't know, but we have some hints. In earlier studies, researchers isolated so-called alarm pheromone. So, (4) that mice or rat produces when it's facing any threat. Other mice or rats pick it up. We looked at the structures in the pup's brain that process
(C)
alarm pheromones. We found that these structures were activated.

Chris: Do you think (5)?

Jacek: I do think I believe and I'm kind of almost convinced that it does because we have clinical studies showing that children of parents who, for example have a dental phobia, so have their fear of dentist that these children will likely develop this fear of a dentist too. And there are also other (6). In this case, I say parents because dads and their emotions matter too. Now, the question is, how these fears are transmitted. We know from human studies that babies are very sensitive to the emotions that mum expresses. One of the well-known phenomena is so-called social referencing with the infant is with the mum or with the dad. A stranger approaches if the mum let's say is smiling, is happy then the baby will welcome the stranger. But if the mum is upset then the baby may be upset, unhappy. So, we know that the babies will respond to emotional communication.

注1：maze　迷路

注2：trigger　～を引き起こす

注3：isolate　～を分離する

注4：amygdala　扁桃体

出典：*The Naked Scientists*. (2014). August 4, 2014. Retrieved from http://www.thenakedscientists.com/HTML/interviews/interview/1000829/

問1　英文の内容に合うように，⑴～⑹の空所を補うものとして最も適したものを，それぞれ選択肢1～4の中から選びなさい。

⑴　1. pregnant

　　2. exhausted

　　3. disgusted

　　4. thirsty

⑵ 1. letter-I

2. number-7

3. letter-Y

4. number-9

⑶ 1. a similar

2. a neutral

3. an odd

4. an extraordinary

⑷ 1. an emotion

2. light

3. water

4. a substance

⑸ 1. this smell transmission effect can happen in animals

2. this phobia expression effect can also happen in mice

3. this fear transmission effect can also happen in humans

4. this fear re-exposure effect can only happen in pups

⑹ 1. phobias that are transmitted from parents

2. illnesses that are shown by fathers

3. regrets that are taught by dentists

4. memories that are learned by mothers

問 2 英文の内容に合うように，(1)～(4)の質問に対する答えとして最も適したも
のを，それぞれ選択肢 1 ～ 4 の中から選びなさい。

(1) What does the phrase run in families refer to?
　　　　　　　　　　　　　　(a)
　　1. be handed down from parent to child

　　2. be supported by parents and child

　　3. participate in family activities

　　4. escape as a family unit

(2) What does the word rodents mean?
　　　　　　　　　　　　(b)
　　1. spiders

　　2. dogs

　　3. babies

　　4. mice

(3) What does the phrase pick it up refer to?
　　　　　　　　　　　　　(C)
　　1. choose it

　　2. lift it

　　3. carry it

　　4. notice it

(4) What is the best title for this conversation?

　　1. The importance of behavioural tests

　　2. Phobias made by electrical shock

　　3. Understanding danger

　　4. The smell of fear

II 次の英文を読み，下記の設問に答えなさい。①〜㉑は段落番号を表す。

① Measuring blood pressure seems so straightforward. Stick your arm in a cuff for a few seconds, and there they are: two simple numbers, all you need to know whether you are in a healthy range or high enough that you should be taking one of the many cheap generic drugs that can bring down your blood pressure.

② But the reality is more confusing, as I discovered recently when I tested mine.

1

③ It turns out that blood pressure can jump around a lot — as much as 40 points in one day in my case — which raises the question of which reading to trust.

2

④ Ever since I wrote about a woman who was in denial about her high blood pressure until she had a stroke, I have been worried that my blood pressure might creep up without my knowing it. I got interested again when I reported that a large study of people at high risk for a heart attack or stroke found that bringing blood pressure significantly below the current national guidelines — a systolic[注1] blood pressure below 120 instead of 140, or instead of 150 for people over 60 — significantly reduced the death rate and the rate of heart attacks, strokes and heart failure.

3

⑤ A week after that study was published, I decided to check my blood pressure with a home monitor before an upcoming physical exam. The first night I was startled to find that my systolic pressure was a scary 137. The next night it was only 117. The next morning, before I saw my doctor, it was a terrifying 152. At the doctor's office, it was 150. I measured it again that night, and it had plummeted to 110. And my diastolic pressure, the lower number, was a rock-bottom 60 that evening.

4

⑥　It seemed unreal. Did I have hypertension[注2] because my pressure had hit 152 in the morning? But if I took a drug to bring it down, what would happen if my pressure was trying to go down to 110 in the evening?

⑦　I asked a few experts.

⑧　"Short answer is... you are normal," said David McCarron, a research associate at the University of California, Davis, adding that anyone whose pressure goes down to 120 or, in my case 110/60, does not have hypertension. His advice to patients is to abstain[注3] from obsessively monitoring their blood pressure.

⑨　"If you are healthy and have no related health conditions, you will lose more quality months or years of life by checking your B.P. frequently than if you did not," he wrote by email.[注4]

⑩　Blood pressure measurement is complicated, said Suzanne Oparil, the director of preventive cardiology at the University of Alabama at Birmingham and an investigator in the clinical trial, Sprint, that found that a pressure below 120 is preferable for high-risk patients.

⑪　"There is a lot of controversy over when and how to measure it," Dr. Oparil said. If it remains very high over time with multiple measurements, there is no mistaking the diagnosis[注5] of hypertension. And if it is normally very low, daily fluctuations will not generally push it into a danger zone. The
(a)
problems come when blood pressure is in between.

⑫　"The guidelines in the U.S. are based on clinic blood pressures taken in a way that few providers do," Dr. Oparil said. The patient should rest for five minutes in a chair, not on an exam table, and should not talk. The feet should be on the floor, the back straight and supported. The patient should not have had caffeine and should not have smoked in the past half-hour to an hour. If this procedure is not followed, she said, the reading is generally falsely

<u>elevated</u> and does not reflect the true blood pressure.
(b)

⑬   Once Dr. Oparil makes a diagnosis of hypertension, she encourages her patients to learn to measure their own blood pressure correctly and keep a record of what it is outside an office setting. When she sees her patients, she considers their pressure numbers both at home and in the clinic in order to adjust their medications.

5

⑭   In Britain, Dr. Oparil said, this sort of ambulatory[注6] monitoring is required before a doctor can diagnose high blood pressure. But many patients in the United States refuse, saying they can't sleep with the cuff inflating through the night.

⑮   And yet the United States Preventive Services Task Force, a federally sponsored but independent group that draws up medical guidelines, concluded in a report last February that 24-hour ambulatory blood pressure monitoring is the preferred way to confirm whether a person has high blood pressure.

6

⑯   "This struck a lot of us as surprising," said David Maron, the director of preventive cardiology at Stanford University School of Medicine. In addition to the inconvenience, the test costs a couple of hundred dollars, though it is generally reimbursed through insurance.

7

⑰   Blood pressure measured in a doctor's office can be wrong about half the time, the task force reported. The group, though, found a lot of <u>variability</u>
(c)
from study to study.

8

⑱   In 24 studies in which patients had both an office blood pressure measurement and an ambulatory one, the proportion who had high blood pressure with both tests ranged from 35 percent to 95 percent in the different studies.

⑲　　The task force concluded that people whose pressure is in the high normal range in office visits risk receiving misleading diagnoses and being treated unnecessarily. Although the group did not have data on how many people with normal blood pressure were treated for hypertension, it concluded that "a substantial number of people" could fall into that category.

⑳　　My doctor suggested the 24-hour test, but I am uncertain at this point if I want it. If Dr. McCarron is correct that I do not have hypertension, what is the point? Or should I do as Dr. Oparil suggested and measure my pressure twice a day for several days and send the readings to my doctor? She said she was "very comforted" by my low readings and did not really think I had high blood pressure.

㉑　　Oh for the simplicity of a cholesterol test!

　　注1：systolic　心臓収縮期の

　　注2：hypertension　高血圧

　　注3：abstain　控える

　　注4：この文には文法的に不必要な語があった。読みやすさを重視し，その語を削除した。

　　注5：diagnosis　診断

　　注6：ambulatory　歩行中の，移動性の

　　出典：Kolata, G.　(2015).　*International New York Times*.　December 2, 2015.

問 1　英文の内容に合うように，⑴～⑷の各文の空所を補うものとして最も適したものを，それぞれ選択肢 1 ～ 4 の中から選びなさい。

⑴　The word fluctuations in paragraph ⑪ is closest in meaning to ＿＿＿＿.
(a)

　　1.　changes

　　2.　exercises

　　3.　habits

　　4.　diets

⑵　The word elevated in paragraph ⑫ is closest in meaning to ＿＿＿＿.
(b)

　　1.　totaled

　　2.　videotaped

　　3.　kept

　　4.　raised

⑶　The word variability in paragraph ⑰ is closest in meaning to ＿＿＿＿.
(c)

　　1.　effects

　　2.　problems

　　3.　differences

　　4.　objectives

⑷　Paragraphs ① and ② show that to measure blood pressure sounds
　　＿A＿ but actually can be ＿B＿.

　　1.　A: common　　B: avoidable

　　2.　A: common　　B: useless

　　3.　A: simple　　B: optional

　　4.　A: simple　　B: complex

問 2　次の段落（[A]と[B]）は文中の　　1　　～　　8　　で示したいずれかの位置に入る。最も適した場所を選択肢 1 ～ 4 の中から選びなさい。

(1)[A]　The results were so compelling[注7] that guideline committees are expected to revise their recommendations.　注 7 ：無視できない

1.　　1　　　　　2.　　2

3.　　3　　　　　4.　　4

(2)[B]　There is another option: a device that automatically measures blood pressure every 15 to 30 minutes during the day and every 30 to 60 minutes at night.　You wear the device for 24 hours.

1.　　5　　　　　2.　　6

3.　　7　　　　　4.　　8

問 3　英文の内容に合うように，(1)～(4)の質問に対する答えとして最も適したものを，それぞれ選択肢 1 ～ 4 の中から選びなさい。

(1)　According to Dr. Oparil, what prevents patients from getting stable numbers when they take blood pressure?

1.　Smoking the day before

2.　Remaining silent

3.　Taking a break for a while

4.　Drinking coffee

⑵ What do paragraphs ⑰ to ⑲ imply?

1. Blood pressure is more difficult to measure correctly than heart rate.

2. An increasing number of people refuse to take blood pressure.

3. Some patients are mistakenly given medicine for high blood pressure.

4. Many people ask doctors questions about their blood pressure results.

⑶ What does this passage imply?

1. Doctors should focus on patients' exact numbers.

2. Numbers can vary depending on circumstances.

3. Checking blood pressure sometimes is better than doing it for 24 hours a day.

4. Taking blood pressure at home is more accurate than doing it at a hospital.

⑷ What word best describes the author's attitude at the end?

1. Dissatisfied

2. Convinced

3. Hopeful

4. Surprised

Ⅲ 次の英文を読み，下記の設問に答えなさい。①～⑧は段落番号を表す。

① To make healthy changes, it's long been recommended that people start with a small tweak[注1] to their lifestyle, and build upon it. But a new small study suggests that embracing a wide variety of healthier behaviors at once, including changes to diet and exercise, may be even more beneficial.

<u>　　　1　　　</u>

② What the researchers found in a recent study, the *New York Times* reports, was that people who changed several aspects of their life to be healthier saw bigger improvements in their mood and stress levels compared to people in other trials who changed just one part of their lifestyle. The study was very small, with only about 30 college students. Half of them went about their days as normal, while the other half changed their behaviors significantly, by doing exercises in the morning, including stretching and resistance training, and attending an hour-long session in meditation and stress reduction.

<u>　　　2　　　</u>

③ Before they started the interventions, men and women in the study underwent physical and cognitive tests, including graduate comprehension exams, as well as brain scans. A few weeks later they repeated the tests and brain scans and the researchers found that the control group <u>performed</u> the
(a)
same, but the students with <u>intensive</u> behavior changes were more focused and
(b)
reported improved happiness and memory.[注2] <u>　　　3　　　</u>

④ "Our findings suggest that making multiple lifestyle changes at once can lead to both larger and more numerous benefits than typically observed when focusing on just one thing at a time," says study author Michael Mrazek of the University of California Santa Barbara. "We found parallel and enduring improvements in more than a dozen different outcomes that truly matter in our lives — strength, endurance, flexibility, focus, reading comprehension, working memory, self-esteem, happiness, and more." <u>　　　4　　　</u>

順天堂大学（医）29 年度　(14)

⑤　Mrazek says it may be that each lifestyle change supports all the others, and that reinforcing lifestyle changes with other behavior tweaks may make the overall goal more sustainable. "Exercising regularly makes it easier to
(c)
sleep. Sleeping well makes it easier to meditate. Being mindful makes it easier to choose healthy foods," he says. "If you try to force a change like drinking less coffee without also addressing other relevant aspects of your life like sleep, you'll likely find that it's hard to make the new coffee habit stick."

| 5 |

⑥　But is it possible to sustain so many lifestyle changes? And is it really better to transform all behaviors at one time — over smaller changes one after the other? Unfortunately those questions still remain. The study is too small to make any definitive conclusions on how to best achieve a healthier life, and some researchers are skeptical of the findings. | 6 |

⑦　"I think that this interpretation is way overblown," says Russell A. Poldrack, an Albert Ray Lang Professor of Psychology at Stanford University. "I don't see how the study tells us anything about different ways to give up bad habits, since it did not compare different interventions, just a single multifaceted intervention versus a very weak control. All it says is that changing lots of things at once can have an effect, but we don't really know where that effect is coming from. In addition, the sample size is far too small
(d)
for us to make any strong conclusions." | 7 |

⑧　More research will be needed to best understand the most successful ways to improve health and well-being. "Our findings suggest truly remarkable changes are possible if you're willing to put in the work," says Mrazek.

| 8 |

注 1 ：tweak　微調整

注 2 ：この文には文法的な誤りがあった。読みやすさを重視し，その誤りを修
　　　正した。

出典：Sifferlin, A.（2016）. *TIME*. May 12, 2016.

　　Retrieved from http://time.com/4327812/bad-habits-healthier-lifestyle/

問 1　次の文（[A]と[B]）は文中の 　　1　　 ～ 　　8　　 で
示したいずれかの位置に入る。最も適した場所を選択肢 1 ～ 4 の中から選び
なさい。

(1)[A]　A couple times a week they also increased the intensity of their
workouts and learned about sleep and nutrition, and they met with
instructors to discuss personal challenges and were encouraged to
partake in random acts of kindness.

1.　　　1　　　　　　　　　　　2.　　　2

3.　　　3　　　　　　　　　　　4.　　　4

(2)[B]　Poldrack was not involved in the study.

1.　　　5　　　　　　　　　　　2.　　　6

3.　　　7　　　　　　　　　　　4.　　　8

問 2　以下の英文の書き出しに続くものとして最も適切なものを，それぞれ選択
肢 1 ～ 4 の中から選びなさい。

(1)　The word performed in paragraph ③ is closest in meaning to ＿＿＿.
　　　　　　　　(a)

1. behaved

2. entertained

3. ceased

4. observed

(2)　The word intensive in paragraph ③ is closest in meaning to ＿＿＿.
　　　　　　　(b)

1. demanding

2. expensive

3. exclusive

4. damaging

(3) The word <u>sustainable</u> in paragraph ⑤ is closest in meaning to _____.
(C)

1. available

2. continuable

3. probable

4. understandable

問 3 英文の内容に合うように，⑴～⑸の質問に対する答えとして最も適したものをそれぞれ選択肢 1 ～ 4 の中から選びなさい。

⑴ Which activity did the research participants with behavior changes experience as a part of the study?

1. a day-long session in meditation

2. making changes in food choices

3. a 60-minute session in lowering stress

4. stretching and resistance training in the afternoon

⑵ Which one is <u>NOT</u> mentioned by Poldrack as a limitation of Mrazek's study?

1. The study does not explain why changing multiple things at once can have an effect.

2. The study did not consider the impact of the people around the participants.

3. The study does not compare different interventions.

4. The study does not have enough participants.

⑶ What does the phrase <u>"that effect"</u> in paragraph ⑦ refer to?
(d)

1. increased food consumption and strength

2. improved happiness and memory

3. decreased endurance and flexibility

4. declined focus and self-esteem

(4) What can be inferred from Mrazek's conclusive statement?

1. Big lifestyle changes can happen if you make serious efforts.

2. Positive attitude at work can result in true lifestyle change.

3. A small lifestyle change can lead to a great improvement over time.

4. Remarkable improvement should start from your everyday tasks.

(5) What is the best title for this passage?

1. What are the differences between good habits and bad habits?

2. Does regular exercise help us stop our bad habits?

3. Should you get rid of all your bad habits at once?

4. Which bad habits should you give up first?

$\boxed{\text{IV}}$ 次の英文を読み，下記の設問に答えなさい。①～⑮は段落番号を表す。

①   Anyone who has young children will tell you it's an emotional roller coaster ride. One second, their three-year-old is happily engaged in an elaborate make-believe scene full of their favourite dolls and toys. They're laughing and otherwise enjoying themselves. The next, they're crying, screaming, and writhing[注1] on the floor.

②   Then there's the frequent obstinacy[注2] and resistance, physical violence and raised volumes. Perhaps they decide they want something they can't have and start fighting and screaming at their siblings. Maybe they refuse to eat their dinner, get dressed or sit in the car seat, resisting in all sorts of outrageous ways. They'll throw their food on the floor, rip their clothes off and stomp around wildly in nothing but a diaper. They'll scream and thrash[注3] while mom or dad struggles in vain to get the situation under control.

③   Minutes later, they'll be calm again, making precocious comments and expressing amazement over the kinds of minor worldly details most adults have long trained themselves to ignore.
                                                            (a)

④   The truth is, toddlers are as delightful and fascinating as they are baffling[注4] and frustrating — which means they're pretty good at tripping their parents up at just about every opportunity. Many simply don't know how to react when faced with a young child's resistance; at the same time, however, they're afraid of doing something wrong. They may look to any number of parenting blogs and books for expert advice, but that only leads to further confusion.

⑤   It's this confounding set of circumstances that inspired Dr. Deborah MacNamara, a developmental psychologist at Vancouver's Neufeld Institute, to write her book, "Rest, Play, Grow: Making Sense of Preschoolers (Or Anyone Who Acts Like One)" (Aona Books, 2016). In it, she sets out to help parents understand why young kids behave the way they do, as well as adopt more
                                                                           (b)

effective strategies to respond to some of the more challenging situations.

⑥　"I wanted to give a voice to young children, because I think as we are
      ⎽⎽⎽⎽⎽⎽⎽⎽⎽⎽⎽⎽⎽⎽⎽⎽⎽⎽⎽⎽⎽⎽
       (c)
baffled by them, sometimes they're incredibly baffled by our response," says

MacNamara. "And our message is that we don't understand them, we don't

know how to take care of them, we don't know what's wrong with them. For a

young child, this is incredibly provocative to hear."

1

⑦　The most important thing for parents to remember, she says, is that kids

aren't entirely like us. Their brains aren't fully developed. They're not entirely

self-aware. They're not logical. They have a limited understanding of the

world. And while they often show a strong desire to be good, well-behaved

human beings, they're impulsive注5 : they have yet to develop the self-control to

govern either their emotions or their actions.

⑧　That's not a judgment of their character; it's simply the way they are.

And it's how most will remain until they reach school age.

⑨　"There's a tremendous developmental milestone注6 that's reached between

the ages of five to seven years of age," says MacNamara. "Fundamentally

they are different at that point. We see spontaneous注7 impulse control — you

see that they think twice. They can use their words. It's like, 'Wow, did it

suddenly just sink in?'"

2

⑩　"If you give a child a consequence, then we assume that in that moment,

they're going to remember, 'If I do that, then this is going to happen,'" she

says. "They don't. They're caught up in the moment. They only experience

the world one thing at a time. They're not thinking about consequences."

⑪　It's this lack of impulse control that MacNamara says is one of the most

important things to remember about preschoolers. It's something that's easy

for parents to forget, especially in those moments when they're acting out.
                                                                ⎽⎽⎽⎽⎽⎽⎽⎽
                                                                  (d)
Their brains aren't yet wired to stop them from doing something, even if

they've been told repeatedly that it's wrong. This means that, rather than simply forcing toddlers to take responsibility for their behaviour (which is rarely effective), parents need to intervene[注8] and essentially provide that impulse control for them, either anticipating when a child might be tempted to do something impulsive, or stepping in to stop it as it occurs. It also means parents need to constantly remind themselves that, when their kid is acting impulsively, it's not that they're "bad" or trying to be difficult; it's simply that they don't yet have the capacity to control themselves.

〈中略〉

⑫　Parents have an incredibly important role to play. We can't force it; we can only provide the conditions.

3

⑬　Ultimately, MacNamara hopes that her book will help parents gain some perspective on their child's development, as well as reaffirm what their role is in guiding and supporting them as they grow. For parents, that means both taking a deep breath when a toddler misbehaves, as well as accepting that they themselves are going to make plenty of mistakes. There's no such thing as a perfect parent — and that's fine.

⑭　Most of all, it means acknowledging what MacNamara considers to be the central role of parents: to be their child's "best bet": a solid, consistent and responsible presence who takes the lead in their child's life.

4

⑮　"Parents have an incredibly important role to play," she says. "We can't force it; we can only provide the conditions. It's about the relationships that they need, where we are in the lead, where we do the caretaking. We communicate to them that we will take care of them and their emotional systems so that they can grow. If we can do that, we're going to get there. Tripping over ourselves, tripping over our preschoolers, perhaps. But we can get there."

注 1 ： writhing　身もだえして

注 2 ： obstinacy　頑固さ

注 3 ： thrash　転げ回る，もがく

注 4 ： baffling　当惑させる，不可解な

注 5 ： impulsive　衝動的な

注 6 ： milestone　節目，画期的出来事

注 7 ： spontaneous　自発的な

注 8 ： intervene　介入する

出典： Kates, D.　(2016). *National Post.* May 9, 2016.

問 1　英文の内容に合うように，(1)～(4)の各文の空所を補うものとして最も適したものを，それぞれ選択肢 1 ～ 4 の中から選びなさい。

(1)　The word ignore in paragraph ③ is closest in meaning to ＿＿＿.
    (a)
   1. destroy

   2. forgive

   3. cancel

   4. overlook

(2)　The word adopt in paragraph ⑤ is closest in meaning to ＿＿＿.
    (b)
   1. make known

   2. choose to use

   3. come by

   4. expand on

(3) The phrase give a voice to young children in paragraph ⑥ is closest in
    (c)
meaning to _____.

    1. speak for young children

    2. protect the human rights of toddlers

    3. make toddlers behave better

    4. let young children be louder

(4) The phrase acting out in paragraph ⑪ is closest in meaning to _____.
    (d)
    1. using their hands

    2. playing a role

    3. behaving badly

    4. experiencing the world

問 2 英文の内容に合うように，⑴〜⑶の各文の空所を補うものとして最も適し
たものをそれぞれ選択肢 1 〜 4 の中から選びなさい。

(1) According to paragraphs ①〜③, young children tend to _____.

    1. like amusement parks

    2. stand up for what they believe

    3. behave unexpectedly

    4. dislike their parents

(2) According to paragraph ⑨, children achieve a developmental
milestone _____.

    1. in a controlled manner

    2. without warning

    3. in various ways

    4. step by step

(3) According to paragraphs ⑪ to ⑫, Dr. MacNamara argues that parents of toddlers need to _____.

    1. repeatedly explain what is right and what is wrong to their young kids

    2. enjoy the emotional roller coaster ride with their children

    3. seek professional help to raise their children successfully

    4. set the environment that may prevent their kids from acting impulsively

問 3　次の段落は文中の [　　1　　] ～ [　　4　　] で示したいずれかの位置に入る。最も適した場所を選択肢 1 ～ 4 の中から選びなさい。

    Until that happens, parents need to recognize and accept that this developmental shift has not yet taken place. It's important to maintain realistic expectations towards them — and not to mistake a toddler for being any more mature than they are capable of being.

1. [　1　]		2. [　2　]	
3. [　3　]		4. [　4　]	

問 4 英文の内容に合うように，(1)〜(2)の質問に対する答えとして最も適したものをそれぞれ選択肢 1 〜 4 の中から選びなさい。

(1) What is implied in the passage?

1. There is little that parents can do when their young children start to misbehave.

2. MacNamara's book can assist its readers in becoming perfect parents.

3. It is important for parents to understand and support their young children.

4. Explaining consequences to young kids can help the development of their brain.

(2) What is the best title for this passage?

1. Making sense of toddlers, with a little help from a developmental psychologist

2. Behavioral intervention for young children: A solution-focused approach

3. Facilitating early emotional development, with help from a psychologist

4. Understanding emergence of logical thinking in young children: A quick guide

順天堂大学（医）29 年度　（25）

V　自由英作文問題

　下記テーマについて，英語で自分の考えを述べなさい。書体は活字体でも筆記体でもよいが，解答は所定の範囲内に収めなさい。

　In your 18 or more years on this earth, you have learned from many people, both formally at school and informally elsewhere.　Based on your experiences and observations, think about your best teacher(s).　Please describe in detail a few characteristics that made them great and give specific examples and reasons to support your idea.　The writing will be evaluated from the viewpoint of both quantity and quality.　The evaluation will also consider whether what you write responds to the question.

数　学

問　題

29年度

I　　　　　に適する解答をマークせよ。ただし，同一問題で同じ記号の　　　　　がある場合は同一の値がはいる。

(1)　数列 $\{a_n\}$ を次のように定める。

$$a_1 = \frac{16}{5}, \ a_2 = \frac{23}{5}, \ a_{n+2} = \frac{1}{6}(a_{n+1} + a_n + 8) \quad (n = 1, 2, 3, \cdots)$$

このとき，適当な正の実数 α を用いて数列 $\{b_n\}$ を $b_n = a_n - \alpha$ とすると $b_{n+2} = \frac{1}{6}(b_{n+1} + b_n)$ とできる。さらに，適当な正の実数 β, γ を用いて $c_n = b_{n+1} + \beta b_n$, $d_n = b_{n+1} - \gamma b_n \ (n = 1, 2, \cdots)$ とおくと，$c_{n+1} = \gamma c_n$, $d_{n+1} = -\beta d_n$ とできる。

ここで，$\alpha = \boxed{\text{ア}}$，$\beta = \dfrac{\boxed{\text{イ}}}{\boxed{\text{ウ}}}$，$\gamma = \dfrac{\boxed{\text{エ}}}{\boxed{\text{オ}}}$ である。

したがって，$c_n = \gamma^{n-1} \boxed{\text{カ}}$，$d_n = (-\beta)^{n-1} \boxed{\text{キ}}$ である。これらを用いて数列 $\{a_n\}$ の一般項は，

$$a_n = \gamma^{n-1} \frac{\boxed{\text{クケ}}}{\boxed{\text{コ}}} - (-\beta)^{n-1} \frac{\boxed{\text{サシ}}}{\boxed{\text{ス}}} + \alpha$$

と表せる。

(2)　放物線 $C : y = \dfrac{x^2}{2} - x$ と直線 $l : y = x$ は原点 O と

点 A $\left(\boxed{\text{ア}}, \boxed{\text{ア}} \right)$ で交わり，線分 OA と放物線 C で囲まれる

領域 R の面積は $\dfrac{\boxed{\text{イウ}}}{\boxed{\text{エ}}}$ となる。また，放物線 C 上の

点 P $\left(a, \dfrac{a^2}{2} - a \right)$　（$0 \leqq a \leqq \boxed{\text{ア}}$）から直線 l に引いた垂線との交点を

Q とすると，点 Q の座標は $\left(\dfrac{\boxed{\text{オ}}}{\boxed{\text{カ}}} a^2, \dfrac{\boxed{\text{オ}}}{\boxed{\text{カ}}} a^2 \right)$ で与えられ，

線分 PQ の長さは $\sqrt{\boxed{\text{キ}}}\, a \left(1 - \dfrac{\boxed{\text{ク}}}{\boxed{\text{ケ}}} a \right)$ となる。

これらより領域 R を直線 l の周りに回転して得られる回転体の体積は

$\dfrac{\boxed{\text{コサ}} \sqrt{\boxed{\text{シ}}}}{\boxed{\text{スセ}}} \pi$ となる。

(3) 複素数 $z = \dfrac{\sqrt{2}}{2} + \dfrac{\sqrt{2}}{2} i$ に対して，$|z_1| = 1$ かつ 3 点 z, zz_1, zz_1^2 が複素平面上で正三角形の 3 頂点となるのは，

$$z_1 = \frac{\boxed{\text{アイ}}}{\boxed{\text{ウ}}} \pm \frac{\sqrt{\boxed{\text{エ}}}}{\boxed{\text{オ}}} i \text{ の場合である。}$$

つぎに，3 点 z, zz_2, $z\bar{z}_2$ が複素平面上で正三角形の 3 頂点となる場合を考える。z_2 の実部が $-\sqrt{3} - 1$ の場合には

$$z_2 = -\sqrt{3} - 1 \pm \frac{\boxed{\text{カ}} + \boxed{\text{キ}}\sqrt{\boxed{\text{ク}}}}{\boxed{\text{ケ}}} i \text{ である。さらに，}$$

$|z_3| = |z_2|$ かつ z, zz_3, $z\bar{z}_3$ が正三角形の 3 頂点となるのは，z_2 の他に

$$z_3 = \frac{\boxed{\text{コ}} + \boxed{\text{サ}}\sqrt{\boxed{\text{シ}}}}{\boxed{\text{ス}}} \pm \frac{\boxed{\text{セ}} + \sqrt{\boxed{\text{ソ}}}}{\boxed{\text{タ}}} i$$

がある。

　　ただし，複素数 x に対して，$\bar{x}$ は x の共役複素数とする。

(4) 関数 $y = \log_e x$ のグラフ上に点 A と関数 $y = e^x$ のグラフ上に点 B をとる。原点を O とし，$\overrightarrow{\mathrm{OA'}}$，$\overrightarrow{\mathrm{OB'}}$ をそれぞれ長さ 1 で $\overrightarrow{\mathrm{OA}}$，$\overrightarrow{\mathrm{OB}}$ と同じ向きのベクトルとする。このとき，$\overrightarrow{\mathrm{OA'}}$ と $\overrightarrow{\mathrm{OB'}}$ の内積の最大値を m とすると，

$$\log_e m = \boxed{} + \log_e \boxed{} - \log_e (e^{\boxed{}} + \boxed{})$$

である。

II ☐ に適する解答をマークせよ。ただし，同じ記号の ☐ がある場合は同一の値がはいる。

点 R を中心とする半径 5 の円および長半径（長軸の長さの半分）が 5，短半径（短軸の長さの半分）が 3 の楕円がある（図 I）。円上の点 P′，Q′ から楕円の長軸へ引いた垂線と楕円との交点をそれぞれ点 P，Q とする。∠P′RQ′ $= \alpha$ とすると，図 I の斜線部分の面積は $\dfrac{\boxed{アイ}}{\boxed{ウ}}\,\alpha$ で与えられる。これをふまえて以下の問題を考えよう。

いま，一辺の長さ 1 の正方形 ABCD に，なめらかで伸びない糸で作られた長さ 5 の輪がかけられている。糸を張りつめた状態で正方形の周りを一周させたときの頂点が動く軌跡は図 II のようになる。この軌跡上に点 E，F，G を図 II のようにとると，弧 EF は点 A，D を焦点とし，長半径が $\boxed{エ}$，短半径が $\dfrac{\sqrt{\boxed{オ}}}{\boxed{カ}}$ の楕円の一部であり，弧 FG は点 B，D を焦点とし，長半径が $\dfrac{\boxed{キ}}{\boxed{ク}}$，短半径が $\dfrac{\sqrt{\boxed{ケ}}}{\boxed{コ}}$ の楕円の一部である。ここで辺 AD の中点を M とすると，弧 EF と線分 ME，MF で囲まれる領域の面積は $\dfrac{\sqrt{\boxed{サ}}}{\boxed{シス}}\,\pi$ となる。

つぎに，線分 AC，BD の交点を O とし，O を中心とする半径 $\dfrac{\boxed{キ}}{\boxed{ク}}$ の円 S を考える。さらに，円 S 上の点で線分 BD に引いた垂線が点 F を通る点を F′ とする（図 III）。このとき AF $= \dfrac{\boxed{セ}}{\boxed{ソ}}$ なので，∠F′OA $= \beta$ とすると，$\sin \beta = \dfrac{\sqrt{\boxed{タ}}}{\boxed{チ}}$ となる。

弧 FG と線分 OF，OG で囲まれる領域の面積は $\dfrac{\boxed{ツ}\sqrt{\boxed{テ}}}{\boxed{ト}}\,\beta$ となる。

以上より，頂点の軌跡によって囲まれる部分の面積は

$$\dfrac{\sqrt{\boxed{ナ}}}{\boxed{ニ}}\,\pi + \boxed{ヌ}\,\sqrt{\boxed{ネ}}\,\beta + \boxed{ノ}$$

となることがわかる。

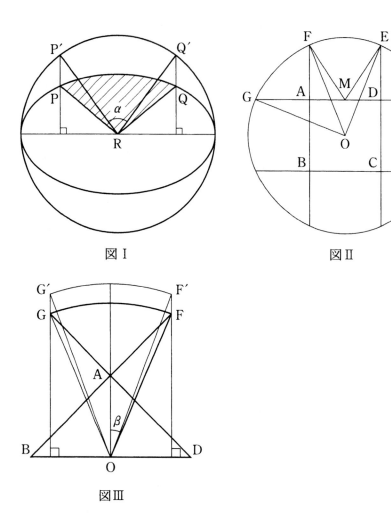

図Ⅰ

図Ⅱ

図Ⅲ

III 関数 $f(x)$ について，区間 I における次の性質(A)を考える。

性質(A)　区間 I に含まれる任意の 2 点 a, b に対して

$$f\left(\frac{a+b}{2}\right) \geqq \frac{f(a)+f(b)}{2}$$

　　が成り立つ。

(1)　関数 $f(x) = -x^2$ は区間 $-\infty < x < \infty$ において性質(A)を持つことを示せ。

(2)　関数 $f(x)$ が区間 I において性質(A)を持つとき，区間 I に含まれる n 個の任意の数 a_1, a_2, $\cdots$, a_n に対して

(B)　　　　$f\left(\dfrac{a_1+a_2+\cdots+a_n}{n}\right) \geqq \dfrac{f(a_1)+f(a_2)+\cdots+f(a_n)}{n}$

　　が成り立つことが知られている。
　　このことを $n = 2^k$　（k は自然数）の場合について証明せよ。

(3)　連続関数 $f(x)$ が区間 $[0, 1]$ において性質(A)を持つとき，

$$\int_0^1 f(x)\,dx \leqq f\left(\frac{1}{2}\right)$$

　　が成り立つことを示せ。

物 理

問題　29年度

I 以下の問題(**第1問～第3問**)の答えをマークシートに記せ。

第1問 次の問い(**問1～問5**)に答えよ。〔解答番号 1 ～ 7 〕

問1 図1のように，質量 M の均一な棒の先端が T の力で引かれて，棒が静止している。棒と床の角度は $45°$，棒を引く力 T と棒の角度は $30°$ である。棒と床との間の静止摩擦係数を μ とするとき，棒がすべることなく静止しているための静止摩擦係数の条件は，

$$\mu \geqq \boxed{1}$$

となる。 1 に入るものとして正しいものを，下の①～⑧のうちから一つ選べ。ただし，$\cos 15° = \dfrac{\sqrt{6}+\sqrt{2}}{4}$，$\sin 15° = \dfrac{\sqrt{6}-\sqrt{2}}{4}$ を用いてよい。

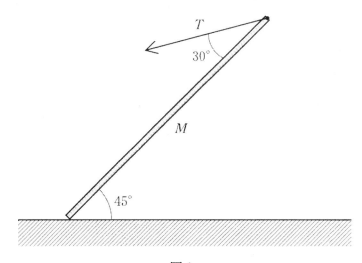

図1

① $\dfrac{\sqrt{6}}{6}$　② $\dfrac{\sqrt{3}}{3}$　③ $\dfrac{2\sqrt{3}}{3}$　④ $\dfrac{\sqrt{2}}{2}$

⑤ $\dfrac{\sqrt{3}-1}{3}$　⑥ $\dfrac{\sqrt{3}+1}{3}$　⑦ $\dfrac{3\sqrt{6}-5\sqrt{2}}{2}$　⑧ $\dfrac{2\sqrt{3}+5}{13}$

問 2 図2のように，水面上で 8.0 cm の距離だけ離れた二つの波源 A，B が同じ周期・同位相で振動して，ともに波長が 4.0 cm で等しい振幅の球面波を水面に送り出しているとする。水面波の減衰は考えないものとして，図2の点ア～ウのうちで，二つの波が強め合う点をすべて求めよ。正しいものを，下の①～⑦のうちから一つ選べ。 2

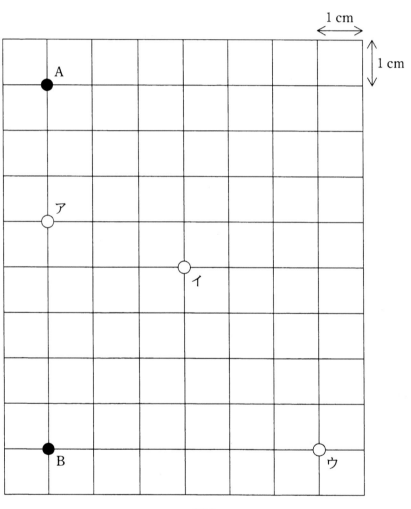

図 2

① ア　　　　② イ　　　　③ ウ　　　　④ ア，イ
⑤ ア，ウ　　⑥ イ，ウ　　⑦ ア，イ，ウ

問 3 図3のように，じゅうぶんに長い直線導線Pと長方形コイルABCDが距離 r だけ離されて真空中に置かれている。導線Pは z 軸上にあって，長方形コイルは yz 平面内にある。長方形コイルの辺ABと辺BCの長さはそれぞれ a と b で，辺ADとBCは導線Pに平行である。導線Pには z 方向に電流 I_1 が流れている。また，コイルには電流 I_2 が流れている。電流 I_1 のつくる磁場によって，コイルが受ける力の合力の大きさはいくらか。正しいものを，下の①〜⑨のうちから一つ選べ。ただし，真空の透磁率を μ_0 とする。

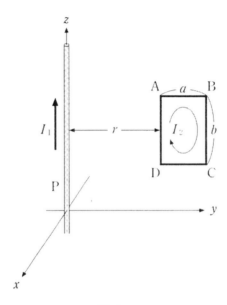

図3

① $\dfrac{\mu_0 I_1 I_2 a^2}{2\pi r^2}$ ② $\dfrac{\mu_0 I_1 I_2 ab}{2\pi r^2}$ ③ $\dfrac{\mu_0 I_1 I_2 b^2}{2\pi r^2}$

④ $\dfrac{\mu_0 I_1 I_2 a^2}{2\pi (r+a)^2}$ ⑤ $\dfrac{\mu_0 I_1 I_2 ab}{2\pi (r+a)^2}$ ⑥ $\dfrac{\mu_0 I_1 I_2 b^2}{2\pi (r+a)^2}$

⑦ $\dfrac{\mu_0 I_1 I_2 a^2}{2\pi r(r+a)}$ ⑧ $\dfrac{\mu_0 I_1 I_2 ab}{2\pi r(r+a)}$ ⑨ $\dfrac{\mu_0 I_1 I_2 b^2}{2\pi r(r+a)}$

問 4 2.5×10^{28} 個の水素分子からなる気体と 5.0×10^{30} 個の酸素分子からな
る気体を混合して立方体容器に密封した。この混合気体を温度が一定の理想
気体とする。容器の一つの壁に 1 s あたりに衝突する酸素分子の個数は，同
じ壁に 1 s あたりに衝突する水素分子の個数の何倍か。最も近い値を，次の
①～⑧のうちから一つ選べ。ただし，水素の分子量を 2，酸素の分子量を
32 とし，気体分子の速度の 2 乗平均の平方根 $\sqrt{\overline{v^2}}$ を分子の平均の速さとみ
なしてよいものとする。ただし，水素と酸素は反応しないものとする。

  $\boxed{\ 4\ }$ 倍

① $\dfrac{1}{5000}$ 　② $\dfrac{1}{200}$ 　③ $\dfrac{1}{16}$ 　④ 4

⑤ 50 　⑥ 200 　⑦ 800 　⑧ 3200

問 5　X 線を電子にあてると，散乱された X 線の中には入射 X 線と波長の異なるものが含まれる。この現象はコンプトン散乱と呼ばれ，粒子（光子）である X 線と電子との弾性散乱によるものとして説明できる。光の速さを c，プランク定数を h として，次の問い（(a)，(b)）に答えよ。

(a)　波長 λ の X 線を光子と考えたときの光子の運動量 p とエネルギー E として正しいものを，次の①〜⑫のうちから一つずつ選べ。

$p = \boxed{5}$

$E = \boxed{6}$

①　$h\lambda$　　　　②　$\dfrac{1}{h\lambda}$　　　　③　$\dfrac{\lambda}{h}$　　　　④　$\dfrac{h}{\lambda}$

⑤　$\dfrac{c\lambda}{h}$　　　　⑥　$\dfrac{\lambda}{ch}$　　　　⑦　$\dfrac{ch}{\lambda}$　　　　⑧　$\dfrac{h\lambda}{c}$

⑨　$\dfrac{h}{c\lambda}$　　　　⑩　$\dfrac{c}{h\lambda}$　　　　⑪　$ch\lambda$　　　　⑫　$\dfrac{1}{ch\lambda}$

(b) 波長 λ の X 線が静止している質量 m の電子に衝突すると，X 線は入射方向に対してさまざまな方向に散乱される。ここで，図 4 のように X 線が入射方向に対して逆向きに散乱された場合を考える。散乱された X 線の波長 λ' と入射 X 線の波長 λ の差はいくらか。正しいものを，下の①〜⑩のうちから一つ選べ。ただし，$\lambda' - \lambda$ が λ に比べてじゅうぶん小さく，$\dfrac{\lambda'}{\lambda} + \dfrac{\lambda}{\lambda'} \fallingdotseq 2$ と近似できるとする。

$\lambda' - \lambda = \boxed{7}$

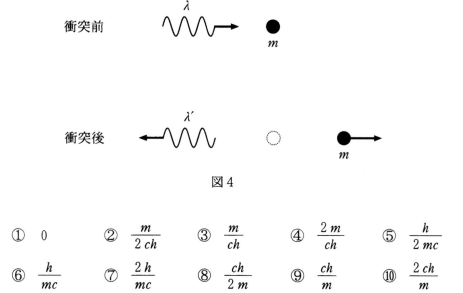

図 4

① 0 ② $\dfrac{m}{2ch}$ ③ $\dfrac{m}{ch}$ ④ $\dfrac{2m}{ch}$ ⑤ $\dfrac{h}{2mc}$

⑥ $\dfrac{h}{mc}$ ⑦ $\dfrac{2h}{mc}$ ⑧ $\dfrac{ch}{2m}$ ⑨ $\dfrac{ch}{m}$ ⑩ $\dfrac{2ch}{m}$

第 2 問 一定の下降速度 $V_0(>0)$ で下降させているエレベーターの中で，図 1 のように，ばね定数 k の軽いばねを天井に固定して質量 m の小球をつるすと，ばねは自然の長さから伸びて小球はつり合いの位置で静止した．このときの小球のつり合いの位置を原点 O にとった x 軸を鉛直下向きにエレベーター内の壁面に描いておき，この x 軸での座標をエレベーターの中にいる観測者 A が観測するものとする．この状態から，下降するエレベーターを減速させたところ，観測者 A は小球が原点 O の位置から動くのを観測した．エレベーターを減速させはじめた時刻を $t=0$ とし，重力加速度の大きさを g として，次の問い(**問 1 ～問 5**)に答えよ．〔**解答番号** ┃ 1 ┃ ～ ┃ 6 ┃ 〕

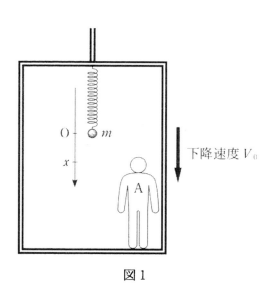

図 1

問 1 時刻 $t=0$ の前は，等速度 V_0 で下降させているエレベーター内で，小球がつり合いの位置 O で静止している．このとき，ばねは自然の長さからどれだけ伸びているか．正しいものを，次の①～⑧のうちから一つ選べ．
┃ 1 ┃

① $V_0\sqrt{\dfrac{m}{k}}$ ② $V_0\sqrt{\dfrac{2m}{k}}$ ③ $\dfrac{mV_0}{k}$ ④ $\dfrac{2mV_0}{k}$

⑤ $\sqrt{\dfrac{mg}{k}}$ ⑥ $\sqrt{\dfrac{2mg}{k}}$ ⑦ $\dfrac{mg}{k}$ ⑧ $\dfrac{2mg}{k}$

問 2 一定の下降速度 V_0 のエレベーター内で小球が O で静止している**問 1** の状態から，時刻 $t = 0$ 以降のエレベーターの下降速度 V を，t の関数として，
$$V = V_0 - \beta t \qquad (t \geq 0) \qquad (1)$$
と一定の割合 $\beta(>0)$ で減少させた。式(1)のように減速させているエレベーターの中で，図2のように小球が x 軸での座標 x の位置にきたときの，観測者 A から見た小球の加速度を a とすると，小球の運動方程式は，
$$ma = \boxed{2}$$
となる。$\boxed{2}$ を埋めるのに正しいものを，下の①〜⑧のうちから一つ選べ。ただし，x 軸の正の向きを加速度の正の向きとする。

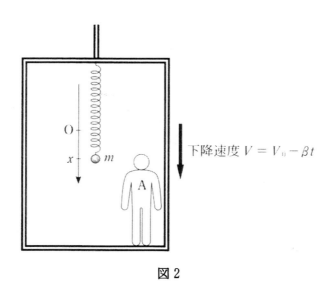

図 2

① $-kx - m\beta$　　② $-kx + m\beta$　　③ $kx - m\beta$
④ $kx + m\beta$　　⑤ $-kx - m\beta + mg$　　⑥ $-kx + m\beta + mg$
⑦ $kx - m\beta + mg$　　⑧ $kx + m\beta + mg$

問 3 この運動方程式から観測者 A は，$a = 0$ となる座標 x の位置を中心とした小球の単振動を観測することがわかる。観測者 A から見たこの小球の速度 v は，式(1)のように一定の割合で減速させているエレベーターの中で，

$$v = C \sin \frac{2\pi t}{T} \qquad (t \geq 0)$$

と時間変化した。このとき，C と T はそれぞれいくらか。正しいものを，それぞれの解答群の中から一つずつ選べ。ただし，x 軸の正の向きを速度の正の向きとする。

$C = \boxed{3}$

$T = \boxed{4}$

$\boxed{3}$ の解答群

① $\beta \sqrt{\dfrac{m}{k}}$ ② $2\beta \sqrt{\dfrac{m}{k}}$ ③ $(g + \beta)\sqrt{\dfrac{m}{k}}$

④ $2(g + \beta)\sqrt{\dfrac{m}{k}}$ ⑤ $\dfrac{m\beta}{k}$ ⑥ $\dfrac{2m\beta}{k}$

⑦ $\dfrac{m(g + \beta)}{k}$ ⑧ $\dfrac{2m(g + \beta)}{k}$

$\boxed{4}$ の解答群

① $\pi \sqrt{\dfrac{gk}{m(g + \beta)}}$ ② $2\pi \sqrt{\dfrac{gk}{m(g + \beta)}}$ ③ $\pi \sqrt{\dfrac{m(g + \beta)}{gk}}$

④ $2\pi \sqrt{\dfrac{m(g + \beta)}{gk}}$ ⑤ $\pi \sqrt{\dfrac{k}{m}}$ ⑥ $2\pi \sqrt{\dfrac{k}{m}}$

⑦ $\pi \sqrt{\dfrac{m}{k}}$ ⑧ $2\pi \sqrt{\dfrac{m}{k}}$

問 4 図 2 のように小球が座標 x の位置にきたときに，観測者 A から見た小球の運動エネルギーと，ばねに蓄えられた弾性エネルギーとの和はどのように表されるか。正しいものを，次の①〜⑦のうちから一つ選べ。ただし，ばねが自然の長さのとき，蓄えられている弾性エネルギーを 0 とする。

$\boxed{5}$

① $\dfrac{m^2 g^2}{2k}$ 　　　　　　　② $\dfrac{m^2 g^2}{2k} + mgx$

③ $\dfrac{m^2 g^2}{2k} + 2mgx$ 　　　　④ $\dfrac{m^2 g^2}{2k} + m\beta x$

⑤ $\dfrac{m^2 g^2}{2k} + 2m\beta x$ 　　　⑥ $\dfrac{m^2 g^2}{2k} + m(g+\beta)x$

⑦ $\dfrac{m^2 g^2}{2k} + 2m(g+\beta)x$

問 5 問 3 の T を用いて，$V_0 = \dfrac{2}{3}\beta T$ である場合を考える。式(1)の下降速度が $V = 0$ となった瞬間 $\left(t = \dfrac{V_0}{\beta}\right)$ に，エレベーターを停止させ，この後はエレベーターは静止したままとする。エレベーターの停止後に観測者 A が観測する小球の単振動の振幅はいくらか。正しいものを，次の①〜⑩のうちから一つ選べ。 $\boxed{6}$

① $\dfrac{m\beta}{k}$ 　　　② $\dfrac{\sqrt{2}\, m\beta}{k}$ 　　　③ $\dfrac{3m\beta}{2k}$

④ $\dfrac{\sqrt{3}\, m\beta}{k}$ 　　　⑤ $\dfrac{2m\beta}{k}$ 　　　⑥ $\dfrac{m(g+\beta)}{k}$

⑦ $\dfrac{\sqrt{2}\, m(g+\beta)}{k}$ 　　⑧ $\dfrac{3m(g+\beta)}{2k}$ 　　⑨ $\dfrac{\sqrt{3}\, m(g+\beta)}{k}$

⑩ $\dfrac{2m(g+\beta)}{k}$

第3問 なめらかに動くピストンつきのシリンダー内に，n〔mol〕の単原子分子の理想気体を封入し，気体の状態を変化させた。気体定数を R として，次の問い（問1，問2）に答えよ。〔解答番号 ⎡ 1 ⎤ ～ ⎡ 7 ⎤〕

問1 図1のグラフの横軸は体積，縦軸は絶対温度で，状態A，B，Cにおける体積と温度はそれぞれ (V_A, T_A)，(V_B, T_B)，(V_A, T_C) である。図1のように，気体の状態をA→Bと断熱変化させた後，B→Cは原点Oを通る直線に沿って，C→Aは縦軸に平行な直線に沿って変化させた。下の問い(ⓐ～ⓓ)に答えよ。

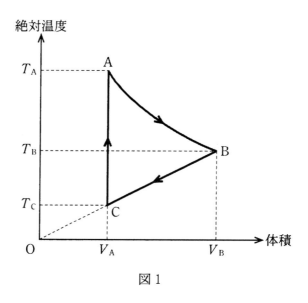

図1

(a) 断熱変化において，単原子分子の理想気体の温度 T と体積 V との間に

$$TV^{\frac{2}{3}} = 一定$$

の関係が成り立つことが知られている。断熱変化 A→B においてこの関係式を用いると，状態 B における体積 V_B は

$$V_B = \left(\frac{T_A}{T_B}\right)^x V_A$$

と表される。x として正しいしいものを，次の①～⑧のうちから一つ選べ。

$x = \boxed{ 1 }$

①　$\dfrac{3}{5}$ 　　　　②　$\dfrac{2}{3}$ 　　　　③　$\dfrac{3}{2}$ 　　　　④　$\dfrac{5}{3}$

⑤　$-\dfrac{3}{5}$ 　　　⑥　$-\dfrac{2}{3}$ 　　　⑦　$-\dfrac{3}{2}$ 　　　⑧　$-\dfrac{5}{3}$

(b) 状態 B における温度 T_B は，前問の結果と図1のグラフから

$$T_B = \left(\frac{T_C}{T_A}\right)^y T_A$$

と表される。y として正しいものを，次の①～⑨のうちから一つ選べ。

$y = \boxed{ 2 }$

①　$\dfrac{3}{8}$ 　　②　$\dfrac{2}{5}$ 　　③　$\dfrac{3}{5}$ 　　④　$\dfrac{5}{8}$ 　　⑤　3

⑥　$-\dfrac{2}{5}$ 　⑦　$-\dfrac{5}{8}$ 　⑧　$-\dfrac{3}{2}$ 　⑨　-2

(c) 状態変化 B→C において，理想気体が外部から吸収した熱量 Q_{BC} はいくらか。正しいものを，次の①～⑧のうちから一つ選べ。

$Q_{BC} = \boxed{ 3 }$

①　$\dfrac{1}{2}nR(T_B - T_C)$ 　　　　　　②　$nR(T_B - T_C)$

③　$\dfrac{3}{2}nR(T_B - T_C)$ 　　　　　　④　$\dfrac{5}{2}nR(T_B - T_C)$

⑤　$\dfrac{1}{2}nR(T_C - T_B)$ 　　　　　　⑥　$nR(T_C - T_B)$

⑦　$\dfrac{3}{2}nR(T_C - T_B)$ 　　　　　　⑧　$\dfrac{5}{2}nR(T_C - T_B)$

(d) 状態変化 C→A において，理想気体が外部から吸収した熱量 Q_{CA} はいくらか。正しいものを，次の①〜⑧のうちから一つ選べ。

$Q_{CA} = \boxed{4}$

① $\dfrac{1}{2}nR(T_A - T_C)$ ② $nR(T_A - T_C)$

③ $\dfrac{3}{2}nR(T_A - T_C)$ ④ $\dfrac{5}{2}nR(T_A - T_C)$

⑤ $\dfrac{1}{2}nR(T_C - T_A)$ ⑥ $nR(T_C - T_A)$

⑦ $\dfrac{3}{2}nR(T_C - T_A)$ ⑧ $\dfrac{5}{2}nR(T_C - T_A)$

問 2 図1の状態変化 A→B→C の後，図2のように C→C′→A′→A と直線に沿って状態変化させて状態 A に戻した。下の問い((a)〜(c))に答えよ。

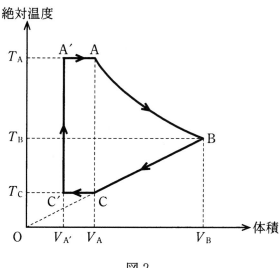

図2

(a) まず，状態変化 A′→A の体積変化 $\Delta V (\Delta V = V_A - V_{A'})$ が微小な場合を考える。このときの状態変化 A′→A において，理想気体が外部にした仕事は nRT_A の何倍か。正しいものを，次の①〜⑧のうちから一つ選べ。ただし，体積変化が微小な場合は，気体が外部にする仕事を求める際の圧力変化を無視できるとする。

$\boxed{5}$ 倍

① $\dfrac{\Delta V}{2V_A}$ ② $\dfrac{\Delta V}{V_A}$ ③ $\dfrac{\Delta V}{2}$ ④ ΔV

⑤ $-\dfrac{\Delta V}{2V_A}$ ⑥ $-\dfrac{\Delta V}{V_A}$ ⑦ $-\dfrac{\Delta V}{2}$ ⑧ $-\Delta V$

(b) 次に，状態変化 A′→A の体積変化が微小ではない場合を考える。この状態変化は，前問で考えたような微小な状態変化の繰り返しである。状態変化 A′→A において，理想気体が外部にした仕事を αnRT_A とすると，前問の結果から α は温度によらない量であることがわかる。このとき，状態変化 C→C′ において理想気体が外部から吸収した熱量 $Q_{CC'}$ はいくらか。正しいものを，次の①〜⑫のうちから一つ選べ。

$Q_{CC'} = \boxed{6}$

① $\dfrac{1}{2}\alpha nRT_A$ ② αnRT_A ③ $\dfrac{3}{2}\alpha nRT_A$

④ $\dfrac{1}{2}\alpha nRT_C$ ⑤ αnRT_C ⑥ $\dfrac{3}{2}\alpha nRT_C$

⑦ $-\dfrac{1}{2}\alpha nRT_A$ ⑧ $-\alpha nRT_A$ ⑨ $-\dfrac{3}{2}\alpha nRT_A$

⑩ $-\dfrac{1}{2}\alpha nRT_C$ ⑪ $-\alpha nRT_C$ ⑫ $-\dfrac{3}{2}\alpha nRT_C$

(C) 状態変化 A→B→C→C′→A′→A の熱効率 e は T_A, T_C, α を用いてどのように表されるか。正しいものを，次の①～⑧のうちから一つ選べ。

$$e = \boxed{\quad 7 \quad}$$

① $1 - \dfrac{3\,T_A + 5\,T_A^{\frac{5}{8}}\,T_C^{\frac{3}{8}} + 2\,(\alpha+1)\,T_C}{2\,\alpha\,T_A}$

② $1 - \dfrac{3\,T_A + (2\,\alpha-3)\,T_C}{2\,\alpha\,T_A + 5\,T_A^{\frac{2}{5}}\,T_C^{\frac{3}{5}} - 5\,T_C}$

③ $1 - \dfrac{5\,T_A^{\frac{2}{5}}\,T_C^{\frac{3}{5}} - 5\,T_C}{(2\,\alpha+3)\,T_A - 3\,T_C}$

④ $1 - \dfrac{5\,T_A^{\frac{3}{5}}\,T_C^{\frac{2}{5}} + (2\,\alpha-5)\,T_C}{(2\,\alpha+3)\,T_A - 3\,T_C}$

⑤ $1 - \dfrac{3\,T_A^{\frac{3}{5}}\,T_C^{\frac{2}{5}} + (2\,\alpha-3)\,T_C}{(2\,\alpha+5)\,T_A - 5\,T_C}$

⑥ $1 - \dfrac{3\,T_A^{\frac{2}{3}}\,T_C^{\frac{1}{3}} + (2\,\alpha-3)\,T_C}{(2\,\alpha+5)\,T_A - 5\,T_C}$

⑦ $1 - \dfrac{3\,T_A^{\frac{3}{5}}\,T_C^{\frac{2}{5}} + (2\,\alpha-3)\,T_C}{(2\,\alpha-5)\,T_A + 5\,T_C}$

⑧ $1 - \dfrac{-5\,T_A^{\frac{2}{3}}\,T_C^{\frac{1}{3}} + (2\,\alpha+5)\,T_C}{(2\,\alpha+3)\,T_A - 3\,T_C}$

II 次の問い(A・B)に答えよ。解答用紙の所定の欄には，結果だけでなく考え方と途中の式も記せ。

A 真空中に置かれた面積 S の薄い金属板に正の電気量 $Q(>0)$ が一様に分布している場合，金属板の端の効果を無視すると，電場は金属板の両側に，金属板に垂直な方向にできる。電場の強さは，金属板からの距離によらず一定で，$\dfrac{Q}{2\varepsilon_0 S}$ で与えられる。ここで，ε_0 は真空の誘電率である。次の問い(問1)に答えよ。

問1 図1のように，真空中に面積 S の薄い金属板 A と B が，x 座標の $x=0$ と $x=d$ の位置に，x 軸に垂直に置かれている。金属板 A には正の電気量 Q が，金属板 B には負の電気量 $-3Q$ が，一様に分布している。2枚の金属板の電荷が $-d \leqq x \leqq 2d$ の領域につくる電場の x 成分 E_x と，位置 x との関係を，解答用紙のグラフに実線で描け。ただし，電場が x 軸の正の方向に向くときに $E_x > 0$ とする。

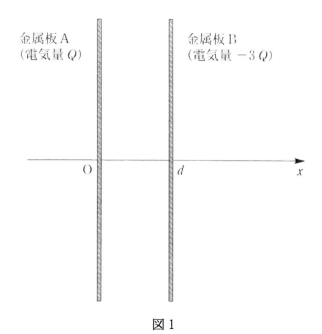

図1

B 図2のように，面積 S で同じ形状の極板 A，B を間隔 d で向かい合わせた平行板コンデンサーを真空中に置き，極板と同じ形状で厚さの無視できる面積 S の金属板 P を二つの極板の間に挿入した。金属板 P はコンデンサーの極板に平行で，極板 A から距離 a の位置に固定されている。極板 A，B と金属板 P は，切り換えスイッチを介して抵抗，電圧 V の二つの電池に接続されている。図2のように，スイッチは開いており，極板 A，B と金属板 P の電気量は全て 0 であった。次の問い(**問2～問6**)に答えよ。

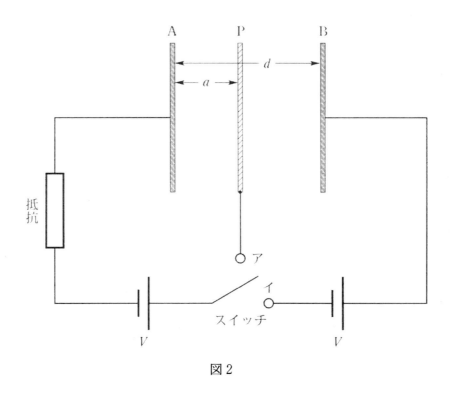

図2

問 2 スイッチをア側に閉じると，抵抗に電流が流れ，しばらくすると金属板 P に電気量 q が蓄えられた(状態1)。状態1における電気量 q を ε_0，a，S，V を用いて表せ。

問 3 状態1において，金属板Pと極板Aの間に蓄えられた静電エネルギーと，スイッチを閉じてから金属板Pに電気量qが蓄えられるまでに抵抗で発生したジュール熱はいくらか。静電エネルギーとジュール熱をq，Vを用いて表せ。

問 4 次に，状態1からスイッチをア側からイ側に切り換えたところ，極板Bには電気量Q_Bが蓄えられた（状態2）。この操作によって，金属板Pに蓄えられた電気量qが放電されることはない。状態2において，極板Aに蓄えられている電気量をq，Q_Bを用いて表せ。

問 5 状態2において，極板Aを基準とした金属板Pの電位V_Pはいくらか。a，d，Vを用いて表せ。

問 6 状態2において，金属板Pにはたらく静電気力の合力Fはいくらか。Fをε_0，a，d，S，Vを用いて表せ。ただし，極板Aから極板Bに向かう方向を力の正とする。

化 学

問題　　29年度

必要なら次の値を用いなさい。

原子量：H = 1.0, C = 12, N = 14, O = 16, Na = 23, S = 32, Cl = 35,
K = 39, Cr = 52, Ag = 108, Ba = 137, アボガドロ定数：6.0×10^{23}/mol,
気体定数：8.3×10^3 Pa·L/(K·mol), ファラデー定数：9.65×10^4 C/mol。
$\log_{10} 2 = 0.30$, $\log_{10} 3 = 0.48$, $\log_{10} 5 = 0.70$。

すべての気体は理想気体として扱うものとする。なお，1 hPa = 1×10^2 Pa である。

I 以下の問題（**第1問〜第4問**）の答えをマークシートに記しなさい。

第1問 クロム（Cr）は原子番号24の遷移元素である。クロムについて次の各問いに答えなさい。〔解答番号　1　〜　7　〕

問1 クロムの単体は下図のような体心立方格子の結晶構造をとり，密度は 7.2 g/cm³ である。結晶内では最近接原子は互いに接触しているものとするとクロムの原子半径は何 cm か。最も近い値を①〜⑥の中から一つ選びなさい。　1　cm

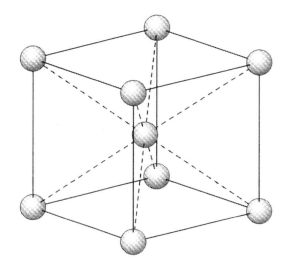

① $\dfrac{\sqrt{3}}{4} \times \sqrt[3]{24} \times 10^{-8}$　　　　② $\dfrac{\sqrt{2}}{4} \times \sqrt[3]{24} \times 10^{-8}$

③ $\dfrac{\sqrt{3}}{4} \times \sqrt[3]{48} \times 10^{-8}$　　　　④ $\dfrac{\sqrt{2}}{4} \times \sqrt[3]{48} \times 10^{-8}$

⑤ $\dfrac{\sqrt{3}}{2} \times \sqrt[3]{24} \times 10^{-8}$　　　　⑥ $\dfrac{1}{2} \times \sqrt[3]{24} \times 10^{-8}$

問 2　クロム酸カリウムに関する以下の記述の中で誤っているものを①～⑥の中から一つ選びなさい。　　　2

① 水溶液を硫酸酸性にすると赤橙色の溶液となる。

② 水溶液を硫酸酸性にするとニクロム酸イオンを生じる。

③ 酸性にした溶液を塩基性にすると黄色の溶液となる。

④ クロム酸イオンとニクロム酸イオンのクロムの酸化数はニクロム酸イオンの方が大きい。

⑤ 水溶液に硝酸銀溶液を加えると暗赤色の沈殿が生じる。

⑥ 水溶液に硝酸鉛水溶液を加えると黄色の沈殿が生じる。

順天堂大学（医）29年度　(53)

問 3　硫酸酸性のニクロム酸カリウム水溶液にヨウ化カリウムを加えたときの反応式は次のようになる。

$$\boxed{(イ)} + \boxed{(ロ)}KI + \boxed{(ハ)}H_2SO_4$$
$$\longrightarrow \boxed{(ニ)} + \boxed{(ホ)}K_2SO_4 + \boxed{(ヘ)}H_2O + \boxed{(ト)}I_2$$

空欄(イ)～(ト)に当てはまる数値または化学式の組み合わせで正しいものを①～⑥の中から一つ選びなさい。　$\boxed{3}$

	(イ)	(ロ)	(ハ)	(ニ)	(ホ)	(ヘ)	(ト)
①	K_2CrO_4	4	4	Cr_2O_3	4	4	2
②	K_2CrO_4	6	4	$Cr(SO_4)_3$	1	4	3
③	K_2CrO_4	6	7	$Cr(SO_4)_3$	6	7	3
④	$K_2Cr_2O_7$	4	2	Cr_2O_3	2	2	2
⑤	$K_2Cr_2O_7$	6	7	$Cr(SO_4)_3$	4	7	3
⑥	$K_2Cr_2O_7$	6	7	$Cr_2(SO_4)_3$	4	7	3

問4 硫酸クロム(III)，硫酸カリウム，および結晶水からなる複塩結晶 49.9 g を加熱して無水物としたところ，質量が 21.6 g 減少した。得られた無水物を水に溶かし充分量の塩化バリウムを加えたところ 46.6 g の沈殿が生じた。次の問い(a)，(b)に答えなさい。

(a) この複塩結晶中の硫酸クロム(III)と硫酸カリウムの物質量の比(硫酸クロム(III)：硫酸カリウム)はいくらか。正しいものを①～⑥の中から一つ選びなさい。 [4]

① 1 : 1   ② 1 : 2   ③ 1 : 3

④ 2 : 1   ⑤ 3 : 1   ⑥ 2 : 3

(b) この複塩結晶の組成式で正しいものを①～⑧の中から一つ選びなさい。 [5]

① $KCr(SO_4)_2 \cdot H_2O$ ② $KCr(SO_4)_2 \cdot 2H_2O$

③ $KCr(SO_4)_2 \cdot 6H_2O$ ④ $KCr(SO_4)_2 \cdot 12H_2O$

⑤ $K_2Cr(SO_4)_3 \cdot H_2O$ ⑥ $K_2Cr(SO_4)_3 \cdot 2H_2O$

⑦ $K_2Cr(SO_4)_3 \cdot 6H_2O$ ⑧ $K_2Cr(SO_4)_3 \cdot 12H_2O$

問5 塩化クロム(III)は組成式が $CrCl_3 \cdot 6H_2O$ で H_2O または塩化物イオンが配位している正八面体 6 配位の錯塩である。この錯塩 5.30 g を水に溶かし，硝酸銀を充分量加えたところ，塩化銀の沈殿が 2.86 g 生じた。次の問い(a)，(b)に答えなさい。

(a) この塩化クロム水溶液中の錯イオンはどれに相当するか。正しいものを①～⑥の中から一つ選びなさい。 [6]

① $[Cr(H_2O)_6]^{3+}$ ② $[Cr(H_2O)_5Cl]^{2+}$

③ $[Cr(H_2O)_4Cl_2]^+$ ④ $[Cr(H_2O)_5Cl]^+$

⑤ $[Cr(H_2O)_4Cl_2]^-$ ⑥ $[Cr(H_2O)_5Cl]^{2-}$

(b) この錯イオンには何種類の立体異性体が考えられるか。正しいものを①～⑥の中から一つ選びなさい。 [7]

① 1   ② 2   ③ 3   ④ 4   ⑤ 5   ⑥ 6

順天堂大学（医）29 年度　(55)

第 2 問　気体の硫化水素は水溶液中では，次のように 2 段階で電離し，それぞれの平衡定数を K_1, K_2 とする。

$$H_2S \rightleftharpoons H^+ + HS^- \qquad K_1 = 1.0 \times 10^{-7}\,\text{mol/L} \qquad (1)$$

$$HS^- \rightleftharpoons H^+ + S^{2-} \qquad K_2 = 1.3 \times 10^{-13}\,\text{mol/L} \qquad (2)$$

1013 hPa で水溶液 1 L に気体の硫化水素は pH によらず 1.0×10^{-1} mol 溶解するものとする。ただし，気体の溶解による溶液の体積変化は無いものとし，温度は常に 25 ℃ とする。次の各問いに答えなさい。

〔解答番号　| 1 |　～　| 3 |　〕

問 1　気体の硫化水素を 1013 hPa にて飽和した水溶液中における HS^- の濃度は何 mol/L か。最も近い値を①～⑥の中から一つ選びなさい。ただし，K_2 は K_1 よりもはるかに小さく，H^+ および HS^- の濃度は(1)の反応だけで決まるとする。　| 1 |　mol/L

①　1.0×10^{-8} 　　　②　1.1×10^{-7} 　　　③　1.3×10^{-6}

④　1.0×10^{-4} 　　　⑤　1.3×10^{-3} 　　　⑥　2.6×10^{-3}

問 2　気体の硫化水素の圧力を 9117 hPa にした時，S^{2-} の濃度は何 mol/L か。最も近い値を①～⑥の中から一つ選びなさい。ただし，気体の硫化水素の溶解は，ヘンリーの法則に従うとする。　| 2 |　mol/L

①　4.3×10^{-14} 　　　②　1.3×10^{-13} 　　　③　3.9×10^{-13}

④　1.3×10^{-12} 　　　⑤　4.3×10^{-12} 　　　⑥　3.9×10^{-11}

問 3　1013 hPa で気体の硫化水素を飽和させた水溶液の pH は 2 であった。その溶液中の S^{2-} の濃度は何 mol/L か。最も近い値を①～⑥の中から一つ選びなさい。　| 3 |　mol/L

①　1.3×10^{-17} 　　　②　1.3×10^{-16} 　　　③　1.0×10^{-10}

④　1.0×10^{-7} 　　　⑤　1.3×10^{-5} 　　　⑥　1.0×10^{-4}

順天堂大学（医）29年度 （56）

第3問 次の各問いに答えなさい。〔解答番号 1 ～ 8 〕

問1 化合物 A を合成するために，次の操作(i)～(iii)を行った。

(i) ナトリウムフェノキシドに高温・高圧のもとで二酸化炭素を反応させた後，希硫酸を作用させて化合物 B を得た。一方，酢酸に十酸化四リンを作用させ化合物 C を得た。

(ii) 化合物 B 0.320 g と化合物 C 0.270 g を試験管内にて混合し濃硫酸を加えた後，よく振り混ぜて加熱すると化合物 A および化合物 D が生じた。

(iii) 化合物 A を精製するために試験管の温度を室温まで戻した後，冷水を加え振り混ぜさらに試験管の氷冷により固体を析出させ，ろ過を行った。その後，固体を充分量の水で洗い水分を除去した。

次の問い(a)～(c)に答えなさい。

(a) 操作(iii)で得られた固体は化合物 A と不純物で構成されていると考えられる。化合物 A は何か。適切なものを①～⑥の中から一つ選びなさい。
1
① アセチルサリチル酸　② 安息香酸　③ サリチル酸メチル
④ サリチル酸ナトリウム　⑤ 無水フタル酸　⑥ ナフタレン

(b) 化合物 D に関する記述として，<u>誤りを含むもの</u>を①～⑥の中から一つ選びなさい。　2
① 化合物 D の酸性は，希塩酸や二酸化炭素の水溶液より弱い。
② 同じモル濃度の水溶液では，化合物 D よりも塩酸の方が電気を良く通す。
③ アセチレンに化合物 D を付加させた化合物は，合成樹脂の原料として利用される。
④ 化合物 D にエタノールを加え，濃硫酸を触媒として加えて温めると，エステルを生じる。
⑤ 化合物 D に炭酸水素ナトリウム水溶液を加えると，二酸化炭素が発生する。
⑥ 触媒を用いたエチレンの酸化によりできた化合物を，さらに酸化させると化合物 D になる。

(C)　固体に含まれる不純物中の主な化合物は何か。適切なものを①～⑥の中から一つ選びなさい。　　3

　　①　ナトリウムフェノキシド　　　②　サリチル酸

　　③　サリチル酸ナトリウム　　　　④　サリチル酸メチル

　　⑤　安息香酸　　　　　　　　　　⑥　アセチルサリチル酸

問2　固体に含まれる不純物の除去をさらに進め，化合物Aの純度がさらに高い結晶0.330gを得た。この結晶は化合物Aと不純物として問1(C)で解答した化合物のみが含まれると考えられる。結晶における化合物Aの純度は，結晶中の化合物Aあるいは不純物の量がわかれば算出することができる。不純物のみと反応して呈色する試薬(発色剤)を用いて，呈色した化合物の溶液に光を通過させ，この物質による光の吸収の程度(吸光度)を測定する。吸光度は一定の条件で呈色した物質の濃度に比例することが知られており，吸光度と濃度の関係が得られれば，結晶溶液の吸光度を測定することにより，結晶溶液中の呈色する物質濃度が計算でき，純度を算出できる。次の操作(iv)，(v)を行った。

(iv)　発色剤により呈色する化合物69.0mgを含む500mLの標準溶液を調製した。メスフラスコ6本にそれぞれ一定量の発色剤を加えた上で，表に示したように異なる量の標準溶液を加えて100mLの溶液を調製し，それぞれの吸光度を測定した。

(v)　結晶50.0mgおよび実験(iv)で使用した同量の発色剤を含む100mLの溶液を調製し，この溶液の吸光度を測定した。

次の問い(a)〜(e)に答えなさい。

フラスコ (番号)	標準溶液 (mL)	吸光度
1	0.0	0.007
2	2.0	0.041
3	4.0	0.073
4	5.0	0.087
5	8.0	0.140
6	10.0	0.173

※フラスコ番号1の吸光度は発色剤の光の吸収による。

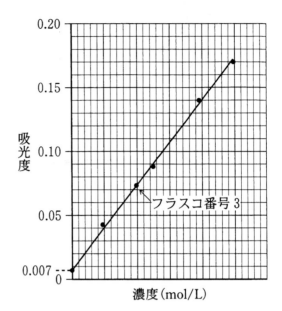

(a) 発色剤として適当なものはどれか。正しいものを①〜⑥の中から一つ選びなさい。 4

① 塩化鉄(Ⅲ)水溶液　　② さらし粉　　③ ヨウ素
④ ニンヒドリン水溶液　⑤ 硫酸銅(Ⅱ)水溶液　⑥ エタノール

(b) 実験(iv)で得られた結果をもとに，横軸に呈色した化合物の濃度(mol/L)，縦軸に吸光度をとり，各測定点に最も近くなるように直線を引いたところ，図のような直線となり縦軸上の切片は0.007となった。この時，フラスコ番号3の測定結果がこの直線上に乗っていたとすると，直線の傾きはいくつになるか。最も近い値を①〜⑥の中から一つ選びなさい。 5

① 1.65×10^3　　② 1.68×10^3　　③ 1.73×10^3
④ 1.75×10^3　　⑤ 1.83×10^3　　⑥ 2.05×10^3

順天堂大学（医）29 年度　(59)

(c)　実験(v)の吸光度が 0.172 であったとすると，この結晶溶液中に含まれる
呈色した化合物の濃度は何 mol/L か。最も近い値を①～⑥の中から一つ
選びなさい。　　　6　　mol/L

①　8.05×10^{-5}　　　　②　8.52×10^{-5}　　　　③　9.04×10^{-5}

④　9.40×10^{-5}　　　　⑤　1.00×10^{-4}　　　　⑥　1.30×10^{-4}

(d)　結晶における化合物 A の純度は何％か。最も近い値を①～⑥の中から
一つ選びなさい。　　　7　　％

①　80.2　　　　②　83.5　　　　③　85.2

④　92.6　　　　⑤　93.3　　　　⑥　97.2

(e)　この実験で得られた結晶 0.330 g 中の化合物 A は，問 1 (ii)の条件から
理論的に回収が見込まれる化合物 A の量に対して何％か。最も近い値を
①～⑥の中から一つ選びなさい。　　　8

①　54　　　　　②　67　　　　　③　77

④　84　　　　　⑤　90　　　　　⑥　96

順天堂大学（医）29年度　（60）

第4問　次の各問いに答えなさい。〔解答番号　1　～　11　〕

　アミノ酸はその分子内に塩基性の（　イ　）基と酸性の（　ロ　）基を持ち，水溶液中ではイオンとして存在している。アミノ酸をアルコールに溶かし濃硫酸を少量加えて加熱すると（　ロ　）基が（　ハ　）化され酸の性質が失われる。またアミノ酸を無水酢酸と反応させると，（　イ　）基の水素が（　ニ　）基で置換され，塩基としての性質が失われる。同じ炭素原子に（　イ　）基と（　ロ　）基が結合したアミノ酸を α-アミノ酸という。以下に記されている α-アミノ酸はタンパク質を構成する α-アミノ酸を指すこととする。

　7つの α-アミノ酸からなるペプチドⅠはそのペプチド内にリシン，X，Z の3種の α-アミノ酸を含んでいる。このペプチドⅠに適切な還元剤を作用させると S—S 結合が開裂し，ペプチドⅡとペプチドⅢの2つに分かれた。ペプチドⅡおよびⅢに対して塩基性アミノ酸のカルボキシ基側のペプチド結合のみを加水分解する酵素を作用させると，ペプチドⅡはペプチドⅣとペプチドⅤに分かれ，ペプチドⅢは反応しなかった。ペプチドⅢ，Ⅳ，Ⅴのそれぞれの水溶液に対して水酸化ナトリウム水溶液を加え，さらに少量の硫酸銅（Ⅱ）水溶液を加えると，ペプチドⅣの水溶液だけ赤紫色に呈色した。ペプチドⅢ，Ⅳ，Ⅴのそれぞれの水溶液に対して濃硝酸を加えて加熱後，塩基性にするとすべての水溶液が橙黄色になった。ペプチドⅤはXのみからなるジペプチドであり，分子量が500以下であった。

問 1 文中の(イ)～(ニ)に当てはまる言葉として最もふさわしいものを①～⑫の中から一つずつ選びなさい。ただし，同じ番号を何度選んでもよい。

(イ)	(ロ)	(ハ)	(ニ)
1	2	3	4

① アセタール　　② アセチル　　③ アミノ

④ アルデヒド　　⑤ エステル　　⑥ カルボキシ

⑦ スルホン　　⑧ ハロゲン　　⑨ ヒドロキシ

⑩ フェニル　　⑪ ニトロ　　⑫ リン酸

問 2 文中の下線部は何という反応か。正しいものを①～⑥の中から一つ選びなさい。 5

① ヨードホルム反応　　　　② ニンヒドリン反応

③ テルミット反応　　　　④ カップリング反応

⑤ ビウレット反応　　　　⑥ キサントプロテイン反応

問 3 α-アミノ酸 X は炭素，水素，酸素，窒素のみからなり，元素分析の結果，$6.60\,g$ の X には酸素 $1.28\,g$，水素 $0.44\,g$，窒素 $0.56\,g$ が含まれていることがわかった。X の分子式はどのようになるか。正しいものを①～⑥の中から一つ選びなさい。 6

① $C_4H_8N_2O_3$　　② $C_6H_{14}N_4O_2$　　③ $C_6H_9N_3O_2$

④ $C_9H_{11}NO_2$　　⑤ $C_9H_{11}NO_3$　　⑥ $C_{11}H_{12}N_2O_2$

問 4　ペプチドⅣを完全に加水分解して得られた α-アミノ酸水溶液をろ紙の中央に少しつけ，乾燥させた後，pH 3.0 の緩衝溶液を用いて電気泳動を行った。最も移動した α-アミノ酸はどれか。またそのアミノ酸は陽極，陰極のどちらに移動したか。組み合わせとして正しいものを①～⑥の中から一つ選びなさい。　| 7 |

	α-アミノ酸	電極		α-アミノ酸	電極
①	リシン	陽極	④	リシン	陰極
②	X	陽極	⑤	X	陰極
③	Z	陽極	⑥	Z	陰極

問 5　α-アミノ酸 X の陽イオンと双性イオンの平衡における電離定数を K_1，双性イオンと陰イオンの平衡における電離定数を K_2 とした時，それぞれの値が

$$K_1 = 1.5 \times 10^{-2}\, \text{mol/L}$$

$$K_2 = 8.0 \times 10^{-10}\, \text{mol/L}$$

であるとすると，X の等電点はいくつになるか。最も近い値を①～⑥の中から一つ選びなさい。　| 8 |

① 5.3　　　　② 5.5　　　　③ 5.7

④ 5.9　　　　⑤ 6.1　　　　⑥ 6.3

問 6　ペプチドⅡは何個の α-アミノ酸からできているか。正しいものを①～⑥の中から一つ選びなさい。　| 9 |　個

① 2　　② 3　　③ 4　　④ 5　　⑤ 6　　⑥ 7

順天堂大学（医） 29 年度 （63）

問 7 ペプチド I に関して次の問い(a), (b)に答えなさい。

(a) ペプチド I にはリシン，X，Z がそれぞれ何個ずつ含まれているか。組み合わせとして正しいものを①～⑥の中から一つ選びなさい。 10

	リシン	X	Z		リシン	X	Z
①	1	4	2	④	2	4	1
②	2	3	2	⑤	2	2	3
③	3	2	2	⑥	1	3	3

(b) ペプチド I のアミノ酸配列は何種類考えられるか。正しいものを①～⑥の中から一つ選びなさい。 11

① 2　② 3　③ 4　④ 5　⑤ 6　⑥ 7

$\boxed{\text{II}}$ 二酸化炭素と中和滴定に関連する次の各問いの答えを解答用紙に記しなさい。

問 1 次の文中の $\boxed{\text{(イ)}}$ には適当な語句を記し，$\boxed{\text{A}}$，$\boxed{\text{B}}$ および $\boxed{\text{C}}$ にはふさわしい化学式を記しなさい。

炭酸ナトリウムは，工業的には $\boxed{\text{(イ)}}$ 法により製造される。この方法では，$\boxed{\text{A}}$ の飽和水溶液を原材料とし，気体 $\boxed{\text{B}}$ と二酸化炭素を反応させることで $\boxed{\text{C}}$ を析出させ，生成した $\boxed{\text{C}}$ を加熱分解して炭酸ナトリウムを得る。

$\boxed{\text{C}}$ は，工業的には同じ方法の中間生成物として得られるが，実験室では，炭酸ナトリウム水溶液に二酸化炭素を通じて作ることができる。

問 2 5.00×10^{-2} mol/L の水酸化ナトリウム水溶液を 200 mL ずつ用意し，Ⅰ液，Ⅱ液とした。Ⅰ液には $2X$〔mol〕の二酸化炭素，Ⅱ液には X〔mol〕の二酸化炭素をそれぞれ完全に吸収させた。Ⅰ液，Ⅱ液のそれぞれにフェノールフタレインを加え，1.00×10^{-1} mol/L の塩酸で滴定したところ指示薬の色が変化するまでに，Ⅰ液は A〔mL〕を要し，Ⅱ液は $3A$〔mL〕を要した。次の問い(a)～(c)に答えなさい。ただし，二酸化炭素の吸収による水酸化ナトリウム水溶液の体積変化は無いものとする。

(a) X の値を求めなさい。

(b) 二酸化炭素を反応させた後で，Ⅰ液中に存在する炭酸ナトリウムの物質量を求めなさい。

(c) Ⅱ液の中和点までに要した塩酸は何 mL であったか。

問 3　Ⅰ液について，フェノールフタレインを用いて中和点を決定した後，メチルオレンジを指示薬として加え，さらに 1.00×10^{-1} mol/L の塩酸で滴定を続けた。指示薬の色が変化するまでにさらに何 mL を必要とするか。

問 4　Ⅱ液について，1.00×10^{-1} mol/L の塩酸で上記 2 種類の指示薬を用いて滴定し，その滴定量から吸収された二酸化炭素の物質量を算出することにした。その時，誤ってメチルオレンジの代わりに変色域がより酸性の指示薬を用いてしまった。このときに測定された値から算出される二酸化炭素の物質量は，実際の物質量と比べてどの様になるか。その理由も含め 75 字以内で説明しなさい。

生　物

問題

29年度

I

第1問　細胞に関する以下の各問い（問1～3）に答えよ。

〔解答番号 　1　 ～ 　17　 〕

　下の表は，ア～カの6種類の細胞を観察し，構造体a～eの有無を調べた結果をまとめたものである。表中＋／－の記号は，存在する構造体については＋，存在が確認できない構造体については－で示した。

細胞の種類 ＼ 構造体	a	b	c	d	e
ア	＋	＋	＋	＋	＋
イ	＋	＋	＋	－	＋
ウ	＋	－	－	＋	－
エ	＋	＋	－	－	－
オ	＋	＋	＋	－	－
カ	＋	＋	＋	＋	－

問1　構造体a～eに最も適当なものを，次の①～⑤のうちからそれぞれ一つずつ選べ。 　1　 ～ 　5　

① 核　膜　　　　② 葉緑体　　　　③ ミトコンドリア

④ リボソーム　　⑤ 細胞壁

順天堂大学（医）29 年度　(67)

問 2　次の A〜I を観察した際に確認できる構造体の組み合わせは，表のア〜カのどれに相当するか。最も適当なものを，①〜⑥のうちからそれぞれ一つずつ選べ。複数回同じものを選択してもよい。なお，ア〜カに該当する構造体の組み合わせがない場合は，⑦該当なしを選べ。　6　〜　14
①　ア　②　イ　③　ウ　④　エ　⑤　オ　⑥　カ　⑦　該当なし

A　根粒菌　　　　　B　クラミドモナス　　　C　ネンジュモ
D　メタン生成菌　　E　酵母菌　　　　　　　F　ミドリムシ
G　ツバキの葉の柔組織の細胞　　　H　体細胞分裂中期のマウスの培養細胞
I　ヒトの口腔上皮細胞

問 3　3 ドメイン説では，生物全体を，細菌ドメイン，古細菌ドメイン，真核生物ドメインの 3 つに分ける。以下の(1)〜(3)の問いに答えよ。

(1)　問 2 の A〜E のなかで，細菌ドメインに分類されるものはどれか。最も適当なものを，次の①〜⑧のうちから一つ選べ。　15
　　①　A　根粒菌　　　　　　　　　　B　クラミドモナス
　　　　C　ネンジュモ　　　　　　　　D　メタン生成菌
　　②　A　根粒菌　　　　　　　　　　B　クラミドモナス
　　　　C　ネンジュモ　　　　　　　　E　酵母菌
　　③　B　クラミドモナス　　C　ネンジュモ　　　D　メタン生成菌
　　④　C　ネンジュモ　　　　D　メタン生成菌　　E　酵母菌
　　⑤　A　根粒菌　　　　　　B　クラミドモナス
　　⑥　A　根粒菌　　　　　　C　ネンジュモ
　　⑦　B　クラミドモナス　　C　ネンジュモ
　　⑧　B　クラミドモナス　　E　酵母菌

(2)　3ドメイン説が提唱された経緯とその内容として，最も適当なものを，次の①～④のうちから一つ選べ。　16

① 細胞構造や栄養生産の比較から，古細菌は，真核生物よりも細菌と近縁であることが示された。

② 細胞構造や栄養生産の比較から，古細菌は，細菌よりも真核生物と近縁であることが示された。

③ 分子データの比較から，古細菌は，真核生物よりも細菌と近縁であることが示された。

④ 分子データの比較から，古細菌は，細菌よりも真核生物と近縁であることが示された。

(3)　3ドメイン説を提唱したのは誰か。最も適当な人名を，次の①～⑤のうちから一つ選べ。　17

① ヘッケル　　　　② シュバルツ　　　　③ ウーズ

④ マーグリス　　　⑤ ホイタッカー

第2問 以下のヒトのネフロンの概略図を参考に，腎臓に関する各問い(問1～10)に答えよ。〔解答番号 1 ～ 19 〕

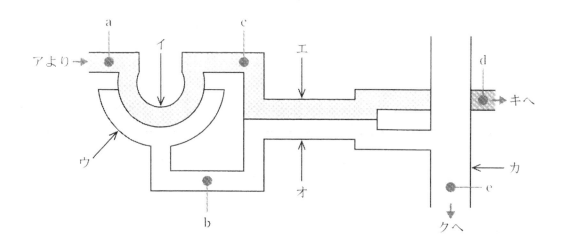

問1 図のア～クの名称として最も適当なものを，次の①～⑨のうちからそれぞれ一つずつ選べ。 1 ～ 8

① 細尿管(腎細管)　　② ボーマンのう　　③ 糸球体
④ 腎う　　　　　　　⑤ 腎動脈　　　　　⑥ 腎静脈
⑦ リンパ管　　　　　⑧ 集合管　　　　　⑨ 毛細血管

問2 図のa～eはそれぞれの管の中を流れる液体を示している。a，bの成分で，どちらか片方にしか見られないものを，次の①～⑤のうちから一つ選べ。 9

① グルコース　　② タンパク質　　③ ナトリウムイオン
④ カリウムイオン　⑤ 尿素

問3 図のb，eの成分で，どちらか片方にしか見られないものを，次の①～⑤のうちから一つ選べ。 10

① グルコース　　② タンパク質　　③ ナトリウムイオン
④ カリウムイオン　⑤ 尿素

問 4 図のオにおけるナトリウムイオンの再吸収に関して最も適当なものを，次の①～④のうちから一つ選べ。 | 11 |

① チャネルを介した能動輸送で再吸収している。

② チャネルを介した受動輸送で再吸収している。

③ 輸送体を介した能動輸送で再吸収している。

④ 輸送体を介した受動輸送で再吸収している。

問 5 問4におけるナトリウムイオンの再吸収を促すホルモンとして最も適当なものを，次の①～⑥のうちから一つ選べ。 | 12 |

① 鉱質コルチコイド　　② 糖質コルチコイド　　③ チロキシン

④ パラトルモン　　　　⑤ バソプレシン　　　　⑥ アドレナリン

問 6 問5のホルモンが合成される場所として最も適当なものを，次の①～⑥のうちから一つ選べ。 | 13 |

① 視床下部　　　　　② 脳下垂体前葉　　　③ 脳下垂体後葉

④ 副腎皮質　　　　　⑤ 副腎髄質　　　　　⑥ 甲状腺

問 7 図のカにおける水の再吸収に関して最も適当なものを，次の①～④のうちから一つ選べ。 | 14 |

① 脂質二重層を透過する水の性質を利用して再吸収している。

② アクアポリンを介して再吸収している。

③ 輸送体を介した能動輸送で再吸収している。

④ 輸送体を介した受動輸送で再吸収している。

問 8 問7における水の再吸収を促すホルモンとして最も適当なものを，次の①～⑥のうちから一つ選べ。 | 15 |

① 鉱質コルチコイド　　② 糖質コルチコイド　　③ チロキシン

④ パラトルモン　　　　⑤ バソプレシン　　　　⑥ アドレナリン

問 9　問 8 のホルモンが合成される場所として最も適当なものを，次の①〜⑥のうちから一つ選べ。　16

① 視床下部　　　　② 脳下垂体前葉　　　③ 脳下垂体後葉

④ 副腎皮質　　　　⑤ 副腎髄質　　　　　⑥ 甲状腺

問10　イヌリンは糖の 1 種で，腎臓で 100 % ろ過され，再吸収は起こらない。イヌリンを血管に注入し，体内に均一に分布するまで十分待った後，図の a，b，e におけるイヌリンの濃度を測ったところ，下の表のような結果が得られた。水の再吸収の割合を 99.2 %，生成される尿量を 1 mL/分として，以下の(1)〜(3)の問いに答えよ。

	a	b	e
イヌリン（質量%）	0.01	0.01	A

(1)　A の値として最も適当なものを，次の①〜⑤のうちから一つ選べ。
17

① 0.80　　② 1.05　　③ 1.20　　④ 1.25　　⑤ 2.5

(2)　d の流量が 1249 mL/分だとすると，c における流量はどれくらいか，最も適当なものを，次の①〜④のうちから一つ選べ。　18

①　1124 mL/分　　　　　　　②　1125 mL/分

③　1249 mL/分　　　　　　　④　1250 mL/分

(3)　水の再吸収の割合が 1 % 減少して 98.2 % となった場合，尿量は何倍になるか，最も適当なものを，次の①〜⑤のうちから一つ選べ。　19

①　× 1.01　　　　②　× 1.10　　　　③　× 1.25

④　× 2.10　　　　⑤　× 2.25

第3問 細胞間結合に関する以下の各問い(問1～3)に答えよ。

〔解答番号 1 ～ 8 〕

問1 細胞接着は動物の上皮細胞で発達しているが，上皮でないものを，次の①～⑥のうちから一つ選べ。 1

① 表 皮 　　　② 真 皮 　　　③ 血管の内皮

④ つ め 　　　⑤ 内分泌腺 　　　⑥ 汗 腺

問2 動物の上皮組織にはギャップ結合と呼ばれる細胞間結合が見られる。ギャップ結合に関する以下の(1)，(2)の問いに答えよ。

(1) ギャップ結合の説明として最も適当なものを，次の①～④のうちから一つ選べ。 2

① 隣接した細胞が，中空のタンパク質によって結合している。

② 隣接した細胞が，糖タンパク質によって結合している。

③ 隣接した細胞が，多糖でできた構造によって結合している。

④ 隣接した細胞が，膜が一部融合した構造によって結合している。

(2) ギャップ結合を通過できるものはどれか。最も適当なものを，次の①～④のうちから一つ選べ。 3

① 無機イオンのみが通過できる。

② アミノ酸などの低分子の物質のみが通過できる。

③ 無機イオンやアミノ酸などの低分子の物質が通過できる。

④ 無機イオンやアミノ酸などの低分子の物質に加えて比較的大きなタンパク質も通過できる。

問 3 動物の上皮組織にはデスモソームと呼ばれる細胞間結合が見られる。デスモソームに関する以下の(1)～(5)の問いに答えよ。

(1) デスモソームの働きとして最も適当なものを，次の①～④のうちから一つ選べ。 ☐ 4 ☐

① 細胞間にある物質が上皮組織から漏れだすことを防いでいる。

② 細胞のつながりを強固にし，形態を保持している。

③ 小さな分子を細胞間で通している。

④ 上皮を基底層に固定している。

(2) デスモソームにおける細胞間接着タンパク質として，最も適当なものを，次の①～④のうちから一つ選べ。 ☐ 5 ☐

① インテグリン   ② コラーゲン

③ カドヘリン   ④ フィブロネクチン

(3) 上の(2)のタンパク質の説明として最も適当なものを，次の①～③のうちから一つ選べ。 ☐ 6 ☐

① 組織に特異的な多くの種類があり，同じ個体由来であれば，異なる組織の細胞どうしでも結合できる。

② 組織に特異的な多くの種類があり，同じ個体由来であっても，異なる組織の細胞どうしでは基本的に結合できない。

③ 個体ごとに1種類のみ存在し，同じ個体由来であれば，異なる組織の細胞どうしでも結合できる。

(4) 上の(2)のタンパク質が働くのに必要なイオンは何か。最も適当なものを，次の①～⑤のうちから一つ選べ。 ☐ 7 ☐

① Na^+ ② K^+ ③ Mg^{2+} ④ Ca^{2+} ⑤ Fe^{2+}

(5) デスモソームと結合している細胞骨格は何か。最も適当なものを，次の①～③のうちから一つ選べ。 ☐ 8 ☐

① アクチンフィラメント   ② 微小管

③ 中間径フィラメント

Ⅱ 植物の種子の発芽に関する以下の問い(**問1～4**)に答えよ。解答は記述式解答用紙に記入せよ。

ある植物は数種類のフィトクロムを持つ。PhyBはその一種で，他のフィトクロムと同様にP_{fr}型とP_r型が存在する。PhyBに関する以下の実験を行った。

実験1

1-1 遺伝子組換えにより，PhyBタンパク質と緑色蛍光タンパク質GFPとの融合タンパク質PhyB-GFPを発現できるアグロバクテリウムのプラスミドを作製した。プラスミドには抗生物質カナマイシンに対する耐性遺伝子も含まれている。

1-2 作製したプラスミドをアグロバクテリウムに組み込み，カナマイシンを含む培地で培養した。

実験2

2-1 野生型の葉を数ミリ角に切った断片(リーフディスク)を，実験1-2で調整したアグロバクテリウムを含む培養液に浸した。

2-2 リーフディスクを培養液から取り出し，一般的な植物細胞用の培地を含む寒天の入ったシャーレの上に置いた。寒天には植物ホルモンAとBが適切な比率で含まれている。また，アグロバクテリウム除去のための抗生物質カルベニシリンや，これとは異なる用途のための抗生物質も含まれている。

2-3 しばらくするとリーフディスクの切り口から不定形で白い細胞塊が形成された。

2-4 ホルモンAの濃度を低く，ホルモンBの濃度を高くして培養を続けると白い細胞塊から芽が形成された。

2-5 形成された芽を含む細胞塊を新しい寒天培地に移した。この寒天培地は，実験2-4で使った寒天培地と比べるとホルモンAの濃度は高く，ホルモンBの濃度は低く調整されている。新しい寒天培地でしばらく培養を続けて完全な植物体を得た。

2-6 実験2-5で得た形質転換体から1個体を選び，自家受精によって株化した。以降の実験には，この株を用いた。

2-7 形質転換体の種子を暗所に置き，赤色光と遠赤色光を交互に照射してみると，最後に照射した光が赤色光ならばほぼ全ての種子が発芽し，遠赤色光ならばほとんどの種子は発芽しなかった。この結果は野生型と全く同じであった。

実験3

3-1 形質転換体の種子に遠赤色光または赤色光を十分な時間照射した。照射後すぐに胚の細胞内のどこにGFPの緑色蛍光が見られるかを顕微鏡で観察した。遠赤色光照射後は細胞質基質のみで緑色蛍光が見られたが，赤色光照射後は細胞質基質の蛍光は弱く，核に複数の粒状の強い緑色蛍光が観察された。

3-2 野生型および形質転換体の種子に遠赤色光または赤色光を十分な時間照射した。照射後すぐに胚をすりつぶし，遠心分離機を用いて，核(試料名N)，その他の細胞小器官，それ以外(細胞質基質に含まれていた物質が主成分。試料名C)に分け，試料Nおよび試料Cに含まれていた物質をそれぞれ採取した。

3-3 実験3-2で得た試料Nおよび試料Cの一部を取り分け，それらの溶液にGFPを特異的に認識する抗体を加えた。この抗体にはあらかじめ磁気を帯びたビーズが結合されているが，ビーズは非常に小さく，抗体による抗原の認識には影響を与えない。抗体を加えてから溶液をよく混ぜ，しばらくしてから，試験管の底に磁石を近づけると溶液内で沈殿が生じた。沈殿を残して溶液を捨て，沈殿を何度も洗浄してから採取した。

3-4 実験3-2および実験3-3で採取した試料中のタンパク質を変性して電気泳動した[注1]。これをニトロセルロース膜に写し取り[注2]，この膜をPhyBを特異的に認識する抗体(PhyB抗体)液に浸した。抗体は放射性物質で標識されており，抗体が結合したポリペプチドのニトロセルロース膜上での位置をX線フィルムに感光して調べることができる。結果を図A，Bに示す。

A 実験3-2の試料

野生型				形質転換体			
fr		red		fr		red	
C	N	C	N	C	N	C	N

B 実験3-3の試料

野生型				形質転換体			
fr		red		fr		red	
C	N	C	N	C	N	C	N

図に関する注釈

fr：遠赤色光照射後の試料
red：赤色光照射後の試料
C：細胞質基質からの試料
N：核からの試料
なお，図のバンド（X線フィルムが感光した部分）の濃さや太さは抗体に認識されたポリペプチドの量を大まかに反映している。

注1：タンパク質もDNA同様にゲルを使った電気泳動によって分子量に従って分離できる。一次構造のみの状態に変性した試料をゲルに注入して通電すると，－電極から＋電極へのポリペプチドの移動が起き，分子量の小さなものほど移動距離が大きい。ただし，タンパク質の電気泳動に使われるのはアガロースゲルではなくポリアクリルアミドゲルが一般的である。

注2：電気泳動後のポリペプチドは，互いの移動距離を保ったままで，紙に似たニトロセルロース膜に写し取られる。写し取られたポリペプチドは，その後の実験中にニトロセルロース膜から剥がれたり，位置が変化したりはしない。

注3：すべての実験は理想的に行われており，また，実験操作の不備によるタンパク質の分解はないものとする。

問 1 下の(1)〜(6)の文の空欄ア〜ソに最も適当な語句を入れよ。

(1) 実験 1-2 および実験 2-2 で抗生物質を含む培地を使った目的は，
  ア を抗生物質に対する イ で容易に ウ して，
  ア だけを培養するためである。

(2) 実験 2-3 で得られた白い細胞塊は エ と呼ばれ， オ 期に
入っていた葉の細胞が カ 分化して生じたものである。また，植物
ホルモン A は キ ，植物ホルモン B は ク である。

(3) 実験 2-7 の結果からこの植物は ケ 種子をつくることがわかる。

(4) 実験 3-2 で用いた，遠心分離機による細胞小器官の分離法を コ
という。

(5) 図 A，B では分子量マーカーが示されていないが，図 A の野生型と形
質転換体でバンドの位置を比較することで電気泳動の方向が推測できる。
共通して検出されているのは サ のバンドなので，形質転換体で検
出されているもう一方のバンドは シ のものとわかる。 サ
と シ では分子量の大きい シ の方が電気泳動ゲル上での移
動距離は ス はずなので，試料は図 A，B では セ の方向に
電気泳動されたことがわかる。

(6) 実験 3-3 では GFP を特異的に認識する抗体による沈殿を採取したにも
関わらず，この沈殿の中には シ 以外にも サ が含まれてい
たことが図 B からわかる。このことから，電気泳動を行う前の沈殿，さ
らには形質転換体の中では， サ と シ のポリペプチドどう
しが ソ して固有の四次構造をとっていたことが推測できる。

問 2 光照射と PhyB の存在する細胞内の位置との関係について実験 3-1 の結果
から推測できることを，「P$_{fr}$ 型」「P$_{r}$ 型」「PhyB」「赤色光」「遠赤色光」の 5 つの
単語を用いて 60 字以内で記述せよ。ただし，「P$_{fr}$」「P$_{r}$」「PhyB」はそれぞれ
1 字とする。

問 3 野生型における PhyB の四次構造に対する，光照射や細胞内の位置の影響の有無について，実験 3-2，3-3，3-4 の結果から推測できることを，問 1⑹を参考にしながら「波長」「細胞内の位置」の 2 つの単語を用いて 40 字以内で記述せよ。ただし，アルファベットを使う場合は問 2 と同様とする。

問 4 イネやコムギの種子の発芽に関する以下の文の空欄 a～h に最も適当な語を入れよ。ただし，a，c には植物ホルモン名が入る。

  $\boxed{\text{a}}$ を蓄積して休眠していた種子の $\boxed{\text{b}}$ では，発芽に適した環境条件が整うと $\boxed{\text{c}}$ が合成される。 $\boxed{\text{c}}$ は $\boxed{\text{d}}$ の外側にある $\boxed{\text{e}}$ に働きかけて $\boxed{\text{f}}$ を分泌させる。 $\boxed{\text{d}}$ に分泌された $\boxed{\text{f}}$ は，$\boxed{\text{d}}$ に含まれる $\boxed{\text{g}}$ を分子量の小さい $\boxed{\text{h}}$ に分解する。生じた $\boxed{\text{h}}$ は $\boxed{\text{b}}$ に吸収され，成長に利用される。

英　語

解答

29年度

I

〔解答〕

問1 (1) 1　(2) 3　(3) 2　(4) 4　(5) 3　(6) 1

問2 (1) 1　(2) 4　(3) 4　(4) 4

〔出題者が求めたポイント〕

選択肢訳

問1 (1)

1. 妊娠した
2. 疲れ果てた
3. うんざりしてた
4. のどが渇いた

(2)

1. Iの文字
2. 7の数字
3. Yの文字
4. 9の数字

(3)

1. 似ている
2. はっきりしない
3. 奇妙な
4. 異常な

(4)

1. 感情
2. 光
3. 水
4. 物質

(5)

1. この匂いの伝染効果は動物において起こりうる
2. この恐怖症の表現効果はネズミにおいて起こりうる
3. この恐怖の伝染効果は人間において起こりうる
4. この恐怖の再被曝は子ネズミにおいて起こりうる

(6)

1. 親から伝わる恐怖症
2. 父親によって示される病気
3. 歯科医によって教えられる後悔
4. 母親によって学ばれる記憶

問2

(1) run in families という語句は何を意味するか。

1. 親から子へ受け継がれる
2. 親と子によって支持される
3. 家族の活動に参加する
4. 一家族単位として逃避する

(2) rodents という語は何を意味するか。

1. クモ
2. 犬
3. 赤ん坊
4. ネズミ

(3) pick it up という語句は何を意味するか。

1. それを選ぶ
2. それを持ち上げる
3. それを運ぶ
4. それに気づく

(4) この会話のタイトルはどれが最もよいか。

1. 行動テストの重要性
2. 電気ショックによる恐怖症
3. 危険の理解
4. 恐怖の匂い

〔全訳〕

　精神科医は、クモや針を怖がるといった不安や恐怖症が家族に遺伝する傾向にあること、また、嗅覚がその過程で一定の役割を果たしていることを知っている。Jacek Dubiec が Chris Smith にさらに語る。

Jacek：私は精神科医として、心配性の親の子供が心配性であるのをよく見かけます。それで、私は心配性や不安がどのように親から子へ受け継がれるのかを知りたくなりました。というわけで、我々はメスのネズミをある匂いを恐れるように訓練したのです。実験において、我々はペパーミントの匂いを使用しました。そして、このメスネズミが匂いを嗅いでいるときに、ネズミに恐怖の反応を生じさせるべく、ごく弱い電気ショックを与えたのです。次に我々はこのネズミをオスとつがいにし、妊娠し赤ん坊を産んだとき、我々は赤ん坊がいるところで、ネズミを再び匂いに触れさせました。子ネズミがのちに匂いを恐れ避けようとするのを、我々は観察しました。子ネズミは母親のいる前で、匂いに対する恐怖を示し、母親に頼ったのです。

Chris：母親が実際に匂いを恐れているのはどうして分かるのですか。

Jacek：ええ、子ネズミは普通とてもよく動き回ります。彼らはおびえると、固まります。動かなくなるのです。

Chris：では、子ネズミをテストしたときも同じだったのですか。この匂いを彼らにあたえ、そして彼らもまた固まるのを見たのですね。

Jacek：我々は実際2つの行動テストをしました。ひとつは匂いにさらすテストで、我々は事実匂いに触れるとネズミが固まるのを観察しました。我々が行ったいまひとつのテストは、二つの腕をもつY字型をした迷路です。一方の腕には母親の恐怖を引き起こす匂いを置き、もう一方の腕にははっきりしない匂いを置きました。子ネズミに関して我々が観察したのは、彼らは母親を恐れさせる匂いを持つ腕を避けようとすることでした。

Chris：では、どうやって子ネズミは母親の恐怖を身につけ、そして母親が恐れるのと同じものを恐れるようになると思われますか。

Jacek：生後6、7日の子ネズミは、見ることも聞くこともできません。そこで我々は、子ネズミは匂いを通して母親の恐怖を学ぶのだ、という仮説を立てました。ひとつの実験において、我々は子ネズミを母親から隔離して、母親に恐怖を与えました。そして同時に、

チューブを通して我々は母親から子ネズミに空気を送り込みました。これは、子ネズミが母親の恐怖を学ぶのに十分なことでした。それから我々は脳の活動を見て、匂いを処理する領域が活性化し、また、恐怖の探知に関わることが知られている脳内のもう一つの重要な領域、扁桃体も活性化することを発見しました。

Chris：ということは、すべて総合すると、何らかの匂いが怖がった母親から発散されるということですね。それが彼女の子供の所へ行き、どんな匂いであれ彼女が感じている匂いに、この恐怖の匂いが同時に加わって、この若いネズミは母親が持っている脳内の恐怖電気回路を自分で作り上げる。そうして、彼らは将来同じものを怖がるようになる。

Jacek：そのとおりです。

Chris：でも現在、この恐怖の伝染性反応を引き起こしている化学物質が何なのか、分かっていないのですね。

Jacek：分かっていません。でも、いくつかのヒントはあります。以前の研究では、研究者はいわゆる警報フェロモンを分離していました。つまり、ハツカネズミやネズミが脅威に直面すると出す物質です。他のハツカネズミやネズミがこれに気づく。我々が警報フェロモンを処理する子ネズミの脳内構造を見ると、この部分が活性化されるのを見て取ることができます。

Chris：この恐怖の伝染効果は人間でも起こりうると思いますか。

Jacek：もちろん思いますし、ほとんど起こると確信しています。なぜなら、例えば歯科治療恐怖症のため歯医者を怖がる親の子供が、親と同じく歯医者を怖がるようになりがちであることを示す臨床研究があります。また親から伝染する他の恐怖症もあります。この事例では私は「親」と言います。なぜなら父親と彼の感情も重要だからです。そこで問題は、どのようにこの恐怖が伝染するか、です。人間での研究から、赤ちゃんは母親が示す感情にとても敏感だということが分かっています。よく知られた現象のひとつは、いわゆる幼児のソーシャルリファレンシング（社会的参照）の対象が母や父であることです。見知らぬ人が近づいても、母親が例えば微笑んでいて、嬉しそうなら、赤ちゃんはその他人を歓迎するでしょう。でも、もし母親が当惑したなら赤ちゃんも当惑し、不幸になるかもしれない。だから、我々は赤ちゃんが感情的コミュニケーションに反応することを知っているのです。

Ⅱ

〔解答〕

問1 (1) 1 (2) 4 (3) 3 (4) 4
問2 (1) 3 (2) 1
問3 (1) 4 (2) 3 (3) 2 (4) 1

〔出題者が求めたポイント〕

選択肢訳

問1

(1) 11 パラの fluctuations は_____に意味が最も近い。

1. 変化
2. 運動
3. 習慣
4. 食事

(2) 12 パラの elevated は_____に意味が最も近い。

1. 全壊した
2. ビデオ録画された
3. 保持された
4. 上昇させられた

(3) 17 パラの variability は_____に意味が最も近い。

1. 効果
2. 問題
3. 違い
4. 目的

(4) 1 パラと 2 パラは血圧測定をすることが　A　に聞こえるが実は　B　でありうることを示す。

1. A：普通　　B：回避可
2. A：普通　　B：無駄
3. A：単純　　B：選択的
4. A：単純　　B：複雑

問2

(1) ［A］

選択肢訳

　この結果はあまりにも無視できないものだったので、指針策定委員会は彼らの提言を改訂することが予想された。

(2) ［B］

選択肢訳

　別の選択肢もある。それは、日中 15 ないし 30 分毎に、夜は 30 ないし 60 分毎に血圧を自動測定する装置だ。この装置は 24 時間着装する。

問3

(1) Oparil 博士によれば、血圧を測定するとき、何のせいで患者は安定した数値を得ることが出来ないのか。

1. 前日の喫煙
2. 黙ったままでいること
3. しばらく休息すること
4. コーヒーを飲むこと

(2) 17 ～ 19 パラグラフは何を示唆するか。

1. 血圧は心拍数よりも正確に計測することが難しい。
2. 血圧の計測を拒否する人の数が増えている。
3. 患者の中には誤って高血圧のクスリを投与される人がいる。
4. 多くの人が自分の血圧結果について医者に質問する。

(3) この文章は何を示唆するか。

1. 医者は患者の正確な数字に焦点を合わせるべきだ。
2. 数値は環境によって変動しうる。
3. 時々血圧をチェックすることは、1 日 24 時間チェックするよりも良い。
4. 自宅で血圧を測ることは病院で測るよりも正確である。

(4) 結局、筆者の態度を最もよく表現する語はどれか。

1. 不満だ

2. 確信している
3. 希望に満ちている
4. 驚いている

〔全訳〕

血圧を計測することはとても簡単なことに思える。血圧計バンドの中に数秒間腕を差し込めば、そこに2つの単純な数字が出現する。することと言えば、自分が健康な範囲内にあるか、あるいは血圧を下げることができる多くの安価なジェネリック薬のひとつを飲まねばならないほど血圧が高いか、を知るだけだ。

しかし、現実はもっとややこしい。最近私が自分の血圧を測ったときに知ったように。

結局のところ、血圧はとても大きく（私の場合1日に40ポイントも）跳ね上がりうるということだ。そしてこのことは、どの数値を信頼すべきなのか、という問題を提起する。

脳卒中になるまで自分の高血圧を否定していた女性について書いて以来、私は知らない間に自分にも高血圧が忍び寄っているのではないかと心配になってきた。次の内容を私が報告したとき、再び私は興味を持ったのだ。それは、心臓発作や脳卒中のリスクが高い人についての大規模な研究が、血圧を現在の国の指針より十分に（収縮期血圧を140ではなく—60歳以上の人は150ではなく—120以下に）下げると、死亡率と心臓発作、脳卒中、そして心不全の率が大幅に下がったことを示したというものだ。

この結果はあまりにも無視できないものだったので、指針策定委員会は彼らの提言を改訂することが予想された。

その研究が発表された1週間後、私は来るべき健康診断の前に、自宅の測定器で血圧を測る決意をした。最初の夜、自分の収縮期血圧がおっかない137であることを知ってギョッとした。翌日の夜はほんの117だった。次の朝、医者に会う前、それは恐るべき152だった。医者の診察室では、150だった。その夜再び測ってみると、110に下落していた。そして私の拡張期血圧は、最低の60だった。

現実とは思えなかった。朝血圧が152だったから私は高血圧なのか。しかし、夜には110に下がろうとしているのに、もし血圧を下げるためにクスリを飲んだら、何が起こるのだろう。

私は数人の専門家に聞いてみた。

「短く回答するなら、、、あなたは正常だ」と、カリフォルニア大学デービス校の研究員 David McCarron は語り、血圧が120に下がる人（私の場合は110/60）は誰でも高血圧ではないと付け加えた。彼の患者への忠告は、血圧をしきりに計測しすぎることは控えるように、ということだ。

「もしあなたが健康で、血圧関連の症状がないなら、血圧を頻繁に計測すると、しない場合に比べて良質な人生の年月は減るだろう」と彼はメールで書いてきた。

アラバマ大学バーミントン校の予防心臓病学部長であり、危険度の高い患者にとっては120以下の血圧が望ましいことを発見した、Sprint 臨床試験の臨床責任医師でもある Suzanne Oparil は、血圧測定は複雑だ、と語った。

「いつどのように計測するかについては多くの議論がある」と Oparil 医師は言う。長期間に渡って複数回計測しても高いままなら、高血圧の診断に間違いはない。そしてもし、通常とても低ければ、日々の変動によって血圧が危険な数値にまで上がることは普通ないだろう。問題は、血圧がその中間にあるとき生じる。

「アメリカの（血圧測定の）指針は、実際にはほとんど行われていない、病院での血圧の測定法に基づいている」と Oparil 医師は語った。患者は試験机ではなくイスに5分間休み、話してもいけない。足は床に付け、背中はまっすぐにして背もたれで支える。計測前30分ないし1時間カフェインを取るべきでないし、喫煙もすべきでない。もしこの手続きが守られないならば、計測は一般的に不当に高くなり、真の血圧を反映しない。

Oparil 博士はいったん高血圧の診断を下すと、患者に対して自分で血圧を正しく計測することと、診察室の外での血圧の記録をつけるように促す。彼女が自分の患者を診察するとき、投薬を調節するべく、家と病院の両方の血圧を考慮する。

別の選択肢もある。それは、日中15ないし30分毎に、夜は30ないし60分毎に血圧を自動測定する装置だ。この装置は24時間着装する。

Oparil 博士によれば、英国では医者が高血圧の診断をする前に、こうした類いの移動監視が必要とされる。しかしアメリカの患者の多くは、一晩中血圧計を膨らませて寝るのは無理だと言って、これを拒否する。

それでも、医療指針を作成する連邦支援の独立機関である、米国予防医学専門委員会は、昨年2月のレポートで、血圧移動監視が、高血圧かどうかを確認するための推奨手段であると結論づけた。

「これは我々を大いに驚かせた」と、スタンフォード医科大学の予防心臓病学部長 David Maron は語る。不便であるのみならず、一般的に保険で払い戻しがあるにせよ、この検査は2~300ドルかかる。

医者の診察室での血圧測定は、およそ2回に1回間違う可能性があると、専門委員会は報告した。しかし、この委員会は研究によって違いがあるということも発見した。

患者が診察室血圧測定と移動血圧測定の両方を行った、24の研究において、どちらの計測でも高血圧だった患者の比率は、研究によって35%から95%までに及んだ。

診察室での血圧が正常範囲内で高い人は、誤った診断を受け、不必要な治療を受ける危険があると、専門委員会は結論づけた。

私の医者は24時間検査を提案したが、現時点で私は自分がやるかどうか、ためらっている。もしも、私が高血圧でないという MaCarron 博士が正しいなら、要するにそれはどういうことなのか。あるいは、Oparil 博士が提案するように数日間、一日2回血圧を計り、その結果を医者に送るべきなのか。彼女は、私の低い測定結果に

「とても安心」し、高血圧とは全く思えない、と語った。

　ああ、コレステロール検査が、もっと単純であればよいのに！

Ⅲ
〔解答〕
問1 (1) 2　(2) 3
問2 (1) 1　(2) 1　(3) 2
問3 (1) 3　(2) 2　(3) 2　(4) 1　(5) 3

〔出題者が求めたポイント〕
選択肢訳
問1
(1) 〔A〕
　　彼らはまた1週間に2回、運動の強度を増し、睡眠と栄養について学んだ。そして、インストラクターに会って個人の課題について話し合いをし、任意に親切な行為をするよう促された。
(2) 〔B〕
　　Poldrackはこの研究に関わっていなかった。
問2
(1) 3パラの performed は＿＿＿＿＿に意味が最も近い。
　1. 振る舞った
　2. 楽しませた
　3. 終えた
　4. 観察した
(2) 3パラの intensive は＿＿＿＿＿に意味が最も近い。
　1. 厳しい
　2. 高価な
　3. 排他的な
　4. 損害を与える
(3) 5パラの sustainable は＿＿＿＿＿に意味が最も近い。
　1. 利用可能の
　2. 継続できる
　3. ありそうな
　4. 理解できる
問3
(1) 行動変化の実験参加者は研究の一部としてどの行為を経験したか。
　1. 瞑想の1日セッション
　2. 食べ物の選択の変化
　3. ストレス軽減の60分セッション
　4. 午後のストレッチと筋トレ
(2) Mrazek の研究の限界として Poldrack が述べていないのはどれか。
　1. その研究は、同時に多くのことを変更することがなぜ効果があるのかを説明していない。
　2. その研究は、参加者の周辺の人々の影響を考慮していない。
　3. その研究は、様々な介入要因を比較していない。
　4. その研究は、十分な参加者を持っていない。
(3) 7パラグラフの that effect は何を指すか。
　1. 食物消費と体力の増加
　2. 幸福感と記憶力の向上

3. 忍耐力と柔軟性の低下
4. 集中力と自尊心の低下
(4) Mrazek の最後の発言から何が推測されるか。
　1. 真剣に努力すれば、大きな生活習慣変化が起こりうる。
　2. 仕事における前向きな態度が、真の生活習慣の変化をもたらすことがある。
　3. 小さな生活習慣の変化が、やがて大きな改善をもたらすことがある。
　4. 顕著な改善は、あなたの日常の仕事から始まるべきだ。
(5) この文章の最良のタイトルはどれか。
　1. 良い習慣と悪い習慣の違いは何か。
　2. 習慣的な運動は我々が悪習慣を止めるのに役立つか。
　3. 一度に全ての悪習慣を止めるべきか。
　4. どの悪習慣を最初に止めるべきか。

〔全訳〕
　健全な変化をもたらすため、自分の生活習慣を微調整し、それに基づいて生活をすることが、長年にわたって推奨されてきた。しかし、食事や運動の変化を含めた、多種多様な健康行動を同時に採用することが、より一層利益があるかもしれないことを、新たな小規模研究が示している。

　最近の研究で研究者が発見したところでは、他の実験で生活習慣のほんの一部だけを変更した人よりも、生活のいくつかの面をより健康なものに変更した人の方が、気分とストレスレベルのより大きな改善を見たと、ニューヨーク・タイムズ紙は報道した。この研究は、約30名の大学生が参加したごく小規模な研究だった。彼らの半数はいつも通り日々を過ごした。一方、残りの半数は、ストレッチや筋トレを含む朝の運動をすることと、瞑想やストレス解消の1時間セッションに参加することによって、大きく行動を変えた。彼らはまた1週間に2回、運動の強度を増し、睡眠と栄養について学んだ。そして、インストラクターに会って個人の課題について話し合いをし、任意に親切な行為をするよう促された。

　実験開始前に、研究に参加する男女は大学院理解度テストと脳スキャンを含む、身体・認知テストを受けた。数週間後、彼らは再びテストと脳スキャンを実施し、対照集団には行動変化がなかったが、集中的に行動を変えた学生は、集中力が増加し、幸福感と記憶力の改善を報告した。

　「同時に複数の生活習慣を変えることが、一度にひとつの生活習慣だけに焦点を当てるときに通常観察される利益よりも、より大きな、より多数の利益をもたらすことを、我々の発見は示唆する」と研究の執筆者であるカリフォルニア大学サンタバーバラ校の Michael Mrazek は語る。「我々は、生活の中で真に重要な10あまりの項目について、同時並行で永続的な改善を発見した。それは、体力、忍耐力、柔軟性、集中力、読解力、作業記憶、自尊心、幸福感、さらにその他である」。

　個々の生活習慣の変化が他のすべての生活習慣の変化を支えており、行動の微調整で生活習慣の変化が強固に

なるので、目標全体がより維持しやすくなるのかもしれない、と Mrazek は言う。「規則正しく運動すれば睡眠がより容易になる。よく眠れば瞑想がより容易になる。注意深ければ健康的な食べ物を選ぶのがより容易になる」と彼は言う。「もしも、睡眠のような関連する人生の他の側面に取り組むことなく、強いてコーヒー量を減らそうとすれば、おそらくあなたは新しいコーヒー習慣を継続するのが困難だと思う可能性がある」。

しかし、それほど多くの生活習慣の変化を維持することは可能なのか。そして全ての行動を一度に変えることの方が、小さな変化を次々に行うよりも、本当により良いのか。この研究はあまりにも小規模なので、より健康な生活を送るためにどうするのが一番良いのかについて、いかなる決定的な結論も下すことはできない。そして、研究者の中には、この発見について懐疑的な人もいる。

「この解釈はかなり誇張されていると思います」と、スタンフォード大学心理学部 Albert Ray Lang 教授である Russell A. Poldrack は語る。「悪習慣を断ち切る様々な方法について、この研究が我々に何かを語っているとは思えません。なぜならこの研究は様々な介入要因を比較するのではなく、単にひとつの多面的介入要因ときわめて弱い対照要因を比較しているだけだからです。これが語っていることと言えば、多くのことを一度に変えることが一定の効果をもたらすということだけで、その効果が何に由来するのかを本当には我々は知らないのです。さらに、標本数があまりにも少ないので、我々は強い結論は出せません」。Poldrack はこの研究に関わっていなかった。

健康と幸福感を改善する最も良い方法をよく理解するには、さらなる研究が必要だろう。「進んで全力を尽くせば、真に顕著な変化が可能であることを、我々の発見は示唆している」と Mrazek は語る。

Ⅳ
〔解答〕
問1 (1) 4 (2) 2 (3) 1 (4) 3
問2 (1) 3 (2) 2 (3) 4
問3 2
問4 (1) 3 (2) 1
〔出題者が求めたポイント〕
選択肢訳
(1) 3パラの ignore は＿＿＿＿に意味が最も近い。
 1. 破壊する
 2. 許す
 3. 取り消す
 4. 見過ごす
(2) 5パラの adopt は＿＿＿＿に意味が最も近い。
 1. 知らせる
 2. 用いることを選ぶ
 3. 手に入れる
 4. 詳しく述べる
(3) 6パラの give a voice to young children は＿＿＿＿

に意味が最も近い。
 1. 幼児に代わって話す
 2. よちよち歩きの子の人権を守る
 3. よちよち歩きの子をより行儀良くさせる
 4. 幼児をよりやかましくさせる
(4) 11パラの acting out は＿＿＿＿に意味が最も近い。
 1. 手を使っている
 2. 役割を果たしている
 3. 行儀悪くしている
 4. 世界を経験している
問2
(1) 1～3パラによれば、幼児は＿＿＿＿傾向がある。
 1. アミューズメントパークを好む
 2. 自分が信じるもののために立ち上がる
 3. 予期せぬ振る舞いをする
 4. 自分の親を嫌う
(2) 9パラによれば、子供は＿＿＿＿発達の節目に達する。
 1. 管理されて
 2. 前触れなく
 3. 様々なやり方で
 4. 一歩一歩
(3) 11～12パラによれば、MacNamara 博士は、よちよち歩きの子の親は＿＿＿＿必要があると主張する。
 1. 彼らの幼い子供に正しいことと間違ったことを繰り返し説明する
 2. 彼らの子供と感情的なジェットコースターを楽しむ
 3. 子供をうまく育てるために専門家の助けを求める
 4. 子供が衝動的に振る舞うの防ぐ環境を作る
問3
こうしたことが起こるまで、親はこの発達段階の変化がまだ生じていないと認識し、それを受け入れる必要がある。彼らに対して現実的な期待を維持すること、そして幼児を現実以上に成熟していると誤解しないことが大切だ。
問4
(1) この文章で何が示唆されていますか。
 1. 自分の幼い子供が不作法に振る舞い始めたとき、親の出来ることはほとんどない。
 2. MacNamara の本は読者が完璧な親になる手助けをする。
 3. 自分の幼い子供を理解し支援することが親にとって重要である。
 4. 幼児にしつけを説明することが彼らの脳の発達を助けることがある。
(2) この文章の最良のタイトルはどれか。
 1. 発達心理学者から若干の手助けで、よちよち歩きの子を理解する
 2. 幼児に対する行動介入：解決志向アプローチ
 3. 心理学者の手助けで早期の情緒発達を促す
 4. 幼児の論理的思考の発現を理解する：簡易ガイドブック

〔全訳〕

幼い子供を持つ人は誰でも、それが感情的なジェットコースターに乗るようなものだと語るだろう。ある瞬間、彼らの3歳児はお気に入りの人形とおもちゃで一杯の、複雑なゴッコ遊びを楽しくやっている。彼らは笑っているか、さもなければ楽しく過ごしている。次の瞬間、彼らは床の上で泣いて、叫んで、身悶えしている。

そして、頻繁に頑固さと反抗と、身体的暴力と大きな声がある。たぶん、彼らは手に入れられない何かが欲しくなって、兄弟姉妹とケンカしはじめたり叫びだしたりする。もしかすると彼らは、あらゆるひどいやり方で抵抗しながら、夕食を食べることや服を着ること、あるいはチャイルドシートに座るのを拒否するかもしれない。食べ物を床に投げたり、自分の服をはぎ取ったり、おむつ以外何も着けずにドタドタ歩き回ったりするだろう。父と母が状況を何とか制御しようとむなしく奮闘する中、彼らは叫び、転げ回るだろう。

数分後、彼らは再び穏やかになる。そして、ませた発言をして、たいていの大人が長年の訓練で無視するようになった、この世のささいなことに驚きを示す。

実は、よちよち歩きの子は、不可解で苛立たしいのと同じくらい愉快で魅力的なのだ。つまり、彼らはほとんどあらゆる機会に親の揚げ足を取るのが上手なのだ。多くの親は、幼い子供の抵抗に出会ったとき、どう反応したらよいかを全く知らない。しかし同時に、彼らは何か間違いを犯すことを恐れる。彼らは専門家の忠告を求めて、子育てのブログや本、あらゆるものに目を向ける。しかし、さらなる混乱をもたらすだけだ。バンクーバー・ニューフィールド研究所の発達心理学者 Deborah MacNamara 博士が『休み、遊び、成長する：未就学児（あるいは未就学児のように振る舞うあらゆる人）を理解する』という本を書く気になったのは、この混乱する一連の状況のせいだった。その本の中で彼女は、なぜ幼児がそのように振る舞うかを親が理解し、より困難な状況のいくつかに対応するためのより効果的な戦略を親が採用するのを手助けしようとしている。

「私は幼児に発言権を与えたいのです。なぜなら、我々が彼らに当惑させられるように、時に彼らも我々の反応にすごく当惑していると思うからです」と MacNamara は語る。「そして我々の言いたいことは、我々は彼らを理解していない、我々は彼らの世話の仕方を知らない、我々はどこが具合悪いのか知らない。幼児にとって、こんなことを聞くのはものすごく腹立たしいことでしょうが」。

彼女によれば、親が覚えておくべき最も重要なことは、子供が我々を完全に好きだ、というわけではないということだ。彼らの脳は完全に発達しているわけではない。彼らは自意識が完全にあるわけではない。彼らは論理的ではない。彼らは世界について限られた理解しかない。そして、彼らはしばしば善良でお行儀が良い人間でありたいという強い願望を示す一方、彼らは衝動的でもある。つまり、彼らは自分の感情や行動を支配する自制心をまだ発達させていない。

それは、彼らの性格についての判断ではない。単に彼らのありのままの姿なのだ。そして、就学年齢に達するまで、おおむねこのままなのである。

「5歳から7歳の間にやってくる発達上の大きな節目がある」と MacNamara は言う。「彼らはその時点で根本的に変わる。我々は自発的な衝動抑制を見る。あなたは彼らが熟考するのを知る。彼らが自分の言葉を使えるのを知る。それはまるで、「ワオ、これって突然分かったの？」というような感じだ。

こうしたことが起こるまで、親はこの発達段階の変化がまだ生じていないと認識し、それを受け入れる必要がある。彼らに対して現実的な期待を維持すること、そして幼児を現実以上に成熟していると誤解しないことが大切だ。

「子供を叱れば、我々はその瞬間に彼らが『もしそれをやれば、これが生じる』ということを覚えるだろう、と想定する」と彼女は言う。「彼らは覚えない。彼らはその瞬間に没頭している。彼らは世界を一度にひとつのことしか経験しない。彼らは結末については考えない」。

未就学児について覚えておくべき最も重要なことのひとつだと MacNamara が言うのが、この衝動抑制の欠如だ。これは親が忘れがちなことで、特に彼らが感情的行動をしているときに忘れがちなことだ。たとえくり返し間違っていると言われても、彼らの脳はまだ、何らかの行動を抑制するように配線が出来ていない。このことは、単に幼児に自分の行動の責任を取るように強制するのではなく（これはほとんど効果がない）、親は子供がいつ衝動的なことをしようとしているかを予期するか、衝動的行為が起こったとき、それを止めさせるように介入するかして関わり、本質的に彼らの衝動を抑制する必要があることを意味する。またこれは、自分の子供が衝動的に行動しているとき、それは彼らが「悪い」わけでも、扱いにくくなろうとしているのでもないということを、常に思い出す必要がある。それは単に彼らがまだ自分を抑制する能力を持っていないということなのだ。

親は信じられないほど重要な役割を持っている。我々はそれを強要することはできない。我々は条件を提供することが出来るだけだ。

結局のところ MacNamara は、自分の本によって親が子供の発達について何らかの見通しを持つ手助けをしたいと思っている。また、子供が成長する中、子供を導き支える際の親の役割を再確認する手助けをしたいと思っている。親にとってこれは、幼児が悪い振る舞いをしたとき、深呼吸をするということと、自分もまた多くの間違いを犯すのだということを受け入れることを意味する。完璧な親などというものはいない。そしてそれは素晴らしいことなのだ。

とりわけ、これは MacNamara が親の中心的役割だと考えていること、すなわち、子供にとっての「最善策」であること、言い換えれば、子供の生活を導いてくれる堅固で一貫した責任ある存在であることを受け入れることを意味する。

「親は果たすべきものすごく重要な役割を持つ」と彼

女は言う。「我々はこれを強要は出来ない。我々は条件を提供するだけだ。それは、親が先導し、世話をするところの子供たちが必要とする人間関係が大切なのだ。我々は子供たちが成長出来るように彼らと彼らの感情システムの世話をすると彼らに伝える。それが出来れば、我々は目的を達成する。自分自身につまずきながら、もしかすると、我々の未就学児につまずきながら。それでも、我々は目的を達成出来るのだ。

V

〔解答〕

— 略 —

〔問題文の意味〕

　18年ないしそれ以上の、あなたのこの地上における年月の中で、学校で公的に、また他の場所で非公式に、あなたは多くの人々から学んで来ました。あなたの経験と観察に基づいて、あなたにとって最善の教師について考えなさい。彼らを偉大にしているいくつかの特徴を詳細に描写しなさい。またあなたの考えを支持する具体的な事例と理由を書きなさい。文章は、質と量の両方の観点から評価されます。評価はまた、あなたの書いたことが設問に対応しているかどうかも考慮されます。

順天堂大学（医）29年度　(86)

数　学

解答　29年度

Ⅰ

〔解答〕

(1)

ア	イ	ウ	エ	オ	カ	キ	ク	ケ	コ	サ	シ	ス
2	1	3	1	2	3	2	1	8	5	1	2	5

(2)

ア	イ	ウ	エ	オ	カ	キ	ク	ケ	コ	サ	シ	ス	セ
4	1	6	3	1	4	2	1	4	6	4	2	1	5

(3)

ア	イ	ウ	エ	オ	カ	キ	ク	ケ	コ	サ	シ	ス	セ
−	1	2	3	2	3	2	3	3	3	2	3	2	6

ソ	タ
3	6

(4)

ア	イ	ウ	エ
1	2	2	1

〔出題者が求めたポイント〕

(1)から(4)にかんしては，「解法はどうであれ如何に素早く解いたらいいか」ということに昨年にも増して重点が置かれている．(1)は，まず全体を見て，近年のセンター試験みたいに出題者側の強制的な文字埋めでないと判断した後，3項間漸化式が誘導無しで解いてから，穴埋め部分と照会するとよい．本来であれば，教科書を元にした正式な手順を踏む解法を行うのが王道であるが，今回の場合，時間的な面からも許されることになる．本音と建前の使い分けも暗黙の了解だというメッセージでもある．

(2)の前半については，面積の準公式となっている

$$\frac{1}{6}(\beta-\alpha)^3$$

を使っているか（勿論，時間があれば立式及び積分の計算を記述することも重要であるし，その点を否定するわけではない）後半は斜軸回転の体積であるので受験生として一度は解いたことのある内容であろうから解法の流れは押さえておきたいものである．本解答では，あえて誘導を無視しているが，もし従うのであれば，

$$OQ=\frac{\sqrt{2}\,a^2}{4}\ \text{より，}\ \frac{dOQ}{da}=\frac{\sqrt{2}\,a}{2}\ \text{であり}$$

$$\text{回転体の体積}=\int_0^{4\sqrt{2}}\pi PQ^2 dOQ$$

$$=\pi\int_0^4 PQ^2\frac{dOQ}{da}da$$

$$=\pi\int_0^4 2a^2\Big(1-\frac{a}{4}\Big)^2\cdot\frac{\sqrt{2}}{2}\,ada$$

と計算していけばいい．斜軸回転ではx軸周りの回転体と同じ計算を行った後，斜軸のx軸とのなす角θに対して，$\cos\theta$倍すればいい．計算がコンパクトにまとまることに着目されたい．これも(1)と同じかんがえであろう．(3)はzがネックになっているが，「回転」に着目して，正三角形の1点が「1」に移動されてしまえば，あとは図形的処理でスムーズに解答できる．(4)は点A，B

に着目してしまうとハマッてしまう可能性がある．条件をよく読み「なす角の最小値」に気がつけば，あとは接点を求めるだけなので造作ないであろう．

〔解答のプロセス〕

(1)　$a_{n+2}=\dfrac{1}{6}(a_{n+1}+a_n+8)$　……①

　　の特性方程式は　$x^2=\dfrac{1}{6}(x+1)$

$$6x^2-x-1=0$$
$$(2x-1)(3x+1)=0$$
$$x=-\frac{1}{3},\ \frac{1}{2}$$

　　よって，

$$a_{n+2}-\frac{1}{3}a_{n+1}=\frac{1}{2}\Big(a_{n+1}+\frac{1}{3}a_n\Big)+\frac{4}{3}\quad ……②$$

$$a_{n+2}+\frac{1}{2}a_{n+1}=-\frac{1}{3}\Big(a_{n+1}-\frac{1}{2}a_n\Big)+\frac{4}{3}\quad ……③$$

②の特性方程式は　$y=\dfrac{1}{2}y+\dfrac{4}{3}$　　$\therefore\ y=-\dfrac{8}{3}$

③の特性方程式は　$z=-\dfrac{1}{3}y+\dfrac{4}{3}$　　$\therefore\ z=1$

$$a_{n+2}+\frac{1}{3}a_{n+1}-\frac{8}{3}=\frac{1}{2}\Big(a_{n+1}+\frac{1}{3}a_n-\frac{8}{3}\Big)$$

$$=\beta^n\Big(a_2+\frac{1}{3}a_1-\frac{8}{3}\Big)=\beta^n\cdot 3$$
$$……④$$

$$a_{n+2}-\frac{1}{2}a_{n+1}-1=-\frac{1}{3}\Big(a_{n+1}-\frac{1}{2}a_n-1\Big)$$

$$=(-\gamma)^n\Big(a_2-\frac{1}{2}a_1-1\Big)=(-\gamma)^n\cdot 2$$
$$……⑤$$

④−⑤

$$\frac{5}{6}a_{n+1}-\frac{5}{3}=\beta^n\cdot 3-(-\gamma)^n\cdot 2$$

$$\therefore\ a_n=\frac{18}{5}\beta^{n-1}-\frac{18}{5}(-\gamma)^{n-1}+2\quad ……⑥$$

⑥より，$\alpha=2$，④，⑤より$\beta=\dfrac{1}{2}$，$\gamma=\dfrac{1}{3}$

$c_n=\beta^{n-1}\cdot 3$，$d_n=(-\gamma)^{n-1}\cdot 2$ に対応．

(2)　$y=\dfrac{x^2}{2}-x,\ y=x$ の交点は，

$$\frac{x^2}{2}-x=x\quad\therefore\ x=0,\ 4$$

つまり，$O(0,\ 0)$，$A(4,\ 4)$である．よって面積は，

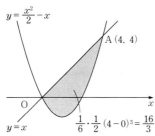

$\dfrac{1}{6} \cdot \dfrac{1}{2}(4-0)^3 = \dfrac{16}{3}$

$P\left(a, \dfrac{a^2}{2}-a\right)$ に対して,

直線 PQ は, $y - \left(\dfrac{a^2}{2}-a\right) = -(x-a)$

つまり, $y = -x + \dfrac{a^2}{2}$

$y = x$ との交点は, $x = -x + \dfrac{a^2}{2}$

$\therefore\ x = \dfrac{a^2}{4}$ つまり $Q\left(\dfrac{a^2}{4}, \dfrac{a^2}{4}\right)$

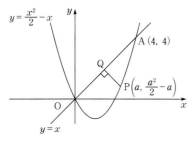

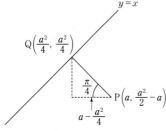

上図より, $PQ = \sqrt{2}\left(a - \dfrac{a^2}{4}\right) = \sqrt{2}\,a\left(1 - \dfrac{1}{4}a\right)$

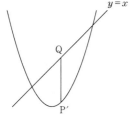

図の $Q(t, t)$, $P'\left(t, \dfrac{t^2}{2}-t\right)$ に対して,

$P'Q = 2t - \dfrac{t^2}{2}$ なので

回転体の体積 $= \pi \displaystyle\int_0^4 \left(2t - \dfrac{t^2}{2}\right)^2 \times \cos\dfrac{\pi}{4}\,dt$

$= \dfrac{\pi}{\sqrt{2}} \displaystyle\int_0^4 \left(4t^2 - 2t^3 + \dfrac{1}{4}t^3\right)dt$

$= \dfrac{\pi}{\sqrt{2}} \left[\dfrac{4}{3}t^3 - \dfrac{1}{2}t^4 + \dfrac{1}{20}t^5\right]_0^4$

$= \dfrac{\pi}{\sqrt{2}} \left(\dfrac{1}{3} - \dfrac{1}{2} + \dfrac{1}{5}\right)\left[t^4\right]_0^4$

$= \dfrac{\pi}{\sqrt{2}} \cdot \dfrac{1}{30} \cdot 4^4 = \dfrac{64\sqrt{2}}{15}\pi$

(3) $z = \cos\dfrac{1}{4}\pi + i\sin\dfrac{1}{4}\pi$ であるから, z, zz_1, zz_1^2 に対して z^{-1}, つまり各点を原点中心で $-\dfrac{1}{4}\pi$ 回転させたものが 1, z_1, z_1^2 となり, $|z_1| = 1$ つまり原点中心, 半径 1 上の点であるから, これら 3 点は以下の図の位置にある.

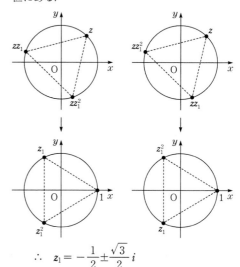

$\therefore\ z_1 = -\dfrac{1}{2} \pm \dfrac{\sqrt{3}}{2}i$

上記と同様に, z, zz_2, $z\overline{z_2}$ に対して,

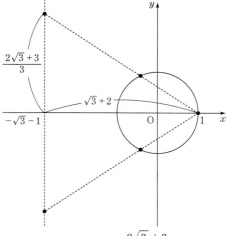

$\therefore\ z_2 = -\sqrt{3} - 1 \pm \dfrac{2\sqrt{3}+3}{3}i$

$|z_2| = |z_3|$ であるから, z_2, z_3 は同一円周上にある. 円周角の定理から, 例えば図のような z_2 に対して, z_3

は原点を中心に z_2 を $-\dfrac{2}{3}\pi$ 回転したものである.

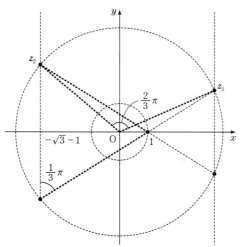

つまり, $z_3 = z_2 \times \left(\cos\left(-\dfrac{2}{3}\pi\right) + i\sin\left(-\dfrac{2}{3}\pi\right) \right)$

$z_2 = -\sqrt{3} - 1 + \dfrac{2\sqrt{3}+3}{3}i$ としているので,

$z_3 = \left(-\sqrt{3} - 1 + \dfrac{2\sqrt{3}+3}{3}i \right)\left(-\dfrac{1}{2} - \dfrac{\sqrt{3}}{2}i \right)$

$= \dfrac{3+2\sqrt{3}}{2} + \dfrac{6+\sqrt{3}}{6}i$

この時, $\overline{z_2}$ が z_3 に対応する. 以上より

$z_3 = \dfrac{3+2\sqrt{3}}{2} \pm \dfrac{6+\sqrt{3}}{6}i$

(4) $|\overrightarrow{OA'}| = |\overrightarrow{OB'}| = 1$ であり, 内積の最大値が m なのでこれは, $\angle A'OB'$ のなす角を θ とした時,

$\cos\theta$ の最大値

すなわち θ の最小値を考えればいい.

一方, $y = \log_e x$ と $y = e^x$ は $y = x$ について対称であり, 両曲線ともに $y = x$ 方向に対して凸であるから, $\angle AOB$ が最小となるのは, 図のように両者ともに原点を通る接線であればいい.

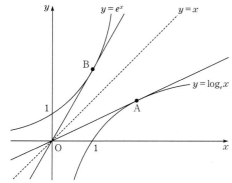

$y = e^x$ について, $y' = e^x$ であり, (t, e^t) 上の接線は

$y - e^t = e^t(x - t)$

$(0, 0)$ を通るから, $-e^t = e^t(-t)$

$e^t > 0$ だから $t = 1$, つまり, $B(1, e)$ での接線である.
点 A は $y = x$ にかんして B の対称点なので, $A(e, 1)$.
したがって,

$m = \cos\theta = \dfrac{\overrightarrow{OA} \cdot \overrightarrow{OB}}{|\overrightarrow{OA}||\overrightarrow{OB}|} = \dfrac{2e}{e^2+1}$

$\therefore \log_e m = \log_e\left(\dfrac{2e}{e^2+1}\right)$

$= 1 + \log_e 2 - \log_e(e^2+1)$

II
〔解答〕

ア	イ	ウ	エ	オ	カ	キ	ク	ケ	コ	サ	シ	ス	セ	ソ	タ
1	5	2	1	3	2	3	2	7	2	3	1	2	3	4	2

チ	ツ	テ	ト	ナ	ニ	ヌ	ネ	ノ
4	3	7	4	3	3	3	7	1

〔出題者が求めたポイント〕

昨年度の空間把握能力が必要なタイプではないので, レベルは高くはない. しかしながら, 問題の設定において出題者は誘導の配慮をしての優しさなのかそれとも故意なのかは定かではないが(それにしても「頂点」の定義が不明瞭である.「糸を引張した時にできる図形において, 正方形の4頂点以外のもの」と明示すべきであろう.)図を正確に再現しようとしたことが, とくに図IIの軌跡の外周が真円に見えてしまうと, その先入観から混乱をきたす可能性がある. 問題文を最後まできっちりと読んでから取り組めばその軌跡が複数の楕円からできていると書かれているが, ここをきちんと把握できていないと, (特に時間がなくて焦っている人は), 敬遠してしまう可能性がある. 設定を理解したのち, 円と楕円の関係および基本事項をきちんと学習してきた受験生にとっては, 難なくクリアしてしまう, 得点差が明確になるタイプの問題である.

〔解答のプロセス〕

図 I

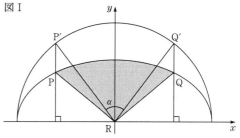

図 I の斜線部分の面積は, 扇形 $OP'Q'$ の面積を y 軸方向に $\dfrac{3}{5}$ 倍したものとかんがえられる.

扇形 $OP'Q'$ の面積 $= \dfrac{1}{2} \cdot 5^2 \cdot \alpha$ より,

図 I の網線部分の面積 $= \dfrac{3}{5} \cdot \dfrac{1}{2} \cdot 5^2 \cdot \alpha = \dfrac{15}{2}\alpha$

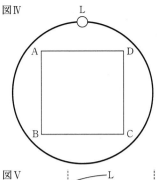

図IV

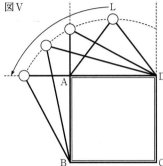

図V

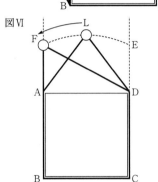

図VI

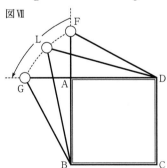

図VII

図IVから図VIIについて，まず糸上の点をLとする．
図VIにおいてLが弧EF上を動く時，
$$AL + LD = 5 - 3$$
$$= 2 (一定)$$
だから，これは焦点をA, Dとした長半径1の楕円一部である．よって，

$$短半径 = \sqrt{1^2 - \left(\frac{AD}{2}\right)^2}$$
$$= \frac{\sqrt{3}}{2}$$

図VIIにおいてLが弧FG上を動く時，
$$BL + LD = 5 - 2$$
$$= 3 (一定)$$
だから，これは焦点をB, Dとした長半径 $\frac{3}{2}$ の楕円の一部である．よって，

$$短半径 = \sqrt{\left(\frac{3}{2}\right)^2 - \left(\frac{BD}{2}\right)^2}$$
$$= \frac{\sqrt{7}}{2}$$

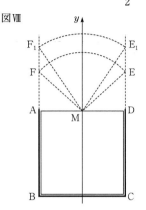

図VIII

図VIIIにおいて，図形EMFを y 軸方向に $\frac{2}{\sqrt{3}}$ 倍拡大するとMを中心とする半径1の円周上の点 E_1, F_1 が対応する．この時，$E_1F_1 = 1$，つまり，
$$\triangle E_1MF_1 は正三角形$$
よって，
$$扇形 E_1MF_1 の面積 = \frac{1}{2} \cdot 1^2 \cdot \frac{\pi}{3} = \frac{\pi}{6}$$
したがって，
$$図形 EMF の面積 = \frac{\pi}{6} \times \frac{\sqrt{3}}{2} = \frac{\sqrt{3}}{12}\pi$$

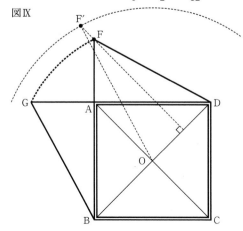

図IX

$$AL + LD = AF + FD = 2$$
三平方の定理から，
$$AF^2 = FD^2 - AD^2 = DF^2 - 1$$
$$AF^2 = (2 - AF)^2 - 1$$

∴ AF = $\frac{3}{4}$

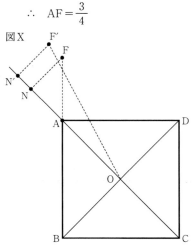
図X

図Xのように, 点F, F'の垂線の足, N, N'を定めれば, △FANは直角二等辺三角形だから,

$$FN = AF \times \frac{1}{\sqrt{2}} = \frac{3}{4\sqrt{2}}$$

$$\therefore \sin\beta = \frac{F'N'}{OF'} = \frac{FN}{OF'}$$
$$= \frac{3}{4\sqrt{2}} \div \frac{3}{2} = \frac{\sqrt{2}}{4}$$

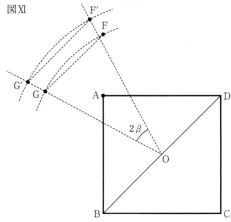
図XI

図形OFGの面積 = 扇形OF'G'の面積 $\times \frac{\sqrt{7}}{2} \div \frac{3}{2}$
$$= \frac{1}{2} \cdot \left(\frac{3}{2}\right)^2 \cdot 2\beta \cdot \frac{\sqrt{7}}{2} \div \frac{3}{2}$$
$$= \frac{3\sqrt{7}}{4}\beta$$

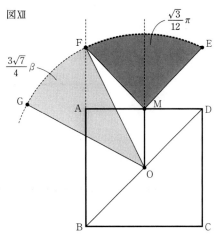
図XII

上図の△FOMは底辺OM高さがAMと見ればいいので,

$$\triangle FOM = \frac{1}{2} \cdot \frac{1}{2} \cdot \frac{1}{2} = \frac{1}{8}$$

以上より,
頂点の軌跡によって囲まれる部分の面積

$$= 4 \times \left(\frac{\sqrt{3}}{12}\pi + \frac{3\sqrt{7}}{4}\beta + 2 \times \frac{1}{8}\right)$$
$$= \frac{\sqrt{3}}{3}\pi + 3\sqrt{7}\beta + 1$$

III

〔出題者が求めたポイント〕

毎年恒例の「高校数学」の範囲を微妙に凌駕はしているものの医学部を受験するのであれば, 必修事項にあたる内容をテーマにした出題である. 本年度は,

"Jensen's Inequality"(イェンセンの不等式)

いわゆる凸関数を使用した不等式であった.
(1)は代入するだけなので容易であろう.
(2)は数学的帰納法での証明という方針はすぐに浮かぶハズである.
(3)は「対称と定積分の技巧」という超頻出なものである.
いずれも中上級の問題集には必ず掲載されている内容なので, 確認をしておくようにすること.
参考までにJensen's inequalityを紹介しておく.
本問では既成事実として証明は割愛されているが

上級の基礎事項

として全体の内容は把握しておきたい不等式の1つである. 必ず確認しておくように.

順天堂大学（医）29年度　（91）

Jensen's inequality

定義域を I とする実数関数 $f(x)$ において，
以下の 2 つは同値である．

(A) $f(x)$ が凸関数である．
(B) $x_i \in I,\ \lambda_i > 0.\ (i = 1,\ 2,\ \cdots,\ n)$,

$\displaystyle\sum_{i=1}^{n} \lambda_i = 1$ をみたす実数に対して，

$$f\left(\sum_{i=1}^{n} \lambda_i x_i\right) \leqq \sum_{i=1}^{n} \lambda_i f(x_i)$$

が成立する．

〔解答のプロセス〕

(1) 関数 $f(x) = -x^2$ について，区間 $-\infty < x < \infty$ における任意の実数 $a,\ b$ に対して

$$f\left(\frac{a+b}{2}\right) - \frac{f(a)+f(b)}{2}$$

$$= -\left(\frac{a+b}{2}\right)^2 - \frac{1}{2}(-a^2 - b^2)$$

$$= \frac{1}{4}(a^2 - b^2 - 2ab)$$

$$= \frac{1}{4}(a-b)^2 \geqq 0 \quad (\because\ a - b \in \Re)$$

以上より，

$$f\left(\frac{a+b}{2}\right) \geqq \frac{f(a)+f(b)}{2}\ \text{は成立し，関数 } f(x) = -x^2$$

が性質(A)を持つことは示された．　■

(2) $a_i \in I\ (i = 1,\ 2,\ \cdots,\ n)$ に対して，

$$f\left(\frac{\displaystyle\sum_{i=1}^{n} a_i}{n}\right) \geqq \frac{\displaystyle\sum_{i=1}^{n} f(a_i)}{n} \qquad \cdots\cdots(\text{B})$$

を示す．

(i) $n = 2$ のとき性質(A)より(B)は成立する．

(ii) $n = 2^k$（k は自然数）において，性質(B)が成立していることを仮定する．つまり，

$$f\left(\frac{\displaystyle\sum_{i=1}^{2^k} a_i}{2^k}\right) \geqq \frac{\displaystyle\sum_{i=1}^{2^k} f(a_i)}{2^k} \qquad \cdots\cdots(\text{C})$$

そのもとで，$b_i \in I\ (i = 1,\ 2,\ \cdots,\ 2^k)$ に対して，

$$f\left(\frac{\displaystyle\sum_{i=1}^{2^k} b_i}{2^k}\right) \geqq \frac{\displaystyle\sum_{i=1}^{2^k} f(b_i)}{2^k}$$

も成立する．つまり，

$$f\left(\frac{\displaystyle\sum_{i=1}^{2^k} a_i}{2^k}\right) + f\left(\frac{\displaystyle\sum_{i=1}^{2^k} b_i}{2^k}\right) \geqq \frac{\displaystyle\sum_{i=1}^{2^k} f(a_i)}{2^k} + \frac{\displaystyle\sum_{i=1}^{2^k} f(b_i)}{2^k}$$

$$\frac{f\left(\dfrac{\displaystyle\sum_{i=1}^{2^k} a_i}{2^k}\right) + f\left(\dfrac{\displaystyle\sum_{i=1}^{2^k} b_i}{2^k}\right)}{2} \geqq \frac{\dfrac{\displaystyle\sum_{i=1}^{2^k} f(a_i)}{2^k} + \dfrac{\displaystyle\sum_{i=1}^{2^k} f(b_i)}{2^k}}{2}$$

$$\cdots\cdots(\text{D})$$

(D)の右辺 $= \dfrac{\displaystyle\sum_{i=1}^{2^k} f(a_i) + \sum_{i=1}^{2^k} f(b_i)}{2^{k+1}}$

一方(D)の左辺に(A)を適用させると，

$$f\left(\frac{\dfrac{\displaystyle\sum_{i=1}^{2^k} a_i}{2^k} + \dfrac{\displaystyle\sum_{i=1}^{2^k} b_i}{2^k}}{2}\right) \geqq \frac{f\left(\dfrac{\displaystyle\sum_{i=1}^{2^k} a_i}{2^k}\right) + f\left(\dfrac{\displaystyle\sum_{i=1}^{2^k} b_i}{2^k}\right)}{2}$$

したがって，

$$f\left(\frac{\displaystyle\sum_{i=1}^{2^k} a_i + \sum_{i=1}^{2^k} b_i}{2^{k+1}}\right) \geqq \frac{\displaystyle\sum_{i=1}^{2^k} f(a_i) + \sum_{i=1}^{2^k} f(b_i)}{2^{k+1}}$$

ここで，

$$b_i = a_{2^k + i}\ (i = 1,\ 2,\ \cdots,\ 2^k)$$

と置き換えれば，

$$\sum_{i=1}^{2^k} a_i + \sum_{i=1}^{2^k} b_i = \sum_{i=1}^{2^{k+1}} a_i,$$

$$\sum_{i=1}^{2^k} f(a_i) + \sum_{i=1}^{2^k} f(b_i) = \sum_{i=1}^{2^{k+1}} f(a_i)$$

となる．(D)から

$$f\left(\frac{\displaystyle\sum_{i=1}^{2^{k+1}} a_i}{2^{k+1}}\right) \geqq \frac{\displaystyle\sum_{i=1}^{2^{k+1}} f(a_i)}{2^{k+1}} \qquad \cdots\cdots(\text{E})$$

つまり，(E)は(D)が $n = 2^{k+1}$ のときにも成立することを示している．

よって，数学的帰納法により(B)は示された．　■

(3) $0 \leqq x \leqq 1$ において

$$\int_0^1 f(x)dx \leqq f\left(\frac{1}{2}\right) \qquad \cdots\cdots(\text{F})$$

を示す．

$0 \leqq 1 - x \leqq 1$ であるから，(A)において，

$$\frac{f(x) + f(1-x)}{2} \leqq f\left(\frac{x + (1-x)}{2}\right) = f\left(\frac{1}{2}\right)$$

両辺を区間 $[0,\ 1]$ において積分すれば，

$$\int_0^1 \frac{f(x) + f(1-x)}{2}\,dx \leqq \int_0^1 f\left(\frac{1}{2}\right)dx \qquad \cdots\cdots(\text{G})$$

ここで，$\displaystyle\int_0^1 f(1-x)dx$ に対して，$1 - x = t$ とすると，

$$-dx = dt,\quad \begin{array}{c|ccc} x & 0 & \longrightarrow & 1 \\ \hline t & 1 & \longrightarrow & 0 \end{array}$$

であるから，

$$\int_0^1 f(1-x)dx = \int_1^0 f(t)(-dt) = \int_0^1 f(t)dt = \int_0^1 f(x)dx$$

(G)の左辺 $= \dfrac{1}{2}\displaystyle\int_0^1 (f(x) + f(x))dx = \int_0^1 f(x)dx$

(G)の右辺 $= f\left(\dfrac{1}{2}\right)\Big[x\Big]_0^1 = f\left(\dfrac{1}{2}\right)$

よって，(F)は示された．　■

物理

解答　29年度

I

〔解答〕

第1問
問1　①②　問2　②⑥　問3　③⑧
問4　④⑤　問5　⑤④　⑥⑦　⑦⑦

第2問
問1　①⑦　問2　②②　問3　③①　④⑧
問4　⑤⑥　問5　⑥④

第3問
問1　①③　②②　③⑧　④③
問2　⑤②　⑥⑪　⑦④

〔出題者が求めたポイント〕
剛体のつり合い，水波の干渉，電流が磁場から受ける力，気体分子の運動，コンプトン効果，エレベーター内のばねによる運動，慣性力，気体の状態変化，熱効率

〔解答のプロセス〕

第1問

問1　棒の長さをL，重力加速度の大きさをgとする。棒と床の接点のまわりの力のモーメントのつり合いより

$$T\sin 30° \cdot L - Mg\cos 45° \cdot \frac{L}{2} = 0$$

$$\therefore T = \frac{\sqrt{2}}{2}Mg$$

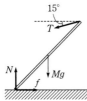

また，棒に働く静止摩擦力の大きさをf，垂直抗力の大きさをNとすると，力のつり合いの式は

（水平方向）　$f - T\cos 15° = 0$
（鉛直方向）　$N - Mg - T\sin 15° = 0$

よって，

$$f = \frac{\sqrt{2}}{2}Mg \cdot \frac{\sqrt{6}+\sqrt{2}}{4} = \frac{\sqrt{3}+1}{4}Mg$$

$$N = Mg + \frac{\sqrt{2}}{2}Mg \cdot \frac{\sqrt{6}-\sqrt{2}}{4} = \frac{3+\sqrt{3}}{4}Mg$$

棒が滑らない条件は，静止摩擦力fが最大摩擦力$f_{\max} = \mu N$を超えないこと，すなわち$f \leq \mu N$より

$$\frac{\sqrt{3}+1}{4}Mg \leq \mu \cdot \frac{3+\sqrt{3}}{4}Mg$$

$$\therefore \mu \geq \frac{\sqrt{3}+1}{3+\sqrt{3}} = \frac{\sqrt{3}}{3} \quad \cdots \boxed{1}\text{（答）}$$

問2　経路差ΔLが波長の整数倍となるとき2つの波は強め合う。波長$\lambda = 4.0$cmより，ア，イ，ウのそれぞれについて波源A，Bからの経路差は

ア…$\Delta L = 5.0 - 3.0 = 2.0 = \frac{\lambda}{2}$

イ…$\Delta L = 0$

ウ…$\Delta L = 10.0 - 6.0 = 4.0 = \lambda$

よって，強め合うのはイとウ　…$\boxed{2}$（答）

問3　直線導線Pから距離rだけ離れた点での磁束密度の大きさBは

$$B = \frac{\mu_0 I_1}{2\pi r}$$

とかける。したがって，コイルの辺ADが受ける力の大きさF_{AD}は

$$F_{AD} = bI_2 B = \frac{\mu_0 I_1 I_2 b}{2\pi r} \quad \text{（向きは}-y\text{方向）}$$

同様にして，辺BCが受ける力の大きさF_{BC}は

$$F_{BC} = \frac{\mu_0 I_1 I_2 b}{2\pi(r+a)} \quad \text{（向きは}+y\text{方向）}$$

辺ABと辺CDに働く力は互いに打ち消し合うから，コイルが受ける合力の大きさFは

$$F = F_{AD} - F_{BC} = \frac{\mu_0 I_1 I_2 b}{2\pi}\left(\frac{1}{r} - \frac{1}{r+a}\right)$$

$$= \frac{\mu_0 I_1 I_2 ab}{2\pi r(r+a)} \quad \cdots \boxed{3}\text{（答）}$$

問4　1個の気体分子が1つの壁に1sあたりに衝突する回数は分子の速さに比例する。水素分子と酸素分子の質量をm_{H_2}，m_{O_2}，速度の2乗平均を$\overline{v_{H_2}^2}$，$\overline{v_{O_2}^2}$とすると，温度が同じとき運動エネルギーが等しいから

$$\frac{1}{2}m_{H_2}\overline{v_{H_2}^2} = \frac{1}{2}m_{O_2}\overline{v_{O_2}^2}$$

$$\therefore \sqrt{\frac{\overline{v_{O_2}^2}}{\overline{v_{H_2}^2}}} = \sqrt{\frac{m_{H_2}}{m_{O_2}}} = \frac{1}{4}$$

$N_{H_2} = 2.5 \times 10^{28}$個の水素分子と$N_{O_2} = 5.0 \times 10^{30}$個の酸素分子からなる混合気体において，1つの壁に1sあたりに衝突する酸素分子と水素分子の個数の比rは

$$r = \frac{N_{O_2}}{N_{H_2}}\sqrt{\frac{\overline{v_{O_2}^2}}{\overline{v_{H_2}^2}}} = \frac{5.0 \times 10^{30}}{2.5 \times 10^{28}} \cdot \frac{1}{4} = 50\text{（倍）}$$

$\cdots \boxed{4}$（答）

問5　(a)　振動数ν，波長λの光の粒子としての運動量pおよびエネルギーEは

$$p = \frac{h\nu}{c} = \frac{h}{\lambda} \quad \cdots \boxed{5}\text{（答）}$$

$$E = h\nu = \frac{ch}{\lambda} \quad \cdots \boxed{6}\text{（答）}$$

(b)　衝突後の電子の速度をvとすると，衝突前後での運動量保存則より

$$\frac{h}{\lambda} = mv - \frac{h}{\lambda'} \quad \cdots\cdots ①$$

エネルギー保存則より

$$\frac{ch}{\lambda} = \frac{1}{2}mv^2 + \frac{ch}{\lambda'} \quad \cdots\cdots ②$$

①，②式より v を消去して整理すると

$$\frac{1}{\lambda} - \frac{1}{\lambda'} = \frac{h}{2mc}\left\{\left(\frac{1}{\lambda}\right)^2 + \left(\frac{1}{\lambda'}\right)^2 + \frac{2}{\lambda\lambda'}\right\}$$

$$\therefore \quad \lambda' - \lambda = \frac{h}{2mc}\left(\frac{\lambda'}{\lambda} + \frac{\lambda}{\lambda'} + 2\right) \fallingdotseq \frac{2h}{mc} \quad \cdots\boxed{7}（答）$$

第2問

問1 等速度で運動しているエレベーター内では慣性力は働かない。したがって，ばねの自然の長さからの伸びを l とすると，力のつり合いの式より

$$mg - kl = 0 \quad \therefore \quad l = \frac{mg}{k} \quad \cdots\boxed{1}（答）$$

問2 座標 x の位置にあるとき，ばねは $x + \dfrac{mg}{k}$ だけ伸びている。観測者 A から見て小球には下向きに大きさ $m\beta$ の慣性力が働くから，小球の運動方程式は

$$ma = mg - k\left(x + \frac{mg}{k}\right) + m\beta$$

$$\therefore \quad ma = -kx + m\beta \quad \cdots\boxed{2}（答）$$

問3 運動方程式より

$$a = -\frac{k}{m}\left(x - \frac{m\beta}{k}\right)$$

よって，小球は座標 $x_0 = \dfrac{m\beta}{k}$ を振動中心として，角振動数が $\omega = \sqrt{\dfrac{k}{m}}$ の単振動を行う。

はじめに原点で静止していたから，振幅 A は

$$A = x_0 = \frac{m\beta}{k}$$

したがって，速さの最大値 C は

$$C = A\omega = \beta\sqrt{\frac{m}{k}} \quad \cdots\boxed{3}（答）$$

また，周期 T は

$$T = \frac{2\pi}{\omega} = 2\pi\sqrt{\frac{m}{k}} \quad \cdots\boxed{4}（答）$$

問4 観測者 A には，見かけの重力として $m(g+\beta)$ が働いているように見える。したがって，小球の座標 x の位置での運動エネルギーとばねの弾性エネルギーの和を E とするとき，小球が原点にあるときと座標 x の位置にあるときの力学的エネルギー保存則より

$$\frac{1}{2}kl^2 = E - m(g+\beta)x$$

$$\therefore \quad E = \frac{1}{2}k\left(\frac{mg}{k}\right)^2 + m(g+\beta)x$$

$$= \frac{m^2g^2}{2k} + m(g+\beta)x \quad \cdots\boxed{5}（答）$$

問5 $V = 0$ のとき $t = \dfrac{V_0}{\beta} = \dfrac{2}{3}T$ より

$$v = C\sin\frac{2\pi}{T}\left(\frac{2}{3}T\right) = C\sin\frac{4}{3}\pi$$

$$= -\frac{\sqrt{3}}{2}\cdot\beta\sqrt{\frac{m}{k}}$$

また，時刻 t での位置座標 x は

$$x = A - A\cos\frac{2\pi t}{T}$$

と表されるから，$t = \dfrac{2}{3}T$ のとき

$$x = \frac{3}{2}A = \frac{3m\beta}{2k}$$

よって，エレベーター停止後の単振動の振幅を A' とおくと，つり合いの位置を基準とした力学的エネルギー保存則より

$$\frac{1}{2}kA'^2 = \frac{1}{2}mv^2 + \frac{1}{2}kx^2$$

$$= \frac{3m^2\beta^2}{8k} + \frac{9m^2\beta^2}{8k} = \frac{3m^2\beta^2}{2k}$$

$$\therefore \quad A' = \frac{\sqrt{3}\,m\beta}{k} \quad \cdots\boxed{6}（答）$$

第3問

問1 (a) 与えられた式から

$$T_A V_A^{\frac{2}{3}} = T_B V_B^{\frac{2}{3}}$$

$$\frac{T_A}{T_B} = \left(\frac{V_B}{V_A}\right)^{\frac{2}{3}} \qquad \therefore \quad V_B = \left(\frac{T_A}{T_B}\right)^{\frac{3}{2}} V_A$$

よって $x = \dfrac{3}{2} \quad \cdots\boxed{1}（答）$

(b) 状態変化 B $\longrightarrow$ C は温度が体積に比例しているから圧力一定である。よって，シャルルの法則より

$$\frac{V_B}{T_B} = \frac{V_A}{T_C} \qquad \therefore \quad \frac{V_B}{V_A} = \frac{T_B}{T_C}$$

(a)の関係式を用いると

$$\frac{T_A}{T_B} = \left(\frac{T_B}{T_C}\right)^{\frac{2}{3}}$$

$$\therefore \quad T_B = \left(T_A \cdot T_C^{\frac{2}{3}}\right)^{\frac{3}{5}} = \left(\frac{T_C}{T_A}\right)^{\frac{2}{5}} T_A$$

よって $y = \dfrac{2}{5} \quad \cdots\boxed{2}（答）$

(c) 圧力一定より，定圧モル比熱を用いて

$$Q_{BC} = \frac{5}{2}nR(T_C - T_B) \quad \cdots\boxed{3}（答）$$

(d) 状態変化 C $\longrightarrow$ A は定積変化であるから，定積モル比熱を用いて

$$Q_{CA} = \frac{3}{2}nR(T_A - T_C) \quad \cdots\boxed{4}（答）$$

問2 (a) 圧力変化が無視できるとき，気体がした仕事 $W_{A'A}$ は状態 A の圧力を p_A として

$$W_{A'A} = p_A \Delta V$$

したがって，状態方程式 $p_A V_A = nRT_A$ を用いて

$$W_{A'A} = \frac{nRT_A}{V_A}\Delta V = \frac{\Delta V}{V_A} \times nRT_A \quad \cdots\boxed{5}（答）$$

(b) 状態変化 C $\longrightarrow$ C′ において気体がした仕事 $W_{CC'}$ は

$$W_{CC'} = -\alpha nRT_C$$

とかける。温度一定だから熱力学第1法則より
$$Q_{CC'} = W_{CC'} = -\alpha nRT_C \quad \cdots \boxed{6}（答）$$

(c) 1サイクルの間で気体の内部エネルギー変化は0であるから，気体が吸収した熱量をQ_{in}，放出した熱量をQ_{out}とすると，熱力学第1法則より気体が正味した仕事Wは
$$W = Q_{in} - Q_{out}$$
とかける。よって，熱効率eは
$$e = \frac{W}{Q_{in}} = 1 - \frac{Q_{out}}{Q_{in}}$$
と表される。

気体が熱を吸収する過程はC′→A′, A′→Aであり，各過程で吸収する熱量を$Q_{C'A'}$, $Q_{A'A}$とすると
$$Q_{in} = Q_{C'A'} + Q_{A'A} = \frac{3}{2}nR(T_A - T_C) + \alpha nRT_A$$
$$= \frac{1}{2}nR\{(2\alpha+3)T_A - 3T_C\}$$

気体が熱を放出する過程はB→C, C→C′より
$$Q_{out} = -Q_{BC} - Q_{CC'}$$
$$= \frac{5}{2}nR(T_B - T_C) + \alpha nRT_C$$
$$= \frac{1}{2}nR\left\{5T_A^{\frac{3}{5}} \cdot T_C^{\frac{2}{5}} + (2\alpha-5)T_C\right\}$$

$$\therefore e = 1 - \frac{5T_A^{\frac{3}{5}} \cdot T_C^{\frac{2}{5}} + (2\alpha-5)T_C}{(2\alpha+3)T_A - 3T_C} \quad \cdots \boxed{7}（答）$$

II

〔解答〕

A

問1

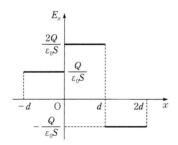

B

問2　$\dfrac{\varepsilon_0 SV}{a}$

問3　静電エネルギー：$\dfrac{1}{2}qV$，ジュール熱：$\dfrac{1}{2}qV$

問4　$-q-Q_B$　問5　$\dfrac{d+a}{d}V$

問6　$-\dfrac{\varepsilon_0 S(2a+d)V^2}{2a^2d}$

〔出題者が求めたポイント〕
金属板上の電荷による電場，コンデンサーの接続

〔解答のプロセス〕

問1　A, Bの金属板の電荷がつくるそれぞれの電場の強さE_A, E_Bは
$$E_A = \frac{Q}{2\varepsilon_0 S}, \quad E_B = \frac{3Q}{2\varepsilon_0 S}$$
向きは，E_Aが$x<0$で負方向，$x>0$で正方向，E_Bが$x<d$で正方向，$x>d$で負方向である。よって，電場のx成分E_xは

(i) $-d \leq x < 0$のとき　$E_x = -E_A + E_B = \dfrac{Q}{\varepsilon_0 S}$

(ii) $0 < x < d$のとき　$E_x = E_A + E_B = \dfrac{2Q}{\varepsilon_0 S}$

(iii) $d < x \leq 2d$のとき　$E_x = E_A - E_B = -\dfrac{Q}{\varepsilon_0 S}$

問2　PA間の静電容量C_{PA}は $C_{PA} = \dfrac{\varepsilon_0 S}{a}$ とかけるから，Pに蓄えられる電気量qは
$$q = C_{PA}V = \frac{\varepsilon_0 SV}{a} \quad \cdots （答）$$

問3　蓄えられた静電エネルギーUは，qとVを用いて
$$U = \frac{1}{2}qV \quad \cdots （答）$$
抵抗で発生したジュール熱Jと蓄えられた静電エネルギーUの和が，電気量qが蓄えられるまでに電池がした仕事$W=qV$に等しいから，
$$J = W - U = \frac{1}{2}qV \quad \cdots （答）$$

問4　金属板PのB側表面の電気量が$-Q_B$となるから，PのA側表面の電気量は$q-(-Q_B)$となる。よって極板Aに蓄えられる電気量Q_Aは
$$Q_A = -(q+Q_B) = -q-Q_B \quad \cdots （答）$$

問5　BP間の静電容量をC_{BP}，電位差をV_{BP}とおくと
$$V_{BP} + V_P = 2V, \quad Q_B = C_{BP}V_{BP}$$
また，PA間において
$$q + Q_B = C_{PA}V_P$$
以上より，Q_BとV_{BP}を消去し，また，$C_{BP} = \dfrac{\varepsilon_0 S}{d-a}$を用い整理すると
$$V_P = \frac{d+a}{d}V \quad \cdots （答）$$

問6　Aの電荷がつくる電場はAB間では負の向きで強さE_Aは
$$E_A = \frac{q+Q_B}{2\varepsilon_0 S} = \frac{C_{PA}V_P}{2\varepsilon_0 S} = \frac{(d+a)V}{2ad}$$
また，Bの電荷がつくる電場はAB間で負の向きで強さE_Bは
$$E_B = \frac{Q_B}{2\varepsilon_0 S} = \frac{C_{BP}(2V-V_P)}{2\varepsilon_0 S} = \frac{V}{2d}$$
よって，AとBの電荷による合成電場から電荷qをもつ金属板Pが受ける力Fは，向きも含めて
$$F = -q(E_A + E_B) = -\frac{\varepsilon_0 SV}{a}\left\{\frac{(d+a)V}{2ad} + \frac{V}{2d}\right\}$$
$$= -\frac{\varepsilon_0 S(2a+d)V^2}{2a^2d} \quad \cdots （答）$$

化 学

解答　29年度

I 第1問
〔解答〕
1 ①　2 ④　3 ⑥　4 ①　5 ④　6 ③　7 ②

〔出題者が求めたポイント〕
固体の構造，遷移金属元素の性質（クロムとその化合物）

〔解答のプロセス〕
問1　結晶格子の1辺の長さを a cm とおくと，密度が 7.2 g/cm³ であることより，

$$\underbrace{7.2 \times a^3}_{単位格子の質量} = \underbrace{\frac{52}{6.0 \times 10^{23}}}_{Cr原子1個の質量} \times 2$$

$$a^3 = \frac{52 \times 2}{6.0 \times 7.2} \times 10^{-23}$$

$$\therefore a = \sqrt[3]{\frac{52 \times 2}{6.0 \times 7.2} \times 10 \times 10^{-24}}$$

$$\fallingdotseq \sqrt[3]{24} \times 10^{-8}(cm)$$

また，Cr の原子半径を r cm とおくと，体心立方格子であることから，$4r = \sqrt{3}a$ が成立。よって，

$$r = \frac{\sqrt{3}}{4}a = \frac{\sqrt{3}}{4} \times \sqrt[3]{24} \times 10^{-8}(cm)$$

問2　①，②，③：正
$$\underbrace{2CrO_4^{2-}}_{黄色} + H^+ \underbrace{\rightleftarrows}_{酸性} \underbrace{Cr_2O_7^{2-}}_{赤橙色} + OH^-_{塩基性}$$

④：誤　$\underset{+6}{CrO_4^{2-}}$　$\underset{+6}{Cr_2O_7^{2-}}$

　　　　　酸化数はいずれも +6。

⑤：正　Ag_2CrO_4（暗赤色沈殿）
⑥：正　$PbCrO_4$（黄色沈殿）

問3
$$Cr_2O_7^{2-} + 14H^+ + 6e^- \rightarrow 2Cr^{3+} + 7H_2O \quad \cdots\cdots ①$$
$$2I^- \rightarrow I_2 + 2e^- \quad \cdots\cdots ②$$

① + ② × 3 より，イオン反応式をつくり，両辺に，$8K^+$，$7SO_4^{2-}$ を加えて，化学反応式とする。

問4　(a)(b)
複塩結晶を加熱して減少した質量は，失われた水和水の質量に等しい。また，塩化バリウムを加えて生じた沈殿は，硫酸バリウムの質量に等しい。よって，物質量の比を考えて，

$$H_2O : BaSO_4 = \frac{21.6}{18} : \frac{46.6}{2.33}$$

$$= 6 : 1$$

$BaSO_4$ の物質量は，結晶水に含まれる SO_4^{2-} の物質量に等しいため，

$$H_2O : SO_4^{2-} = 6 : 1 (= 12 : 2)$$

該当する選択肢は④$(KCr(SO_4)_2 \cdot 12H_2O)$ のみとなる。

なお，1価 (X^+) と 3価 (Y^{3+}) の金属の硫酸塩からなる複塩をミョウバンといい，一般に $XY(SO_4)_2 \cdot 12H_2O$ の組成式で表される。

今回の結晶は，$Cr_2(SO_4)_3$ と K_2SO_4 が物質量比 1 : 1 でできたミョウバンである。

$KCr(SO_4)_2$（式量 283）と失われた水和水との物質量比を確認すると，

$$KCr(SO_4)_2 : H_2O = \frac{49.9 - 21.6}{283} : \frac{21.6}{18}$$
$$= 1 : 12$$

問5　(a)　Cr^{3+} に配位子として配位結合する Cl^- は水中で電離せず，AgCl の沈殿を生じない。一方，錯イオン自体とイオン結合する Cl^- は電離するため，AgCl の沈殿を生じる。

錯塩 $CrCl_3 \cdot 6H_2O$（式量 265）$\frac{5.30}{265} = 0.02$ (mol) から

生じた AgCl（式量 143）が $\frac{2.86}{143} = 0.02$ (mol) であることより，$CrCl_3 \cdot 6H_2O$ 1 mol あたり，錯イオンとイオン結合している Cl^- は 1 mol であるとわかる。

よって，この塩化クロムの水中での組成式は
$$[Cr(H_2O)_4Cl_2]Cl \longrightarrow [Cr(H_2O)_4Cl_2]^+ + Cl^-$$

(b)　2個以上の配位子からなる錯イオンの場合，配位子どうしの立体配置の違いから立体異性体が存在する場合がある。Cr^{3+} は正八面体 6 配位の錯イオンなので，次の2種類の異性体が存在する。

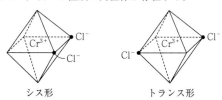

シス形　　　　　　トランス形

（Cl^- を表記していない頂点には H_2O が配位結合している。）

両者を幾何異性体といい，色，性質などがやや異なる。

I 第2問
〔解答〕
1 ④　2 ②　3 ①

〔出題者が求めたポイント〕
電離平衡（硫化水素の2段階電離），気体の溶解度

〔解答のプロセス〕
問1　$K_1 \gg K_2$ なので，第1段階の電離のみを考える。水溶液中の H_2S の濃度を C mol/L とすると，

	H_2S	$\rightleftarrows$	H^+	$+$	HS^-	
電離前	C		0		0	(mol/L)
電離	$-C\alpha$		$+C\alpha$		$+C\alpha$	
電離後	$C(1-\alpha)$		$C\alpha$		$C\alpha$	α：電離度

K_1 が小さいので，$1 - \alpha \fallingdotseq 1$ と近似できる。

$[H_2S] = C(1-\alpha) \fallingdotseq C$ (mol/L)

$[H^+] = [HS^-] = C\alpha \, (mol/L)$ より，

$$K_1 = \frac{[H^+][HS^-]}{[H_2S]} = \frac{[HS^-]^2}{C}$$

$$\therefore \quad [HS^-] = \sqrt{C \cdot K_1}$$

また，1013 hPa における硫化水素の飽和水溶液の濃度 $C \, mol/L$ は，

$$C = \frac{1.0 \times 10^{-1} \, (mol)}{1 \, (L)} = 1.0 \times 10^{-1} \, (mol/L)$$

よって，$[H_2S] = \sqrt{1.0 \times 10^{-1} \times 1.0 \times 10^{-7}}$

$$= 1.0 \times 10^{-4} \, (mol/L)$$

問2　9117 hPa における硫化水素の飽和水溶度の濃度を $C' \, mol/L$ とする。問1同様，第1段階の電離を考え，さらに第2段階の電離を考えると，

	HS^-	$\rightleftarrows$	H^+	$+$	S^{2-}
電離前	$C'\alpha$		$C'\alpha$		0
電離	$-C'\alpha\beta$		$+C'\alpha\beta$		$+C'\alpha\beta$
電離後	$C'\alpha(1-\beta)$		$C'\alpha(1+\beta)$		$C'\alpha\beta$

β：電離度

K_2 が小さいので，$1-\beta \fallingdotseq 1$，$1+\beta \fallingdotseq 1$ と近似できる。よって，$[HS^-] = [H^+]$ が成立するので，

$$K_2 = \frac{[H^+][S^{2-}]}{[HS^-]} \quad \text{より，}$$

$$[S^{2-}] = K_2 = 1.3 \times 10^{-13} \, (mol/L)$$

補足　ヘンリーの法則より，

$$C' = 1.0 \times 10^{-1} \times \frac{9117 \, hPa}{1013 \, hPa} = 9.0 \times 10^{-1} \, (mol/L)$$

問1より

$[H_2S] \fallingdotseq C' \, (mol/L)$，

$[H^+] = \sqrt{C'K_1} \, (mol/L)$ なので

$K_1 \times K_2 = \dfrac{[H^+]^2[S^{2-}]}{[H_2S]}$ に代入して，

$$K_1 \times K_2 = \frac{(\sqrt{C'K_1})^2[S^{2-}]}{C'} \quad \therefore \quad [S^{2-}] = K_2$$

としてもよい。

問3　1013 hPa における硫化水素の飽和水溶液の濃度は $[H_2S] = 1.0 \times 10^{-1} \, (mol/L)$，

$[H^+] = 1.0 \times 10^{-2} \, (mol/L)$ なので

$K_1 \times K_2 = \dfrac{[H^+]^2[S^{2-}]}{[H_2S]}$ に代入して，

$$[S^{2-}] = \frac{1.0 \times 10^{-7} \times 1.3 \times 10^{-13} \times 1.0 \times 10^{-1}}{(1.0 \times 10^{-2})^2}$$

$$= 1.3 \times 10^{-17} \, (mol/L)$$

Ⅰ 第3問

〔解答〕

①① ②① ③② ④① ⑤① ⑥⑤ ⑦⑥ ⑧③

〔出題者が求めたポイント〕

芳香族化合物（アセチルサリチル酸の生成と純度）

〔解答のプロセス〕

問1

サリチル酸（化合物B）

$$2CH_3COOH \xrightarrow[\text{脱水}]{P_4O_{10}} (CH_3CO)_2O + H_2O$$

無水酢酸（化合物C）

アセチルサリチル酸
（固体として析出）

(a)　固体として析出する化合物 A はアセチルサリチル酸である。

(b)　化合物 D は酢酸である。

①　誤：カルボン酸は希塩酸より弱く，二酸化炭素の水溶液より強い酸性である。

②　正：塩酸の方が電離度は大きい。

③　正：アセチレンに酢酸を付加させた酢酸ビニルは，熱可塑性樹脂のポリ酢酸ビニルの原料である。

④　正：酢酸エチルのエステルが生成。

⑤　正：$CH_3COOH + NaHCO_3$
$\longrightarrow CH_3COONa + H_2O + CO_2 \uparrow$

⑥　正：エチレンを $PdCl_2$，$CuCl_2$ を触媒として空気酸化するとアセトアルデヒドが得られ，さらに酸化し酢酸となる。

(c)　未反応のサリチル酸の一部が不純物として含まれる。

問2　(a)　サリチル酸は，フェノール性ヒドロキシ基を有するため，$FeCl_3 \, aq$ により赤紫に呈色する。

(b)　発色剤（$FeCl_3 \, aq$）により呈色するサリチル酸（分子量 138）69.0 mg が 500 mL に含まれるので，

$$(\text{標準溶液の濃度}) = \frac{69.0 \times 10^{-3}}{138} \div \frac{500}{1000}$$

$$= 1.0 \times 10^{-3} \, (mol/L)$$

よって，フラスコ番号3の溶液の濃度は，

$$\frac{1.0 \times 10^{-3} \times \dfrac{4.0}{1000}}{\dfrac{100}{1000}} = 4.0 \times 10^{-5} \, (mol/L)$$

$$(\text{求める傾き}) = \frac{(\text{吸光度の変化})}{(\text{濃度の変化})}$$

$$= \frac{0.073 - 0.007}{4.0 \times 10^{-5} - 0}$$

$$= 1.65 \times 10^3$$

(c)　求める濃度を $x \, mol/L$ とすると，(b)と同様に考えて

$$\frac{0.172-0.007}{x-0}=1.65\times10^3$$
$$\therefore\quad x=1.00\times10^{-4}(\mathrm{mol/L})$$

(d) (c)の結果より,操作(v)で使用した結晶 50.0 mg に含まれるサリチル酸は,
$$1.00\times10^{-4}\times\frac{100}{1000}\times138\times10^3=1.38(\mathrm{mg})$$
よって,化合物 A の純度は,
$$\frac{50.0-1.38}{50.0}\times100=97.24(\%)$$

(e) 化合物 B(分子量 138) 1 mol から理論的には 1 mol の化合物 A(分子量 180)の回収が見込まれる。(d)の結果とあわせて,
$$\frac{(この実験の結晶中の化合物 Aの量)}{(理論的に見込まれる化合物 Aの量)}\times100$$
$$=\frac{0.330\times0.9724(\mathrm{g})}{\frac{0.320}{138}\times1\times180(\mathrm{g})}\times100$$
$$=76.8\fallingdotseq77(\%)$$

Ⅰ 第4問
〔解答〕
①③ ②⑥ ③⑤ ④② ⑤⑤ ⑥④ ⑦④
⑧② ⑨④ ⑩① ⑪③

〔出題者が求めたポイント〕
天然高分子化合物(アミノ酸の性質,アミノ酸の配列順序)

〔解答のプロセス〕
問3 (炭素)=6.60−(1.28+0.44+0.56)
 =4.32(g)
$$\mathrm{C:H:N:O}=\frac{4.32}{12}:\frac{0.44}{1}:\frac{0.56}{14}:\frac{1.28}{16}$$
 $=9:11:1:2$
該当する選択肢は④のみ。
なお,これはフェニルアラニンの分子式である。

問4。S−S結合(ジスルフィド結合)は,システインの−SH基(チオール基)どうしでできる結合なので,ペプチドⅡとⅢにはそれぞれシステイン(Cys)が含まれる。
○ペプチドⅡが塩基性アミノ酸のカルボキシ基側のペプチド結合で2つのペプチドに加水分解されたことから,リシン(Lys)を少なくとも1つは含むことがわかる。(この段階では,ペプチドⅡ,ⅢのC末端がLysの可能性もある。)
○ビウレット反応の結果から,ペプチドⅢ,Ⅴはジペプチドであることがわかり,これよりペプチドⅣはトリペプチドとわかる。(ペプチドⅠは7つのα-アミノ酸からなるので。)
○ペプチドⅢ,Ⅳ,Ⅴいずれもキサントプロテイン反応がおこったことより,すべてX(フェニルアラニン(Phe))を含むことがわかる。
上記の条件で決まるアミノ酸の配列順序は次のようになる。

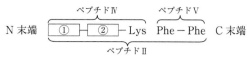

①,② いずれかにPhe,もう一方にCys
③,④ いずれかにPhe,もう一方にCysが含まれる。
ペプチドⅣを完全に加水分解すると,Phe,Cys,Lysが各1分子ずつ得られる。pH3.0においてはいずれも陽イオンで存在するため,陰極へ移動する。また,塩基性アミノ酸であるLysが最も陽イオンの比率が高くなる。

問5 $[\mathrm{H}^+]=\sqrt{K_1\cdot K_2}$
 $=\sqrt{1.5\times10^{-2}\times8.0\times10^{-10}}$
 $=2\sqrt{3}\times10^{-6}(\mathrm{mol/L})$
pH $=6-\log_{10}2-\frac{1}{2}\log_{10}3$
 $=5.46$
 $\fallingdotseq5.5$

問6 問4の解説参照。
問7 (a) 問4の解説参照。
 (b) 問4の解説にあるように,①②へのアミノ酸の入り方,③④へのアミノ酸の入り方,それぞれ2通りずつあるので,
 2×2=4(種類)
各配列のCysの−SH基部分がS−S結合をつくる。
※ ただし,Lysの側鎖の−NH₂基もペプチド結合すると考える場合,
 4×2=8(種類)となる。

Ⅱ
〔解答〕
問1 ⑦ アンモニアソーダ法(またはソルベー法)
 A NaCl
 B NH₃
 C NaHCO₃
問2 (a) 4.00×10^{-3} mol
 (b) 2.00×10^{-3} mol
 (c) 60.0 mL
問3 80.0 mL
問4 2種類の指示薬が変色する間の滴下量は多くなる。滴下した塩化水素の物質量は,二酸化炭素のそれと等しいと算出されるので,実際の物質量と比べて大きくなる。(74字)

〔出題者が求めたポイント〕
酸・塩基の滴定(Na₂CO₃の二段滴定)

〔解答のプロセス〕
問2 (a) NaOHとNa₂CO₃を塩酸で滴定すると,
 NaOH + HCl → NaCl + H₂O ……①
 Na₂CO₃ + HCl → NaHCO₃ + NaCl ……②
 NaHCO₃ + HCl → NaCl + H₂O + CO₂ ……③
と反応がおこる。

はじめ，Ⅰ液，Ⅱ液とも，

$$5.00 \times 10^{-2}(\text{mol/L}) \times \frac{200}{1000}(\text{L}) = 1.00 \times 10^{-2}(\text{mol})$$

の NaOH を含んでおり，そこに CO_2 を x mol 吸収させたとおく。このとき，CO_2 の物質量によって，次の2つの場合が考えられる。

(ⅰ) NaOH が過剰（$1.00 \times 10^{-2} \geqq 2x$）のとき

$$2NaOH + CO_2 \longrightarrow Na_2CO_3 + H_2O \quad \cdots\cdots④$$

1.00×10^{-2}	x	0	(mol)
$-2x$	$-x$	$+x$	
$1.00 \times 10^{-2}-2x$	0	x	

①の反応がおこる　②の反応がおこる

フェノールフタレインの変色点までにおこる反応は，反応①，②なので，

$$(\text{滴下した HCl}) = \underbrace{1.00 \times 10^{-2} - 2x}_{①} + \underbrace{x}_{②}$$
$$= 1.00 \times 10^{-2} - x(\text{mol})$$

(ⅱ) CO_2 が過剰（$1.00 \times 10^{-2} \leqq 2x$）のとき

$$2NaOH + CO_2 \longrightarrow Na_2CO_3 + H_2O \quad \cdots\cdots④$$

1.00×10^{-2}	x	0	(mol)
-1.00×10^{-2}	-0.50×10^{-2}	$+0.50 \times 10^{-2}$	
0	$x - 0.50 \times 10^{-2}$	0.50×10^{-2}	

このあと，問題文にあるように，残った CO_2 が Na_2CO_3 と反応して，$NaHCO_3$ を生じる。

$$Na_2CO_3 + CO_2 + H_2O \rightleftarrows 2NaHCO_3 \quad \cdots\cdots⑤$$

0.50×10^{-2}	$x - 0.50 \times 10^{-2}$	0	
$-(x - 0.50 \times 10^{-2})$	$-(x - 0.50 \times 10^{-2})$	$+2(x - 0.50 \times 10^{-2})$	
$1.00 \times 10^{-2}-x$	0	$2(x - 0.50 \times 10^{-2})$	

②の反応がおこる　③の反応がおこる

フェノールフタレインの変色点までにおこる反応は，反応②なので，

$$(\text{滴下した HCl}) = 1.00 \times 10^{-2} - x(\text{mol})$$

以上，(ⅰ)(ⅱ)いずれの場合でも，滴下した HCl は，
$\underline{1.00 \times 10^{-2} - x(\text{mol})}$ と表せる。

ここで，Ⅰ液$\cdots x = 2X(\text{mol})$
　　　　Ⅱ液$\cdots x = X(\text{mol})$

であることより，

$$\text{Ⅰ液}\cdots 1.00 \times 10^{-2} - 2X = 1.00 \times 10^{-1} \times \frac{A}{1000}$$

$$\text{Ⅱ液}\cdots 1.00 \times 10^{-2} - X = 1.00 \times 10^{-1} \times \frac{3A}{1000}$$

よって，$X = 4.00 \times 10^{-3}(\text{mol})$
　　　　$A = 20.0(\text{mL})$

この結果より，Ⅰ液は(ⅱ)，つまり Na_2CO_3 と $NaHCO_3$ の混合溶液，Ⅱ液は(ⅰ)，つまり NaOH と Na_2CO_3 の混合溶液であることがわかる。

(b) (a)の解説⑤式の量的関係より，

$$5.00 \times 10^{-2} \times 0.2 - 2 \times \underbrace{4.00 \times 10^{-3}}_{X}$$
$$= 2.00 \times 10^{-3}(\text{mol})$$

なお，このとき $NaHCO_3$ は，

$$2(2 \times \underbrace{4.00 \times 10^{-3}}_{X} - 0.50 \times 10^{-2}) = 6.00 \times 10^{-3}(\text{mol})$$

生成している。

(c) フェノールフタレインの変色点を中和点と考えて，

$$3A = 3 \times 20.0 = 60.0(\text{mL})$$

問3　問2(b)の解説より，中和点までに滴下する HCl の物質量は，フェノールフタレインの変色点までで生成している Na_2CO_3 由来の $NaHCO_3$ $2.00 \times 10^{-3}(\text{mol})$ と，⑤の反応で生成した $NaHCO_3$ $6.00 \times 10^{-3}(\text{mol})$ との合計の物質量に等しい。必要な塩酸を v mL とおくと，

$$2.00 \times 10^{-3} + 6.00 \times 10^{-3} = 1.00 \times 10^{-1} \times \frac{v}{1000}$$

$$v = 80.0(\text{mL})$$

生　物

解答
29年度

I

〔解答〕

第1問

問1　1-④　2-③　3-①　4-⑤　5-②

問2　6-③　7-①　8-③　9-③　10-⑥　11-②
　　12-①　13-④　14-⑤

問3　(1)　15-⑥　(2)　16-④　(3)　17-③

第2問

問1　1-⑤　2-③　3-②　4-⑨　5-①　6-⑧
　　7-⑥　8-④

問2　9-②

問3　10-①

問4　11-③

問5　12-①

問6　13-④

問7　14-②

問8　15-⑤

問9　16-①

問10　(1)　17-④　(2)　18-②　(3)　19-⑤

第3問

問1　1-②

問2　(1)　2-①　(2)　3-③

問3　(1)　4-②　(2)　5-③　(3)　6-②
　　(4)　7-④　(5)　8-③

〔出題者が求めたポイント〕

第1問　出題分野：〔細胞の構造・ドメイン説〕

問1　全ての細胞に見られる構造体aがリボソームであり，植物細胞は選択肢の全ての構造体が観察できるので，アが植物細胞であることがわかる。

　　　最も観察された構造体が少ないウの細胞かエの細胞が原核細胞である。ここで仮にエの細胞が原核細胞であれば，構造体bは細胞壁だということになるが，構造体bはウを除く全ての細胞で観察されているため，細胞壁であるとは考え難い。したがって，ウが原核細胞であり，構造体dが細胞壁である。

　　　dが細胞壁だということが分かったので，カが菌類の細胞ということになり，構造体eが葉緑体であることが分かる。

　　　イの細胞は，葉緑体は見られるが，細胞壁が見られないので，原生生物の細胞である。

　　　最後に，bとcはミトコンドリアか核膜ということになる。ここでヒントになるのが，問2の選択肢にある，分裂期中期のマウスの細胞である。分裂期中期の細胞は核膜が消失しているため，観察される構造体は，リボソームとミトコンドリアである。したがって，bがミトコンドリア，cが核膜であり，エが分裂期中期の動物細胞，オが動物細胞だと考えるのが妥当である。

問2　A根粒菌・Cネンジュモ・Dメタン生成菌は原核生物である。BのクラミドモナスとFのミドリムシ

は，原生生物の単細胞藻類であるが，クラミドモナスは細胞壁を持ち，ミドリムシは細胞壁を持たない。Eの酵母菌は子のう菌類であり，Gの細胞は植物細胞である。HとIは共に動物細胞であるが，Hは分裂期の中期であるため，核膜が消失している細胞となる。

問3　(1)　クラミドモナス・酵母菌は真核生物ドメイン。メタン生成菌は古細菌ドメインである。

(2)　イントロンの有無や翻訳開始のtRNA，プロモーターの特徴などから，古細菌ドメインの方が真核生物ドメインに近縁であることが明らかになった。

(3)　ヘッケルは三界説，シュバルツ・ホイタッカー・マーグリスは五界説を提唱した。

第2問　出題分野：〔腎臓の構造と機能〕

問1　腎臓の構造の基本的な問題である。

問2　aの液体は血液であり，bの液体は原尿である。血液中の血球とタンパク質以外は，ボーマンのうへろ過され，原尿となる。したがって，原尿にはタンパク質が含まれない。

問3　bは原尿であり，eは尿である。原尿中のグルコースは腎細管に100％再吸収される。

問4　腎臓におけるNa^+の再吸収は，腎細管細胞の毛細血管側で，Na^+/K^+ATPアーゼの能動輸送により低下した細胞内のNa^+の濃度勾配によって，腎細管細胞の腎細管腔側の輸送体を介して，行われる。

　　　チャネルとは細胞膜中に細胞膜を貫通して物質の通路を形づくるタンパク質であり，チャネルを介して行われる輸送は受動輸送である。

問5　ナトリウムイオンの再吸収を促すホルモンは鉱質コルチコイドである。

問6　鉱質コルチコイドは副腎皮質で合成されるホルモンである。

問7　水分子を特異的に通過させるチャネルであるアクアポリンによって，細胞膜を通過し，再吸収が起こる。

問9　バソプレシンは視床下部の視索上核で合成される。

問10　aは血液，bは原尿，eは尿である。

(1)　問題文にあるように，原尿から尿になる間に99.2％の水が再吸収される。その際イヌリンは再吸収されない。したがって，イヌリンの質量％は，$0.01 \div 0.008 = 1.25$となる。

(2)　尿量は1mL/分である。また，この尿量を得るために必要な原尿量は，$1 \div 0.008 = 125$mL/分である。つまり，原尿から124mLの再吸収が行われたことになる。したがって，再吸収後の1249mLから再吸収量である124mLを引いた量が，再吸収前であるcにおける流量である。よって，$1249 - 124 = 1125$mL/分となる。

(3)　125mLの原尿から98.2％の再吸収を受けて作

られる尿量は $125 \times 0.018 = 2.25$ mL/分となる。したがって，2.25倍となる。

第3問　出題分野：[細胞間結合]

問1　真皮は結合組織である。

問2　(1)(2)　ギャップ結合はコネクソンと呼ばれる中空のタンパク質によって，隣接する細胞同士を結合している。このコネクソンを介して，無機イオンやアミノ酸などの低分子の物質をやり取りし，隣接する細胞同士が同調して動くことに寄与している。

問3　(1)(2)(5)　デスモソームは，細胞質側で中間径フィラメントと結合し，隣接する細胞とはカドヘリンを介して結合することで，細胞の形態保持及び細胞同士の固定結合に関わっている。

(3)(4)　カドヘリンは細胞接着タンパク質の一種であり，組織特異的な多くの種類があり，同じ種類同士でのみ接着することができる。接着には Ca^{2+} が必要である。

Ⅱ

〔解答〕

問1　(1) ア-形質転換体　イ-耐性の有無　ウ-選別
　　(2) エ-カルス　オ-G_0　カ-脱
　　　　キ-オーキシン　ク-サイトカイニン
　　(3) ケ-光発芽
　　(4) コ-細胞分画法
　　(5) サ-PhyB　シ-PhyB-GFP　ス-小さい
　　　　セ-下
　　(6) ソ-結合

問2　遠赤色光を吸収した PhyB は Pr 型となり細胞質基質に存在するが，赤色光を吸収した PhyB は Pfr 型となり核内に存在する。[51字]

問3　PhyB は特定の波長の光の吸収により四次構造が変化し，細胞内の存在する場所も変化する。[40字]

問4　a-アブシシン酸　b-胚　c-ジベレリン
　　d-胚乳　e-糊粉層　f-アミラーゼ　g-デンプン
　　h-糖

〔出題者が求めたポイント〕

出題分野：[遺伝子組み換え・植物の発芽調節]

問1　(1)　アグロバクテリウムに導入したプラスミドには，抗生物質カナマイシンに対する耐性遺伝子も含まれることから，このプラスミドを持った形質転換体のアグロバクテリウムはカナマイシンへの耐性を持つことになる。したがって，カナマイシンを含む培地を用いることで，形質転換体のみ培養することができる。

(2)　分化した植物の細胞は，G_0 期（静止期）となり，細胞周期から外れた状態となる。この分化した細胞を，オーキシンとサイトカイニンが適切な比率で含まれた培地で培養することで，未分化の状態にすることが出来る。このように分化した細胞を未分化の細胞に戻すことを脱分化といい，得られた未分化の細胞塊をカルスという。

(3)　フィトクロムは細胞質基質に存在し，赤色光を吸収すると Pr 型から Pfr 型へと変化する。また Pfr 型のフィトクロムに遠赤色光を照射すると，Pr 型へと変化する。光発芽種子では，Pfr 型のフィトクロムがジベレリンの合成を活性化し，アブシシン酸の発芽抑制作用を打ち消すことで，発芽を促す。

(5)　形質転換体のみに見られるバンドは，PhyB-GFP のバンドである。PhyB-GFP は PhyB タンパク質よりも GFP 分，分子量が大きくなる。そのため，PhyB タンパク質に比べて，電気泳動による移動距離は小さくなる。したがって，電気泳動の方向は上から下の方向に行われたことがわかる。

(6)　タンパク質の四次構造とは，三次構造をとったポリペプチド同士が結合をして，複数のポリペプチドから構成された立体構造のことをいう。四次構造をとるタンパク質において，個々のポリペプチドはサブユニットと呼ばれ，サブユニット同士は疎水結合や水素結合等で結合している。

問2　遠赤色光照射後の PhyB-GFP は Pr 型であり，細胞質基質でのみ観察されている。一方赤色光照射後の PhyB-GFP は Pfr 型であり，核内で多く観察されている。

問3　問1(6)から PhyB-GFP と PhyB のポリペプチド同士が結合し，四次構造をとっていることがわかる。このことより，野生型の PhyB においては PhyB のポリペプチド同士が結合し，四次構造をとっていると考えられる。

また，実験3-2より，赤色光の照射によって，PhyB は核膜を通過する事ができるようになり，遠赤色光の照射では，核膜を通過できず，赤色光照射後と遠赤色光照射後では細胞内の位置に違いが生じていると推測できる。

つまり，相対的に短波である赤色光を吸収することで，PhyB は核膜を通過できるように四次構造が変化するが，相対的に長波である遠赤色光の照射では核膜を通過できるような四次構造の変化は起こらないと推測できる。

問4　イネやコムギの種子では，条件が整うと，胚でジベレリンが合成される。ジベレリンは糊粉層の細胞に作用し，アミラーゼの合成を促す。合成されたアミラーゼは胚乳中のデンプンを糖に分解し，生じた糖は胚に吸収さる。糖を吸収した胚では代謝が活発になるとともに，浸透圧が上昇し，吸水が促進され，成長が促進される。

順天堂大学（医）29 年度 （101）

29 M 英 語

受験番号 氏名

解 答 用 紙

得点

V 自由英作文問題

In your 18 or more years on this earth, you have learned from many people, both formally at school and informally elsewhere. Based on your experiences and observations, think about your best teacher(s). Please describe in detail a few characteristics that made them great and give specific examples and reasons to support your idea. The writing will be evaluated from the viewpoint of both quantity and quality. The evaluation will also consider whether what you write responds to the question.

この解答用紙は 153％に拡大すると、ほぼ実物大になります。

順天堂大学（医）29 年度 （102）

29 M | 数　学

受験番号　　　氏名

解　答　用　紙

得点

Ⅲ

(1)

(2)

(3)

この解答用紙は 153％に拡大すると、ほぼ実物大になります。

順天堂大学（医）29年度 （103）

29 M | 物 理 |　　受験番号 □　氏名 □

解 答 用 紙

得
点

Ⅱ

問 1

※縦軸の1目盛りは $\dfrac{Q}{\varepsilon_0 S}$，横軸の1目盛りは d であることに注意して，概形を描け

問 2

答　$q =$

問 3

答　静電エネルギー $=$　　　　　ジュール熱 $=$

問 4

答　極板 A に蓄えられた電気量 $=$

問 5

答　$V_P =$

問 6

答　$F =$

この解答用紙は153％に拡大すると、ほぼ実物大になります。

順天堂大学（医）29 年度 （104）

29 M　　化　学　　受験番号　　　　氏名

解 答 用 紙

得点

Ⅱ

問 1

(イ)	
A	
B	
C	

問 2 (a)

$X =$ ☐ mol

(b) ☐ mol

(c) ☐ mL

問 3 ☐ mL

問 4

この解答用紙は 153% に拡大すると、ほぼ実物大になります。

順天堂大学（医）29年度 （105）

29 M　　生　物　　受験番号　　　氏名

解 答 用 紙

得点

Ⅱ

問1

ア	イ	ウ	エ	オ
カ	キ	ク	ケ	コ
サ	シ	ス	セ	ソ

問2

問3

問4

a	b	c	d
e	f	g	h

この解答用紙は153%に拡大すると、ほぼ実物大になります。

平成28年度

問　題　と　解　答

英 語

問題

28年度

Ⅰ 次の英文を読み，下記の設問に答えなさい。

There are 12,000 people in the UK over 100, a number set to rise as medicine advances. What is the reality of (1)? Hetty Bower, 106, and Peggy Megarry, 100, live in the same residential care home. They talk to Susanna Rustin.

Susanna Rustin: Did you ever imagine living so long?

Hetty Bower: Good gracious, no! I come from a very large family — I had seven sisters so we were eight girls, and two brothers. All of them but me have gone. I wasn't the youngest, so why it is I don't know. My mother was a seventh child and I am my mother's seventh child, so I'm the seventh child of a seventh child. But I don't feel lucky, no I don't, although I was fortunate in having parents who loved each other.

SR: What is life like here?

Peggy Megarry: Well, in the morning you hope someone will arrive to put your stockings on, and your bedroom slippers, and they take you to the loo[注1] and after that you wash, they help you, and after that you have breakfast, which is brought to me in my room I'm glad to say. I don't enjoy group meals, there's a lot of chatter. I try to get out every afternoon because one tends to put on weight here with the diet.
_(a)

SR: Do you enjoy your food?

HB: I wouldn't say I enjoy it. I eat because it's necessary. You get hungry if you don't eat and that's not pleasant. But I can't say I long for my meals — no, not now.

PM: I don't enjoy the stodgy[注2] puddings, I just eat salad a lot of the time. I enjoy Chinese food, but in China my mother would never let the cook make a Chinese meal. The first time we had a new cook, for lunch we were given roast chicken on a large plate with apple pie and custard! My mother had to explain they were two different courses.

SR: Do you think often about the past?

PM: Oh yes, at night in bed I think of chunks of the past, a long way back. It depends what my mind is centred on, but there are plenty of memories. I had an *amah* [nanny], you see, in China; she looked after me and we all loved our *amahs* more than our mothers. Friends who grew up in China all say that.

SR: You've got more experience of life than most people. What have been the best times?

PM: I enjoyed bits of boarding school, funnily enough. We had a good art teacher. She sent my paintings to London. I'd done a sheet of Chinese costumes and some arts society was kind enough to buy it. They sent me a guinea[注3] and said it would be in their permanent collection. Then I left that school because we were coming to England.

HB: I wouldn't say I have a best time, but the most important person in my life was Reg, my (2). I joined the Labour party, and in 1931 when I came back from holiday I was given a little batch of leaflets with the names of people who had applied. I was told to go and meet them, give them a warm welcome. And among them was a certain Reg Bower. My first reaction when I saw him was: what a pity he isn't a Jew, because he was very pleasant-looking and you couldn't help but respond to that smile! We were married 69 years.

SR: Did you celebrate turning 100?

PM: I got my telegram from the Queen and also a telegram from the minister for work and pensions, so that was a surprise. Ha ha! We had a party, but after the invitations went out the council demanded we replace the kitchen, so from then on it was chaos. But they let us have the party in the dining room.

HB: It was here. It was great fun and several people have said, "If ever you forget how old you are, just ask me, because I arrived on the date of your 100th birthday."

SR: Is it hard work staying cheerful?

HB: Oh crumbs^{注4}, it never occurs to me to think if it's hard work. I just think it wouldn't be very pleasant to go around with a [pulls a sour face]. One likes to be pleasant for other people to look at, so I do tend to sometimes look like a Cheshire cat^{注5}. But once you make real friends, people you can discuss things with — books, music — you're (b) knitting a life, and I've done that with many people who are now no longer alive, and you miss your friends once they go. I have very few people now who were here when I came, or who came soon after me. On the other hand, there are a few people who came because I'm here, because it's nice for them to know someone.

PM: I can still read books. When I heard Barry Unsworth had died I looked in the bookshelves and found his book that won the Booker^{注6} [Sacred Hunger], so I'm well into that now. (c)

HB: That's what I envy! I can't read, my vision is so poor I can only read with a magnifying glass, and it's very (3). I listen to the radio, and when I go to stay with my daughters they read to me.

SR: What would you change, if you could?

PM: I wish I could go through the gates and walk. I feel like a prisoner. I can walk along a road but I don't know north London at all — that's the only snag. My last fall will be three years ago at Christmas, but it's the rule of the house that unless I'm with a helper I mustn't go out.

HB: Why did you come here, Peggy?

PM: My son thought I needed more help. I felt if I could manage my weekly trip to Lidl, where I got all the bargains, I could have stayed at home. But the last time I went there it was quite a job. I came here on 4 June 2007. Before that I lived in Southfields for 31 years.

HB: I don't feel stuck here — I'm very fortunate to have a place like this.

We have a lovely garden.   But I miss not being able to read a newspaper.   I was a Guardian reader and [my daughter] Margaret reads me the important things, but I can't expect her to read every word.   And yet I'm happy, because my mind is still functioning.

SR: (　4　)

HB: No, I do not.   I really hope I don't make another birthday.   There doesn't seem much purpose.   I know that Margaret and her sister Celia could live fuller lives if I wasn't here.

注 1 ：loo　トイレ

注 2 ：stodgy　胃にもたれる

注 3 ：guinea　（英国の昔の金貨）ギニー

注 4 ：crumbs　（驚きの間投詞）いやはや

注 5 ：Cheshire cat　（『不思議の国のアリス』に登場する）むやみにニヤニヤ笑う猫

注 6 ：the Booker　（英国で権威のある文学賞）ブッカー賞

出典：*The Guardian*.　(2012).　June 29, 2012.　Retrieved from

http://www.theguardian.com/commentisfree/2012/jun/29/conversation-life-after-age-100

問 1 英文の内容に合うように，(1)～(4)の空所を補うものとして最も適したもの
をそれぞれ選択肢 1 ～ 4 の中から選びなさい。

(1) 1. a 10th decade
    2. an 11th decade
    3. the 19th century
    4. the 20th century

(2) 1. father
    2. brother
    3. cousin
    4. husband

(3) 1. skillful
    2. unpredictable
    3. effortless
    4. laborious

(4) 1. Do you hope to live much longer?
    2. Do you like to work in this home?
    3. Do you hope to start another hobby?
    4. Do you feel lonely staying here?

問 2 英文の内容に合うように，(1)～(6)の質問に対する答えとして最も適したものをそれぞれ選択肢 1 ～ 4 の中から選びなさい。

(1) How many children did Hetty Bower's parents have?

1. eight boys and girls

2. ten boys and girls

3. five boys

4. seven girls

(2) What does the phrase to put on weight here with the diet refer to?
(a)

1. to get exercise and try to lose weight

2. to pay attention to every meal in order not to gain weight

3. to gain weight because the meals contain too many calories

4. to listen to a debate about diet and weight

(3) What does the phrase you're knitting a life refer to?
(b)

1. you are forming close connections with the people around you

2. you are making clothes with yarn for your whole life

3. you are choosing every step in your life carefully

4. you are planning important and unforgettable events in your life

(4) What does the phrase I am well into that refer to?
(c)

1. I have read much of the book but not all

2. I am collecting the author's books

3. I feel energetic when I read the book

4. I realize the book is a great source of knowledge

(5)　How is the general atmosphere of this interview?

　　1. cooperative

　　2. competitive

　　3. challenging

　　4. comical

(6)　What is the best title for this interview?

　　1. How to survive in a residential care home.

　　2. How difficult it is to find real friends.

　　3. What is life like after 100?

　　4. What do the elderly recall most?

Ⅱ 次の英文を読み，下記の設問に答えなさい。

① At first glance on a Tuesday morning, this looks like a normal classroom in any school in Britain. There's a whiteboard, a playground and bustling teachers.

② Look closely at the collage of pupil photos on the wall, however, and you
   (a)
see many of them have a tube coming out of their nose or are in a hospital bed. Great Ormond Street Hospital, in Central London, is world famous, but few realise it has its own flourishing school. Funded by the Department for Education, pupils here sit GCSEs[注1] and A levels, and it is rated Outstanding by Ofsted, the national schools' inspector. Every curriculum subject is covered, and there are school reports and homework. But because of its pupils' medical conditions, there are crucial differences.

1

③ So, yes, it has PE lessons and even a sports day, but the races are in pick-up-sticks and juggling; the trophies are awarded not for physical prowess but
   (b)
for "friendship and determination." Where in ordinary schools punctuality is demanded, here a sign declares: "Please join the lesson at any time — don't worry if you're late." Coming to class in pyjamas is welcome, and most pupils don't even have to get out of bed.

2

④ The pupils have a range of serious health conditions and, sadly, admits the headmistress Jayne Franklin: "We do lose children. They can die." Any child staying at the hospital for five or more days can join the roll, but half of its pupils are "long-stay" patients; those on dialysis as they wait for kidney transplants or children with cancer, major gastro-intestinal problems and mental health in-patients, all of whom may be in hospital for months, even years.

3

⑤ Ten-year-old Chloe is one long-term patient. She often isn't well enough to come down to the classroom and so is taught one-to-one in her bed on the cardio-respiratory unit by her teacher Bianca. Chloe has cystic fibrosis[注2] and for the past year has been staying at the hospital for three out of every eight weeks to have her medication intravenously. Chloe is pale and looks fragile. The pain of her condition, the monotony of spending so much time in hospital is hard. "It's really boring," she admits. "You want to go home."

4

⑥ Bianca covers all subjects, liaising with Chloe's school to make sure she is teaching what she would otherwise be missing. Today the subject happens to be biology. Bianca sets up a MacBook on Chloe's bed to show her a video about the heart that her classmates are watching in her hometown of Borehamwood, Hertfordshire. Sitting cross-legged in her bed, stuffed animals at her feet and syringes and medical apparatus behind her, for the one-hour lesson Chloe is completely absorbed. She listens to her heartbeat with a stethoscope, then walks around the ward to understand how heart rate changes with exercise.

5

⑦ Given how unwell the patients are, does a child ever suddenly have a medical emergency in class? Rarely, Franklin says: "The wards are good at identifying who's well enough to come to school. Usually in a ward lesson a doctor will come and do their checks and get involved with the discussion on the Ancient Greeks or photosynthesis." They have even devised innovative methods of reducing infection. "If a child's in isolation and we're not allowed in to see them, they can Skype into lessons with an iPad."

⑧ School gives families a healing element of ordinary life in what can be an institutional world of sickness. A 13-year-old in-patient who has had kidney disease and is nearing the end of her third stint in hospital tells me: "I come to the classroom and talk to other people, which is nice rather than sitting in bed all day doing nothing and feeling too warm and sticky. And my mum can go and do the shopping she needs to. At the moment, on steroids, I get stressed a lot and coming here I feel I can relax."

6

⑨　I watch a lively nine-year-old boy reading a book about pirates with his teacher in the kidney ward, while two nurses adjust his dialysis machine. The juxtaposition[注3] is extraordinary. The boy is covered in heavy-duty medical equipment and there are screams from the next bed, but he's happily engaged with his teacher, and then greets Woof, a dog who trots into the ward every Tuesday.

⑩　The school teaches about 1,300 children each year, but only 90 to 120 are seen on any one day, with numbers and faces constantly changing; a class
　　　　　　　　　　　　　　　　　　　　　　　(c)
could have 1 or 15 pupils on different days. At the moment the London College of Fashion is visiting every week to work on a project with the children; other visitors have included the National Portrait Gallery and the Theatre Royal Haymarket.

⑪　Franklin took over as headmistress in 2011, after working in a primary school. The school started with just one teacher in 1951 and now has 15. Franklin wants to get funding for nursery-age children as well as the current 4 to 18-year-olds. "One-to-one teaching is very expensive, so funding's a real issue."

7

⑫　I end my visit meeting Johnathan, a six-year-old from Milton Keynes, Buckinghamshire, who spent a full year living at the hospital. He had an immune disorder called chronic granulomatous disease, which made him extremely ill. A bone marrow transplant cured the problem, but complications followed with his heart, which meant more surgery.

8

⑬　Johnathan is now an outpatient, but cannot start mainstream school until

December because his cells are still building up immunity from infection. His father says: "The hospital was our second home. The only thing Johnathan liked about hospital was school and his teacher, Kate. When we left hospital he was upset; she had a cold so he couldn't say goodbye to her." He still regularly talks to Kate using Apple's FaceTime.

注1：GCSEs　General Certificate of Secondary Education（イングランドなどで大学入学試験にも使われる）全国統一試験制度
注2：cystic fibrosis　嚢胞性線維症
注3：juxtaposition　並列，並置
出典：Gordon, O.　(2013).　*The Times.*　UK & European news.　In association with The Yomiuri Shimbun.　*The Japan News*, Edition S. November 10, 2013.

問1　英文の内容に合うように，(1)～(7)の各文の空所を補うものとして最も適したものをそれぞれ選択肢1～4の中から選びなさい。

(1)　The word collage in paragraph ② is closest in meaning to ＿＿＿.
(a)
　　1. collection
　　2. file
　　3. shape
　　4. memory

(2)　Paragraph ② implies that ＿＿＿.
　　1. the school is privately owned by teachers
　　2. the school has a good reputation for high-quality education
　　3. public schools send their teachers to this school
　　4. teachers are allowed to teach a limited range of subjects

(3) The word prowess in paragraph ③ is closest in meaning to _____.
(b)

  1. beauty

  2. attractiveness

  3. ability

  4. establishment

(4) Paragraph ⑥ mentions that Chloe listens to her heartbeat because the author wanted to suggest that Chloe _____.

  1. wants to be a doctor

  2. has a kidney disease

  3. is one of the participants in the research

  4. learns the subject in a way related to her life

(5) Paragraph ⑧ talks about a 13-year-old in-patient to give an example of _____ aspects of the school.

  1. friendly

  2. healing

  3. ordinary

  4. institutional

(6) Faces constantly changing in paragraph ⑩ means _____.
(c)

  1. students come and go frequently

  2. students become more mature

  3. the school atmosphere changes dramatically

  4. there are many short-term visitors

⑺　One of the problems that the school faces is _____.

    1.　providing appropriate learning materials

    2.　obtaining sufficient funds

    3.　attracting many students to study

    4.　having to say good bye to many students

問 2　次の段落（［A］と［B］）は文中の　　　1　　　～　　　8　　　で示したいずれかの位置に入る。最も適した場所を選択肢 1 ～ 4 の中から選びなさい。

⑴［A］　"Her school friends send her cards and visit, but it is difficult trying to keep her occupied," her mother Tasha says. Yet the brisk ordinariness of school provides some relief: "Chloe loves having the one-to-one teaching, she's never said 'I don't want Bianca to come today'." Chloe agrees: "I prefer my school at home because of my friends. But school here really helps."

    1.　　　1　　　　　 2.　　　2

    3.　　　3　　　　　 4.　　　4

⑵［B］　The social and psychological benefits are enormous, agrees Dr Jon Goldin, head of the hospital's mental health unit, where the average length of stay for problems such as eating disorders is five months. "School helps keep their mind alive, keeps them active and keeps them interested," he says.

    1.　　　5　　　　　 2.　　　6

    3.　　　7　　　　　 4.　　　8

問 3 文の内容に合うように，(1)~(3)の質問に対する答えとして最も適したもの
をそれぞれ選択肢 1 ～ 4 の中から選びなさい。

(1) What is true about this passage?

1. Pupils need to be healthy enough to walk to classroom to attend
   school.

2. Pupils can start to study at this school, several days after being
   admitted to the hospital.

3. Teachers can predict the number of students attending their classes
   on a day.

4. Teachers accept in class their former students who left hospital and
   want to study.

(2) Who enjoyed the school life and still talks to his or her former
   teacher?

1. Jayne

2. Bianca

3. Johnathan

4. Kate

(3) What is the best title of this passage?

1. You can select the place where you learn.

2. You can learn about diseases at this school.

3. Children wait for permissions from doctors to attend this school.

4. Children love to be taught here, but first they have to be ill.

III 次の英文を読み，下記の設問に答えなさい。

① For decades, humans have built <u>rovers</u> to visit places we can't easily
(a)
reach, including the moon and Mars. Now scientists have built a rover to
explore another challenging target: <u>colonies</u> of adorable penguins.
(b)

② A team led by scientists from the University of Strasbourg in France has
built a rover that looks like a fluffy penguin chick, allowing it to sneak around
Antarctic colonies and get close to individual birds without ruffling too many
feathers along the way.

1

③ "They made a major advance in being able to remotely identify and
monitor penguins in the colony," said Paul Ponganis, a research physiologist at
the Scripps Institution of Oceanography at UC San Diego, who wasn't involved
in the study. "It's a really clever idea."

2

④ When humans try to collect the data carried by their animal subjects, their
very presence can alter it. Animals' heart rates go up, their stress level rises,
and they react in alarm. Those reactions can have negative consequences for
the animals as well as the scientists who study them.

3

⑤ Unfortunately, human researchers usually have to get close enough —
often within 2 feet — to pick up the radio signal from data-collecting devices
placed beneath the animals' skin. If they want the data, they have to disturb
the creatures wearing the devices.

4

⑥ A possible solution: send in a wheeled robot to do the work.

⑦ "You can see where with a robotic device like this, observations could be
made with less disturbance — or certainly getting farther into the colony than
you otherwise would be able to without disturbing birds," said Ponganis, who

studies penguins' diving behavior.

⑧   So the French researchers set to prove the rover's worth.

⑨   In Antarctica, the scientists tested the reactions of king penguins on Possession Island.

⑩   A penguin who feels threatened can shuffle away even while keeping its egg or baby chick balanced on its feet.

⑪   When approached by a rover consisting of a platform and four wheels, penguins moved an average of about 3 inches. But when humans approached, the birds moved a hopping 17 inches.

⑫   On top of that, the penguins' movements pushed them into the space of other nearby penguins. Since king penguins can be territorial, the disturbance would ripple through the colony, resulting in fights and chaos for many rows beyond the target bird's area.

⑬   The researchers also found that a human who invaded a penguin's personal space caused the bird's heart rate to jack up much higher than the rover did. The effect from the human encounter lasted much longer, too.

⑭   "Human approaches led to an excess in [heart rate] approximately four times larger than that due to rover approaches," the French scientists reported.

⑮   So the rover, though not perfect, was a marked improvement on many levels — a finding echoed by additional rover tests among a population of emperor penguins within Antarctica's Adelie Land.

⑯   Emperor penguins are less territorial than the king penguins, and of the 158 birds tested, 28% "reacted with alertness," 47% didn't seem to react at all, and 25% appeared to be curious enough to come closer and check the rover out.

5

⑰   "When the rover was camouflaged with a penguin model, all adult and chick emperor penguins allowed it to approach close enough for an electronic identification," the study authors wrote.

6

⑱   "Chicks and adults were even heard vocalizing at the camouflaged rover, and it was able to infiltrate a creche[注1] without disturbance."

7

⑲   Finally, the researchers tried their rover out on elephant seals[注2], who didn't budge[注3] when a rover came close to their heads or tails (which is where they're usually tagged). That was a good sign; as a rule, an elephant seal does not react kindly to someone approaching its backside.

8

⑳   Such robots could be used to investigate the lives of all kinds of animals without disturbing them the way a human scientist's presence would, the study authors wrote.

㉑   They could also help scientists conduct research beyond simply identifying radio-tagged individuals, Ponganis said.

㉒   "For observational studies, you could have all types of cameras mounted to take photos for various purposes," he said.

㉓   Future rovers could even go beyond wheels. The French researchers imagined robots capable of tracking swimming and flying critters, too.

注 1 ：infiltrate a creche　託児所に潜入する

注 2 ：elephant seals　ゾウアザラシ

注 3 ：budge　身動きする

出典：Khan, A. (2014). *Los Angeles Times*. World report. A special section produced in cooperation with The Yomiuri Shimbun. *The Japan News*, Edition S. November 17, 2014.

問 1 英文の内容に合うように，(1)~(6)の各文の空所を補うものとして最も適したものをそれぞれ選択肢 1 ~ 4 の中から選びなさい。

(1) The word rovers in paragraph ① is closest in meaning to machines
(a)
that _____.

　　1. precisely function

　　2. secretly move

　　3. wander around

　　4. videotape targets

(2) The word colonies in paragraph ① is closest in meaning to _____.
(b)
　　1. behaviors

　　2. groups

　　3. habits

　　4. mysteries

(3) Paragraphs ④ and ⑤ suggest that researchers _____.

　　1. wanted to know how their appearances affect penguins

　　2. are permitted to attach the machine to penguin legs

　　3. had to go close to penguins to gather data

　　4. train some penguins to collect materials

(4) Close contacts with researchers do NOT lead to penguins _____.

　　1. having faster heartbeat

　　2. feeling stronger stress

　　3. disturbing other nearby penguins

　　4. attacking risk-posing objects

(5) Researchers imagine that a future robot version of research devices could _____.

    1. put tags on targets

    2. choose useful pictures

    3. move on land and in water

    4. follow animals invisibly

(6) The title of this passage is "_____."

    1. Study without the stress

    2. Innovative advances in animal medicine

    3. Penguins welcome new species

    4. Four-wheeled cars are effective tools for life

問 2 次の段落（[A]と[B]）は文中の ［ 1 ］ ～ ［ 8 ］ で示したいずれかの位置に入る。最も適した場所を選択肢１～４の中から選びなさい。

(1)[A] The findings, described this month in the journal Nature Methods, show that when studying animals in the wild, it's often better for humans to stay out of the way and let robots do the work.

    1. ［ 1 ］   2. ［ 2 ］
    3. ［ 3 ］   4. ［ 4 ］

(2)[B] There, the scientists also tested a more penguin-friendly version of their rover — one that looked like a fuzzy chick on wheels. This adorable robotic spy was even more successful than its bare-bones predecessor.

    1. ［ 5 ］   2. ［ 6 ］
    3. ［ 7 ］   4. ［ 8 ］

Ⅳ 次の英文を読み，下記の設問に答えなさい。

① | A | Two new studies published in *the New England Journal of Medicine* provide further evidence that immunotherapy — the use of drugs to stimulate immune response — is highly effective against the disease.

② Recently presented at the 2015 American Society for Clinical Oncology annual meeting, one study revealed that a drug combination of ipilimumab and nivolumab (an immune therapy drug) reduced tumor[注1] size in almost 60% of individuals with advanced melanoma — the deadliest form of skin cancer —
(a)
compared with (only 19% for)[注2] ipilimumab alone, while another study found nivolumab reduced the risk of lung cancer death by more than 40%.

③ Nivolumab is a drug already approved by the Food and Drug Administration (FDA) for the treatment of metastatic[注3] melanoma in patients who have not responded to ipilimumab or other medications. It is also approved for the treatment of non-small cell lung cancer (NSCLC) that has metastasized during or after chemotherapy[注4].

④ According to cancer experts, however, the results of these latest studies indicate that nivolumab and other immune therapy drugs could one day become standard treatment for cancer, replacing chemotherapy.
(b)

| 1 |

⑤ Prof. Roy Herbst, chief of medical oncology at Yale Cancer Center in New Haven, CT, believes this could happen in the next 5 years. "I think we are seeing a paradigm shift in the way oncology is being treated," he told The Guardian. "The potential for long-term survival, effective cure, is definitely there."

Nivolumab plus ipilimumab reduced tumor size by at least a third for almost 1 year

⑥ Nivolumab belongs to a class of drugs known as "checkpoint inhibitors." It works by blocking the activation of PD-L1 and PD-1 — proteins that help cancer cells hide from immune cells, avoiding attack.

⑦ In a phase 3 trial, Dr. Rene Gonzalez, of the University of Colorado Cancer Center, and colleagues tested the effectiveness of nivolumab combined with ipilimumab — a drug that stimulates immune cells to help fight cancer — or ipilimumab alone in 945 patients with advanced melanoma (stage Ⅲ or stage Ⅳ) who had received no prior treatment.

⑧ While 19% of patients who received ipilimumab alone experienced a reduction in tumor size for a period of 2.5 months, the tumors of 58% of patients who received nivolumab plus ipilimumab reduced by at least a third for almost a year.

⑨ Commenting on these findings, study co-leader Dr. James Larkin, of the Royal Marsden Hospital in the UK, told BBC News: "By giving these drugs together you are effectively taking two brakes off the immune system rather than one, so the immune system is able to recognize tumors it wasn't previously recognizing and react to that and destroy them."

2

⑩ Dr. Gonzalez and colleagues also demonstrated the effectiveness of another immune therapy drug called pembrolizumab in patients with advanced melanoma.

⑪ While 16% of 179 patients treated with chemotherapy alone experienced no disease progression after 6 months, the team found that disease progression was halted for 36% of 361 patients treated with pembrolizumab after 6 months.
(C)

⑫ Dr. Gonzalez notes that while a combination of nivolumab and ipilimumab shows greater efficacy against advanced melanoma than pembrolizumab, it also presents greater toxicity[注5]. Around 55% of patients treated with nivolumab plus ipilimumab had severe side effects, such as fatigue and colitis[注6], with around 36% of these patients discontinuing treatment.

⑬　Dr. Gonzalez says such treatment may be better for patients whose cancer does not involve overexpression[注7] of the PD-L 1 protein.

⑭　"Maybe PD-L 1-negative patients will benefit most from the combination, whereas PD-L 1-positive patients could use a drug targeting that protein with equal efficacy and less toxicity," he adds. "In metastatic melanoma, all patients and not just those who are PD-L 1-positive may benefit from pembrolizumab."

3

Nivolumab almost doubled patient survival from NSCLC

⑮　In another study, Dr. Julie Brahmer, director of the Thoracic Oncology Program at the Johns Hopkins Kimmel Cancer Center, and colleagues tested the effectiveness of nivolumab against standard chemotherapy with the drug docetaxel among 260 patients with NSCLC.

⑯　All patients had been treated for the disease previously, but the cancer had returned and spread.

⑰　The team found that patients who received nivolumab had longer overall survival than those treated with standard chemotherapy, at 9.2 months versus 6 months.

⑱　At 1 year after treatment, the researchers found nivolumab almost doubled patient survival. Around 42% of patients who received nivolumab were alive after 1 year, compared with only 24% of patients who received chemotherapy.

⑲　The study results also demonstrated a longer period of halted disease progression for patients who received nivolumab compared with those who had chemotherapy, at 3.5 months versus 2.8 months.

⑳　　Overall, the researchers estimated that, compared with patients who received chemotherapy, those who received nivolumab were at 41% lower risk of death from NSCLC.

4

㉑　　Commenting on these findings, Dr. Brahmer says: "This solidifies immunotherapy as a treatment option in lung cancer. In the 20 years that I've been in practice, I consider this a major milestone."

㉒　　While both studies show promise for the use of immunotherapy in cancer treatment, experts note that such treatment would be expensive. The use of nivolumab plus ipilimumab for the treatment of advanced melanoma, for example, would cost at least $200,000 per patient.

㉓　　As such, researchers say it is important that future research determines which cancer patients would be most likely to benefit from immunotherapy.

注1：tumor　腫瘍
注2：(only 19% for)　段落⑧をもとに補足した
注3：metastatic　転移性の
注4：chemotherapy　化学療法
注5：toxicity　毒性
注6：colitis　大腸炎
注7：overexpression　過剰発現。ある物質が過剰に作られること
出典：Whiteman, H. (2015). *Medical News Today*. June 3, 2015. Retrieved from http://www.medicalnewstoday.com/articles/294737.php

問 1 英文の内容に合うように，(1)～(3)の質問に対する答えとして最も適したものをそれぞれ選択肢 1 ～ 4 の中から選びなさい。

(1) The word <u>deadliest</u> is in paragraph ②. Which of the following words
　(a)
has the same meaning?

　　1. most widespread

　　2. most helpful

　　3. most dangerous

　　4. most recent

(2) The word <u>replacing</u> is in paragraph ④. Which of the following words
　(b)
has the same meaning?

　　1. checking in

　　2. turning in

　　3. handing over

　　4. taking over

(3) The word <u>halted</u> is in paragraph ⑪. Which of the following words has
　(c)
the same meaning?

　　1. released

　　2. supported

　　3. interrupted

　　4. promoted

問 2　英文の内容に合うように，(1)~(5)の各文の空所を補うものとして最も適した
　　ものをそれぞれ選択肢 1 ~ 4 の中から選びなさい。

(1)　According to paragraph ③, the immune therapy drug nivolumab is
　　usually used ＿＿＿.

　　　1.　instead of chemotherapy

　　　2.　with folklore remedy

　　　3.　for clinical trials

　　　4.　as a second choice

(2)　Nivolumab helps immune cells ＿＿＿.

　　　1.　hide cancer cells

　　　2.　find cancer cells

　　　3.　stimulate cancer cells

　　　4.　avoid cancer cells

(3)　Dr. Gonzalez pointed out that the combination of nivolumab and
　　ipilimumab ＿＿＿.

　　　1.　may cause patients serious side effects

　　　2.　is more effective than standard chemotherapy

　　　3.　should be the main treatment for melanoma

　　　4.　is as practical as other immune therapy drugs

(4) Dr. Brahmer and her colleagues concluded that patients who received

_____.

   1. chemotherapy had their cancer controlled better than those who received other treatments

   2. nivolumab had a higher rate of their cancer returning than those who received chemotherapy

   3. chemotherapy had more severe side effects than those who underwent immunotherapy

   4. nivolumab had significantly longer survival than those who underwent chemotherapy

(5) A disadvantage of immunotherapy in cancer treatment is that it

_____.

   1. is effective only for a type of lung cancer

   2. would take time to have it approved

   3. would cost a large amount of money

   4. is the major obstacle in treating melanoma

問 3 この文章の書き出しの文として   A   に入れるのに最も適したものを 1 ～ 4 の中から選びなさい。

   1. A "whole new world" for the American Society for Clinical Oncology has opened up.

   2. A combination of two new drugs will stimulate patients, according to experts.

   3. A new standard treatment for cancer has been approved by the government.

   4. A "whole new era" for cancer treatment is upon us, according to experts.

問 4　次の段落は文中の　　1　　～　　4　　で示したいず
れかの位置に入る。最も適した場所を 1 ～ 4 の中から選びなさい。

"For immunotherapies, we've never seen tumor shrinkage rates over
50% so that's very significant to see. This is a treatment modality that I
think is going to have a big future for the treatment of cancer."

1. 　　1　　　　　　　　2. 　　2

3. 　　3　　　　　　　　4. 　　4

V 自由英作文問題

下記テーマについて，英語で自分の考えを述べなさい。書体は活字体でも筆記体でもよいが，解答は所定の範囲内に収めなさい。

Suppose you could go back in time two years (for example, if you are 18, you could go back to when you were 16). Please write in detail what you would like to do in this situation and give specific examples and reasons to support your idea. The writing will be evaluated from the viewpoint of both quantity and quality. The evaluation will also consider whether what you write is appropriate to the question.

数　学

問題　28年度

Ⅰ　□ に適する解答をマークせよ。ただし，同一問題で同じ記号の
□ がある場合は同一の値がはいる。

(1) 正6面体の面に色を塗ることを考える。ただし，いずれの場合もすべての色
が用いられ，回転で一致する塗り方は区別しない。

赤と青の2色を使った塗り方は，

1つの色を1面に，もう1つの色を5面に塗る場合が　ア　通り，

1つの色を2面に，もう1つの色を4面に塗る場合が　イ　通り，

2つの色をそれぞれ3面ずつに塗る場合が　ウ　通り，

計　エ　通りある。

赤，青と黄の3色を使った塗り方は，

3つの色をそれぞれ1面−1面−4面に塗る場合が　オ　通り，

3つの色をそれぞれ1面−2面−3面に塗る場合が　カキ　通り，

3つの色を2面ずつに塗る場合が　ク　通り，

計　ケコ　通りある。

(2) 下図のように周の長さ l の正五角形 ABCDE があり，点 D から長さ l の伸び縮みしない糸が反時計方向に巻き付けられている。この糸をたるまないように巻きほどき，糸の端 F が CD の延長上に来るまで巻きほどく。動点 F は，はじめ C を中心に，半径 $\dfrac{ア}{イ}l$，中心角 $\dfrac{ウ}{エ}\pi$ の弧を描く。中心を変え，半径を変えながら巻きほどいていくが，それぞれの弧の中心角は $\dfrac{ウ}{エ}\pi$ と変化しない。このとき，動点 F の動く距離は $\dfrac{オ}{カ}l\pi$ であり，糸が掃く面積は $\dfrac{キク}{ケコ}l^2\pi$ である。同様のことを正 n 角形で行い，糸の端の移動距離を $\dfrac{1}{n}(an+b)l\pi$ とし，糸の掃く面積を $\dfrac{1}{n^2}(cn^2+dn+e)l^2\pi$ とすると，$a = \boxed{サ}$，$c = \dfrac{シ}{ス}$ である。周の長さ l の円に巻き付けられた糸を巻きほどくときの曲線（伸展曲線）については，上式でそれぞれ n の極限をとることにより求まる。糸の端の移動距離を $fl\pi$，糸の掃く面積を $gl^2\pi$ とすれば $f = \boxed{セ}$，$g = \dfrac{ソ}{タ}$ となることがわかる。

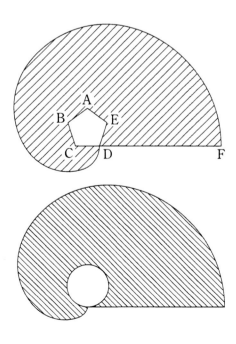

(3) ケ はA群, シ はB群より選択せよ。

$y = f(x) = x^3 - x$ は, $x = \dfrac{\pm\sqrt{\boxed{ア}}}{\boxed{イ}}$ で

極値 $\dfrac{\mp\boxed{ウ}\sqrt{\boxed{エ}}}{\boxed{オ}}$ を持つ。また, この2つの極値の間の任意の

t に対して, この関数のグラフは直線 $y = t$ と3つの交点を持つ。この3つの
交点の x 座標を小さい順に $p(t) < q(t) < r(t)$ とする。
$p(t), q(t), r(t)$ は t によらず, $p(t) + q(t) + r(t) = \boxed{カ}$,
$p(t)q(t) + q(t)r(t) + r(t)p(t) = \boxed{キク}$ を満たす。

このとき $\int_{p(t)}^{r(t)} |f(x) - t| dx$ は t の関数となる。これを $G(t)$ とおいたとき,
導関数 $G'(t)$ について考えよう。t が微小量変化したときの様子(下図)より
$G'(t) = \boxed{ケ}$ となり, $p(t), q(t), r(t)$ の関係を考慮すると
$G'(t) = \boxed{コサ}\boxed{シ}$ となる。

以上の関係より, $G'(t) = 1$ となるのは $t = \dfrac{\boxed{ス}}{\boxed{セソ}}$ のときである。

選択肢A
   a) $(r(t) - q(t)) + (q(t) - p(t))$
   b) $(r(t) - q(t))^2 + (q(t) - p(t))^2$
   c) $(r(t)^2 - q(t)^2) + (q(t)^2 - p(t)^2)$
   d) $(r(t) - q(t)) - (q(t) - p(t))$
   e) $(r(t) - q(t))^2 - (q(t) - p(t))^2$
   f) $(r(t)^2 - q(t)^2) - (q(t)^2 - p(t)^2)$

選択肢B
   a) $p(t)$ b) $q(t)$ c) $r(t)$ d) $p(t)^2$ e) $q(t)^2$ f) $r(t)^2$

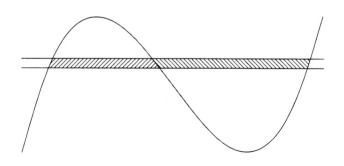

⑷ 4次関数 $f(x) = ax^4 + bx^2 + c$ がある。ここで x の区間 $[3 , 6]$ における関数 $f(x - t)$ の最大値を $g(t)$，最小値を $h(t)$ とおく。

$g(t)$ は $\alpha \le t \le \beta$ で $g(t) = \dfrac{3}{2}$ となり，

$t < \alpha$ または $t > \beta$ で $g(t) > \dfrac{3}{2}$ であり，

$h(t)$ は $\dfrac{3}{2} \le t \le \dfrac{15}{2}$ で $h(t) = \dfrac{-57}{16}$ で，

$t < \dfrac{3}{2}$ または $t > \dfrac{15}{2}$ で $h(t) > \dfrac{-57}{16}$ であった。

このとき $a = \boxed{}$ ，$b = \dfrac{\boxed{}}{\boxed{}}$ ，$c = \dfrac{\boxed{}}{\boxed{}}$ ，

$\alpha = \boxed{} - \dfrac{\boxed{}\sqrt{\boxed{}}}{\boxed{}}$ ，

$\beta = \boxed{} + \dfrac{\boxed{}\sqrt{\boxed{}}}{\boxed{}}$

である。

Ⅱ | | に適する解答をマークせよ。

正二十面体の体積を求めてみよう。

正二十面体の各面は正三角形であり，1つの頂点には5つの正三角形が集まっている。

まず，H を中心とする円に内接する正五角形 ABCDE について考える。

AC と BE の交点を I とすると，△IAB と △BCA を比較することにより，

$$AC = \frac{\boxed{ア} + \sqrt{\boxed{イ}}}{\boxed{ウ}} AB \ となり，$$

$$\cos\angle BAC = \frac{\boxed{エ} + \sqrt{\boxed{オ}}}{\boxed{カ}} \ となることがわかる。これを用いて$$

$$AB = \frac{\sqrt{\boxed{キク} - \boxed{ケ}\sqrt{\boxed{コ}}}}{\boxed{サ}} AH \ が求まる。$$

次に，H を通り円 H を含む平面に垂直な直線上に FA = AB となるように F をとると，

$$FH = \frac{\boxed{シス} + \sqrt{\boxed{セ}}}{\boxed{ソ}} AH \ である。さらに FH の延長上$$

に FO = AO となるように O をとると

$$HO = \frac{\boxed{タ}}{\boxed{チ}} AH \ であり，$$

$$FO = \frac{\sqrt{\boxed{ツ}}}{\boxed{テ}} AH \ となる。$$

△FAB の重心を G とすると，

$$FG = \frac{\sqrt{\boxed{ト}}}{\boxed{ナ}} AB = \frac{\sqrt{\boxed{ニヌ} - \boxed{ネ}\sqrt{\boxed{ノ}}}}{\boxed{ハ}} AH$$

となる。

このとき，正五角錐 ABCDEF は O を中心とする球に内接する正二十面体の一部である。

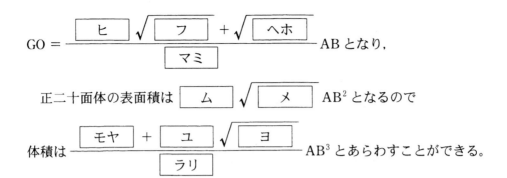

Ⅲ 次の問いに答えよ。

(1) 任意の実数 x, y に対して，つぎの不等式を証明せよ。
$$|x + y| \leqq |x| + |y|$$

(2) 三角形 OPQ に対して，辺 OP 上に点 R，辺 OQ 上に点 S をとる。このとき，つぎの不等式を証明せよ。
$$PQ + RS \leqq PS + QR$$

(3) 平面上の任意の 4 点 A，B，C，D について，つぎの不等式を証明せよ。
$$AB + CD \leqq AC + BD + AD + BC$$

(4) (3)の不等式で等号が成り立つのはどのような場合か述べよ。

物 理

問題　28年度

I 以下の問題(第1問~第3問)の答えをマークシートに記せ。

第1問 次の問い(問1~問5)に答えよ。〔解答番号 1 ~ 7 〕

問1 図1のように，水平面に置かれた左右の太さが異なるU字管に水を入れ，断面積 S_A と S_B のなめらかに動くピストンで封じる。断面積 S_A，S_B のピストンの上に質量 M_A，M_B のおもりがある。定滑車と，質量 M のおもりをつけた動滑車を経由して，質量 M_B のおもりと天井を糸でつなげた。二つのピストンの高さが等しい状態で静止しているとき，M_A はいくらか。正しいものを下の①~⑧のうちから一つ選べ。ただし，ピストン，糸，動滑車の質量は無視できるとし，糸は滑車にかかっている部分を除きすべて鉛直になっているとする。大気圧は無視してよい。

$M_A =$ 1

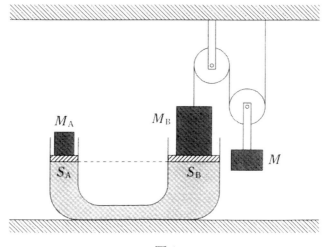

図1

① $M_B \dfrac{S_A}{S_B} - M$ ② $M_B \dfrac{S_B}{S_A} - M$ ③ $\left(M_B - \dfrac{M}{2}\right)\dfrac{S_A}{S_B}$

④ $(M_B - M)\dfrac{S_A}{S_B}$ ⑤ $(M_B - 2M)\dfrac{S_A}{S_B}$ ⑥ $\left(M_B - \dfrac{M}{2}\right)\dfrac{S_B}{S_A}$

⑦ $(M_B - M)\dfrac{S_B}{S_A}$ ⑧ $(M_B - 2M)\dfrac{S_B}{S_A}$

問 2 ドップラー効果について，次の問い((a)，(b))に答えよ。

(a) 振動数 f の音を出す音源が，音速 V より遅い速さ v で運動している。図2のように，音源が点Sを右向きに通過するときに出した音を，音源の進行方向からはずれた点Oで静止している観測者が聞くとし，音源の進行方向とSO方向のなす角が θ であるとしよう。音源はSを通過するときに，速度のSO方向の成分に等しい速さで観測者に近づいているとみなすことができ，これによるドップラー効果が観測される。図2のOで観測者が聞く音の振動数はいくらか。正しいものを，下の①～⑧のうちから一つ選べ。 $\boxed{\text{2}}$

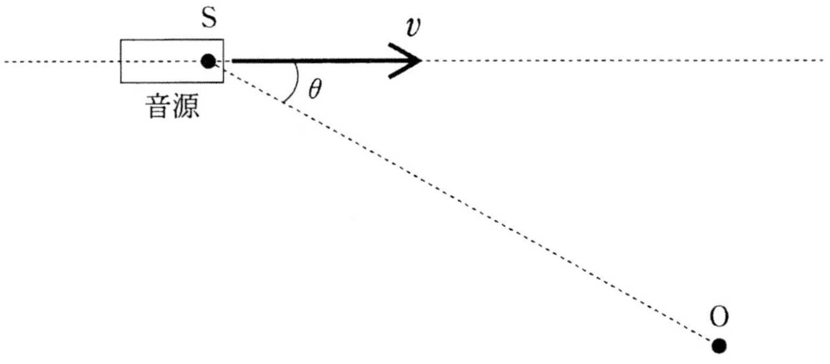

図 2

① $\dfrac{V - v\sin\theta}{V}f$ ② $\dfrac{V + v\sin\theta}{V}f$ ③ $\dfrac{V - v\cos\theta}{V}f$

④ $\dfrac{V + v\cos\theta}{V}f$ ⑤ $\dfrac{V}{V - v\sin\theta}f$ ⑥ $\dfrac{V}{V + v\sin\theta}f$

⑦ $\dfrac{V}{V - v\cos\theta}f$ ⑧ $\dfrac{V}{V + v\cos\theta}f$

(b) 電波の発生源が運動しているとき，その速さが光の速さに比べてじゅうぶん小さい場合には，電波のドップラー効果を音波のドップラー効果と同じように考えることができる。ある振動数の電波を発信する人工衛星が，図3のように，地球(半径R)のまわりを矢印の方向に円軌道(軌道半径r)をえがいて速さvで等速円運動しており，軌道面内にある地上の点Aで人工衛星からの電波を受信する。vは光の速さcに比べてじゅうぶん小さく，地球の自転は無視して考えるものとする。人工衛星が点Pを通過しAからみて水平線上に現れたときに，AではPの方向から振動数f_Pの電波を受信し，人工衛星が点Qを通過して水平線上にかくれるときに，AではQの方向から振動数f_Qの電波を受信したとする。f_P，f_Qは前問(a)の音波の場合と同じように考えてよく，これから人工衛星の速さvをf_P，f_Qで表すことができる。この結果と，vが人工衛星の軌道半径rと地球の質量M，万有引力定数Gで表せることを用いると，rはf_P，f_Q，G，M，R，cを用いて，

$$r = \left(\frac{GMR^2}{c^2}\right)^{\frac{1}{3}}\left(\frac{f_P + f_Q}{f_P - f_Q}\right)^x$$

となる。このときのxの値はいくらか。正しいものを，下の①〜⑧のうちから一つ選べ。

$x = \boxed{3}$

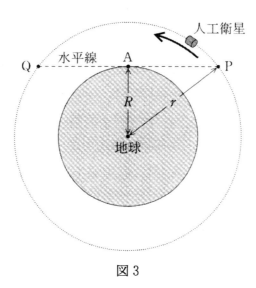

図3

① $-\dfrac{2}{3}$ ② $-\dfrac{1}{2}$ ③ $-\dfrac{1}{3}$ ④ $-\dfrac{1}{6}$

⑤ $\dfrac{1}{6}$ ⑥ $\dfrac{1}{3}$ ⑦ $\dfrac{1}{2}$ ⑧ $\dfrac{2}{3}$

問3 図4のように，屈折率 n の物質でできた半径 r の球形のレンズを空気中に置いて，レンズから離れた点Pの点光源から光を照射したところ，光軸の近くを通る光がレンズ内の一点Sに集まった。点Cは球形のレンズの中心であり，P, Cを通る直線はレンズの光軸に一致する。光軸に沿って進む光は直進してSに到達するが，光軸から少しはずれた光はレンズ表面で屈折してSに集まる。屈折する光が通るレンズ表面の点をQとして，入射角と屈折角を θ_1, θ_2 とする。

点Qから光軸に下ろした垂線と光軸との交点をOとして，各辺の長さを PO $= a$, SO $= b$, QO $= h$ とする。角度を $\angle$QPO $= \alpha$, $\angle$QSO $= \beta$, $\angle$QCO $= \phi$ とし，α, β, ϕ はじゅうぶん小さいとする。このとき，h は r に比べてじゅうぶん小さいので，Oはレンズ表面に近い。空気の屈折率を1として，下の問い((a), (b))に答えよ。

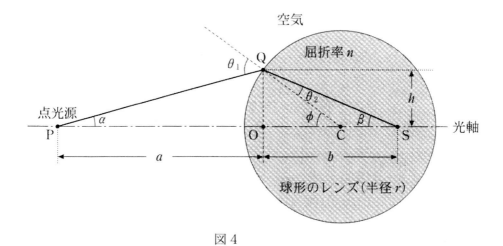

図4

(a) 点 Q を通った光の入射角 θ_1 と屈折角 θ_2 は α, β, ϕ を用いて表すことができ, θ_1 と θ_2 の関係は屈折の法則で決まる。図 4 から, a, b, r の間に成立する関係式はどのように表されるか。正しいものを, 次の①〜⑨のうちから一つ選べ。ただし, 小さい角度 θ に対して, $\cos\theta \fallingdotseq 1$, $\sin\theta \fallingdotseq \tan\theta$ の近似が成立するとしてよい。また, 三角関数の公式 $\sin(x \pm y) = \sin x \cos y \pm \cos x \sin y$ を用いてよい。 $\boxed{4}$

① $\dfrac{1}{a} + \dfrac{1}{b} = \dfrac{1}{r}$　　　　　② $\dfrac{1}{a} + \dfrac{1}{b} = \dfrac{n}{r}$

③ $\dfrac{1}{a} + \dfrac{1}{b} = \dfrac{n-1}{r}$　　　④ $\dfrac{n}{a} + \dfrac{1}{b} = \dfrac{1}{r}$

⑤ $\dfrac{n}{a} + \dfrac{1}{b} = \dfrac{n}{r}$　　　　　⑥ $\dfrac{n}{a} + \dfrac{1}{b} = \dfrac{n-1}{r}$

⑦ $\dfrac{1}{a} + \dfrac{n}{b} = \dfrac{1}{r}$　　　　　⑧ $\dfrac{1}{a} + \dfrac{n}{b} = \dfrac{n}{r}$

⑨ $\dfrac{1}{a} + \dfrac{n}{b} = \dfrac{n-1}{r}$

(b) 図 4 で点 P がレンズからじゅうぶん離れると入射光は光軸に平行な光線とみなせるので, その場合レンズ内の S が焦点となる。点 O はレンズ表面に近いので, b をレンズ表面から焦点までの距離とみなすことができる。光軸に平行な入射光に対する b として正しいものを, 次の①〜⑧のうちから一つ選べ。

$b = \boxed{5}$

① r　　　② nr　　　③ $(n-1)r$　　④ $n(n-1)r$

⑤ $\dfrac{r}{n-1}$　　⑥ $\dfrac{r}{n}$　　⑦ $\dfrac{nr}{n-1}$　　⑧ $\dfrac{(n-1)r}{n}$

問 4 鉛直上向きの一様な磁束密度 B の磁界の中に，水平に固定された回転軸のまわりをなめらかに回転するようにつくられたコイルがある。このコイルは辺の長さ L と R の長方形で，長さ L の辺の一つには質量 M の絶縁体のおもりが巻き付けられている。図 5 のように，コイルが回転することなく静止しており，コイル面と水平面のなす角が $60°$ であるとき，矢印の向きにコイルを流れる電流の大きさはいくらか。重力加速度の大きさを g として，正しいものを下の①～⑫のうちから一つ選べ。ただし，コイルの質量は無視できるとする。 6

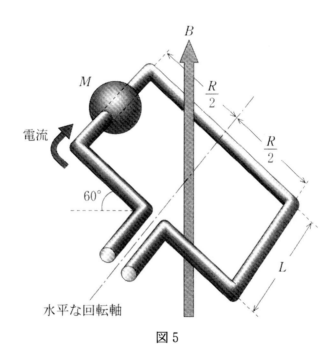

図 5

① $\dfrac{Mg}{\sqrt{3}\,BR}$ ② $\dfrac{Mg}{2BR}$ ③ $\dfrac{\sqrt{3}\,Mg}{2BR}$ ④ $\dfrac{Mg}{2\sqrt{3}\,BR}$

⑤ $\dfrac{Mg}{\sqrt{3}\,BL}$ ⑥ $\dfrac{Mg}{2BL}$ ⑦ $\dfrac{\sqrt{3}\,Mg}{2BL}$ ⑧ $\dfrac{Mg}{2\sqrt{3}\,BL}$

⑨ $\dfrac{Mg}{\sqrt{3}\,BLR}$ ⑩ $\dfrac{Mg}{2BLR}$ ⑪ $\dfrac{\sqrt{3}\,Mg}{2BLR}$ ⑫ $\dfrac{Mg}{2\sqrt{3}\,BLR}$

問 5 金属に光を照射して電子が金属から飛び出す現象を考えよう。飛び出した電子を光電子といい，電子が金属から飛び出すために必要なエネルギーの最小値を仕事関数という。照射する光の振動数と光電子の運動エネルギーの最大値の関係は図 6 のようになる。図の横軸において $\nu_0 = 5.6 \times 10^{14}$ Hz であるとき，仕事関数は何 eV か。プランク定数を $h = 6.6 \times 10^{-34}$ J·s，電気素量を $e = 1.6 \times 10^{-19}$ C として，最も近い値を，下の①～⑨のうちから一つ選べ。 7 eV

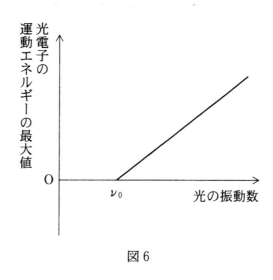

図 6

① 2.3×10^{-1} ② 4.3×10^{-1} ③ 7.3×10^{-1}
④ 2.3 ⑤ 4.3 ⑥ 7.3
⑦ 2.3×10 ⑧ 4.3×10 ⑨ 7.3×10

第2問 変圧器は相互誘導を利用して交流の電圧を変える装置である。次の問い（**問1，問2**）に答えよ。〔解答番号 1 ～ 8 〕

問1 図1のように巻数 n_1 の1次コイルと巻数 n_2 の2次コイルを鉄心に巻き付けた変圧器がある。これらのコイルに電流が流れると，鉄心内に磁束 Φ が生じる。この磁束は鉄心の外にもれないとする。1次コイルに交流電流を流すと電流が時間的に変化するので，磁束が変化し1次コイルと2次コイルに誘導起電力が生じる。時間 Δt の間に磁束が $\Delta\Phi$ だけ変化するとき，1次コイルと2次コイルの誘導起電力の大きさ v_1, v_2 は，

$$v_1 = \boxed{1} \times \left|\frac{\Delta\Phi}{\Delta t}\right|$$

$$v_2 = \boxed{2} \times \left|\frac{\Delta\Phi}{\Delta t}\right|$$

である。 1 ・ 2 に入るものとして正しいものを，下の①～⑨のうちから一つずつ選べ。ただし，同じものを繰り返し選んでもよい。

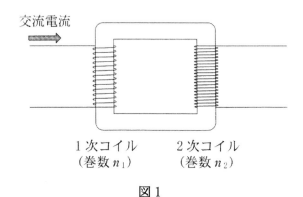

図1

① $\dfrac{1}{n_1}$　　② $\dfrac{1}{n_2}$　　③ $\dfrac{n_1}{n_2}$　　④ $\dfrac{n_2}{n_1}$　　⑤ n_1

⑥ n_2　　⑦ n_1^2　　⑧ n_2^2　　⑨ $n_1 n_2$

問2 図2のように，図1の変圧器の1次コイル側に電圧の実効値 V_0，内部抵抗 R_0 の交流電源を接続し，2次コイル側に抵抗値 R の抵抗を接続する場合を考える。1次コイルと2次コイルの両端にかかる交流電圧の実効値をそれぞれ V_1，V_2 とし，流れる交流電流の実効値をそれぞれ I_1，I_2 とする。1次コイル側と2次コイル側の電力は等しく，$I_1 V_1 = I_2 V_2$ という関係が成り立つとする。2次コイルの巻数は1次コイルの巻数の N 倍（$n_2 = N n_1$）であるとして，下の問い((a)～(e))に答えよ。

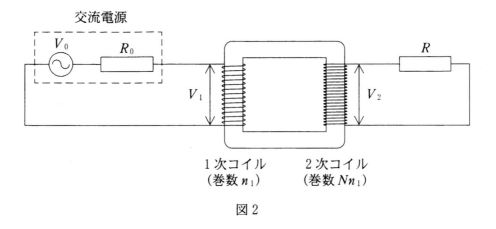

図2

(a) I_1 は I_2 の何倍か。正しいものを，次の①～⑦のうちから一つ選べ。

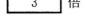 倍

① $\dfrac{1}{N^2}$　　② $\dfrac{1}{N}$　　③ $\dfrac{1}{\sqrt{N}}$　　④ 1

⑤ $\sqrt{N}$　　⑥ N　　⑦ N^2

(b) 図2の回路における V_1 はどのように表されるか。正しいものを，次の ①～⑦のうちから一つ選べ。

$$V_1 = \boxed{4}$$

① V_0 ② $R_0 I_1$ ③ $(R + R_0) I_1$

④ $V_0 - R I_1$ ⑤ $V_0 - R_0 I_1$ ⑥ $V_0 + (R + R_0) I_1$

⑦ $V_0 - (R + R_0) I_1$

(c) 図2の回路における I_2 は，

$$I_2 = \frac{V_0}{\boxed{5}}$$

のように表すことができる。$\boxed{5}$ に入るものとして正しいものを，次の①～⑧のうちから一つ選べ。

① $\dfrac{R}{N}$ ② NR ③ $\dfrac{R + R_0}{N}$

④ $N(R + R_0)$ ⑤ $\sqrt{N}\, R + \dfrac{R_0}{\sqrt{N}}$ ⑥ $\dfrac{R}{\sqrt{N}} + \sqrt{N}\, R_0$

⑦ $NR + \dfrac{R_0}{N}$ ⑧ $\dfrac{R}{N} + NR_0$

(d) 抵抗値 R の抵抗で消費される電力を P とする。前問(c)の結果から，P が最大となる N を求めよ。正しいものを，次の①～⑥のうちから一つ選べ。

$$N = \boxed{6}$$

① $\sqrt{\dfrac{R}{R_0}}$ ② $\sqrt{\dfrac{R_0}{R}}$ ③ $\dfrac{R}{R_0}$

④ $\dfrac{R_0}{R}$ ⑤ $\left(\dfrac{R}{R_0}\right)^2$ ⑥ $\left(\dfrac{R_0}{R}\right)^2$

(e) 内部抵抗 R_0 で消費される電力を P_0 とする。電力 P が最大となる場合，P_0 と P はどのように表されるか。正しいものを，次の①～⑨のうちから一つずつ選べ。ただし，同じものを繰り返し選んでもよい。

$$P_0 = \boxed{7}$$
$$P = \boxed{8}$$

① $\dfrac{V_0{}^2}{R_0}$　　② $\dfrac{V_0{}^2}{2R_0}$　　③ $\dfrac{V_0{}^2}{4R_0}$　　④ $\dfrac{V_0{}^2}{R}$　　⑤ $\dfrac{V_0{}^2}{2R}$

⑥ $\dfrac{V_0{}^2}{4R}$　　⑦ $\dfrac{V_0{}^2}{\sqrt{RR_0}}$　　⑧ $\dfrac{V_0{}^2}{2\sqrt{RR_0}}$　　⑨ $\dfrac{V_0{}^2}{4\sqrt{RR_0}}$

順天堂大学（医）28 年度　（47）

第 3 問　なめらかに動くピストンを備えた円筒容器に理想気体 1 mol を閉じこめたところ，容器内の気体の圧力，体積がそれぞれ p，V であった。このときの容器内の気体を状態 1 としよう。気体定数を R とし，絶対温度が T のときの容器内の気体の内部エネルギーは，α を定数として αRT で与えられるものとする。容器とピストンを通しての熱の出入りはないとして，次の問い（**問 1**，**問 2**）に答えよ。〔**解答番号** 1 ～ 6 〕

問 1　容器内の気体をヒーターで温めて熱量 Q を与え，状態 1 から気体を変化させる 2 通りの過程について，次の問い（(a), (b)）に答えよ。

(a)　状態 1 でピストンを固定してから容器内の気体に熱量 Q を与えた場合，容器内の気体の圧力の増加はいくらか。正しいものを，下の解答群①〜⑬のうちから一つ選べ。　1

(b)　次に，ピストンは自由に動けるようにしておく。また，容器内の気体が状態 1 のとき，容器外の大気圧は容器内の圧力と等しく p であったとしよう。この状態から容器内の気体に熱量 Q を与えた場合，容器内の気体の体積の増加はいくらか。正しいものを，下の解答群①〜⑬のうちから一つ選べ。　2

1 ・ 2 の解答群

①　$\dfrac{Q}{(\alpha+1)p}$　　②　$\dfrac{Q}{\alpha p}$　　③　$\dfrac{Q}{(\alpha-1)p}$

④　$\dfrac{Q}{(\alpha+1)V}$　　⑤　$\dfrac{Q}{\alpha V}$　　⑥　$\dfrac{Q}{(\alpha-1)V}$

⑦　$\dfrac{Q}{(\alpha+1)R}$　　⑧　$\dfrac{Q}{\alpha R}$　　⑨　$\dfrac{Q}{(\alpha-1)R}$

⑩　$\alpha V-\dfrac{Q}{p}$　　⑪　$\alpha V+\dfrac{Q}{p}$　　⑫　$\alpha p-\dfrac{Q}{V}$

⑬　$\alpha p+\dfrac{Q}{V}$

問 2 状態1から気体を膨張させ容器内の気体の体積を $V'(V' > V)$ にする過程として，ヒーターを切りピストンを引いて状態1から $V \rightarrow V'$ と膨張させる場合（過程 A）と，ヒーターをつけピストンを操作して状態1から容器内の温度を一定に保ちながら $V \rightarrow V'$ と膨張させる場合（過程 B）とを考えよう。過程 A と過程 B について，次の問い（(a)〜(d)）に答えよ。

(a) 過程 A で容器内の気体が外部に W_A の仕事をしたとき，この膨張後の容器内の気体の絶対温度はいくらか。正しいものを，次の①〜⑧のうちから一つ選べ。 　3

① $\dfrac{\alpha pV - W_A}{\alpha R}$ 　　② $\dfrac{\alpha pV + W_A}{\alpha R}$ 　　③ $\dfrac{pV - \alpha W_A}{\alpha R}$

④ $\dfrac{pV + \alpha W_A}{\alpha R}$ 　　⑤ $\dfrac{\alpha pV - W_A}{R}$ 　　⑥ $\dfrac{\alpha pV + W_A}{R}$

⑦ $\dfrac{pV - \alpha W_A}{R}$ 　　⑧ $\dfrac{pV + \alpha W_A}{R}$

(b) 過程 A と過程 B の膨張後の容器内の気体の圧力がそれぞれ p'_A，p'_B であったとすると，これらの差 $p'_B - p'_A$ は，問2(a)の W_A を用いてどのように表されるか。正しいものを，次の①〜⑧のうちから一つ選べ。

$p'_B - p'_A = $ 　4

① $\dfrac{W_A}{V'}$ 　　　　　　　　② $\dfrac{(\alpha - 1)W_A}{V'}$

③ $\dfrac{W_A}{\alpha V'}$ 　　　　　　　　④ $\dfrac{pV + W_A}{V'}$

⑤ $\dfrac{(\alpha - 1)pV + W_A}{V'}$ 　　⑥ $\dfrac{(\alpha - 1)(pV + W_A)}{V'}$

⑦ $\dfrac{pV + \alpha W_A}{\alpha V'}$ 　　　　⑧ $\dfrac{(\alpha - 1)pV + W_A}{\alpha V'}$

(c) 過程Bで容器内の気体が外部にした仕事と吸収した熱量がそれぞれ W_B, Q_B であったとする。問2(b)の結果を用いると，W_B, Q_B, 過程Aで容器内の気体が外部にした仕事 W_A の間の関係はどのように表されるか。正しいものを，次の①～⑧のうちから一つ選べ。 $\boxed{5}$

① $W_B > Q_B > W_A$　　② $Q_B > W_B > W_A$　　③ $W_A > W_B > Q_B$

④ $W_A > Q_B > W_B$　　⑤ $W_A = W_B > Q_B$　　⑥ $W_A > W_B = Q_B$

⑦ $Q_B = W_B > W_A$　　⑧ $Q_B > W_B = W_A$

(d) 膨張による体積の増加 $\Delta V = V' - V$ が V に比べてじゅうぶん小さい場合には，問2(a)の W_A を p と ΔV を用いて近似式で表すことができる。このとき，過程Aにおける圧力の変化率 $\dfrac{p'_A - p}{p}$ を計算し，$\left(\dfrac{\Delta V}{V}\right)^2$ は無視できるとすると，

$$\frac{p'_A - p}{p} \fallingdotseq \boxed{6} \times \frac{\Delta V}{V}$$

となる。 $\boxed{6}$ を埋めるのに最も適当なものを，次の①～⑨のうちから一つ選べ。ただし，x が1に比べてじゅうぶん小さいとき，$\dfrac{1}{1+x} \fallingdotseq 1 - x$ と近似してよい。

① $-\dfrac{1}{2}$　　　　　② -1　　　　　　　③ $-\alpha - 1$

④ $-\alpha$　　　　　　　⑤ $-\alpha + 1$　　　　⑥ $-\dfrac{\alpha}{\alpha - 1}$

⑦ $-\dfrac{\alpha - 1}{\alpha}$　　　　⑧ $-\dfrac{\alpha}{\alpha + 1}$　　　⑨ $-\dfrac{\alpha + 1}{\alpha}$

Ⅱ 次の問いに答えよ。解答用紙の所定の欄には，結果だけでなく考え方と途中の式も記せ。

図1のように，なめらかな水平面に，斜面をもつ台を置いて小球を鉛直下方に落下させる。小球は台に速さ v_0 で弾性衝突し，静止していた台は水平面に沿って右方向に速さ u で運動を始めた。小球が台に当たった斜面上の点をPとすると，点Pは台の左端から水平方向に距離 ℓ だけ離れていた。台の質量を M，小球の質量を m，斜面と水平面のなす角を θ，重力加速度の大きさを g とする。水平面，台，小球に摩擦ははたらかない。水平右向きを x 軸の正の方向，鉛直上方を y 軸の正の方向として，下の問い(問1～問5)に答えよ。

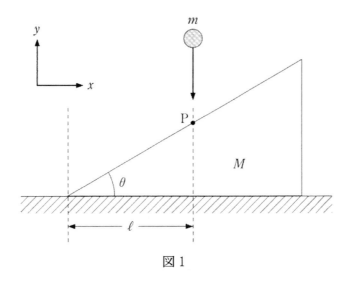

図1

問1 小球と台はこの弾性衝突で，短い時間 Δt の間，点Pで接触して斜面に垂直で大きさが一定の力をおよぼし合うとする。台が小球から受けるこの一定の力の大きさを F とする。台は F による力積の x 成分を受けて速さ u を得る。$F\Delta t$ を M，u，θ を用いて表せ。

問 2 小球と台が接触している Δt の間,台が水平面から受ける垂直抗力の大きさ N はどのように表されるか。ただし,答えは F と M,θ,g を用いて表せ。

問 3 小球が速さ v_0 で点 P に当たってから小球と台が接触している Δt の間,小球は台からの力積を受ける。この結果,衝突後の小球の速度の x 成分が v_x,y 成分が v_y となったとする。v_x と v_y を M,m,u,v_0,θ を用いて表せ。ただし,Δt がじゅうぶん小さいので,Δt の間の重力加速度による小球の速度変化は無視できるとしてよい。

問 4 問 3 の結果と小球と台の衝突が弾性衝突であることから,u を M,m,v_0,θ を用いて表せ。

問 5 $\theta = 45°$ で,$M = 2m$ の場合を考える。小球が点 P に当たった後に,台と 2 回目の衝突をせずに水平面に落ちるための v_0 の条件を g,ℓ を用いて表せ。

化　学

問題

28年度

必要なら次の値を用いなさい。

原子量：H = 1.0，C = 12，O = 16，Na = 23，S = 32，Cu = 64，

アボガドロ定数：6.0×10^{23}/mol，ファラデー定数：9.65×10^4 C/mol。

すべての気体は理想気体として扱うものとする。

ただし，気体定数 R は 8.0×10^3 Pa·L/(K·mol) として計算しなさい。

I 以下の問題（**第1問～第4問**）の答えをマークシートに記しなさい。

第1問 エタノール，メタン，酸素，および二酸化炭素に関して，次の各問いに答えなさい。〔**解答番号** | 1 | ～ | 10 | 〕

問1 次の問い(a)～(d)に答えなさい。

(a) 液体のエタノールを温度 370 K ですべて蒸発させて気体にしたところ，圧力は 1.0×10^5 Pa であった。この気体の体積は，もとの液体の体積の何倍になるか。最も近い値を①～⑥の中から一つ選びなさい。ただし，もとの液体のエタノールの密度を 0.8 g/cm^3 として計算しなさい。

| 1 | 倍

① 460 　　　② 515 　　　③ 540

④ 640 　　　⑤ 670 　　　⑥ 805

(b) メタンの結晶において主として寄与している分子間力は何か。正しいものを①～⑥の中から一つ選びなさい。 | 2 |

① 共有結合 　　　② イオン結合

③ 水素結合 　　　④ 疎水結合

⑤ 金属結合 　　　⑥ ファンデルワールス力

(c) 酸素が発生するのはどれか。正しいものを①～⑥の中から一つ選びなさい。 3

① 亜鉛に希硫酸を加えると発生する。
② 炭酸ナトリウムに塩酸を加えると発生する。
③ ギ酸に濃硫酸を加えて加熱すると発生する。
④ 水の電気分解の際,陽極に発生する。
⑤ 塩化アンモニウムに水酸化カルシウムを加えて加熱すると発生する。
⑥ 銅に濃硝酸を加えると発生する。

(d) 二酸化炭素は非共有電子対を何組持っているか。正しいものを①～⑥の中から一つ選びなさい。 4 組
① 0 ② 1 ③ 2 ④ 3 ⑤ 4 ⑥ 5

問 2 図に示すように容器Aと容器Bは閉じたコックで連結しており,容器Aには抵抗なく移動するピストンが備えられている。ピストンの左側にはエタノール(液体)を隙間なく充填してピストンを固定し,ピストンの右側にはメタンを封入した。容器Aの温度は300 Kで,メタンの圧力は3.2×10^4 Paであった。ピストン,コックおよび容器の材質は他へ熱を伝えないものとし,ピストン,コックおよび液体の体積は無視してよい。次の問い(a)～(d)に答えなさい。

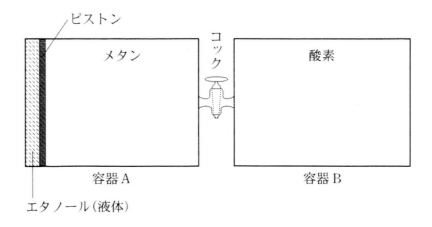

(a) ピストンの右側の温度を300 Kに保ち，ピストンの左側の温度を330 Kまで上昇させ，ピストンの固定を解除して平衡状態にすると，エタノールは一部気化し，ピストンは右に移動した。この時，気体となったエタノールの物質量は0.25 molで，エタノール(気体)の占める体積とメタンが占める体積の比は1：2であった。次の問い(i)，(ii)に答えなさい。

(i) 容器Aに含まれているメタンの物質量はいくつか。最も近い値を①～⑥の中から一つ選びなさい。　5　mol
① 0.35　　② 0.55　　③ 0.67
④ 1.0　　⑤ 1.3　　⑥ 1.5

(ii) 330 Kにおけるエタノールの蒸気圧はいくつか。最も近い値を①～⑥の中から一つ選びなさい。　6　Pa
① 4.0×10^4　　② 4.4×10^4　　③ 4.8×10^4
④ 5.3×10^4　　⑤ 6.0×10^4　　⑥ 6.6×10^4

(b) ピストンの右側の温度を300 Kに保ったまま，ピストンの左側の温度を350 Kまで上昇させると，ピストンは(a)の時よりさらに右に移動して止まった。この状態でコックを開いたところ，ピストンは動かず，容器Aのピストンより右側の体積と容器Bの体積の合計が39.6 Lであった。容器Bは温度が300 Kで，コックを開く前にはメタンの物質量の2倍の酸素が入っていた。気体として存在するエタノールの物質量はいくつか。最も近い値を①～⑥の中から一つ選びなさい。　7　mol
① 0.35　　② 0.55　　③ 0.67
④ 1.0　　⑤ 1.3　　⑥ 1.5

(c) メタンを完全に燃焼させた後，容器Aと容器Bの温度を350 Kに保っ
たところ，エタノール(液体)が，ちょうどすべて気化して平衡状態となっ
た。350 Kにおける水の蒸気圧を5.0×10^4 Paとし，気体の水への溶解
を無視できるとする。次の問い(i)，(ii)に答えなさい。

(i) 容器に存在する水蒸気の物質量はいくつか。最も近い値を①～⑥の中
から一つ選びなさい。 ⌷ 8 ⌷ mol
① 0.35 ② 0.55 ③ 0.67
④ 1.0 ⑤ 1.3 ⑥ 1.5

(ii) 最初に入っていたエタノールの物質量はいくつか。最も近い値を①～
⑥の中から一つ選びなさい。 ⌷ 9 ⌷ mol
① 0.35 ② 0.55 ③ 0.67
④ 1.0 ⑤ 1.3 ⑥ 1.5

(d) ピストンより左側を350 Kに保ったまま，容器Bを含むピストンの右
側を370 Kにして平衡状態にした時，気体として存在するエタノールの
物質量はいくつか。最も近い値を①～⑥の中から一つ選びなさい。370 K
における水の蒸気圧を1.0×10^5 Paとする。 ⌷ 10 ⌷ mol
① 0.35 ② 0.55 ③ 0.67
④ 1.0 ⑤ 1.3 ⑥ 1.5

第2問　一定体積の容器Aに水素1.26 molとヨウ素1.24 molを加えて温度を650 Kに保ったところヨウ化水素が生成した。反応が平衡に達したところでは容器内のヨウ素が0.24 molになっており，容器の圧力は1.3×10^6 Paであった。水素，ヨウ素，ヨウ化水素は反応のすべての段階で気体である。次の各問いに答えなさい。〔**解答番号** 　1　 〜 　6　 〕

問1　平衡状態で，ヨウ化水素の分圧は水素の分圧の何倍か。最も近い値を①〜⑥の中から一つ選びなさい。　1　 倍

① 3.3　　　　　　② 3.9　　　　　　③ 7.7

④ 8.3　　　　　　⑤ 9.6　　　　　　⑥ 10

問2　容器Aの体積は何Lか。最も近い値を①〜⑥の中から一つ選びなさい。　2　 L

① 2.0　　　　　　② 4.8　　　　　　③ 6.0

④ 8.0　　　　　　⑤ 10　　　　　　⑥ 12

問3　この温度での平衡定数として最も近い値を①〜⑥の中から一つ選びなさい。　3　

① 36　　② 49　　③ 54　　④ 61　　⑤ 64　　⑥ 67

問4　真空にした容器Aに2.00 molのヨウ化水素を加え，平衡状態に達するまで650 Kに保った。平衡に達した時のヨウ化水素の物質量として最も近い値を①〜⑥の中から一つ選びなさい。　4　 mol

① 0.1　　　　　　② 0.2　　　　　　③ 0.8

④ 1.2　　　　　　⑤ 1.4　　　　　　⑥ 1.6

問 5 正反応(ヨウ化水素を生じる反応)の活性化エネルギーは Q_1〔kJ/mol〕，逆反応の活性化エネルギーは Q_2〔kJ/mol〕であり，$Q_1 < Q_2$ である。また，正反応の反応速度定数 k_1〔L/(mol·s)〕，逆反応の反応速度定数 k_2〔L/(mol·s)〕とする。次の問い(a)，(b)に答えなさい。

(a) 平衡に達した後に，(I)反応温度を上げる，あるいは，(II)容器 A にアルゴンを加える，の変化を与えた。この時，平衡定数は(イ)～(ハ)のいずれとなるか。正しい組み合わせを①～⑨の中から一つ選びなさい。 $\boxed{5}$

(イ) 小さくなる　　　　(ロ) 大きくなる　　　　(ハ) 変化はない

	(I)	(II)		(I)	(II)		(I)	(II)
①	(イ)	(イ)	④	(ロ)	(イ)	⑦	(ハ)	(イ)
②	(イ)	(ロ)	⑤	(ロ)	(ロ)	⑧	(ハ)	(ロ)
③	(イ)	(ハ)	⑥	(ロ)	(ハ)	⑨	(ハ)	(ハ)

(b) 触媒を加え水素とヨウ素の反応を行った時，(I)平衡に達するまでに生じた反応熱の値，(II)平衡に達した時の k_1/k_2 の値，はそれぞれ(イ)～(ハ)のいずれとなるか。正しい組み合わせを①～⑨の中から一つ選びなさい。ただし，触媒を加えたこと以外の条件変化は無いものとする。 $\boxed{6}$

(イ) 触媒を加えない時より増加する

(ロ) 触媒を加えない時より減少する

(ハ) 触媒を加えない時と変化は無い

	(I)	(II)		(I)	(II)		(I)	(II)
①	(イ)	(イ)	④	(ロ)	(イ)	⑦	(ハ)	(イ)
②	(イ)	(ロ)	⑤	(ロ)	(ロ)	⑧	(ハ)	(ロ)
③	(イ)	(ハ)	⑥	(ロ)	(ハ)	⑨	(ハ)	(ハ)

順天堂大学（医）28年度　（58）

第3問　銅に関する次の各問いに答えなさい。〔**解答番号** 1 ～ 4 〕

問 1　次の(イ)～(ホ)に示す反応で，銅(Ⅱ)イオンの反応に当てはまるものの組み合わせとして正しいものを①～⑧の中から一つ選びなさい。　1

反応：

(イ)　水酸化物の沈殿を含む水溶液を加熱すると黒色の酸化物が生じる。

(ロ)　水酸化物の沈殿を含む水溶液を加熱すると赤色の酸化物が生じる。

(ハ)　硫酸イオンとの化合物のうち五水和物の結晶を加熱すると白色の無水物になる。

(ニ)　硫化水素を通じると沈殿ができるが，酸性にすると溶ける。

(ホ)　少量のアンモニア水を加えると沈殿が生じ，過剰のアンモニア水を加えても沈殿は消えない。

① (イ), (ハ)　　② (イ), (ニ)　　③ (イ), (ホ)　　④ (ロ), (ハ)

⑤ (ロ), (ニ)　　⑥ (ロ), (ホ)　　⑦ (ハ), (ニ)　　⑧ (ハ), (ホ)

問 2 高純度の金属を得るために工業的に電気分解がよく用いられる。硫酸銅
（Ⅱ）の希硫酸溶液中で，不純物として Ag, Au, Fe, Ni, Pb を含む粗銅を
陽極に，薄い純銅板を陰極にして 0.3〜0.4 V 程度の低電圧をかけ電気分解
を行った。次の問い(a), (b)に答えなさい。

(a) ある程度電気分解が進んだ後に片方の電極の下に沈殿が見られた。この
沈殿の中にはどの不純物に由来する単体あるいは化合物が存在するか。不
純物の組み合わせとして正しいものを①〜⑧の中から一つ選びなさい。

　　　2

① Au, Pb 　　　　② Ag, Au 　　　　③ Ag, Pb

④ Fe, Ni 　　　　⑤ Ag, Au, Pb 　　　⑥ Ag, Au, Ni

⑦ Fe, Ni, Pb 　　⑧ Ag, Fe, Ni

(b) 硫酸銅（Ⅱ）の希硫酸溶液 1 L を電解槽に入れ，25 A の電流で 1 時間 4
分 20 秒間電気分解を行った。その結果，陽極は 34 g 減少し，溶液中の銅
（Ⅱ）イオン濃度が 0.025 mol/L だけ減少した。陽極で減少した不純物の質
量は何 g か。最も近い値を①〜⑥の中から一つ選びなさい。ただし，電
気分解による溶液の体積変化は無いものとする。　　3　　g

① 1.6 　　　　　② 2.0 　　　　　③ 2.8

④ 3.6 　　　　　⑤ 5.2 　　　　　⑥ 30

問 3 硫酸銅（Ⅱ）の水に対する溶解度〔g/100 g 水〕は 60 ℃ において 40 であり，
10 ℃ において 17 である。60 ℃ で硫酸銅（Ⅱ）の飽和水溶液を調製し，その
一部を取って徐々に 10 ℃ まで冷却したところ，28.4 g の硫酸銅（Ⅱ）五水和
物が析出した。冷却に用いた硫酸銅（Ⅱ）の飽和水溶液は何 g であったか。
最も近い値を①〜⑥の中から一つ選びなさい。　　4　　g

① 55 　　　　　② 100 　　　　　③ 115

④ 120 　　　　　⑤ 130 　　　　　⑥ 173

順天堂大学（医）28 年度　（60）

第 4 問　炭素，水素のみからなり，互いに異性体の関係にある分子量 150 以下の化合物 A，B はベンゼン環以外に環状構造を持たない。

　　化合物 A に触媒存在下で水素を作用させると付加反応が起こり，化合物 C が得られた。化合物 C はベンゼン環に置換基が一つ結合しており，ベンゼンとプロペンから触媒を用いて得ることもできる。この化合物 C を酸素で酸化した後，硫酸で分解したところ，化合物 D およびベンゼン環を有する化合物 E が得られた。

　　一方，化合物 B を硫酸酸性の過マンガン酸カリウム水溶液で酸化すると化合物 H が得られた。化合物 H をエチレングリコール（1,2-エタンジオール）と縮合重合させると，直線状の高分子が得られた。化合物 H の異性体の一つを加熱すると脱水反応が起こり，化合物 I が得られた。

　　次の各問いに答えなさい。〔解答番号　| 1 |　〜　| 10 |〕

問 1　118 mg の化合物 A を完全燃焼させたところ，二酸化炭素 396 mg と水 90 mg が得られた。化合物 A の分子式として正しいものを①〜⑥の中から一つ選びなさい。　| 1 |

①　C_9H_{12}　　　　　　②　C_9H_{10}　　　　　　③　C_9H_8

④　C_7H_{12}　　　　　　⑤　C_7H_{10}　　　　　　⑥　C_7H_8

問 2　化合物 A にはベンゼン環以外に環状構造を持たない異性体が化合物 A を含めていくつあるか。正しいものを①〜⑥の中から一つ選びなさい。

　　| 2 |

①　5　　②　6　　③　7　　④　8　　⑤　9　　⑥　10

問 3　問 2 の異性体に対して，水素を付加させた時に生じる化合物は何種類あるか。正しいものを①〜⑥の中から一つ選びなさい。ただし，ベンゼン環への付加反応は考えないものとする。　| 3 |

①　5　　②　6　　③　7　　④　8　　⑤　9　　⑥　10

問 4 化合物 D の上記以外の合成方法として最も適当なものを①～⑥の中から一つ選びなさい。 ☐ 4

① 炭酸カルシウムの乾留　　　　② 炭酸カルシウム水溶液の加熱

③ 1-プロパノールを濃硫酸と加熱　④ 1-プロパノールの酸化

⑤ 酢酸カルシウムの乾留　　　　⑥ 酢酸カルシウム水溶液の加熱

問 5 化合物 E の性質として<u>誤りを含むもの</u>を①～⑥の中から一つ選びなさい。 ☐ 5

① 水酸化ナトリウム水溶液に溶けやすい。

② 臭素水を十分に加えると，白色沈殿を生じる。

③ 水溶液中でわずかに電離して，炭酸より強い酸性を示す。

④ 塩化鉄(Ⅲ)水溶液を加えると，紫色の呈色反応を示す。

⑤ 炭酸水素ナトリウム水溶液に溶けにくい。

⑥ 濃硝酸と濃硫酸の混合物(混酸)を加えて加熱すると，ピクリン酸を生成する。

問 6 化合物 E を水酸化ナトリウム水溶液で中和した後，高温・高圧のもとで二酸化炭素と反応させ，これに希硫酸を加えることによって合成される化合物は何か。正しいものを①～⑥の中から一つ選びなさい。 ☐ 6

① 安息香酸　　　　　　　　② ベンゼンスルホン酸

③ サリチル酸ナトリウム　　④ サリチル酸

⑤ サリチル酸メチル　　　　⑥ アセチルサリチル酸

問7 化合物Eを生じる別の反応には，さらし粉水溶液と反応すると赤紫色を呈する化合物Zを出発物質とする反応がある。化合物Zと亜硝酸ナトリウムが低温で反応すると，中間体である化合物Fが生じる。化合物Fは温度を上げると加水分解を起こし，化合物E，物質G，および塩化水素が同時に生じる。次の問い(a)，(b)に答えなさい。

(a) 化合物Fが生じる反応を何というか。正しいものを①～⑥の中から一つ選びなさい。 ⬛ 7

① エステル化　　　② アセチル化　　　③ ジアゾ化

④ スルホン化　　　⑤ ニトロ化　　　　⑥ けん化

(b) 物質Gの製法として正しいものを①～⑥の中から一つ選びなさい。 ⬛ 8

① 酢酸ナトリウムに水酸化ナトリウムを加えて加熱する。

② 亜硫酸ナトリウムに希硫酸を加える。

③ 亜硝酸アンモニウム水溶液を加熱する。

④ 銅に希硝酸を加える。

⑤ 炭化カルシウムに水を加える。

⑥ 塩素酸カリウムに酸化マンガン(IV)を加えて加熱する。

問8 化合物Hは何か。正しいものを①～⑥の中から一つ選びなさい。 ⬛ 9

① アジピン酸　　　　　② サリチル酸

③ スチレン　　　　　　④ ベンジルアルコール

⑤ テレフタル酸　　　　⑥ 酢酸ビニル

問 9 次の化合物のうち，触媒に酸化バナジウム(V)を用いて酸化すると化合
物 I を生じるものはどれか。正しいものを①〜⑥の中から一つ選びなさい。

| 10 |

① *o*-クレゾール   ② 安息香酸   ③ トルエン

④ *p*-キシレン   ⑤ サリチル酸   ⑥ ナフタレン

Ⅱ 次の各問いの答えを解答用紙に記しなさい。

アルミニウムは13族に属する元素である。単体は軽くて柔らかい金属で，酸素中で高温にすると激しく燃焼する(A)。アルミニウム粉末と酸化鉄(Ⅲ)の混合物に点火しても多量の熱を発生して反応する(B)。

雨水は，人為的に放出された酸性物質が空気中に全くない場合でも二酸化炭素が溶け込んでいて，pH = 5.6～5.7 となっている。近年，酸性雨による森林や湖水での被害が世界的に問題となっているが，酸性雨は自動車の排気ガス中の窒素酸化物や化石燃料に含まれる硫黄の燃焼で生じた二酸化硫黄が雨水に溶け込む(C)ことにより起こる。酸性雨により土壌が酸性化すると植物などの生育に影響を与える。その一つの要因として，酸性化により有毒なアルミニウムイオン濃度が高くなることが考えられる。

水酸化アルミニウムは水に難溶性の水酸化物である。Al^{3+} として溶ける時の溶解度積は，

$$K_{sp1} = [Al^{3+}][OH^-]^3$$

となる。一方，$[Al(OH)_4]^-$ として溶ける時の溶解度積は，

$$K_{sp2} = [H^+][[Al(OH)_4]^-]$$

となる。

温度はすべて 25 ℃ で，溶解度積を

$$K_{sp1} = 5.0 \times 10^{-33}\ mol^4/L^4$$

$$K_{sp2} = 4.0 \times 10^{-13}\ mol^2/L^2$$

とし，水のイオン積を

$$K_w = 1.0 \times 10^{-14}\ mol^2/L^2$$

として次の各問いに答えなさい。

必要なら $\log_{10} 2 = 0.30$，$\log_{10} 3 = 0.48$，$\log_{10} 5 = 0.70$ を用いなさい。また，問5～問8で，水酸化アルミニウムの沈殿は水溶液中に残っているものとする。

問 1 下線部(A)で生成した化合物に水酸化ナトリウム水溶液を加えた時の反応式を書きなさい。反応が起きない場合には右辺に×印を書きなさい。

問 2 下線部(B)の反応式を書きなさい。

問 3 空気中の二酸化炭素の組成は体積比で 0.035% である。二酸化炭素は $1.013 \times 10^5\,Pa$（大気圧）で $1.0\,L$ の水に $1.5\,g$ 溶ける。大気圧で空気に接している水の二酸化炭素のモル濃度〔mol/L〕はいくらか。有効数字 2 桁で答えなさい。ただし、二酸化炭素の水への溶解はヘンリーの法則に従うものとする。

問 4 雨水を純水とみなして、下線部(C)の反応式を書きなさい。

問 5 水に水酸化アルミニウムを加え、pH を変化させた。水溶液中の Al^{3+} の濃度（$[Al^{3+}]$）は pH によってどのように変化するか。答えは $\log_{10}[Al^{3+}]$ を pH の関数として表しなさい。

問 6 水酸化アルミニウム水溶液において、$pH = 4.0$ の時の Al^{3+} 濃度は、$pH = 5.7$ の時の Al^{3+} 濃度の何倍か。答えは 1.0×10^X 倍と表した時の指数部分 X を記しなさい。

問 7 水に水酸化アルミニウムを加え、pH を変化させた。水溶液中の $[Al(OH)_4]^-$ の濃度（$[[Al(OH)_4]^-]$）は pH によってどのように変化するか。答えは $\log_{10}[[Al(OH)_4]^-]$ を pH の関数として表しなさい。

問 8 水酸化アルミニウムに $0.10\,mol/L$ の水酸化ナトリウム水溶液を加えた時の $[Al(OH)_4]^-$ 濃度は、$0.20\,mol/L$ のアンモニア水を加えた時の $[Al(OH)_4]^-$ 濃度の何倍か。答えは 1.0×10^Y 倍と表した時の指数部分 Y を記しなさい。ただし、水酸化ナトリウムは水溶液中では完全に電離しているものとし、アンモニアの電離定数は $K_b = 2.0 \times 10^{-5}\,mol/L$ とする。

生　物

問題

28年度

I

第 1 問　細胞骨格に関する以下の各問い（**問 1 ～ 4**）に答えよ。

〔**解答番号**　　1　　～　　5　　〕

問 1　(1)アクチンフィラメント，(2)中間径フィラメントの説明として最も適当なものを，次の①～⑥のうちからそれぞれ一つずつ選べ。　　1　　，
　　2

① 球状タンパク質が重合してできた繊維で，細胞膜や核膜の内側に多い。

② 球状タンパク質が重合してできた繊維で，形成中心から周辺に向けて放射状に存在している。

③ 球状タンパク質が重合してできた繊維で，細胞膜の内側に多い。

④ 繊維状のタンパク質を束ねた繊維のような形態で，細胞質基質や核膜の内側に存在している。

⑤ 繊維状のタンパク質を束ねた繊維のような形態で，形成中心から周辺に向けて放射状に存在している。

⑥ 繊維状のタンパク質を束ねた繊維のような形態で，細胞の表面に多い。

問 2　原形質流動に関与するものの組み合わせとして最も適当なものを，次の①～⑥のうちから一つ選べ。　　3

① 微小管とダイニン

② 微小管とキネシン

③ アクチンフィラメントとミオシン

④ アクチンフィラメントとカドヘリン

⑤ 中間径フィラメントとカドヘリン

⑥ 中間径フィラメントとインテグリン

問 3　中間径フィラメントの役割として最も適当なものを，次の①〜⑤のうちから一つ選べ。　4

① 細胞小器官や細胞内の物質の移動

② 細胞の伸長と伸展

③ 細胞分裂

④ アメーバ運動

⑤ 細胞や核の形状の保持

問 4　モータータンパク質が関与しないものはどれか。最も適当なものを，次の①〜⑤のうちから一つ選べ。　5

① 筋収縮　　　　　　　　　　② 鞭毛の屈曲

③ 神経繊維内での物質輸送　　④ アメーバ運動

⑤ 細胞分裂

第2問 呼吸，光合成に関する以下の各問い（**問1～3**）に答えよ。

〔解答番号 [1] ～ [21]〕

以下のA～Eは，呼吸，光合成で生じる反応をまとめたものである。

A $C_6H_{12}O_6$ + 2 [ア]

$\longrightarrow$ 2 [イ] + 2 [ウ] + 2 [エ] + エネルギー

B 10 [ウ] + 10 [エ] + 2 [オ] + 6 [カ]

$\longrightarrow$ 10 [ア] + 2 [キ] + 12 [ク] + エネルギー

C 6 [ケ] + 12 [コ] + 12 [エ] + エネルギー

$\longrightarrow$ 有機物（$C_6H_{12}O_6$）+ 12 [サ] + 6 [ク]

D 2 [イ] + 6 [ク] + 8 [ア] + 2 [キ]

$\longrightarrow$ 6 [ケ] + 8 [ウ] + 8 [エ] + 2 [オ] + エネルギー

E 12 [ク] + 12 [サ] + エネルギー

$\longrightarrow$ 6 [カ] + 12 [コ] + 12 [エ] + エネルギー

問1 上のA～Eの空欄ア～サに最も適当な分子あるいはイオンを，次の①～⑪
のうちからそれぞれ一つずつ選べ。 [1] ～ [11]

① NADP$^+$　　② NADPH　　③ NAD$^+$　　④ NADH

⑤ FAD　　　⑥ FADH$_2$　　⑦ H$_2$O　　　⑧ O$_2$

⑨ CO$_2$　　　⑩ H$^+$　　　⑪ C$_3$H$_4$O$_3$

問 2　上のA～Eに関わる反応系として最も適当なものを，次の①～⑦のうちからそれぞれ一つずつ選べ。　12 ～ 16

① 光化学系Ⅱ～Ⅰ
② カルビン・ベンソン回路
③ 解糖系
④ アルコール発酵
⑤ 乳酸発酵
⑥ クエン酸回路
⑦ 電子伝達系

問 3　上のA～Eの反応が進行する場所として最も適当なものを，次の①～⑦のうちからそれぞれ一つずつ選べ。　17 ～ 21

① 粗面小胞体
② リソソーム
③ 細胞質基質
④ 葉緑体のチラコイド膜
⑤ 葉緑体のストロマ
⑥ ミトコンドリアの内膜
⑦ ミトコンドリアのマトリックス

第3問　生態系における物質生産に関する以下の各問い(問1～5)に答えよ。

〔解答番号 | 1 | ～ | 14 | 〕

下の表は，WhittakerとLikensによる1975年の報告にもとづく，地球上の主な生態系における生産者の面積あたりの現存量と純生産量の平均値[※]を示している。

生態系	面　積 $(10^6\ km^2)$	面積あたりの平均値		現存量あたりの純生産量
		現存量 (kg/m^2)	純生産量 $(kg/(m^2・年))$	
A	332.4	0.003	0.125	41.67
B	57.0	29.825	1.402	0.05
C	50.0	0.370	0.055	0.15
D	28.6	0.100	0.465	4.65
E	24.0	3.083	0.788	0.26
F	14.0	1.000	0.650	0.65
G	2.0	15.000	3.000	0.20
H	2.0	0.025	0.400	16.00
地球全体	510.0	3.609	0.336	

※現存量および1年あたりの純生産量の平均値は，各生態系における生産者の乾燥重量の推定値をもとに計算し，小数第4位を四捨五入して示した。また，湧昇域は外洋域の一部として計算している。

問1　表の生態系A～Hに最も適当なものを，次の①～⑧のうちからそれぞれ一つずつ選べ。 | 1 | ～ | 8 |

① 森　林　　② 草　原　　③ 荒　原　　④ 農耕地

⑤ 沼沢・湿原　⑥ 湖沼・河川　⑦ 浅海域　　⑧ 外洋域

問 2 以下の文で示した生態系 A～C の特徴に最も強い影響を与えている要因を，次の①～④のうちからそれぞれ一つずつ選べ。 9 ～ 11

(1) 生態系 A では，現存量が他の生態系に比べて小さい。

(2) 生態系 B では，現存量あたりの純生産量の値が他の生態系に比べて小さい。

(3) 生態系 C では，純生産量が他の生態系に比べて小さい。

〔要　因〕

① 光の量

② 気温と湿度

③ 面積あたりの栄養塩類の平均量

④ 1個体に占める光合成器官(同化器官)の割合

問 3 生態系 G の純生産量が大きい理由として誤っているものはどれか。最も適当なものを，次の①～④のうちから一つ選べ。 12

① 水が豊富で活発に光合成ができる環境だから。

② 総生産量に対する呼吸量の割合が小さい生産者が繁殖しているから。

③ 富栄養化の進んだ環境だから。

④ この環境に適応した内部構造をもった生産者が繁殖しているから。

問 4 現存量あたりの純生産量の値の逆数(すなわち，純生産量あたりの現存量の値)は何を示すか。最も適当なものを，次の①～⑤のうちから一つ選べ。 13

① その生態系における生産者のおおよその平均寿命

② その生態系における生産者が成熟に要するおおよその平均年数

③ その生態系における一次遷移に要するおおよその平均年数

④ その生態系における極相のおおよその平均持続年数

⑤ その生態系における炭素循環のおおよその平均年数

問 5　森林の生態系における総生産量は，熱帯多雨林の方が針葉樹林より大きい
にも関わらず，純生産量はほぼ似た値となる。この理由として最も適当なも
のを，次の①～⑤のうちから一つ選べ。　　14

　　①　熱帯多雨林では針葉樹林より成長量が大きいから。

　　②　熱帯多雨林では針葉樹林より被食量が大きいから。

　　③　熱帯多雨林では針葉樹林より枯死量が大きいから。

　　④　熱帯多雨林では針葉樹林より呼吸量が大きいから。

　　⑤　熱帯多雨林では針葉樹林より現存量が大きいから。

Ⅱ 免疫に関する以下の問い（**問1～6**）に答えよ。解答は記述式解答用紙に記入せよ。

問1 空欄a～kに適当な語を入れよ。

　脊椎動物のからだをつくる細胞の細胞膜には，個体に固有な　a　と呼ばれる膜タンパク質が存在する。ヒトの場合は特に　b　とも呼ばれる。　b　を発現する遺伝子は，第6染色体上に6対存在しており，それぞれの遺伝子には多数の　c　が存在するため，その組み合わせは膨大で，他人と　b　が完全に一致する確率は非常にまれである。一方，この6対の遺伝子間の距離は近いため　d　がほとんど起こらず，同じ両親から生まれた子の間では，一卵性双生児を除き，　b　の型が一致する確率は　e　％である。

　臓器移植を行う場合，免疫系は，その臓器・組織の表面にある　b　が自己のものと同じかどうかを正確に判断し，「非自己」と判断した場合には移植片を攻撃する　f　がおこる。この　f　に中心的な役割を果たすのは，T細胞の仲間である。T細胞の表面には，　g　と呼ばれる膜タンパク質が存在し，侵入してきた抗原を識別している。まず，マクロファージなどによって，移植片の抗原が提示される。これを　g　で「非自己」と認識した　h　細胞は，　i　を放出し，同じ抗原を認識する　j　細胞が増殖する。活性化された　j　細胞は，移植された臓器を直接攻撃することによって　f　を引き起こす。臓器移植は，　b　の型が完全に一致したもの同士で行われることが望ましいが，ほとんどの場合は，型が完全には一致しないため，手術後に　k　を用いることが多い。

問2 マクロファージ以外に抗原提示を行う細胞を1つ挙げよ。

問3 T細胞が自己・非自己を認識する仕組みを80字以内で説明せよ。

問 4 T細胞による自己に対する免疫反応が，通常は抑制されていることを何というか。

問 5 問4の自己に対する免疫反応が抑制される過程を60字以内で説明せよ。

問 6 自己に対する免疫反応を引き起こす病気（自己免疫疾患）の具体例を<u>2つ</u>挙げよ。

英　語

解答

28年度

I

〔解答〕

問1 (1) 2　(2) 4　(3) 4　(4) 1

問2 (1) 2　(2) 3　(3) 1　(4) 1　(5) 4　(6) 3

〔出題者が求めたポイント〕

〔解説〕　選択肢訳

問1 (1)

1. 10回目の10年間
2. 11回目の10年間
3. 19世紀
4. 20世紀

(2)

1. 父親
2. 兄弟
3. 従弟
4. 夫

(3)

1. 熟達した
2. 予測できない
3. 努力を要しない
4. 骨の折れる

(4)

1. もっと長く生きることを望みますか？
2. この家で働くことは好きですか？
3. 別の趣味を始めることを希望しますか？
4. ここにいて孤独を感じますか？

問2 (1) Hetty Bower の親は何人子供がいたか？

1. 8人の男女
2. 10人の男女
3. 5人の男の子
4. 7人の女の子

(2) to put on weight here with the diet は何を意味するか？

1. 運動をして体重を減らすこと
2. 体重を増やすためにすべての食事に注意を払うこと
3. 食事があまりにも多くのカロリーを含んでいるので体重が増えること
4. 食事と体重に関する議論に耳を傾けること

(3) you're knitting a life は何を意味するか？

1. あなたの周りの人と緊密な関係を作りつつある
2. 全人生かけて毛糸で服を作りつつある
3. 注意深く人生の一歩一歩を選びつつある
4. 人生の重要で忘れがたい出来事を計画しつつある

(4) I am well into that は何を意味するか？

1. 私は多くの本を読んできたが、すべての本ではない
2. 私はこの著者の本を収集している
3. 私は本を読むとエネルギッシュになる
4. 私は本が大きな知識源であることに気づいた

(5) このインタビューの全体的な雰囲気はどのようなも

のか？

1. 協力的
2. 競争的
3. 挑戦的
4. こっけいな

(6) このインタビューの題名として最も適切なものは？

1. 養護施設でいかにして生き残るか？
2. 真の友人を見つけるのはどれほど困難か？
3. 100歳以降の人生とはどのようなものか？
4. 老人は何を一番思い出すか？

〔全訳〕

　英国には100歳以上の人が1万2千人いる。これは医療が進歩するにつれ上昇する数字だ。100歳台の人の現実とは何か。Hetty Bower は106歳、Peggy Megarry は100歳。二人は同じ養護施設に暮らしている。彼らが Susanna Rustin に語る。

SR：こんなに長く生きると想像していましたか。

HB：とんでもない、全然。私は非常に大家族の出身なのです — 私には7人の姉と妹がいて、つまり8人姉妹、男兄弟が2人。私以外全員死にました。私が一番年下だったわけではないので、なぜなのか分かりません。母は7番目の子供で、私は母の7番目の子供です。だから7番目の子の7番目の子供という訳です。でも、幸運だとは思いません、全く。両親が愛し合っていたのは幸運でしたが。

SR：ここの生活はどんなですか？

PM：ええと、朝、誰かが来てくれて靴下と寝室のスリッパを穿かせてくれる。トイレに連れて行ってもらい、助けてもらって顔を洗った後、朝食を食べます。ありがたいことに朝食は部屋まで持って来てもらうのです。皆と一緒に食べるのは好きじゃないです。おしゃべりが多くてね。午後は毎日出かけるようにしています。ここの食事だと太りがちなので。

SR：食事は楽しいですか？

HB：楽しんでいるとは言えないわね。必要だから食べているだけ。食べないとお腹が減るし、空腹は心地良くないわね。でも食事を切望しているとは言えないわ。少なくとも今は。

PM：胃にもたれる腸詰は好きじゃない。たいていはサラダだけ食べるわ。中華料理は好きよ。でも、中国にいたとき、母はコックに中華料理は決して作らせなかった。新しいコックが来た最初のとき、昼食には、アップルパイとカスタードつきローストチキンが大皿にのって出てきた！　これは2つ別のコース料理よ、と説明しなければならなかったの。

SR：過去のことをよく思い出しますか？

PM：ええ、夜ベッドで、昔々の過去をかなり思い出します。私の心が何に焦点を当てているかによりますが、多くの記憶があります。中国では amah（乳母）がいました。彼女は私の世話をしてくれ、私たちは皆、

順天堂大学（医）28年度 （76）

自分の母親よりも乳母が好きでした。中国で育った友人たちは皆、同じことを言います。

SR：たいていの人よりも多くのご経験をお持ちですね。もっとも良かった時代はいつですか？

PM：寄宿学校の諸々が楽しかった。すごく面白かった。とても良い美術の先生がいて、彼女は私の絵をロンドンに送ったのです。私はすでに中国服を作っており、ある芸術団体が親切にもそれを買ってくれたのです。彼らはギニー金貨を送ってきて、それを永久所蔵すると言ってきました。その後私はその学校を離れました。英国に行くことになったからです。

HB：今が最高とは言えないですね。でも、私の人生で最も大切な人は私の夫 Reg でした。私は労働党に入党しました。1931 年休暇から帰ったとき、私は志願者の名前が記載されたチラシの束を渡されました。私は行って彼らに会うように言われ、彼らを暖かく歓迎しました。そしてその中に Reg Bower という名の人がいたのです。私が彼を見たときの最初の反応は、彼がユダヤ人でなくてとても残念、というものでした。というのも、彼は非常に素敵な見た目の人で、その微笑には誰でも反応せざるを得なかったからです！我々は 69 年間結婚していました。

SR：100 歳のお祝いしました？

PM：女王陛下から電報をいただきました。また、労働厚生大臣からも電報をもらいました。これは驚きでした。ハッハ！ パーティを開きましたが、招待状が出た後、委員会が台所を交換するよう要求してきました。それで、それから後は大混乱。でも、彼らはダイニングルームでパーティをやらせてくれました。

HB：それがここだったのです。とても楽しく、何人かの人は「もしもあなたが自分の年齢を忘れたら、とにかく私に聞きなさい。私はあなたの 100 歳の誕生日に来たのだから」と何人かの人が言ってくれました。

SR：陽気でいるのは大変ですか？

HB：ま〜、いやはや、大変かどうかなんで、考えたことがなかったですよ。（渋い顔をして）辺りをうろつくのは楽しいとは言えないと思うだけです。他人に見られるから人は愉快でいたがるものです。だから私も、時には実際チェシャーキャットのように見えることもあるかも。でも、一旦本当の友人、つまり、いろんなこと―本や音楽―の話し合える人ができたらね、人生を編んでいることになるわ。私は今ではもう生きていない多くの人と話をしてきたし、こうした友人がいなくなれば、さみしいもの。私がここに来たときにいた人や私の後すぐに来た人は、今ほとんどいない。一方で、私がここにいるから、人と知り合いになることは素敵だから、ここに来た人は何人かいます。

PM：私は今でも本を読みます。Barry Unsworth が死んだと聞いたとき、本棚をのぞき込んで、ブッカー賞を取った彼の本を見つけました。で、今その本をかなりのところまで読み終わってます。

HB：それはうらやましいこと。私は本が読めないんです。視力が弱くて、拡大鏡がなければ読めないの。そ

れはとても骨の折れることです。ラジオは聞きますし、娘たちのところに泊まりに行くと、私に本を読んでくれます。

SR：変えることができるとすれば、何を変えたいですか？

PM：門を出て歩くことができればと思います。囚人のように感じているからです。道は歩けるのですが、北ロンドンは全く知りません。これだけが唯一の障害です。私が最後に転んだのは 3 年前のクリスマスだと思いますが、ヘルパーがいないかぎり出かけられないのがここの規則なんです。

HB：あなたはどうしてここに来たのですか？ Peggy。

PM：私にはもっと助けがいると、息子が思ったのね。あらゆるバーゲン品が手に入る Lidl に毎週行くことができれば、家にいることもできたと思うんですけどね。でも、前回そこに行ったときはとっても大変だったの。ここへは 2007 年 6 月 4 日に来ました。その前は、31 年間 Southfield に住んでました。

HB：ここで気詰まりは感じません。こうした場所があって、私はとても幸運です。すてきな庭もあるし。でも、新聞が読めないのが残念です。私は Guardian 紙の読者だったの。（娘の）Margaret が重要な記事は読んでくれますが、彼女がすべての文字を読んでくれることは期待できません。それでも幸せよ。まだ精神が機能しているから。

SR：もっと長く生きたいですか？

HB：いえ、全然。次の誕生日は来ないことを本当に望むわ。あまり目的とすることもないし。Margaret とその妹の Celia も、私がここにいなければもっと充実した生活が送れるはずだということが、私には分かっているから。

Ⅱ
〔解答〕
問 1 (1) 1 (2) 2 (3) 3 (4) 4 (5) 2 (6) 1 (7) 2
問 2 (1) 4 (2) 2
問 3 (1) 2 (2) 3 (3) 1
〔出題者が求めたポイント〕
〔解説〕 選択肢訳
問 1
(1) ②パラの collage は＿＿＿に意味が近い。
　1. 集めたもの
　2. ファイル
　3. 形
　4. 記憶
(2) ②パラは＿＿＿を意味する。
　1. この学校は教師によって私有されている
　2. この学校は質の高い教育で評判が良い
　3. 公立学校は教師をこの学校へ送り込んでいる
　4. 教師は限られた範囲の科目を教えることを許されている
(3) ③パラの prowess は＿＿＿に意味が近い。
　1. 美

2. 魅力
3. 能力
4. 設立

(4) Chloe が自分の鼓動を聞くのは、Chloe が＿＿＿＿＿ことを筆者が示唆したいからだと⑥パラは述べる。
1. 医者になりたい
2. 腎臓病を持つ
3. 研究参加者のひとりである
4. 彼女の生活に関与する形で科目を学ぶ

(5) ⑧パラは、この病院の＿＿＿＿＿側面の事例を提示するために 13 歳の入院患者について語る。
1. 親しみやすい
2. 癒しの
3. 普通な
4. 制度的な

(6) ⑩パラの Faces constantly changing は＿＿＿＿＿ことを意味する。
1. 学生が頻繁に出入りする
2. 学生がより成熟する
3. この学校の雰囲気が劇的に変わる
4. 多くの短期訪問者がいる

(7) この学校が直面する問題のひとつは＿＿＿＿＿である。
1. 適切な学習材料を提供すること
2. 十分な資金を獲得すること
3. 勉強するために多くの学生を惹きつけること
4. 多くの学生に別れを告げざるを得ないこと

問2

(1) [A]
　「彼女の学友は彼女にカードを送り、訪問もするが、彼女を夢中にさせるのは難しい」と彼女の母 Tehsa は語る。それでも、学校の普通の活発さはいくらかの気晴らしを与えてくれる。「Chloe はマンツーマンの指導が好きで、『Bianca には今日来てほしくない』とは言ったことがない」。Chloe は同意する。「友人がいるから自宅の学校が好き。でも、ここの学校も本当に役に立っている」。

(2) [B]
　社会的、心理学利益は膨大だと、精神衛生部 — 摂食障害のような問題の、ここでの平均的な滞在期間は 5 か月であるが — 部長 Jon Goldin 博士は同意する。「学校は彼らの精神を生き生きと保ち、彼らを活発に保ち、彼らに興味を持たせ続ける」と彼は語る。

問3

(1) この文章について正しいものはどれか？
1. 生徒は学校に出席するのに、教室へ歩いて行けるほど健康である必要がある
2. 生徒は入院後数日で、この学校での勉強を始めることができる
3. 教師は自分の授業に 1 日に参加する生徒の数を予測することができる
4. 教師は、退院したが勉強をしたいと思っているかつての生徒を、授業に入れることができる

(2) 誰が学校生活を享受し、また以前の先生と今でも話をしているか？
1. Jayne
2. Bianca
3. Johnathan
4. Kate

(3) この文章の最もよい題名はどれか？
1. あなたはあなたが学ぶ場所を選ぶことができる
2. あなたはこの学校で病気について学ぶことができる
3. 子供たちはこの学校に出席するのに医者からの許可を待っている
4. 子供たちはここで教えられることが好きだが、まず病気であらねばならない

〔全訳〕

① 木曜の朝、一目見たところでは、これは英国のあらゆる学校の普通の教室に見える。白板があり、運動場があり、忙しそうな先生がいる。

② ところが、壁にある生徒の写真のコラージュを近寄って見てごらんなさい。そうすれば、彼らの多くが鼻から出たチューブを身に着けているか、病院のベッドの中にいるのが見える。中央ロンドンにある Great Ormond Street 病院は世界的に有名だが、付属の学校の活躍を知る人は少ない。教育省からの資金援助を受け、ここの生徒は全国統一試験(GCSEs)を受け、A レベルを取り、教育監査局(Ofsted)から「優良」のランク付けをもらっている。すべての教育課程科目が網羅されており、レポートと宿題がある。しかし、生徒の医療状況のせいで、決定的な違いがある。

③ だから、もちろん体育の授業があり、運動会があるが、競技は棒拾いとジャグリングだけ。トロフィーは身体的な能力に対してではなく、「友情と決断」に対して与えられる。普通の学校で時間厳守が求められるが、ここでは、「いつでも授業に参加しなさい — 遅刻することを心配するな」と掲示はうたう。パジャマを着て授業に来ることが歓迎され、たいていの生徒はベッドから出る必要さえない。

④ 生徒の健康状態はさまざまであり、悲しいことに、校長の Jayne Franklin は、「実際子供たちを失います。死ぬことがあるのです」と認める。5 日以上病院にいる子供は誰でも、名簿に載れるのですが、生徒の半分は「長期滞在」患者、すなわち、腎臓移植を待つ透析患者や、ガンや重篤な胃腸の病気を抱える子供や精神障害の入院患者だ。そして彼ら全員、数か月間、いや数年間も病院にいるかもしれない。

⑤ 10 歳の Chloe は長期患者のひとりだ。彼女はしばしば教室に来られないほど具合がよくない。なので、心肺装置の中のベッドで、Bianca 先生から一対一で教えてもらっている。Chloe は囊胞性繊維症で、静脈内投薬を受けるために過去 1 年間にわたり、8 週間ごとに 3 週間病院に滞在してきた。Chloe の顔色は蒼白で、弱々しく見える。病状の痛み、これほど長時間病院で過ごす単調さは、とても辛い。「本当に退屈」と

彼女は認める。「家に帰りたい」。

⑥ 彼女に教えてもらわなければ、欠落していただろう科目を彼女が教えていることを確認するために、Chloe の学校と連携を取りながら Bianca は全部の科目を教える。今日の科目はたまたま生物学だ。Bianca はマックブックを Chloe のベッドにセットして、ハートフォードシャーのボーハムウッドにある地元の町で級友が見ている心臓についてのビデオを見せる。脚を組んでベッドに座り、動物のヌイグルミを足元に置き、注射器と医療器具を後ろにして、1 時間の授業の間 Chloe は完全に没頭する。聴診器で心臓の鼓動を聞き、運動で心拍数がいかに変わるかを理解するために、病室内を歩く。

⑦ 患者の具合の悪さを考えれば、子供が授業中に医学的な緊急事態に陥ることが全くないと言えるのか。滅多にない、と Franklin は言う。「監督者は、誰が教室に来る体調なのか確認するのが上手です。通常、病室内授業の場合、医師が来て検査をし、古代ギリシャ人や光合成についての議論に加わります」。彼らは感染を減らす革新的な方法も考案する。「もし子供が隔離され、中に入って見ることを許可されないなら、アイパッドを用いてスカイプで授業に参加することもできます」。

⑧ 学校は、病気という代わり映えのしない世界の中で、普通の生活の癒しの要素を家族に与えてくれる。腎臓病を抱え、3 回目の入院期の終えようとしている 13 歳の入院患者は私に、次のように語った。「授業に来ると他人と話せる。これは一日中何もすることがなくただベッドに座っていることや、蒸し暑すぎるよりも素敵だ。また、お母さんも必要な買い物に行ける。今、ステロイド治療を受けているので、とってもストレスがある。ここに来るとリラックスできる」。

⑨ 二人の看護師が透析器を調整している間、元気な 9 歳の少年が、腎臓病棟で先生と一緒に海賊についての本を読んでいるところを私は見る。この並置は普通ではない。少年は物々しい医療装置に覆われており、隣のベッドからは叫び声がある。でも彼は楽しげに話をし、毎週火曜日に病室に小走りに入って来る犬、Woof に挨拶をする。

⑩ この学校は毎年約 1,300 人の子供を教えている。しかしどの日でも、見かけるのはたった 90 ないし 120 人。数も顔ぶれも常に変化している。日によって、授業は 1 人から 15 人の生徒を抱える。現在、London College of Fashion が毎週ここを訪問して子供たちとあるプロジェクトを行っている。他の訪問者には、the National Portrait Gallery や the Theatre Royal Haymarket がある。

⑪ Franklin が、小学校で勤務した後、女性校長として 2011 年に就任した。この学校は 1951 年にたった一人の教師でスタートし、今では 15 人の教師がいる。Franklin は、現状の 4 歳から 18 歳だけでなく、保育年齢の子供のためにも資金を得たいと思っている。一対一の指導はとても高くつくので、資金は重要問題だ。

⑫ 私は、Johnathan、この病院で丸々 1 年過ごした、バッキンガムシャー、ミルトンケインズ出身の 6 歳の子と会うことで、今回の訪問を終えた。彼は慢性肉芽腫と呼ばれる免疫不全に罹っていた。このせいで彼は非常に具合が悪かった。骨髄移植でこの病気は治ったが、心臓に合併症が起こり、さらなる手術が必要となった。

⑬ Johnathan は現在通院患者であるが、普通の学校は 12 月まで通い始めることはできない。彼の細胞がいまだに感染免疫を増加させているからだ。彼の父は言う、「病院は我々の第二の自宅でした。病院に関して Johnathan が好きだったのは、学校と Kate 先生だけでした。我々が病院を去るとき、彼は動転しました。先生は風邪を引いていて彼は彼女にサヨナラが言えなかったのです」。彼は今でも定期的に、アップルのフェイスタイムを使って Kate 先生と話をします。

Ⅲ
〔解答〕
問 1 (1) 3 (2) 2 (3) 3 (4) 4 (5) 3 (6) 1
問 2 (1) 1 (2) 1
〔出題者が求めたポイント〕
〔解説〕
問 1
(1) ①パラの rovers という語は、＿＿＿＿機械に意味が近い。
 1. 正確に機能する
 2. 密かに動く
 3. 辺りを歩き回る
 4. 対象をビデオに撮る
(2) ①パラの colonies という語は、＿＿＿＿に意味が近い。
 1. 振る舞い
 2. 集団
 3. 習慣
 4. 神秘
(3) ④パラ⑤パラは、研究者たちが＿＿＿＿ということを示唆する。
 1. 自分たちの外見がいかにペンギンに影響を与えるかを知りたかった
 2. ペンギンの脚に機械を取り付けることを許された
 3. データを集めるためにペンギンに近づかなければならなかった
 4. 材料を集めるようにペンギンを訓練する
(4) 研究者との緊密な接触は、ペンギン＿＿＿＿ことには至らなかった。
 1. の心拍を早くする
 2. により強いストレスを感じさせる
 3. が近くにいる他のペンギンをかき乱す
 4. が危険をもたらす者を攻撃する
(5) 研究者は将来のロボット型の研究装置が＿＿＿＿ことを想像する。
 1. 標識を対象に付ける

2. 役に立つ写真を選ぶ
3. 陸上も水の中も移動する
4. 動物を目に見えないように追いかける
(6) この文の表題は「＿＿＿＿＿」。
　1. ストレスなき研究
　2. 動物薬の革新的進歩
　3. ペンギンは新たな種を歓迎する
　4. 四輪車は生命にとって効果的道具だ
問2
(1)〔A〕
　　Nature Methods 誌に今月掲載された所見は、野生で動物を研究しているとき、しばしば人間は余計な手出しをしないで、ロボットに仕事をさせるのが良いということを示す。
(2)〔B〕
　　そこで、科学者たちはまた、彼らのよりペンギンにやさしい探査機モデルをテストした。これは車輪付きの柔毛でおおわれた子供ペンギンのような探査機である。この愛らしいロボットスパイは、むき出しの前任者よりもはるかに成功した。

〔全訳〕
① 何十年もの間人類は、月や火星を含め、容易に到達できない場所を探訪するために探査機を作ってきた。今科学者たちは、もうひとつのやりがいのあるターゲットを探索するために探査機を作った。そのターゲットとは愛らしいペンギンの居住地である。
② フランスの the University of Strasbourg 出身の科学者によって率いられたチームは、フワフワしたペンギンの雛鳥のように見える探査機を作った。そのおかげで南極圏の生息地にこっそりと忍び寄り、途中であまりにも多くの羽を逆立てることなく、個々の鳥に近づくことができる。
③「彼らは遠くからペンギンを特定し、監視することにおいて大きな進歩をした」と、今回の研究には参加していなかった、カリフォルニア大サンディエゴ校スクリップス海洋学研究所の生理学研究員 Paul Ponganis は言う。「これは本当に賢明なアイデアです」。
④ 人間が実験対象動物によって運ばれるデータを収集しようとするとき、人間の存在そのものがデータを変えてしまう。動物の拍動は上昇する。ストレスレベルも上がる。彼らは警戒して反応する。このような反応は動物を研究する科学者にとっても動物にとっても、良くない結果をもたらすことがある。
⑤ 残念なことに人間の研究者は、動物の皮下に設置されたデータ収集用の装置からの無線信号を拾うには、通常十分近寄らねばならない。たいてい2フィート以内に。もし彼らがデータを欲するなら、装置を身に着けている生物を動揺させざるを得ない。
⑥ 可能な解決策、それはこの仕事をするために車輪付きのロボットを送り込むことだ。
⑦ このようなロボット装置がある場所では、より少ない動揺で観察が行えるだろう。あるいは、こうした装置を使用しない場合よりも、鳥たちを動揺させること

なくより深く生息地に入っていけるだろう」と、ペンギンの飛び込み行動を研究する Ponganis は語った。
⑧ というわけで、フランス人研究者たちは探査機の価値を本気で証明し始めた。
⑨ 南極において、科学者たちは Possession 島でのキングペンギンの研究の反応を調べた。
⑩ 脅かされたと感じるペンギンは、卵や雛鳥をうまく足に乗せてでも、足を引きずりながら逃げていくことがある。
⑪ 台と四輪からなる探査機が近づくと、ペンギンは平均およそ3インチ動くが、人間が近づくと、鳥は17インチ飛び上がる。
⑫ その上、ペンギンの動きは近くの他のペンギンのスペースに食い込む。キングペンギンは縄張り意識が強いので、混乱は居住地全体にさざ波のように伝わっていく。その結果、目的の鳥の領域以外の多くの列にケンカや混乱が生まれる。
⑬ 研究者たちはまた、ペンギンの個々のスペースに侵入した人間は、探査機がそうするよりもはるかに高く鳥の心拍数を上昇させることを発見した。人間との遭遇による影響もより長く継続した。
⑭「人間が近づくと、探査機が近づくことによる場合の約4倍の過剰（拍動）がもたらされる」とフランスの科学者は報告した。
⑮ だから探査機は、完璧ではないものの、多くのレベルで顕著な進歩だった。これは南極の Adelie Land 内の皇帝ペンギンの個体間における追加的な探査機のテストとも一致する発見である。
⑯ 皇帝ペンギンはキングペンギンほど縄張り意識が強くない。それで、テストされた158羽のうち28％が「警戒反応」を示し、47％は全く反応しないように見え、25％は興味深く近づき、探査機をよく調べようとするように見えた。
⑰「探査機がペンギン型にカモフラージュすると、全ての大人と子供の皇帝ペンギンは、電気的識別が出来るほど探査機が近づくことを許した」と研究執筆者たちは書いた。
⑱「子供も大人もカモフラージュした探査機に向けて声を出しているのが聞かれた。そして探査機は混乱を起こすことなく託児所に潜入することが出来た」。
⑲ ついに研究者たちは彼らの探査機をゾウアザラシに試すことにした。そして、ゾウアザラシは探査機が頭や尻尾（通常ここに標識が付けられている）の近くまで来ても、身動きをしなかった。これは良い兆候だった。というのも、一般に、ゾウアザラシは後ろから近づく者には優しく反応しないからだ。
⑳ このようなロボットは、人間の科学者がいるとそうなるようには、彼らをかき乱すことなくあらゆる種類の動物の生活を調査するために使用されうる。
㉑ 探査機は、科学者たちが単に無線標識付の個体を特定する以上の研究を行う手助けをする、と Ponganis は語る。
㉒「観察研究のために、様々な目的用の写真を撮るため

に、あらゆるタイプのカメラを搭載することができるだろう」と彼は語った。

㉓ 将来の探査機は車輪さえ超越するかもしれない。フランスの研究者たちは、泳ぎながら、飛びながら生き物を追跡できるロボットを想像していた。

Ⅳ
〔解答〕
問1 (1) 3 (2) 4 (3) 3
問2 (1) 4 (2) 2 (3) 1 (4) 4 (5) 3
問3 4
問4 2
〔出題者が求めたポイント〕
〔解説〕　選択肢訳
問1
(1) ②パラに deadliest という語がある。次のどの語が同じ意味を持つか？
　1. 最も広まっている
　2. 最も役に立つ
　3. 最も危険な
　4. ごく最近の
(2) ④パラに replacing という語がある。次のどの語が同じ意味を持つか？
　1. チェックインする
　2. 提出する
　3. 手渡す
　4. 引き継ぐ
(3) ⑪パラに halted という語がある。次のどの語が同じ意味を持つか？
　1. 解放される
　2. 支持される
　3. 中断される
　4. 促進される
問2
(1) ③パラによれば、免疫療法薬ニボルマブは、通常＿＿＿＿＿使用される。
　1. 化学療法の代わりに
　2. 民間療法と共に
　3. 臨床試験のために
　4. 二次選択として
(2) ニボルマブは、免疫細胞が＿＿＿＿＿のを助ける。
　1. ガン細胞を隠す
　2. ガン細胞を発見する
　3. ガン細胞を刺激する
　4. ガン細胞を避ける
(3) Gonzalez 博士は、ニボルマブとイピリムマブの組み合わせが＿＿＿＿＿と指摘する。
　1. 患者に深刻な副作用を引き起こすかもしれない
　2. 標準的化学療法よりもより効果的だ
　3. メラノーマの主要な治療法になるべきだ
　4. 他の免疫療法薬と同じくらい実用的だ
(4) Brahmer 博士と彼女の同僚は＿＿＿＿＿と結論づけた。

1. 化学療法を受けた患者は、他の療法を受けた患者よりもガンがよくコントロールされた
2. ニボルマブを受けた患者は、化学療法を受けた患者よりもガンの再発率が高かった
3. 化学療法を受けた患者は、免疫療法を受けた患者よりもより厳しい副作用に見舞われた
4. ニボルマブを受けた患者は、化学療法を受けた患者よりもかなり長く生存した
(4) ガン治療における免疫療法の不都合な点は、それが＿＿＿＿＿ことだ。
　1. 肺ガンのあるタイプに対してのみ効果がある
　2. 承認されるのに時間がかかるだろうという
　3. 多額の金がかかるだろうという
　4. メラノーマ治療における大きな障害だ
問3
　1. アメリカ臨床腫瘍学会に「全く新たな世界」が開いた。
　2. 専門家によれば、2つの新たな薬の組み合わせが患者を刺激するだろう。
　3. ガンの新たな標準的治療が政府によって承認された。
　4. 専門家によれば、ガン治療のための「全く新たな時代」が近づいている。
問4
　「免疫療法では、我々はこれまでに50％を超える腫瘍縮小率は見たことがない。だから、今回のことは非常に重要だ。これはガン治療にとって大きな未来を開くと私が考える治療法だ」。

〔全訳〕
① 『ニューイングランド医学ジャーナル』誌上で発表された新たな二つの研究は、免疫療法—免疫反応を刺激するために薬を使用すること—が病気に対してきわめて効果的であるというさらなる証拠を提供する。
② 2015 年のアメリカ臨床腫瘍学会で提示されたある研究は、イピリムマブとニボルマブ（免疫療法薬）が、進行性メラノーマ—皮膚ガンの最も致命的なもの—の腫瘍の大きさを、イピリムマブだけの場合（19％だけ）と比較して、ほぼ 60 パーセント減少させたことを明らかにした。一方、別の研究はニボルマブが肺ガン死のリスクを 40％以上減らしたことを示した。
③ ニボルマブは、イピリムマブや他の薬品に反応しなかった患者の、転移性メラノーマ治療用に FDA（アメリカ食品医薬品局）によってすでに承認された薬である。これはまた、化学療法中または後に転移した NSCLC（非小細胞肺ガン）の治療用に承認されている。
④ しかしガンの専門家によれば、これら最新の研究の結果は、いつの日かニボルマブや他の免疫療法が、化学療法に取って変わってガンの標準的治療になるだろうことを示している。
⑤ コネティカット州ニューヘイブンにある Yale Cancer Center の臨床腫瘍学主任 Roy Herbst 教授は、これは今後 5 年で起こるだろうと考えている。「我々は、

腫瘍学の扱い方のパラダイム・シフトを見つつあると思います」と彼はガーディアン紙に語った。「長期的生存、効果的治療への可能性は、明確にそこにあります」。

ニボルマブにイピリムマブを加えると、腫瘍の大きさをほぼ1年間、少なくとも3分の1に減少させる。

⑥ ニボルマブは、「チェックポイント抑制剤」として知られる種類の薬に属する。これは、PD-L1とPD-1──ガン細胞が免疫細胞を攻撃しないで避ける手助けをするタンパク質──の活性化を阻止することで機能する。

⑦ 第3段階の試験で、コロラド大 Cancer Center の Rene Gonzales 博士と同僚は、イピリムマブ──ガンとの闘いを手助けする免疫細胞を刺激する薬──を伴うニボルマブの効果と、イピリムマブだけの効果を、これまでに治療を受けていない、進行性メラノーマ（ステージ3またはステージ4）患者945人でテストした。

⑧ イピリムマブだけの患者の19％は、2.5ヶ月にわたって腫瘍の大きさの減少を経験したが、ニボルマブとイピリムマブ両方の治療を受けた患者の58％の腫瘍が、ほぼ1年間、少なくとも3分の1小さくなった。

⑨ これらの発見に対してコメントして、研究の共同指導者である英国ローヤル・マースデン病院の James Larkin 博士は、BBCニュースに次のように語った。「これらの薬を一緒に投与することで、ひとつの場合よりも免疫系に対するブレーキを効果的に取り除くのです。その結果、免疫系はそれまで認識していなかった腫瘍を認識し、そのことに反応して腫瘍を破壊するのです」。

⑩ Gonzalez 博士と同僚はまた、進行性メラノーマ患者に対する、ペンブロリズマルと呼ばれる今一つの免疫療法薬の効果も実証した。

⑪ 化学療法だけを受けた患者179人のうち16％は6ヶ月後、病気の進行を経験しなかったが、ペンブロリズマルで治療を受けた患者361人のうち36％は病気の進行が止まったことを、研究チームは発見した。

⑫ Gonzalez 博士は、ニボルマブとイピリムマブの組み合わせは、ペンブロリズマルよりも進行性メラノーマにより大きな効果を示すが、より大きな毒性も示すことに注目する。ニボルマブとイピリムマブで治療を受けた患者の約55％が、疲労や大腸炎といったひどい副作用を経験した。こうした患者のうち約36％が治療を止めた。

⑬ Gonzalez 博士は、こうした治療はガンが PD-L1 タンパクの過剰発現を伴う患者にとって、より良いのかも知れないと語る。

⑭ 「おそらく、PD-L1陰性の患者は、組み合わせから最も利益を得るだろう。一方、PD-L1陽性の患者は等しい効果と少ない毒性でこのタンパク質をターゲットとする薬を使用できるだろう」と彼は付け加える。「転移性メラノーマでは、PD-L1陽性の患者だけでなく、全ての患者がペンブロリズマルから利益を得るかもしれない」。

ニボルマブは NSCLC（非小細胞肺ガン）の患者生存をほぼ2倍化した。

⑮ 別の研究で、the Johns Hopkins Kimmel Cancer Center 胸部腫瘍プログラム部長、Julie Brahmer 博士と同僚は、NSCLC（非小細胞肺ガン）患者260人で、ニボルマブの効果とドセタキセルという薬による標準的化学療法の効果を比較した。

⑯ 全患者はこれまでにガンの治療を受けていたが、ガンは再発し広まっていた。

⑰ ニボルマブ治療を受けた患者は、全体的に標準化学療法による治療を受けた患者よりも長生きし、数値的には9.2ヶ月対6ヶ月、ということを発見した。

⑱ 治療後1年の時点で研究者たちは、ニボルマブが患者の生存を2倍化することを発見した。化学療法を受けた患者のたった24％に対し、ニボルマブ治療を受けた患者の42％が1年後生存していた。

⑲ この研究結果はまた、化学療法を受けた患者に比べて、ニボルマブ治療を受けた患者の方がより長い期間、病気の進行を停止する、数値的には3.5ヶ月対2.8ヶ月、ということを示している。

⑳ 全体として、化学療法を受けた患者と比較し、ニボルマブ治療を受けた患者は、NSCLC（非小細胞肺ガン）で死ぬリスクは41％低いと、研究者たちは見積もった。

㉑ これらの発見についてコメントして、Brahmer 博士は語る。「これで、肺ガンの治療選択肢として免疫療法は堅実なものになった。私の20年間の実務の中で、このことは大きな節目だと思います」。

㉒ 両研究はガン治療における免疫療法利用の展望を示しているが、専門家はこうした治療が高くつくだろうことに注目している。例えば、進行性メラノーマの治療にニボルマブとイピリムマブを使用すると、患者一人当たり少なくとも20万ドルかかるだろう。

㉓ そういう訳で、免疫療法から最も利益を得るのはどのガンの患者なのかを将来の研究が決めることが重要だと、研究者たちは語る。

Ⅴ

〔解答〕
（省略）

〔出題者が求めたポイント〕
〔問題文の意味〕

あなたが2年時間をさかのぼれると想像しなさい（例えば、あなたが18歳ならば、16歳のときに戻ることが出来る）。この状況においてあなたがやりたいだろうことを詳細に書き、あなたの考えを支持する具体例と理由を書いてください。文章は質と量の両面から評価されます。評価はまた、あなたが書いたことが設問に対して適切であるかどうかも考慮されます。

数 学　解 答　28年度

1
〔解答〕

(1)

ア	イ	ウ	エ	オ	カキ	ク	ケコ
2	4	2	8	6	18	5	29

(2)

ア	イ	ウ	エ	オ	カ	キク	ケコ	サ	シ	ス
1	5	2	5	6	5	11	25	1	1	3

セ	ソ	タ
1	1	3

(3)

ア	イ	ウ	エ	オ	カ	キク	ケ	コサ	シ	ス
3	3	2	3	9	0	−1	d	−3	b	8

セソ
27

(4)

ア	イウ	エ	オ	カ	キ	ク	ケ	コ	サ	シ	ス
1	−9	2	3	2	6	3	2	2	3	3	2

セ
2

〔出題者が求めたポイント〕
(1) 場合の数　空間図形
(2) 平面図形　図形と計量　数列
　　数列の極限　その他
(3) 1次方程式，不等式　高次方程式
　　解と係数の関係　微分法　積分法
　　その他

(1) 一般化してかんがえることも数学では重要だが，とりあえず展開図などで具体的にかき出して数えてしまった方が早い。対面の配色に注意して，冷静に進めればよい。最後の問題は，展開図では鏡像異性だが立体にすると解消してしまうケースが出る。頭の中で組み立てて確認することも大切である。

(2) 問題の図を見ると一瞬戸惑うが，落ち着いてかんがえれば左程難しくない。解答の図のように補助線を引いてしまえば仕掛けがわかるであろう。本来であれば最初から，正 n 角形での出題となるであろう。言い換えれば，これを落とすとキツい。

(3) 前半は解と係数の関係を使えばよい。後半は「微小量変化」という点に戸惑うであろうが，所詮穴埋めなので，そのまま直接積分の式を微分してしまうというのもいいであろう。もし，定義通りに解答を作るのであれば，t が $t+\Delta t(\Delta t>0)$ に微小量変化をした時，図の面積は $(q(t)-p(t))\times\Delta t$ の長方形の面積の減少と $(r(t)-q(t))\times\Delta t$ の面積の増加が生じる。よって，$G(t)$

$$\Delta G = (r(t)-q(t))\Delta t - (q(t)-p(t))\Delta t$$

$$\therefore G'(t) = \frac{\Delta G}{\Delta t} = (r(t)-q(t)) - (q(t)-p(t))$$

となる。

(4) 正式に解答を作ると確実に時間が不足する。複2次

式であるグラフは y 軸対称の形状なので，穴埋めという観点からも，あらかじめアタリをつけて進めていくべきであろう。

〔解答のプロセス〕
便宜的に「赤」を R,「青」を BL,「黄」を Y とし，以下の展開図を用いてかんがえる。

(a)
(ア)
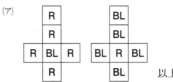
　　　　　　　　　以上 2 通り

(イ)　例えば，このようになる。
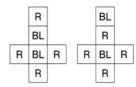
赤と青の入れ替えをかんがえて，$2\times 2=4$ 通り。

(ウ)
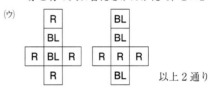
　　　　　　　　　以上 2 通り
以上より，$2+4+2=8$ 通り。

(b)
配色の仕方は 4 面に塗る色が 3 通り
例えば，このようになる。
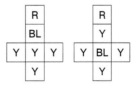
4 面の位置をかんがえて残りの 2 色との配置は 2 通り。
　　　　　　　　　　　　　　　$3\times 2=6$ 通り。

配色の仕方は各面に塗る色が 3! 通り。
対面に同色がくるかどうかに注意する。
例えば，このようになる。
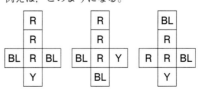
以上 3 通り。よって $3!\times 3=18$ 通り

以下の図において，配色も完了しているので，5通り．

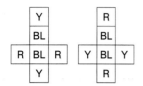

以上より，$6+18+5=29$ 通り．

(2) はじめは半径 $\dfrac{1}{5}l$，中心角 $\dfrac{2}{5}\pi$ の弧を描き，以降下図のようになるので

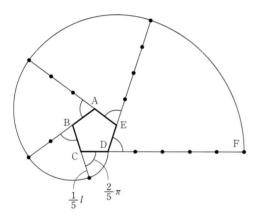

動点 F の動くキョリは
$$\left(\dfrac{1}{5}l+\dfrac{2}{5}l+\dfrac{3}{5}l+\dfrac{4}{5}l+\dfrac{5}{5}l\right)\times\dfrac{2}{5}\pi=\dfrac{6}{5}l\pi$$
掃く面積は
$$\dfrac{1}{2}\times\left(\left(\dfrac{1}{5}l\right)^2+\left(\dfrac{2}{5}l\right)^2+\left(\dfrac{3}{5}l\right)^2+\left(\dfrac{4}{5}l\right)^2+\left(\dfrac{5}{5}l\right)^2\right)$$
$$\times\dfrac{2}{5}\pi=\dfrac{1}{125}(1^2+2^2+3^2+4^2+5^2)l^2\pi=\dfrac{11}{25}l^2\pi$$

これを正 n 角形に拡張する．
移動キョリは
$$\sum_{k=1}^{n}\dfrac{k}{n}l\cdot\dfrac{2}{n}\pi=\dfrac{2l}{n^2}\cdot\dfrac{1}{2}n(n+1)\pi=\dfrac{1}{n}(1\cdot n+1)l\pi$$
$$\therefore a=1,\ b=1$$
面積は
$$\dfrac{1}{2}\sum_{k=1}^{n}\left(\dfrac{k}{n}l\right)^2\cdot\dfrac{2}{n}\pi=\dfrac{1}{2}\cdot\dfrac{l^2}{n^2}\left(\dfrac{1}{6}n(n+1)(2n+1)\right)\cdot\dfrac{2}{n}\pi$$
$$=\dfrac{1}{n^2}\left(\dfrac{1}{3}n^3+\dfrac{1}{2}n+\dfrac{1}{6}\right)l^2\pi$$

$$\therefore c=\dfrac{1}{3},\ d=\dfrac{1}{2},\ e=\dfrac{1}{6}$$

移動キョリは
$$\lim_{n\to\infty}\dfrac{1}{n}(n+1)l\pi=1\cdot l\pi \qquad \therefore f=1$$
面積は
$$\lim_{n\to\infty}\dfrac{1}{n^3}\left(\dfrac{1}{3}n^3+\dfrac{1}{2}n+\dfrac{1}{6}\right)l^2\pi$$
$$=\lim_{n\to\infty}\dfrac{1}{n^3}\left(\dfrac{1}{3}n^3+\dfrac{1}{2}n+\dfrac{1}{6}\right)l^2\pi$$
$$=\lim_{n\to\infty}\left(\dfrac{1}{3}+\dfrac{1}{2n}+\dfrac{1}{6n^2}\right)l^2\pi$$
$$=\dfrac{1}{3}l^2\pi \qquad \therefore g=\dfrac{1}{3} \quad \text{となる．}$$

(3) $y=f(x)=x^3-x$
$$f'(x)=3x^2-1=3\left(x-\dfrac{1}{\sqrt{3}}\right)\left(x+\dfrac{1}{\sqrt{3}}\right)$$

x		$-\dfrac{1}{\sqrt{3}}$		$\dfrac{1}{\sqrt{3}}$	
$f'(x)$	$+$	0	$-$	0	$+$
$f(x)$	↗	極大	↘	極小	↗

$$f\left(\dfrac{-1}{\sqrt{3}}\right)=\dfrac{2\sqrt{3}}{9},\ f\left(\dfrac{1}{\sqrt{3}}\right)=\dfrac{-2\sqrt{3}}{9}$$

$y=f(x)$ と $y=t$ と3つの交点を持つので $x^3-x-t=0$ の3解が $p(t),\ q(t),\ r(t)$ に対応するので，解と係数の関係より
$$p(t)+q(t)+r(t)=0$$
$$p(t)q(t)+q(t)r(t)+r(t)p(t)=-1$$
$$p(t)q(t)r(t)=t$$
となる．
$$G(t)=\int_{p(t)}^{r(t)}|f(x)-t|dx$$
$$=\int_{p(t)}^{q(t)}(f(x)-t)dx-\int_{q(t)}^{r(t)}(f(x)-t)dx$$
$$G'(t)=q'(t)f(q(t))-p'(t)f(p(t))$$
$$\qquad -(q(t)-p(t)-t(q'(t)-p'(t)))$$
$$\quad -((r'(t)f(r(t))-q'(t)f(q(t)))$$
$$\qquad -(r(t)-q(t)-t(r'(t)-q'(t))))$$
$$=q'(t)t-p'(t)t-(q(t)-p(t)-t(q'(t)-p'(t)))$$
$$\quad -(r'(t)t-q'(t)t$$
$$\qquad -(r(t)-q(t)-t(r'(t)-q'(t))))$$
$$=(r(t)-q(t))-(q(t)-p(t))$$
$$=p(t)-2q(t)+r(t)=-3q(t)$$
$$(\because\ p(t)+q(t)+r(t)=0)$$

$G'(t)=1$ のとき，$q(t)=-\dfrac{1}{3}$

$f(x)-t=0$ の解の1つがこれになるので，
$$t=f\left(-\dfrac{1}{3}\right)=\dfrac{8}{27}$$

(4) $f(x)=ax^4-bx^2+c,\ a\neq 0$

(i) $-\dfrac{b}{2a} \leqq 0$ のとき

(ii) $-\dfrac{b}{2a} > 0$ のとき

についてかんがえる。
(ii)のとき，$2ax^2 + b = 0$ の2解を x_-, x_+ $(x_- < x_+)$ とする。題意の条件は，

$\alpha \leqq t \leqq \beta$ で $g(t) = \dfrac{2}{3}$ ……①

$t < \alpha$, $t < \beta$ で $g(t) > \dfrac{3}{2}$ ……②

$\alpha \leqq t \leqq \beta$ で $h(t) = -\dfrac{57}{16}$ ……③

$t < \dfrac{2}{3}$, $\dfrac{15}{2} < t$ で $h(t) > -\dfrac{57}{16}$ ……④

①，③の条件から，t の変動にかかわらず最大と最小が存在するには，与関数が極大と極小の両方を持つことが必要。つまり，(i)のケースは成立しない。
②，④の条件から，最大値に上限の存在は保障されないが最小値は下限が存在し，$-\dfrac{57}{16}$ となるので，$a > 0$ が必要となり，(ii)において，$b < 0$ となる。
このとき，$f(x-t)$ のグラフは下図のようになる。

$y = f(x-t)$
$f(0) = c = \dfrac{3}{2}$ ………… $\dfrac{3}{2}$

$f\left(\pm\sqrt{-\dfrac{b}{2a}}\right) = -\dfrac{57}{16}$ ………… $-\dfrac{57}{16}$

がいえる。さらに，極値に対して，
$3 \leqq x \leqq 6$
$3 - t \leqq x - t \leqq 6 - t$
よって，
$3 - t \leqq x_- \leqq 6 - t$ もしくは $3 - t \leqq x_+ \leqq 6 - t$
が必要。変形すれば
$3 - x_- \leqq t \leqq 6 - x_-$ もしくは $3 - x_+ \leqq t \leqq 6 - x_+$
となる。③を満たすには
$\dfrac{3}{2} \leqq 3 - x_+ \leqq t \leqq 6 - x_- \leqq \dfrac{15}{2}$
となるので，
$3 - x_+ = \dfrac{3}{2}$, $6 - x_- = \dfrac{15}{2}$
$x_+ = \dfrac{3}{2}$, $x_- = -\dfrac{3}{2}$
$\therefore \sqrt{-\dfrac{b}{2a}} = \dfrac{3}{2}$
$\therefore b = -\dfrac{9}{2}a$
$f\left(\pm\sqrt{-\dfrac{b}{2a}}\right) = f\left(\pm\dfrac{3}{2}\right)$

$= a \cdot \dfrac{81}{16} + b \cdot \dfrac{9}{4} + \dfrac{3}{2} = -\dfrac{57}{16}$ となり

$9a - 18b = -9$
$\therefore a = 1$, $b = -\dfrac{9}{2}$

（この a, b の値は前述の条件をみたす）
$f(x) = x^4 - \dfrac{9}{2}x^2 + \dfrac{3}{2}$ のグラフの概形は，

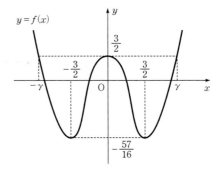

①，②の条件をみたすには，上図の $x = \pm\gamma (\gamma > 0)$ に対して

$f(x) = \dfrac{3}{2}$ つまり $x^4 - \dfrac{9}{2}x^2 = 0$ を解けば，$\gamma = \dfrac{3\sqrt{2}}{2}$

①をみたすには
$-\gamma \leqq 3 - t$, $6 - t \leqq \gamma$ が必要。
$\therefore 6 - \gamma \leqq t \leqq 3 + \gamma$
$\therefore \alpha = 6 - \gamma = 6 - \dfrac{3\sqrt{2}}{2}$, $\beta = 3 + \gamma = 3 + \dfrac{3\sqrt{2}}{2}$

2
〔解答〕

ア	イ	ウ	エ	オ	カ	キク	ケ	コ	サ	シス	セ	ソ
1	5	2	1	5	4	10	2	5	2	-1	5	2

タ	チ	ツ	テ	ト	ナ	ニヌ	ネ	ノ	ハ	ヒ	フ	ヘホ
1	2	5	2	3	3	30	6	5	6	3	3	15

マミ	ム	メ	モヤ	ユ	ヨ	ラリ
12	5	3	15	5	5	12

〔出題者が求めたポイント〕
平面図形　空間図形　三角形の性質
三角比　正弦定理　余弦定理　図形と計量
その他
昨年もそうであったが，数学をそこそこ興味を持った学生に対して有利になるような問題になっている。今回は空間における正20面体の表面積，体積ではあるが，それなりに有名なものなのでインターネットなどにも多数紹介されている。見たことのあるものならば，問題の誘導を無視して以下の三角錐20個で構成されていることから解いてもいい。逆に，その場勝負となると，相応の計算力と空間図形の把握能力が要求される。

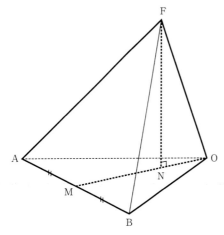

$AM = BM$, $OA = OB = OF$, $OM = FN = \dfrac{\phi}{2} AB$ として
ここから，GO，FO の順に求まってしまう。また体積も，

$$V_{OFAB} = \dfrac{1}{3} \times \dfrac{1}{2} AB \times OM \times FN$$
$$= \dfrac{1}{24} \phi^2 AB^3 = \dfrac{1}{24}(\phi+1) AB^3 \text{ とすればいい。}$$

ここで，$\phi = \dfrac{1+\sqrt{5}}{2}$ は黄金数であって，$\phi^2 - \phi - 1 = 0$ の解の1つであることは正五角形絡みの問題を解いたことがあれば既値であろう。

〔解答のプロセス〕

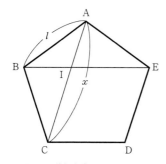

四角形 IEDC はひし形となり $AB = l$，$AC = x$ とする。

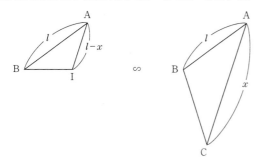

$AI = l - x$ つまり
$l - x : l = l : x$
$l^2 = x(l-x)$
$x^2 - lx + l^2 = 0$

$$\therefore x = \dfrac{1 \pm \sqrt{5l^2}}{2}$$
$$= \dfrac{1 \pm \sqrt{5}}{2} l$$

$x > 0$ より $x = \dfrac{1+\sqrt{5}}{2} l$

$AC = \dfrac{1+\sqrt{5}}{2} AB$

$$\cos \angle BAC = \dfrac{\frac{1}{2} AC}{AB} = \dfrac{x}{2l} = \dfrac{1 \pm \sqrt{5}}{4}$$

AH は正五角形 ABCDE の外接円の半径なので△ABC において正弦定理より

$$\dfrac{BC}{\sin \angle BAC} = 2AH$$
$$\therefore AH = \dfrac{BC}{2\angle BAC}$$

$$\therefore AB = BC = 2AH \sin \angle BAC$$
$$= 2\sqrt{1 - \left(\dfrac{1+\sqrt{5}}{4}\right)^2} AH$$
$$\therefore AB = \dfrac{\sqrt{10-2\sqrt{5}}}{2} AH \quad \cdots\cdots(*)$$

三平方の定理から
$$AH^2 = FH^2 = AF^2$$
$$\therefore FH = \sqrt{AF^2 - AH^2}$$
$$= \sqrt{AB^2 - AH^2} = \sqrt{\left(\dfrac{\sqrt{10-2\sqrt{5}}}{2}\right)^2 - 1} AH$$
$$= \dfrac{-1+\sqrt{5}}{2} AH \quad \cdots\cdots(**)$$

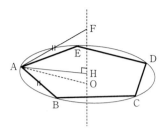

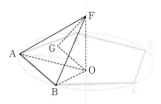

FH < AH であるから上図のように O は平面 π より下側にある。
AF = AB なので
$$HO^2 + AH^2 = AO^2$$
$$HO^2 = AO^2 - AH^2$$
$$= FO^2 - AH^2 \quad \cdots\cdots(***)$$
$$= (FH + HO)^2 - AH^2$$
$$= FH^2 + 2FH \cdot HO + HO^2 - AH^2$$
$$\therefore 2FH \cdot HO = -FH^2 + AH^2$$
$$HO = \frac{-FH^2 + AH^2}{2FH}$$
$$= \frac{1}{2}\left(-FH + \frac{AH^2}{FH}\right)$$
$$= \frac{1}{2}\left(-\frac{FH}{AH} + \frac{AH}{FH}\right)AH$$

(**)より
$$= \frac{1}{2}\left(-\frac{-1+\sqrt{5}}{2} + \frac{2}{-1+\sqrt{5}}\right)AH$$
$$= \frac{1}{2} \cdot 1 \cdot AH$$

(***)より
$$FO = \sqrt{HO^2 + AH^2} = \sqrt{\left(\frac{1}{4}+1\right)}AH$$
$$= \frac{\sqrt{5}}{2}AH$$

△FAB の重心 G は△FAB が正三角形となることから
$$FG = \frac{2}{3} \cdot \frac{\sqrt{3}}{2}AB$$
$$= \frac{\sqrt{3}}{3}AB$$
$$= \frac{\sqrt{3}}{3} \cdot \frac{\sqrt{10-2\sqrt{5}}}{2}AH$$
$$= \frac{\sqrt{30-6\sqrt{5}}}{6}AH$$
$$GO^2 + FG^2 = OF^2$$

$$GO^2 = \left(\frac{\sqrt{5}}{2}AH\right)^2 - \left(\frac{\sqrt{3}}{3}AB\right)^2$$
$$GO = \sqrt{\frac{\sqrt{5}}{2}\left(\frac{2}{\sqrt{10-2\sqrt{5}}}\right)^2 - \frac{1}{3}}AB$$
$$(\because GO > 0)$$
$$= \sqrt{\frac{7+3\sqrt{5}}{24}}AB$$
$$= \frac{3\sqrt{3}+\sqrt{15}}{12}AB$$

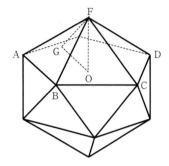

表面積は
$$\triangle FAB \times 20 = \frac{1}{2} \cdot \frac{\sqrt{3}}{4}AB^2 = 5\sqrt{3}AB^2$$

体積は
$$\frac{1}{3}(\triangle FAB \times GO) \times 20$$
$$= \frac{1}{3} \cdot 5\sqrt{3}AB^2 \cdot \frac{3\sqrt{3}+\sqrt{15}}{12}AB$$
$$= \frac{15+5\sqrt{5}}{12}AB^3$$

3

〔出題者が求めたポイント〕
式の計算　不等式の証明　論理
平面ベクトル　その他
昨年と同様，自由度の高い条件設定になっているので，時間の許す限り，精査すべきところであるが，制限時間をかんがえると，まず，証明の骨子の部分を作ってしまい，後から肉付けして加点部分を増やすといった戦略で解答していくといい。(1), (2)ができていないとキツい。

〔解答のプロセス〕

(1) $\forall x, y \in R : |x+y| \leq |x|+|y|$ を示す。　……(*)
$$(|x|+|y|)^2 - (|x+y|)^2$$
$$= (x^2+2|xy|+y^2) - (x^2+2xy+y^2)$$
$$= 2(|xy|-xy)$$
絶対値の性質から，$|xy| \geq xy$
$\therefore (|x|+|y|)^2 \geq (|x+y|)^2$
$|x|+|y| \geq 0, |x+y| \geq 0$ だから $|x+y| \leq |x|+|y|$
Q. E. D.

(2) $PQ + RS \leq PS + QR$ を示す。

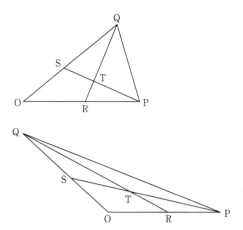

図のように∠POQ が変化しても R，S の位置関係は変わらず，PS，QR の交点を T とする。
$$PS+QR = PT+TS+QT+TR$$
$$= PT+QT+TS+TR$$
(＊)を利用すれば
PT＋QT≧PQ，TS＋TR≧RS より
PS＋QR≧PQ＋RS（等号は P＝R，Q＝S で生じる）
Q. E. D.

(3) 平面上の任意の4点のうち，例えばこのうちの A，B，C の 3 点をかんがえる。
$$\vec{AB} = \vec{AC} + \vec{CB}$$
$$|\vec{AB}| \leq |\vec{AC}| + |\vec{CB}|$$
等号は 3 点 A，B，C が一致するか，もしくは線分 AB 上(端点を含む)に C が存在するとき ……(＊＊)
∴ AB≦AC＋BC
文字の対等性から
CD≦CA＋AD，AB≦AD＋DB，CD≦CB＋BD
　　2AB≦AC＋BC＋AD＋BD
　　2CD≦AC＋AD＋BC＋BD
∴ 2(AB＋CD)≦2(AC＋BC＋AD＋BD)　Q. E. D.

(4) (3)の不等式の等号成立は(＊＊)より
線分 AB 上(端点を含む)に C が存在する
線分 CD 上(端点を含む)に A が存在する
線分 AB 上(端点を含む)に D が存在する
線分 CD 上(端点を含む)に B が存在する
を同時にみたせばいい。つまり
「A と C が一致かつ B と D が一致」または，「A と D が一致かつ B と C が一致」するときである。

物　理

解答　28年度

I
〔解答〕
第1問
問1　①③　問2　②⑦　③⑧
問3　④⑨　⑤⑦　問4　⑥⑧　問5　⑦④
第2問
問1　①⑤　②⑥
問2　③⑥　④⑤　⑤⑧　⑥①　⑦③　⑧③
第3問
問1　①⑤　②①
問2　③①　④③　⑤⑦　⑥⑨

〔出題者が求めたポイント〕
圧力，動滑車，ドップラー効果，レンズの式，電流が磁場から受ける力，光電効果，変圧器，気体の状態変化

〔解答のプロセス〕
第1問
問1　水圧を p，糸の張力を T とおく。このとき，質量 M_A，M_B のおもりに働く力のつりあいより
$$pS_A - M_A g = 0$$
$$pS_B + T - M_B g = 0$$
また，動滑車のつりあいより
$$2T - Mg = 0 \quad \therefore \quad T = \frac{Mg}{2}$$
よって，
$$p = \frac{M_B g - T}{S_B} = \left(M_B - \frac{M}{2}\right)\frac{g}{S_B}$$
$$\therefore \quad M_A = \frac{pS_A}{g} = \left(M_B - \frac{M}{2}\right)\frac{S_A}{S_B} \quad \cdots ①(答)$$

問2　(a) 音源の観測者に近づく方向の速度成分は $v\cos\theta$ であるから，観測者が聞く振動数 f' は
$$f' = \frac{V}{V - v\cos\theta}f \quad \cdots ②(答)$$

(b) 地球の中心を C とし，$\angle ACP = \theta$ とおくと，人工衛星の PA 方向の速度成分は
$$v\cos\theta = v\frac{R}{r}$$
とかけるから，P 方向からの振動数 f_P は
$$f_P = \frac{c}{c - v\frac{R}{r}}f$$
同様に考えて，Q 方向からの振動数 f_Q は
$$f_Q = \frac{c}{c + v\frac{R}{r}}f$$
以上の2式から f を消去すると
$$\left(c - v\frac{R}{r}\right)f_P = \left(c + v\frac{R}{r}\right)f_Q$$
これを整理して，
$$v = c\frac{r}{R} \cdot \frac{f_P - f_Q}{f_P + f_Q}$$

一方，人工衛星の質量を m とすると，円運動の方程式より
$$m\frac{v^2}{r} = G\frac{Mm}{r^2} \quad \therefore \quad v^2 = \frac{GM}{r}$$
よって，
$$\frac{GM}{r} = c^2\frac{r^2}{R^2} \cdot \left(\frac{f_P - f_Q}{f_P + f_Q}\right)^2$$
$$r^3 = \frac{GMR^2}{c^2}\left(\frac{f_P + f_Q}{f_P - f_Q}\right)^2$$
$$\therefore \quad r = \left(\frac{GMR^2}{c^2}\right)^{\frac{1}{3}}\left(\frac{f_P + f_Q}{f_P - f_Q}\right)^{\frac{2}{3}}$$
$$\therefore \quad x = \frac{2}{3} \quad \cdots ③(答)$$

問3　(a) $\theta_1 = \alpha + \phi$，$\theta_2 = \phi - \beta$ と表される。したがって，屈折の法則より
$$\frac{\sin(\alpha + \phi)}{\sin(\phi - \beta)} = \frac{n}{1}$$
ここで，与えられた式を用いて
$$\sin(\alpha + \phi) = \sin\alpha\cos\phi + \cos\alpha\sin\phi$$
$$\fallingdotseq \sin\alpha + \sin\phi$$
$$\sin(\phi - \beta) = \sin\phi\cos\beta - \cos\phi\sin\beta$$
$$\fallingdotseq \sin\phi - \sin\beta$$
$$\therefore \quad \sin\alpha + \sin\phi = n(\sin\phi - \sin\beta)$$
一方，QO の長さ h を用いると
$$\sin\alpha \fallingdotseq \tan\alpha = \frac{h}{a}, \quad \sin\beta \fallingdotseq \tan\beta = \frac{h}{b}$$
また，$\sin\phi = \frac{h}{r}$ であるから
$$\frac{h}{a} + \frac{h}{r} = n\left(\frac{h}{r} - \frac{h}{b}\right)$$
$$\therefore \quad \frac{1}{a} + \frac{n}{b} = \frac{n-1}{r} \quad \cdots ④(答)$$

(b) (a)の結果において $a \to \infty$ として
$$\frac{n}{b} = \frac{n-1}{r} \quad \therefore \quad b = \frac{nr}{n-1} \quad \cdots ⑤(答)$$

問4　流れる電流を I とおくと，コイルの長さ L の一辺が磁場から受ける力は磁場に垂直方向に LIB である。よって，回転軸のまわりの力のモーメントのつりあいの式は

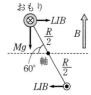

$$Mg \cdot \frac{R}{2}\cos60° - LIB \cdot \frac{R}{2}\sin60° \times 2 = 0$$
$$\therefore \quad I = \frac{Mg}{2\sqrt{3}\,BL} \quad \cdots ⑥(答)$$

問5　振動数 ν の光子のエネルギーは $E = h\nu$ とかける。出てくる電子の最大運動エネルギーを E_K，仕事関数を W とすると
$$E_K = h\nu - W$$

順天堂大学（医）28年度　（89）

$v = v_0$ のとき $E_K = 0$ より
$$W = h v_0 [\text{J}]$$
[eV] の単位で求めると
$$W = \frac{h v_0}{e} = \frac{6.6 \times 10^{-34} \times 5.6 \times 10^{14}}{1.6 \times 10^{-19}}$$
$$= 2.31 \fallingdotseq 2.3 [\text{eV}] \quad \cdots \boxed{7}（答）$$

第2問

問1　コイル1巻きあたりの誘導起電力の大きさが
$\left| \dfrac{\Delta \phi}{\Delta t} \right|$ であるから
$$v_1 = n_1 \times \left| \frac{\Delta \phi}{\Delta t} \right| \quad \cdots \boxed{1}（答）$$
$$v_2 = n_2 \times \left| \frac{\Delta \phi}{\Delta t} \right| \quad \cdots \boxed{2}（答）$$

問2　(a)　1次コイルと2次コイルの電圧の比は巻数の比に等しいから
$$\frac{V_2}{V_1} = \frac{n_2}{n_1} = N$$
よって，
$$\frac{I_1}{I_2} = \frac{V_2}{V_1} = N（倍） \quad \cdots \boxed{3}（答）$$

(b)　キルヒホッフの法則より
$$V_0 = R_0 I_1 + V_1 \quad \therefore \quad V_1 = V_0 - R_0 I_1 \cdots \boxed{4}（答）$$

(c)　(b)の結果と $V_2 = N V_1$，$I_1 = N I_2$ の関係から
$$V_2 = N(V_0 - R_0 I_1) = N V_0 - N^2 R_0 I_2$$
一方，2次コイル側について，$V_2 = R I_2$ より
$$R I_2 = N V_0 - N^2 R_0 I_2$$
$$\therefore \quad I_2 = \frac{N V_0}{R + N^2 R_0} = \frac{V_0}{\dfrac{R}{N} + N R_0} \quad \cdots \boxed{5}（答）$$

(d)
$$P = R I_2^2 = \frac{R V_0^2}{\left(\dfrac{R}{N} + N R_0 \right)^2}$$

したがって，P が最大となるのは，上式の分母が最小となるときである。ここで，相加・相乗平均の関係から，
$$\frac{R}{N} + N R_0 \geq 2 \sqrt{\frac{R}{N} \cdot N R_0} = 2 \sqrt{R R_0}$$
等号は $\dfrac{R}{N} = N R_0$ のときのみ成り立ち，このとき P は最大となる。
$$\therefore \quad N = \sqrt{\frac{R}{R_0}} \quad \cdots \boxed{6}（答）$$

(e)　(d)の結果から，P の最大値は
$$P = \frac{R V_0^2}{(2 \sqrt{R R_0})^2} = \frac{V_0^2}{4 R_0} \quad \cdots \boxed{8}（答）$$
また，このとき $I_2 = \dfrac{V_0}{2 \sqrt{R R_0}}$ より
$$I_1 = N I_2 = \sqrt{\frac{R}{R_0}} \cdot \frac{V_0}{2 \sqrt{R R_0}} = \frac{V_0}{2 R_0}$$
$$\therefore \quad P_0 = R_0 I_1^2 = \frac{V_0^2}{4 R_0} \quad \cdots \boxed{7}（答）$$

第3問

問1　(a)　体積 V が一定の下で，容器内の気体の圧力が Δp，温度が ΔT 変化したとすると，状態方程式 $pV = RT$ より
$$\Delta p V = R \Delta T$$
一方，内部エネルギーの変化量を ΔU とすると，熱力学第1法則より
$$Q = \Delta U = \alpha R \Delta T$$
以上より
$$Q = \alpha \Delta p V \quad \therefore \quad \Delta p = \frac{Q}{\alpha V} \quad \cdots \boxed{1}（答）$$

(b)　圧力 p が一定の下で，容器内の気体の体積が ΔV，温度が ΔT 変化したとき，状態方程式より
$$p \Delta V = R \Delta T$$
容器内の気体がした仕事 W は $p \Delta V$ とかけるから，熱力学第1法則より
$$Q = \alpha R \Delta T + p \Delta V = (\alpha + 1) p \Delta V$$
$$\therefore \quad \Delta V = \frac{Q}{(\alpha + 1) p} \quad \cdots \boxed{2}（答）$$

問2　(a)　過程 A は断熱変化であるから，内部エネルギー変化を ΔU_A とすると，熱力学第1法則より
$$\Delta U_A + W_A = 0$$
ここで，気体の温度が $T \to T'$ となったとき
$$\Delta U_A = \alpha R(T' - T)$$
であるから
$$\alpha R(T' - T) = -W_A$$
$$\therefore \quad T' = \frac{\alpha RT - W_A}{\alpha R} = \frac{\alpha p V - W_A}{\alpha R} \quad \cdots \boxed{3}（答）$$

(b)　過程 A，B それぞれの膨張後の状態方程式は
$$p'_A V' = RT', \quad p'_B V' = RT$$
$$\therefore (p'_B - p'_A) V' = R(T - T') = \frac{W_A}{\alpha}$$
よって，
$$p'_B - p'_A = \frac{W_A}{\alpha V'} \quad \cdots \boxed{4}（答）$$

(c)　過程 B は等温変化であるから，熱力学第1法則より
$$Q_B = W_B$$
また，問2(b)より $p'_B > p'_A$ であるから，同じ体積だけ膨張させたとき，容器内の気体が外部にした仕事の関係は $W_B > W_A$ である。よって，
$$Q_B = W_B > W_A \quad \cdots \boxed{5}（答）$$

(d)　$\Delta V \ll V$ のとき，$W_A \fallingdotseq p \Delta V$ と近似できる。また，
$$\Delta U_A = \alpha R(T' - T)$$
$$= \alpha (p'_A V' - p V)$$
$$= \alpha \{ (p'_A - p) V' + p(V' - V) \}$$
$$= \alpha \{ (p'_A - p) V' + p \Delta V \}$$
したがって，$\Delta U_A + W_A = 0$ より
$$\alpha \{ (p'_A - p) V' + p \Delta V \} + p \Delta V = 0$$
$$\therefore \quad p'_A - p = -\frac{(\alpha + 1) p \Delta V}{\alpha V'}$$
$V' = V + \Delta V$ より，圧力の変化率は

$$\frac{p'_A - p}{p} = -\frac{\alpha+1}{\alpha} \cdot \frac{\Delta V}{V + \Delta V}$$

$$= -\frac{\alpha+1}{\alpha} \cdot \frac{\Delta V}{V}\left(1 + \frac{\Delta V}{V}\right)^{-1}$$

$$\fallingdotseq -\frac{\alpha+1}{\alpha} \cdot \frac{\Delta V}{V}\left(1 - \frac{\Delta V}{V}\right)$$

$$\fallingdotseq -\frac{\alpha+1}{\alpha} \times \frac{\Delta V}{V} \quad \cdots\boxed{6}(\text{答})$$

Ⅱ

〔解答〕

問1 $\dfrac{Mu}{\sin\theta}$

問2 $Mg + F\cos\theta$

問3 $v_x = -\dfrac{M}{m}u, \quad v_y = \dfrac{Mu\cos\theta}{m\sin\theta} - v_0$

問4 $\dfrac{2m\sin\theta\cos\theta}{M + m\sin^2\theta}v_0$

問5 $v_0 > \sqrt{\dfrac{5}{12}g\ell}$

〔出題者が求めたポイント〕

運動量と力積，固定していない台との衝突

〔解答のプロセス〕

問1 台が小球から受ける力の x 方向の成分は $F\sin\theta$。
台が得た運動量は加えられた力積に等しいから

$$Mu = F\sin\theta \cdot \Delta t$$

$$\therefore \quad F\Delta t = \frac{Mu}{\sin\theta} \quad \cdots(\text{答})$$

問2 台に働く y 方向の力のつりあいより

$$N - Mg - F\cos\theta = 0$$

$$\therefore \quad N = Mg + F\cos\theta \quad \cdots(\text{答})$$

問3 小球が台から受ける力積の x 成分，y 成分はそれぞれ $-F\Delta t\sin\theta$，$F\Delta t\cos\theta$ であるから，それぞれの成分について力積と運動量の関係より

$$x \text{ 成分}: mv_x = -F\Delta t\sin\theta$$

$$y \text{ 成分}: mv_y - m(-v_0) = F\Delta t\cos\theta$$

よって

$$v_x = -\frac{F\Delta t\sin\theta}{m} = -\frac{M}{m}u \quad \cdots(\text{答})$$

$$v_y = \frac{F\Delta t\cos\theta}{m} - v_0 = \frac{Mu\cos\theta}{m\sin\theta} - v_0 \quad \cdots(\text{答})$$

問4 力学的エネルギー保存則より

$$\frac{1}{2}mv_0^2 = \frac{1}{2}Mu^2 + \frac{1}{2}m(v_x^2 + v_y^2)$$

問3の結果を代入して

$$\frac{1}{2}mv_0^2 = \frac{1}{2}Mu^2 + \frac{1}{2}m\left(\frac{M}{m}u\right)^2$$

$$+ \frac{1}{2}m\left(\frac{Mu\cos\theta}{m\sin\theta} - v_0\right)^2$$

$$\frac{1}{2}Mu^2\left(1 + \frac{M}{m} + \frac{M\cos^2\theta}{m\sin^2\theta}\right) = \frac{Mu\cos\theta}{\sin\theta}v_0$$

$$\frac{1}{2}u \cdot \frac{m\sin^2\theta + M(\sin^2\theta + \cos^2\theta)}{m\sin^2\theta} = \frac{\cos\theta}{\sin\theta}v_0$$

$$\therefore \quad u = \frac{2m\sin\theta\cos\theta}{M + m\sin^2\theta}v_0 \quad \cdots(\text{答})$$

問5 $\theta = 45°$，$M = 2m$ のとき

$$u = \frac{2m\sin45°\cos45°}{2m + m\sin^2 45°}v_0 = \frac{2}{5}v_0$$

よって

$$v_x = -2u = -\frac{4}{5}v_0, \quad v_y = 2u - v_0 = -\frac{1}{5}v_0$$

台にのった観測者からみて，小球が衝突後 $-x$ 方向に ℓ の距離を進む間に水平面に落下していなければよい。小球の台に対する x 方向の初速度 w_x は

$$w_x = v_x - u = -\frac{6}{5}v_0$$

台に対して $-x$ 方向に ℓ の距離を進むのに要する時間を t_0 とすると

$$\ell = |w_x|t_0 \quad \therefore \quad t_0 = \frac{5\ell}{6v_0}$$

P 点の高さは ℓ であるから，t_0 の時間後に小球が水平面よりも上にあるための条件は，高さ y について

$$y = \ell - \frac{1}{5}v_0 t_0 - \frac{1}{2}g t_0^2 > 0$$

$$\ell - \frac{1}{5}v_0\left(\frac{5\ell}{6v_0}\right) - \frac{1}{2}g\left(\frac{5\ell}{6v_0}\right)^2 > 0$$

これを v_0 について整理して

$$v_0 > \sqrt{\frac{5}{12}g\ell} \quad \cdots(\text{答})$$

化 学　解答　28年度

I （マークシート方式）
第1問
〔解答〕
① ②　② ⑥　③ ④　④ ⑤　⑤ ②
⑥ ③　⑦ ④　⑧ ②　⑨ ⑤　⑩ ③

〔出題者が求めたポイント〕
気体と液体の体積比，化学結合と結晶(結晶に寄与する力)，気体の発生法，CO_2 の電子式，気体の性質(ピストンを含む密閉容器における混合気体の計算問題)

〔解答のプロセス〕
問1 (a) 方針＜同物質量で考えると，気体の体積は状態方程式，液体の体積は密度より求められる。＞
エタノール(分子量 46) 1.0 mol の気体の体積 $V(L)$ は，
$$1.0 \times 10^5 \times V = 1.0 \times 8.0 \times 10^3 \times 370$$
$$V = 29.6(L)$$
(注)気体定数 $R = 8.0 \times 10^3 \text{Pa·L/(K·mol)}$ であることに注意する。
同じ 1.0 mol (= 46 g) のエタノールの液体の体積 $v(\text{cm}^3)$ は，密度より，
$$v = \frac{46}{0.8} = 57.5 \text{ (cm}^3)$$
よって，
$$\frac{V}{v} = \frac{29.6 \times 10^3 \text{(mL)}}{57.5 \text{(cm}^3)} = 514.7\cdots \fallingdotseq 514 \text{(倍)}$$

(b) C 原子と H 原子が共有結合することにより，メタン分子が生成し，メタン分子間にファンデルワールス力がはたらくことにより，結晶となる。

(c) 起こる反応は次のとおり。
① $Zn + H_2SO_4 \longrightarrow H_2\uparrow + ZnSO_4$
② $Na_2CO_3 + 2HCl \longrightarrow 2NaCl + CO_2\uparrow + H_2O$
③ $HCOOH \longrightarrow CO\uparrow + H_2O$ (濃硫酸による脱水)
④ 陽極：$2H_2O \longrightarrow O_2\uparrow + 4H^+ + 4e^-$
⑤ $2NH_4Cl + Ca(OH)_2 \longrightarrow CaCl_2 + 2NH_3\uparrow + 2H_2O$
⑥ $Cu + 4HNO_3 \longrightarrow Cu(NO_3)_2 + 2NO_2\uparrow + 2H_2O$

(d) CO_2 の電子式は次のとおり。
　$\ddot{\text{O}}::\text{C}::\ddot{\text{O}}$　　非共有電子対

問2 (a)(i)

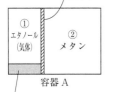
容器A

方針＜ピストンの固定を解除しているので，$P_{\text{エタノール(気)}} = P_{CH_4\text{(気)}}$ となり，状態方程式が利用できる。＞
このときの圧力を P(Pa)，体積を①，②と表記すると，
エタノール(気)について，
$$P \times ① = 0.25 \times 8.0 \times 10^3 \times 330$$
また，メタンを n(mol)とすると，
$$P \times ② = n \times 8.0 \times 10^3 \times 300$$
2式を連立すると，
$$n = 0.25 \times \frac{②}{①} \times \frac{330}{300} = 0.55 \text{(mol)}$$
　　　　　体積比

(ii) 方針＜求める蒸気圧はメタンの圧力と等しい。＞
はじめ，メタンが占めていた体積は③となるので，ボイルの法則より，
$$3.2 \times 10^4 \times ③ = P \times ② \quad \therefore P = 4.8 \times 10^4 \text{(Pa)}$$
(i)より，これが 330 K におけるエタノールの蒸気圧と等しい。

(b) 方針＜350 K におけるエタノールの蒸気圧は，ピストン右側の気体の全圧に等しく，容器 A などの体積がわかれば，状態方程式が利用できる。＞
ピストンの右側には，メタン 0.55 mol，酸素 $0.55 \times 2 = 1.1$(mol)，合計 1.65 mol 気体があるので，このときの全圧 P'(Pa)は，
$$P' \times 39.6 = 1.65 \times 8.0 \times 10^3 \times 300$$
$$P' = 1.0 \times 10^5 \text{(Pa)}$$
このとき，ピストンの左側の圧力も $P' = 1.0 \times 10^5 \text{(Pa)}$
(= エタノールの分圧) …(*)
また，コックを開いても，ピストンが動かなかったことより，コックを開く前のメタンの分圧 P_{CH_4} と，酸素の分圧 P_{O_2} は等しい。つまり，コックを開く前の
(A 内のピストン右側の体積)：(B 内の体積)
= (メタンの物質量)：(酸素の物質量)
= 1：2
よって，(B 内の体積) $= 39.6 \times \frac{2}{3} = 26.4$(L)

(A 内のピストン右側の体積) $= 39.6 \times \frac{1}{3} = 13.2$(L)

一方，(a)(i)より，A 内の体積 V(L)は，
$$3.2 \times 10^4 \times V = 0.55 \times 8.0 \times 10^3 \times 300$$
$$V = 41.25 \text{(L)}$$
以上より，コックを開く前のピストン左側の体積は
$41.25 - 13.2 = 28.05$(L)
(*)とあわせて，
$$1.0 \times 10^5 \times 28.05 = n \times 8.0 \times 10^3 \times 350$$
$$n = \frac{5.61}{5.6} = 1.00 \fallingdotseq 1.0 \text{(mol)}$$

(c)(i)　　　$CH_4 + 2O_2 \longrightarrow CO_2 + 2H_2O$

反応前	0.55	0.55×2	0	0	(mol)
反応	-0.55	-0.55×2	$+0.55$	$+0.55 \times 2$	
反応後	0	0	0.55	0.55×2	

このとき，「ちょうどすべて気化」したことより，(b) で求めた $P' = 1.0 \times 10^5$(Pa) は 350 K におけるエタノールの蒸気圧であると考えられる。よって，このとき，ピストン右側の全圧も 1.0×10^5 Pa である。
H_2O　$0.55 \times 2 = 1.1$(mol)すべて気体とすると，
$$(H_2O_{\text{(気)}}\text{の分圧}) = 1.0 \times 10^5 \times \frac{1.1}{0.55 + 1.1}$$

$$= \frac{2}{3} \times 10^5 > \underbrace{5.0 \times 10^4}_{350\text{ K における水の蒸気圧}}(\text{Pa})$$

よって，H_2O は一部凝縮。
$P_{H_2O(気)} = 5.0 \times 10^4 (\text{Pa})$
$P_{CO_2} = \underbrace{1.0 \times 10^5}_{全圧} - P_{H_2O(気)} = 5.0 \times 10^4 (\text{Pa})$

（分圧比）＝（モル比）より，水蒸気の物質量は 0.55 mol。

(ii) ピストン可動であることより，ピストン左側，ピストン右側の圧力は等しい。
$1.0 \times 10^5 \times V_{左側} = n_{エタノール(気)} \times 8.0 \times 10^3 \times 350$
$1.0 \times 10^5 \times V_{右側} = 1.1 \times 8.0 \times 10^3 \times 350$
$1.0 \times 10^5 \times \underbrace{67.65}_{容器 A + 容器 B(L)} = (n + 1.1) \times 8.0 \times 10^3 \times 350$
$n + 1.1 = 2.41$
$n = 1.31 \fallingdotseq 1.3 (\text{mol})$

(d) ピストン右側の温度を(c)のときより上げているので，ピストン左側のエタノールの一部は凝縮していると考えられる。
（ピストン左側の圧力）＝（ピストン右側の圧力）
$= 1.0 \times 10^5 (\text{Pa})$
で，H_2O 1.1 mol はすべて気体となっていることがわかる。

$$\left(\begin{array}{l}\text{すべて気体と仮定した分圧} \\ P_{H_2O(気)} = \frac{2}{3} \times 10^5 < \underbrace{1.0 \times 10^5}_{370\text{ K における水の蒸気圧}}(\text{Pa})\end{array}\right)$$

$1.0 \times 10^5 \times V_{左側} = n_{エタノール(気)} \times 8.0 \times 10^3 \times 350$
$1.0 \times 10^5 \times V_{右側} = 1.65 \times 8.0 \times 10^3 \times 370$
$V_{左側} + V_{右側} = 67.65$
3式を連立して，$V_{右側} = 48.84 (\text{L})$
$V_{左側} = 18.81 (\text{L})$
よって，$n_{エタノール(気)} = 0.672\cdots \fallingdotseq 0.67 (\text{mol})$

第2問
〔解答〕
① ③ ② ⑤ ③ ⑤ ④ ⑥ ⑤ ③ ⑥ ⑨

〔出題者が求めたポイント〕
反応の速さと化学平衡（H_2，I_2，HI の平衡，平衡定数，反応速度定数，平衡の移動）

〔解答のプロセス〕
方針　量的関係より，平衡時のモルを調べる。

	H_2	+	I_2	$\rightleftarrows$	$2HI$	全モル数	
反応前	1.26		1.24		0	2.50	(mol)
反応	-1.00		-1.00		$+2.00$		
平衡時	0.26		0.24		2.00	2.50	(mol)

問1　混合気体においては，（分圧比）＝（モル比）なので，
$$\frac{P_{HI}}{P_{H_2}} = \frac{n_{HI}}{n_{H_2}} = \frac{2.00}{0.26} = 7.69 \fallingdotseq 7.7 (\text{倍})$$

問2　平衡時において，状態方程式を用いて，
$\underbrace{1.3 \times 10^6}_{全圧} \times V = 2.50 \times 8.0 \times 10^3 \times 650$
$V = 10 (\text{L})$

問3　平衡時のモル濃度より，平衡定数 K は，
$$K = \frac{[HI]^2}{[H_2][I_2]} = \frac{\left(\frac{2.00}{10}\right)^2}{\left(\frac{0.26}{10}\right)\left(\frac{0.24}{10}\right)} = 64.1\cdots \fallingdotseq 64$$

問4　$H_2(= I_2)$ の生成量を x mol $(0 < x < 1.00)$ とすると，

	H_2	+	I_2	$\rightleftarrows$	$2HI$	
反応前	0		0		2.00	(mol)
反応	$+x$		$+x$		$-2x$	
平衡時	x		x		$2.00 - 2x$	

650 K における平衡定数は問3より $K = 64$ なので，
$$K = \frac{[HI]^2}{[H_2][I_2]} = \frac{\left(\frac{2.00-2x}{10}\right)^2}{\left(\frac{x}{10}\right)\left(\frac{x}{10}\right)} = 64$$
$$\left(\frac{2.00-2x}{x}\right)^2 = 64$$
$\frac{2.00-2x}{x} > 0$ なので，$\frac{2.00-2x}{x} = 8 \; (>0)$
∴ $x = 0.20 (\text{mol})$　（$0 < x < 1.00$ を満たす。）
平衡時の HI は $2.00 - 2 \times 0.20 = 1.60 (\text{mol})$

問5 (a) 平衡定数は温度で決まる定数である。（温度が一定ならば，一定値をとる。）
(I) 温度が上がると平衡定数は変化する。ここで，活性化エネルギーを考えると，$Q_1 < Q_2$ であることより，エネルギー図は右図のようになり，正反応は発熱反応であるとわかる。

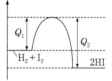

$H_2 + I_2 \rightleftarrows 2HI (+Q \text{ kJ}) : Q > 0$ （反応熱）

上式において，ルシャトリエの原理より，反応温度を上げると，吸熱方向つまり左へ移動し，HI の生成量は減少するので，平衡定数は小さくなる。

(II) 平衡定数は温度によって変化するが，濃度や圧力によっては変化しない。

(b)(I) ヘスの法則より，反応熱は途中の反応経路によらず一定なので，触媒を加えても変化しない。

(II)（正）触媒を加えると，k_1，k_2 とも値は大きくなるが，平衡時では，
　　正反応の反応速度 $v_1 = k_1[H_2][I_2]$
　　逆反応の反応速度 $v_2 = k_2[HI]^2$
において $v_1 = v_2$ が成立する。

$$\left(\begin{array}{l}\text{一般に反応の次数は，実験によって決まるが，} \\ \text{この反応は実験の結果として，上記の次数に} \\ \text{なることは覚えておきたい。}\end{array}\right)$$

$k_1[H_2][I_2] = k_2[HI]^2$
$\frac{k_1}{k_2} = \frac{[HI]^2}{[H_2][I_2]} = K (\text{平衡定数})$ となるので，触媒を加えても変化しない。

順天堂大学（医）28 年度 （93）

第 3 問
〔解答〕
① ① ② ⑤ ③ ④ ④ ②
〔出題者が求めたポイント〕
遷移金属元素（Cu^{2+} の沈殿），電気分解（銅の電解精錬），溶液の性質（硫酸銅（Ⅱ）五水和物の結晶の計算）
〔解答のプロセス〕
問 1 （イ）正：$Cu(OH)_2 \longrightarrow CuO + H_2O$
　　　　　　　　　　　　　（黒色）

（ロ）誤：（イ）より，生じるのは CuO であり，Cu_2O（赤色）は生じない。

（ハ）正：$CuSO_4 \cdot 5H_2O$（青色結晶）は約 150℃ を超えると無水物の $CuSO_4$（白色粉末）となる。

（ニ）誤：CuS（黒色）の沈殿が生じ，酸性にしても溶けない。

（ホ）誤：少量のアンモニアで $Cu(OH)_2$ の青白色沈殿を生じ，過剰のアンモニア水を加えると錯イオン $[Cu(NH_3)_4]^{2+}$ となって溶ける。

問 2 （a）粗銅中の不純物のうち，銅よりイオン化傾向の大きい金属（Fe，Ni）は，イオン化して溶ける。一方，銅よりもイオン化傾向の小さい金属（Ag，Au）はイオン化せず，陽極の下に単体のまま沈殿する。この沈殿を陽極泥という。
ただし，Pb だけは，いったんイオン化するが，すぐに溶液中の SO_4^{2-} と結合して $PbSO_4$ となり，陽極泥といっしょに沈殿する。

（b）流れた電子の物質量は
$$\frac{I \times t}{F} = \frac{25 \times \{(60+4) \times 60 + 20\}}{9.65 \times 10^4} = 1.0 \,(mol)$$
陰極での反応：$Cu^{2+} + 2e^- \longrightarrow Cu$ より，
（陰極で反応した Cu^{2+}）$= 1.0 \times \frac{1}{2} = 0.50\,(mol)$

また，陽極での反応：
$$\begin{cases} Fe \longrightarrow Fe^{2+} + 2e^-, \quad Ni \longrightarrow Ni^{2+} + 2e^- \\ Pb \longrightarrow Pb^{2+} + 2e^-, \quad Cu \longrightarrow Cu^{2+} + 2e^- \\ \quad\quad (PbSO_4 \downarrow) \\ Ag, \ Au \ は陽極泥として沈殿 \end{cases}$$

流れた電子の物質量は，陽極，陰極とも等しいので，
（陽極で溶けた Cu）
= （陰極で反応した Cu^{2+}）−（溶液中で減少した Cu^{2+}）
$= 0.50 - 0.025 \times 1$
$= 0.475\,(mol)$
以上より，
（陽極で減少した不純物の質量）
= （陽極の減少分）−（Cu が溶けた分）
$= 34 - 0.475 \times 64$
$= 3.6\,(g)$

問 3 冷却に用いた 60℃ の硫酸銅（Ⅱ）飽和水溶液を x g とすると，溶解度より
$$\left.\begin{array}{l} CuSO_4 \cdots x \times \dfrac{40}{140}\,(g) \\[2mm] 水（溶媒）\cdots x \times \dfrac{100}{140}\,(g) \end{array}\right\} CuSO_4aq\ x\,(g)$$
また，$CuSO_4 \cdot 5H_2O$（式量 250），$CuSO_4$（式量 160）で

あることより，析出した $CuSO_4 \cdot 5H_2O$ 28.4 g のうち，
$$CuSO_4 \cdots 28.4 \times \frac{160}{250}\,(g)$$
$$5H_2O（溶媒だった分の一部）\cdots 28.4 \times \frac{250-160}{250} = 28.4 \times \frac{90}{250}\,(g)$$
よって，析出後は 10℃ の飽和溶液となっているので，
$$\frac{溶質(g)}{溶液(g)} = \frac{x \times \dfrac{40}{140} - 28.4 \times \dfrac{160}{250}}{x - 28.4} = \frac{17}{117}$$
$$\left(または，\frac{溶質(g)}{溶媒(g)} = \frac{x \times \dfrac{40}{140} - 28.4 \times \dfrac{160}{250}}{x \times \dfrac{100}{140} - 28.4 \times \dfrac{90}{250}} = \frac{17}{100}\right)$$
$$x = 100.0 \cdots \fallingdotseq 100\,(g)$$

第 4 問
〔解答〕
① ② ② ③ ③ ① ④ ⑤ ⑤ ③
⑥ ④ ⑦ ③ ⑧ ③ ⑨ ⑤ ⑩ ⑥
〔出題者が求めたポイント〕
芳香族化合物（分子式 C_9H_{10} の構造決定，代表的な芳香族化合物の反応）
〔解答のプロセス〕
問 1 $C : 396 \times \dfrac{C}{CO_2} = 396 \times \dfrac{12}{44} = 108\,(mg)$

$H : 90 \times \dfrac{2H}{H_2O} = 90 \times \dfrac{2}{18} = 10\,(mg)$

$C : H = \dfrac{108}{12} : \dfrac{10}{1.0} = 9 : 10$

C_9H_{10} は式量 118，分子量 150 以下であることより，分子式も C_9H_{10}

問 2 「構造異性体」ではなく「異性体」の数を問われていることに注意。立体異性体も含めてかぞえる。H 原子の数を考慮して，ベンゼン環以外の環状構造を持たない異性体で考えられる構造は以下の 7 つ（炭素骨格のみ示す。各化合物に①〜⑦を付す。）

C＝C-C（シス・トランスあり）
　①　　　　　②

③ C＝C-C　④ C＝C-C

⑤ C＝C　⑥ C＝C　⑦ C＝C
　　　 C　　　　 C　　　　 C

問 3 問 2 のうち，H_2 付加すると，①，②，④は，同一の化合物となる。よって，5 つ。

問 4 「化合物 C はベンゼンとプロペンから得ることもできる」との記述より，化合物 C はクメンとわかる。よって，化合物 D はアセトン，ベンゼン環を有する化合物 E がフェノール。アセトンの合成方法としては，酢酸カルシウムの乾留（熱分解）が代表的。

順天堂大学（医）28年度 （94）

$$(CH_3COO)_2Ca \longrightarrow CH_3COCH_3 + CaCO_3$$
アセトン

問5 ① 正：フェノールは弱酸性なので，NaOHaq と
中和反応をおこし，塩となり溶ける。

② 正：Br_2 を加えるとハロゲン化される。

2,4,6-トリブロモフェノール
（白色沈殿）

③ 誤：フェノールの電離度は非常に小さく，炭酸
より弱い酸性を示す。

④ 正：フェノール類の代表的な検出反応。

⑤ 正：炭酸より弱い酸であるフェノールは，
$NaHCO_3aq$ 中では H^+ を電離することができ
ず，塩になりにくい。

⑥ 正：混酸によりニトロ化される。

ピクリン酸

問6

問7 （a） さらし粉水溶液で赤紫色を呈する化合物 Z
はアニリンと考えられる。よって，$NaNO_2$ により，
ジアゾ化がおこり，塩化ベンゼンジアゾニウム（化合
物 F）が生じる。温度を上げると，加水分解を起こす。

（b） 発生する気体は次のとおり。

① CH_4 ② SO_2 ③ N_2 ④ NO ⑤ C_2H_2 ⑥ O_2

問8 化合物 H はエチレングリコールとの縮合重合に
より，高分子となることから，テレフタル酸（高分子
はポリエチレンテレフタラート）とわかる。

問9 テレフタル酸（H）の異性体のうち，加熱すると脱
水反応が起こるのはフタル酸で，得られた化合物 I は
無水フタル酸。
ナフタレン $C_{10}H_8$ を酸化バナジウム（V）V_2O_5 触媒存
在下，空気と 400℃で反応させるとナフタレンの一方
のベンゼン環だけが開裂し，無水フタル酸が生成する。

Ⅱ （記述式）

〔解答〕

問1 $Al_2O_3 + 2NaOH + 3H_2O \longrightarrow 2Na[Al(OH)_4]$

問2 $2Al + Fe_2O_3 \longrightarrow 2Fe + Al_2O_3$

問3 1.2×10^{-5} (mol/L)

問4 $SO_2 + H_2O \rightleftarrows H^+ + HSO_3^-$

問5 $\log_{10}[Al^{3+}] = -3pH + 9.7$

問6 5.1

問7 $\log_{10}[[Al(OH)_4]^-] = pH - 12.4$

問8 1.7

〔出題者が求めたポイント〕

典型金属元素（Al に関する知識），溶液の性質（ヘンリー
の法則），電離平衡（溶解度積を利用したイオンの濃度変
化）

〔解答のプロセス〕

問1 $4Al + 3O_2 \longrightarrow 2Al_2O_3$
生じた白色の Al_2O_3 は両性酸化物であるため，NaOHaq
と錯イオンを生じ溶ける。

問2 Al はイオン化傾向が大きく強い還元力をもつ。
Al 粉末と Fe_2O_3 の混合物（これをテルミットという）
に点火すると，多量の熱を発生し，融解した Fe が得
られる。

問3 空気に接している水 1.0 L に溶ける CO_2 の物質量
が求めるモル濃度なので，ヘンリーの法則より，

$$\frac{1.5}{44} \times \underbrace{\frac{1.013 \times 10^5 \times \frac{0.035}{100}}{1.013 \times 10^5}}_{\text{圧力}} \times \underbrace{\frac{1.0}{1.0}}_{\text{水}} = 1.19 \times 10^{-5}$$

$$\fallingdotseq 1.2 \times 10^{-5} \text{(mol/L)}$$

問5 水溶液中に $Al(OH)_3$ の沈殿が残っていることか
ら，Al^{3+} のイオン濃度は溶解度積

$$K_{sp1} = [Al^{3+}][OH^-]^3 = 5.0 \times 10^{-33} \text{(mol}^4\text{/L}^4)$$

を満たす。

両辺底が 10 の対数をとると，

$$\log_{10}[Al^{3+}] + 3\log_{10}[OH^-] = \log_{10}5 - 33 \quad \cdots\cdots①$$

また，水のイオン積

$$K_W = [H^+][OH^-] = 1.0 \times 10^{-14} \text{(mol}^2\text{/L}^2)$$

も同様に対数をとると，

$$\log_{10}[H^+] + \log_{10}[OH^-] = -14 \quad \cdots\cdots②$$

①−②×3 より，

$$\log_{10}[Al^{3+}] - 3\log_{10}[H^+] = 9.7$$

$pH = -\log_{10}[H^+]$ なので，

$$\log_{10}[Al^{3+}] = -3pH + 9.7$$

問6 pH = 4.0 のとき，

$$\log_{10}[Al^{3+}] = -3 \times 4.0 + 9.7 = -2.3$$

$$\therefore [Al^{3+}] = 10^{-2.3} \text{(mol/L)}$$

pH = 5.7 のとき，

$$\log_{10}[Al^{3+}] = -3 \times 5.7 + 9.7 = -7.4$$

$$\therefore [Al^{3+}] = 10^{-7.4} \text{(mol/L)}$$

よって，$\dfrac{10^{-2.3}}{10^{-7.4}} = 1.0 \times 10^{5.1}$（倍）

問7 問5 同様，

$$K_{sp2} = [H^+][[Al(OH)_4]^-] = 4.0 \times 10^{-13} \text{(mol}^2\text{/L}^2)$$

において，両辺対数をとると，

$$\log_{10}[H^+] + \log_{10}[[Al(OH)_4]^-] = \log_{10}4 - 13$$
$$= -12.4$$
$$\therefore \quad \log_{10}[[Al(OH)_4]^-] = pH - 12.4$$

問8　0.10 mol/L の NaOHaq を加えたとき，

$$[OH^-] = 0.10 \times \underset{電離度}{1} \times \underset{価数}{1} = 0.10 (mol/L) より，$$

$$[H^+] = \frac{1.0 \times 10^{-14}}{0.10} = 1.0 \times 10^{-13} (mol/L)$$

よって，pH = 13 なので，問7の結果に代入し，

$$\log_{10}[[Al(OH)_4]^-] = 0.6$$
$$\therefore \quad [[Al(OH)_4]^-] = 10^{0.6} (mol/L)$$

0.20 mol/L の NH₃aq を加えたとき，

$$[OH^-] = \sqrt{C \cdot K_b} = \sqrt{0.20 \times 2.0 \times 10^{-5}} = 2.0 \times 10^{-3} (mol/L)$$

$$[H^+] = \frac{1.0 \times 10^{-14}}{2.0 \times 10^{-3}} = \frac{1}{2} \times 10^{-11} (mol/L)$$

よって，pH = 11 + $\log_{10}2$ = 11.3 なので，

$$\log_{10}[[Al(OH)_4]^-] = -1.1$$
$$\therefore \quad [[Al(OH)_4]^-] = 10^{-1.1} (mol/L)$$

以上より，

$$\frac{10^{0.6}}{10^{-1.1}} = 1.0 \times 10^{1.7} (倍)$$

順天堂大学（医）28年度　（96）

生　物

解答

28年度

I

〔解答〕

第1問

問1　(1) ③　(2) ④

問2　③

問3　⑤

問4　④

第2問

問1　1-ア. ③　2-イ. ⑪　3-ウ. ④　4-エ. ⑩
　　　5-オ. ⑥　6-カ. ⑧　7-キ. ⑤　8-ク. ⑦
　　　9-ケ. ⑨　10-コ. ②　11-サ. ①

問2　12-A. ③　13-B. ⑦　14-C. ②　15-D. ⑥
　　　16-E. ①

問3　17-A. ③　18-B. ⑥　19-C. ⑤　20-D. ⑦
　　　21-E. ④

第3問

問1　1-A. ⑧　2-B. ①　3-C. ③　4-D. ⑦
　　　5-E. ②　6-F. ④　7-G. ⑤　8-H. ⑥

問2　(1) ③　(2) ④　(3) ②

問3　③

問4　①

問5　④

〔解説〕

第1問（細胞骨格）

問1　細胞骨格のうち，アクチンフィラメントは粒状のアクチン分子が重合した繊維であり，細胞膜直下に存在する。また，中間径フィラメントは繊維状のタンパク質ケラチンなどからなり，核膜の内側や細胞質基質中に存在し，細胞の機械的強度を保っている。もう一つの細胞骨格である微小管は，チューブリン分子が重合して形成され，中心体を起点として細胞質全体に分布している。

問2　原形質流動は，アクチンフィラメント上をミオシン分子がATPの分解で得られるエネルギーを利用しながら細胞小器官などの細胞質中の成分を輸送することで行われている。

問3　中間径フィラメントは安定な構造で，細胞の機械的な強度を高めている。

問4　モータータンパク質にはミオシン，ダイニン，キネシンがある。①の筋収縮にはミオシンが関与し，②の鞭毛の屈曲にはダイニン，③の神経繊維内での物質輸送と⑤の細胞分裂（の染色体分離など）にはダイニンとキネシンが関与する。④は詳しくはアクチンフィラメントとミオシンフィラメントの相互作用により，進行方向と反対側の部分の収縮力が生み出されるが，教科書レベルの知識としては細胞骨格のアクチンフィラメントの重合と脱重合のみで行われるので，④が誤りと扱われていると思われる。

第2問（代謝）

問1～問3　Aは細胞質基質中で行われる解糖系，B

はミトコンドリアの内膜に存在する電子伝達系，Cは葉緑体のストロマで行われるカルビン・ベンソン回路，Dはミトコンドリアのマトリクスで行われるクエン酸回路，Eは葉緑体のチラコイド膜に存在する光化学系Ⅱ～Ⅰでの反応である。

第3問（生態系における物質生産）

問1　各生態系の物質生産の特徴に注目して判別しやすいところから考える。Aは生態系の面積が最も大きいことから⑧の外洋域であるとわかり，次いでBは現存量の面積あたりの平均値が最も大きいことから①の森林であるとわかる。また，Cは面積が大きく，純生産量の面積当たりの平均値が最少であることから，③の荒原であると考えられる。一方，Dは面積あたりの現存量が小さく，現存量当たりの純生産量が大きいことより，生産者は植物プランクトン中心と考えられ，面積の大きさから⑦の浅海域であるとわかる。次に，面積が小さいGとHについて考えると，Gは純生産量の面積当たりの平均値が最大である一方，現存量あたりの純生産量が小さいことから，⑤の沼沢・湿原であると考えられ，Hは⑥の湖沼・河川と考えられる。最後にEとFについて考えると，面積の大きさや，現存量あたりの純生産量から，Eが②の農耕地，Fが④の草原であると考えられる。

問2

(1) 生態系Aの外洋域では，主な生産者は植物プランクトンであり，その利用する栄養塩類の供給は湧昇によるものである。したがって，陸地に比べるとその供給は限定されるため，面積当たりの現存量は他の生態系に比べて小さくなっている。よって，③が正しい。

(2) 生態系Bの森林には，樹木が多く，枝や幹，根などの非同化期間の割合が高い。したがって，呼吸量が大きくなるため，他の生態系に比べて現存量あたりの純生産量の値が小さくなる。よって，④が正しい。

(3) 生態系Cの荒原は，乾燥の厳しい砂漠や寒さの厳しいツンドラなどの気候条件のため，植物がまばらにしか生育せず，光合成速度が高くはならないため，他の生態系に比べて純生産量が小さくなる。よって，②が正しい。

問3　富栄養化が進むと生産者が増加するため，総生産量は増加する。しかし，その際，呼吸量も増加するので，必ずしも純生産量が増加するとは限らない。よって，③が誤りである。なお，④の「この環境に適応した内部構造をもった生産者」の具体例としては，根から茎へと侵入するナトリウムイオンを，再び根へと送り返す構造をもつイネ科植物のヨシなどがあげられる。

問4　生産者の現存量を純生産量で割った値は生産者を

構成する生物量が何年で更新されるかを表すことになるので，生産者のおおよその平均寿命を表すことになる。

問5　熱帯多雨林では気温が高く，また階層構造が発達して非同化器官の占める割合も高くなっているため，呼吸量全体が大きくなる。そのため，針葉樹林に比べて総生産量は大きくなるものの，呼吸量も大きく，純生産量はほぼ似た値となる。

Ⅱ
〔解答〕
問1　a．MHC（主要組織適合抗原（複合体））
　　　b．HLA（ヒト白血球（型）抗原）　c．対立遺伝子
　　　d．組換え　e．25　f．拒絶反応
　　　g．TCR（T細胞レセプター）　h．ヘルパーT
　　　i．サイトカイン（インターロイキン）
　　　j．キラーT　k．免疫抑制剤
問2　樹状細胞
問3　脊椎動物の細胞表面のMHC上には，細胞内で合成したペプチドや，捕食して消化した抗原断片が提示される。T細胞はTCRによりそれを識別し，自己・非自己を認識する。
問4　免疫寛容（免疫トレランス）
問5　B細胞とT細胞は遺伝子の再構成を行って成熟する。その際，自己成分に反応するBCRやTCRを持つ細胞は細胞死するから。
問6　関節リウマチ，Ⅰ型糖尿病，バセドウ病，無症筋無力症，全身性エリテマトーデスなどから2つ。

〔解説：免疫〕
問1　e．同じ両親から生まれた子の間でMHCが完全に一致する確率は，組換えがほとんどないことから，次のように考えられる。
（父由来の第6染色体が一致する確率）
　　　　　×（母由来の第6染色体が一致する確率）
$=\dfrac{1}{2}\times\dfrac{1}{2}=\dfrac{1}{4}$ となるので，25％が正解となる。

問3　MHCには大きく分けてクラスⅠとクラスⅡの二つのタンパク質がある。クラスⅠはすべての細胞がもち，細胞内で合成したペプチドを提示している。一方，クラスⅡは樹状細胞とマクロファージがもち，捕食して分解した抗原の断片が提示される。非自己の認識は，これらのMHCとペプチドや抗原の複合体と，固有のさまざまなTCRをもつT細胞が反応するか否かによって行われている。

問5　B細胞，T細胞ともに骨髄でつくられ，前者はそのまま骨髄で，後者は胸腺で遺伝子の再構成を行う。その際，自己成分と反応するBCRやTCRをつくる細胞は細胞死により除去され，反応しない細胞が成熟リンパ球として，各器官から放出される。

平成27年度

問 題 と 解 答

平成27年度

英　語

問題　27年度

I　次の文を読み，下記の設問に答えなさい。①〜⑨は段落番号を表す。

1
---

① Do you feel more stressed out at work or at home?

2
---

② While work is widely viewed as the major source of stress for Americans, new research shows that people have significantly lower stress levels when they are at the office compared to their time at home.
　　　　　　　　　　　　　　　　　(a)

3
---

③ Researchers from Pennsylvania State University tested the cortisol levels of 122 workers during the workday and on weekends. Using saliva samples, they found that levels of cortisol — which is a biological marker for stress — were on the whole much lower when the person was at work than when he or she went home.

4
---

④ "The fact that people's stress levels go down when they are at work, I don't think it means that they don't like their homes or their kids," said Sarah Damaske, an assistant professor of labor and employment relations at Penn State and the study's lead author. "I think it suggests that there is something about work that is good for you. Being in the moment, focusing on a task, completing that task, socializing with your co-workers — all of these are beneficial and that's part of what's lowering your stress level."

⑤ The researchers also asked men and women about their levels of happiness at work and at home. While men over all[注] reported being happier at home than at work, women were happier at work than at home. Women also reported higher levels of happiness at work than did the men in the study, which will be published soon in the journal Social Science & Medicine. The study was released by the Council on Contemporary Families, a nonprofit group that focuses on work and family issues.

5

⑥ Another reason women report lower stress and more happiness at work compared to men is that they might like their jobs better. "I think women who remain employed full time over the long run tend to have found jobs where they want to remain employed," said Dr. Damaske. "Due to the quality of the job, women might be more satisfied with their jobs than men are."

6

⑦ Notably, there were no gender differences in stress levels on weekends. "Everyone is less stressed on weekends," said Dr. Damaske.

7

⑧ The solution to the stress gap between home and work may be for employers to offer more family-friendly policies, including giving workers flexible schedules or the option to work at home to resolve the conflicts that arise from competing responsibilities between work and family.

8

⑨ "This is not a call to work a million more hours or for women to not spend time with their families," said Dr. Damaske. "There is something about combining work and family that makes a home — at least on a workday — a little less of a happy place."

注：正しくは overall であるが，原典どおり提示した。

出典：Parker-Pope, T. (2014). *The New York Times*. May 22, 2014.

Retrieved from

http://well.blogs.nytimes.com/2014/05/22/is-work-your-happy-place/?ref＝health

問 1 英文の内容に合うように，(1)〜(5)の各文の空所を補うものとして最も適したものをそれぞれ選択肢 1 〜 4 の中から選びなさい。

(1) According to paragraph ②, work is commonly seen as a cause of _____.

　　1. relaxation

　　2. stress

　　3. fulfillment

　　4. conflict

(2) Dr. Damaske suggests that people are happier at work because _____.

　　1. their home or kids may be the origin of their distress

　　2. their efforts tend to be acknowledged at work rather than at home

　　3. they feel some elements at work are meaningful for them

　　4. they can be away from boring house chores

(3) Women who retain a full time job tend to _____.

　　1. find greater happiness in their career than men

　　2. be given a less stressful position than men

　　3. be under pressure to be a breadwinner

　　4. prefer working inside the home to outside the home

(4) Based on the article, on weekends, _____.

　　1. men feel more stress at home than women

　　2. women feel more stress at home than men

　　3. both men and women feel more stress at home

　　4. both men and women feel less stress at home

⑸ Dr. Damaske points out that _____.

    1. work and family are incompatible with each other

    2. women are poor at combining work and family life

    3. it is challenging to have a good work-home balance

    4. employees are responsible for handling their stress at home

問 2 英文の内容に合うように，⑴～⑶の質問に対する答えとして最も適したものをそれぞれ選択肢 1 ～ 4 の中から選びなさい。

⑴ The word <u>significantly</u> is in paragraph ②. Which of the following
    (a)
words has the same meaning?

    1. slightly

    2. considerably

    3. aggressively

    4. deceivingly

⑵ What is the suggested means to narrow the stress gap between home
and office?

    1. increasing work hours on weekdays

    2. spending shorter time with their families

    3. allocating flexible responsibilities at home

    4. introducing flexible work arrangements

⑶ What is the best title for this passage?

    1. Is work your happy place?

    2. How can your family give you stress?

    3. When do you feel stress at work?

    4. Where is your home sweet home?

順天堂大学（医）27 年度　(5)

問 3　次の段落（[A]と[B]）は文中の　[1]　～　[8]

で示したいずれかの位置に入る。最も適した場所を 1 ～ 4 の中から選びなさ
い。

(1)[A]　The finding suggests that for many people, the workplace is a
　　　　sort of haven away from life's daily problems.　At home, the
　　　　pressures of juggling work and family responsibilities set in and
　　　　cause us to feel more stress.

　　　　1.　[1]　　　　　　　　2.　[2]
　　　　3.　[3]　　　　　　　　4.　[4]

(2)[B]　"It speaks to something that we've long known — women have
　　　　more to do at home when they come home at the end of a
　　　　workday," said Dr. Damaske.　"They have less leisure time.　There
　　　　is all this extra stuff to be done, that second shift."

　　　　1.　[5]　　　　　　　　2.　[6]
　　　　3.　[7]　　　　　　　　4.　[8]

Ⅱ　次の英文を読み，下記の設問に答えなさい。

Are you an indoors or outdoors person? Me, I find it hard to sit for hours on the sofa. Even though I spend half my life at a desk, a whole day at home without going out leaves me feeling somehow dirty.

I need the cleansing power of fresh air.

So I was surprised and dismayed to discover a year ago, following a routine blood test, that all the readings were normal — except for my vitamin D. It was on the threshold between "low" and "insufficient", and a long way below where it ideally should be.

1

My GP注1 recommended supplements. A sober man who, like me, spends his holidays tramping the hills and, like me, considers most supplements worthless for most people, he nevertheless makes an exception for Vitamin D. He takes it himself — the bottle was on his surgery desk in front of him.

2

As it happened, I had a bottle of my own at home — a gift from a friend who is a leading advocate for Vitamin D. I had set the pills aside thinking that I, an outdoorsy sort, surely did not need them. I was wrong.

3

It turns out that I am not alone. This week, new guidance from the National Institute for Health and Care Excellence (NICE) said that as many as one in five people in Britain may be deficient in the vitamin.

4

Cases of rickets注2 — a disease associated with the Victorian era — have risen sharply in recent years and Dame Sally Davies, England's Chief Medical Officer, warned recently that children who spend too much time playing on computers and not enough outside in the sunshine could be in danger from the disease.

Vitamin D is the only vitamin we make for ourselves — through the action of sunlight on the skin. Although some comes from the diet — fish, Marmite[注3] and fortified breakfast cereals are good sources — few people realise that even a balanced diet cannot supply enough on its own.

5

Sunshine is necessary. If you can't get enough of the real thing, then supplements — bottled sunshine — are a good substitute. In summer, 15 minutes' sun exposure of hands and face each day should be all that is needed to provide adequate levels.

6

I was tested in February 2013 — which could explain my low level. I started taking supplements immediately, stopped last summer and started again in October. At my most recent blood test, in March, my level was normal and a mini heatwave at the end of the month, which had us eating in the garden, persuaded me to stop again.

7

Next October, I will be reaching for the bottle of pills once more.

8

I shall not, however, be taking the mega-doses some have recommended. Vitamin D is essential for healthy bones. But it has been promoted in recent years as a kind of panacea[注4], with studies claiming it protects against heart disease, cancer, diabetes, high blood pressure, schizophrenia[注5] and multiple sclerosis[注6], among others.

It may indeed have a protective effect in these diseases — but so far, the proof is lacking. In a report in 2010, the authoritative US Institute of Medicine reviewed more than 1,000 studies and concluded the vitamin had been oversold. The high levels some doctors recommended were unnecessary and could even be harmful. Doses above 4,000 international units[注7] a day were inadvisable, the IOM said.

When next winter comes around, I shall be taking half that amount.

注 1 ：GP(General Practitioner)　総合医

注 2 ：rickets　くる病

注 3 ：Marmite　英国製イーストエキスのペースト

注 4 ：panacea　万能薬

注 5 ：schizophrenia　統合失調症

注 6 ：multiple sclerosis　多発性硬化症

注 7 ：international units　国際単位

出典：Laurance, J. (2014). Vitamin D: Do we need more 'bottled sunshine'? *THE INDEPENDENT*. May 14, 2014. Retrieved from http://www.independent.co.uk/life-style/health-and-families/features/ vitamin-d-do-we-need-more-bottled-sunshine-9365150.html

問 1　英文の内容に合うように，(1)〜(8)の各文の空所を補うものとして最も適したものをそれぞれ選択肢 1 〜 4 の中から選びなさい。

(1)　The author's GP _____.

    1.　likes to stay indoors and does not like outdoor sports

    2.　thinks most people have to take supplements

    3.　offers free vitamin supplements all over the country

    4.　thinks Vitamin D supplements are necessary for himself

(2)　After seeing the GP, the author _____.

    1.　started to take Vitamin D pills probably offered by a friend

    2.　refused to take the Vitamin D supplements he was given

    3.　gave the bottle of the Vitamin D pills to one of his friends

    4.　decided to do more outdoor activities than he had before

(3) It seems that _____.

　1. the author belongs to the group of British people who do not lack vitamins

　2. about 20% of people in Britain are unable to get enough Vitamin D

　3. the author has a lot of friends with vitamin deficiency problems

　4. about 20% of people in Britain do not make efforts to get vitamins

(4) An expert in medicine says _____.

　1. the number of rickets is dramatically increasing these years

　2. children spending too little time indoors are at risk of rickets

　3. too much sunshine should be avoided because of the risk of rickets

　4. rickets is no longer a problem in today's British society

(5) If we are not exposed to enough sunlight, _____.

　1. we must be careful of our diet to produce enough Vitamin D

　2. we tend to produce more vitamins than needed

　3. it is impossible for us to produce Vitamin D by ourselves

　4. it is difficult to let vitamins work properly

(6) Next October, the author will _____.

　1. discontinue the Vitamin D pills

　2. empty the bottle of Vitamin D pills

　3. start to take the pills again

　4. buy the second bottle of pills

⑺ Some people argue that _____.

1. Vitamin D has a protective effect against various diseases but without enough evidence

2. there will be no problems even if we take too many vitamins

3. our body should be healthy enough to produce adequate Vitamin D

4. several serious diseases can be triggered by taking various kinds of vitamin supplements

⑻ The US Institute of Medicine _____.

1. recommends high doses of vitamins

2. thinks more vitamins should be consumed

3. argues more vitamins are sold than necessary

4. takes a leading role in protecting against diseases

問 2　次の段落（[A]と[B]）は文中の ┃ 1 ┃ ～ ┃ 8 ┃ で示したいずれかの位置に入る。最も適した場所を選択肢 1 ～ 4 の中から選びなさい。

⑴[A]　It recommended that free supplements be given out more widely, especially to the elderly, who may be at increased risk of osteoporosis注8 and to children, threatened by the bone deformity rickets.

　　1. ┃ 1 ┃　　　　2. ┃ 2 ┃
　　3. ┃ 3 ┃　　　　4. ┃ 4 ┃

　　注 8：osteoporosis　骨粗鬆症

⑵[B]　But in winter, it is a different story. The gloomy weather and low light in countries north of 30 degrees latitude means that a large part of the UK population is deficient between October and March.

　　1. ┃ 5 ┃　　　　2. ┃ 6 ┃
　　3. ┃ 7 ┃　　　　4. ┃ 8 ┃

Ⅲ 次の英文を読み，下記の設問に答えなさい。①〜⑮は段落番号を表す。

① PHILADELPHIA — How often, and how well, do you remember your dreams? Some people seem to be super-dreamers, able to recall effortlessly their dreams in vivid detail almost every day. Others struggle to remember even a vague fragment or two.

1

② A new study has discovered that heightened blood flow activity within certain regions of the brain could help explain the great dreamer divide. In general, dream recall is thought to require some amount of wakefulness during the night for the vision to be encoded in longer-term memory. But it is not
(a)
known what causes some people to wake up more than others.

2

③ When comparing two groups of dreamers on the opposite ends of the recall spectrum, the maps revealed that the temporoparietal junction[注1] — an area responsible for collecting and processing information from the external world — was more highly activated in high-recallers. The researchers speculate that this allows these people to sense environmental noises in the night and wake up momentarily — and, in the process, store dream memories for later recall.

3

④ In support of this hypothesis, previous medical cases have found that when these portions of the brain are damaged by stroke, patients lose the ability to remember their dreams, even though they can still achieve the REM (rapid eye movement) stage of sleep in which dreaming usually occurs.

4

⑤ The sleeping brain cannot store new information into long-term memory — for instance, if presented with new vocabulary words to learn while asleep, you will wake up completely unaware of what you heard. But this leaves open the question of how one is able to recall vivid nightly visions in the morning.

⑥ "If the sleeping brain is not able to memorize something, perhaps the brain has to awaken to encode dreams in memory," said study author and neuroscientist Perrine Ruby of Inserm, a French biomedical and public health research institution. If awakened during a dream, the brain has the chance to transfer its faint flashes — via reiteration of the memory in one's mind — into more long-term storage. This hypothesis has been dubbed the "arousal-retrieval model."

⑦ "There's a real question about the difference between dreaming, encoding memories of those dreams and being able to recall them," said Harvard Medical School's Robert Stickgold, a sleep researcher who was not involved in the study. "For someone to remember their dreams, all three of those things have to happen."

⑧ Dreams themselves exist first in working memory, or the memory we use to hold and manipulate thought fragments. Stickgold gives the example of hearing a five-digit number and then reciting it backward. But, like a fleeting
_(b)
dream, the series of numbers will erase in a flash if not put away into longer-term memory.

⑨ "Dreams are very fragile in short-term memory," said Harvard Medical School psychologist Deirdre Barrett, who was also not involved in the study. She consults for a new mobile app, Shadow, that is aimed at improving users' dream recall by waking them during REM sleep and having them dictate their dreams right away. "People do seem to form many short-term memories of dreams which, most nights for most people, are lost."

⑩ In a previous experiment, Ruby and her colleagues tested the arousal-retrieval model by measuring the sleep and wake cycles of a group of high- and low-recall dreamers. Using electroencephalography[注2], or EEG, they found that the high-recall group had twice as much awake time throughout the night as compared with the low-recallers. Also, they found that the brains of high-recallers responded more strongly to auditory stimuli.

⑪ Upon seeing these distinctions between the two kinds of dreamers, Ruby wanted to suss out exactly which regions of the brain were behaving
(c)
differently. Using positron emission tomography[注3] (PET) blood flow maps, they compared 21 male super-dreamers who consistently remember their dreams roughly five days a week with 20 low-recall males who could remember something only about two mornings per month.

⑫ They saw higher activation in the temporoparietal junction in high-recallers
(d)
both during REM sleep and wakefulness, which could mean these people are more reactive to sounds or movements in the night and briefly awaken. Another part of the brain that showed higher activation in high-recall individuals is the medial prefrontal cortex, which has been found to be involved in self-referential thinking.

⑬ The study was published online last week in Neuropsychopharmacology, a journal published by Nature Publishing Group.

⑭ Stickgold finds the study fascinating and convincing. As a 20-year veteran of dream research, he frequently has people asking him why they do not remember their dreams.

⑮ "Let me guess: You fall asleep quickly, never have trouble staying asleep, and you wake up with an alarm clock," he said he tells them. "You never get a chance to remember!"

注1：temporoparietal junction　側頭頭頂接合部

注2：electroencephalography　脳波検査

注3：positron emission tomography　陽電子放射断層撮影

出典：Meeri, K. (2014). *The Washington Post — A special report for The Yomiuri Shimbun —*, Edition S. February 25, 2014.

問 1 英文の内容に合うように，⑴〜⑹の各文の空所を補うものとして最も適したものをそれぞれ選択肢 1 〜 4 の中から選びなさい。

⑴ The word encoded in paragraph ② is closest in meaning to _____ .
　　(a)
　　1. calculated　　　　　　　　　　2. selected

　　3. launched　　　　　　　　　　　4. recorded

⑵ The word fleeting in paragraph ⑧ is closest in meaning to _____ .
　　(b)
　　1. touching　　　　　　　　　　　2. enduring

　　3. absorbing　　　　　　　　　　　4. passing

⑶ The word suss out in paragraph ⑪ is closest in meaning to _____ .
　　(c)
　　1. interrogate　　　　　　　　　　2. probe

　　3. survey　　　　　　　　　　　　4. anticipate

⑷ According to paragraphs ① to ③, the activation of parts of the brain may cause people to _____ .

　　1. remember their dreams vividly

　　2. keep alert while they are fast asleep

　　3. wake up easily in the morning

　　4. suffer from their sleep disorders

⑸ Robert Stickgold _____ .

　　1. criticized Ruby and their coauthors for the research procedures they took

　　2. took part in the study that appeared in Neuropsychopharmacology

　　3. explained the process of recalling and forgetting dreams using numbers

　　4. planned to launch new research to seek reasons for nighttime wakefulness

(6) Working memory _____.

   1.　helps long-term memory function efficiently

   2.　is used to temporarily store dream fragments

   3.　is more activated in high-recallers than low-recallers

   4.　helps sensitive detection of environmental noises

問 2　次の段落は文中の ［　1　］ ～ ［　4　］ で示したいずれかの位置に入る。最も適した場所を選択肢 1 ～ 4 の中から選びなさい。

  A team of French researchers looked at brain activation maps of sleeping subjects and homed in on areas that could be responsible for nighttime wakefulness.

   1.　［　1　］　　　　2.　［　2　］
   3.　［　3　］　　　　4.　［　4　］

問 3　英文の内容に合うように，(1)～(3)の質問に対する答えとして最も適したものをそれぞれ選択肢 1 ～ 4 の中から選びなさい。

(1)　What does the word "They" in paragraph ⑫ refer to?
   (d)

   1.　PET blood flow maps

   2.　low-recallers

   3.　Ruby and her colleagues

   4.　regions of the brain

(2)　What is implied in the passage?

   1.　Low-recallers can become high-recallers when taking special medicine.

   2.　High-recallers would benefit from using the mobile application.

   3.　Ruby and her coworkers have studied this topic for some time.

   4.　Researchers collected data by distributing devices to record brain functions.

(3) What is the best title for this passage?

1. the secret to recollecting dreams

2. the secret to improving sleep

3. the secret to developing short-term memory

4. the secret to activating memory retrieval

IV 次の英文を読み，下記の設問に答えなさい。

　　John Simpson 氏は辞書編纂（さん）者として長年 Oxford English Dictionary の改訂にたずさわってきた人物である。定年を直前に迎え，今までの辞書編纂過程で印象深かったこと，見出し語で興味深い語などについてインタビューで語ってもらった。

Q: So how are you feeling about retiring?

　　It's going to be an <u>enormous</u> change. The exciting thing with vocabulary
(a)
is that you're dealing with something completely different with every word you
do. There's always some historical or social aspect that you need to <u>come to</u>
(b)
<u>grips with</u>, making the entry whole together. I've been able to maintain a
childish fascination with it for almost 40 years.

Q: Do you find that people have common misconceptions about your work?

　　Oh, yes. When they come to the department, people are expecting our
beards to be scratching the ground and that we'll be talking about very early
Scandinavian sound changes. It's hardly the case. To be a historical
lexicographer, you've got to be interested a little bit in everything.

Q: How has the job changed during your time there?

　　When you approach a word, you have a feeling for what the end product
ought to look like. Each word is a different sort of poem. The smaller entries
are like Shakespearean sonnets — the larger ones, more like Joyce's *Ulysses*.
What we're going to realize more and more, as we work with the dictionary on

the computer, is that we're not really looking at individual words. Individual words are just part of the (A) of language. With the networks we're able to build up, you're able to see the connection much more clearly than you could in the old days.

Q: How was your job different from your predecessors'?

What's changed is the accessibility of information about language. Nowadays, when we're working on a word like *American* or *European*, you're going to have far too much material. You'll be able to instantly find twenty-thousand 17th-century examples. And you just can't read them all. So you have to select and sort and be practical in a different way.

Q: What have been some of the major technological milestones you've overseen?

We had a prototype of the OED online in the 1990s. It was one of the first few hundred websites of its kind. And from that, we managed to argue with the Oxford University Press that we should go public online [in 2000]. At the time, it was pretty innovative.

Q: You've been working on the third revision. What's the philosophy behind it?

When we set the project up in the 1990s, we had to settle what the editorial policy was. We wanted to make things much more approachable than they were in the Victorian period, when they were at the mercy of the print culture, making everything as cryptic[注1] and <u>abbreviated</u> as possible so they
(C)
could get more information on the page... We wanted to cite from sources

that weren't just the canonical[注2] texts [such as Dickens and Shakespeare], but much more social documents, diaries and journals. We were trying to open up the dictionary. We also wanted to continue the tradition of asking people in the real world to contribute.

Q: How many people are working on the project at the OED?

We've got about 70 editors, about 10 of them work on the word origins ― the old Germanic and French origins of words, and so on. And about 10 of them work on new words. Another large set work on revising the 20 volumes of the text of the existing dictionary. We're revising that into, if it were printed, close to 40 volumes. Those staff are divided into generalists and scientists.

Q: Are there particular words that stick in your mind that have been interesting to revamp[注3]?

One of the earliest ones we worked on was the entry for *magazine*. It was originally an Arabic word meaning *storehouse*. The earliest usage in English, around the time of the Spanish Armada, referred to military storehouses. Gradually people started to think of what else you keep ― like a storehouse of information. And it transferred into books and the magazines we know now. You can still see the original meaning somewhere in the background.

Q: When you did the revision, what letter did you start with?

We didn't start at *A* because nobody in their right minds starts at *A*. You should steer clear of (B) until you know what you're doing ― *a*'s and *o*'s are interchangeable in some contexts. It causes all sorts of problems. You're much better off starting with a (C). We thought *M* was a reasonable short letter. So we went from *M* to *R*. Now we have a system of looking at important clusters of words, because we think those are the ones that people are most likely to look up. We worked on *blue*, for example. We'd already worked on *black* and *red*. These are big entries because people are very familiar with color, so they use them in lots of expressions.

Q: What does it take for a new word to be included?

We're really looking for nothing other than widespread currency, either in
a general use, or in a particular specialist area or geographical area... The people who were brought up on the old linear tradition find it really quite disturbing that the dictionary can actually change from three months to the next. But from our point of view, it's important to have the dictionary as up-to-date as you can. I'm quite proud of the amount of change from quarter to quarter.

Q: So how much are you done with now?

We've done about a third of it. In some ways, I'm sorry to leave at this stage. But on the other hand, I'll be leaving 70 very competent people to carry
it on.

Q: Are there any favorite citations or definitions?

I am quite well known for taking a very neutral view. People often ask me what my favorite word is, and I tend to say I regard them all as objects of analysis rather than lovely little things, pets and favorites. But I remember very well my first entry, when I walked into the office, was *queen*.

順天堂大学（医）27年度 （21）

Q: How is the OED different from other dictionaries and why is it important?

It's the only comprehensive historical register and record of the English language that there is, which means it deals with language from the earliest period up to the present day. And within each entry, the senses are organized in a sort of family tree, so you can often tie in changes in language to historical events or the life in the past. We see ourselves as historians of the society and culture of people who speak English... If someone says to you, "How old is *to face the music*?", you need somewhere you can go where that information is found.

注1：cryptic　暗号化した

注2：canonical　権威のある

注3：revamp　改訂する

出典：Steinmetz, K.(2013). An exit interview with the man who transformed the *Oxford English Dictionary*. *Time*. April 23, 2013. Retrieved from http://entertainment.time.com/2013/04/23/an-exit-interview-with-the-man-who-transformed-the-oxford-english-dictionary/

問 1　下線部の単語の英文内で使われている意味として，最も適切なものをそれぞれ選択肢1〜4の中から選びなさい。

(1)　(a)enormous
1. tremendous
2. positive
3. definite
4. adequate

(2)　(b)come to grips with
1. avoid
2. attribute
3. comprehend
4. provide

(3) abbreviated
(c)
  1. erased   2. widened

  3. hastened   4. shortened

(4) currency
(d)
  1. term   2. acceptance

  3. rumor   4. bill

(5) competent
(e)
  1. patient   2. sufficient

  3. efficient   4. ancient

問 2　英文の内容に合うように，(1)〜(5)の空所を補うものとして最も適したもの
をそれぞれ選択肢 1 〜 4 の中から選びなさい。ただし，(4)および(5)は本文か
らの抜き出しである。

(1)　John Simpson _____.

  1. often discussed Scandinavian sound changes with his peers

  2. believed it was a mistake for the OED to hire a large team

  3. has been a lexicographer for nearly 40 years and finds his job
    interesting

  4. was more interested in quotes for Shakespeare than using social
    documents

(2)　As for the OED, _____.

  1. they have had 70 editors since they began

  2. the present staff is too old to face the music

  3. the majority of the editors are working on new words

  4. the online version probably went public in 2000

(3) The entry for *magazine* shows that _____.

    1. it has been revised over the years

    2. it originally came from a Spanish word

    3. it used to have the same meaning as 'book'

    4. no one knows the original meaning

(4) Individual words are just part of the (A) of language.

    1. colors

    2. numbers

    3. mosaic

    4. stones

(5) You should steer clear of (B) until you know what you're doing —
a's and *o*'s are interchangeable in some contexts. It causes all sorts of
problems. You're much better off starting with a (C). We thought
M was a reasonable short letter.

    1. B: words   C: sentence

    2. B: vowels   C: consonant

    3. B: phrases   C: paragraph

    4. B: pronunciation   C: stress

V 自由英作文問題

下記テーマについて，英語で自分の考えを述べなさい。書体は活字体でも筆記体でもよいが，解答は所定の範囲内に収めなさい。

What invention do you think had one of the most significant impacts on humankind? Please write your answer in detail and give specific examples to support your opinion (the more you write, the better your score will likely be). Any writing that is not related to this topic will not receive credit.

数 学

問 題

27年度

I □ に適する解答をマークせよ。

(1) 与えられた2点を通る放物線の一般式を求めてみよう。

たとえば点 A(1, 3), 点 B(4, 9)とする。

この2点を通る直線は $y = f(x) = \boxed{\text{ア}} \, x + \boxed{\text{イ}}$ である。またこの

2点と x 座標が共通の2点(1, 0), (4, 0)で x 軸と交わる2次の係数が1の

放物線は $y = g(x) = \left(x - \boxed{\text{ウ}}\right)\left(x - \boxed{\text{エ}}\right)$

(ただし $\boxed{\text{ウ}} \leqq \boxed{\text{エ}}$ とする)である。

$y = f(x) + ag(x)$ は a によらず2点 A, B を通る。よって

$y = \boxed{\text{オ}} \, x + \boxed{\text{カ}} + a\left(x^2 - \boxed{\text{キ}} \, x + \boxed{\text{ク}}\right) \; (a \neq 0)$

が2点 A, B を通る放物線の一般式である。

この放物線が点 C(−1, 9)を通るとすると $a = \boxed{\text{ケ}}$ である。

同様にして A, B, C の3点を通る3次曲線は一般に

$y = ax^2 + bx + c + a(x^3 + dx^2 + ex + f) \; (a \neq 0)$ と表すことができる。た

だし, $a = \boxed{\text{コ}}$, $b = \boxed{\text{サシ}}$, $c = \boxed{\text{ス}}$, $d = \boxed{\text{セソ}}$,

$e = \boxed{\text{タチ}}$, $f = \boxed{\text{ツ}}$ である。

(2) 底面の半径 2，高さ 4 の円錐形の内面をもつ容器を考える。底面を上にして容器を垂直に立てて水を満たしたとき，水の体積は $\dfrac{\text{アイ}}{\text{ウ}}\pi$ になる。底面の一つの直径を AB，円錐の頂点を O としたとき，OB が鉛直となるように静かに傾けた。このとき残る水の量を求めたい。

傾けたときに水面の縁となる楕円を E，OB と楕円 E の交点を C とする。

初めの位置で，頂点 O を原点，頂点を含み底面に平行な平面を xy 平面，O を通る鉛直線を上向きに z 軸，BA に平行な直線を x 軸とし，A の x 座標が正となるように座標系を定める。以下，この座標系で考える。

容器内面の円錐の方程式は $x^2 + y^2 = \dfrac{\text{エ}}{\text{オ}} z^2$ となる。また A の座標は $\left(\boxed{カ}, 0, \boxed{キ}\right)$，C の座標は $\left(\dfrac{\text{クケ}}{\text{コ}}, 0, \dfrac{\text{サシ}}{\text{ス}}\right)$，

楕円 E 上の点は $z = \dfrac{\text{セ}}{\text{ソ}} x + \boxed{タ}$ を満たす。楕円 E の長軸の長さは $\dfrac{\text{チ}\sqrt{\text{ツ}}}{\text{テ}}$，短軸の長さは $\dfrac{\text{ト}\sqrt{\text{ナニ}}}{\text{ヌ}}$，

OC は $\dfrac{\text{ネ}\sqrt{\text{ノ}}}{\text{ハ}}$ となる。したがって，残る水の量は

$\dfrac{\text{ヒフ}\sqrt{\text{ヘホ}}}{\text{マミ}}\pi$ である。

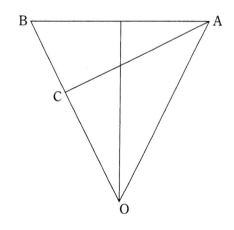

(3) x 軸上の動点 P, y 軸上の動点 Q があり，PQ ＝ 1 をたもって動くとき，線分 PQ の動く範囲を求めよう。

この範囲は x 軸および y 軸に対し対称なので第 1 象限のみについて考える。P を $(t, 0)$ とするとき PQ は $\dfrac{x}{t} + \dfrac{y}{\sqrt{a + bt^c}} = 1$ となる。この方程式を満たす (x, y) の範囲を求めればよい。

ひとつの x の値に対して y を t の関数とみなしたとき，$x = dt^e$ を満たす t で y が最大となる。したがって，線分 PQ の動く範囲は不等式 $x^f + y^f \leqq 1$ で表される。ここで，$a = \boxed{\text{ア}}$ ，$b = \boxed{\text{イウ}}$ ，$c = \boxed{\text{エ}}$ ，$d = \boxed{\text{オ}}$ ，$e = \boxed{\text{カ}}$ ，$f = \dfrac{\boxed{\text{キ}}}{\boxed{\text{ク}}}$ である。

(4) $AB = 2\sqrt{3}$，$AC = 2\sqrt{2}$，$\overrightarrow{AB}\cdot\overrightarrow{AC} = 6 - 2\sqrt{3}$ であるとき，点 D を次の
2つの条件を満たす点とする。

$\overrightarrow{AB}\cdot\overrightarrow{AD} = 6$，$\overrightarrow{AC}\cdot\overrightarrow{AD} = 4$

このとき $AD = \boxed{}$，$\sin\angle BCD = \dfrac{\sqrt{\boxed{}} - \sqrt{\boxed{}}}{\boxed{}}$ で
ある。

Ⅱ $\boxed{}$ に適する解答をマークせよ。ただし，同じ記号の $\boxed{}$ がある場合は同一の値がはいる。

$y = g(x) = x^3 - 3x$ がある。この関数の変曲点は $\left(\boxed{} , \boxed{} \right)$ であり，$x = \boxed{}$ で極大になり，$x = \boxed{}$ で極小になる。この関数のグラフと直線 $y = g(\alpha)$ が3つの交点を持ち，2つの囲まれる部分が存在する。その2つの部分の面積比が $2:1$ になるように $\alpha(0 \leqq \alpha \leqq 1)$ を定義する。以下，面積比が $2:1$ というときには直線の上の部分を2，下の部分を1とし，2番目の交点というときには，3つの交点を x 座標の小さい順に並べたときの2番目の交点とする。

例えば，傾き9の直線で，この関数 $y = g(x)$ のグラフとその直線により囲まれる二つの部分の面積比が $2:1$ になるものを求めたい。

$g(x) - 9x = x^3 - 12x$ の変曲点は $g(x)$ と同じ $\left(\boxed{} , \boxed{} \right)$ になり，このグラフは $y = g(x)$ のグラフを変曲点を中心に x 軸方向に $\boxed{}$ 倍，y 方向に $\boxed{}$ 倍したものになる。したがって，$g(x) - 9x$ のグラフと $x = \boxed{} \alpha$ において2番目の交点を持つ x 軸に平行な直線によって囲まれる二つの部分の面積比は $2:1$ となる。すなわち，$y = g(x)$ 上の $x = \boxed{} \alpha$ の点を通る傾き9の直線が求める直線である。

この例を利用して，次の3つの場合を考えてみよう。

場合1：

$y = g(x)$ と $y = x$ に平行な直線で囲まれる二つの部分の面積比が $2:1$ となるとき，2番目の交点の x 座標は $\dfrac{\boxed{} \sqrt{\boxed{}}}{\boxed{}} \alpha$ である。

場合2：

$y = g(x)$ と $\left(\dfrac{1}{2}, g\left(\dfrac{1}{2} \right) \right)$ を通る直線で囲まれる二つの部分の面積比が $2:1$ になるとき，この直線の傾きは $c\alpha^d + e$ である。ただし $c = \dfrac{\boxed{}}{\boxed{}}$，$d = \boxed{}$，$e = \boxed{}$ である。

場合3：

$y = x^3 - x^2 - x + 1$ のグラフと x 軸に平行な直線で囲まれる二つの部分の面積比が $2:1$ となるとき，2番目の交点の x 座標は

$x = \dfrac{\boxed{}}{\boxed{}} \alpha + \dfrac{\boxed{}}{\boxed{}}$ である。

$\boxed{\text{III}}$ 次の問いに答えよ。

(1) 座標平面に三角形 ABC と 1 点 O がある。ここで，O を中心として ABC 上の任意の点 P に対して，直線 OP 上の点 Q で OP：OQ ＝ 1：t となる Q の軌跡はどのような形になるか述べよ。

(2) O を原点とし，放物線 $y = x^2 + 1$ 上の任意の点 P に対して直線 OP 上の点 Q で OP：OQ ＝ 1：t となる Q の軌跡を求めよ。

(3) 放物線 $y = (x - a)^2 + b$ と $y = \dfrac{1}{t}(x - ta)^2 + tb$ について，直線 $y = sx$ との交点を求めよ。ただし，$0 < t < 1$ とする。

(4) 放物線 $y = x^2 + 1$ に対して共通接線を 1 本しか持たないような放物線 $y = a(x - b)^2 + c$ について，a，b，c の条件を与えよ。

物理

問題　27年度

I 以下の問題(第1問～第3問)の答えをマークシートに記せ。

第1問 次の問い(問1～問6)に答えよ。〔**解答番号** 1 ～ 10 〕

問1 摩擦のない水平な床に静止した質量 m の小物体に，質量 $2m$ の小物体が速さ v で左から弾性衝突した(図1)。衝突後，質量 m の小物体は右方向へ運動し，水平な床になめらかにつながった摩擦のある斜面を上って，ある高さで速さが 0 になった。水平な床と斜面のなす角度は θ とする。重力加速度の大きさを g，斜面と小物体の間の動摩擦係数を μ として，下の問い((a), (b))に答えよ。

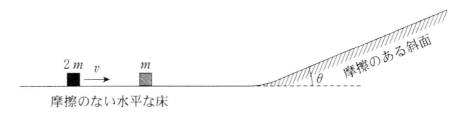

図1

(a) 衝突直後の質量 m の小物体の速さを u とする。u はいくらになるか。正しいものを，次の①～⑧のうちから一つ選べ。

$u =$ 1

① $\dfrac{v}{3}$　　② $\dfrac{v}{2}$　　③ $\dfrac{2v}{3}$　　④ v

⑤ $\dfrac{4v}{3}$　　⑥ $\dfrac{3v}{2}$　　⑦ $2v$　　⑧ $\dfrac{5v}{2}$

(b) 質量 m の小物体が,斜面を上って速さが0になるまでに,摩擦によって失った力学的エネルギーは,u を用いてどのように表されるか。正しいものを,次の①~⑧のうちから一つ選べ。 $\boxed{2}$

① $\dfrac{mu^2}{2}$ 　　② $\dfrac{mu^2\mu}{2}$ 　　③ $\dfrac{mu^2\mu}{2(1+\mu\sin\theta)}$

④ $\dfrac{mu^2\mu}{2(\mu+\sin\theta)}$ 　　⑤ $\dfrac{mu^2\mu}{2(1+\mu\cos\theta)}$ 　　⑥ $\dfrac{mu^2\mu}{2(\mu+\cos\theta)}$

⑦ $\dfrac{mu^2\mu}{2(1+\mu\tan\theta)}$ 　　⑧ $\dfrac{mu^2\mu}{2(\mu+\tan\theta)}$

問 2　図2のように,断面積 $20\,\mathrm{cm}^2$ の円筒容器の底におもりを固定して,水と液体Aにまっすぐに浮かべる。液体Aに浮かべた場合は,水に浮かべた場合に比べて液面から上に出ている部分が $1.0\,\mathrm{cm}$ だけ長い。液体Aの密度はいくらか。最も近い値を,下の①~⑧のうちから一つ選べ。ただし,おもりを含めた円筒容器の全質量は $120\,\mathrm{g}$,水の密度は $1.0\,\mathrm{g/cm}^3$ とする。 $\boxed{3}$ $\mathrm{g/cm}^3$

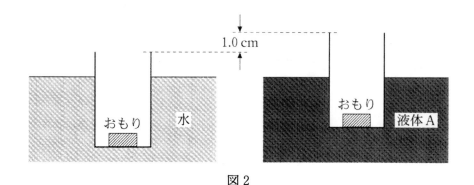

図 2

① 1.1　　② 1.2　　③ 1.3　　④ 1.4
⑤ 1.5　　⑥ 1.6　　⑦ 1.7　　⑧ 1.8

問3 図3には，x軸の負の方向に毎秒1目盛進む正弦波が，原点にある反射面に入射する様子が描かれている。y軸は正弦波の変位である。この正弦波が原点にある反射面に垂直に入射して全反射した後，反射波はx軸の正の方向に進む。図3の瞬間から10秒後に観測される合成波は，次の場合それぞれどのようになるか。最も適当なものを，下の解答群の①～⑧のうちから一つずつ選べ。

正弦波が水面を伝わる波で，原点にある反射面が容器の壁であるときは [4] となる。

正弦波が光の波で，原点にある反射面が金属面であるときは [5] となる。

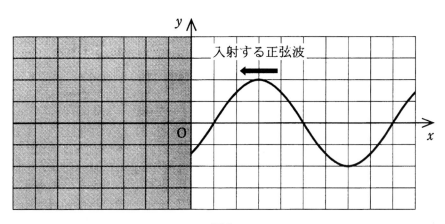

図3

4 ・ 5 の解答群

①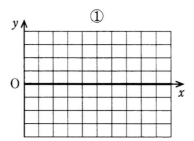
②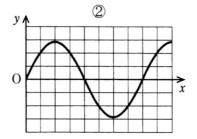
③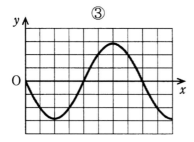
④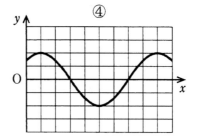
⑤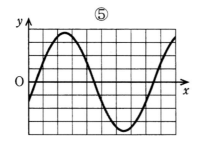
⑥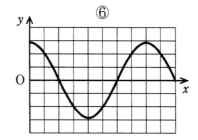
⑦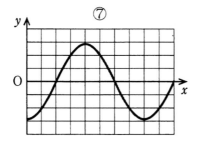
⑧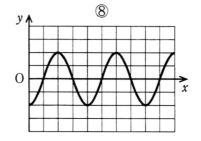

問 4 図4は，中心部が屈折率 n_1 の材質の円柱で，その周辺を中心部よりも小さい屈折率 n_2 の材質で囲んだ円柱形の光ファイバーである。図5はファイバーの中心軸に沿った断面である。図5のように，空気から円柱の中心軸に垂直な端面の中心に入射角 θ で入射し，中心部と周辺部の境界面で全反射して中心部を進む単色光を考える。入射角 θ で入射した光がこのように進むための中心部の屈折率 n_1 に対する条件は，

$$n_1 > \boxed{6}$$

である。 $\boxed{6}$ に入るものとして正しいものを，下の①〜⑧のうちから一つ選べ。ただし，空気の屈折率は1とする。

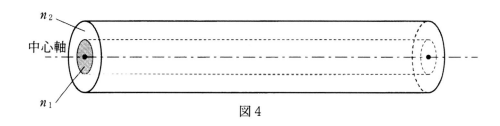

図4

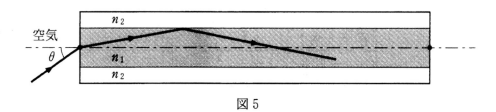

図5

① $\dfrac{n_2}{\sin\theta}$ 　② $\dfrac{n_2}{\cos\theta}$ 　③ $\sin\theta + n_2$

④ $\cos\theta + n_2$ 　⑤ $\sqrt{\sin^2\theta + n_2^2}$ 　⑥ $\sqrt{\cos^2\theta + n_2^2}$

⑦ $\dfrac{n_2}{\sqrt{1 + n_2^2 \sin^2\theta}}$ 　⑧ $\dfrac{n_2}{\sqrt{\cos^2\theta + n_2^2}}$

問 5 帯電体の周囲の空間に生じる電界と電位について，電気量 Q を正電荷とし，静電気力に関するクーロンの法則の比例定数を k として，次の問い ((a)〜(c)) に答えよ。

(a) 電界の様子を電気力線で表すとき，電気力線に垂直にとった単位面積を貫く電気力線の本数を，その場所の電界の強さと等しくなるように定める。このとき，帯電体から出る電気力線の総本数は，帯電体に含まれる電荷の全電気量で決まり，帯電体の大きさや形によらない。全電気量が Q の帯電体から出る電気力線の総本数はどのように表されるか。正しいものを，次の①〜⑨のうちから一つ選べ。　| 7 |

① $\dfrac{Q}{4k}$　　　　② $\dfrac{Q}{2k}$　　　　③ $\dfrac{Q}{k}$

④ kQ　　　　⑤ $2kQ$　　　　⑥ $4kQ$

⑦ πkQ　　　　⑧ $2\pi kQ$　　　　⑨ $4\pi kQ$

(b) 無限に広い平面が一様に帯電しているとき，電気力線は平面から垂直に出ていき，この帯電体がつくる電界の強さ E は平面からの距離によらず一定である。この平面の面積 S あたりの電気量が Q であるように電荷が分布しているとき(図6参照)，帯電体の面積 S の部分から平面の上下に出ていく電気力線の総本数を考えて前間(a)の結果を用いると，電界の強さ E はいくらか。正しいものを，下の①〜⑨のうちから一つ選べ。

$E = \boxed{\ 8\ }$

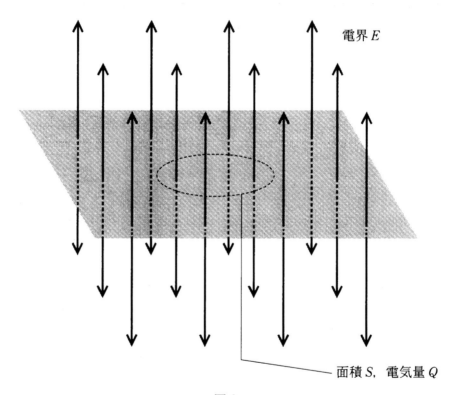

図6

① $\dfrac{Q}{S}$ ② $\dfrac{2Q}{S}$ ③ $\dfrac{4Q}{S}$

④ $\dfrac{\pi kQ}{S}$ ⑤ $\dfrac{2\pi kQ}{S}$ ⑥ $\dfrac{4\pi kQ}{S}$

⑦ $\dfrac{Q}{4kS}$ ⑧ $\dfrac{Q}{2kS}$ ⑨ $\dfrac{Q}{kS}$

(C) 半径 a の金属球に電気量 Q が蓄えられている。このとき，横軸に金属球の中心からの距離 r，縦軸に電位 V をとったグラフはどのように表されるか。最も適当なものを，次の①〜⑧のうちから一つ選べ。　9

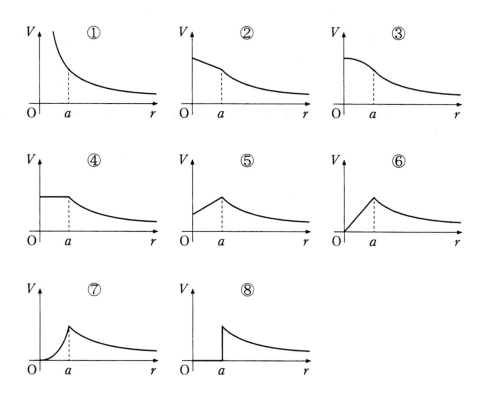

問 6　真空中で，静止していた電子（質量 9.1×10^{-31} kg，電荷 -1.6×10^{-19} C）を電位差 V_0 で加速してから，磁束密度 3×10^{-4} T の磁界に垂直に入射させる。この電子が磁界中で半径 5×10^{-2} m の円軌道を描いて運動するとき，電位差 V_0 はいくらか。最も近い値を，次の①〜⑩のうちから一つ選べ。

$V_0 = $　10　V

① 0.02　　② 0.08　　③ 0.2　　④ 0.8　　⑤ 2
⑥ 8　　⑦ 20　　⑧ 80　　⑨ 200　　⑩ 800

第2問 図1のように，鉛直上向きで磁束密度 B の一様な磁界の中に，2本の平行な導線 ab と cd が間隔 ℓ で水平面内に固定されている。質量 m をもつ導体棒 pq には，ばね定数 k の軽い絶縁体のばねの一端を取り付け，ばねの他端は壁に固定されている。ばねが伸び縮みすると，導体棒 pq は2本の平行な導線上を ab に対して直角を保ったままなめらかに動くものとする。2本の導線の b と d の間には，電気容量 C のコンデンサーとスイッチ S を図1のようにつないで回路をつくる。導線および導体棒の電気抵抗は無視できるものとし，回路を流れる電流によって図1の磁界は変化しないとする。ばねが自然の長さのときの導体棒 pq の位置を原点 O とし，図1のように，x 軸を導線 ab，cd に平行にとる。この x 軸の座標で導体棒 pq の位置を表すものとし，x 軸の正の向きを速度，加速度および力の正の向きとして，下の問い(**問1〜問4**)に答えよ。

〔**解答番号** $\boxed{1}$ 〜 $\boxed{4}$ 〕

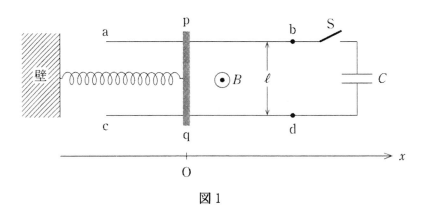

図1

問 1 導体棒 pq の x 座標が $-A (A>0)$ になるようにばねを押し縮めて静止させてから，スイッチ S を閉じる。このとき，コンデンサーの極板に電荷はないものとする。しずかに手を放すと**導体棒 pq は動き出し回路に電流が流れる。導体棒が座標 x の位置にきたとき，p から q の向きに導体棒を流れる電流を I とすると**(図 2 参照)，**導体棒にはたらく x 軸方向の力の合力**はいくらか。正しいものを，下の①〜⑧のうちから一つ選べ。ただし，x 軸の正の向きを力の正の向きとする。　1

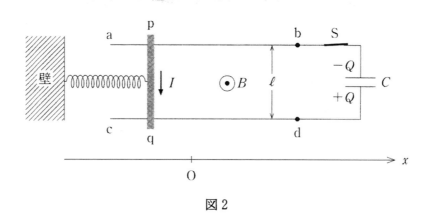

図 2

① $-kx - BI\ell$　　② $-kx + BI\ell$　　③ $-kx - BIx$
④ $-kx + BIx$　　⑤ $-kx - CBI\ell$　⑥ $-kx + CBI\ell$
⑦ $-kx - CBIx$　⑧ $-kx + CBIx$

問 2 図 2 のように，コンデンサーに蓄えられた電気量を Q（b 側の極板上の電荷を $-Q$，d 側の極板上の電荷を $+Q$）で表す。導体棒 pq が座標 x の位置にきたときの電気量 Q は，このときの導体棒の速度 v を用いてどのように表されるか。正しいものを，次の①〜⑧のうちから一つ選べ。ただし，x 軸の正の向きを速度の正の向きとする。

$$Q = \boxed{2}$$

① $CBv\ell$　　　② $\dfrac{Bv\ell}{C}$　　　③ $\dfrac{CB^2v^2\ell^2}{2}$　　　④ $\dfrac{B^2v^2\ell^2}{2C}$

⑤ $-CBv\ell$　　⑥ $-\dfrac{Bv\ell}{C}$　　⑦ $-\dfrac{CB^2v^2\ell^2}{2}$　　⑧ $-\dfrac{B^2v^2\ell^2}{2C}$

問 3 電気量 Q の時間的変化の割合は導体棒 pq の加速度に比例することがわかり，この加速度は運動方程式で決まる。手を放してから導体棒が最初に原点 O を通過するまでの時間を t_0 とすると，t_0 はいくらか。正しいものを，次の①〜⑧のうちから一つ選べ。

$$t_0 = \boxed{3}$$

① $\sqrt{\dfrac{m}{k+CB^2\ell}}$　　　② $\dfrac{\pi}{2}\sqrt{\dfrac{m}{k+CB^2\ell}}$　　　③ $2\sqrt{\dfrac{m}{k+CB^2\ell}}$

④ $\pi\sqrt{\dfrac{m}{k+CB^2\ell}}$　　　⑤ $\sqrt{\dfrac{m+CB^2\ell^2}{k}}$　　　⑥ $\dfrac{\pi}{2}\sqrt{\dfrac{m+CB^2\ell^2}{k}}$

⑦ $2\sqrt{\dfrac{m+CB^2\ell^2}{k}}$　　　⑧ $\pi\sqrt{\dfrac{m+CB^2\ell^2}{k}}$

問 4 コンデンサーに蓄えられている静電エネルギーと導体棒 pq がもつ運動エネルギーの和を U とすると，手を放してから時間 $\frac{4}{3}t_0$ が経過したときの U は，手を放す前の導体棒と原点 O との距離 A を用いてどのように表されるか。正しいものを，次の①～⑧のうちから一つ選べ。

$$U = \boxed{\ 4\ }$$

① $\dfrac{1}{8}kA^2$

② $\dfrac{1}{4}kA^2$

③ $\dfrac{3}{8}kA^2$

④ $\dfrac{1}{2}kA^2$

⑤ $\dfrac{1}{8}(k + CB^2\ell)A^2$

⑥ $\dfrac{1}{4}(k + CB^2\ell)A^2$

⑦ $\dfrac{4m + CB^2\ell^2}{8(m + CB^2\ell^2)}kA^2$

⑧ $\dfrac{3m + 4CB^2\ell^2}{8(m + CB^2\ell^2)}kA^2$

第3問 図1のように，全長が $2L$ で一定の断面積 S の容器が水平に固定されている。容器内の左の部屋は長さ L である。左の部屋と真ん中の部屋を仕切る壁には気体が通る穴があり，穴は小さな栓で閉じてある。真ん中と右の部屋は，容器の内壁に沿ってなめらかに移動する断面積 S のピストンで分けられている。真ん中の部屋には，温度 T_0 の単原子分子の理想気体が 1 mol 入っており，左と右の部屋は真空である。また，右の部屋では，自然長が L，ばね定数 k のばねの両端がピストンと壁に固定されている。容器，壁，栓，ピストンは薄い断熱材でつくられているとする。また，図1の状態で，ピストンは中央の壁から $\frac{L}{2}$ の距離で静止している。気体定数を R として，下の問い（**問1～問5**）に答えよ。

〔解答番号 | 1 | ～ | 5 | 〕

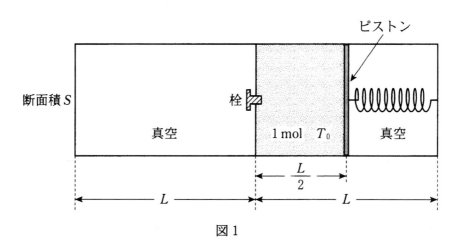

図1

問1 ピストンにはたらく力を考えると，T_0 と L に関係があることがわかる。この関係式として正しいものを，次の①～⑥のうちから一つ選べ。

| 1 |

① $RT_0 = \frac{1}{2}kL^2$ ② $RT_0 = \frac{1}{4}kL^2$ ③ $RT_0 = \frac{1}{8}kL^2$

④ $\frac{3}{2}RT_0 = \frac{1}{2}kL^2$ ⑤ $\frac{3}{2}RT_0 = \frac{1}{4}kL^2$ ⑥ $\frac{3}{2}RT_0 = \frac{1}{8}kL^2$

問 2 ばねの弾性エネルギーと理想気体の内部エネルギーの和をE_0とする。E_0は，温度T_0を用いてどのように表されるか。正しいものを，次の①〜⑧のうちから一つ選べ。

$E_0 = \boxed{2}$ … ③

① $\dfrac{RT_0}{2}$ ② RT_0 ③ $\dfrac{3RT_0}{2}$ ④ $2RT_0$

⑤ $\dfrac{5RT_0}{2}$ ⑥ $3RT_0$ ⑦ $\dfrac{7RT_0}{2}$ ⑧ $4RT_0$

問 3 図1の中央の壁の栓を取りはずすと，理想気体は左の部屋に広がり，ピストンはゆっくりと動き始めた。しばらくすると，理想気体は左の部屋と真ん中の部屋に均一に広がり，ピストンは中央の壁から距離xで静止した。このときの理想気体の温度はTであった(図2)。この状態におけるばねの弾性エネルギーと理想気体の内部エネルギーの和をEとする。Eは，xを用いてどのように表されるか。正しいものを，下の①〜⑥のうちから一つ選べ。

$E = \boxed{3}$

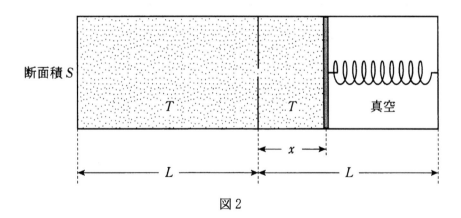

図2

① $\dfrac{3}{2}kx^2$ ② $\dfrac{3}{2}kx(x+L)$ ③ $kx\left(x+\dfrac{L}{2}\right)$

④ $kx\left(x+\dfrac{3L}{4}\right)$ ⑤ $2kx\left(x+\dfrac{L}{2}\right)$ ⑥ $2kx\left(x+\dfrac{3L}{4}\right)$

問 4 図 2 の距離 x は, L を用いてどのように表されるか。正しいものを，次の①〜⑧のうちから一つ選べ。

$x = \boxed{\quad 4 \quad}$

①　$\dfrac{L}{8}$　　　②　$\dfrac{L}{6}$　　　③　$\dfrac{L}{4}$　　　④　$\dfrac{L}{3}$

⑤　$\dfrac{3L}{8}$　　　⑥　$\dfrac{L}{2}$　　　⑦　$\dfrac{2L}{3}$　　　⑧　$\dfrac{3L}{4}$

問 5 図 2 の理想気体の温度 T として正しいものを，次の①〜⑧のうちから一つ選べ。

$T = \boxed{\quad 5 \quad}$

①　$\dfrac{9T_0}{16}$　　　②　$\dfrac{3T_0}{5}$　　　③　$\dfrac{3T_0}{4}$　　　④　$\dfrac{7T_0}{9}$

⑤　T_0　　　⑥　$\dfrac{6T_0}{5}$　　　⑦　$\dfrac{5T_0}{4}$　　　⑧　$\dfrac{16T_0}{9}$

Ⅱ 次の問いに答えよ。解答用紙の所定の欄には，結果だけでなく考え方と途中の式も示せ。

質量 m の小球が，容器の内側のなめらかな面に沿って円運動を続けている場合を考える。重力加速度の大きさを g として，次の問い(問1，問2)に答えよ。

問1 円筒形の容器があり，図1のように，小球が容器のなめらかな内面に沿って鉛直面内で半径 r の円運動をしている場合を考える。ある瞬間の小球の位置を P とする。円の中心を O，最下点を A として，OA と OP のなす角を θ とする。下の問い(ⓐ～ⓒ)に答えよ。

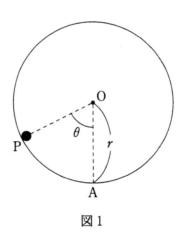

図1

(ⓐ) 最下点 A における小球の速さが v_0 であるとき，点 P における小球の運動エネルギー K を θ，v_0，r，m，g を用いて表せ。

(ⓑ) 点 P において小球が面から受ける垂直抗力の大きさ N を θ，v_0，r，m，g を用いて表せ。

(ⓒ) 小球が内面から離れずに円運動を続けるための条件から，v_0 が満たす不等式を r，g を用いて表せ。

問 2 図2のような底が平らなおわん形の容器が水平に固定されており，小球が容器のなめらかな内面に沿って水平面内を等速円運動している場合を考える。ある瞬間の小球の位置をPとする。図3は容器の中心軸と点Pを含む断面図である。容器の断面は中心軸に対して左右対称であり，中心軸から距離Rの位置をA，Bとする。中心軸は鉛直で，ABは中心軸に平行である。弧ACは，点Bを中心とする半径rの円の円周の$\frac{1}{4}$の部分である。BAとBPのなす角をϕとして，次の問い((a)～(c))に答えよ。

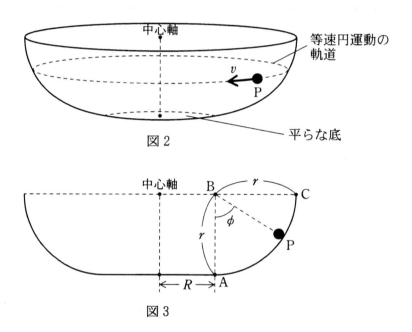

図2

図3

(a) 等速円運動の速さvをϕ，R，r，m，gのうちから適当なものを用いて表せ。

(b) 小球が面から受ける垂直抗力の大きさNをϕ，R，r，m，gのうちから適当なものを用いて表せ。

(c) 等速円運動の周期Tをϕ，R，r，m，gのうちから適当なものを用いて表せ。

化 学

問 題 　　　27年度

必要なら次の値を用いなさい。原子量：H ＝ 1.0，C ＝ 12，N ＝ 14，O ＝ 16，Na ＝ 23，Mg ＝ 24，Al ＝ 27，S ＝ 32，Cl ＝ 35，Fe ＝ 56，Cu ＝ 64，Zn ＝ 65，アボガドロ定数：6.0×10^{23}/mol，気体定数R：8.3×10^{3} Pa・L/(K・mol)。すべての気体は理想気体として扱うものとする。

I 以下の問題(**第1問~第3問**)の答えをマークシートに記しなさい。

第1問 次の各問いに答えなさい。〔解答番号 $\boxed{1}$ ~ $\boxed{11}$ 〕

問1 次の金属のうち，同じ質量で充分量の塩酸を加え水素を発生させたとき，もっとも多量の水素を発生する金属はどれか。正しいものを①~⑤の中から一つ選びなさい。 $\boxed{1}$

① ナトリウム 　　　② アルミニウム 　　　③ 亜 鉛

④ マグネシウム 　　⑤ 鉄

問2 次に示した物質の組み合わせは，それぞれ反応して気体を発生する。これらの反応のうち酸化還元反応であるものを選び，その数として正しいものを①~⑥の中から一つ選びなさい。 $\boxed{2}$

(i) 硫化鉄(Ⅱ)と希塩酸

(ii) 鉄と希硫酸

(iii) 炭化カルシウムと水

(iv) 銅と濃硝酸

(v) 塩化ナトリウムと濃硫酸

① 0 　　　　② 1 　　　　③ 2

④ 3 　　　　⑤ 4 　　　　⑥ 5

問 3 20 ℃，100 g の水において硫酸ナトリウムは 20.0 g 溶けるとする。20 ℃の飽和硫酸ナトリウム水溶液 200 g から結晶硫酸ナトリウムを 8.05 g 析出させるには何 g の水を蒸発させればよいか。最も近い値を①〜⑥の中から一つ選びなさい。ただし温度は 20 ℃ で一定であり，結晶硫酸ナトリウムは 10 水和物であるとする。 　3　 g

① 4.85　　　　　② 6.63　　　　　③ 9.70

④ 13.3　　　　　⑤ 19.4　　　　　⑥ 39.8

問 4 ドライアイスの結晶構造は CO_2 分子が炭素原子を中心として面心立方格子となっている。次の問い(a)〜(c)に答えなさい。

(a) 単位格子中に酸素原子は何個含まれているか。正しいものを①〜⑧の中から一つ選びなさい。 　4　

① 4　　　　　② 6　　　　　③ 8　　　　　④ 10

⑤ 12　　　　　⑥ 14　　　　　⑦ 16　　　　　⑧ 18

(b) ドライアイスの密度を d〔g/cm³〕とし，アボガドロ定数を N_A〔mol^{-1}〕とすると，ドライアイスの単位格子の長さ a〔cm〕はどのような式で求められるか。正しいものを①〜⑧の中から一つ選びなさい。 　5　 cm

① $a = \sqrt[3]{\dfrac{176}{dN_A}}$　　　② $a = \sqrt[3]{\dfrac{12}{dN_A}}$　　　③ $a = \sqrt[3]{\dfrac{352}{dN_A}}$

④ $a = \sqrt[3]{\dfrac{44}{dN_A}}$　　　⑤ $a = \sqrt[3]{\dfrac{dN_A}{176}}$　　　⑥ $a = \sqrt[3]{\dfrac{dN_A}{12}}$

⑦ $a = \sqrt[3]{\dfrac{dN_A}{352}}$　　　⑧ $a = \sqrt[3]{\dfrac{dN_A}{44}}$

(c) 次の物質のうちドライアイスと同じように昇華性のあるものはどれか。正しいものを①〜⑧の中から一つ選びなさい。 　6　

① 鉄　　　　　　　　　　　　　② 水　銀

③ 炭酸ナトリウム十水和物　　　④ 水酸化ナトリウム

⑤ シリカゲル　　　　　　　　　⑥ ヘキサン

⑦ ポリスチレン　　　　　　　　⑧ ナフタレン

問 5 ジクロロメタン（二塩化メチレン）は有機溶媒として用いられる。塩素には
2種類の安定同位体 ^{35}Cl と ^{37}Cl があり，その存在比を 3 : 1 とする。この
時，ジクロロメタンの取り得る存在比として正しいものを①～⑥の中から一
つ選びなさい。ただし，CとHの同位体は考えなくて良い。 [7]

① 3 : 2 : 1 　　　② 6 : 3 : 1 　　　③ 9 : 3 : 1
④ 9 : 6 : 1 　　　⑤ 4 : 2 : 1 　　　⑥ 8 : 4 : 1

問 6 4種類の無機塩の水溶液(A)～(D)がある。各水溶液について次の実験を別々
に行ったところ，以下のような変化が見られた。それぞれの水溶液(A)～(D)に
最もふさわしい無機塩を①～⑦の中から一つずつ選びなさい。

【実験1】 硝酸を加えた後，硝酸銀水溶液を加えたところ，(D)は白色の沈殿
を生じた。

【実験2】 水酸化ナトリウム水溶液を加えたところ，(A)および(B)は白色の沈
殿を生じた。これに，さらに過剰の水酸化ナトリウム水溶液を加え
ると(B)の沈殿は溶けたが，(A)の沈殿は溶けなかった。

【実験3】 塩化バリウム水溶液を加えたところ，(A)，(B)および(C)は白色の沈
殿を生じた。

【実験4】 (D)に水酸化ナトリウム水溶液を加えると気体が発生し，その気体
を水に溶かすと塩基性を示した。また，(C)に塩酸を加えると気体が
発生した。

(A)	(B)	(C)	(D)
8	9	10	11

① 塩化ナトリウム 　　　② 炭酸ナトリウム
③ 硫酸マグネシウム 　　④ 塩化マグネシウム
⑤ 硝酸アンモニウム 　　⑥ 塩化アンモニウム
⑦ ミョウバン

順天堂大学（医）27 年度 （51）

第2問　熱化学反応に関する各問いに答えなさい。

〔解答番号　| 1 |　～　| 5 |〕

問 1　H_2O（液）の生成熱は 286 kJ/mol であり，C（黒鉛）からの CH_4（気）と CO_2（気）の生成熱はそれぞれ 75.0 kJ/mol および 394 kJ/mol である。CH_4（気）の燃焼熱〔kJ/mol〕はいくつか。最も近い値を①～⑧の中から一つ選びなさい。ただし，生じた H_2O はすべて液体とする。　| 1 |　kJ/mol

①　319　　　　②　469　　　　③　605　　　　④　680

⑤　819　　　　⑥　871　　　　⑦　891　　　　⑧　1041

問 2　体積 1.0 L の容器に C（黒鉛）を入れ，これを酸素と窒素の混合気体で満たすと 27 ℃ で 175500 Pa を示した。全ての黒鉛を燃焼させた後，温度 27 ℃ で圧力を測定したところ 300000 Pa であった。また，燃焼時に発生した熱量は 70.1 kJ であった。初めに容器に入れた黒鉛の質量は何 g か。最も近い値を①～⑥の中から一つ選びなさい。ただし，CO（気）の黒鉛からの生成熱は 110 kJ/mol とし，窒素は反応しないものとする。また，黒鉛の体積は無視して良い。　| 2 |　g

①　2.4　　　　②　2.6　　　　③　3.0

④　3.7　　　　⑤　4.6　　　　⑥　5.2

問 3　共有結合を切断して原子にするのに必要なエネルギーをその共有結合の結合エネルギーという。H_2（気）の結合エネルギーを A〔kJ/mol〕，O_2（気）の結合エネルギーを B〔kJ/mol〕とすると，H_2O（気）中の1つの H—O 結合の結合エネルギー〔kJ/mol〕を示す式として最もふさわしいものを①～⑥の中から一つ選びなさい。ただし，H_2O（気）の生成熱を Q〔kJ/mol〕とする。

　| 3 |　kJ/mol

①　$\dfrac{1}{2}\left(A + \dfrac{B}{2} + Q\right)$　　　　②　$A + \dfrac{B}{2} + Q$

③　$\dfrac{1}{2}\left(A + \dfrac{B}{2} - Q\right)$　　　　④　$A + \dfrac{B}{2} - Q$

⑤　$\dfrac{1}{2}\left(A - \dfrac{B}{2} + Q\right)$　　　　⑥　$A - \dfrac{B}{2} + Q$

問4 次の表にそれぞれの気体分子の結合エネルギー〔kJ/mol〕を示した。この表と問1で示された値を用いて黒鉛60gを原子に分解するのに必要なエネルギー〔kJ〕を求めた。最も近い値を①～⑧の中から一つ選びなさい。ただし，水の蒸発熱は44 kJ/molとする。　　4　　kJ

分子（気体）	結合エネルギー〔kJ/mol〕
H_2O	926
H_2	436
CO_2	1608

①　359　　　　　②　718　　　　　③　3590　　　　　④　4080

⑤　4690　　　　　⑥　5130　　　　　⑦　7180　　　　　⑧　8550

問5 濃度未知の塩酸200 mLと濃度未知の水酸化ナトリウム水溶液200 mLを混ぜたところ混合水溶液のpHは1.0となり，その時に上昇した温度は6.72 Kであった。この時用いた塩酸の濃度〔mol/L〕として最も近い値を①～⑥の中から一つ選びなさい。ただし，実験は25℃で行い，中和熱は25℃で56.5 kJ/molであり，この混合水溶液の比熱は4.20 J/(g・K)で密度は1.00 g/cm³とする。　　5　　mol/L

①　0.300　　　　　②　0.540　　　　　③　0.600

④　0.700　　　　　⑤　1.00　　　　　⑥　1.20

順天堂大学（医）27 年度　(53)

第 3 問　次の各問いに答えなさい。〔解答番号　□1□ ～ □8□ 〕

問 1　炭素，水素，酸素からなる 3 つの有機化合物 X，Y，Z の元素分析値（質量%）はいずれも炭素 66.7 %，水素 11.1 % であり，分子量は 100 以下であった。次の問い(a)～(f)に答えなさい。

(a)　X の分子式に相当するものを①～⑧の中から一つ選びなさい。
　　□1□
　　①　C_3H_6O　　　　②　C_3H_8O　　　　③　C_4H_8O　　　　④　$C_4H_8O_2$
　　⑤　$C_4H_{10}O$　　　⑥　$C_5H_{10}O$　　　⑦　$C_5H_{12}O$　　　⑧　$C_5H_{12}O_2$

(b)　X はカルボニル基を持つ化合物である。X には何種類の異性体があるか。正しいものを①～⑧の中から一つ選びなさい。　□2□
　　①　1　　　　　　②　2　　　　　　③　3　　　　　　④　4
　　⑤　5　　　　　　⑥　6　　　　　　⑦　7　　　　　　⑧　8

(c)　Y は鎖状のアルコールである。Y の異性体のうち幾何異性体は何組あるか。正しいものを①～⑧の中から一つ選びなさい。　□3□
　　①　0　　　　　　②　1　　　　　　③　2　　　　　　④　3
　　⑤　4　　　　　　⑥　5　　　　　　⑦　6　　　　　　⑧　7

(d)　Y の異性体のうち不斉炭素原子を持つものはいくつあるか。正しいものを①～⑧の中から一つ選びなさい。　□4□
　　①　0　　　　　　②　1　　　　　　③　2　　　　　　④　3
　　⑤　4　　　　　　⑥　5　　　　　　⑦　6　　　　　　⑧　7

(e) もしYが環状構造を持つアルコールだとすると，第3級アルコールは何種類あるか。正しいものを①〜⑧の中から一つ選びなさい。ただし，光学異性体は区別しないものとする。 5

① 0　　　② 1　　　③ 2　　　④ 3
⑤ 4　　　⑥ 5　　　⑦ 6　　　⑧ 7

(f) Zは鎖状のエーテルである。何種類の異性体があるか。正しいものを①〜⑧の中から一つ選びなさい。ただし，幾何異性体も区別するものとする。 6

① 1　　　② 2　　　③ 3　　　④ 4
⑤ 5　　　⑥ 6　　　⑦ 7　　　⑧ 8

問 2 アミノ酸が5つ結合したペンタペプチドのアミノ酸の結合順序を決める実験を行った。

【実験1】 このペンタペプチドを塩酸で完全に加水分解したところ，アラニン(Ala)，リシン(Lys)，グルタミン酸(Glu)の3種類のアミノ酸が検出された。

【実験2】 このペンタペプチドに，リシンのカルボキシ基側のペプチド結合を加水分解する酵素であるトリプシンを作用させて完全に加水分解した。反応溶液と元のペプチドとをpH6の緩衝液を用いて電気泳動を行い，ニンヒドリンで呈色させた。元のペプチドは試料を置いた位置(原点)からほとんど移動せず，トリプシンで加水分解した反応溶液では試料を置いた位置から＋極側に1ヶ所の呈色が観察され，−極側ではほとんど重なった2ヶ所に呈色が認められた。

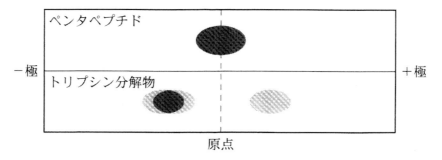

アラニンの分子量は89で等電点は6.0である。また，リシンの分子量は146で，分子中にアミノ基を2つもち，グルタミン酸の分子量は147で，分子中にカルボキシ基を2つもつアミノ酸である。次の問い(a)，(b)に答えなさい。

(a) このペンタペプチドのアミノ酸の配列は①～⑧のうちどれに相当するか。ただし，アミノ酸の配列は左側がアミノ基，右側がカルボキシ基になるように配列してある。 7

① Ala-Glu-Lys-Glu-Lys　　　② Lys-Ala-Lys-Lys-Glu

③ Ala-Lys-Glu-Ala-Glu　　　④ Glu-Ala-Lys-Glu-Ala

⑤ Lys-Ala-Lys-Glu-Ala　　　⑥ Ala-Glu-Ala-Lys-Glu

⑦ Glu-Ala-Lys-Glu-Lys　　　⑧ Ala-Lys-Lys-Glu-Glu

(b) このペンタペプチド1.00 gを水に溶かして100 mLの水溶液とし，そのうちの5.00 mLに濃硫酸と触媒を加えて加熱，分解して，ペプチド中の窒素をすべてアンモニアにした。分解後の溶液からアンモニアをすべて取り出して20.0 mLの5.00×10^{-2} mol/Lの硫酸水溶液にすべて吸収させた。この硫酸水溶液を0.100 mol/Lの水酸化ナトリウム水溶液で中和滴定を行った。中和点までに何mL必要か。最も近い値を①～⑧の中から一つ選びなさい。 8

① 3.50　　　② 7.10　　　③ 12.3　　　④ 14.2

⑤ 21.3　　　⑥ 24.6　　　⑦ 25.8　　　⑧ 28.4

$\boxed{\text{II}}$ 以下の問題（**第1問**と**第2問**）の答えを解答用紙に記しなさい。

第1問 私たちが物を食べると，胃では胃粘膜から胃液が分泌され，食べ物の一部を消化する。この胃液には塩酸およびタンパク質分解酵素が含まれる。胃液に含まれる塩酸を特に胃酸ともいい，胃酸はタンパク質の消化を助けるだけでなく，殺菌などの重要な役割を担う。胃酸が過剰になると，胃痛，胸やけなどの症状を示し，また胃潰瘍の一因ともなる。このような過剰な胃酸は制酸薬によって中和し，速やかに抑えることが可能である。制酸薬の成分として炭酸水素ナトリウムなどがある。次の各問いに答えなさい。

問1 pH 1.0 の胃液が 100 mL あり，この胃液を塩酸水溶液とみなして，制酸薬によって中和を試みる。以下の問い(a)～(c)に答えなさい。

(a) この胃液を中和するには，炭酸水素ナトリウムからなる制酸薬は何 g 必要となるか。有効数字2桁で求めなさい。

(b) もし仮に制酸薬に炭酸ナトリウムが不純物として 6.3 ％（質量パーセント）含まれていたら，中和するためには不純物を含む制酸薬が何 g 必要となるか。有効数字2桁で求めなさい。

(c) 中和反応で生成された物質は最終的に二酸化炭素と水に分解される。(b)の中和反応で発生する二酸化炭素の物質量を有効数字2桁で求めなさい。

問 2 問 1 (a)の中和反応で発生する二酸化炭素をすべて回収し，以下の実験を行った。問い(a)〜(c)に答えなさい。ただし，圧力 1.0×10^5 Pa において，水 1.0 L に溶解する二酸化炭素の物質量は，温度 0 ℃ では 20 ℃ の 2 倍であるとし，水の体積変化や蒸気圧は無視できるとする。またヘンリーの法則が成り立つものとする。絶対零度は -270 ℃ として計算しなさい。

【実験 1】 回収した二酸化炭素を一定体積の空容器に入れ，さらに気体を逃がさないようにして水 1.0 L を入れ，温度を 20 ℃ に保ち，平衡に達するまで放置した。このときの容器内の圧力は 2.0×10^4 Pa であった。

【実験 2】 その後，密閉状態を保って全体の温度を 0 ℃ に冷却し，気体が逃げないよう外からアルゴンガスを注入して放置した。平衡に達したときの容器内の圧力は 2.0×10^4 Pa であった。このとき，気相に含まれる二酸化炭素の物質量は，【実験 1】で平衡に達したときの気相に含まれる二酸化炭素の物質量の 0.60 倍であった。

(a) 【実験 2】における二酸化炭素の分圧を有効数字 2 桁で求めなさい。

(b) 圧力 1.0×10^5 Pa，温度 0 ℃ において，水 1.0 L に溶解する二酸化炭素の物質量を有効数字 2 桁で求めなさい。

(c) 実験中の平衡に達しているときの気体の体積を有効数字 2 桁で求めなさい。

第2問 弱酸の薬(弱酸性薬)の電離していない形が HA であれば，その平衡は，

$$HA \rightleftharpoons H^+ + A^-$$

となる。このときの HA，H^+，A^- のモル濃度をそれぞれ[HA]，$[H^+]$，$[A^-]$ とすると，酸の電離定数 K_a はこれらを用いて，

$$K_a = \boxed{} \text{ と表すことができる。}$$

弱酸の場合，この K_a の値が小さくなり，数値として扱いづらい。従って pH と同様に，$pK_a = -\log_{10} K_a$ のように表す。この弱酸性薬 HA の pK_a を 3.5 として次の各問いに答えなさい。

問 1 $\boxed{}$ に当てはまる文字式を書きなさい。

問 2 pK_a を pH を用いて表しなさい。

問 3 弱酸性薬が胃液中(pH 1.5 とする)に溶け込み平衡に達したとき，分子型 HA とイオン型 A^- の濃度比($[HA]:[A^-]$)はどのようになるか。また小腸内(pH 8.5 とする)ではどのような濃度比($[HA]:[A^-]$)になるか。

生　物

問題

27年度

Ⅰ

第1問　免疫に関する以下の各問い（問1～5）に答えよ。

〔解答番号　1　～　5　〕

問1　食作用がみられないものはどれか。最も適当なものを，次の①～④のうちから一つ選べ。　1

① マスト細胞　② マクロファージ　③ 樹状細胞　④ 好中球

問2　白血球の説明として正しくないものはどれか。最も適当なものを，次の①～⑤のうちから一つ選べ。　2

① どの白血球も核をもつ。

② 血液中だけでなく組織内にも存在する。

③ 発熱に関与する。

④ 炎症作用に関与する。

⑤ 凝固因子を放出する。

問3　T細胞の説明として正しくないものはどれか。最も適当なものを，次の①～⑤のうちから一つ選べ。　3

① 骨髄でつくられる。

② 胸腺で成熟する。

③ B細胞を活性化するものがある。

④ 一次応答には関与しない。

⑤ 別のT細胞に抗原情報を伝えるものがある。

問 4 B 細胞の説明として正しくないものはどれか。最も適当なものを，次の①〜⑤のうちから一つ選べ。 ☐ 4

① 骨髄でつくられる。

② 細胞表面で抗原を認識する。

③ 抗体産生細胞になるものがある。

④ 二次応答に関与するものがある。

⑤ 拒絶反応に関与するものがある。

問 5 免疫応答と病気や治療の関係に関して正しくないものはどれか。最も適当なものを，次の①〜⑤のうちから一つ選べ。 ☐ 5

① スギ花粉症はアレルギーの一種である。

② ヒト免疫不全ウイルスは T 細胞に感染する。

③ 毒ヘビに噛まれた場合にはワクチンの注射によりヘビ毒を体内で取り除く治療方法が有効である。

④ 血液型の分類には抗原抗体反応が用いられる。

⑤ 臓器移植における拒絶反応には細胞性免疫が関与する。

第2問 バイオーム(生物群系)に関する以下の各問い(問1〜6)に答えよ。
〔解答番号 1 〜 24 〕

下の図は、世界のバイオームを暖かさの指数と年間降水量によっておおまかに分類したものである。ただし、氷雪およびA〜Fのバイオームにおける年間降水量の最大値はそれぞれ異なっており、図では示されていない。なお、暖かさの指数とは、1年のうちで月平均気温が5℃をこえる月について、月平均気温から5を引いた数値を積算したものである。

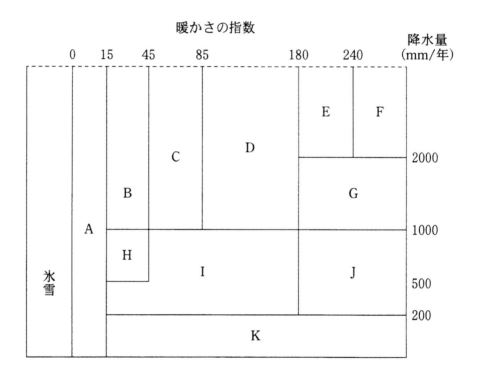

問1 図のA〜Kのバイオームとして最も適当なものを、次の①〜⑪のうちからそれぞれ一つずつ選べ。 1 〜 11

① サバンナ   ② ステップ   ③ ツンドラ
④ 亜熱帯多雨林 ⑤ 雨緑樹林   ⑥ 夏緑樹林
⑦ 砂漠   ⑧ 照葉樹林   ⑨ 常緑針葉樹林
⑩ 熱帯多雨林   ⑪ 落葉針葉樹林

問2 図のA～Gのバイオームの代表的植物はどれか。最も適当なものを，次の
①～⑧のうちからそれぞれ一つずつ選べ。 12 ～ 18

① オオシラビソ　② オリーブ　③ ガジュマル　④ タブノキ

⑤ コケ植物　⑥ チーク　⑦ フタバガキ　⑧ ブ　ナ

問3 次の(1)～(3)の文にあてはまるのは図のA～Kのバイオームのどれか。最
も適当なものを，下の①～⑪のうちからそれぞれ一つずつ選べ。

(1) 30～40 mの林冠を突き抜けて，樹高50 mを超える植物がみられる。
19

(2) イネ科植物などの草本だけが生育し，木本はみられない。 20

(3) 低温のために有機物の分解が遅く，土壌中の栄養塩類が少ない荒原。
21

〔選択肢〕

① A　② B　③ C　④ D　⑤ E　⑥ F

⑦ G　⑧ H　⑨ I　⑩ J　⑪ K

問4 日本のバイオームは図のどの組み合わせになるか。最も適当なものを，次
の①～⑤のうちから一つ選べ。 22

① B, C, D　② C, D, E　③ B, C, D, E

④ B, C, D, H　⑤ B, C, D, E, H

問5 関東および中部地方の山地を南限とする本州東北部から北海道西南部の低
地でみられるバイオームとして最も適当なものを，次の①～⑤のうちから一
つ選べ。 23

① B　② C　③ D　④ E　⑤ H

問6 図のバイオームHの優占種と同じ属に分類される植物で，富士山の標高
約1800～2800 mでみられる先駆種として最も適当なものを，次の①～⑤の
うちから一つ選べ。 24

① アラカシ　② カラマツ　③ クロマツ

④ シラビソ　⑤ ダケカンバ

第3問 生物の転写調節機構に関する以下の各問い(**問1,2**)に答えよ。

〔解答番号 　1　 ～ 　13　 〕

問1 原核生物では,機能的に関連のある遺伝子が隣接して存在し,オペロンという転写単位を構成している場合がある。原核生物の転写調節に関する以下の各問い(1)～(4)に答えよ。

(1) オペロン説を提唱したのはだれか。最も適当な人名を,次の①～⑤のうちから一つ選べ。　1

① ハーシーとチェイス 　　② ワトソンとクリック

③ メセルソンとスタール 　④ ジャコブとモノー

⑤ ビードルとテータム

(2) オペロンの転写調節の仕組みとして最も適当なものを,次の①～④のうちから一つ選べ。　2

① 複数の遺伝子が1つのプロモーターに隣接しているが,遺伝子ごとに異なった調節タンパク質が存在し,各遺伝子のmRNAへの転写を個別に制御している。

② 複数の遺伝子それぞれにプロモーターおよび調節タンパク質が存在し,調節タンパク質が各遺伝子のmRNAへの転写を個別に制御している。

③ 複数の遺伝子が1つのプロモーターに隣接しており,1つの調節タンパク質が遺伝子全体を1つのまとまったmRNAへ転写することを制御している。

④ 複数の遺伝子それぞれにプロモーターが存在するが,1つの調節タンパク質が遺伝子全体を1つのまとまったmRNAへ転写することを制御している。

(3) 野生株の大腸菌は，培地中にグルコースがあり，ラクトースがないとき
には，ラクトース分解酵素を合成しない。しかし，ある突然変異株 α と β
はラクトースの有無にかかわらず常に酵素を合成する。いま，変異株 α,
β の調節タンパク質が結合する部分を，野生株のものと入れ換えた。この
結果，α 株は野生株と同じく，培地中にグルコースがなく，ラクトースが
ある場合にのみ酵素を合成するようになったが，β 株では変化しなかっ
た。この変異株 α, β はそれぞれどの領域に変異があったと考えられる
か。最も適当なものを，次の①〜⑥のうちから一つ選べ。ただし，α, β
株とも，変異は 1 カ所のみで起こっているものとする。　　3

① α 株は調節遺伝子，β 株はプロモーターに変異があった。
② α 株はプロモーター，β 株は調節遺伝子に変異があった。
③ α 株はオペレーター，β 株は調節遺伝子に変異があった。
④ α 株は調節遺伝子，β 株はオペレーターに変異があった。
⑤ α 株はオペレーター，β 株はプロモーターに変異があった。
⑥ α 株はプロモーター，β 株はオペレーターに変異があった。

(4) 次に，(3)と同様に，変異株 α と β の調節タンパク質が結合する部分を
相互に入れ換えると，ラクトース分解酵素の合成はどのようになるか。最
も適当なものを，次の①〜⑦のうちから一つ選べ。　　4

① α 株も β 株もともに，野生株と同様に酵素を合成する。
② α 株も β 株もともに，ラクトースの有無にかかわらず酵素の合成がみ
られなくなる。
③ α 株も β 株もともに，ラクトースの有無にかかわらず酵素を合成す
る。
④ α 株は野生株と同様に酵素を合成するが，β 株はラクトースの有無に
かかわらず酵素の合成がみられなくなる。
⑤ β 株は野生株と同様に酵素を合成するが，α 株はラクトースの有無に
かかわらず酵素の合成がみられなくなる。
⑥ α 株は野生株と同様に酵素を合成するが，β 株はラクトースの有無に
かかわらず酵素を合成する。
⑦ β 株は野生株と同様に酵素を合成するが，α 株はラクトースの有無に
かかわらず酵素を合成する。

問 2 真核生物の転写に関する次の文を読み，以下の各問い(1)〜(4)に答えよ。

　　真核生物では，DNA は　ア　などと結合して　イ　を形成し，さらにそのつながりは折りたたまれ，　ウ　を形成している。真核生物の転写の開始には，転写に適した DNA の状態，転写を行う酵素，RNA の材料であるヌクレオチドに加えて，　エ　が必要である。　エ　は転写を行う酵素とともに　オ　領域に結合し，転写を開始させる。また，真核生物の調節タンパク質は，　カ　とよばれる DNA の領域に結合し，転写のしかたを調節する。

(1)　文の空欄ア〜ウには語群1より，また，空欄エ〜カには語群2より，それぞれ最も適当な語を一つずつ選べ。　5　〜　10

〔語群1〕

① アセチル基　　　② メチル基　　　③ ヒストン

④ リボソーム　　　⑤ ヌクレオソーム　⑥ 二重らせん

⑦ クロマチン

〔語群2〕

① オペレーター　　② リプレッサー　　③ 調節遺伝子

④ 基本転写因子　　⑤ 転写調節配列　　⑥ プロモーター

(2)　文の空欄ウを形成している DNA では，転写はどのようであるか。最も適当なものを，次の①〜④のうちから一つ選べ。　11

① RNA ポリメラーゼが結合し，遺伝子が転写される。

② RNA ポリメラーゼが結合できないので，遺伝子は転写されない。

③ DNA ポリメラーゼが結合し，遺伝子が転写される。

④ DNA ポリメラーゼが結合できないので，遺伝子は転写されない。

(3) 転写を行う酵素に関して正しい記述を，次の①〜④のうちから一つ選べ。 | 12 |

① RNA を鋳型にして DNA を合成することも可能である。

② 転写に必要なヌクレオチドは複製に必要なものと同じである。

③ 5′末端から 3′末端，3′末端から 5′末端とどちらの方向にもヌクレオチドをつなぐことができる。

④ DNA の一部の塩基配列の情報を鋳型に使う。

(4) 真核生物の調節タンパク質の働きの説明として最も適当なものを，次の①〜④のうちから一つ選べ。 | 13 |

① 1つの調節タンパク質は，決まった1つの遺伝子にのみ作用し，転写を活性化，あるいは抑制するように働く。

② 1つの調節タンパク質は，決まった1つの遺伝子にのみ作用し，常に転写を抑制するように働く。

③ 1つの調節タンパク質は，複数の遺伝子に作用し，ある遺伝子には転写を活性化するように働き，ある遺伝子には転写を抑制するように働く。

④ 1つの調節タンパク質は，複数の遺伝子に作用するが，転写を活性化するか，あるいは抑制するか，どちらかの作用しか行えず，遺伝子ごとに，作用を変えることはできない。

Ⅱ 光合成に関する以下の各問い(**問1～8**)に答えよ。解答は記述式解答用紙に記入せよ。

下の表は，温度および二酸化炭素(CO_2)濃度を一定に保った状態で，A，B 2種類の植物における光の強さと一定面積あたりの葉における二酸化炭素の吸収量の関係を示したものである。表および注を参考に，各問いに答えよ。

光の強さ （キロルクス）	CO_2吸収量(mg/時)	
	A	B
0	－ 6	－ 3
5	＋ 6	＋ 7
10	＋ 14	＋ 8
15	＋ 20	＋ 9
20	＋ 22	＋ 9
25	＋ 23	＋ 9
30	＋ 24	＋ 9
35	＋ 24	＋ 9
40	＋ 24	＋ 9

注1：吸収したCO_2はすべてこの一定面積の葉で固定されてグルコース合成に使われ，また放出されたCO_2も，そのグルコースを呼吸基質として同じ葉が行った呼吸によって生じたものとする。

注2：以下で問われている光合成に関する量{CO_2，酸素(O_2)，グルコース}は，この一定面積の葉における反応過程で生じる量として計算せよ。

注3：呼吸量(呼吸速度)は，光の照射の有無にかかわらず一定であるとする。

注4：原子量はC＝12.0，H＝1.0，O＝16.0として計算せよ。重量はmg，時間の長さは1時間を単位としてあらわし，小数が出た場合には，小数点第2位以下を切り捨て，第1位まで示せ。

問1 A植物において，10キロルクスの光を1時間照射した場合，この一定面積の葉に吸収され，光合成に利用されるCO_2は何mgか。

問 2 問 1 の光合成でつくられるグルコースは何 mg か。

問 3 B 植物において，10 キロルクスの光を 1 時間照射した場合，この一定面積の葉における光合成によって発生する酸素(O_2)は何 mg か。

問 4 A 植物において，この一定面積の葉が 24 時間に呼吸の基質として消費したグルコースと同じ量のグルコースを光合成により合成するためには，光飽和点以上の強さの光を何時間照射すればよいか。

問 5 B 植物において，この一定面積の葉が 24 時間に呼吸の基質として消費したグルコースと同じ量のグルコースを光合成により合成するためには，光飽和点以上の強さの光を何時間照射すればよいか。

問 6 裸地から極相林に至る乾性遷移において，遷移後期にみられる植物の光合成の特徴により近いものは，A，B どちらか。

問 7 以下の文の空欄ア～オには適当な語を，空欄 a～c には化合物の炭素数を例にならって記入せよ。

{例：C_2, C_3, C_4 など}

　　多くの植物は，空気中の二酸化炭素(CO_2)を葉の表皮に散在する ア より取り入れ，葉緑体の イ において a 化合物と結合し， ウ 回路で炭酸同化を行っている。しかし，C_4 植物あるいは CAM 植物と呼ばれる植物は，空気中の CO_2 を直接 ウ 回路に取り込むのではなく，一度 b 化合物と結合させて c 化合物をつくり，それを再び分解して，生じた CO_2 を ウ 回路に送ることにより炭酸同化を行っている。C_4 植物では，最初の CO_2 の固定は エ 細胞で行われ，つくられた c 化合物は オ 細胞に送られて炭酸同化に利用される。一方，CAM 植物では，これらの 2 段階の CO_2 の固定は同じ エ 細胞中で行われる。

問 8 CAM 植物がこのような 2 段階で二酸化炭素を固定する理由について，句読点を含め 100 字以内で説明せよ。

注：“CAM” および “CO_2” は文字枠の境界を無視して 2 文字分を使って表記せよ。

順天堂大学（医）27年度　（70）

英　語

解答

27年度

Ⅰ

〔解答〕

問1 (1) 2　(2) 3　(3) 1　(4) 4　(5) 3
問2 (1) 2　(2) 4　(3) 1
問3 (1) 4　(2) 1

〔出題者が求めたポイント〕
〔解説〕　設問と選択肢訳
問1 (1) ②パラグラフによると、仕事は通常_____の原因と見なされる。
1. 気晴らし
2. ストレス（②パラ第1文に一致）
3. 達成
4. 対立
(2) ダマスク博士は、職場の方が楽しいのは_____からだと言う。
1. 家庭や子供が苦悩の原因かもしれない（④パラ第1文に不一致）
2. 自分たちの努力が家庭よりも職場の方が認められやすい（言及なし）
3. 仕事のいくつかの要素が自分にとって意味があると感じる（④パラ第2文に一致）
4. 退屈な家事から離れていられる（言及なし）
(3) フルタイムの仕事を持つ女性は_____傾向にある。
1. 男性より自分の仕事に幸せを感じる（⑤パラ第2文、⑥パラ第2、3文から）
2. 男性よりストレスを感じない地位を与えられる（⑥パラ第3文に不一致）
3. 一家の稼ぎ手としてプレッシャーを受ける（言及なし）
4. 家の外よりも家の中で働くことを好む（⑤パラ第2文に不一致）
(4) この記事によれば、週末には、_____。
1. 男性は女性よりも家でストレスを感じる
2. 女性は男性よりも家でストレスを感じる
3. 男女ともに家でストレスを感じることが多い
4. 男女ともに家でストレスを感じることが少ない（⑦パラ第1、2文から）
(5) ダマスク博士は_____と指摘している。
1. 仕事と家庭は互いに両立しない
2. 女性は仕事と家庭生活を結びつけるのが下手だ
3. 仕事と家庭のバランスをうまくとるのは大変だ（⑨パラ第2文から）
4. 従業員は家庭でのストレスに対処する責任を負う
問2 (1) 第2パラグラフの significantly（かなり）という語がある。次のどれが同じ意味を持つか。
1. わずかに
2. かなり
3. 積極的に
4. 偽って
(2) 家庭と会社のストレス差を少なくする方法として提

案されているのは何か。
1. 週日の労働時間を増やすこと（⑨パラ第1文に不一致）
2. 家族と過ごす時間を短くすること（⑨パラ第1文に不一致）
3. 家庭に柔軟な責任を割り当てること（言及なし）
4. 柔軟な就労形態を導入すること（⑧パラ第1文から）
(3) この文章のタイトルとしてベストなものはどれか。
1. 職場は幸せな場所か（①、②、③パラ全体として家庭生活と両立できる就業形態について論じている）
2. 家族はどのようにあなたにストレスを与えているか（family についてのみの話ではない）
3. 職場でいつストレスを感じるのか（work についてのみの話ではない）
4. あなたの愛しの我が家はどこか（home sweet home「埴生の宿」（＝生まれた家）の話ではない）
問3
[A] この発見は、多くの人にとって職場が、日常の問題から逃避する一種の天国であることを示唆する。自宅において、仕事と家族の責任の両方をうまく扱うプレッシャーが生じ、我々により多くのストレスを感じさせる。
[B]「それは我々が長年知っていること ― 仕事日の終わりに家に帰ると、女性の方がやることがより多くあること ― も語る」とダマスク博士は語った。「彼女らは余暇時間が少ない。なすべき余計なことがある。第二の勤務なのだ」。

〔全訳〕
① あなたは職場と自宅のどちらがよりストレスを感じるか。
② アメリカ人にとって仕事は大いなるストレス源だと広く見なされているが、新たな研究によれば、人は自宅にいるときに比べると職場にいるときの方が、かなりストレスレベルが低いことが明らかになっている。
③ ペンシルベニア州立大学の研究者たちは、仕事日と週日の122人の労働者のコーチゾルレベルを調べた。唾液サンプルを使うことで研究者たちは、コーチゾルレベル ― ストレスの生物的指標 ― が全体として、自宅に帰ったときよりも仕事中の方が相当低いことを発見した。
④「仕事中に人々のストレスレベルが下がるという事実が、自宅や子供が好きでないということを意味するのではないと私は考える」と、ペンシルベニア州立大学の労働・雇用関係准教授であり、今回の研究の主者である、サラ・ダマスクは語った。「私はこのことが、労働には何か良いことがあると暗示していると思う」。今という瞬間にいること、仕事に集中すること、その仕事を完成すること、同僚と交流すること、これら全てが有益であり、これがストレスレベルを引き下げる

一因となっている」。

⑤ 研究者たちはまた、仕事場と自宅における幸福度について男女に質問をした。男性は全般的に仕事場よりも自宅が幸せと回答したが、女性は自宅よりも仕事場の方が幸せだった。「社会科学と医療」誌にまもなく発表される今回の研究によれば、女性はまた、男性よりも仕事中の幸福度が高いことを回答した。この研究は、労働と家庭問題を研究する非営利団体、現代家庭に関する委員会によって発表された。

⑥ 女性が男性よりもより低いストレスレベルとより高い幸福度を回答する今ひとつの理由は、彼女たちが仕事を好きだからかも知れない。「長い期間フルタイムで雇用されている女性は、そのまま続けたい仕事に就いている傾向にある」と、ダマスク博士は語った。「仕事の質のおかげで、女性は男性よりも自分の仕事により満足しているのかも知れない」。

⑦ とりわけ、週末のストレスレベルについては性別の違いは無かった。「誰もが週末はストレスが減っている」とダマスク博士は言った。

⑧ 自宅と仕事のストレス・ギャップに対する解決策は、労働時間を柔軟性のあるものにしたり、仕事と家庭の間の責任から生じる問題解消のために、自宅で働く選択肢を与えたりすることを含む、より家庭優先的な方針を雇用主が提供することかもしれない。

⑨ 「これはさらに100万時間働くようにとの要求ではないし、女性に家族と過ごすな、ということでもない」とダマスク博士は語った。「仕事と家庭を結びつけることには、家庭を少し幸せでない場所にする ― 少なくとも仕事日には ― 何かがあるということだ」。

Ⅱ
〔解答〕
問1 (1) 4 (2) 1 (3) 2 (4) 1 (5) 3 (6) 3 (7) 1 (8) 3
問2 (1) 4 (2) 2

〔出題者が求めたポイント〕

〔解説〕 設問と選択肢訳
問1 (1) 著者の総合医は_____。
1. 屋内にいるのが好きで、屋外のスポーツをしたがらない（④パラ第2文に不一致）
2. たいていの人はサプリメントを摂取しなければならない（④パラ第2文に不一致）
3. 国中でビタミンサプリメントを無料提供している（言及なし）
4. ビタミンDサプリメントが自分自身にとって必要だと考えている（④パラ第2、3文から）
(2) 総合医の診察の後、著者は_____。
1. おそらく友人にもらったビタミンD錠を飲み始めた（⑤パラ第2文で「必要としなかった」と言いながら、その次の文で「私は間違っていた」と述べているので、ビタミンD錠は飲んだと考えられる）
2. 与えられたビタミンDサプリメントを摂るのを拒否した（上記の通り）
3. ビタミンD錠の瓶を友人の一人にあげた（「あげた」

のではなく「もらった」）
4. これまでよりも多くの屋外活動をする決意をした（言及なし）
(3) _____ように思われる。
1. 著者はビタミンが不足していない英国人の集団に属している（③パラ以降の記述から、著者もビタミン不足と分かる）
2. 英国人の約20パーセントは十分なビタミンDが摂れていない（⑥パラ第2文から）
3. 著者はビタミン不足問題を抱える友人を数多く持つ（言及なし）
4. 英国人の約20パーセントはビタミンを摂取する努力をしていない（努力しているかいないかは言及なし）
(4) 医療専門家は_____と語る。
1. くる病の数は近年劇的に増加している（⑦パラ第1文に一致）
2. 屋内で過ごす時間が少なすぎる子供はくる病のリスクがある（「屋内」ではなく「屋外」）
3. 日光に当たりすぎるのは、くる病のリスクがあるので避けるべきだ（「当たり過ぎる」ではなく「当たるのが少な過ぎる」）
4. くる病はもはや今日の英国社会の問題ではない（言及なし）
(5) もし我々が十分な日光に当たらないと、_____。
1. 十分なビタミンDを作り出せるよう食事に注意しなければならない（⑧パラ第2文に不一致）
2. 必要以上のビタミンを作り出す傾向がある（⑨パラ第1、2文に不一致）
3. 我々が自分でビタミンDを作り出すことは不可能だ（⑧パラ第1文に一致）
4. ビタミンを適切に作用させるのは難しい（言及なし）
(6) 来年10月に著者は_____だろう。
1. ビタミンD摂取をやめる（言及なし）
2. ビタミンDの瓶を空にする（言及なし）
3. 再び錠剤を摂取し始める（⑪パラに一致）
4. 2つめの錠剤瓶を買う（言及なし）
(7) _____と主張する人もいる。
1. ビタミンDは様々な病気を防ぐ効果があるが、十分な証拠はない。（⑬パラ第1文は著者の見解なので、この設問には一致しない）
2. ビタミンを摂りすぎても問題はない（⑫パラ第1文、⑬パラ第2文に一致）
3. 我々の体は適量のビタミンDを作り出せるよう十分健康であるべきだ（言及なし）
4. いくつかの重大な病気は様々なビタミンサプリメントを摂取することで引き起こされることがある（言及なし）
(8) 米国医学研究所は_____。
1. ビタミンの大量摂取を薦めている（⑬パラ第3文に不一致）
2. より多くのビタミンが摂取されるべきだと考えて

いる(言及なし)
3. 必要以上のビタミンが販売されていると主張している(⑬パラ2、3、4文より)
4. 疾病予防で指導的役割を果たしている(言及なし)
問2
[A]それは、無料のサプリメントがより広範に、特に骨粗鬆症にリスクが増える老人や骨変形くる病に脅かされる子供に、配布されることを推奨している。
[B]しかし、冬は別問題だ。北緯30度の国々の暗い天気と少ない日照は、英国民の大部分が10月から3月にかけて(日照が)不足することを意味する。

〔全訳〕
① あなたはインドア派かアウトドア派のどちらですか。私は何時間もソファに座っているのはつらい。たとえデスクで人生の半分を費やしているとしても、出かけることなく自宅で一日のすべてを過ごすと、私を何か汚れているように感じる。
② 私は新鮮な空気という洗浄力がいるのだ。
③ それで、数年前いつもの血液検査をした後、全ての測定値が正常だったが、ビタミンD値がそうでないことを知って、私は驚きかつ動揺した。ビタミンD値は「低い」と「不十分」のまさに境界であり、理想値より遥かに下だった。
④ 私の総合医はサプリメントを薦めた。私同様真面目な人で、休日は丘歩きをして過ごすし、また私同様、大部分のサプリメントをたいていの人にとって価値がないものと考える。しかしながら医師は、ビタミンDは例外だとする。彼自身、それを飲んでいる。その瓶が彼の前の診察机上にあった。
⑤ 実際私も、自宅にひと瓶持っていた。それはビタミンDの指導的提唱者である友人からの贈り物だった。屋外を好む私にこんなものが必要とも思えず、無視していた。私は間違っていた。
⑥ 私ひとりでないことが分かった。今週発表された国立健康優良研究所(NICE)の新しいガイドラインによれば、英国民の5人に1人がビタミン不足の可能性がある。
⑦ くる病 — ビクトリア朝と結びつけられる病気 — が近年急速に増えており、英国医務部長、デーム・サリー・デイビスは最近、コンピューターであまりに長時間遊びすぎた子供や戸外で十分日光に触れていない子供は、この病気になる危険があると警告した。
⑧ ビタミンDは、皮膚に当たる日光の作用により、人間が自分で作り出せる唯一のビタミンである。ある程度は食物から取れるが — 魚やマーマイトや、栄養強化された朝食用シリアルは良いビタミンD源である — バランスの取れた食事でもそれだけでは十分でないことに、ほとんどの人は気づいていない。
⑨ 日光は必要である。もしあなたが実際の日光を十分取れないならば、サプリメント — 瓶詰めの日光 — が代替品として良い。夏の間は、毎日15分間、手と顔が太陽に曝されさえすれば、十分な量を供給する。
⑩ 私は、2013年2月に検査を受けた。このことが私の

低レベルを説明するだろう。私はすぐにサプリメントを摂り始め、昨年の夏に止め、また10月に再び始めた。3月の、私の一番最近の血液検査によれば、私のレベルは正常だった。そして、10月終わりの短い暑気のせいで — そのせいで我々は庭で食事したのだが — 私は再び止めた。
⑪ 翌年10月、私はまたまたこのクスリの瓶に手を伸ばした。
⑫ しかしながら、私は推奨する人もいる大量服用(メガ・ドゥス)はしていない。ビタミンDは健全な骨には不可欠だ。しかし、ビタミンDは近年いくつかの研究が、心臓病、ガン、糖尿病、高血圧、統合失調症、特に多発性硬化症の予防に効くと主張する中、ある種の万能薬として奨励されて来た。
⑬ ビタミンDは、これらの病気の予防効果はあるかもしれないが、現在までのところ、証拠はない。2010年のレポートで、権威ある米国医学研究所は1000人以上の研究を見直し、ビタミンは過剰に販売されていると結論づけた。ある種の医者が推奨する多量の使用は不必要であり、有害な場合さえあるだろう。1日に4000国際単位以上の服用は推奨できないと医学研究所(IOM)は語った。
⑭ 来年の冬が来れば、半分の量を摂るだろう。

Ⅲ
〔解答〕
問1 (1) 4 (2) 4 (3) 2 (4) 1 (5) 3 (6) 2
問2 2
問3 (1) 3 (2) 3 (3) 1
〔出題者が求めたポイント〕
〔解説〕
問1 (1) ②パラグラフのencoded(記号化された)と意味が最も近いのは_____。
1. 計算された
2. 選ばれた
3. 進水した
4. 記録された
(2) ⑧パラグラフのfleeting(はかない)と意味が最も近いのは_____。
1. 人の心を動かす
2. 長続きのする
3. 夢中にさせる
4. つかの間の
(3) ⑪パラグラフのsuss out(調査する)と意味が最も近いのは_____。
1. 尋問する
2. 探査する
3. 概観する
4. 予期する
(4) ①から③パラグラフによれば、脳の部位の活性化によって、人は_____ようになる。
1. 自分の夢をより鮮明に覚えている
2. 熟睡中、警戒している

3. 朝簡単に起きられる

4. 睡眠障害に悩まされる

(5) ロバート・スティックゴールドは＿＿＿＿。

 1. ルビーとその共著者が取った研究手続きに関して、彼らを批判した

 2. 神経精神薬理学に掲載された研究に参加した

 3. 数字を使って夢を思い出したり忘れたりする過程を説明した（⑧パラに言及あり）

 4. 夜間不眠の原因を突き止める、新たな研究を始める計画を立てた

(6) 作業記憶は＿＿＿＿。

 1. 長期記憶が効率的に機能することを助ける

 2. 短期的に夢の断片を貯蔵するために使われる（⑧パラ、⑨パラから、作業記憶とは短期記憶であることが分かる）

 3. 夢をよく思い出せない人よりよく思い出せる人の方が活性化している

 4. 環境騒音に敏感に気づくのに役立つ

問2 フランスの研究チームが、寝ている被験者の脳活性図を見て、夜間不眠の原因となる場所を突き止めようとした。

問3 (1) ⑫パラグラフの"They"は何を指しているか。

 1. PET 血流図

 2. 夢をよく思い出せない人

 3. ルビーと彼女の同僚

 4. 脳の部位

(2) 本文で示されていることは何か。

 1. 夢をよく思い出せない人は特別なクスリを飲めばよく思い出せるようになる。（言及なし）

 2. 夢をよく思い出せる人は携帯アプリを使えば利益が得られるだろう。（言及なし）

 3. ルビーと彼女の同僚はしばらくの間このテーマを研究してきた。（⑩パラに previous experiment「以前の実験」とあるので、今回の実験以前にも同種の研究を行っていたことが分かる）

 4. 研究者たちは、脳機能を記録するための装置を配布することでデータを収集した。（言及なし）

(3) 本文に最もふさわしいタイトルは何か。

 1. 夢を思い出す秘訣

 2. 睡眠を改善する秘訣

 3. 短期記憶を高める秘訣

 4. 記憶想起を活性化する秘訣

〔全訳〕

① フィラデルフィア ― どのくらい頻繁に、またどのくらいはっきりと見た夢を覚えていますか。ほぼ毎日、楽に細部まで生き生きと思い出すことができる、スーパー・ドリーマーとも言うべき人がいる。他方、夢のかけらをほんのひとつふたつ思い出すのに苦労する人もいる。

② 新たな研究は、脳内のある部位の血流の増加が、こうした夢を見る人の大きな違いの原因であることを発見した。一般的に言って、見たことが変換されて長期記憶に記録されるべく、夢を想起するには夜間、一程

度の覚醒が必要だと考えられる。しかし、何故ある人は他の人よりもより覚醒しているのかは分かっていない。

③ 夢を容易に思い出す人と思い出せない人の2つのグループの人々を比較すると、よく思い出す人は、側頭頭頂接合部 ― 外部世界からの情報を収集し処理することを司る部位 ― がより活性化していることが分かった。研究者たちの推測では、このおかげで人は、夜間の外界騒音を感知でき、つかの間目覚めることができる。そしてその過程で、後の想起のための夢の記憶が貯蔵できる。

④ この仮説を支持する、昔の医療事例が発見された。それは、脳のこの部位が脳卒中で損傷すると、ふつう夢見が起こるレム睡眠が出来ても、患者は夢を思い出す能力を失うというものだ。

⑤ 眠っている脳は、新たな情報を長期記憶に貯蔵することが出来ない。例えば、あなたが睡眠中に暗記すべき新たな語彙を聞かされたとしても、聞いたことを全く意識せずに目覚めるだろう。しかしこのことは、どうして人が朝、夜ごと見たものを生き生きと思い出すことが出来るのか、という疑問を残す。

⑥ 「もし眠っている脳が何かを記憶できないならば、おそらく脳は記憶の中で夢を記録するために目覚めていなければならないだろう」と、この研究の著者であり神経科学者である、フランス生物医学・公衆衛生研究所インサームのペライン・ルビーは語る。もし夢見中に目覚めたら、脳はそのかすかな閃光を ― 心の中の記憶の反復を通して ― 長期記憶に変える機会を持つ。この仮説は「覚醒回収モデル」と呼ばれた。

⑦ 「夢を見、その夢の記憶を記録することと、夢を想起できることの違いについて、真の疑問がある」と、夢の研究家であり、今回の研究に関与しなかった、ハーバード医学校のロバート・スティックゴールドは言った。「人が自分の夢を思い出すためには、この3つ全てのことが起こる必要がある」。

⑧ 夢そのものは最初、作業記憶としてか、あるいは思考のかけらを保持し操作するために我々が使う記憶として存在する。スティックゴールドは5桁の数字を聞いて、それを逆に復唱する例を挙げる。ところが、はかない夢と同様、一連の数字は長期記憶の中にしまい込まないと、一瞬にして消えてしまう。

⑨ 「夢は短期記憶の中ではとても消えやすい」と、ハーバード医学校のディアドラ・バレット ― 彼女もこの研究には参加しなかった ― は語った。彼女は、利用者をレム睡眠中に起こし、すぐにその夢を記述させることで、夢の想起を改善することを目的とする新しい携帯アプリ「シャドー」のアドバイザーを務めている。「ほとんどの人がほとんどの夜忘れる夢について、短期記憶は多く形成されているようだ」。

⑩ 以前の実験において、ルビーと同僚は、よく夢を思い出す人と思い出さない人のグループについて、睡眠と覚醒のサイクルを計測することで、「覚醒回収モデル」を調べた。脳波検査を用いて、彼らはよく思い出

す人は思い出さない人に比べて、夜を通して2倍の覚醒時間を持つことを発見した。彼らはまた、よく思い出す人の脳は音に刺激に対してより強く反応することを発見した。

⑪ この2種類の夢見人の違いを見て取るとすぐに、ルビーは、正確に脳のどの部分が異なる行動をするのかを調べたくなった。陽電子放射断層撮影の血流マップを使って、1週間にほぼ5日いつも夢を覚えている男性スーパードリーマー21名と、1ヶ月に朝2回程度しか思い出せない覚えのよくない男性20名を比較した。

⑫ 彼らは、よく思い出す人々の側頭頭頂接合部が、レム睡眠中にも覚醒時にもより活性化しているのを見た。このことは、これらの人々が夜の音や動きにより反応しやすく、ちょっとの間目覚めていることを意味する。よく思い出す人の活性化を示す脳の別の部分は内側前頭前皮質であり、ここは自己についての思考に関わることが分かっている。

⑬ この研究は、ネイチャー出版グループによる学術誌「神経精神薬理学」のネット版に先週掲載された。

⑭ スティックゴールドはこの研究が魅力的かつ説得力があるものと思っている。夢研究20年のベテランとして、彼は頻繁に人々から、何故自分は夢を思い出せないのかと尋ねられる。

⑮ 「当ててみましょう。あなたはすぐに眠りに落ち、眠り続けるのに苦労しない。そして目覚まし時計で目が覚める。思い出す機会がないじゃないですか！」と彼らに語るのだと、彼は言った。

Ⅳ
〔解答〕
問1 (1) 1　(2) 3　(3) 4　(4) 2　(5) 3
問2 (1) 3　(2) 4　(3) 1　(4) 3　(5) 2
〔出題者が求めたポイント〕
〔解説〕
問1 (1) enormous(莫大な)
　1. 途方もなく大きい
　2. 肯定的な
　3. 明白な
　4. 適切な
(2) come to grips with ～（～を理解し始める）
　1. ～を避ける
　2. ～に帰する
　3. ～を理解する
　4. ～を供給する
(3) abbreviated(短縮された)
　1. 消された
　2. 広げられた
　3. 急がされた
　4. 短くされた
(4) currency(流通)
　1. 用語、期間、条件
　2. 受容

　3. 噂
　4. 紙幣
(5) competent(有能な)
　1. 忍耐強い
　2. 十分な
　3. 有能な
　4. 古代の
問2 (1) ジョン・シンプソンは＿＿＿＿＿。
　1. スカンジナビアの音声変化を他の研究者とよく議論した(第2応答文の第3文で、その前の内容を否定している)
　2. OEDが大規模チームを雇うのは間違いだと信じた(第7応答文の第1文に不一致)
　3. ほぼ40年間辞書編集をしてきており、その仕事が面白いと思っている(第1応答文の最終文に一致)
　4. 社会的な文書を使うよりもシェークスピアの引用により関心を持っていた(第1応答文の第3文に不一致)
(2) OEDに関しては、＿＿＿＿＿。
　1. 開始以来70人の編集者がいた(第7応答文の第1文に不一致)
　2. 現在の職員は年齢が高すぎるので、結果に対する責任が取れない(最終応答文の最終文に不一致)
　3. 編集者の大多数は新しい言葉に取り組んでいる(第7応答文の第2文に不一致)
　4. オンライン版が公開されたのはおそらく2000年だ(第5応答文の第3文に一致)
(3) magazineの項目は＿＿＿＿＿を示す。
　1. 長年に渡って改訂されてきたこと(第8応答文に一致)
　2. 元々スペイン語に由来すること(第8応答文の第2文に不一致)
　3. かつて「本」と同じ意味を持っていたこと(第8応答文の第5文に不一致)
　4. 元の意味は誰も知らないこと(第8応答文の最終文に不一致)
(4) 個々の単語は言語という＿＿＿＿＿のごく一部に過ぎない。
　1. 色
　2. 数
　3. モザイク
　4. 石
(5) 自分がやっていることが分かるまでは、つまりaから始まる語とoから始まる語が、ある文脈においては入れ替え可能だということが分かるまでは、母音から始まる語は避けるべきである。それがあらゆる種類の問題を引き起こすからだ。子音から始める方がずっと良い。我々はMが合理的な文字だと考えた。
　1. B: 単語　　C: 文
　2. B: 母音　　C: 子音
　3. B: 句　　　C: 段落
　4. B: 発音　　C: 強勢

〔全訳〕
質問：それで、引退についてはどのようにお感じですか。

　大きな変化になるでしょう。語彙について心躍ることは、扱う全ての語について全く異なる何かを扱っているのだ、ということです。項目を完全なものにするのに知る必要のある、歴史的あるいは社会的な側面が常にあるのです。およそ40年間、私はこのことに子供のように魅了され続けることができたのです。

質問：人々があなたの仕事について共通する誤解を持っていると思いますか。

　ええ、思います。私の部署に来るとき人は我々のあご髭が、床を擦っていることを期待しているし、我々がごく初期のスカンジナビア音の変化について語っていると思っている。そんなことはほとんどありません。史学的辞書編集者であるためには、あらゆる事柄に少しずつ興味を持っていなければなりません。

質問：そこにいる間に、仕事はどのように変わりましたか。

　単語に取り組むとき、最終結果の見た目がどのようになるべきかについて、ある感覚を持ちます。各々の単語は違う種類の詩のひとつなのです。小さな項目はシェークスピアのソネットのようなものです。大項目語は、ジョイスのユリシーズにより似ている。コンピューターで辞書の仕事をするようになるにつれ、我々がより一層気づくようになっていることは、我々が本当は個々の単語を見ているのではない、ということです。個々の単語は単に、言語というモザイクのほんの一部に過ぎません。我々が作り上げたネットワークのおかげで、昔よりもずっと明瞭に語のつながりを見ることが出来るのです。

質問：あなたの仕事は前任者とは何が違いますか。

　変わったのは、言語に関する情報の利用しやすさです。今日、American と European のような、単語について仕事をしていると、あまりにも多い材料に出会います。17世紀の事例をすぐに2万も見つけることが出来ます。全部を読むことは出来ません。色々なやり方で選択、分類し、現実的であらねばなりません。

質問：あなたが目撃してきた技術上の大きな節目にはどのようなものがありますか。

　1990年代に OED オンラインの試作品を作りました。これは初期の数百あった似た類いのネット版のひとつです。そしてそこから、我々はオックスフォード大学出版を説得し、苦労のすえネット公開することになったのです（2000年に）。これは当時かなり革新的なことでした。

質問：第3版に取り組んでいらっしゃいますね。この背後にある理念は何ですか。

　1990年代にこの計画を準備したとき、我々は編集方針をどうするか決める必要がありました。ビクトリア朝のものよりも親しみやすいものにしたかった。ビクトリア朝当時、人々は印刷文化のなすがままであり、ページにより多くの情報を載せるべく、あらゆるものを可能なかぎり暗号化し縮約しました。我々は、（ディケンズやシェークスピアといった）権威ある出典のみならず、もっと社会的な文書、日記、刊行物からも引用したかったのです。我々は辞書をもっと開けたものにしようとしていました。我々はまた、現実世界の人々に貢献してもらうよう依頼する伝統も継続したかったのです。

質問：OED のプロジェクトには何人の方が関わられたのですか。

　約70名の編集者がいます。そのうち約10名は語源 ── 古ゲルマン語や古フランス語の語源など ── に取り組んでいます。また、約10名は新語に取り組んでいます。別の大グループは現行20巻の辞書の本文改訂を行っています。この改訂は、印刷すれば40巻ほどのものになります。スタッフは一般的な話題を扱う者と科学者に分かれています。

質問：改訂すべき興味深い単語で、頭に残っている際立った単語はありますか。

　我々が取り組んだごく初期の語のひとつは、magazine という見出し語です。これは元々貯蔵庫という意味のアラビア語の単語です。英語で最初に使われたのは、スペイン無敵艦隊の頃で、軍事貯蔵庫を意味していました。徐々に人々は、貯蔵する他の物、例えば情報の貯蔵庫を意識しはじめました。それで、この語は今日我々が知る本や雑誌へと意味が変わったのです。背景のどこかに今でも元の意味を見ることができるのです。

質問：改訂をするとき、どの文字から始めたのですか。

　我々は A からは始めません。なぜなら、正常な精神状態の人なら誰も、A からは始めないからです。やっていることが分かるまでは母音は避けるべきです。というのも、a と o は、ある文脈では入れ替わりうるからです。これはあらゆる問題を引き起こします。子音で始める方がずっと良いです。我々は、M が適当かつ簡潔な文字だと考えました。それで、M から R へと進めました。今では我々は、重要な語群を調べるシステムを持っています。なぜなら、これらの語群は人々が最も調べる可能性のある語群だからです。例えば、我々は blue に取り組みました。既に black と red もやっています。人々は色のことはとてもよく知っており、多くの表現でこうした語を使うので、これらは大項目になります。

質問：新語が収載されるには何が必要ですか。

　我々は、一般的な使用であれ、特殊な専門分野であれ、地理学分野であれ、その語が広く使われていること以外、実際何も探求しません。古い一本筋の伝統で育てられた人は、辞書が実際に3ヶ月から次の3ヶ月で変わるのはまったく穏当でないと思います。しかし、我々の観点からすると、辞書は出来る限り最新なものにしておくことが重要なのです。四半期ごとの改変の量に、私はとても誇りをもっています。

質問：現時点でどれくらい終わりましたか。

　約3分の1を終えました。いくつかの点で、私がこの段階で去らねばならないのが残念です。しかし一方、私は有能な70名の方々に続きを託しています。

質問：お気に入りの引用か定義はありますか。

　私は、とても中立的な見方をすることで知られています。人はよく私に、私の好きな単語は何かと聞いてきま

す。これに対して私は、全ての単語を、ペットや愛玩物といったすてきな物としてではなく、分析の対象と見なしている、と言うことにしています。でも私は、私が会社に就職したときの最初の項目がgreenだったことはよく覚えています。

質問：OEDは他の辞書とどのように違っており、何故それは重要なのですか。

　OEDは、英語についての唯一現存する包括的な歴史的登録であり記録です。そのことは、OEDがごく初期から現在に至るまでの言葉を扱っていることを意味します。個々の項目内で、様々な意味がある種の系統図によって体系化されています。なので、言葉の変化をしばしば、過去の歴史的出来事や生活に結びつけることができるのです。我々は自分自身を、英語話者の社会と文化についての歴史家と見なしています。「to face the music(自分のやったことの結果を潔く受け止める)という表現はどれくらい古いですか」ということを誰かがあなたに聞いてきたら、あなたはその情報が見つかる場所に行く必要があるのです。

Ⅴ
〔解答〕
(省略)
〔問題文の意味〕
　人類に最も重要な影響を与えたのはどの発明だと思うか。詳細に解答を書き、自分の意見を支持するために具体的な例を挙げよ(書く量が多ければ多いほど得点は良くなる)。このテーマに関係ない文章は点がもらえない。

数　学

解　答　27年度

1

〔解答〕

(1)
ア	イ	ウ	エ	オ	カ	キ	ク	ケ	コ	サ	シ	ス
2	1	1	4	2	1	5	4	1	1	−	3	5

セ	ソ	タ	チ	ツ
−	4	−	1	4

(2)
ア	イ	ウ	エ	オ	カ	キ	ク	ケ	コ	サ	シ	ス
1	6	3	1	4	2	4	−	6	5	1	2	5

セ	ソ	タ	チ	ツ	テ	ト	ナ	ニ	ヌ	ネ	ノ	ハ
1	2	3	8	5	5	4	1	5	6	6	5	5

ヒ	フ	ヘ	ホ	マ	ミ
1	6	1	5	2	5

(3)
ア	イ	ウ	エ	オ	カ	キ
1	−	1	2	1	3	3

(4)
ア	イ	ウ	エ
2	6	2	4

〔出題者が求めたポイント〕

(1) 2つの曲線 $y=f(x)$, $y=g(x)$ に対して
$$y=f(x)+\alpha g(x) \quad \cdots (*)$$
としたとき，$g(x)=0$ の解に対応する点 (x, y) を α の値に関わらず $(*)$ が通過するという，いわゆる"束"の応用であることに気付いたかどうか．誘導にのれればその知識がなくても，類推できる．

(2) 立体の問題ではあるが，$y=0$，つまり xz 平面での切断面で，かんがえることができるか．楕円の面積については26年度でも出題されている．
　なお，本問は1986年東大第6問目で類題がある．アレンジはされているが，確認しておくとよいであろう．

(3) x, y, t の3変数をきちんと扱えるかどうか．x, y 固定で t について微分し計算できたか．またこれを利用して t に対する値域が求める領域であることを理解していたか．

(4) この問題は，はじめに「平面」，「空間」と定義されていないので，位置関係を事前に調べることになる．ベクトルの内積，余弦定理を使って形状確定をしてかんがえていけばよい．もし，「平面」とあらかじめ定義されていれば，解答は(i)のみでよく，D が△ABC の外心になっていることに気付くかがポイントである．
$$\sin 15° = \cos 75° = \frac{\sqrt{6}-\sqrt{2}}{4}$$
は既知としておくべきである．
　情報を図にかき込んでいくとあっさりと答えがでてくる．なお，マーク式解答なので(i)が出た段階で，先に行くという決断力を要求しており，本質にこだわりすぎる人は排除される難問．(ii)は，空間における「トレミーの定理」「球面三角法」などの知識が必要となる

が割愛する．(高校数学の範囲は超えるが，興味をもてという警告？)

〔解答のプロセス〕

(1) 2点 A(1, 3), B(4, 9) を通るので求める直線は
$$y=\frac{9-3}{4-1}(x-1)+3$$
$$y=f(x)=2x+1 \quad \cdots (答)アイ$$
2点 (1, 0), (4, 0) で x 軸と交わる条件をみたす放物線は
$$y=g(x)=1\cdot(x-1)(x-4)$$
$$=x^2-5x+4 \quad \cdots (答)ウエ$$
$y=f(x)+\alpha g(x)$ は $x=0, x=4$ のとき α によらず，2点 A, B を通るので
$$y=(2x+1)+\alpha(x^2-5x+4), \ (\alpha \neq 0)$$
である．……(*)　…(答)オカキク
これが C(−1, 9) を通過するから，(*)は
$$9=(-2+1)+\alpha(1+5+4)$$
$$10\alpha=10 \quad \therefore \ \alpha=1 \quad \cdots (答)ケ$$
よって求める放物線は，
$$y=(2x+1)+1\cdot(x^2-5x+4)$$
$$\therefore \ y=x^2-3x+5$$
「束」の考え方を用いて，同様にして
A, B, C の3点をとおる3次曲線は
$$y=(x^2-3x+5)+\alpha(x-1)(x-4)(x-(-1))$$
$$y=(x^2-3x+5)+\alpha(x^3-4x^2-x+4) \ (\alpha \neq 0)$$
とかくことができる．
$$a=1, \ b=-3, \ c=5, \ d=-4,$$
$$e=-1, \ f=4 \quad \cdots (答)コサシスセソタチツ$$

(2)

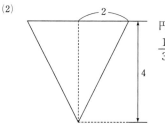

円錐の体積は
$$\frac{1}{3}\cdot\pi\cdot 2^2\cdot 4=\frac{16}{3}\pi$$
…(答)ア〜ウ

図1のように楕円 E が得られる．題意の条件から図2のように切断面をかんがえたとき

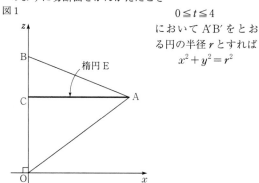

図1

$0 \leqq t \leqq 4$ において A'B' をとおる円の半径 r とすれば
$$x^2+y^2=r^2$$

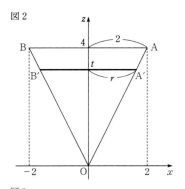

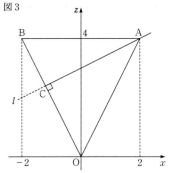

一方，
$$r:2=t:4 \quad \therefore \quad r=\frac{1}{2}t$$
$t \longrightarrow z$ とすれば円錐の方程式は
$$x^2+y^2=\left(\frac{1}{2}t\right)^2$$
$$\therefore \quad x^2+y^2=\frac{1}{4}z^2 \quad \cdots\cdots(*)$$

…(答)エオ

図3は $y=0$ つまり xz 平面での処理とする。
このとき A(2, 0, 4)，…(答)カキ
B(−2, 0, 4)
より
直線 OB：$z=-2x$，$(y=0)$

直線 AC は点 A をとおり，傾き $\frac{1}{2}$ の直線となり
AC：$z-4=\frac{1}{2}(x-2)$，$y=0$ $\quad \therefore \quad z=\frac{1}{2}x+3$

OB との交点は $-2x=\frac{1}{2}x+3$
$$\therefore \quad x=-\frac{6}{5}, \quad z=\frac{12}{5}$$
つまり $C\left(-\frac{6}{5}, 0, \frac{12}{5}\right)$ …(答)ク〜ス

E 上の点は $z=\frac{1}{2}x+3$ …(答)セ〜タ

題意より E の長軸は AC に対応する
$$AC=\sqrt{\left(2+\frac{6}{5}\right)^2+0^2+\left(4-\frac{12}{5}\right)^2}=\frac{8\sqrt{5}}{5}$$

…(答)チ〜テ

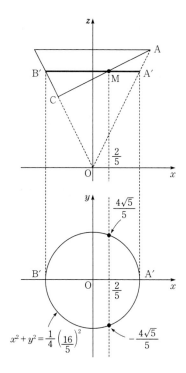

短軸は，AC の中点 $M\left(\frac{2}{5}, 0, \frac{16}{5}\right)$ に対して
A'B' を含む円に対して E の短軸は，その直径に等しく
(*) より
$$\left(\frac{2}{5}\right)^2+y^2=\frac{1}{4}\left(\frac{16}{5}\right)^2$$
$$y^2=\frac{16\times4-4}{25}=\frac{60}{25} \quad \therefore \quad y=\pm\frac{2\sqrt{15}}{5}$$

よって短軸の長さは $\frac{4\sqrt{15}}{5}$ …(答)ト〜ヌ

一方 $OC=\sqrt{\left(\frac{-6}{5}\right)^2+0^2+\left(\frac{12}{5}\right)^2}$
$$=\frac{\sqrt{6^2+6^2\cdot 2^2}}{5}$$
$$=\frac{6\sqrt{5}}{5} \quad \cdots(答)ネ〜ハ$$

楕円 E の面積は
$$\pi\cdot\frac{2\sqrt{15}}{5}\cdot\frac{4\sqrt{5}}{5}=\frac{8\sqrt{3}}{5}\pi$$

よって水の量は
$$\frac{1}{3}\times\frac{8\sqrt{3}}{5}\pi\times\frac{6\sqrt{5}}{5}=\frac{16\sqrt{15}}{25}\pi$$

…(答)ヒ〜ミ

(3)

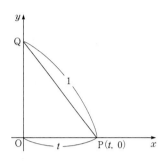

題意から三平方の定理を使って Q$(0, \sqrt{1-t^2})$
よって直線PQは，$0<t<1$で
$$\frac{x}{t}+\frac{y}{\sqrt{1-t^2}}=1$$
これが
$$\frac{x}{t}+\frac{y}{\sqrt{a+bt^2}}=1 \quad \cdots\cdots(*)$$
と一致するから
$a=1,\ b=-1,\ c=2$ …(答)ア〜エ
(*)より
$$y=\sqrt{1-t^2}\left(-\frac{1}{t}x+1\right),\ 0<x<t,\ 0<x<1$$
$$=-x\cdot\frac{\sqrt{1-t^2}}{t}+\sqrt{1-t^2}$$
$f(t)=-x\cdot\frac{\sqrt{1-t^2}}{t}+\sqrt{1-t^2}$ $(x<t<1)$とすれば
$$f'(t)=-x\cdot\frac{-t\cdot\frac{t}{\sqrt{1-t^2}}-\sqrt{1-t^2}\cdot 1}{t^2}-t\frac{1}{\sqrt{1-t^2}}$$
$$=-x\cdot\frac{-t^2-(1-t^2)}{t^2\sqrt{1-t^2}}-\frac{t^3}{t^2\sqrt{1-t^2}}$$
$$=\frac{x-t^3}{t^2\sqrt{1-t^2}}$$
よって増減は

t	x		$x^{\frac{1}{3}}$		1
$f'(t)$		+	0	−	
$f(t)$		↗	極大	↘	

となり $t=x^{\frac{1}{3}}$ において$f(t)$は極大かつ最大
$x=1\cdot t^3$，つまり $d=1,\ e=3$ …(答)オカ
$$f(x^{\frac{1}{3}})=-x\cdot\frac{\sqrt{1-x^{\frac{2}{3}}}}{x^{\frac{1}{3}}}+\sqrt{1-x^{\frac{2}{3}}}$$
$$=-x^{\frac{2}{3}}\sqrt{1-x^{\frac{2}{3}}}+\sqrt{1-x^{\frac{2}{3}}}$$
$y=\left(1-x^{\frac{2}{3}}\right)^{\frac{3}{2}}$ である

よって $y=f(t)$における値域は

$0<y\leq\left(1-x^{\frac{2}{3}}\right)^{\frac{3}{2}},\ (0<x<1)$
$x>0,\ y>0,\ y\leq\left(1-x^{\frac{2}{3}}\right)^{\frac{3}{2}}$
$\quad y^{\frac{2}{3}}\leq 1-x^{\frac{2}{3}}$

つまり $x^{\frac{2}{3}}+y^{\frac{2}{3}}\leq 1,\ x>0,\ y>0$ でPQは第1象限を動くことになる。 $f=\frac{2}{3}$ …(答)キク

(4) AB$=2\sqrt{3}$, AC$=2\sqrt{2}$
$\overrightarrow{AB}\cdot\overrightarrow{AC}=6-2\sqrt{3}$
$\frac{\overrightarrow{AB}\cdot\overrightarrow{AC}}{|\overrightarrow{AB}||\overrightarrow{AC}|}\neq\pm 1$ よりA，B，Cは三角形をつくり，
AD$=x$とする。D が $\overrightarrow{AB}$ 上にあるとすれば，
$\overrightarrow{AD}=k\overrightarrow{AB}$ ($k\in R$) として
$$\frac{\overrightarrow{AB}\cdot\overrightarrow{AD}}{k|\overrightarrow{AB}|^2}=1$$
$\therefore\ \frac{6}{k\cdot 12}=\pm 1 \quad \therefore\ k=\pm\frac{1}{2}$
$\therefore\ |\overrightarrow{AD}|=\sqrt{3}$

このとき $\frac{\overrightarrow{AC}\cdot\overrightarrow{AD}}{|\overrightarrow{AD}||\overrightarrow{AC}|}=\frac{4}{2\sqrt{6}}=\frac{\sqrt{6}}{3}$

一方 $\cos\angle BAC=\frac{6-2\sqrt{3}}{2\sqrt{3}\cdot 2\sqrt{2}}=\frac{6-2\sqrt{3}}{4\sqrt{6}}$
$$=\frac{\sqrt{6}-\sqrt{2}}{4}\neq\frac{\sqrt{6}}{3}$$
……(*)

つまりDは$\overrightarrow{AB}$上にない。同様に$\overrightarrow{AC}$上にも存在せず，
△ABD，△ACDがつくれる。
△ADBにおいて内積及び余弦定理から
$$\frac{\overrightarrow{AD}\cdot\overrightarrow{AB}}{|\overrightarrow{AD}||\overrightarrow{AB}|}=\frac{|\overrightarrow{AD}|^2+|\overrightarrow{AB}|^2-|\overrightarrow{DB}|^2}{2|\overrightarrow{AD}||\overrightarrow{AB}|}$$
$\therefore\ x^2+12-|\overrightarrow{DB}|^2=2\cdot 6$
$\therefore\ x=|\overrightarrow{DB}|\ (>0)$
$\quad$ AD$=$BD
△ADCについても同様に
$|\overrightarrow{AD}|^2+|\overrightarrow{AC}|^2-|\overrightarrow{DC}|^2=2\overrightarrow{AD}\cdot\overrightarrow{AC}$
$x^2+8-|\overrightarrow{DC}|^2=2\cdot 4$
$\therefore\ x=|\overrightarrow{DC}|\ (>0)$
$\quad$ AD$=$DC
以上より
△ADB，△ADC，△BDC はすべて
二等辺三角形となる ……(**)

(i) 4点 A，B，C，D が同一平面上にあるとき
$\overrightarrow{AD}$ は1次線形性により，$s,\ t\in R$ として
$\overrightarrow{AD}=s\overrightarrow{AB}+t\overrightarrow{AC}$ とかける
$$\begin{cases}\overrightarrow{AB}\cdot\overrightarrow{AD}=s|\overrightarrow{AB}|^2+t\overrightarrow{AB}\cdot\overrightarrow{AC}\\ \overrightarrow{AC}\cdot\overrightarrow{AD}=s\overrightarrow{AB}\cdot\overrightarrow{AC}+t|\overrightarrow{AC}|^2\end{cases}$$

$$\therefore \begin{cases} 6 = 12s + (6-2\sqrt{3})t & \cdots\cdots ① \\ 4 = (6-2\sqrt{3})s + 8t & \cdots\cdots ② \end{cases}$$

①, ②をとくと $s = 1 - \dfrac{\sqrt{3}}{3}$, $t = -\dfrac{1}{2} + \dfrac{\sqrt{3}}{2}$

$\therefore \vec{AD} = \left(1 - \dfrac{\sqrt{3}}{3}\right)\vec{AB} + \left(-\dfrac{1}{2} + \dfrac{\sqrt{3}}{2}\right)\vec{AC}$

$\vec{AD} \cdot \vec{AD} = \left(1 - \dfrac{\sqrt{3}}{3}\right)\vec{AB} \cdot \vec{AD} + \left(-\dfrac{1}{2} + \dfrac{\sqrt{3}}{2}\right)\vec{AC} \cdot \vec{AD}$

$\therefore |\vec{AD}|^2 = \left(1 - \dfrac{\sqrt{3}}{3}\right)\cdot 6 + \left(-\dfrac{1}{2} + \dfrac{\sqrt{3}}{2}\right)\cdot 4 = 4$

$\therefore |\vec{AD}| = 2\ (>0)$ がいえる …(答)ア

よって△ADBについて $\cos\angle DAB = \dfrac{6}{2\sqrt{3}\cdot 2}$

$\qquad\qquad\qquad\qquad\qquad = \dfrac{\sqrt{3}}{2}$

$\angle DAB = 30°$

(∗)より
$\cos\angle BAC = \dfrac{\sqrt{6} - \sqrt{2}}{4}$

であったから
$\angle BAC = 75°$

以上より，下図を得る。

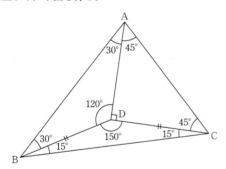

$\therefore \sin\angle BCD = \sin 15°$
$\qquad\qquad\quad = \dfrac{\sqrt{6} - \sqrt{2}}{4}$ …(答)イ～エ

(ii) Dが平面ABC上に存在しないとき
(i)においてDは△ABCの外心となり(ii)では $|\vec{AD}| > 2$ とすれば四面体ABCDをつくれる
∵ ADの値が定まれば内積 $\vec{AB}\cdot\vec{AD}$, $\vec{AC}\cdot\vec{AD}$ は一定でなす角は一意に定まり，かつ四面体を構成していればトレミーの定理より常に
　$AB\cdot CD + AD\cdot BC > AC\cdot BD$　が成立するが
(∗∗)より
　$AB\cdot AD + AD\cdot BC > AC\cdot AD$
$AD > 0$ より
　$AB + BC > AC$
つまりADの長さに依存していない。
よってAD > 2であれば条件をみたす立体は無数に存在してしまい，該当する解は一意に定まらない。

2

〔解答〕

ア	イ	ウ	エ	オ	カ	キ	ク	ケ	コ	サ	シ	ス	セ	ソ
0	0	−	1	1	2	8	2	3	3	3	4	−	2	3

タ	チ	ツ	テ	ト
−	2	3	1	3

〔出題者が求めたポイント〕
$y = g(x)$ と $y = f(x) + a$ (a は定数) によって囲まれる部分の面積は $y = g(x) - f(x)$ と $y = a$ によって囲まれる部分の面積に等しいという不変的事実をきちんと理解しているか。
また，一定方向への拡大(縮小)をしたとき，囲まれた図面の面積比が不変であるということに気付くかがポイントである。場合1，2は誘導にのれれば難しくない。場合3は変曲点での移動を行い，計算した後，再度平行移動できるかがポイントである。

〔解答のプロセス〕
$g(x) = x^3 - 3x$
$g'(x) = 3x^2 - 3 = 3(x+1)(x-1)$
$g''(x) = 6x$

これらより増減表は

x		-1		0		1	
$g'(x)$	+	0	−	−	−	0	+
$g''(x)$	−	−	−	0	+	+	+
$g(x)$	↗	極大	↘	変曲点	↘	極小	↗

変曲点は(0, 0)である。 …(答)アイ
$x = -1$ で極大となり …(答)ウエ
$x = 1$ で極小である。 …(答)オ
題意より $y = g(x)$ のグラフを x 軸方向 a 倍 y 軸方向 b 倍 ($a > 0$, $b > 0$ とする)した像の点は
　$X = ax$, $Y = by$　$\therefore x = \dfrac{X}{a}$, $y = \dfrac{Y}{b}$

これを $y = g(x)$ に代入して
$\dfrac{Y}{b} = \left(\dfrac{X}{a}\right)^3 - 3\left(\dfrac{X}{a}\right)$

$Y = \dfrac{b}{a^3}X^3 - \dfrac{3b}{a}X$

$y = \dfrac{b}{a^3}x^3 - \dfrac{3b}{a}x$　……(∗)

これが $y = x^3 - 12x$ と一致しているので
$\dfrac{b}{a^3} = 1$, $\dfrac{3b}{a} = 12$

$\therefore (a, b) = (2, 8)$ …(答)カキ
　　($a > 0$, $b > 0$ をみたす)

題意の条件を図示すると

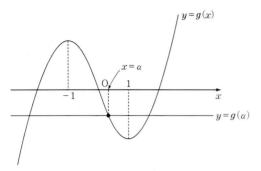

下図の $y = 9x + n$ と $y = g(x)$ が3交点をもち面積比が 2:1 であるようにする。またこれは同値変形として図のように $y = g(x) - 9$ と $y = n$ とで囲まれた図形の面積に等しい

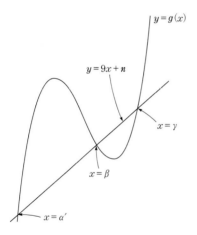

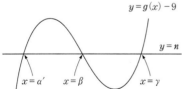

つまり $y = g(x)$ においての点 $x = \alpha$ は $y = g(x) - q$ においての点 $x = \beta$ に対応し，これは x 軸方向に2倍 (y 軸方向に8倍) したものであったから $\beta = 2\alpha$ となる。

場合1：(*)に対して
$$y = g(x) - x = x^3 - 4x$$
となり $\dfrac{b}{a^3} = 1, \ \dfrac{3b}{a} = 4$ が対応する

$\therefore \ (a, b) = \left(\dfrac{2\sqrt{3}}{3}, \dfrac{8\sqrt{3}}{9}\right)$ なので

$$x = \dfrac{2\sqrt{3}}{3}\alpha \quad \text{…(答)ク～コ}$$

場合2：$\left(\dfrac{1}{2}, g\left(\dfrac{1}{2}\right)\right)$ なのでこれが点 $x = \alpha$ に対応している。つまり $a\alpha = \dfrac{1}{2} \quad a = \dfrac{1}{2\alpha}$

傾き m の直線とみれば，
$y = g(x) - (3 + m)x$ であるから，
$\dfrac{b}{a^3} = 1, \ \dfrac{3b}{a} = 3 + m$ が対応する。

$\therefore \ (a, b) = \left(\sqrt{\dfrac{m}{3} + 1}, \left(\sqrt{\dfrac{m}{3} + 1}\right)^3\right) \ (m > -3)$

となるから
$$\sqrt{\dfrac{m}{3} + 1} = \dfrac{1}{2\alpha}$$
$$\dfrac{m}{3} + 1 = \dfrac{1}{4\alpha^2}$$
$\therefore \ m = 3\left(\dfrac{1}{4\alpha^2} - 1\right) = \dfrac{3}{4}\alpha^{-2} - 3 \quad \text{…(答)ス～タ}$

場合3：$y = x^3 - x^2 - x + 1 \quad \cdots\cdots (***)$
$y' = 3x^2 - 2x - 1$
$y'' = 6x - 2$

$y'' = 6x - 2$ のグラフは

よって $x = \dfrac{1}{3}$ で変曲点をもつ。このとき
$$y_{x=\frac{1}{3}} = \left(\dfrac{1}{3}\right)^3 - \left(\dfrac{1}{3}\right)^2 - \dfrac{1}{3} + 1 \ \text{であり}$$

(***)を変曲点にかんして x 軸方向に $-\dfrac{1}{3}$ だけ移動すれば場合2の考え方が使えるので，

$$y - \left(\left(\dfrac{1}{3}\right)^3 - \left(\dfrac{1}{3}\right)^2 - \dfrac{1}{3} + 1\right)$$
$$= \left(x + \dfrac{1}{3}\right)^3 - \left(x + \dfrac{1}{3}\right)^2 - \left(x + \dfrac{1}{3}\right) + 1$$
$$y = \left(x^3 + x^2 + \dfrac{1}{3}x + \left(\dfrac{1}{3}\right)^3\right) - \left(x^2 + \dfrac{2}{3}x + \left(\dfrac{1}{3}\right)^2\right)$$
$$\qquad - x - \dfrac{1}{3} + 1$$

$y = x^3 - \dfrac{4}{3}x$ について，場合2の考察と同じく

$a = \sqrt{\dfrac{m}{3} + 1}, \ b = \left(\sqrt{\dfrac{m}{3} + 1}\right)^3$ に対して

$$3 + m = \dfrac{4}{3}$$
$$a = \sqrt{\dfrac{4}{9}} = \dfrac{2}{3} \quad (>0)$$

つまり2番目の交点は $x = \dfrac{2}{3}\alpha$ に対応する

よって $y = x^3 - x^2 - x + 1$ は，さらに平行移動でもどして
$$x = \dfrac{2}{3}\alpha + \dfrac{1}{3} \quad \text{…(答)チ～ト}$$

3

〔出題者が求めたポイント〕
記述であるから細かいところまで解答に気をつけることになる。(1), (2)では $0 < t < 1$ という制限がない $t = 0$ での記述が行われたかどうかである。(3), (4)は判別式の利用と場合分けが明示できたかがポイントになる。

〔解答および解答のプロセス〕

(1)

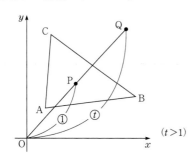

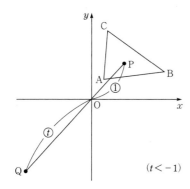

O, P, Q の位置は上図のように 2 タイプが考えられる。また三角形の内部及び周上に O があっても同じ。
よって O を中心として △ABC を拡大もしくは縮小した △DEF (相似比は $1:t$) をかんがえると
△DEF は △ABC と O にかんして相似の位置にあるか, もしくは相似の位置から O について対称な位置にあるので, その内部及び周が求める Q の軌跡である。(ただし $t = 0$ のとき, Q は O にうつる) …(答)

(2) $y = x^2 + 1$ 上の点 (X, Y) に対して(1)と同様にかんがえれば移動後の座標を (X', Y') とすれば,
$$X' = \pm tX, \quad Y' = \pm tY$$
$t \neq 0$ のとき $X = \pm \dfrac{X'}{t}, \quad Y = \pm \dfrac{Y'}{t}$ なので
$$\pm \frac{Y'}{t} = \left(\pm \frac{X'}{t}\right)^2 + 1 \quad \text{(複号同順)}$$
$$\therefore \quad y = \frac{1}{t}x^2 + t \quad \text{もしくは} \quad y = -\frac{1}{t}x^2 - t$$
$t = 0$ のときは原点。
よって Q の軌跡は
$$\begin{cases} 放物線 \ y = \dfrac{1}{t}x^2 + t, \ y = -\dfrac{1}{t}x^2 - t & (t \neq 0) \\ (0, 0) & (t = 0) \end{cases}$$
…(答)

(3) $(x - a)^2 + b = sx$
$x^2 - (2a + s)x + a^2 + b = 0 \quad \cdots\cdots(*)$
$$\therefore \quad x = \frac{(2a + s) \pm \sqrt{(2a + s)^2 - 4(a^2 + b)}}{2}$$
$$= \frac{(2a + s) \pm \sqrt{4as + s^2 - 4b}}{2}$$

よって交点は
$$\begin{cases} \left(\dfrac{1}{2}(2a + s \pm \sqrt{4as + s^2 - 4b}), \right. \\ \qquad\qquad \left. \dfrac{s}{2}(2a + s \pm \sqrt{4as + s^2 - 4b})\right) \\ \qquad\qquad\qquad (複号同順) \\ \qquad\qquad\qquad (4as + s^2 - 4b \geq 0 \ のとき) \\ 交点はない \qquad (4as + s^2 - 4b < 0 \ のとき) \end{cases}$$
…(答)

次に $y = \dfrac{1}{t}(x - ta)^2 + tb \quad (0 < t < 1)$ は
$$y = \left(\left(\frac{x}{t}\right) - a\right)^2 + tb$$
$$\frac{y}{t} = \left(\left(\frac{x}{t}\right)^2 - a\right)^2 + b$$

と変形できるので $y = (x - a)^2 + b$ を相似変換したものとかんがえることができる。一方 $y = sx$ については $y = sx$ のままとなるので $(*)$ は
$$x^2 - (2a + s)tx + (a^2 + b)t = 0$$
となり交点は
$$\begin{cases} \left(\dfrac{t}{2}(2a + s \pm \sqrt{4as + s^2 - 4b}), \right. \\ \qquad\qquad \left. \dfrac{st}{2}(2a + s \pm \sqrt{4as + s^2 - 4b})\right) \\ \qquad\qquad\qquad (複号同順) \\ \qquad\qquad\qquad (4as + s^2 - 4b \geq 0 \ のとき) \\ 交点はない \qquad (4as + s^2 - 4b < 0 \ のとき) \end{cases}$$
…(答)

(4) $y = x^2 + 1$ について, 曲線上の点 $(p, p^2 + 1)$ での接線は $y' = 2x$ より
$$y - p^2 - 1 = 2p(x - p)$$
$$y = 2px - p^2 + 1$$
放物線 $y = a(x - b)^2 + c \quad (a \neq 0)$
との交点の x 座標は
$$2px - p^2 + 1 = a(x - b)^2 + c$$
$$ax^2 - 2(p + ab)x + p^2 + ab^2 + c - 1 = 0$$
$$\cdots\cdots(**)$$
$a \neq 0$ より $(**)$ の式の判別式 D_1 とすれば, 共通接線をもつには
$$D_1/4 = (p + ab)^2 - a(p^2 + ab^2 + c - 1) = 0$$
であればよい。
$$(1 - a)p^2 + 2abp - a(c - 1) = 0 \quad \cdots\cdots(***)$$
さらに共通接線が 1 本しかない条件は $(***)$ が, ただ 1 つの実数解をもてばよい。
(i) $a = 1$ のとき $2bp - c + 1 = 0$
$b \neq 0$ とすれば

$p = \dfrac{c-1}{2b}$ となり条件をみたす

(ii) $a \neq 1$ のとき($\ast\ast\ast$)の判別式 D_2 とすると

$\quad D_2/4 = a^2b^2 + (1-a) \cdot a \cdot (c-1)$

$\qquad\quad = a(ab^2 + (1-a)(c-1))$

$\qquad\quad = a(ab^2 - (a-1)(c-1)) = 0$

となるので，$a \neq 0$ であるから

$\quad ab^2 + (a-1)(c-1) = 0$

(i)，(ii)より条件は

「$a = 1$，$b \neq 0$」または

「$a \neq 0$，$a \neq 1$，$ab^2 - (a-1)(c-1) = 0$」 …(答)

物理

解答　27年度

I
〔解答〕
第1問
問1　①⑤　②⑧　問2　③②　問3　④⑥　⑤②
問4　⑥⑤　問5　⑦⑨　⑧⑤　⑨④　問6　⑩⑦
第2問
問1　①①　問2　②①　問3　③⑥　問4　④③
第3問
問1　①②　問2　②④　問3　③⑥　問4　④③
問5　⑤⑦

〔出題者が求めたポイント〕
衝突，仕事とエネルギー，浮力，波の反射の仕方，全反射の条件，電気力線と電場，電磁場中の荷電粒子の運動，電磁誘導，気体の状態変化

〔解答のプロセス〕
第1問
問1　(a)　衝突直後の質量 $2m$ の小物体の速度を v' とおく。
　　右向きを正として運動量保存の式は
$$2mv = 2mv' + mu \quad \therefore \quad 2v = 2v' + u$$
　　はねかえり係数の式より
$$1 = -\frac{v' - u}{v - 0} \quad \therefore \quad v = -v' + u$$
　　以上の式より
$$u = \frac{4v}{3} \quad \cdots\cdots ①(答)$$

(b)　斜面を上る際に小物体に働く動摩擦力の大きさは $\mu mg \cos\theta$ とかけるから，斜面を l の距離上ったとき動摩擦力がした仕事 W は
$$W = \mu mg \cos\theta \times (-l)$$
よって，仕事とエネルギーの関係より
$$\frac{1}{2}mu^2 - \mu mgl\cos\theta = mgl\sin\theta$$
$$\therefore \quad l = \frac{u^2}{2g(\mu\cos\theta + \sin\theta)}$$
したがって，摩擦によって失われたエネルギーは
$$|W| = \mu mg\cos\theta \cdot l = \frac{mu^2\mu}{2(\mu + \tan\theta)} \quad \cdots\cdots ②(答)$$

問2　容器の水に浸かった部分の体積を V とすると，液体Aに浸かった部分の体積 V_A は
$$V_A = V - 20 \times 1.0 \text{ [cm}^3]$$
と表される。一方，水および液体Aの密度をそれぞれ ρ，ρ_A，おもりを含めた容器の全質量を M とおくと，水に浮かべたときの力のつりあいより
$$\rho Vg - Mg = 0 \quad \therefore \quad V = \frac{M}{\rho} = 120 \text{ [cm}^3]$$
また，液体Aに浮かべたときの力のつりあいより
$$\rho_A V_A g - Mg = 0$$

$$\therefore \quad \rho_A = \frac{M}{V_A} = \frac{120}{100} = 1.2 \text{ [g/cm}^3] \quad \cdots\cdots ③(答)$$

問3

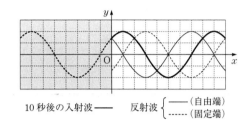

10秒後の入射波 ——　反射波 { ——（自由端）/ ------（固定端）

水の波が壁で反射するときは自由端反射，光が金属面で反射するときは固定端反射となる。10秒後の入射波とそれぞれの場合の反射波は上図のようになり，合成すると合成波の波形は，
　水の波では　⑥　……④(答)
　光の波では　②　……⑤(答)
となる。

問4　角度 θ で左端面から入射する光の屈折角を θ' とすると，屈折の法則より
$$\frac{\sin\theta}{\sin\theta'} = \frac{n_1}{1} \quad \therefore \quad \sin\theta' = \frac{\sin\theta}{n_1}$$
周辺部には角度 $90° - \theta'$ で入射するから，このときの屈折角を ϕ とおくと
$$\frac{\sin\phi}{\sin(90° - \theta')} = \frac{n_1}{n_2} \quad \therefore \quad \sin\phi = \frac{n_1}{n_2}\cos\theta'$$
$$\therefore \quad \sin\phi = \frac{n_1}{n_2}\sqrt{1 - \sin^2\theta'} = \frac{n_1}{n_2}\sqrt{1 - \left(\frac{\sin\theta}{n_1}\right)^2}$$
周辺部との境界で全反射するための条件は，屈折角 ϕ が存在しないことだから
$$\frac{n_1}{n_2}\sqrt{1 - \left(\frac{\sin\theta}{n_1}\right)^2} > 1$$
$$n_1^2 - \sin^2\theta > n_2^2$$
$$\therefore \quad n_1 > \sqrt{\sin^2\theta + n_2^2} \quad \cdots\cdots ⑥(答)$$

問5　(a)　Q の電荷から出る電気力線の本数 N は
$$N = 4\pi kQ \quad \cdots\cdots ⑦(答)$$

(b)　単位面積あたりの電気力線の本数が電界の強さに等しい。$4\pi kQ$ 本の電気力線が平面の表裏合わせて $2S$ の面積から出ているから，電場の強さ E は
$$E = \frac{4\pi kQ}{2S} = \frac{2\pi kQ}{S} \quad \cdots\cdots ⑧(答)$$

(c)　金属球の外側では，電位 $V = \dfrac{kQ}{r}$，球の内部では等電位だから，グラフは④　……⑨(答)

問6　電子の質量を m，電荷を $-e$ として，電圧 V_0 で加速された電子の速さを v とおくと
$$\frac{1}{2}mv^2 = eV_0 \quad \text{より} \quad v = \sqrt{\frac{2eV_0}{m}}$$
一方，速さ v の電子が磁束密度 B の磁場中で半径 r

順天堂大学（医）27 年度 （85）

の等速円運動を行うとき，運動方程式より

$$m\frac{v^2}{r} = evB \qquad \therefore \quad v = \frac{eBr}{m}$$

よって

$$\sqrt{\frac{2eV_0}{m}} = \frac{eBr}{m} \qquad \therefore \quad V_0 = \frac{eB^2r^2}{2m}$$

数値を代入して $V_0 \fallingdotseq 20[\text{V}]$ ……⑩（答）

第 2 問

問 1 導体棒 pq の x 座標が正のとき，ばねの弾性力は x の負の向き，また，p ⟶ q の向きに電流が流れるとき，磁場から受ける力は x の負の向きとなるから，合力 F は

$$F = -kx - BI\ell \quad ……①（答）$$

問 2 導体棒が x 軸正方向に動くとき，棒に生じる誘導起電力は p ⟶ q の向きで，大きさ V は

$$V = Bv\ell$$

これがコンデンサーにかかる電圧に等しいから，電気量 Q は

$$Q = CV = CBv\ell \quad ……②（答）$$

問 3 電流 I と電気量 Q の関係，および速度 v と加速度 a の関係はそれぞれ $I = \dfrac{\varDelta Q}{\varDelta t}$，$a = \dfrac{\varDelta v}{\varDelta t}$ とかける。

$$\therefore \quad I = CB\ell\frac{\varDelta v}{\varDelta t} = CB\ell a$$

導体棒の運動方程式は

$$ma = -kx - BI\ell$$
$$ma = -kx - CB^2\ell^2 a$$
$$\therefore \quad a = -\frac{k}{m + CB^2\ell^2}x$$

角振動数は $\omega = \sqrt{\dfrac{k}{m + CB^2\ell^2}}$ であるから，周期 T は

$$T = \frac{2\pi}{\omega} = 2\pi\sqrt{\frac{m + CB^2\ell^2}{k}}$$

最初に原点を通過するのは，$\dfrac{1}{4}$ 周期後だから

$$t_0 = \frac{1}{4}T = \frac{\pi}{2}\sqrt{\frac{m + CB^2\ell^2}{k}} \quad ……③（答）$$

問 4 $\dfrac{4}{3}t_0$ の時間は単振動の $\dfrac{1}{3}$ 周期だから，対応する等速円運動を考えると，このときの x 座標は $x = \dfrac{1}{2}A$ である。全体がもつエネルギーの合計 E は，はじめの状態のばねのエネルギーに等しいから $E = \dfrac{1}{2}kA^2$ とかける。よって，エネルギー保存則から

$$\frac{1}{2}kA^2 = U + \frac{1}{2}k\left(\frac{1}{2}A\right)^2$$
$$\therefore \quad U = \frac{3}{8}kA^2 \quad ……④（答）$$

第 3 問

問 1 内部の気体の圧力を p とおくと，ピストンに働く力のつりあいより

$$pS = k \cdot \frac{L}{2}$$

一方，状態方程式より

$$pS \cdot \frac{L}{2} = RT_0$$

よって

$$RT_0 = \frac{1}{4}kL^2 \quad ……①（答）$$

問 2 $E_0 = \dfrac{1}{2}k\left(\dfrac{L}{2}\right)^2 + \dfrac{3}{2}RT_0 = \dfrac{1}{8}kL^2 + \dfrac{3}{2}RT_0$

とかける。よって，問 1 の結果を用いて

$$E_0 = \frac{1}{2}RT_0 + \frac{3}{2}RT_0 = 2RT_0 \quad ……②（答）$$

問 3 $E = \dfrac{1}{2}kx^2 + \dfrac{3}{2}RT$

ここで，気体の圧力を p' とすると，状態方程式より

$$p'S(x + L) = RT$$

また，ピストンに働く力のつりあいより $p'S = kx$ であるから

$$RT = p'S(x + L) = kx(x + L)$$
$$\therefore \quad E = \frac{1}{2}kx^2 + \frac{3}{2}kx(x + L)$$
$$= 2kx\left(x + \frac{3}{4}L\right) \quad ……③（答）$$

問 4 栓を取りはずす前後で全エネルギーは保存するから，$E = E_0$ として

$$2kx\left(x + \frac{3}{4}L\right) = 2RT_0 = \frac{1}{2}kL^2$$
$$4x^2 + 3Lx - L^2 = 0$$
$$(4x - L)(x + L) = 0$$

$x > 0$ より $x = \dfrac{L}{4}$ ……④（答）

問 5 $x = \dfrac{L}{4}$ のとき $RT = k \cdot \dfrac{L}{4}\left(\dfrac{L}{4} + L\right) = \dfrac{5}{16}kL^2$

よって，問 1 の結果と比較して

$$\frac{T}{T_0} = \frac{5}{4} \qquad \therefore \quad T = \frac{5}{4}T_0 \quad ……⑤（答）$$

Ⅱ

〔解答〕

問 1 (a) $K = \dfrac{1}{2}mv_0{}^2 - mgr(1 - \cos\theta)$

(b) $N = \dfrac{mv_0{}^2}{r} - mg(2 - 3\cos\theta)$

(c) $v_0 \geqq \sqrt{5gr}$

問 2

(a) $v = \sqrt{g(R + r\sin\phi)\tan\phi}$

(b) $N = \dfrac{mg}{\cos\phi}$

(c) $T = 2\pi\sqrt{\dfrac{R + r\sin\phi}{g\tan\phi}}$

〔出題者が求めたポイント〕

鉛直面内の円運動，円形容器内の等速円運動

〔解答のプロセス〕

問1 (a) P点での速さをvとすると，力学的エネルギー保存則より

$$\frac{1}{2}mv_0{}^2 = \frac{1}{2}mv^2 + mgr(1-\cos\theta)$$

よって

$$K = \frac{1}{2}mv^2 = \frac{1}{2}mv_0{}^2 - mgr(1-\cos\theta) \quad \cdots\cdots(答)$$

(b) (a)の式より，P点での速さは

$$v = \sqrt{v_0{}^2 - 2gr(1-\cos\theta)}$$

小球の向心方向の運動方程式は

$$m\frac{v^2}{r} = N - mg\cos\theta$$

$$\therefore \quad N = m\frac{v^2}{r} + mg\cos\theta$$

$$= \frac{mv_0{}^2}{r} - 2mg(1-\cos\theta) + mg\cos\theta$$

$$= \frac{mv_0{}^2}{r} - mg(2-3\cos\theta) \quad \cdots\cdots(答)$$

(c) 条件は最上点（$\theta = \pi$）で，垂直抗力Nが存在することだから

$$N = \frac{mv_0{}^2}{r} - mg(2-3\cos\pi) \geq 0$$

$$\therefore \quad v_0 \geq \sqrt{5gr} \quad \cdots\cdots(答)$$

問2 (a) 円運動の半径は$R + r\sin\phi$だから，向心方向の運動方程式は，垂直抗力Nを用いて

$$m\frac{v^2}{R+r\sin\phi} = N\sin\phi$$

一方，鉛直方向の力のつりあいより

$$N\cos\phi - mg = 0 \quad \therefore \quad N = \frac{mg}{\cos\phi}$$

よって

$$m\frac{v^2}{R+r\sin\phi} = mg\tan\phi$$

$$\therefore \quad v = \sqrt{g(R+r\sin\phi)\tan\phi} \quad \cdots\cdots(答)$$

(b) $N = \dfrac{mg}{\cos\phi} \quad \cdots\cdots(答)$

(c) 周期Tは

$$T = \frac{2\pi(R+r\sin\phi)}{v}$$

$$= 2\pi\sqrt{\frac{R+r\sin\phi}{g\tan\phi}} \quad \cdots\cdots(答)$$

化 学

解答

27年度

I
〔解答〕

第1問

1	2	3	4	5	6	7	8	9	10	11
②	③	④	⑤	①	⑧	④	③	⑦	②	⑥

第2問

1	2	3	4	5
⑦	③	①	③	⑥

第3問

1	2	3	4	5	6	7	8
③	③	②	②	②	⑤	⑧	④

〔出題者が求めたポイント〕

第1問 気体の発生，水和物の析出，結晶格子，同位体の存在比，無機塩の沈殿

第2問 熱化学方程式全般の計算，結合エネルギー，中和熱と比熱の計算

第3問 C_4H_8O の異性体，アミノ酸の配列順序

〔解答のプロセス〕

第1問

問1① 同じ質量で考えるので，金属1gとする。化学反応式の係数比より発生する H_2 は次の通り。

① $\dfrac{1}{23} \times \dfrac{1}{2} = \dfrac{1}{46}$(mol) ② $\dfrac{1}{27} \times \dfrac{3}{2} = \dfrac{1}{18}$(mol)

③ $\dfrac{1}{65} \times 1 = \dfrac{1}{65}$(mol) ④ $\dfrac{1}{24} \times 1 = \dfrac{1}{24}$(mol)

⑤ $\dfrac{1}{56} \times 1 = \dfrac{1}{56}$(mol)

問2② 酸化数が変化している反応が酸化還元反応。反応名は次のとおり。

①弱酸遊離反応 ②酸化還元反応
③加水分解反応 ④酸化還元反応
⑤濃硫酸の不揮発性を利用した反応

問3③ 20℃の飽和硫酸ナトリウム水溶液 200g 中の Na_2SO_4(溶質)と H_2O(溶媒)のそれぞれの質量は，

$Na_2SO_4 : 200 \times \dfrac{20.0}{100+20.0} = 200 \times \dfrac{1}{6}$(g)

$H_2O : 200 \times \dfrac{100}{100+20.0} = 200 \times \dfrac{5}{6}$(g)

ここから水が蒸発し，$Na_2SO_4 \cdot 10H_2O$(式量322)が 8.05g 析出した後の溶液は 20℃ の飽和溶液となる。

$Na_2SO_4 \cdot 10H_2O$
$\begin{cases} Na_2SO_4 : 8.05 \times \dfrac{142}{322} = 3.55\,\text{(g)} \\ H_2O : 8.05 \times \dfrac{180}{322} = 4.5\,\text{(g)} \end{cases}$

蒸発した水を x g とすれば，析出後の溶液について

$\dfrac{溶質}{溶液} = \dfrac{200 \times \dfrac{1}{6} - 3.55}{200 - x - 8.05} = \dfrac{20.0}{120.0}$

$x = 13.25$(g)

問4(a)④ 面心立方格子の単位格子中に含まれる CO_2 分子は4個。

(b)⑤ CO_2(分子量44)分子1個の質量は $\dfrac{44}{N_A}$(g)で，単位格子(体積 $a^3\text{cm}^3$)中に4個含まれることから，

$d = \dfrac{\dfrac{44}{N_A} \times 4}{a^3} = \dfrac{176}{a^3 N_A}$ $\therefore a = \sqrt[3]{\dfrac{176}{d N_A}}$

(c)⑥ 昇華性のある物質で代表的なものはドライアイス，ヨウ素，ナフタレンなどである。

問5⑦ ジクロロメタン中の塩素の組み合わせを考えると，$CH_2{}^{35}Cl_2$, $CH_2{}^{35}Cl^{37}Cl$, $CH_2{}^{37}Cl_2$ の3種類が考えられる。$CH_2{}^{35}Cl^{37}Cl$ と $CH_2{}^{37}Cl^{35}Cl$ は同一物質であることに注意する。

^{35}Cl, ^{37}Cl の存在確率がそれぞれ $\dfrac{3}{4}$，$\dfrac{1}{4}$ であることより，上記の3種類のジクロロメタンの存在比は，

$CH_2{}^{35}Cl_2 : CH_2{}^{35}Cl^{37}Cl : CH_2{}^{37}Cl_2$
$= \dfrac{3}{4} \times \dfrac{3}{4} : \dfrac{3}{4} \times \dfrac{1}{4} \times 2 : \dfrac{1}{4} \times \dfrac{1}{4} = 9 : 6 : 1$

問6⑧～⑪

(A) 実験2より，NaOHaq で水酸化物の白色沈殿を生じ，過剰の NaOHaq でも溶けない塩を生じるのは，選択肢の中では Mg^{2+} を含む③か④。そのうち，実験3で，BaClaq を加え白色沈殿を生じるのは③で生じた沈殿は $BaSO_4$。

(B) 実験2において，過剰の NaOHaq で溶けることより両性元素のイオンを含む⑦のミョウバン(化学式 $AlK(SO_4)_2 \cdot 12H_2O$)とわかる。実験3で生じた沈殿は $BaSO_4$。

(C) 実験3より，BaClaq を加え白色沈殿を生じるのは選択肢の中では $SO_4{}^{2-}$ か $CO_3{}^{2-}$ を含む塩(②，③，⑦)。このうち実験4において塩酸を加えて気体が発生するのは②。発生する気体は CO_2。

(D) 実験1より，$AgNO_3$aq で白色沈殿を生じるのは Cl^- を含む塩(①，④，⑥)で，このうち NaOHaq を加えて気体が発生するのは⑥。発生する気体は NH_3。
(Ag^+ は $CO_3{}^{2-}$ と白色沈殿をつくるが，②は(C)に該当することや②の Na_2CO_3 と Ag^+ を混合した場合，暗褐色の Ag_2O も生じると考えられるので，実験1の白色沈殿は $AgCl$ と考えてよい。)

第2問

問1① CH_4(気) $+ 2O_2$(気)
$\qquad\qquad = CO_2$(気) $+ 2H_2O$(液) $+ Q$kJ
$\qquad\qquad$ (反応熱)
$\qquad\qquad = $(生成物の生成熱) $-$ (反応物の生成熱)より，
$Q = (394 + 2 \times 286) - 75.0 = 891$(kJ)

問2② 設問2行目に「黒鉛を燃焼」させたと記述があるが，「完全燃焼」ではないことに注意。
おこった反応の熱化学方程式は以下の通り。
C(黒鉛) $+ O_2$(気) $= CO_2$(気) $+ 394$kJ ……①

$$C(黒鉛) + \frac{1}{2}O_2(気) = CO(気) + 110 kJ \quad \cdots\cdots ②$$

①の反応の黒鉛を a mol，②の反応の黒鉛を b mol，はじめにあった酸素を x mol，窒素を y mol とすると，量的関係は次のようになる。

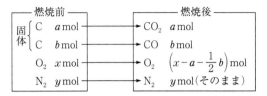

よって，気体全体では $\frac{1}{2}b$ mol 増加したことがわかり，これが全圧増加分である。

$$(300000 - 175500) \times 1.0 = \frac{1}{2}b \times 8.3 \times 10^3 \times 300$$
$$b = 0.10 \text{(mol)}$$

また，発生した熱量より，
$$394a + 110b = 70.1 \text{(kJ)}$$
$b = 0.10$ より，$a = 0.15$ (mol) 以上より求める黒鉛の質量は $(0.15 + 0.10) \times 12 = 3.0$ (g)

問3 ③ $H_2(気) + \frac{1}{2}O_2(気) = H_2O(気) + Q kJ$

(反応熱) = (生成物の結合エネルギーの総和)
　　　　　 − (反応物の結合エネルギーの総和)

より，$Q = E_{H-O} \times 2 - \left(A + \frac{1}{2} \times B\right)$

$$E_{H-O} = \frac{1}{2}\left(A + \frac{B}{2} + Q\right)$$

問4 ④ 問1の H_2O (液) の生成熱と問4の水の蒸発熱のデータより，問3の $Q = 242$ (kJ/mol)。これと問4の表のデータより，問3の $B = 496$ (kJ/mol)。1mol の黒鉛を原子に分解するのに必要なエネルギーを E (kJ/mol) とすれば，問2解説の反応①より，

$$394 = 1608 - (E + 496) \quad \therefore E = 718 \text{(kJ/mol)}$$

よって，求めるエネルギーは $\frac{60}{12} \times 718 = 3590$ (kJ)

問5 ⑤ HClaq を x mol/L，NaOHaq を y mol/L とおくと，混合水溶液が pH = 1.0 となったことから，HCl が過剰であることがわかる。よって，混合後の溶液中の $[H^+]$ は，

$$[H^+] = \frac{x \times \frac{200}{1000} \times 1 - y \times \frac{200}{1000} \times 1}{\frac{400}{1000}} = 1.0 \times 10^{-1}$$

$$\therefore x - y = 0.20 \quad \cdots\cdots ③$$

また，このとき中和熱により混合溶液 $(200 + 200 = 400 \text{(mL)})$ が 6.72K 上昇しており，反応した NaOH と等しい物質量の H_2O が中和により生じている。以上より，

(発生した中和熱) $= \underbrace{y \times \frac{200}{1000}}_{\text{生じた } H_2O \text{(mol)}} \times 56.5 \text{(kJ)}$

(上昇に必要な熱量) $= 4.2 \times 400 \times 1.00 \times 6.72$ (J)

これが等しいことより，$y = 0.999 ≒ 1.00$ (mol/L)
よって，③より，$x = y + 0.20 = 1.20$ (mol/L)

第3問
問1 ①〜⑥：H

(a) $C : H : O = \frac{66.7}{12} : \frac{11.1}{1} : \frac{22.2}{16} ≒ 4 : 8 : 1$

分子量が100以下なので，分子式 C_4H_8O。

(b) X として考えられる異性体の骨格は次の3つ。

```
    C-C-C-C      C-C-C-C      C-C-C
        |            |            |
        O            O            C
                                  |
                                  O
```

(いずれも立体異性体は存在しない。)

(c) 分子式 C_4H_8O は不飽和度1なので，Y は炭素間二重結合 C=C を1つ含む鎖状アルコールと考えられる。
C=C を1つもつ炭素数4の炭素骨格は次の3つ。

```
  C=C-C-C      C-C=C-C      C=C-C
  ↑ ↑         ↑              |
  ① ②        ③              C
                              ↑
                              ④
```

上記の↑部分にヒドロキシ基を結合したものが Y として考えられるアルコール。このうち，幾何異性体が存在するのは③の構造 $C-C=C-C$ のみ。
$\qquad\qquad\qquad\qquad\quad |$
$\qquad\qquad\qquad\qquad\quad OH$

(一般に C=C に −OH が直接結合した化合物 $C-C=C-C$ などは不安定であるため，異性体とし
$\qquad\qquad\quad\; |$
$\qquad\qquad\; OH$
て考えない。)

(d) Y の異性体のうち（前後の設問より，ここでは鎖状アルコールのうち」と考えた。）不斉炭素原子 C^* をもつのは(c)の解説の①の構造。

$$C=C-C^*-C$$
$$\qquad\quad |$$
$$\qquad\;\; OH$$

(e) 環状構造をもつ炭素数4の炭素骨格は次の2つ。

```
  C-C        C
  | |       / \
  C-C      C-C-C
  ↑↑      ↑ ↑ ↑
  ① ②    ② ③ ④
```

上記の↑部分にヒドロキシ基を結合したものが，考えられる環状アルコール。このうち，第3級アルコールとなるのは，③の構造のみ。なお，この構造には光学異性体は存在しない。

③ $\quad C$
　　/ \
　 C-C-C
　　 |
　　 OH

(f) Z は C=C を1つ含む鎖状エーテルと考えられる。

(c)の解説同様，考えられる骨格は3つ。

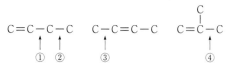

上記の↑部分をエーテル結合にかえたものがZとして考えられる異性体。このうち，幾何異性体が存在するのは③の構造のみ。

$$CH_3-O\underset{H}{\overset{}{\diagdown}}C=C\underset{H}{\overset{CH_3}{\diagup}} \quad CH_3-O\underset{H}{\overset{}{\diagdown}}C=C\underset{CH_3}{\overset{H}{\diagup}}$$

幾何異性体を区別して考えるので，全部で5つ。

問2 (a)⑦ 実験2よりペンタペプチドがほとんど移動しなかったことから，GluとLysは同数あることがわかり，トリプシン分解物が3つであったことより，ペプチド結合が2ヵ所分解されたことがわかる。選択肢のアミノ酸配列のうち，Lysの右側を切断することに注意すると，該当するのは⑧のみ。

$$\text{Ala}-\text{Lys}\mid\text{Lys}\mid\text{Glu}-\text{Glu}$$
$$\Downarrow \quad \Downarrow \quad \Downarrow$$
$$-極へ \quad -極へ \quad +極へ$$

(b)⑧ Lysがアミノ基を2つもつことに注意すると，このペンタペプチド(分子量603) 1mol中にN原子は7mol含まれるので，

$$(\text{取り出された}NH_3) = \underbrace{\frac{1.00}{603}\times\frac{5.00}{100}\times 7}_{N原子(mol)}\times 1$$

$$= \frac{35}{60300}(\text{mol})$$

$$\underset{NH_3}{\overset{H_2SO_4}{\diagup\diagdown}}\underset{NaOH}{\diagdown\diagup} \text{ 中和点では，}$$

(酸が放出したH$^+$のmol) = (塩基が放出したOH$^-$のmol)なので，必要なNaOHaqをvmLとすれば，

$$5.00\times 10^{-2}\times\frac{20.0}{1000}\times 2$$
$$= \frac{35}{60300}\times 1 + 0.100\times\frac{v}{1000}\times 1$$
$$v = 14.19\cdots \fallingdotseq 14.2(\text{mL})$$

II
〔解答〕
第1問
問1 (a) 0.84(g)　　(b) 0.81(g)
　　(c) 9.5×10^{-3}(mol)
問2 (a) 1.1×10^4(Pa)　(b) 7.7×10^{-2}(mol)
　　(c) 2.7×10^{-1}(L)

第2問
問1 $\dfrac{[H^+][A^-]}{[HA]}$　　問2 $pKa = pH - \log_{10}\dfrac{[A^-]}{[HA]}$
問3 胃液中…$[HA]:[A^-] = 1.0\times 10^2 : 1$
　　小腸内…$[HA]:[A^-] = 1 : 1.0\times 10^5$

〔出題者が求めたポイント〕
第1問　$NaHCO_3 \cdot Na_2CO_3$とHClとの反応における量的関係，密閉した容器内での気体の溶解度
第2問　弱酸の電解平衡および計算

〔解答のプロセス〕
問1(a)　$NaHCO_3 + HCl$
　　$\longrightarrow NaCl + H_2O + CO_2\uparrow$ ……①
pH1.0の胃液は，1.0×10^{-1}(mol/L)のHClaqとみなせるので，必要な$NaHCO_3$(式量84.0)をxgとすれば，
$$1.0\times 10^{-1}\times\frac{100}{1000} = \frac{x}{84.0} \quad x = 0.84(\text{g})$$

(b)　$Na_2CO_3 + 2HCl$
　　$\longrightarrow 2NaCl + H_2O + CO_2\uparrow$ ……②
と反応がおこるので，不純物を含む制酸薬がyg必要であるとすれば

$$y\begin{cases} Na_2CO_3(\text{式量}106) & \cdots\cdots 0.063y(\text{g}) \\ NaHCO_3 & \cdots\cdots 0.937y(\text{g}) \end{cases}$$

$$\frac{0.063y}{106}\times 2 + \frac{0.937y}{84.0} = 1.0\times 10^{-1}\times\frac{100}{1000}$$
$$y = 0.810\cdots \fallingdotseq 0.81(\text{g})$$

(c)　①，②の係数比より，発生したCO_2は
$$\frac{0.937\times 0.810}{84.0} + \frac{0.063\times 0.810}{106}$$
$$= 9.03\times 10^{-3} + 0.481\times 10^{-3}$$
$$= 9.51\times 10^{-3} \fallingdotseq 9.5\times 10^{-3}(\text{mol})$$

問2(a)　実験1において平衡に達したとき，気相に存在するCO_2をn mol，気相の体積をVLとすれば，
$$2.0\times 10^4\times V = n\times 8.3\times 10^3\times 290 \quad\cdots\cdots③$$
実験2で平衡に達したとき，気相に存在するCO_2は$0.60n$ molと表せるので，求める分圧をP_{CO_2}とすれば，
$$P_{CO_2}\times V = 0.60n\times 8.3\times 10^3\times 270 \quad\cdots\cdots④$$
③，④を連立して，
$$P_{CO_2} = 2.0\times 10^4\times 0.60\times\frac{270}{290} = 1.11\cdots\times 10^4$$
$$\fallingdotseq 1.1\times 10^4(\text{Pa})$$

(b)　問1(a)で発生したCO_2は①式の係数比より，0.010molとわかる。問2の実験において，容器内は密閉されているので，常に
　(気相に含まれるCO_2のmol)
　　　＋(溶解しているCO_2のmol) = 0.010(mol)

が成立する。よって，圧力 $1.0 \times 10^5 Pa$，温度 $20℃$ において，水 $1.0L$ に溶解する CO_2 を $x\,mol$ とすれば，

実験 $1 \cdots n + x \times \dfrac{2.0 \times 10^4}{1.0 \times 10^5} = 0.010$

実験 $2 \cdots 0.60n + 2x \times \dfrac{2.0 \times 10^4 \times 0.60 \times \dfrac{270}{290}}{1.0 \times 10^5}$

$= 0.010$

2 式を連立して，$n = \dfrac{6.8}{3} \times 10^{-3} (mol)$

$x = \dfrac{116}{3} \times 10^{-3} (mol)$

求める量は，$2x = \dfrac{116}{3} \times 10^{-3} \times 2 = 7.73 \times 10^{-2}$

$\fallingdotseq 7.7 \times 10^{-2} (mol)$

(c) (b)の答えを③式に代入して，

$2.0 \times 10^4 \times V = \dfrac{6.8}{3} \times 10^{-3} \times 8.3 \times 10^3 \times 290$

$V = 0.272 \cdots \fallingdotseq 0.27 (L)$

第2問

問2 問1の式 $Ka = \dfrac{[H^+][A^-]}{[HA]}$ を

$pKa = -\log_{10} Ka$ に代入すると，

$pKa = -\log_{10} \dfrac{[H^+][A^-]}{[HA]}$

$= -\log_{10}[H^+] - \log_{10} \dfrac{[A^-]}{[HA]}$

解答は，$pKa = pH + \log_{10} \dfrac{[HA]}{[A^-]}$,

$pKa = pH - \log_{10}[A^-] + \log_{10}[HA]$

などと表記しても可。

問3 胃液中は pH1.5 なので問2式に代入すれば，

$3.5 = 1.5 - \log_{10} \dfrac{[A^-]}{[HA]}$ $\quad \therefore \quad$ $\dfrac{[A^-]}{[HA]} = 10^{-2}$

同様に小腸中は pH8.5 なので，$\dfrac{[A^-]}{[HA]} = 10^5$

生　物

解答

27年度

I

〔解答〕

第1問

問1．① 問2．⑤ 問3．④ 問4．⑤ 問5．③

第2問

問1．1-③　2-⑨　3-⑥　4-⑧　5-④　6-⑩
　　　7-⑤　8-⑪　9-②　10-①　11-⑦

問2．12-⑤　13-①　14-⑧　15-④　16-③　17-⑦
　　　18-⑥

問3．(1)19-⑥　(2)20-⑨　(3)21-①

問4．22-③(⑤も可)

問5．23-②

問6．24-②

第3問

問1．(1)1-④　(2)2-③　(3)3-③　(4)4-⑥

問2．(1)5-③　6-⑤　7-⑦　8-④　9-⑥
　　　10-⑤
　　　(2)11-②　(3)12-④　(4)13-③

〔解説〕

第1問

問4．B細胞も拒絶反応に働いている部分はあるが，主として働くのはT細胞であるので，ここでは⑤を選ぶ。

第2問

問1．通常の図では「常緑針葉樹」と「落葉針葉樹」の違いはないが，ここでは年間降水量が多い方が「常緑」少ない方が「落葉」と判断する。

問4．日本では高山帯に落葉針葉樹のカラマツも見られるので，⑤とも言える。一般には日本に分布するバイオームは③となる。

問6．日本に分布する落葉針葉樹はカラマツのみである。

第3問

問1．(3)α，βともにラクトースの有無にかかわらず常に酵素を合成することから，リプレッサー(調節タンパク質)とオペレーターが結合しない変異とわかる。オペレーター(「調節タンパク質が結合する部分」)を野生株のものに入れ替えたときの変化より，オペレーターに変異を生じていたのがα株，リプレッサーの遺伝子(調節遺伝子)に変異を生じていたのがβ株と判断できる。

II

〔解答〕

問1．　20 mg

問2．　13.6 mg

問3．　8.0 mg

問4．　4.8 時間

問5．　6.0 時間

問6．　B

問7．ア．気孔　イ．ストロマ
　　　ウ．カルビン・ベンソン　エ．葉肉
　　　オ．維管束鞘
　　　a. C_5　　b. C_3　　c. C_4

問8．　CAM植物が生育する乾燥地では，日中に気孔を開くと蒸散で水分を大きく損失する。そのため，昼間は気孔を閉じ，夜間にCO_2を取り込んでC_4化合物とし，日中にCO_2を取り出して炭酸同化するよう適応したから。

〔出題者が求めたポイント〕

問1．「光合成に利用される」と文中にあることから，CO_2吸収量は葉の呼吸による放出分も含めて考える。

問2．光合成の化学反応式より，CO_2 6分子に対してグルコースが1分子合成される。
　　　CO_2の分子量は44，グルコースの分子量は180より，合成されるグルコースの質量は

$$20 \times \frac{180}{6 \times 44} ≒ 13.6 \text{(mg)}$$

問3．「光合成によって発生する」と文中にあることから，O_2放出量は葉の呼吸による吸収分も含めて考える。光合成の化学反応式で，CO_2 6分子に対してO_2 6分子が生じることから，発生するO_2の質量は

$$32 \times \frac{11}{44} = 8.0 \text{(mg)}$$

問4．「光合成により合成する」と文中にあることから，呼吸による消費分も含めて考える。24時間で放出されるCO_2の質量は$6 \times 24 = 144$(mg)で，これをすべてグルコースに合成するためには光飽和点以上の強さの光を何時間照射すればよいかを求める。光飽和点以上の強さの光を照射したときの呼吸による放出分も含めたCO_2の吸収量は$6 + 24 = 30$(mg)であるから，必要な照射時間は$\frac{144}{30} = 4.8$(時間)となる。

問5．問4と同様に考える。呼吸により24時間で放出されるCO_2の質量は$3 \times 24 = 72$(mg)で，光飽和点以上の強さの光を照射したときの呼吸による放出分も含めたCO_2の吸収量は$3 + 9 = 12$(mg)となる。
　　　よって，必要な照射時間は$\frac{72}{12} = 6.0$(時間)となる。

平成26年度

問　題　と　解　答

平成26年度

英　語

問題　26年度

I 次の英文を読み，下記の設問に答えなさい。①〜⑯は段落番号を表す。

① 　Small children who land in the hospital emergency room after swallowing the wrong medication rarely get the stuff from a medicine cabinet or drawer, a new report suggests.

1

② 　Instead, children take pills or bottles off the floor, out of sofa cushions or from purses, countertops and other easy-to-see spots, says the report, released today by the non-profit group Safe Kids Worldwide, based in Washington, D.C.

③ 　The medications that prompt a scramble to the emergency room usually belong to adults — most often mothers and grandparents, according to records studied by the group.

④ 　Kids "are getting medications from Mom's purse and Grandma's pillbox," says Rennie Ferguson, a researcher for Safe Kids. She looked at 2,315 emergency department records on children up to age 4, compiled by the Consumer Product Safety Commission注 in 2011.

⑤ 　A total of 67,000 young children visited emergency rooms that year after accidental exposures to medication.

2

⑥ 　Such cases grew by 30% in a decade, the report says. Previous reports have noted a similar increase amid a growing number of prescription and non-prescription medications in homes. Emergency room case counts did fall slightly between 2010 and 2011, but the difference wasn't statistically significant, Ferguson says.

⑦ 　In cases where records noted the source of the medications, 27% came from the floor or had been otherwise misplaced; 20% came from a purse, bag or wallet. Another 20% had been left out on counters, dressers, tables or nightstands, and 15% came from a pillbox or bag of pills. An additional

6% came from a cabinet or drawer.

3

⑧　　The findings are not surprising, says Salvador Baeza, a pharmacist who directs the West Texas Regional Poison Center in El Paso.　He was not involved in the report.

4

⑨　　"You have some grandparents who have their whole pharmacy on the kitchen counter or the bathroom counter, and it is there for the taking," he says.

5

⑩　　Even careful parents who typically keep their medications in a safe spot can let their guard down, he says, and briefly leave medications unsecured. "These accidents can happen in an instant," he adds.

6

⑪　　The new data are good evidence that small children infrequently get into properly stored medication, Carr says.

7

⑫　　If you are afraid that you might forget to take or give medication that is stored away out of sight, consider using a cellphone alarm or other reminders, she suggests.

8

⑬　　Parents also can make sure visitors don't leave medications lying around in their purses or coat pockets, she says.　They also should speak up and ask
(a)
that medications be stored away when their children visit the homes of grandparents, other relatives or friends.

⑭　　"That can be an awkward conversation," Carr says.　"But you can just say that 'I have a very curious child who is just at that age where they get into everything'."

⑮　　When you do think a child has taken any medication improperly, the best thing to do is call the national Poison Help Line at 800-222-1222, Baeza says. The line is open 24 hours a day and will connect you with a local center.

⑯　　"If it's something minor, we'll let you know. And if it's something dangerous, we'll let you know," he says.

注：Consumer Product Safety Commission　米国消費者製品安全委員会
出典：Kim Painter. (2013). *USA TODAY*, US Edition. March 20, 2013.

問 1　英文の内容に合うように，⑴～⑸の各文の空所を補うものとして最も適したものをそれぞれ選択肢 1 ～ 4 の中から選びなさい。

　⑴　According to paragraphs ① and ②, children who accidentally take other people's medicine usually get them from ＿＿＿.

　　　1. a medicine cabinet

　　　2. a drawer

　　　3. an emergency room

　　　4. an easy-to-see spot

　⑵　The report results were based on ＿＿＿ cases.

　　　1. 2,315

　　　2. 67,000

　　　3. adults'

　　　4. researchers'

(3) Accidental intake of medicine has _____ over the decade up to 2010.

1. gradually decreased

2. maintained constant

3. greatly increased

4. fluctuated in number

(4) Baeza _____.

1. was the leading researcher in the analysis of the consumer report

2. argued against the interpretation of the study report

3. gave an example of relevant troubles expected to happen

4. complained about parents who leave their medicine inaccessible to children

(5) Carr implies that _____.

1. adults leave medicine in prominent places so that they remember to take them

2. alarms of cellphones are useful devices to distract children's attention from medicine

3. children are eager to find medicine kept away in a cabinet or drawer

4. it is difficult to ask grown-ups to be careful about when to store medicine

問 2 英文の内容に合うように，(1)〜(3)の質問に対する答えとして最も適したものをそれぞれ選択肢 1 〜 4 の中から選びなさい。

(1) What does the word "their" in paragraph ⑬ refer to?
(a)

   1. medications'

   2. parents'

   3. reminders'

   4. visitors'

(2) When should parents call the national Poison Help Line?

   1. when their children take their medicine on purpose

   2. when they know that they need to call an ambulance

   3. when the medicine their babies have taken has minor effects

   4. when their children swallow medicine unintentionally

(3) What is the best title for this passage?

   1. Is your medicine out of children's reach?

   2. Is medicine easy to find in the emergency room?

   3. Is there medicine that can be properly stored?

   4. Are there effective strategies for hiding medicine?

問 3　次の段落（[A]と[B]）は文中の 　　1　　 〜 　　8　　 で示したいずれかの位置に入る。最も適した場所を選択肢１〜４の中から選びなさい。

(1)[A]　The drugs belonged to adults in 86% of cases, the report adds. Moms (31%) and grandparents (38%) were the most common sources.

1. 　　　1　　　　2. 　　　2　　　
3. 　　　3　　　　4. 　　　4　　　

(2)[B]　But there are many things parents and other caregivers can do to minimize risks, says Kate Carr, Safe Kids president and CEO. The first is to store medications out of sight and out of reach ― "up and away," in the catchphrase of an ongoing medication safety campaign led by the Centers for Disease Control and Prevention.

1. 　　　5　　　　2. 　　　6　　　
3. 　　　7　　　　4. 　　　8

Ⅱ 次の英文を読み，下記の設問に答えなさい。

Some of the rice imported into the United States contains high levels of lead, according to a scientific study presented at an American Chemical Society meeting in New Orleans this week. The researchers calculate that based on the levels they found, consumers of all (1) are being exposed to much higher than acceptable amounts of lead when eating imported rice, which comprises some 7% of the rice Americans consume.

Tsanangurayi Tongesayi, Associate Professor of Chemistry at Monmouth University in New Jersey, and colleagues, say they found some of the highest levels of lead in baby food.

Lead in the Food Chain Is a Global Problem

Lead is a neurotoxin: it damages the brain, and in young children whose brains are still growing, it can seriously diminish their capacity to learn and develop intellectually. There is also evidence that it can disrupt children's behavior, such as make them more aggressive, impulsive and hyperactive.

(2) its effect on children's brains, lead increases blood pressure and causes cardiovascular diseases in adults. It can also cause calcium deficiency by replacing calcium in bones, and disrupt the production of haemoglobin causing anaemia.

The researchers point out that agriculture, mining, and the chemical industry in general, is putting more and more toxic heavy metals like lead into the environment and this is getting into the food chain.

While the level of contamination is not evenly spread around the globe, with some countries through tighter regulation being able to keep their levels down, because of the globalized food market, all populations are now equally at risk of being over-exposed to lead in food, regardless of where they live.

Imports of Rice Into the US Are Growing

1

The United States is a big producer and (　3　) of rice, thanks to vast rice fields in Arkansas, California, Mississippi and Texas. But it also imports rice, and current estimates suggest about 7% of the rice Americans consume is from outside the US.

2

Americans consume around 4.4 million metric tons of rice per year, which is around 31 pounds (14 kg) per person.

3

Rice consumption in the US is growing, partly due to population growth, partly due to larger populations of Asians and Hispanics, and partly due to more new rice-based products.

The amount of imported rice that Americans consume is also growing. Since 1999 imports of rice and rice flour into the US have grown by more than 200%.

4

Tongesayi says rice from other countries has made its way into a wide variety of grocery stores and eateries in the US, from large supermarkets and restaurants, to niche outlets that specialize in ethnic foods.

Infants and Children Have the Highest Exposure Levels to Lead in Imported Rice

Tongesayi and his team found levels of lead in rice imported into the US ranged from 6 to 12 mg/kg.

They found the highest amounts of lead in rice imported from Taiwan and China. Rice from the Czech Republic, Bhutan, Italy, India and Thailand also had high amounts of lead.　Samples from other countries like Brazil and Pakistan were still being (　4　), so they weren't able to report on those.

From the contamination figures, the researchers then estimated what the daily exposure levels were likely to be for different groups in the population, and then compared them with the levels that the regulatory authorities say are tolerable.　The comparators they used came from the Food and Drug Administration's (FDA's) Provisional Total Tolerable Intakes (PTTI).

Tongesayi says their analysis shows for adults, the daily exposure levels from eating imported rice are around 20-40 times higher than the FDA's PTTI levels.

But for infants and children, the daily exposure levels would be 30-60 times higher, something he describes as "particularly worrisome given that infants and children are especially vulnerable to the effects of lead poisoning."

He also points out that: "Asians consume more rice, and for these infants and children, exposures would be 60-120 times higher".

According to a recent report from the US Centers for Disease Control and Prevention (CDC), more than than[注] half a million American children aged 1 to 5 years have blood lead levels higher than 5 μg/dL, the new national threshold for (　5　).

注：than が二度使用されているが原典どおり提示した。

出典：Catharine Paddock. (2013). *Medical News Today.* April 13, 2013.

Retrieved from

http://www.medicalnewstoday.com/printerfriendlynews.php?newsid＝259063

問 1 空所（　1　）〜（　5　）を補うのに最も適したものをそれぞれ選択肢 1 〜
4 の中から選びなさい。

(1) 1. farms   2. ages

     3. continents   4. countries

(2) 1. In spite of   2. Regardless of

     3. Because of   4. Apart from

(3) 1. consumer   2. dealer

     3. examiner   4. promoter

(4) 1. analyzed   2. dropped

     3. rejected   4. discussed

(5) 1. success   2. concern

     3. surprise   4. relief

問 2 次の段落が文中の | 1 | 〜 | 4 | で示したいず
れかの位置に入る。最も適したものを選択肢 1 〜 4 の中から選びなさい。

Rice is the staple food of 3 billion people around the world. The Agricultural Marketing Resource Center in the US puts annual global rice consumption at around 437 million metric tons, with China and India being by far the biggest consumers. In 2011, these two countries accounted for around half of the total world consumption of rice.

1. | 1 | 2. | 2 |

3. | 3 | 4. | 4 |

問 3 質問に対する答えとして最も適切なものをそれぞれ選択肢 1 ～ 4 の中から選びなさい。

(1) Why is the lead dangerous to young children?

　1. because it may stop their heart from growing large enough

　2. because it can make children quite depressed to do anything

　3. because it will lead to the disorder of the muscles and blood

　4. because it can make them violent and bad-tempered

(2) Why is the environment contaminated by lead?

　1. The contamination is caused by the chemicals used for farming, the waste from the factories and so on.

　2. The detailed cause is still unknown but some food companies may be to blame.

　3. The cause of the contamination is the worldwide connection of the food manufacturing process.

　4. Lead is a natural element found in rice and other grains.

(3) What is a possible cause for the ineffectiveness in regulating the lead problem?

　1. Laws and regulations will not work effectively as many people travel all around the world.

　2. The imported final products or half-finished products with contaminated rice are difficult to examine.

　3. The fact that the consumption level varies among the countries makes it quite difficult to cope with this problem by laws or regulations.

　4. As the demand for rice is dramatically increasing globally, even the developed countries cannot avoid the lead problem.

(4) Which one is NOT the reason of the increasing rice consumption in the US?

　　1. the increase of the rice import from outside the US

　　2. the increasing number of Asians and Hispanics in the US

　　3. the overall increase of the American population

　　4. increased variety of food made from rice

(5) In addition to the investigation of the amount of lead included in imported rice, what have the researchers done these days?

　　1. They have collected the data of the overall lead contamination in numerous countries.

　　2. They have investigated the daily amount of the lead intake of the people to see if it is within the permissible level.

　　3. They have investigated how the imported rice was distributed in the US through various marketing channels.

　　4. They have been searching for the cause of the rice consumption increase since 1999.

(6) According to the researchers, how many times higher is the daily exposure level of lead to Asian infants and children living in America compared to average American adults?

　　1. 30-60 times

　　2. 60-120 times

　　3. 1-2 time(s)

　　4. 1.5-6 times

(7) What are the researchers mainly worried about?

　　1. high blood pressure levels of American children

　　2. American's consumption of imported rice

　　3. tolerable exposure levels to lead for Americans

　　4. globalization and lead contamination

Ⅲ 次の英文を読み，下記の設問に答えなさい。①〜⑳は段落番号を表す。

① Two new experiments, one involving people and the other animals, suggest that regular exercise can substantially improve memory, although different types of exercise seem to affect the brain quite differently. The news may offer consolation for the growing numbers of us who are entering age groups most at risk for cognitive decline.

② It was back in the 1990s that scientists at the Salk Institute for Biological Studies in La Jolla, Calif., first discovered that exercise bulks up the brain. In groundbreaking experiments, they showed that mice given access to running wheels produced far more cells in an area of the brain controlling memory creation than animals that didn't run. The exercised animals then performed better on memory tests than their sedentary[注1] labmates.

③ ⎡ 1 ⎤ Since then, scientists have been working to understand precisely how, at a molecular level, exercise improves memory, as well as whether all types of exercise, including weight training, are beneficial.
(a)

④ The new studies provide some additional and inspiring clarity on those issues, as well as, incidentally, on how you can get lab rats to weight train.
(b)

⑤ For the human study, published in The Journal of Aging Research, scientists at the University of British Columbia recruited dozens of women ages 70 to 80 who had been found to have mild cognitive impairment, a condition that makes a person's memory and thinking more muddled than would be expected at a given age.

⑥ Mild cognitive impairment is also a recognized risk factor for increasing dementia. Seniors with the condition develop Alzheimer's disease at much higher rates than those of the same age with sharper memories.

⑦ Earlier, the same group of researchers had found that after weight training, older women with mild cognitive impairment improved their associative memory, or the ability to recall things in context — a stranger's name and how you were introduced, for instance.

⑧ Now the scientists wanted to look at more essential types of memory, and at endurance exercise as well. So they randomly assigned their volunteers to six months of supervised exercise. Some of the women lifted weights twice a week. Others briskly walked. And some, as a control measure, skipped endurance exercise and instead stretched and toned.注2

⑨ At the start and end of the six months, the women completed a battery of tests designed to study their verbal and spatial memory. Verbal memory is, among other things, your ability to remember words, and spatial memory is your remembrance of where things once were placed in space. Both deteriorate with age, a loss that's exaggerated in people with mild cognitive impairment.

⑩ And in this study, after six months, the women in the toning group scored worse on the memory tests than they had at the start of the study. Their cognitive impairment had grown.

⑪ But the women who had exercised, either by walking or weight training, performed better on almost all of the cognitive tests after six months than they had before.

⑫ There were, however, differences.

⑬ While both exercise groups improved almost equally on tests of spatial memory, the women who had walked showed greater gains in verbal memory than the women who had lifted weights.

⑭ ☐ 2 ☐ What these findings suggest, the authors conclude, is that endurance training and weight training may have different physiological effects within the brain and cause improvements in different types of memory.

⑮ ☐ 3 ☐ Specifically, the researchers taped weights to the animals' tails and had them repeatedly climb little ladders to simulate resistance training.

⑯   After six weeks, the animals in both exercise groups scored better on memory tests than they had before they trained. But it was what was going on in their bodies and brains that was revelatory.注3 The scientists found that the runners' brains showed increased levels of a protein known as BDNF, or brain-derived neurotrophic factor, which is known to support the health of existing neurons and coax the creation of new brain cells. The rat weight-trainers' brains did not show increased levels of BDNF.

⑰   &boxed{\quad 4 \quad} The tail trainers, however, did have significantly higher levels of another protein, insulinlike growth factor, in their brains and blood than the runners did. This substance, too, promotes cell division and growth and most likely helps fragile newborn neurons to survive.

⑱   What all of this new research suggests, says Teresa Liu-Ambrose, an associate professor in the Brain Research Center at the University of British Columbia who oversaw the experiments with older women, is that for the most robust brain health, it's probably advisable to incorporate both aerobic and resistance training. It seems that each type of exercise "selectively targets different aspects of cognition," she says, probably by sparking the
(c)
release of different proteins in the body and brain.

⑲   But, she continues, no need to worry if you choose to concentrate solely on aerobic or resistance training, at least in terms of memory improvements. The differences in the effects of each type of exercise were subtle, she says,
(d)
while the effects of exercise — any exercise — on overall cognitive function were profound.

⑳   "When we started these experiments," she says, "most of us thought that, at best, we'd see less decline" in memory function among the volunteers who exercised, which still would have represented success. But beyond merely stemming people's memory loss, she says, "we saw actual improvements," an outcome that, if you're waffling about注4 exercising today, is worth remembering.

注1：sedentary　（運動をしないで）いつも座っている

注2：tone　体のバランスを調整する，体を引き締める

注3：revelatory　啓示的な

注4：waffling about〜　〜について煮え切らない態度をとる

出典：Gretchen Reynolds.　(2013).　Getting a brain boost through exercise. *The New York Times*. April 10, 2013. Retrieved from http://well.blogs.nytimes.com/2013/04/10/how-exercise-may-boost-the-brain/

問1　以下の英文の書き出しに続くものとして最も適したものを，それぞれ選択肢1〜4の中から選びなさい。

(1)　The word beneficial in paragraph ③ is closest in meaning to
(a)

   1.　possible
          2.　harmless

   3.　productive
         4.　helpful

(2)　The word incidentally in paragraph ④ is closest in meaning to
(b)

   1.　by the way
        2.　by chance

   3.　by and large
      4.　by far

(3)　The word sparking in paragraph ⑱ is closest in meaning to
(c)

   1.　triggering
       2.　burning

   3.　colliding
        4.　blocking

(4)　The word subtle in paragraph ⑲ is closest in meaning to
(d)

   1.　overwhelming
     2.　sophisticated

   3.　insignificant
      4.　overlooked

問 2 次の<u>文</u>が本文中の [1] ～ [4] のいずれかの位置に入る。最も適切なものを1つ選びなさい。

That idea tallies nicely with the results of the other recent study of exercise and memory, in which lab rats either ran on wheels or, to the extent possible, lifted weights.

問 3 次の質問に対する答えとして最も適したものを，それぞれ選択肢1～4の中から選びなさい。

(1) What was suggested in the study conducted at the Salk Institute?
    1. By exercising, people may be able to retain memory better.
    2. By running, people can size up their brain.
    3. Any animals can be sedentary quite easily.
    4. Animals that did not run suffered from memory loss.

(2) Who were the participants of the study that was published in The Journal of Aging Research?
    1. 70 to 80 female students majoring in science at the University of British Columbia
    2. retired women who were interested in scientific experiments
    3. senior women who had greater memory decline than their peers
    4. older women who were diagnosed with Alzheimer's disease

(3) What does "more essential types of memory" in paragraph ⑧ refer to?
    1. associative and spatial memory
    2. verbal and spatial memory
    3. verbal and associative memory
    4. spatial and contextual memory

⑷ How did the researchers get the rats to lift weights?

1. by putting a tiny barbell on the rats' shoulders and getting them to go up and down the ladders

2. by putting a tiny barbell on the rats' shoulders and having them run on the wheels

3. by attaching a weight to the rats' tails and having them run on the wheels

4. by attaching a weight to the rats' tails and getting them to go up and down the ladders

⑸ According to the passage, what is NOT recommended for improving memory?

1. stretching and toning

2. walking on a regular basis

3. concentrating on one type of exercise

4. undertaking both aerobic and resistant exercises

Ⅳ 次の英文を読み，下記の設問に答えなさい。

Our next interview in the HR Thought Leadership[注1] series features Ed Shaw, Global Lead of Talent Development, on the topic of leadership. Ed offers his insights and advice on how to create and lead a high functioning team and how to inspire others to achieve success and innovation.

Q: How would you define a great leader?

I think a great leader is someone who is able to understand and listen to the needs of the employees, helping them to develop their career and skills. Great leaders also need to have clarity on their expectations, in-line with business goals, support they can provide, availability to the team and individuals, and have strong written and verbal communication skills, alongside listening skills. I think the formal approach, setting up a cadence[注2] of one-on-one and team meetings, is important but that this also needs to be supplemented with informal elements, such as dropping someone a[注3] SMS[注4] to thank them or to check in <u>periodically</u>. If people know that you're thinking
_(a)
about them and that you are there if they do need you, you empower them to go ahead and take a few more risks because they know they have your support. And when they are not sure about something, they know they can come and check in with you in the moment that they need you.

Q: What leadership practices do you feel are most helpful in achieving team success and innovation?

I think encouraging innovation is about initially challenging your team to aim high and acknowledge that we can occasionally fail. You can almost say that you need to make mistakes in order to progress. Something my boss has been very good at is allowing me the freedom to make mistakes. And, as long as I was clear on the learning from that mistake, it was accepted. Obviously if you continue to make the same mistake, you're not progressing and not gaining wisdom that you can apply to the next lesson. When you're allowing people the freedom to innovate, the reality is on occasion they're going to make the wrong choice.

Mistakes can only be made if we're cognizant of the risks. People can't go off in isolation and make decisions on something that actually can have a risk to the company or from a legal standpoint. So the risk must be clear, and agreed upfront, otherwise it could be too dangerous. Also, there must be no surprises. I think giving people the safety net of your support, but allowing them the empowerment to go and define their own approach and their own way of achieving a goal is great. But there cannot be surprises because that's how you disrupt a business. If the consideration for risk has been discussed then I
(b)
always try to encourage my team to find their own path, and bring their own flair — this, in turn, leads to the team member stretching their ability to succeed.

I believe that my role is to help the team become successful and I think my boss considers my success when the team over-delivers on everything they should. Therefore, if the team is successful, that's what ultimately makes me successful.

Q: What are the key elements to a successful team?

The team leader's first role is to define their perspective on leadership and their part in the team. For instance, how they will operate, what is their leadership and personal style, what is their expectation of the team or individuals, what will they do for the team and what will they not. So once the scope, boundaries and framework for the team are established, you can then define the roles, how people are going to be organized and rewarded, and how they will be evaluated based on those criteria.

Hopefully by defining the ground rules of how you're going to operate will allow people the freedom to succeed, as long as you're open in your communication; whether those receiving praise or those receiving constructive feedback. I think that's what encourages people to go off and surpass obstacles because once they see someone make a mistake and their mistake is called out, not because that person has made an error but more around the learning we can all take from it, people will feel they have a safe environment in which they can go and take a little risk, potentially to achieve greater results, knowing they have your support. The worse thing a leader can do is purposely have their own agenda — you're the keeper of the team, you're not the team.

The other element the leader brings, to ensure <u>tangible</u> success, is the (C) vision from the outset — being able to clearly define the end state, though not necessarily the steps to achieve the goal; the team's diversity can ensure the delivery, once the vision is crystalised for all.

So my view is that great leaders contribute to a team's success by setting the vision clearly to all, encouraging participation in building the steps to achieve, surrounding themselves by a diverse group of individuals with complementary skills that cause creative abrasion[注5], and then ensure the team's success is visible, clearly communicated and recognized, to the team's credit versus their own.

Q: Do you think good leadership qualities are innate in people or can they be taught?

I think people can be born with the tendency towards strong leadership, or possess natural leadership skills — this puts them in a stronger position for

leadership roles and makes others naturally gravitate towards them. I think
                                                     (d)
certain people possess qualities and strengths in their personality make-ups
that contribute towards a tendency to display more strengths and skills of
leadership — they will still need to hone these skills and ensure they are
cognizant of other's perceptions, but these in-born qualities of communication,
or visionary ability, make them leaders more readily or more obviously.
However, I think you can teach someone and anyone to be a better leader.
Leadership skills may be (A) but they can also be (B). In an
established company, you need to take a combination of both. Find positions
for your natural leaders that play to their strengths, but built[注6] a robust
                                                                      (e)
leadership development portfolio to expand aspiring leadership capability in
parallel; obviously this portfolio can also be utilized to improve existing natural
leaders as much as those who wish to emulate them.

Q: Any last words?

To become a great leader, your self-(C) needs to be a key priority.
You cannot have blind spots as a leader, because if they're blind to you, you
can almost guarantee that they're not blind to other people. You need to make
sure you establish a feedback network early, to make sure you understand
which pieces are maintained and which pieces you may have lost focused.
That continual self-(C) and reflection is what allows people to become the
best leaders and reduces the risks of allowing key leadership skills to decline
or be eliminated.

注1：HR Thought Leadership　人的資源についてのオピニオンリーダーシップ

注2：cadence　調子，歩調

注3：文法的には an であるが，原典どおり提示した。

注4：SMS　Short Message Service　ショートメッセージサービス

注5：abrasion　摩耗

注6：文法的には build であるが，原典どおり提示した。

出典：Tom Flanagan．　(2013)．　Ed Shaw on Leadership, Innovation, and Success [interview]．*Business 2 Community*．April 25, 2013．Retrieved from　http://www.business2community.com/expert-interviews/ed-shaw-on-leadership-innovation-and-success-interview-0476468

問 1　下線部の単語の英文内で使われている意味として，最も適切なものをそれぞれ選択肢 1 ～ 4 の中から選びなさい。

(1)　periodically
　(a)
　　1．regularly　　　　　　　　　2．constantly

　　3．definitely　　　　　　　　4．spontaneously

(2)　disrupt
　(b)
　　1．forbid　　　　　　　　　　2．hinder

　　3．diminish　　　　　　　　　4．prohibit

(3)　tangible
　(c)
　　1．tolerable　　　　　　　　　2．valuable

　　3．imaginable　　　　　　　　4．attainable

⑷ <u>gravitate</u>
_(d)

  1. provoke   2. drag

  3. attract   4. slide

⑸ <u>robust</u>
_(e)

  1. firm   2. organized

  3. endangered   4. rewarded

問 2 英文の内容に合うように，⑴〜⑸の空所を補うものとして最も適したものをそれぞれ選択肢 1 〜 4 の中から選びなさい。ただし，⑷および⑸は本文からの抜き出しである。

⑴ One of the characteristics of a great leader is being able to _____.

  1. communicate indirectly instead of face to face

  2. respond to the needs of employees

  3. make sure the employees don't make mistakes

  4. speak many languages to various employees

⑵ According to Mr. Shaw's interview, what could be helpful for team success and innovation is _____.

  1. allowing continued mistake during development

  2. giving the freedom to take calculated risks

  3. concealing business practices to avoid legal problem

  4. encouraging employees to work independently at first

⑶ The key elements to a successful team are to _____.

  1. keep the team agenda and disregard mistakes

  2. be critical of mistakes and evaluate personal styles

  3. give rewards and provide constructive feedback

  4. define how to operate and clarify the vision

⑷ Leadership skills may be (A) but they can also be (B).

    1. A: inherent   B: developed

    2. A: innate   B: declined

    3. A: operated   B: learned

    4. A: nurtured   B: built

⑸ To become a great leader, your self-(C) needs to be a key priority.

    1. confidence

    2. defense

    3. awareness

    4. discipline

V 自由英作文問題

　下記のテーマについて，英語で自分の考えを述べなさい。書体は活字体でも筆記体でもよいが，解答は所定の範囲内に収めなさい。

　In some countries, especially in Europe, selling animal-tested cosmetics is banned. What do you think about it? Write your opinion and explain in detail why you think that way (the more you write, the better your score will likely be). Any writing that is not related to this topic will not receive credit.

数　学

問題 　　　26年度

I 　□ に適する解答をマークせよ。ただし，同一問題で同じ記号の □ がある場合には同一の値がはいる。

(1)　2次の正方行列 A に対し

$$\begin{pmatrix} 1 & -2 \\ 2 & -4 \end{pmatrix} A = \begin{pmatrix} -11 & 1 \\ -22 & 2 \end{pmatrix}$$

$$\begin{pmatrix} 2 & -2 \\ 3 & -3 \end{pmatrix} A = \begin{pmatrix} -8 & 6 \\ -12 & 9 \end{pmatrix}$$

が成立している。

$$\begin{pmatrix} 1 & -2 \\ 1 & -1 \end{pmatrix}^{-1} = \begin{pmatrix} \boxed{アイ} & \boxed{ウ} \\ \boxed{エオ} & \boxed{カ} \end{pmatrix} を用いると$$

$$A = \begin{pmatrix} \boxed{キ} & \boxed{ク} \\ \boxed{ケ} & \boxed{コ} \end{pmatrix} となる。$$

(2) $y = \sqrt{x}$ を微分すると $y' = ax^b$ となる。ただし $a = \dfrac{\boxed{\text{ア}}}{\boxed{\text{イ}}}$,

$b = \dfrac{\boxed{\text{ウエ}}}{\boxed{\text{オ}}}$ である。

$y = \sqrt{x}$ のグラフの $(1,1)$ での接線の式は $y = \dfrac{\boxed{\text{カ}}}{\boxed{\text{キ}}}x + \dfrac{\boxed{\text{ク}}}{\boxed{\text{ケ}}}$

であり，接線上で $x = 1 + h$ での値は $\boxed{\text{コ}} + \dfrac{\boxed{\text{サ}}}{\boxed{\text{シ}}}h$ である。

h が小さいときは $\boxed{\text{コ}} + \dfrac{\boxed{\text{サ}}}{\boxed{\text{シ}}}h$ は $\sqrt{1+h}$ の良い近似となって

いる（$h > 0$ ときは $0 < \boxed{\text{コ}} + \dfrac{\boxed{\text{サ}}}{\boxed{\text{シ}}}h - \sqrt{1+h} < \dfrac{1}{8}h^2$ が成立

する)。

たとえば $\sqrt{17} = 4\sqrt{1 + \dfrac{\boxed{\text{ス}}}{\boxed{\text{セソ}}}}$ である。

この近似値は $\boxed{\text{タ}}\left(1 + \dfrac{\boxed{\text{チ}}}{\boxed{\text{ツテ}}}\right) = \boxed{\text{ト}} + \dfrac{\boxed{\text{ナ}}}{\boxed{\text{ニ}}}$ で

ある。

$\sqrt{17}$ を小数第 2 位まで求めると $\boxed{\text{ヌ}}$ ． $\boxed{\text{ネノ}}$ となる。

同様に $\sqrt{37}$ の近似値は $\boxed{\text{ハ}} + \dfrac{\boxed{\text{ヒ}}}{\boxed{\text{フヘ}}}$ であり，$\sqrt{37}$ を小数第 2 位ま

で求めると $\boxed{\text{ホ}}$ ． $\boxed{\text{マミ}}$ となる。

(3) 3次関数 $y = x^3 - 4x$ のグラフを平行移動して，x 軸と 1, 2 及びもう一点で交わるようにしたい。

このような平行移動は 2 通りある。

一つは x 軸方向に $\dfrac{3 - \sqrt{5}}{2}$, y 軸方向に $\sqrt{5}$ 平行移動するもので，3つ目の交点の x 座標は $\dfrac{3 - 3\sqrt{5}}{2}$ である。

もう一つは x 軸方向に $\dfrac{3 + \sqrt{5}}{2}$, y 軸方向に $-\sqrt{5}$ 平行移動するもので，3つ目の交点の x 座標は $\dfrac{3 + 3\sqrt{5}}{2}$ である。

(4) 極をOとする極座標を考える。$(\sqrt{2}, 0)$ に A_0 が，$(\sqrt{2}, \frac{\pi}{2})$ に B_0 が，$(\sqrt{2}, \pi)$ に C_0 が，$(\sqrt{2}, \frac{3}{2}\pi)$ に D_0 があり，四角形 $A_0B_0C_0D_0$ は一辺 2 の正方形となっている。

A_n, B_n, C_n, D_n $(n = 1, 2, \cdots)$ を次のように定義する。

点 A_n を $A_{n-1}B_{n-1}$ を $3 - \sqrt{3} : 3 + \sqrt{3}$ に内分する点とし，

点 B_n を $B_{n-1}C_{n-1}$ を $3 - \sqrt{3} : 3 + \sqrt{3}$ に内分する点とし，

点 C_n を $C_{n-1}D_{n-1}$ を $3 - \sqrt{3} : 3 + \sqrt{3}$ に内分する点とし，

点 D_n を $D_{n-1}A_{n-1}$ を $3 - \sqrt{3} : 3 + \sqrt{3}$ に内分する点とする。

このとき，以下の問いに答えよ。

$$\frac{A_nO}{A_{n-1}O} = \frac{\sqrt{\boxed{\text{ア}}}}{\boxed{\text{イ}}}, \quad A_nB_n = \boxed{\text{ウ}} \left(\frac{\sqrt{\boxed{\text{エ}}}}{\boxed{\text{オ}}}\right)^n$$

A_0, A_1, A_2, $\cdots$ は曲線 $r = ae^{b\theta}$ 上にある。ただし

$$a = \sqrt{\boxed{\text{カ}}}, \quad b = \frac{6}{\pi} \log \frac{\boxed{\text{キ}}}{\boxed{\text{ク}}} \quad \text{である。}$$

$A_0B_0C_0D_0$ の面積 $+ A_1B_1C_1D_1$ の面積 $+ A_2B_2C_2D_2$ の面積 $+ \cdots = \boxed{\text{ケコ}}$ である。

⑸ 半径1の球がある。この球を平面で2つに切り分けることを考える。たとえば、中心からの距離が $\frac{1}{2}$ の平面で2つに切り分けると、小さいほうの部分の体積と大きいほうの部分の体積の比は $\boxed{ア}$: $\boxed{イウ}$ となる。次に、楕円 $\frac{1}{4}x^2 + y^2 = 1$ について考える。この楕円の接線で傾きが $\frac{2}{3}$ で x 軸の正の部分で交点を持つ接線は、$y = \frac{2}{3}x - \dfrac{\boxed{エ}}{\boxed{オ}}$ である。次にこの楕円を x 軸まわりに一回転させてできる回転体 V について考える。このとき、V の体積は $\dfrac{\boxed{カ}}{\boxed{キ}}\pi$ になる。ここで、xy 平面に垂直な平面で、xy 平面との交線が $y = \frac{2}{3}x - a$ $(a \geqq 0)$ となる平面を考える。まず、$a = 0$ のときは、断面は楕円となり、その面積は $\dfrac{\boxed{ク}\sqrt{\boxed{ケコ}}}{\boxed{サ}}\pi$ となる。

$a = \dfrac{\boxed{シ}}{\boxed{ス}}$ のときは、体積を $\boxed{ア}$: $\boxed{イウ}$ に V を分ける。

補 足 説 明

　下から2行目先頭の「断面」とは、$a = 0$ のときの xy 平面に垂直な平面と V との交線の作る楕円をあらわしている。

$\boxed{\text{II}}$ $\boxed{}$ に適する解答をマークせよ。$\boxed{\text{コ}}$，$\boxed{\text{サ}}$ は下の選択肢から適当なものを選べ。ただし，同じ記号の $\boxed{}$ がある場合には同一の値がはいる。

中心 $(-2, 0)$，半径 r の円 C があり，この円上の動点 $P(p-2, q)$ をとる。ただし $p^2 + q^2 = r^2$ である。点 $S(2, 0)$ とするとき，PS の垂直 2 等分線が動く範囲を考えたい。

点 $X(x, y)$ がある垂直二等分線上にある場合は，PS の中点を M とすると PS と XM は直交する。このとき

$$qy = -p(x + \boxed{\text{ア}}) + (\boxed{\text{イ}}\, x + \frac{r^2}{\boxed{\text{ウ}}})$$

となる。X に対して動点 P が存在する条件を考える。この場合，両辺を平方しても p が満たすべき式としては一般性を失わないことがわかっているので，次の式を得る。

$$p^2\{(x + \boxed{\text{ア}})^2 + y^2\} - 2p(x + \boxed{\text{ア}})(\boxed{\text{イ}}\, x + \frac{r^2}{\boxed{\text{ウ}}})$$
$$+ (\boxed{\text{イ}}\, x + \frac{r^2}{\boxed{\text{ウ}}})^2 - r^2 y^2 = 0$$

p が異なる 2 実数解をもてば点 X に対して二つの垂直 2 等分線が存在する。この条件は $r^2 y^2 + (r^2 - \boxed{\text{エオ}})x^2 - \dfrac{r^2}{4}(r^2 - \boxed{\text{エオ}}) > 0$ となる。この式が満たす領域の境界となる 2 次曲線は

$r^2 y^2 + (r^2 - \boxed{\text{エオ}})x^2 - \dfrac{r^2}{4}(r^2 - \boxed{\text{エオ}}) = 0$ でその焦点は

$(\boxed{\text{カキ}}, 0)$ および $(\boxed{\text{ク}}, 0)$ である。$r > \boxed{\text{ケ}}$ のとき $\boxed{\text{コ}}$ となり，$r < \boxed{\text{ケ}}$ のとき $\boxed{\text{サ}}$ となる。

選択肢

a）楕　円 　　　　b）放物線 　　　　c）双曲線

d）円 　　　　　　e）直　線 　　　　f）サイクロイド

$\boxed{\text{III}}$　次の問いに答えよ。

(1)　三角形の内心の定義を述べよ。

(2)　$\vec{u}$ を長さ 1 のベクトル，$\vec{v}$ を $\vec{u}$ と平行でないベクトルとする。さらに，$\vec{w} = \vec{v} - (\vec{v} \cdot \vec{u})\vec{u}$ としたとき，$\vec{u}$ と $\vec{w}$ は直交することを示せ。

(3)　$\vec{u}$, $\vec{v}$ を長さ 1 の平行でないベクトルとする。さらに，$\vec{w} = k\vec{v} + l\vec{u}$ とおく（k, l は正の実数）。$\vec{x} = \vec{w} - (\vec{w} \cdot \vec{u})\vec{u}$，$\vec{y} = \vec{w} - (\vec{w} \cdot \vec{v})\vec{v}$ とおくとき，$|\vec{x}| = |\vec{y}|$ となる k, l の条件を与えよ。

(4)　三角形 OAB に対して，辺の長さを OB $= a$，OA $= b$，AB $= c$ とおく。さらに，$\overrightarrow{\text{OA}} = \vec{f}$，$\overrightarrow{\text{OB}} = \vec{g}$ とおく。さらに，三角形 OAB の内心を I としたとき，$\overrightarrow{\text{OI}}$ を $\vec{f}$, $\vec{g}$ で表せ。

物　理

問題　　26年度

Ⅰ　以下の問題（**第1問～第3問**）の答えをマークシートに記せ。

第1問　次の問い（**問1～問5**）に答えよ。〔解答番号　1　～　7　〕

問1　図1のように，一様な棒を水平なあらい床の上にのせ，水平とのなす角が45°のなめらかな斜面に立てかける。棒を傾けていくとき，棒と水平とのなす角θがある値になると棒がすべり出した。このときの tanθ はいくらか。正しいものを，下の①〜⑩のうちから一つ選べ。ただし，棒と床との間の静止摩擦係数を μ とし，三角関数の公式

$$\cos(\alpha \pm \beta) = \cos\alpha\cos\beta \mp \sin\alpha\sin\beta$$

を用いてよい。

$\tan\theta = \boxed{1}$

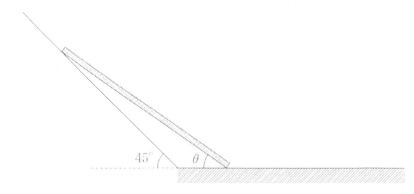

図1

① $\dfrac{1}{\mu} - \dfrac{\sqrt{2}}{2}$　　　② $\dfrac{1}{\mu} - 1$　　　③ $\dfrac{1}{\mu}$

④ $\dfrac{1}{\mu} + \dfrac{\sqrt{2}}{2}$　　　⑤ $\dfrac{1}{\mu} + 1$　　　⑥ $\dfrac{1}{2}\left(\dfrac{1}{\mu} - \dfrac{\sqrt{2}}{2}\right)$

⑦ $\dfrac{1}{2}\left(\dfrac{1}{\mu} - 1\right)$　　　⑧ $\dfrac{1}{2\mu}$　　　⑨ $\dfrac{1}{2}\left(\dfrac{1}{\mu} + \dfrac{\sqrt{2}}{2}\right)$

⑩ $\dfrac{1}{2}\left(\dfrac{1}{\mu} + 1\right)$

問2 図2のように，音波発信部と受信部が一体となった装置が静止している。発信部から出た振動数 f，波長 λ の音波は，装置に向かって速さ v で進む車に当たり，反射されて受信部で測定される。空気中の音の速さを $V(V>v)$ として，下の問い((a)，(b))に答えよ。

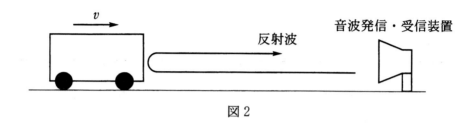

図2

(a) 装置から発信された音波を，速さ v で進む車で観測すると，音波の振動数は f の何倍になるか。正しいものを，下の解答群①～⑨のうちから一つ選べ。 2 倍

(b) 装置の受信部で測定された反射波の波長は，λ の何倍になるか。正しいものを，下の解答群①～⑨のうちから一つ選べ。 3 倍

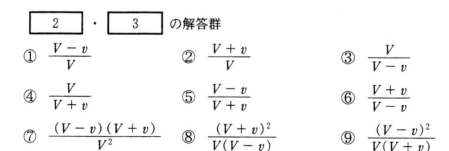

問 3 図3のように，電気量 $Q(Q>0)$ の点電荷を x 軸上の原点Oに，電気量 $-2Q$ の点電荷を x 軸上の座標が $x=-a(a>0)$ の点に固定した。下の問い((a), (b))に答えよ。

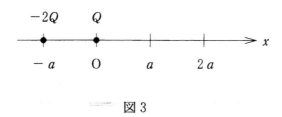

図 3

(a) x 軸上の座標が x である位置の電位は $x>0$ のときどのように表されるか。正しいものを，次の①〜⑥のうちから一つ選べ。ただし，静電気力に関するクーロンの法則の比例定数を k とし，無限遠方の電位を0にとるものとする。　4

① $k\dfrac{Q(a-x)}{x(x+a)}$　　② $k\dfrac{Q(a+x)}{x(x-a)}$　　③ $k\dfrac{Q(a-x)}{(x+a)^2}$

④ $k\dfrac{Qa}{x(x+a)}$　　⑤ $k\dfrac{Qa}{x(x-a)}$　　⑥ $k\dfrac{Qa}{(x-a)^2}$

(b) x 軸上で座標が $2a$ の位置に正の電気量を持つ点電荷を静かに置いたところ，点電荷は x 軸上を動き始めた。この点電荷が x 軸上を運動するとき，到達できる最大の x 座標はいくらか。正しいものを，次の①〜⑥のうちから一つ選べ。　5

① $(1+\sqrt{2})a$　　② $3a$　　③ $(2+\sqrt{2})a$

④ $4a$　　⑤ $(3+\sqrt{2})a$　　⑥ $5a$

問 4 半径 a の円形の金属リングが磁束密度 B_0 の一様な磁界に垂直に置かれている(図4)。この一様な磁束密度の大きさを，時刻 t で $B = B_0 \times (1 - \dfrac{t}{T})$ となるように，$t = 0$ から $t = T$ まで一定の割合で減少させた。リング全体の電気抵抗を R とすると，この間に生じたジュール熱はいくらか。正しいものを，下の①〜⑧のうちから一つ選べ。 6

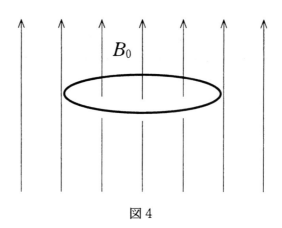

図 4

① $\dfrac{\pi a^2 B_0}{RT}$ ② $\dfrac{\pi a^2 B_0}{2RT}$ ③ $\dfrac{\pi a^2 B_0}{RT^2}$ ④ $\dfrac{\pi a^2 B_0}{2RT^2}$

⑤ $\dfrac{\pi^2 a^4 B_0^2}{RT}$ ⑥ $\dfrac{\pi^2 a^4 B_0^2}{2RT}$ ⑦ $\dfrac{\pi^2 a^4 B_0^2}{RT^2}$ ⑧ $\dfrac{\pi^2 a^4 B_0^2}{2RT^2}$

問 5 温度 48 ℃ の酸素分子(分子量 32)の理想気体がある。気体分子の速度の 2 乗平均の平方根 $\sqrt{\overline{v^2}}$ を分子の平均速度とするとき，この酸素分子の平均速度を求めよ。気体定数を $R = 8.3\,\mathrm{J/(mol \cdot K)}$ として，最も近いものを，次の①〜⑧のうちから一つ選べ。

$\sqrt{\overline{v^2}} = $ 7 m/s

① 50 ② 100 ③ 200 ④ 300
⑤ 400 ⑥ 500 ⑦ 700 ⑧ 1000

第2問 図1は，抵抗値 R の三つの抵抗を Δ(デルタ)形に接続した閉回路に端子をつけたもので，Δ接続回路とよばれる。端子から点Aに流れ込む電流を I_A として，点B，点Cから端子に流れ出る電流をそれぞれ I_B, I_C とする ($I_C = I_A - I_B$)。また，AB間をつなぐ抵抗に流れる電流を J とする。導線の抵抗は無視できるとして，下の問い(**問1～問4**)に答えよ。〔**解答番号** $\boxed{1}$ ～ $\boxed{4}$ 〕

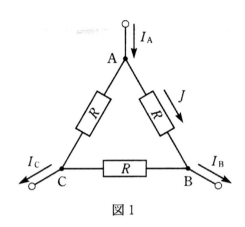

図1

問1 図1の電流 J を表す式として，正しいものを，次の①～⑧のうちから一つ選べ。

$J = \boxed{1}$

① $\dfrac{1}{2}(I_A + I_B)$　　② $\dfrac{1}{2}(I_A - 2I_B)$　　③ $\dfrac{1}{3}(I_A + I_B)$

④ $\dfrac{1}{3}(3I_A - 2I_B)$　　⑤ $\dfrac{1}{6}(I_A + 2I_B)$　　⑥ $\dfrac{1}{6}(I_A - 3I_B)$

⑦ $\dfrac{1}{6}(3I_A + 2I_B)$　　⑧ $\dfrac{1}{8}(I_A + 3I_B)$

問 2 図１の△接続回路で消費される電力はいくらか．正しいものを，次の①〜⑧のうちから一つ選べ． 2

① $\dfrac{R}{9}(I_A - I_B)^2$ ② $\dfrac{R}{9}(I_A + I_B)^2$

③ $\dfrac{R}{6}(2I_A + I_B)^2$ ④ $\dfrac{R}{3}(I_A^2 + I_B^2)$

⑤ $\dfrac{R}{3}(I_A^2 + I_A I_B - I_B^2)$ ⑥ $\dfrac{2R}{3}(I_A^2 - I_A I_B + I_B^2)$

⑦ $\dfrac{R}{9}(2I_A^2 + I_A I_B + I_B^2)$ ⑧ $\dfrac{R}{3}(2I_A^2 - I_A I_B + 2I_B^2)$

問 3 各端子に流れる電流と，各端子間の電位差が常に等しい二つの回路を等価回路とよぶ．図２は，図１の△接続回路と，逆Ｙ形の接続回路（Ｙ接続回路）である．Ｙ接続回路の抵抗値 r を適当に選ぶと，各端子に流れる電流 I_A, I_B, I_C と AB，BC，CA 間の電位差が二つの回路で等しくなり，Ｙ接続回路は△接続回路の等価回路となる．このときのＹ接続回路の抵抗値 r として正しいものを，下の①〜⑧のうちから一つ選べ．

$r =$ 3

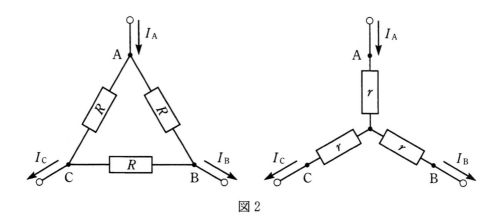

図２

① R ② $2R$ ③ $3R$ ④ $6R$
⑤ $\dfrac{R}{2}$ ⑥ $\dfrac{R}{3}$ ⑦ $\dfrac{R}{6}$ ⑧ $\dfrac{R}{9}$

問 4 図 3 は，抵抗値 R の四つの抵抗と抵抗値 $2R$ の一つの抵抗を接続したもので，図 1 の Δ 接続回路を一部分に含む回路である。電流 I_A が端子から点 A に流れ込み，点 D から I_A が流れ出る。等価回路の考え方を用いて，AD 間の合成抵抗を求めるといくらになるか。正しいものを，下の①〜⑧のうちから一つ選べ。 4

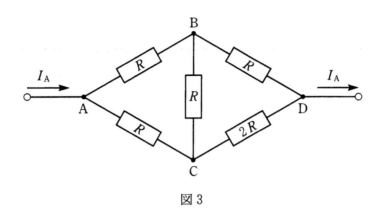

図 3

① $\dfrac{3R}{2}$ ② $\dfrac{3R}{4}$ ③ $\dfrac{3R}{5}$ ④ $\dfrac{5R}{7}$

⑤ $\dfrac{12R}{7}$ ⑥ $\dfrac{7R}{10}$ ⑦ $\dfrac{13R}{11}$ ⑧ $\dfrac{17R}{12}$

第3問 音は，音を伝える媒質の密度変化が伝わる現象である。音速 U を求めるために，断面積 S の管内の圧力 p，密度 ρ の静止した気体に伝わる音を次のように考えよう。図1(a)のピストンを時刻 $t=0$ に速度 Δv で押すと，ピストンに接する気体の層はピストンと同じ速度 Δv で右に押し込まれ，密度変化 $\Delta \rho$ とともに圧力変化 Δp，速度変化 Δv が次々と音速 U で伝わり，時刻 t にはこの変化が図1(b)の領域Aに広がるとする。この領域Aの気体は，時刻 $t=0$ における図1(a)の領域 A_0 の気体と質量が等しい。図1(a)の気体全体は速度をもたないが，図1(b)の領域Aの気体の速度は Δv である。気体を理想気体として，下の問い(問1～問6)に答えよ。〔解答番号 1 ～ 6 〕

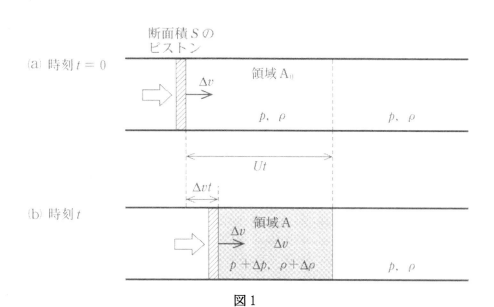

図1

問 1 音の伝わりは速いので，熱が出入りする間もない断熱変化の現象である。断熱変化における圧力変化 Δp と体積変化 ΔV の関係は，圧力 p，体積 V，温度 T を $p + \Delta p$，$V + \Delta V$，$T + \Delta T$ となるように微小変化させたときの状態方程式と，断熱変化の場合の熱力学第一法則から導ける。Δp は ΔV を用いてどのように表わされるか。$\Delta p \times \Delta V$ は無視できるとして，正しいものを，次の①〜⑥のうちから一つ選べ。ただし，気体の定積モル比熱を C_V，気体定数を R として $\gamma = \dfrac{C_V + R}{C_V}$ とする。 $\boxed{\quad 1 \quad}$

① $\dfrac{\gamma p \Delta V}{V}$ 　② $\dfrac{p \Delta V}{\gamma V}$ 　③ $p V^{\gamma - 1} \Delta V$

④ $- \dfrac{\gamma p \Delta V}{V}$ 　⑤ $- \dfrac{p \Delta V}{\gamma V}$ 　⑥ $- p V^{\gamma - 1} \Delta V$

問 2 問 1 の結果から圧力変化 Δp と密度変化 $\Delta \rho$ の関係を求めよう。密度 ρ と体積 V の積は一定なので，体積を ΔV 微小変化させたとき密度の微小変化 $\Delta \rho$ は

$$\rho V = (\rho + \Delta \rho)(V + \Delta V)$$

という関係式で決まる。$\Delta \rho \times \Delta V$ を無視したとき，Δp は $\Delta \rho$ でどのように表わされるか。正しいものを，次の①〜⑥のうちから一つ選べ。 $\boxed{\quad 2 \quad}$

① $\dfrac{\gamma p \Delta \rho}{\rho}$ 　② $\dfrac{p \Delta \rho}{\gamma \rho}$ 　③ $p \rho^{-\gamma - 1} \Delta \rho$

④ $- \dfrac{\gamma p \Delta \rho}{\rho}$ 　⑤ $- \dfrac{p \Delta \rho}{\gamma \rho}$ 　⑥ $- p \rho^{-\gamma - 1} \Delta \rho$

問 3 図 1 (a) の領域 A_0 と図 1 (b) の領域 A の気体の質量は等しいことから，Δv は U を用いてどのように表されるか。$\Delta \rho \times \Delta v$ は無視できるとして，正しいものを，次の①〜⑥のうちから一つ選べ。 $\boxed{\quad 3 \quad}$

① $\dfrac{\Delta p}{U \rho}$ 　② $\dfrac{\Delta p}{2 U \rho}$ 　③ $\dfrac{U \Delta p}{p}$

④ $\dfrac{U \Delta p}{2 p}$ 　⑤ $\dfrac{U \Delta \rho}{\rho}$ 　⑥ $\dfrac{U \Delta \rho}{2 \rho}$

問 4 図 1 (b) の領域 A の気体は運動量をもつ。領域 A の気体は右向きに $(p + \Delta p)S$, 左向きに pS の力を受けているので, 時刻 t までにこの気体に与えられた力積は右向きに $\Delta p S t$ となる。Δp はどのように表されるか。正しいものを, 次の①~⑧のうちから一つ選べ。 $\boxed{4}$

① $\rho \Delta v$ ② $2\rho \Delta v$ ③ $\dfrac{1}{2}\rho U^2$ ④ ρU^2

⑤ $2\rho U^2$ ⑥ $\dfrac{1}{2}\rho U \Delta v$ ⑦ $\rho U \Delta v$ ⑧ $2\rho U \Delta v$

問 5 問 2 ~ 問 4 の結果から音速 U は, p, ρ, γ を用いてどのように表せるか。正しいものを, 次の①~⑧のうちから一つ選べ。 $\boxed{5}$

① $\dfrac{\gamma p}{\rho}$ ② $\dfrac{p}{\gamma \rho}$ ③ $\dfrac{\gamma p}{2\rho}$ ④ $\dfrac{p}{2\gamma \rho}$

⑤ $\sqrt{\dfrac{\gamma p}{\rho}}$ ⑥ $\sqrt{\dfrac{p}{\gamma \rho}}$ ⑦ $\sqrt{\dfrac{\gamma p}{2\rho}}$ ⑧ $\sqrt{\dfrac{p}{2\gamma \rho}}$

問 6 絶対温度 T_1 の理想気体中の音速は, T_2 のときの何倍か。正しいものを, 次の①~⑧のうちから一つ選べ。 $\boxed{6}$ 倍

① $\dfrac{T_2}{T_1}$ ② $\dfrac{T_1}{T_2}$ ③ $\dfrac{T_2}{2T_1}$ ④ $\dfrac{T_1}{2T_2}$

⑤ $\sqrt{\dfrac{T_2}{T_1}}$ ⑥ $\sqrt{\dfrac{T_1}{T_2}}$ ⑦ $\sqrt{\dfrac{T_2}{2T_1}}$ ⑧ $\sqrt{\dfrac{T_1}{2T_2}}$

II 次の問いに答えよ。解答用紙の所定の欄には，結果だけでなく考え方と途中の式も記せ。

質量 m の小球 A と質量 $3m$ の小球 B を，それぞれ長さ ℓ の軽い糸で点 O からつり下げ二つの振り子をつくった。図1のように，小球 A をつるした糸と鉛直線とのなす角 $\angle AOB$ が θ_0 の位置から A を静かに放し，O の真下で静止している小球 B と衝突させる。A と B の衝突は弾性衝突とし，重力加速度の大きさを g として，下の問い（問1〜問4）に答えよ。

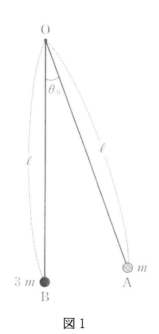

図1

問1 小球 A が静かに放されてから小球 B に最初に衝突するまでの A の運動で，A をつるした糸が $\angle AOB = \theta$ となる位置にきた瞬間について，次の問い（(a), (b)）に答えよ。
 (a) このとき，A の速さはいくらか。
 (b) このとき，A を糸が引く力はいくらか。

問 2　小球 A が小球 B に最初に衝突する直前の速さを v で表すものとする。このとき，最初の衝突直後の小球 A と小球 B の速度は，v を用いてそれぞれどのように表されるか。ただし，衝突直前の A の速度の向きを正とする。

問 3　最初の衝突の後，二つの振り子はもどってきて，点 O の真下で二度目の衝突をした。このとき，二度目の衝突直後の A の速度は，最初の衝突直前の速さ v を用いてどのように表されるか。ただし，最初の衝突直前の A の速度の向きを正とする。

問 4 次に，点 O から鉛直に $\dfrac{3}{4}\ell$ だけ下の位置にくぎを打った場合を考えよう（図 2）。点 O の真下で静止している小球 B をつるす糸は，くぎに右側から触れているので，小球 B は図 2 の位置から右に動くと O を支点とする振り子となり，左に動くとくぎを支点とする振り子とみなせる。図 2 のように，小球 A を ∠AOB = θ_0 の位置で静かに放し，小球 B と衝突させるとき，下の問い（(a)，(b)）に答えよ。ただし，ここでは θ_0 がじゅうぶん小さい場合を考えるものとし，二つの振り子の振れの角もじゅうぶん小さいので，角 θ が小さい場合に成り立つ三角関数の関係式

$$\sin\theta \fallingdotseq \theta$$
$$\cos\theta = \sqrt{1-\sin^2\theta} \fallingdotseq 1 - \dfrac{\theta^2}{2}$$

を用いて計算してよい。

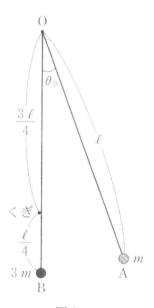

図 2

(a) 上の三角関数の近似式を使うとき，θ_0 は，小球 A が小球 B に最初に衝突する直前の速さ v および ℓ，g を用いてどのように表されるか。

(b) 振り子の振幅はじゅうぶん小さいので，二つの小球は水平方向の直線上を動くとしてよい。この直線を x 軸とし，図 2 での B の静止位置を原点にとり，右方向を正の方向とする。$x = 0$ の位置での最初の衝突の後，二つの振り子が二度目の衝突をする位置の x 座標は，ℓ と θ_0 を用いてどのように表されるか。

化 学

問題

26年度

必要なら次の値を用いなさい。原子量：$H = 1.0$，$C = 12$，$N = 14$，$O = 16$，$S = 32$，$Cl = 35$，$Cu = 64$，アボガドロ定数：$6.0 \times 10^{23}/mol$，気体定数 R：$8.3 \times 10^3 \, Pa \cdot L/(K \cdot mol)$。すべての気体は理想気体として扱うものとする。なお，$1 \, hPa = 1 \times 10^2 \, Pa$ である。

Ⅰ 以下の問題（**第1問**から**第3問**）の答えをマークシートに記しなさい。

第1問 次の各問いに答えなさい。〔解答番号 | 1 | ～ | 8 | 〕

問1 次の記述のうち，正しいものを①～⑥の中から一つ選びなさい。
　　　| 1 |

① 塩化ナトリウムの結晶では，Na^+ は6個の Cl^- に囲まれているが，Cl^- はイオン半径が大きいので4個の Na^+ に囲まれている。

② 酸化カルシウムの結晶は，水酸化カルシウムの結晶と同様にイオン結合で出来ている。

③ ダイヤモンドは，炭素原子間の強い水素結合で出来た正四面体構造を持つ結晶で，硬くて電気伝導性がない。

④ ナフタレンの結晶は無極性で分子間力が強く，常温では昇華しない。

⑤ 金属は展性や延性を持っていて，融点はすべて 500 ℃ 以上である。

⑥ 金属結晶に電圧をかけると，金属イオンが陰極に，電子が陽極に移動するので電気を良く導く。

問 2　硫酸銅(II)の水に対する溶解度〔g/100 g 水〕は 30 ℃ で 25，60 ℃ で 40 である。次の問い(a)，(b)に答えなさい。

(a)　60 ℃ での飽和硫酸銅(II)水溶液 210 g を 30 ℃ に冷却したら，硫酸銅(II)五水和物の結晶が析出した。析出した硫酸銅(II)五水和物は何 g か。最も近い値を①〜⑥の中から一つ選びなさい。　□ 2 □ g

①　19　　　　　　　②　25　　　　　　　③　33
④　36　　　　　　　⑤　41　　　　　　　⑥　52

(b)　30 ℃ で結晶が析出しないようにするためには，初めの飽和水溶液に何 g の水を加えておけばよいか。正しいものを①〜⑥の中から一つ選びなさい。　□ 3 □ g

①　13　　　　　　　②　30　　　　　　　③　40
④　60　　　　　　　⑤　80　　　　　　　⑥　90

問 3　0 ℃ に保たれている容積可変の容器がある。この容器に 1 L で 660 hPa になるように，気体 X が封入してある。ここに液体 Y を少量入れ，温度を 0 ℃ に保ちながら体積が半分になるまで気体を圧縮したところ，圧力は 1200 hPa を示した。次に圧力が 600 hPa になるまで膨張させた。この時，液体 Y に溶解している気体の体積は 0 ℃，1000 hPa で何 mL になるか。正しいものを①〜⑥の中から一つ選びなさい。ただし，気体 X の溶解度はヘンリーの法則に従うものとする。また，液体 Y は揮発せず，体積を無視してかまわない。　□ 4 □ mL

①　10　　　　　　　②　20　　　　　　　③　30
④　40　　　　　　　⑤　50　　　　　　　⑥　60

問 4 酸素と窒素の物質量の比が 1 : 9 の混合気体を，密閉容器中で炭素と反応させた。反応後，酸素はすべて消費されて一酸化炭素と二酸化炭素が生成した。反応後の容器の圧力は反応前と比べて同温で 5 ％増加していた。生成した一酸化炭素と二酸化炭素の分圧の比 $(P_{CO} : P_{CO_2})$ はいくらか。正しいものを①～⑥の中から一つ選びなさい。 $\boxed{5}$

① 1 : 2   ② 1 : 3   ③ 2 : 3

④ 2 : 1   ⑤ 3 : 1   ⑥ 3 : 2

問 5 窒素と水素からアンモニアが合成される。次の問い(a)，(b)に答えなさい。

(a) 窒素と水素からアンモニアが生じるときの生成熱〔kJ/mol〕はいくつになるか。次の熱化学方程式を用いて求め，正しい値を①～⑥の中から一つ選びなさい。 $\boxed{6}$ kJ/mol

$$H_2O(液) = H_2(気) + \frac{1}{2} O_2(気) - 286\ kJ$$
$$H_2O(気) = H_2O(液) + 44\ kJ$$
$$N_2(気) + 3\,H_2O(気) = 2\,NH_3(気) + \frac{3}{2} O_2(気) - 636\ kJ$$

① −434   ② −150   ③ 23

④ 45   ⑤ 90   ⑥ 138

(b) 窒素分子の結合エネルギーを 945 kJ/mol，水素分子の結合エネルギーを 436 kJ/mol とすると，アンモニア分子の N—H 結合の結合エネルギー〔kJ/mol〕はいくつになるか。最も近い値を①～⑥の中から一つ選びなさい。 $\boxed{7}$ kJ/mol

① 174   ② 368   ③ 383

④ 391   ⑤ 405   ⑥ 1172

問 6 一定容積の容器に物質 A と物質 B を 1 mol ずつ入れ反応させると以下の
ような平衡に達した。

$$A + B \rightleftarrows C + D$$

この時の平衡定数が 4 であるならば，平衡に達した時に生成される C の物
質量はいくつになるか。正しいものを①〜⑥の中から一つ選びなさい。

$\boxed{}$ mol

① $\dfrac{1}{4}$ ② $\dfrac{1}{3}$ ③ $\dfrac{1}{2}$

④ $\dfrac{2}{3}$ ⑤ 1   ⑥ 2

第2問 難溶性の塩 AB の飽和溶液では，溶けている陽イオン A^+ のモル濃度 $[A^+]$ と陰イオン B^- のモル濃度 $[B^-]$ の積(溶解度積：K_{sp})が一定温度では一定に保たれ，溶液中の $[A^+]$ と $[B^-]$ の積が溶解度積を超えると沈殿が生じる。以下の各問いに答えなさい。ただし，水に対する難溶性の塩の溶解度積は表1に示す値を用いなさい。また，温度は常に 25 ℃ であり，必要なら水のイオン積(25 ℃)は $1.0 \times 10^{-14}\,(mol/L)^2$ とし，$\log 2 = 0.30$，$\log 3 = 0.48$ を用いなさい。

〔解答番号 ⬚ 1 ⬚ ～ ⬚ 6 ⬚ 〕

表1

塩	溶解度積(25 ℃)
FeS	$4.0 \times 10^{-19}\,(mol/L)^2$
AgCl	$1.0 \times 10^{-10}\,(mol/L)^2$
Ag_2CrO_4	$4.0 \times 10^{-12}\,(mol/L)^3$

問1 硫化水素 H_2S(気体)の水溶液は多くの陽イオンと難溶性の塩を形成する。H_2S の飽和水溶液でのモル濃度は $0.10\,mol/L$ であり，次の式(1)，(2)のように2段階で電離する。

$$H_2S \rightleftharpoons H^+ + HS^- \qquad (1)$$
$$HS^- \rightleftharpoons H^+ + S^{2-} \qquad (2)$$

反応(1)，(2)の電離定数を K_1，K_2 とし，$K_1 = 1.0 \times 10^{-7}\,mol/L$，$K_2 = 1.0 \times 10^{-15}\,mol/L$ とする。H_2S の飽和水溶液の pH はいくつか。最も近い値を①～⑥の中から一つ選びなさい。 ⬚ 1 ⬚

① 2.0 　　　　　② 3.0 　　　　　③ 3.4

④ 4.0 　　　　　⑤ 4.6 　　　　　⑥ 5.0

問 2　純水に H_2S を飽和させたときの S^{2-} のモル濃度と比べ，$0.010\,mol/L$ の塩酸へ H_2S を飽和させたときの S^{2-} のモル濃度は何倍となるか。最も近い値を①〜⑧の中から一つ選びなさい。ただし，塩酸へ飽和させたときの H_2S のモル濃度は純水の時と同じとし，塩酸は完全に電離するものとする。　　2　　倍

① 1.0×10^{-2}　　② 1.0×10^{-3}　　③ 1.0×10^{-4}　　④ 1.0×10^{-5}

⑤ 1.0×10^{2}　　⑥ 1.0×10^{3}　　⑦ 1.0×10^{4}　　⑧ 1.0×10^{5}

問 3　$0.10\,mol/L$ の硫酸鉄(Ⅱ)の水溶液がある。この水溶液から Fe^{2+} を FeS として沈殿させるために，H_2S を水溶液に通しながら，その pH を少しずつ変化させた。水溶液中の Fe^{2+} の 98.4 % が沈殿したときの pH はいくつか。最も近い値を①〜⑥の中から一つ選びなさい。ただし，水溶液の体積に変化はないものとする。　　3

① 1.6　　　　　　② 2.6　　　　　　③ 3.0

④ 3.7　　　　　　⑤ 4.3　　　　　　⑥ 4.6

問 4　クロム酸銀(Ag_2CrO_4)の飽和水溶液のモル濃度はいくつか。最も近い値を①〜⑥の中から一つ選びなさい。　　4　　mol/L

① $\sqrt[3]{4} \times 10^{-4}$　　　　② 1×10^{-4}　　　　③ 1×10^{-6}

④ $\sqrt{2} \times 10^{-6}$　　　　⑤ 2×10^{-6}　　　　⑥ 4×10^{-12}

問 5 1 L 中に 1.0×10^{-1} mol の塩化物イオン(Cl^-)と 1.0×10^{-4} mol のクロム酸イオン($CrO_4{}^{2-}$)を含む水溶液がある。これに銀イオン(Ag^+)を加えていくと，ある時点でクロム酸銀の沈殿が生じ始める。次の問い(a)，(b)に答えなさい。ただし，Ag^+ を加えることによる水溶液の体積に変化はないものとする。

(a) クロム酸銀の沈殿が生じ始めるのは，Ag^+ のモル濃度がいくつになったときか。最も近い値を①〜⑥の中から一つ選びなさい。

$\boxed{5}$ mol/L

① 1×10^{-8} ② 2×10^{-8} ③ 4×10^{-8}

④ 2×10^{-6} ⑤ $\sqrt[3]{4} \times 10^{-4}$ ⑥ 2×10^{-4}

(b) このときに水溶液に存在する Cl^- の濃度は Ag^+ を加える前の何%か。最も近い値を①〜⑥の中から一つ選びなさい。 $\boxed{6}$ %

① 5×10^{-7} ② 5×10^{-6} ③ 5×10^{-4}

④ $\dfrac{1}{\sqrt[3]{4}} \times 10^{-3}$ ⑤ 5×10^{-2} ⑥ 2.5×10^{-1}

順天堂大学（医）26年度　(55)

第3問　炭素，水素，酸素からなる未知な有機化合物 X と Y に関して以下の各問いに答えなさい。〔解答番号　[1]～[9]〕

問1　次の問い(a)〜(d)に答えなさい。

　　以下のような方法で物質を燃焼させ，その元素分析を行った。

　　652 mg の化合物 X と[　A　]を管に入れ，乾燥した酸素を流入しながら完全燃焼させた。管の出口には[　B　]を充填した U 字管と[　C　]を充填した U 字管をこの順番でつないであり，それぞれの U 字管の実験前後の重さを測定したところ，[　B　]を充填した U 字管は 252 mg 増加，[　C　]を充填した U 字管は 1584 mg 増加した。同様の実験を 410 mg の化合物 Y に関しても行ったところ，[　B　]を充填した U 字管は[　D　]mg 増加，[　C　]を充填した U 字管は 990 mg 増加した。

　　また，化合物 X に触媒存在下で水素を作用させると，X と同じ物質量の水素が付加し，Y と同じ分子式となることも判明した。

(a)　元素分析を正しく行うためには，文中の[　A　]～[　C　]にどのような物質名を入れ，文章を完成させればよいか。最もふさわしいものを①〜⑧の中から一つずつ選びなさい。ただし，同じ番号を何度使用してもかまわない。

A	B	C
[1]	[2]	[3]

①　ソーダ石灰　　　　　　　②　塩化カルシウム
③　セッコウ　　　　　　　　④　炭酸カルシウム
⑤　塩化ナトリウム　　　　　⑥　硝酸カリウム
⑦　硫酸銅(Ⅱ)五水和物　　　⑧　酸化銅(Ⅱ)

(b) 文中の ☐D☐ にあてはまる数字はいくつになるか。正しいものを
①~⑥の中から一つ選びなさい。 ☐4☐ mg

① 150 　　　② 180 　　　③ 210

④ 240 　　　⑤ 270 　　　⑥ 300

(c) 化合物 Y の組成式はどれか。正しいものを①~⑥の中から一つ選びな
さい。 ☐5☐

① C_3H_5O 　　　② $C_6H_{11}O_2$ 　　　③ $C_9H_8O_3$

④ $C_{12}H_8O_3$ 　　　⑤ $C_{15}H_{10}O_3$ 　　　⑥ $C_{18}H_7O_6$

(d) 化合物 X の分子式はどれか。正しいものを①~⑥の中から一つ選びな
さい。 ☐6☐

① $C_{12}H_{20}O_4$ 　　　② $C_{15}H_{23}O_5$ 　　　③ $C_{18}H_{14}O_6$

④ $C_{21}H_{33}O_7$ 　　　⑤ $C_{24}H_{14}O_6$ 　　　⑥ $C_{27}H_{22}O_9$

問 2 次の問い(a)~(c)に答えなさい。

　化合物 X に水素を付加させたものと化合物 Y の各々に水酸化ナトリウム
水溶液を加えて温めて加水分解した後，それぞれの反応液を酸性にすると X
に水素を付加させたものからは化合物 E，F，G，H が，Y からは I，J，K
が生成した。

　化合物 E は，ベンゼン環に一つ炭化水素基が置換した化合物を過マンガ
ン酸カリウム水溶液を用いて反応させた後，硫酸を加えると得られる化合物
と同一である。化合物 G と I は，ヒドロキシ基とカルボキシ基を共に持
ち，G は芳香族化合物で，塩化鉄(Ⅲ)水溶液を加えると呈色し，I は不斉炭
素原子を一つ持っていた。化合物 F と J は縮合重合しポリエチレンテレフタ
ラートになった。化合物 K は芳香族化合物でヒドロキシ基を持つが，塩化
鉄(Ⅲ)水溶液を加えても呈色しなかった。化合物 H は還元性を示さなかっ
た。

(a) もし化合物 H の還元性に関する情報がなかったなら，化合物 G として考えられるものは異性体を含めいくつあるか。正しいものを①〜⑥の中から一つ選びなさい。 7

① 1 ② 3 ③ 7

④ 9 ⑤ 13 ⑥ 16

(b) 化合物 K の分子量はいくつか。正しいものを①〜⑥の中から一つ選びなさい。 8

① 60 ② 62 ③ 90

④ 108 ⑤ 122 ⑥ 138

(c) 化合物 Y の構造として考えられるものは光学異性体も含めいくつあるか。正しいものを①〜⑥の中から一つ選びなさい。 9

① 1 ② 2 ③ 3

④ 4 ⑤ 5 ⑥ 6

Ⅱ 次の各問いの答えを解答用紙に記しなさい。

問 1 出力端子が 3 つある直流電源がある。この 3 つの出力端子のうち 2 つは正極または負極であり，残りの一つはどこにもつながっていない。電源のふたを開けず，また電圧計などの計測器を使わずに，ヨウ化カリウムを使って電源の正極，負極を判定できる実験方法を示しなさい。

答えは
(a) 実験方法（60 字以内）
(b) 出力端子（正極）の判定法（20 字以内），および判定の根拠となる主な反応式
(c) 出力端子（負極）の判定法（20 字以内），および判定の根拠となる主な反応式
に分けて簡潔に記述しなさい。

実験室には純水とヨウ化カリウムの他に以下のような試薬が用意されている。実験器具は何を使っても良い。

【試薬】

水酸化ナトリウム，硫酸，酢酸，炭酸ナトリウム，硫酸ナトリウム，エタノール，グルコース，セルロース，デンプン

問 2 硫酸ナトリウムが混入している食塩水から，なるべく純粋な食塩結晶を得る方法を図に示した。図中の【操作1】，【操作2】，および【操作3】を各40字以内で記述しなさい。また，各操作での反応式と【操作1】，および【操作2】で生成した沈殿の化学式を記しなさい。【操作1】または【操作2】で純粋な食塩が得られる場合には，それ以降の解答欄に×印を記しなさい。

実験室には純水の他に以下のような試薬が用意されている。実験器具は何を使っても良い。

【試薬】

水酸化ナトリウム，炭酸ナトリウム，塩酸，硫酸，硝酸銀，塩化バリウム，塩化アンモニウム，硝酸ナトリウム

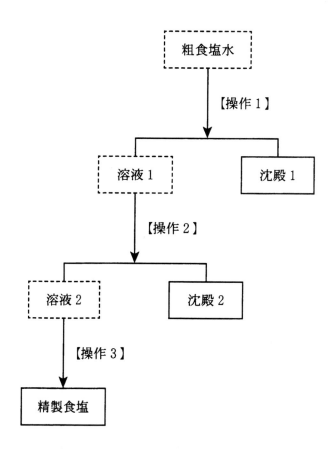

生　物

問題

26年度

I

第1問 眼に関する次の文を読み，以下の問い（**問1～4**）に答えよ。

〔**解答番号** 1 ～ 14 〕

　　ヒトの眼の構造はカメラに似ており，レンズに相当するのが A ，フィルムに相当するのが B である。外から来た光は，順に C ， D ， A ， E を通って B に達する。 B には，光に対する感度が高い F と，光に対する感度が低い G がある。 B に到達する光の量は， H により調節されている。

問1 上の文の空欄 A ～ H に最も適当な語を，次の①～⑫のうちからそれぞれ一つずつ選べ。 1 ～ 8

① 角　膜　　　② 脈絡膜　　　③ 強　膜　　　④ 網　膜
⑤ 水晶体　　　⑥ ガラス体　　⑦ 毛様体　　　⑧ チン小帯
⑨ こう彩　　　⑩ 瞳　孔　　　⑪ 錐体細胞　　⑫ かん体細胞

問2 ヒトと同様にカメラ眼をもつものはどれか。最も適当なものを，次の①～⑤のうちから一つ選べ。 9

① プラナリア　　　② ミミズ　　　③ ハ　チ
④ イ　カ　　　　　⑤ オウムガイ

問3 ある物体を見たとき，その像は B 上にはどのように写るか。最も適当なものを，次の①～④のうちから一つ選べ。 10

① 上下そのまま，左右逆
② 上下，左右ともに逆
③ 上下，左右ともにそのまま
④ 上下逆，左右そのまま

問 4 下図は，ヒトにおいて視覚が成立するまでの経路の概略図で，眼球の水平断面，視神経，左右の視覚野を示している。ヒトの眼球からでた視神経のうち，両眼の内側（鼻側）から出た神経は交叉し，外側（耳側）から出た神経は交叉せずに視覚野に達する。

いま，眼の前に1から6までの数字が一つずつ書かれた6枚のカードが順に等間隔で並んでおり，両眼でこれらのカードを見ると，1と6はそれぞれ視野の左右の端に見え，右眼を閉じると1～5のカードが，左眼を閉じると2～6のカードが見えたとする。また，両眼の外側から出た交叉していない2本の神経が何らかの方法で遮断されると，異なる4枚のカードが見えたとする。

このように配置されたカードを見た場合について，以下の(1)～(4)の各問いに答えよ。

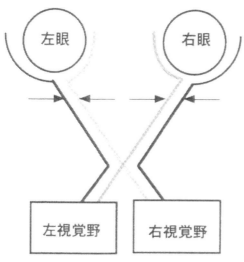

＊矢印は視神経を示す

(1) 下線部の 4 枚のカードとして最も適当なものを，次の①～⑤のうちから一つ選べ。 11

① 1 2 3 4

② 2 3 4 5

③ 1 2 5 6

④ 1 3 4 6

⑤ 3 4 5 6

(2) 眼に異常はないが，交叉している 2 本の神経に障害があって機能しない場合，右視覚野が感知するカードはどれか。最も適当なものを，次の①～⑦のうちから一つ選べ。 12

① 1 2

② 2 3

③ 3 4

④ 4 5

⑤ 5 6

⑥ 2 3 4

⑦ 3 4 5

(3) 眼に異常はないが，右視覚野につながる視神経に障害があって機能しない場合，見えるカードはどれか。最も適当なものを，次の①～⑦のうちから一つ選べ。 13

① 3 4

② 4 5

③ 2 3 4

④ 3 4 5

⑤ 1 2 3 4

⑥ 2 3 4 5

⑦ 3 4 5 6

(4) 右視覚野は正常だが左視覚野が全く機能しない場合にも，逆に，左視覚野は正常だが右視覚野が機能しない場合にも，共通して見えるカードはどれか。最も適当なものを，次の①～⑦のうちから一つ選べ。　14

① 3

② 4

③ 2　　3

④ 3　　4

⑤ 4　　5

⑥ 2　　3　　4

⑦ 3　　4　　5

第2問 花の形成に関する以下の問い（**問1 ～ 2**）に答えよ。

〔解答番号   1 ～ 6 〕

問1 被子植物の花の構造は，外側から順に，どのように同心円状に配置されて
いるか。最も適当なものを，次の①～④のうちから一つ選べ。 1

① がく，花弁，雌しべ，雄しべ

② がく，花弁，雄しべ，雌しべ

③ 花弁，がく，雌しべ，雄しべ

④ 花弁，がく，雄しべ，雌しべ

問2 シロイヌナズナの花の形成は，調節遺伝子Ａ，Ｂ，Ｃという３つのホメオ
ティック遺伝子の働きによって制御されており，その変化によって形態上の
突然変異が引き起こされる。正常体の花の形成時には，Ａ遺伝子は同心円の
外側から１番目と２番目，Ｂ遺伝子は２番目と３番目，Ｃ遺伝子は３番目と
最も内側の４番目の領域でそれぞれ発現する。いま，Ａが機能しない場合に
はＣがすべての領域で発現し，Ｃが機能しない場合にはＡがすべての領域
で発現する場合，次の(1)～(5)の変異体では形成される花の器官はどのように
なるか。最も適当なものを，下の選択肢①～⑩のうちからそれぞれ一つずつ
選べ。なお，各選択肢は，形成される器官を外側から順に示している。
  2 ～ 6

〔変異体〕

(1) Ａが機能しない変異体

(2) Ｂが機能しない変異体

(3) Ｃが機能しない変異体

(4) Ａ，Ｂが機能しない変異体

(5) Ｂ，Ｃが機能しない変異体

〈選択肢〉

① がく，がく，がく，がく

② 花弁，花弁，花弁，花弁

③ がく，花弁，花弁，がく

④ 花弁，花弁，がく，がく

⑤ がく，がく，花弁，花弁

⑥ がく，雌しべ，雌しべ，がく

⑦ がく，がく，雌しべ，雌しべ

⑧ 雌しべ，雄しべ，雄しべ，雌しべ

⑨ 雄しべ，雌しべ，雌しべ，雄しべ

⑩ 雌しべ，雌しべ，雌しべ，雌しべ

第3問 以下の表は，地球誕生以来の生物の変遷を簡単に示したもので，時代区分は一部省略されている。表を参考に，以下の各問い（**問1～6**）に答えよ。

〔解答番号 | 1 | ～ | 19 | 〕

地質時代の区分	経過年代	生物の変遷
	E	［地球の誕生］
A	F	原核生物の誕生
	G	真核生物の誕生
B	約4.1億年～3.5億年前	裸子植物の出現
C	約3.5億年～2.9億年前	H
ジュラ紀	約2.1億年～1.4億年前	I
D	約2300万年～260万年前	人類の出現

問1 表のA～Dに当てはまる最も適当な地質時代の区分名を，次の①～⑨のうちからそれぞれ一つずつ選べ。 | 1 | ～ | 4 |

① 石炭紀   ② カンブリア紀   ③ 先カンブリア時代

④ デボン紀   ⑤ 白亜紀   ⑥ シルル紀

⑦ 新第三紀   ⑧ 古第三紀   ⑨ 第四紀

問 2　表のE～Gに当てはまる最も適当な年代を，次の①～⑥のうちからそれぞれ一つずつ選べ。　| 5 |　～　| 7 |

① 約 62 億年前　　② 約 46 億年前　　③ 約 38 億年前

④ 約 30 億年前　　⑤ 約 21 億年前　　⑥ 約 13 億年前

問 3　表のH，Iに当てはまる最も適当なものを，次の①～⑥のうちからそれぞれ一つずつ選べ。　| 8 |，| 9 |

① 木生シダ類の繁栄　② 両生類の出現　　③ 恐竜の繁栄

④ ほ乳類の出現　　　⑤ 被子植物の繁栄　⑥ シダ植物の出現

問 4　表の下線「人類の出現」した時期として最も適当な年代を，次の①～⑥のうちから一つ選べ。　| 10 |

① 約 1 億年前　　　② 約 7000 万年前　　③ 約 1000 万年前

④ 500～700 万年前　⑤ 150～200 万年前　⑥ 20～50 万年前

問 5 以下の空欄に最も適当な語を，それぞれの語群のうちから一つずつ選べ。

$\boxed{11}$ ～ $\boxed{18}$

　　$\boxed{ア}$ 生物の $\boxed{イ}$ が行う $\boxed{ウ}$ によって生じた酸素は，最初，海水中に $\boxed{エ}$ として沈殿したが，約 $\boxed{A}$ 前より大気中に蓄積を始めた。また，その後の $\boxed{オ}$ の繁栄でさらに酸素濃度が上昇し，今から約 $\boxed{B}$ 前にオゾン層が形成された。このオゾン層が，地球に降り注ぐ太陽光のなかで生物の遺伝子に有害な $\boxed{C}$ 付近の波長を吸収してくれるため，生物の陸上への進出・発展が可能となった。

〔空欄ア～オの語群〕

① 原　核　　　　　② 真　核　　　　　③ ラン藻類

④ 藻　類　　　　　⑤ シダ植物　　　　⑥ 裸子植物

⑦ 被子植物　　　　⑧ 化学合成　　　　⑨ 光合成

⑩ 酸化マグネシウム　⑪ 酸化鉄　　　　⑫ ストロマトライト

〔空欄A，Bの語群〕

①　5億年　　　②　10億年　　　③　20億年　　　④　30億年

〔空欄Cの語群〕

①　260 nm　　②　430 nm　　③　580 nm　　④　700 nm

問 6 地球の誕生から産業革命に至るまでの大気中の二酸化炭素の変遷に関する記述で，最も適当なものを，次の①～⑤のうちから一つ選べ。 ⬚19⬚

①　地球誕生の際には少なかったが，生物の繁栄にともない，呼吸によって大気中に蓄積されて増加した。

②　地球誕生の際には少なかったが，生物の繁栄にともない，呼吸によって大気中に蓄積され増加した。しかし，植物の光合成が盛んになるにつれ，逆に減少した。

③　地球誕生の際には多かったが，石灰岩の形成にともない減少した。その後，生物の繁栄にともない，呼吸によって大気中に蓄積されて増加した。

④　地球誕生の際には多かったが，海水に溶け込み，炭酸カルシウムとなって沈殿するなどして減少した。

⑤　地球誕生の際よりほぼ同じ濃度で存在し，生物の繁栄があっても呼吸による増加と，光合成による減少がバランスを保つことで大きな変化は起きなかった。

$\boxed{\text{II}}$ 集団内の遺伝子頻度に関する以下の問い(**問1～4**)に答えよ。解答は記述式解答用紙に記入せよ。

　ハーディ・ワインベルグの法則を満たす集団では，遺伝子頻度は世代を超えて一定である。これをハーディ・ワインベルグの平衡という。しかし，この平衡が自然界で成り立っていることは少ない。<u>ハーディ・ワインベルグの平衡を乱す要因の1つに自然選択や淘汰がある。</u>[1]

　ここでは，ハーディ・ワインベルグの法則を満たしていた集団が，表現型ごとに異なる度合いで自然選択を受ける環境に置かれた場合について考える[※]。

> ※　以下では，さまざまな条件における遺伝子型頻度および遺伝子頻度などを数式を交えて考察していくが，式3～8は解説にしたがって各自での導出が必要である。ただし，記述式解答用紙に解答が必要なのは式4の空欄 $\boxed{\text{イ}}$ および式8の空欄 $\boxed{\text{カ}}$ のみなので，それ以外の数式の変形や整理の仕方などは各自で考えやすいものを用いて構わない。また，ここでは伴性遺伝する遺伝子については考えないこととし，さらに異なる世代間での交配は生じないものとする。

　まず，ある世代の対立遺伝子Aおよびaの遺伝子頻度をpおよびq(ただしAはaに対して優性，$p + q = 1$)とする。次に，遺伝子型AA，Aa，aaがこの環境で生き残って子孫を残す確率を，それぞれW_0，W_1，W_2とする(ただし，ここでは子孫を残す確率が上昇する場合は考えないことにして，$0 \leqq W_0 \leqq 1$，$0 \leqq W_1 \leqq 1$，$0 \leqq W_2 \leqq 1$とする)。すると，次世代での遺伝子型頻度は表の最下行のようにあらわされる。

遺伝子型	AA	Aa	aa	合計
自然選択前の頻度	p^2	$2pq$	q^2	1
子孫を残す確率	W_0	W_1	W_2	
自然選択後の頻度	$\dfrac{p^2 W_0}{p^2 W_0 + 2pqW_1 + q^2 W_2}$	$\dfrac{2pqW_1}{p^2 W_0 + 2pqW_1 + q^2 W_2}$	$\dfrac{q^2 W_2}{p^2 W_0 + 2pqW_1 + q^2 W_2}$	1

よって，自然選択後の a の遺伝子頻度を q' とすると，q' は p，q，W_0，W_1，W_2 を用いて

[式1]　$q' = \dfrac{pqW_1 + q^2W_2}{p^2W_0 + 2pqW_1 + q^2W_2} = \dfrac{q(pW_1 + qW_2)}{p^2W_0 + 2pqW_1 + q^2W_2}$

となる。q' と q の差は，1回の自然選択による a の遺伝子頻度の変化をあらわしている。これを $\triangle q'$ として，p，q，W_0，W_1，W_2 を用いてあらわし，さらに $p = 1 - q$ を考慮して整理すると，

[式2]　$\triangle q' = q' - q$

$$= \dfrac{q(pW_1 + qW_2)}{p^2W_0 + 2pqW_1 + q^2W_2} - \dfrac{q(p^2W_0 + 2pqW_1 + q^2W_2)}{p^2W_0 + 2pqW_1 + q^2W_2}$$

$$= \dfrac{q(pW_1 + qW_2 - p^2W_0 - 2pqW_1 - q^2W_2)}{p^2W_0 + 2pqW_1 + q^2W_2}$$

$$= \dfrac{pq\{q(W_2 - W_1) + p(W_1 - W_0)\}}{p^2W_0 + 2pqW_1 + q^2W_2}$$

となる。

式2に関して，まず $W_0 = W_1 = W_2 = 1$ の場合を考えると $\triangle q' = 0$ になる。これは，自然選択や淘汰がない場合に相当し，ハーディ・ワインベルグの平衡そのものを示している。

次に，aa のみで子孫を残す確率が低下する場合を考える。$W_0 = W_1 = 1$，$W_2 = 1 - s\,(0 < s \leqq 1)$ として，これを式2に代入し，

[式3]　$\Delta q' = \boxed{\quad ア \quad}$

が得られる。特に aa が致死の場合は式3に $s = 1$ を代入し，さらに $p = 1 - q$ を考慮して整理すると，

[式4]　$\Delta q' = \boxed{\quad イ \quad}$

が導かれる。式4が必ず負になることから，a の遺伝子頻度は世代ごとに減少していくことがわかる。しかし，式4のままでは世代経過にしたがった a の遺伝子頻度の変化の傾向をとらえにくい。そこで，ハーディ・ワインベルグの平衡が成立していた世代（自然選択を受ける直前の世代）を第0世代，自然選択後に初めて生じた世代を第1世代とし，世代ごとの a の遺伝子頻度を順次 q_0，q_1，q_2，q_3…とおいてみる。最初の自然選択の効果は $\Delta q' = q_1 - q_0$ となるので，式4から，

［式5］　$q_1 = \boxed{\text{ウ}}$

が導かれる。同様にして，q_2，q_3…も q_0 を使ってあらわすことができ，一般的に第 n 世代(n は 0 もしくは自然数)の q_n は q_0 と n を使って，

［式6］　$q_n = \boxed{\text{エ}}$

となる。<u>式6をグラフにあらわすことで世代経過にしたがった a の遺伝子頻度の変化が読み取れる。</u>
　　　　2

　続いて，優性の対立遺伝子 A が子孫を残す確率を低下させる場合を考える。AA と Aa で子孫を残す確率の低下が等しい場合，$W_0 = W_1 = 1 - t (0 < t \leq 1)$，$W_2 = 1$ として，式2に代入すると，自然選択後には a の遺伝子頻度が増えることがわかる。

　最後に，Aa が子孫を残す確率は一定で，AA と aa では子孫を残す確率が異なる場合を考える。上記にならって $W_0 = 1 - t$，$W_1 = 1$，$W_2 = 1 - s$ として式2に代入し，$p = 1 - q$ を利用して整理すると，

［式7］　$\Delta q' = \dfrac{pq(\boxed{\text{オ}})}{1 - tp^2 - sq^2}$

となる。分母は必ず正なので，$\Delta q'$ の正負は $\boxed{\text{オ}}$ の正負で決まり，

　　$\boxed{\text{オ}} > 0$ ならば $\Delta q' > 0$ となり，a の頻度は増加

　　$\boxed{\text{オ}} < 0$ ならば $\Delta q' < 0$ となり，a の頻度は減少

　　$\boxed{\text{オ}} = 0$ ならば $\Delta q' = 0$ となり，a の頻度は一定

と導き出される。a の頻度が一定になる場合，q は s と t をもちいて

［式8］　$q = \boxed{\text{カ}}$

とあらわされる。式8が成立する条件では，a がきわめて有害な遺伝子で強い淘汰を受けても，a は集団内に一定の頻度で保たれる。これをヘテロ接合優勢とよぶ。

問 1 下線部1について，下の表はハーディ・ワインベルグの法則が成り立つための5つの条件を，それぞれの条件が成り立たなくなった場合の集団への影響という面から分類したものである。表の空欄 | あ | ～ | う | に入るハーディ・ワインベルグの法則が成り立つための条件を，それぞれ10文字以内で答えよ。句読点は文字数に含めない。

ハーディ・ワインベルグの法則が成り立つための条件	該当する条件が成り立たなくなった場合の集団への影響
突然変異が生じない	遺伝子頻度を一定の方向に変化させる
自然選択や淘汰が起きない	
あ	
い	遺伝子頻度を変化させるが，その方向性は偶然によって左右される
う	遺伝子型頻度を変化させるが，遺伝子頻度には影響しない

問 2 空欄 | イ | ， | カ | にそれぞれ最も適当な数式を入れよ。

問 3 下線部2について，aが劣性致死の場合，aの遺伝子頻度は世代経過にしたがってどのように変化するか。グラフの概形を解答用紙に実線で書き込んで示せ。

問 4　あるヘモグロビン変異をホモで持つヒトのほとんどは，子孫を残す前に鎌状赤血球貧血症で死んでしまうが，正常型とのヘテロ個体は生存や生殖は正常で，マラリアにも感染しにくい。一方，正常型のホモ個体がマラリアに感染すると子孫を残す確率が低下する。これを参考にして，以下の(1)，(2)の問いに答えよ。

(1)　あるマラリア流行地帯の集団では，このヘモグロビン変異の遺伝子頻度は世代を超えて 10 ％ で一定しており，ヘテロ接合優勢の典型例であると考えられる。ヘテロ個体が子孫を残す確率を 1 とする時，式 8 を利用して，この地帯での正常型ホモ個体が子孫を残す確率を分数で答えよ。

(2)　問 4 (1)の地帯でマラリアが完全になくなった場合，この集団での鎌状赤血球貧血症の出現率が現在の $\frac{1}{9}$ になるのは何世代後か，式 6 を利用して計算せよ。ただし，マラリアがなくなった後に初めて生まれた世代を第 1 世代(つまり q_1)とし，マラリアの有無以外の環境条件には変化がないものとする。

順天堂大学（医）26年度　（75）

英　語

解答
26年度

I
〔解答〕
問1.(1)4　(2)1　(3)3　(4)3　(5)1
問2.(1)4　(2)4　(3)1
問3.(1)3　(2)2

〔質問と解答選択肢の意味および解法のヒント〕
問1.
(1) パラグラフ①と②によると、他の人の薬を偶然に飲んでしまう子どもたちは、たいてい、それを
　1.薬棚から得る。
　2.引き出しから得る。
　3.救急処置室から得る。
　4.すぐに見える場所から得る。
(2) 調査結果の基になっているのは、
　1.2,315のケース。
　2.67,000のケース。
　3.大人のケース。
　4.研究者のケース。
　（パラグラフ④参照。調べたのは4歳以下のケースである。）
(3) 薬の誤飲は2010年までの10年間で
　1.少しずつ減少した。
　2.一定に保たれた。
　3.大きく増加した。
　4.数が変動した。
　（パラグラフ⑥に10年で30%増加したとある。）
(4) バエサは、
　1.消費者リポートの分析の研究の第一人者である。（⑧に調査に参加しなかったとある。）
　2.調査リポートの解釈に反対した。（調査結果は驚くようなことではなかったと言っている。）
　3.起こることが予想される関連のトラブルの例を挙げた。（⑨⑩にある。）
　4.子どもの届かない所に薬を放置する親を非難した。（届かない所は誤り。）
(5) カーが暗に言っているのは、
　1.大人は薬を飲むのを忘れないように、目立つところに薬を置いておくということ。
　2.携帯電話のアラームは、子どもたちの薬への注意をそらすのに役立つ機器であるということ。（下線部が誤り）
　3.子どもたちはキャビネットや引き出しにしまいこまれた薬を探すのに熱心である。（⑪の記述に反する。）
　4.薬を保管する時間に注意を払ってくれと大人に頼むのは難しい。（このような記述はない。）
問2.
(1) 段落⑬の"their"は何を指すか。
(2) 親はいつ全国毒物ヘルプラインに電話するべきか。

　1.子どもが故意に薬を飲んだとき。
　2.救急に電話する必要があるとわかっているとき。
　3.赤ちゃんが飲んでしまった薬の影響が小さいとき。
　4.子どもが薬を誤って飲み込んでしまったとき。
　（下線部が誤り）
(3) 英文のタイトルとして最もいいのは、
　1.あなたの薬は子どもの届かない所にあるか
　2.救急救命室で薬は見つけやすいか
　3.正しく保管できる薬はあるのか
　4.薬を隠す効果的な方法はあるのか
　（隠す方法だけでなく実情や対策も述べているので1が正しい。）
問3.本文中に入れるべき文の意味は全訳の下線部参照。
　[A]は薬の出どころを分析している⑦の後に置くのが適切。
　[B]はケイト・カーの名前が初めて出てくるので、⑪の前が適切。

〔全訳〕
① 薬をまちがって飲み込んで救急病院に入れられた小さい子どもたちが、その薬を薬棚や引き出しから取り出したというのはめったにないと、最近のリポートが言っている。
② その代わり、子どもたちはその薬を、床やソファークッションや財布やカウンターの上などの目につく場所から得ていると、ワシントンに本部を置く非営利団体のセーフキッズワールドワイドから今日出されたリポートは言う。
③ この団体が調べた記録によると、救急救命室への搬送の原因となった薬物は、通常は、ほとんどが母親や祖父母という、大人が使っている薬である。
④ 子どもたちは「お母さんの財布やおばあちゃんの薬ケースから薬を取り出しています」と、セーフキッズの研究者のレニー・ファーガソンは言っている。彼女は、2011年に消費者製品安全委員会がまとめた、4歳以下の子どもたちに関する2,315の救急施設の記録を調べた。
⑤ その年全部で67,000人の子どもたちが、間違って薬を飲んで救急救命室に運ばれた。
⑥ このようなケースは10年間で30%増えていると、リポートは言っている。前回のリポートでは、これと同じくらいの増加が、家庭での処方薬と非処方薬の数が多くなっている中で起こっていることを指摘していた。救急救命室の件数は、2010年から2011年でわずかに減少したが、その差は統計的に有意のものではないとファーガソンは言っている。
⑦ 薬の出どころの記録があるケースでは、27%が床に落ちていたり、床でなくても間違った場所にあったもの、20%が財布やバッグや札入れに入っていたもの

順天堂大学（医）26年度　（76）

だった。もう 20％はカウンターやたんすやテーブルやナイトテーブルの上に出してあったもの、15％は薬ケースや薬袋に入っていたものだった。残りの 6％はキャビネットや引き出しから出された。　3　86％のケースで、薬は大人のものだったとリポートは追加している。母親（31％）と祖父母（38％）が最もよくある出どころであった。

⑧ 調査結果は驚かされるものではないと、エルパソにあるウェストテキサス地域毒物管理センターの所長である薬剤師のサルバドール・バエサは言う。彼は調査には参加しなかった。

⑨ 彼が言うには、「キッチンやバスルームのカウンターに自分用の薬一式を置いているおじいちゃん、おばあちゃんがいるでしょう。そこが薬が手に入る場所なんです。」

⑩ 安全な場所に保管するという典型的な行動をとっている注意深い親でさえ、ガードが甘くなることがあるし、ちょっとの間だけ安全でない状態に薬を放置することがあると、彼は言う。「このような事故は一瞬で起こるものです。」と、彼はつけ加えている。

　6　しかし、親や他の保護者がリスクを避けるためにできることはたくさんあると、セーフキッズの代表者で CEO のケイト・カーは言う。まず第一は、薬を目に見えないところ、手の届かないところに保管することである。「上に遠くに」－疾病予防管理センターが先頭になって今おこなっている薬物安全キャンペーンのキャッチフレーズにはこうある。

⑪ 新しいデータは、小さい子どもたちが適切に保管された薬を飲むことはあまりないという、いい証拠になっていると、カーは言う。

⑫ 見えるところから遠くに保管した薬を、飲み忘れたり飲ませ忘れたりするのが心配ならば、携帯のアラームなどのお知らせ機器を考えてみるのはどうかと彼女は提案している。

⑬ 親はまた、来客が薬を財布やコートのポケットの中に入れて置きっ放しにしないように、確認することが可能である。また、子どもたちが祖父母などの親戚や友人宅に行くときには、薬を遠くに保管してくれと、きっぱりと声に出して頼むべきである。

⑭ 「言い出すのは気が進まないかも知れませんが、ただ、『何にでも首をつっこみたがる年頃のとても好奇心旺盛な子どもがいる。』と言えばいいのです。」とカーは言う。

⑮ 子どもが誤って薬を飲んだと思ったら、一番いいのは国の毒物ヘルプラインの 800-222-1222 番に電話することだとバエサは言う。このラインは 1 日 24 時間オープンで、地域のセンターにつないでくれる。

⑯ 「もし大したことでなければ、そう言います。もし危険ならば、そう言います。」と彼は言っている。

II
〔解答〕
問 1.（1）2　（2）4　（3）2　（4）1　（5）2

問 2. 1
問 3.（1）4　（2）1　（3）3　（4）1　（5）2　（6）4　（7）3

〔質問と解答選択肢の意味および解法のヒント〕
問 1. 選択肢の意味
　(1) 1. 農場　2. 年齢　3. 大陸　4. 国
　(2) 1.〜にもかかわらず　2.〜と関係なく
　　　3.〜なので　4.〜に加えて
　(3) 1. 消費者　2. 販売者　3. 検査官　4. 推進者
　(4) 1. 分析されて　2. 落とされて　3. 拒絶されて
　　　4. 話し合われて
　(5) 1. 成功　2. 懸念　3. 驚異　4. 安堵
問 2. 世界のコメの消費量について総論的に述べているので 1 に入れるのが適切。
問 3.
(1) 鉛はなぜ小さい子どもたちにとって危険なのか。
　1. 心臓が十分な大きさに育つのをさまたげることがあるので。
　2. 子どもたちを、気持ちが落ち込んで何もする気にならなくさせることがあるので。
　3. 筋肉と血液の不調につながるので。
　4. 子どもたちを暴力的にしたり怒りっぽくしたりするので。
　（第 2 パートの第 1 パラグラフ 4 に記述がある。
　1、2、3 についての記述はない。）
(2) 環境はなぜ鉛に汚染されるのか。（下線部が誤り）
　1. 汚染は農業に使われる化学薬品や工場の廃棄物などによって起こる。（第 2 パートの第 3 パラグラフに記述がある。）
　2. 詳しい原因はまだ分かっていないが、いくつかの食品会社に責任があるかも知れない。
　3. 汚染の原因は、食料製造プロセスの世界的な結びつきである。
　4. 鉛はコメなどの穀物の中にある天然成分である。
(3) 鉛問題を規制しようとしても効果がないのは、どんな原因が考えられるか。
　1. 多くの人々が世界中を旅行するので、法や規則が効果的に働かない。
　2. 汚染されたコメで作られた輸入された完成製品や半完成製品は、調べるのが難しい。
　3. 国によって汚染レベルが異なるという事実が、法や規則によってこの問題を解決するのを非常に難しくする。（第 2 パートの第 4 パラグラフ参照）
　4. コメの需要が世界的に劇的に増大しているので、先進国さえ鉛問題を避けることができない。
(4) 合衆国でコメの消費が増えている理由でないのは次のどれか。
　1. 合衆国外からのコメの輸入の増大。
　2. 合衆国におけるアジア系とヒスパニック系の増加。
　3. アメリカの人口全体の増加。
　4. コメからできた食品の多様性の増加。
　（第 3 パートの第 4 パラグラフに 2、3、4 の記述が

ある。)

(5) 輸入されたコメに含まれる鉛の量の調査に加えて、研究者たちは最近何をやっているか。
1. 彼らはたくさんの国の鉛汚染全体のデータを集めている。
2. 彼らは、許容レベル以内にあるのかを見るために、人々の毎日の鉛摂取量を調べている。
3. 彼らは輸入されたコメが、さまざまなマーケティングチャンネルを通じて、合衆国の中でどのように配分されたのかを調べている。
4. 彼らは1999年以降のコメ消費量の増加の原因を探っている。
（第4パートの後半の記述参照）

(6) 研究者たちによれば、アメリカに住んでいるアジア系の子どもたちは、平均的なアメリカ人の成人に比べて、何倍高い鉛の毒性レベルに毎日さらされるのか。
（成人はPTTIレベルの20-40倍、アジア系の子どもたちは60-120倍）

(7) 研究者たちが主に心配しているのは何か。
1. アメリカの子どもたちの高い血圧レベル
2. アメリカの輸入米の消費
3. アメリカ人にとっての鉛の毒性の許容レベル。
4. グローバリゼーションと鉛汚染
（研究論文の主眼は3である。4はあまりに一般化された問題提起）

〔全訳〕

　合衆国に輸入されるコメの中には高レベルの鉛を含むものがあると、今週ニューオリンズで行われたアメリカ化学学会の会合で発表されたある科学論文にある。この研究者たちの計算では、彼らが発見したレベルを基にすると、すべての(1)年齢の消費者は輸入米を食べる時に、許容量よりはるかに高いレベルの鉛にさらされている。輸入米はアメリカ人が消費するコメのおよそ7%を占めている。

　ニュージャージーのマンモス大学の化学準教授であるTsanangurayi Tongesayiとそのチームは、最も高い鉛のレベルのうちのいくつかを、ベビーフードの中で発見したと言っている。

食物連鎖の中の鉛は世界的な問題である

　鉛は神経毒である。それは脳に害を及ぼし、脳が成長途中の小さい子どもたちでは、学習能力や知的発達能力をひどく損なってしまうことがある。子どもたちの行動を混乱させて、たとえば攻撃的、衝動的、多動的にさせてしまうという証拠もある。

　子どもたちの脳に与える影響(2)に加えて、大人では血圧を高めて心臓血管系の病気を引き起こす。また、骨の中のカルシウムを置き換えてしまうことによってカルシウム欠乏を起こしたり、ヘモグロビンの製造を阻害して貧血を起こしたりすることもある。

　農業、鉱業、一般の化学工業は、鉛のような毒性の重金属を環境中にどんどん放出し、これが食物連鎖の中に入り込んでいると研究者たちは指摘している。

　汚染のレベルは地球上に均等に広がっているのではなく、厳しい規制によって汚染レベルを低くすることができている国もあるが、グローバル化した食糧市場のせいで、すべての人々はどこに住んでいるかに関係なく、今は平等に、食べ物の中の鉛にさらされるリスクを負っている。

合衆国のコメ輸入量は増えている

　合衆国は、アーカンソー州、カリフォルニア州、ミシシッピ州、テキサス州の広大な水田のおかげで、コメの大きな生産者、そして(3)消費者である。しかしまた、輸入もしていて、最近の見積りでは、アメリカのコメ消費量の約7%は外国から来ている。

　2　コメは世界中の30億人の人々の主食である。合衆国の農業マーケティングリソースセンターは世界の年間コメ消費量をおよそ4億3700万メトリックトンとしていて、中国とインドが格段に大きな消費国である。2012年にはこれら2つの国が、世界の全コメ消費量のおよそ半分を占めた。

　アメリカは年間に約440万メトリックトンのコメを消費しているが、これは国民ひとりあたり約31ポンド（14kg）である。

　ひとつには人口増加のせいで、ひとつにはアジア系やヒスパニック系の人口が増えているせいで、またひとつには新しくコメを原料にした製品が増えているせいで、合衆国のコメ消費量は増えている。

　アメリカ人が消費している輸入米の量もまた増えている。1999年以降、合衆国に輸入されたコメと米粉の量は、200%以上も増えている。

　他の国々から来たコメは、大きなスーパーマーケットやレストランからエスニックフードに特化したニッチのアウトレットにいたるまで、さまざまな食料品店やレストランに入ってくると、Tongesayiは言っている。

乳幼児や子どもたちは輸入米の鉛にさらされるレベルが最も高い

　Tongesayiとそのチームは、合衆国に輸入されたコメの中の鉛のレベルを6mg/kgから12mg/kgの範囲にあるとした。

　彼らによると、台湾と中国から輸入されたコメの中の鉛の量が最も高いレベルだった。チェコ共和国、ブータン、イタリア、インド、タイからのコメも、鉛の量のレベルは高かった。ブラジル、パキスタンなど、他の国のサンプルは(4)分析中なので、報告することができなかった。

　研究者たちはそれから、汚染の数値を使って、人々の各グループにとっての毎日の毒性レベルがどうなるかを計算し、それを、規制機関が許容できるとしているレベルと比較してみた。彼らが使った比較基準は食品医薬品局（FDA）の暫定的総耐容摂取量（PTTI）からとったものだった。

　この分析によって、成人にとって輸入米を食べることでさらされる毒性レベルは、FDAのPTTIレベルのおよそ20～40倍高いということが明らかになったとTongesayiは言っている。

　だが、乳幼児や小児にとっては毎日の毒性レベルは

30～60倍になり、これは、彼の表現による「乳幼児や小児が鉛の毒の影響を特に受けやすいことを考えると特に心配される」事態となる。

彼はまた、「アジア人はコメの消費量がもっと多いので、その乳幼児や小児では、毒性レベルは60～120倍高くなるだろう。」と指摘している。

米国疾病管理予防センター（CDC）の最近のリポートによれば、1歳から5歳の50万のアメリカの子どもたちは血中の鉛のレベルが5μg/dL以上あり、これは新しい国家的な(5)懸念となるだろうということだ。

Ⅲ
〔解答〕
問1.(1)4　(2)1　(3)1　(4)3
問2.3
問3.(1)1　(2)3　(3)2　(4)4　(5)1

〔選択肢の意味と解法のヒント〕
問1.選択肢の意味
(1)1.可能な　　　　2.無害な
　　3.生産的な　　　4.有益な
(2)1.ところで　2.偶然に
　　3.概して　　4.かなり
(3)1.引き金になる　　2.燃えている
　　3.衝突する　　　　4.妨害する
(4)1.圧倒するような　　2.洗練された
　　3.重要でない　　　　4.見逃された
問2.パラグラフ⑮から後は、人間ではなくネズミに対する別の研究の話になる。
問3.質問と選択肢の意味および解法のヒント
(1)　ソーク研究所で行われた研究の中で示唆されたのは何か。
　1.人間は運動することによって、記憶をもっとよく維持することができるだろう。
　2.人間は走ることによって、脳を大きくすることができるだろう。
　3.どんな動物もすぐ簡単に体を動かさなくなる。
　4.走らなかった動物は記憶喪失になった。
　（パラグラフ②参照）
(2)　老化研究ジャーナルに発表された研究の参加者はだれか。
　1.ブリティッシュコロンビア大学で科学を専攻している70人から80人の女子学生
　2.科学実験に興味のある退職した女性
　3.同年代の人たちよりも記憶力低下が見られる女性
　4.アルツハイマー病と診断された高齢の女性
　（パラグラフ⑤参照）
(3)パラグラフ⑧にある「もっと本質的な種類の記憶」とは何のことか。
　1.連想記憶と空間記憶
　2.言語記憶と空間記憶
　3.言語記憶と連想記憶
　4.空間記憶と文脈記憶
　（⑦に連想記憶のことが述べてあって、それより本

質的というので連想記憶を除外する。文脈記憶は連想記憶に同じ。）
(4)　研究者たちはどのような方法でネズミにウェイトリフティングをさせたのか。
　1.ネズミの肩に小さなバーベルをつけて、梯子を上り下りさせた。
　2.ネズミの肩に小さなバーベルをつけて、回転車を回させた。
　3.ネズミのしっぽに錘をつけて、回転車を回させた。
　4.ネズミのしっぽに錘をつけて、梯子を上り下りさせた。
　（パラグラフ⑮参照）
(5)　英文によると記憶力を改善するのに勧められないのはどれか。
　1.ストレッチとバランス調整
　2.定期的なウォーキング
　3.ひとつのタイプの運動に集中すること
　4.エアロビック運動と抵抗運動の両方をやること
　（パラグラフ⑩に1は記憶力テストの結果が悪くなったとある。）

〔全訳〕
① 定期的な運動は、運動のタイプによって脳への影響はかなり違うとしても、記憶力を実質的に改善させることができると、ひとつは人間、ひとつは動物を被験者として行われた2つの実験が示唆している。このニュースは、認知力の衰えのリスクが最も高い年齢グループに入りつつある、数を増している人たちにとっての朗報となるだろう。
② カリフォルニアのラホヤにあるソーク生物学研究所の研究者たちが運動が脳を強くすることを最初に発見したのは、1990年代にさかのぼる。彼らは革新的な実験において、回し車を使うことのできたネズミは、記憶の生成を司る脳の分野で、走らなかったネズミよりも多くの細胞を作り出したことを明らかにした。よって、運動させられたネズミは、記憶力テストで、じっとしていた仲間より良い成績を取った。
③ それ以降、科学者たちは、ウェイトトレーニングを含むすべてのタイプの運動が(a)有効なのかどうかと同時に、運動が分子レベルでどのように記憶力を改善させるのかを正確に理解するために、研究を続けてきた。
④ 新しい研究によって、これらのテーマに新たにすばらしい明快さが加わっている。同時に、実験ネズミにどのようにウェイトトレーニングをさせることができるかについても(b)ついでながら明らかになっている。
⑤ 人間に関する研究のために、ブリティッシュコロンビア大学の研究者たちは老化研究ジャーナルで公募して、軽い認知障害があるとわかっている70歳から80歳の女性数十人を集めた。これは記憶と思考が年齢相応よりも混乱している状態の症状である。
⑥ 軽い認知障害は、痴呆を進行させることがわかっている危険因子でもある。認知障害のある高齢者の人た

ちは、同じ年で記憶力がいい高齢者の人たちより、はるかに高いリスクでアルツハイマー病になる。

⑦　以前、同じチームの研究者たちは、ウェイトトレーニングの後で軽い認知症の高齢女性が、連想記憶つまり物事を文脈で思い出す能力－たとえば初めて会う人の名前やどのように紹介されたかなど－を向上させたことを発見していた。

⑧　研究者たちは今度は、もっと本質的な種類の記憶を見たい、そして持続運動も見たいと思っていた。よって彼らは被験者たちに、6か月の管理された運動を割り当てた。女性の一部は週に2回ウェイトリフティングをやった。一部は活発にウォーキングした。そして一部は対照群として、持続運動をなしにしてストレッチとバランス調整を代わりに行った。

⑨　女性たちは6か月の初めと終わりに、言語的記憶と空間的記憶を調べるために作られたバッテリー（テスト）を完成させた。とりわけ言語記憶は言葉を記憶する能力で、空間記憶は空間のどこに物が置かれたかの記憶である。両方とも歳とともに衰える軽い認知障害の人々において誇張されている障害である。

⑩　そしてこの研究において、6か月後、バランス調整グループの女性たちは、研究の開始時よりも記憶力テストの結果が悪くなっていた。彼女たちの認知障害は進んでいた。

⑪　しかし、運動をした人たちは、ウォーキングであってもウェイトトレーニングであっても、6か月後、ほとんどすべての認知テストにおいて以前よりも成績が良かった。

⑫　とはいえ、違いはあった。

⑬　両方の運動グループは、空間記憶についてはほとんど同じように改善したのだが、ウォーキングをした女性たちの方が、ウェイトトレーニングをした女性たちよりも、言語記憶において大きな改善があったのだ。

⑭　研究チームの結論としては、これらの発見が示唆しているのは、持続トレーニングとウェイトトレーニングが脳の中で異なる生理学的効果を持ち、異なるタイプの記憶力の向上を促すのだろうというものだ。

⑮　　3　　この考えは運動と記憶の最近の別の研究結果と一致している。研究は、実験用ネズミが回転車を動かすか、可能な程度まで重いものを持ち上げるというものだった。具体的に言うと、研究者たちはこの動物のしっぽに錘（おもり）をくっつけて、抵抗トレーニングを模して小さい梯子をくりかえし上り下りさせた。

⑯　6か月後、どちらの運動グループのネズミもトレーニング前より記憶テストの成績が良くなった。だが啓示的だったのはネズミの体と脳で進行していたことだった。研究者たちは次のことを発見した。走るネズミの脳は、BDNFつまり脳派生性神経栄養因子として知られるタンパク質の、レベルの上昇を示したのだ。この因子は現存のニューロンの健康を支え、新しい脳細胞の発生を促すことで知られている。

⑰　しかし錘ネズミの方は走りネズミよりも、脳と血液で別のタンパク質であるインスリン様成長因子のレベ

ルが著しく高くなった。この物質もまた、細胞分裂と成長を促進し、おそらく、新しく生まれたかよわいニューロンが生き延びるのを助けるのだろう。

⑱　高齢女性の実験を監督したブリティッシュコロンビア大学脳研究センターのテレサ・リュウ・アンブローズ准教授が言うのは、この新しい研究すべてが示しているのは、最も強健な脳の健康にとって、エアロビックトレーニングと抵抗トレーニングを合体させることが、おそらくは勧められることなのだろうということだ。それぞれのタイプの運動は、たぶん体と脳の中で異なる種類のタンパク質の放出を(c)刺激することによって、「認知の異なる面を選択的にターゲットにする」ように思われると彼女は言う。

⑲　しかし、と彼女は続ける。エアロビックトレーニングか抵抗トレーニングかのどちらか一方に集中することを選んだとしても、少なくとも記憶力の改善という点では心配する必要はない。それぞれのタイプの運動の効果の違いは(d)微妙であった一方、どんな運動でも、運動の認知機能全体に及ぼす効果は大きかったと、彼女は言っている。

⑳　彼女は言う。「実験を始めたとき、私たちのほとんどが考えていたのはせいぜい、運動した被験者たちは記憶機能の低下がより少ないだろうということでした。」それでも成功の証しではあったろう。しかし、単に人々の記憶力低下をくい止める以上に、「実際に改善するところを私たちは見たのです。」これは、もし今運動することをためらっている人がいたら、覚えておくに値する実験結果だろう。

Ⅳ
〔解答〕
問1.(1)1　(2)2　(3)4　(4)3　(5)1
問2.(1)2　(2)2　(3)4　(4)1　(5)3

〔選択肢の意味〕
問1.(1)1.定期的に　　　2.継続的に
　　　3.明確に　　　　4.自発的に
　(2)1.禁止する　　　2.妨げる
　　　3.減らす　　　　4.禁止する
　(3)1.耐えられる　　2.貴重な
　　　3.想像できる　　4.達成できる
　(4)1.起こさせる　　2.引っぱる
　　　3.ひきつける　　4.滑らせる
　(5)1.堅固な　　　　2.組織立った
　　　3.危機にさらされた　　4.報われる
問2.(1)偉大なリーダーの特質のひとつは
　　1.面と向かうのではなく間接的にコミュニケーションできること。
　　2.社員のニーズに応えられること。
　　3.絶対に社員が間違いをしないようにできること。
　　4.さまざまな社員に多くの言語で話せること。
　(2)ミスター・ショーのインタビューによれば、チームの成功と革新に役立つことは

1. 発展している間は失敗が続いても許すこと。
2. 計算できるリスクなら、それを負う自由を与えること。
3. 法律上の問題を避けるために、仕事内容を隠すこと。
4. 社員に、最初は別に働くように促すこと。
(3) チームが成功するための大事な要素とは
1. チームの予定を守り間違いを無視すること。
2. 間違いを非難し、個人のスタイルを評価すること。
3. 報酬を与え、建設的なフィードバックを与えること。
4. 運営のしかたを明確にし、展望をはっきりさせること。
（第4パートの第3パラグラフにふたつ目の「要素」という語があって、展望について書いてある。）
(4)（A）には「生得的」（B）には「後天的」に近い語が入るべき。
2は innate はよいが declined（断られた）が合わない。3は learned はよいが operated（操作された）が合わない。4は built は良いが nurtured（育てられた）が合わない。
(5) self-confidence: 自信
self-defense: 自己防衛
self-awareness: 自己認識
self-discipline: 自己修養

〔全訳〕
　人的資源についてのオピニオンリーダーシップシリーズの次のインタビューは、Global Lead of Talent Development のエド・ショーさんに、リーダーシップということについてお聞きします。エドさんは、高度に機能的なチームをどのように作って引っ張っていくのか、また、どのように人を励まして成功と革新を遂げさせるのかについて、ご自身の洞察と助言を語ってくださいます。
質問：偉大なリーダーをどのように定義しますか。
　私は、偉大なリーダーとは、社員の必要としていることを理解し、それに耳を傾けて、彼らがキャリアと技術を積み上げるのを助けることのできる人だと思います。また、偉大なリーダーが持たなければいけないのは、期待の明確さ、仕事の目標とインラインであること、提供できるサポート、チームや個々人にとっての利便性です。そして、聴くスキルとともに、文字と音声によるコミュニケーションのスキルも持たなければなりません。一対一あるいは集団での会議の調子を作るような公式のやり方も重要だと思いますが、これは、たとえばお礼や報告を言うために SMS（ショートメッセージサービス）を(a)定期的に書き送るなどの、非公式な要素による補助も必要だと思います。もし人々が、あなたが自分たちのことを考えてくれていると知り、必要とするまさにその時にあなたがいてくれるとわかれば、あなたは彼らに、前に進んであと少しリスクをおかしてみようという力を

与えます。なぜなら、彼らにはあなたのサポートが得られるとわかっているからです。そして彼らが何かについて確信がない時、必要とするその時にあなたの所に来て連絡することができるとわかっているのです。
質問：チームが成功や革新を成し遂げるにあたって、どんなリーダーシップを発揮することが一番助けになると思いますか。
　革新を促すとは、最初はチームに高い目標を目指す気にさせること、そして時には失敗することもあるのだと認めることです。あなたは進歩するために間違えるのだと言ってもいいかもしれません。私の上司が非常に得意なことは、間違える自由を私に許してくれることです。そして、その間違いから学ぶことが私にはっきりわかっていれば、間違いは受け入れられました。明らかに、もしあなたが同じ間違いをし続けるのであれば、あなたは進歩していないのだし、次に生かせる教訓となる叡知を得ていないのです。あなたが人々に革新の自由を許しているとき、現実としては、時にはその人たちは間違った選択をしていくことになるかもしれません。
　私たちがリスクをわかっている時にだけ間違いが起こるわけではありません。人々は、会社にとって、あるいは法的見地から見て、本当はリスクがあるかもしれないことを、ひとり離れて決定することはできません。だから、リスクは明らかでなければならず、表立って同意されなければなりません。でないとそれはあまりに危険なものになるかもしれないのです。また、驚きがあってもいけません。人々にあなたのサポートというセイフティネットを与えはするけれども、目標達成のために自分自身の始め方と自分自身のやり方を決める権限を彼らに許す、これは素晴らしいことです。けれど驚きがあってはいけません。なぜなら驚きがあると、あなたはビジネスを(b)阻害してしまうからです。もしリスクへの配慮が話し合われていれば、私はいつも、チームが自分たち自身の進む道を見つけ、そして自分たち自身の直感力を生かすように、励まそうとします。これは翻って、チームのメンバーが成功するための能力を伸ばしていくことにつながっていきます。
　私の役割は、チームを助けて成功へと導くことだと思います。そして私の上司は、チームがやるべき全てのことでいい結果を出した時に私の成功を認めるのだと思います。ですから、チームが成功することが、結果として私が成功することになるのです。
質問：チームが成功する大事な要素は何ですか。
　チームリーダーの第一の役割は、リーダーシップとチームの中での役割について、自分の見解を明確にすることです。たとえば、どのように運営するのか、自分のリーダーシップと自分らしいスタイルとはどういうものか、チームや個人に何を期待するのか、チームのために何をし、何をしないか、などです。チームのための活動範囲、限界、枠組みがいったん確立されれば、あなたは、それぞれの役割、人々がどのように組織化され報酬を受けるのか、そのような基準をもとにどのように評価されるのかを、決めることができます。
　うまく行けば、あなたがどのように運営していくのか

の基本ルールを決めることで、人々には成功する自由が与えられます。あなたがコミュニケーションに心を開いている限りにおいてですが。人々が賞賛される場合もあれば、建設的な意見をもらう場合もあります。そのようなことは人々を励まして、前に進んで障害を乗り越えさせるのです。なぜなら、だれかが間違いを犯して、その間違いが大きく取り上げられるとしても、それはその人が失敗してしまったからではなく、私たちみんながそこから教訓を得られるからだとなると、人々は、わずかなリスクを負ってやってもいいんだという、安全な環境が用意されていると感じます。そしてあなたのサポートがあるとわかって、より大きな結果を出すこともあるでしょう。リーダーがやる最悪のことは、わざわざ自分自身の予定表を持つことです。あなたはチームを持っているのであって、あなたがチームなのではないのです。

　成功を確実に(c)実現可能にするために、リーダーが持っておく他の要素としては、最初から展望を持つことです。終わりの状態をはっきりと定められるということです。でも、必ずしも目標達成の工程というのではありません。いったん展望がすべての人に明示されれば、チームの多様性が必ず結果を出します。

　ですから、私の考えでは、偉大なリーダーは、すべての人にはっきりと見通しを語り、達成するための工程を作り上げるのに参加を促し、創造的な磨き合いを起こす相互補完的な技術を持った個人の集まるさまざまなグループを周りに集めることによって、チームの成功に貢献します。そして、チームの成功を必ず明らかにし、はっきりと伝え、認めさせて、チームあるいは自分の名誉とするのです。

質問：良きリーダーシップの資質は人が生まれながらに持っているのでしょうか、それとも教えることができるものでしょうか。

　強いリーダーシップに向く傾向を持って生まれる人、生まれつきリーダーシップの技術を有している人はいると思います。この場合にはリーダーシップをとる立場に立ちやすくなり、他の人たちを自然に自分に(4)引き寄せることになります。ある人たちは、個性として持っている性質や強さが、さらなるリーダーシップの強さや技術を発揮する傾向を助長する、そのような人たちもいます。その人たちでも技術を磨いて、必ず他の人の考え方を知らなければならないのですが、この生来のコミュニケーション力や先を見通す能力は、その人がリーダーになることをもっと容易に、もっと明白にしてくれるでしょう。でも誰かを教えてより良いリーダーにすることはできると思います。誰に対してもそうです。リーダーシップの技術は(A)生得的かもしれませんが、(B)育てることもできます。歴史のある会社では、両方を組み合わせることが必要です。生まれついたリーダーのために、その強さに合う地位を見つけなければなりませんが、同時に向上心のあるリーダーシップ能力を育てていくためには、(d)しっかりしたリーダーシップ育成計画を作らなければなりません。この育成計画は、競い合ってリーダーになりたいと思っている人たちと同様に、今いる生まれついてのリーダーを良くしていくのにも役立てることがで

きます。

質問：最後に言いたいことはありますか。

　偉大なリーダーとなるためには、あなたの自己(C)認識がまず第一に必要とされます。あなたはリーダーとして盲点を持つことはできません。なぜなら、そこがあなたにとっては盲点だとしても、ほかの人には盲点ではないことは保証できるからです。あなたはフィードバックのネットワークを早く作る必要があるし、そして、どの部分がそのままでどの部分が焦点から外れたのかを必ず理解する必要があります。そのような絶えざる自己(C)認識と反省によって、人は最良のリーダーになることができるようになり、大事なリーダーシップ術が衰えたりや消滅したりするリスクが減るのです。

V

〔解答〕（省略）

〔問題文の意味〕

　いくつかの国、特にヨーロッパでは動物実験をした化粧品を売ることは禁止されている。あなたはこれについてどう思うか。あなたの意見を述べて、なぜそのように思うのかを詳しく説明しなさい。（多く書くほど点数が良いと考えてよい。）この表題に関係のない文は成績に入らない。

数　学

解答

26年度

I

〔解答〕

(1)

ア	イ	ウ	エ	オ	カ	キ	ク	ケ	コ
−	1	2	−	1	1	3	5	7	2

(2)

ア	イ	ウ	エ	オ	カ	キ	ク	ケ	コ
1	2	−	1	2	1	2	1	2	1

サ	シ	ス	セ	ソ	タ	チ	ツ	テ	ト
1	2	1	0	6	4	1	3	2	4

ナ	ニ	ヌ	ネ	ノ	ハ	ヒ	フ	ヘ	ホ
1	8	4	1	2	6	1	1	2	6

マ	ミ
0	8

(3)

ア	イ	ウ	エ	オ	カ	キ	ク	ケ	コ
3	5	2	5	3	3	5	2	3	5

サ	シ	ス	セ	ソ	タ
2	5	3	3	5	2

(4)

ア	イ	ウ	エ	オ	カ	キ	ク	ケ	コ
6	3	2	6	3	2	2	3	1	2

(5)

ア	イ	ウ	エ	オ	カ	キ	ク	ケ	コ
5	2	7	5	3	8	3	2	1	3

サ	シ	ス
5	5	6

〔出題者の求めるポイント〕

(3) 平行移動した式から，元の式を求める。$y = \pm\sqrt{5}$ と曲線の交点から移動する数値を求める。

(4) 正方形の辺の長さは等比数列となる。また $\angle A_n O A_n$ はどの正方形でも $\frac{\pi}{12}$ になる。

(5) 球を $\frac{b}{a}$ 倍すると楕円になる。よって，2分割した体積比は同じになる。また，楕円体を斜に切断した断面は楕円になる。

〔解答のプロセス〕

(1) $B = \begin{pmatrix} 1 & -2 \\ 1 & -1 \end{pmatrix}$, $\triangle = -1 + 2 = 1$

$B^{-1} = \frac{1}{1}\begin{pmatrix} -1 & 2 \\ -1 & 1 \end{pmatrix} = \begin{pmatrix} -1 & 2 \\ -1 & 1 \end{pmatrix}$ …（ア〜カの答）

条件式より

$\begin{pmatrix} 2 & -2 \\ 3 & -3 \end{pmatrix} A - \begin{pmatrix} 1 & -2 \\ 2 & -4 \end{pmatrix} A = \begin{pmatrix} -8 & 6 \\ -12 & 9 \end{pmatrix} - \begin{pmatrix} -11 & 1 \\ -22 & 2 \end{pmatrix}$

$\begin{pmatrix} 1 & 0 \\ 1 & 1 \end{pmatrix} A = \begin{pmatrix} 3 & 5 \\ 10 & 7 \end{pmatrix}$ ……①

ここで，$C = \begin{pmatrix} 1 & 0 \\ 1 & 1 \end{pmatrix}$ とおき $C^{-1} = \begin{pmatrix} 1 & 0 \\ -1 & 1 \end{pmatrix}$ を①の

両辺の左側からかける。

$A = C^{-1}CA = \begin{pmatrix} 1 & 0 \\ -1 & 1 \end{pmatrix}\begin{pmatrix} 3 & 5 \\ 10 & 7 \end{pmatrix} = \begin{pmatrix} 3 & 5 \\ 7 & 2 \end{pmatrix}$

………（キ〜コの答）

(2) $y = \sqrt{x}$, $y' = \frac{1}{2\sqrt{x}} = \frac{1}{2}x^{-\frac{1}{2}}$

よって，$a = \frac{1}{2}$, $b = \frac{-1}{2}$ ………（ア〜オの答）

次に $x = 1$ における接線の傾きは $\frac{1}{2}$

よって，接線の方程式は $y - 1 = \frac{1}{2}(x - 1)$

$y = \frac{1}{2}x + \frac{1}{2}$ ………（カ〜ケの答）

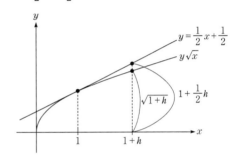

この式に $x = 1 + h$ を代入すると

$y = \frac{1}{2}(1 + h) + \frac{1}{2} = 1 + \frac{1}{2}h$ ………（コ〜シの答）

微分係数の定義から

$f'(a) = \lim_{h \to 0} \frac{f(a+h) - f(a)}{h}$

$h \fallingdotseq 0$ のとき $f(a+h) \fallingdotseq f(a) + hf'(a)$

ここで，$f(x) = \sqrt{x}$, $a = 1$ とおくと

$\sqrt{1+h} \fallingdotseq 1 + \frac{1}{2}h$ となり近似式となる。

次に，$y = \sqrt{x}$ と $y = \frac{1}{2}x + \frac{1}{2}$ の

$x = 1 + h$ の y 座標を比べると

$\sqrt{1+h} < 1 + \frac{1}{2}h$

よって，$1 + \frac{1}{2}h - \sqrt{1+h} > 0$

次に，$g(x) = \sqrt{1+x} + \frac{1}{8}x^2 - \frac{1}{2}x - 1$ が $x > 0$ において常に $g(x) > 0$ となることを示せば良い。

$g'(x) = \frac{1}{2\sqrt{1+x}} + \frac{1}{4}x - \frac{1}{2}$

$g''(x) = -\frac{1}{4\sqrt{(1+x)^3}} + \frac{1}{4} = \frac{1}{4}\left(1 - \frac{1}{\sqrt{(1+x)^3}}\right)$

$x > 0$ のとき，$\frac{1}{\sqrt{(1+x)^3}} < 1$ より $g''(x) > 0$

すると $x \geq 0$ のとき $g'(x)$ は単調に増加する。
$g'(0) = \frac{1}{2} - \frac{1}{2} = 0$ よって $g'(x) > g'(0) = 0$
すると，$x \geq 0$ において $g(x)$ は単調に増加する。
$g(0) = 1 - 1 = 0$ よって $g(x) > g(0) = 0$
（証明終わり）

次に $h = \frac{1}{16} \fallingdotseq 0$ を考えて $\sqrt{1+h} \fallingdotseq 1 + \frac{1}{2}h$ を使うと

$\sqrt{17} = \sqrt{16+1} = 4\sqrt{1+\frac{1}{16}} \fallingdotseq 4\left(1 + \frac{1}{2} \times \frac{1}{16}\right)$

$= 4\left(1 + \frac{1}{32}\right) = 4 + \frac{1}{8}$ ……（ス〜ニの答）

$= 4 + 0.125 \fallingdotseq 4.12$ ……（ヌ〜ノの答）

$\sqrt{37} = \sqrt{36+1} = 6\sqrt{1+\frac{1}{36}} \fallingdotseq 6\left(1 + \frac{1}{2} \times \frac{1}{36}\right)$

$= 6 + \frac{1}{12}$ ……（ハ〜ヘの答）

$\fallingdotseq 6 + 0.08 = 6.08$ ……（ホ〜ミの答）

(3) $y = x(x-2)(x+2)$ に $x \to x-p$, $y \to y-q$ を代入すると $y = (x-1)(x-2)(x-\alpha)$ となる。

$y - q = (x-p)(x-p-2)(x-p+2)$

(1, 0) を代入する
$-q = (1-p)(-p-1)(-p+3)$ ────①

(2, 0) を代入する
$-q = (2-p)(-p)(-p+4)$ ────②

①と②より，$(p-1)(p+1)(p-3) = p(p-2)(p-4)$
$p^2 - 3p + 1 = 0$ ∴ $p = \frac{3 \pm \sqrt{5}}{2}$

$p = \frac{3-\sqrt{5}}{2}$ のとき ……（ア〜ウの答）

$q = (p-1)(p+1)(p-3) = p^3 - 3p^2 - p + 1$
$= p(p^2 - 3p + 1) - 2p + 3$
$= 0 - 2 \times \frac{3-\sqrt{5}}{2} + 3 = \sqrt{5}$ ……（エの答）

y 軸方向へ $\sqrt{5}$ 平行移動することから $y = x^3 - 4x$ と $y = -\sqrt{5}$ との交点の x 座標を求める。
$x^3 - 4x = -\sqrt{5}$
$x^3 - 4x + \sqrt{5} = 0$
$(x+\sqrt{5})(x^2 - \sqrt{5}x + 1) = 0$
∴ $x = -\sqrt{5}, \frac{\sqrt{5} \pm 1}{2}$

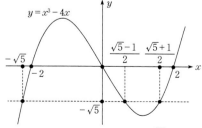

よって求める交点の x 座標は $x = -\sqrt{5}$ を x 軸方向

へ $\frac{3-\sqrt{5}}{2}$ 平行移動した点だから

$-\sqrt{5} + \frac{3-\sqrt{5}}{2} = \frac{3-3\sqrt{5}}{2}$ ……（オ〜クの答）

$p = \frac{3+\sqrt{5}}{2}$ のとき ……（ケ〜サの答）

$q = p(p^2 - 3p + 1) - 2p + 3$
$= 0 - 2 \times \frac{3+\sqrt{5}}{2} + 3 = -\sqrt{5}$ ……（シの答）

y 軸方向へ $-\sqrt{5}$ 平行移動することから $y = x^3 - 4x$ と $y = \sqrt{5}$ との交点の x 座標を求める。
$x^3 - 4x = \sqrt{5}$
$x^3 - 4x - \sqrt{5} = 0$
$(x-\sqrt{5})(x^2 + \sqrt{5}x + 1) = 0$
∴ $x = \sqrt{5}, \frac{-\sqrt{5} \pm 1}{2}$

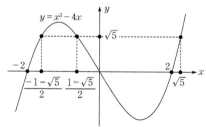

よって，求める交点の x 座標は $x = \sqrt{5}$ を x 軸方向へ $\frac{3+\sqrt{5}}{2}$ 平行移動した点だから

$\sqrt{5} + \frac{3+\sqrt{5}}{2} = \frac{3+3\sqrt{5}}{2}$ ……（ス〜タの答）

(4) 正方形 $A_nB_nC_nD_n$ の1辺の長さを l_n とする。

$A_{n+1}B_n = \frac{3+\sqrt{3}}{6}l_n$, $B_nB_{n+1} = \frac{3-\sqrt{3}}{6}l_n$ となるから

$\triangle A_{n+1}B_nB_{n+1}$ に三平方の定理を使って

$l_{n+1}^2 = \left(\frac{3+\sqrt{3}}{6}l_n\right)^2 + \left(\frac{3-\sqrt{3}}{6}l_n\right)^2$

展開して整理すると $l_{n+1} = \frac{\sqrt{6}}{3}l_n$ ────①

すると，$OA_n = \frac{1}{\sqrt{2}}l_n$, $OA_{n+1} = \frac{1}{\sqrt{2}}l_{n+1} = \frac{\sqrt{3}}{3}l_n$

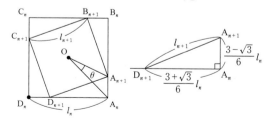

すると，$\dfrac{A_nO}{A_{n-1}O} = \dfrac{\frac{\sqrt{3}}{3}l_{n-1}}{\frac{1}{\sqrt{2}}l_{n-1}} = \dfrac{\sqrt{6}}{3}$

$$\cdots\cdots\cdots(\text{ア，イの答})$$

①より $l_n = \left(\dfrac{\sqrt{6}}{3}\right)^n \times l_0 = 2\left(\dfrac{\sqrt{6}}{3}\right)^n$

$$\cdots\cdots\cdots(\text{ウ〜オの答})$$

$\angle A_n O A_{n+1} = \theta$ とおき，$\triangle O A_n A_{n+1}$ に余弦定理を使うと

$$\left(\frac{3-\sqrt{6}}{6}\, l_n\right)^2 = \left(\frac{l_n}{\sqrt{2}}\right)^2 + \left(\frac{\sqrt{3}}{3}\, l_n\right)^2 - 2 \times \frac{l_n}{\sqrt{2}}$$
$$\times \frac{\sqrt{3}}{3}\, l_n \times \cos\theta$$

展開して整理すると

$$\cos\theta = \frac{\sqrt{6}+\sqrt{2}}{4} \qquad \therefore \theta = \frac{\pi}{12}$$

すると，$\angle A_0 O A_n = \dfrac{n}{12}\pi$

$OA_n = \dfrac{1}{\sqrt{2}}\, l_n = \dfrac{1}{\sqrt{2}} \times \left(\dfrac{\sqrt{6}}{3}\right)^n \times 2 = \sqrt{2}\left(\dfrac{\sqrt{6}}{3}\right)^n$

すると $A_n\left(\sqrt{2}\left(\dfrac{\sqrt{6}}{3}\right)^n, \ \dfrac{n}{12}\pi\right)$

条件より $r = \sqrt{2}\left(\dfrac{\sqrt{6}}{3}\right)^n = a \cdot e^{\frac{n}{12}\pi b}$

よって，$a = \sqrt{2}$　　　$\cdots\cdots\cdots(\text{カの答})$

$e^{\frac{bn\pi}{12}} = \left(\dfrac{\sqrt{6}}{3}\right)^n$

両辺の自然対数をとって

$$\frac{bn\pi}{12} = n\log\frac{\sqrt{6}}{3} = \frac{1}{2}\log\frac{6}{9} = \frac{1}{2}\log\frac{2}{3}$$

$b = \dfrac{6}{\pi}\log\dfrac{2}{3}$　　　　$\cdots\cdots\cdots(\text{キ，クの答})$

正方形 $A_n B_n C_n D_n$ の面積は $l_n^2 = \left\{2\left(\dfrac{\sqrt{6}}{3}\right)^n\right\}^2$

与式 $= \displaystyle\sum_{n=0}^{\infty} l_n^2 = \sum_{n=0}^{\infty} 4\left(\dfrac{2}{3}\right)^n$

$$= 4 \cdot \frac{1}{1-\dfrac{2}{3}} = 12 \qquad \cdots\cdots\cdots(\text{ケ，コの答})$$

(5) 小さい方の体積を V_1 とおくと

$$V_1 = \pi \int_{\frac{1}{2}}^{1} y^2 dx = \pi \int_{\frac{1}{2}}^{1} (1-x^2)dx$$

$$= \pi\left[x - \frac{1}{3}x^3\right]_{\frac{1}{2}}^{1} = \frac{5}{24}\pi$$

大きい部分の体積は $\dfrac{4}{3}\pi \times 1^2 - \dfrac{5}{24}\pi = \dfrac{27}{24}\pi$

よって求める体積の比は $5:27 \cdots\cdots\cdots(\text{ア〜ウの答})$

次に傾きが $\dfrac{2}{3}$ となる接線の方程式を求める。

楕円上の接点 $P(a, \ b)$ とおくと $\dfrac{1}{4}a^2 + b^2 = 1$

$$\text{———①}$$

点 p における接線の方程式は $\dfrac{a}{4}x + by = 1$

$$\text{———②}$$

②の傾きが $\dfrac{2}{3}$ となることから $3a = -8b$

$$\text{———③}$$

①と③および $a > 0$ から $p\left(\dfrac{8}{5}, \ -\dfrac{3}{5}\right)$

よって，求める接線の方程式は②より $y = \dfrac{2}{3}x - \dfrac{5}{3}$

$$\cdots\cdots\cdots(\text{エ，オの答})$$

楕円 $\dfrac{x^2}{a^2} + \dfrac{y^2}{b^2} = 1$ を x 軸を中心に一回転した立体の体積

$$V_2 = 2\pi \int_0^a y^2 dx = 2\pi \int_0^a \frac{b^2}{a^2}(a^2 - x^2)dx$$

$$= \frac{2\pi b^2}{a^2}\left[a^2 x - \frac{1}{3}x^3\right]_0^a = \frac{4}{3}ab^2\pi$$

$a=2, \ b=1$ を代入して求める体積は $\dfrac{8}{3}\pi$

$$\cdots\cdots\cdots(\text{カ，キの答})$$

楕円 $\dfrac{1}{4}x^2 + y^2 = 1$ と直線 $y = \dfrac{2}{3}x$ との交点をA，B とおくと，$A\left(\dfrac{6}{5}, \ \dfrac{4}{5}\right)$，$B\left(-\dfrac{6}{5}, \ -\dfrac{4}{5}\right)$

$OA = \sqrt{\dfrac{36}{25} + \dfrac{16}{25}} = \dfrac{2\sqrt{13}}{5}$

するとこの断面の楕円の方程式は $\dfrac{x^2}{\left(\frac{2\sqrt{13}}{5}\right)^2} + y^2 = 1$

この断面の面積は $\pi \times \dfrac{2\sqrt{13}}{5} \times 1 = \dfrac{2\sqrt{13}}{5}\pi$

$$\cdots\cdots\cdots(\text{ク〜サの答})$$

楕円 $\dfrac{x^2}{a^2} + \dfrac{y^2}{b^2} = 1$ を x 軸を中心に一回転した立体の $x = \dfrac{1}{2}a$ から $x = a$ までの部分の体積 V_3 は

$$V_3 = \pi \int_{\frac{1}{2}a}^{a} y^2 dx = \pi \int_{\frac{1}{2}a}^{a} \frac{b^2}{a^2}(a^2 - x^2)dx = \frac{5}{24}ab^2\pi$$

また，この回転体の体積から V_3 を除いた部分の体積 V_4 は，$V_4 = V_2 - V_3 = \dfrac{4}{3}ab^2\pi - \dfrac{5}{24}ab^2\pi$

$$= \frac{27}{24}ab^2\pi$$

よって，$V_3 : V_4 = \dfrac{5}{24}ab^2\pi : \dfrac{27}{24}ab^2\pi = 5:27$

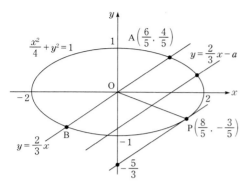

よって，直線 $y=\dfrac{2}{3}x-a$ が OP の中点 $Q\left(\dfrac{4}{5}, -\dfrac{3}{10}\right)$ を通るときの a の値を求める。

$a = \dfrac{2}{3} \times \dfrac{4}{5} + \dfrac{3}{10} = \dfrac{5}{6}$ ………（シ，スの答）

II
〔解答〕

ア	イ	ウ	エ	オ	カ	キ	ク	ケ	コ	サ
2	4	2	1	6	−	2	2	4	a	c

〔出題者の求めるポイント〕

直線の垂直条件，$m \times m' = -1$ を使って計算するが，文字が多いので問題文に合わせながら計算しよう。$r^2 - 16$ の正，または，負になるとき，楕円，双曲線になる。

〔解答のプロセス〕

直線 PS, MX の傾きはそれぞれ $\dfrac{q-0}{p-4}$, $\dfrac{y-\dfrac{q}{2}}{x-\dfrac{p}{2}}$

これらが直交するから

$\dfrac{q-0}{p-4} \times \dfrac{y-\dfrac{q}{2}}{x-\dfrac{p}{2}} = -1$, $qy = \dfrac{1}{2}q^2 + \dfrac{1}{2}p^2 - 2p - px + 4x$

$q^2 = r^2 - p^2$ を代入すると

$qy = -p(x+2) + 4x + \dfrac{r^2}{2}$ ………（ア〜ウの答）

両辺を 2 乗して，$q^2 = r^2 - p^2$ を代入すると

$p^2\{(x+2)^2 + y^2\} - 2p(x+2)\left(4x + \dfrac{r^2}{2}\right)$
$\qquad + \left(4x + \dfrac{r^2}{2}\right)^2 - r^2 y^2 = 0$

上記の p の 2 次方程式の判別式を D とすると $D > 0$

$\dfrac{D}{4} = \left\{-(x+2)\left(4x + \dfrac{r^2}{2}\right)\right\}^2 - \{(x+2)^2 + y^2\}\left(4x + \dfrac{r^2}{2}\right)^2$
$\qquad + \{(x+2)^2 + y^2\}r^2y^2 > 0$

$r^2 y^4 + (r^2 - 16)x^2 y^2 - \dfrac{1}{4}y^2 r^4 + 4r^2 y^2 > 0$

$y = 0$ は不適。よって $y \neq 0$。y^2 で割って

$r^2 y^2 + (r^2 - 16)x^2 - \dfrac{r^2}{4}(r^2 - 16) > 0$

………（エ，オの答）

$D = 0$ のとき，$\dfrac{x^2}{\dfrac{r^2}{4}} + \dfrac{y^2}{\dfrac{r^2 - 16}{4}} = 1$

（i）$r > 0$ かつ $r^2 - 16 > 0$ のとき $r > 4$ のとき楕円の焦点は $\sqrt{\dfrac{r^2}{4} - \dfrac{r^2 - 16}{4}} = 2$ より $(-2, 0)$, $(2, 0)$

（ii）$r > 0$ かつ $r^2 - 16 < 0$ のとき $0 < r < 4$ のとき双曲線

$\dfrac{x^2}{\dfrac{r^2}{4}} - \dfrac{y^2}{\dfrac{16 - r^2}{4}} = 1$ より焦点 $(-2, 0)$, $(2, 0)$

上記よりア〜サの解を得る。

III
〔解答〕

(1) 三角形の 3 つの内角の二等分線の交点

(2) 解答のプロセスを参照

(3) $k = l$

(4) $\overrightarrow{OI} = \dfrac{a\vec{f} + b\vec{g}}{a + b + c}$

〔出題者の求めるポイント〕

三角形の五心（内心，外心，重心，垂心，傍心）について確認しておこう。三角形の内角の二等分線の交点は辺の比に内分する。

内積 $\vec{u} \cdot \vec{v}$ は数値だから，$(\vec{u} \cdot \vec{v})\vec{u} = k\vec{u}$（$k$ は実数）と考える。

〔解答のプロセス〕

(2) $\vec{w} \cdot \vec{u} = \{\vec{v} - (\vec{v} \cdot \vec{u})\vec{u}\} \cdot \vec{u}$
$\qquad = \vec{v} \cdot \vec{u} - (\vec{v} \cdot \vec{u})\vec{u} \cdot \vec{u}$
$\qquad = \vec{v} \cdot \vec{u} - \vec{v} \cdot \vec{u} = 0$ （$|\vec{u}| = 1$）

よって，$\vec{u}$ と $\vec{w}$ は直行する。

(3) $|\vec{u}| = |\vec{v}| = 1$

$\vec{x} = k\vec{v} + l\vec{u} - \{(k\vec{v} + l\vec{u}) \cdot \vec{u}\}\vec{u}$
$\quad = k\vec{v} + l\vec{u} - (k\vec{v} \cdot \vec{u} + l\vec{u} \cdot \vec{u})\vec{u}$
$\quad = k\{\vec{v} - (\vec{v} \cdot \vec{u})\vec{u}\}$

$|\vec{x}|^2 = k^2\{|\vec{v}|^2 - 2(\vec{u} \cdot \vec{v})(\vec{u} \cdot \vec{v}) + (\vec{v} \cdot \vec{u})^2|\vec{u}|^2\}$
$\qquad = k^2\{1 - (\vec{u} \cdot \vec{v})^2\}$ ────①

$\vec{y} = k\vec{v} + l\vec{u} - \{(k\vec{v} + l\vec{u}) \cdot \vec{v}\}\vec{v}$
$\quad = k\vec{v} + l\vec{u} - (k|\vec{v}|^2 + l\vec{u} \cdot \vec{v})\vec{v}$
$\quad = l\{\vec{u} - (\vec{u} \cdot \vec{v})\vec{v}\}$

$|\vec{y}|^2 = l^2\{|\vec{u}|^2 - 2(\vec{u} \cdot \vec{v})(\vec{u} \cdot \vec{v}) + (\vec{u} \cdot \vec{v})^2|\vec{v}|^2\}$
$\qquad = l^2\{1 - (\vec{u} \cdot \vec{v})^2\}$ ────②

条件より $|\vec{x}|^2 = |\vec{y}|^2$ となるから①と②より
$(k^2 - l^2)\{(\vec{u} \cdot \vec{v})^2 - 1\} = 0$

ここで，$\vec{u}$, $\vec{v}$ は大きさ 1 で平行でないから
$\vec{u} \cdot \vec{v} \neq 1$ となる．また，$k > 0$, $l > 0$ より求める条

件は $k=l$ ………(答)

(4) 直線 OI と辺 AB との交点を D とおく。
AD : DB $= b : a$ より

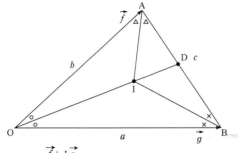

$\overrightarrow{OD} = \dfrac{a\vec{f} + b\vec{g}}{b+a}$

次に，$AD = \dfrac{b}{b+a} \times c = \dfrac{bc}{a+b}$

△OAD において OI : ID $=$ OA : AD
$\qquad\qquad\qquad\qquad = b : \dfrac{bc}{a+b} = (a+b) : c$

すると，$\overrightarrow{OI} = \dfrac{a+b}{a+b+c} \overrightarrow{OD}$
$\qquad\quad = \dfrac{a+b}{a+b+c} \times \dfrac{a\vec{f} + b\vec{g}}{b+a} = \dfrac{a\vec{f} + b\vec{g}}{a+b+c}$
………(答)

物 理

解 答　26年度

1

〔解答〕
第1問—問1 [1] ⑦　問2 [2] ②　[3] ⑤
　　　　問3 [4] ①　[5] ②　問4 [6] ⑤　問5 [7] ⑥
第2問—問1 ③　問2 ⑥　問3 ⑥　問4 ⑦
第3問—問1 ④　問2 ①　問3 ⑤　問4 ⑦　問5 ⑤
　　　　問6 ⑥

〔出題者が求めたポイント〕…モーメント，最大摩擦力，ドップラー効果，点電荷が作る電位，誘導起電力，ジュール熱，気体分子の運動，抵抗の接続，キルヒホッフの法則，音速，気体の状態方程式，断熱変化

〔解答のプロセス〕
問1問.
問1.

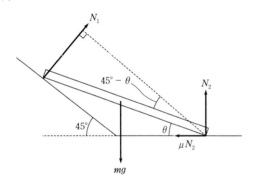

斜面と床からの垂直抗力を $N_1 N_2$，棒の長さを $2L$，棒の質量を m とおくと，
滑り出す直前の上下方向の力のつり合いより，
　$N_1 \cos 45° + N_2 = mg$ ……①
左右方向の力のつり合いより，
　$N_1 \sin 45° = \mu N_2$ ……②
床と棒の接点を中心としたモーメントのつり合いより，
　$mgL \cos\theta = 2N_1 L \cos(45° - \theta)$
　　　　　　$= 2N_1 L (\cos 45° \cos\theta + \sin 45° \sin\theta)$
　　　　　　↓
　　　$mg = 2N_1 (\cos 45° + \sin 45° \tan\theta)$ ……③
①②③式を連立して $\tan\theta$ を求めると，
　$\tan\theta = \dfrac{1}{2}\left(\dfrac{1}{\mu} - 1\right)$　　　　　　⑦……答

問2.
(a) 車で観測する振動数を f' とおくと，
　$f' = \dfrac{V+v}{V} f$　　よって，$\dfrac{V+v}{V}$ 倍　　②……答

(b) 発信・受信装置で聞く音の振動数を f'' とおくと，

$f'' = \dfrac{V+v}{V-v} f$

よって波長 λ'' は，
　$\lambda'' = \dfrac{V}{f''} = \dfrac{V-v}{V+v} \cdot \dfrac{V}{f} = \dfrac{V-v}{V+v} \lambda$

よって，$\dfrac{V-v}{V+v}$ 倍　　　　　　⑤……答

問3.
(a) x での電位 V_x は，点電荷 Q と $-2Q$ の作る電位の和になるので，
　$V_x = k\dfrac{Q}{x} + k\dfrac{(-2Q)}{x+a} = k\dfrac{Q(a-x)}{x(x+a)}$
　　　　　　　　　　　　　　　　　　　①……答

(b) (a)より，$x = 2a$ での電位は，
　$V_{2a} = k\dfrac{Q(a-2a)}{2a(2a+a)} = -\dfrac{kQ}{6a}$

点電荷が再び止まるのは，電位が等しくなる点（運動エネルギーが0になる点）なので，
　$k\dfrac{Q(a-x)}{x(x+a)} = -\dfrac{kQ}{6a}$

を満たす x を求めればよい。
この式の解は，$x = 2a, 3a$ となるので，$x = 3a$
　　　　　　　　　　　　　　　　　　　②……答

問4.
リングに生じる誘導起電力は，
　$V = -\dfrac{\Delta\Phi}{\Delta t} = -\pi a^2 \dfrac{\Delta B}{\Delta t} = -\pi a^2 \left(-\dfrac{1}{T}B_0\right)$
　　　　　　　　　　　　$= \dfrac{\pi a^2 B_0}{T}$

　$Q = PT = \dfrac{V^2}{R} T = \dfrac{T}{R} \cdot \dfrac{\pi^2 a^4 B_0^2}{T^2} = \dfrac{\pi^2 a^4 B_0^2}{RT}$
　　　　　　　　　　　　　　　　　　　⑤……答

問5.
理想気体の内部エネルギー $\dfrac{3}{2} nRT$ は分子の運動エネルギーの総和だと考えると，
　$\dfrac{3}{2} nRT = nN_A \cdot \dfrac{1}{2} mv^2$

ここで N_A はアボガドロ数であり，mN_A は分子1モルの質量 32×10^{-3} kg になる。
よって，$v^2 = \dfrac{3RT}{N_A m} = \dfrac{3 \times 8.3 \times (273+48)}{32 \times 10^{-3}}$
　　　　　　　　　　$\fallingdotseq 2.5 \times 10^4$
　$\sqrt{v^2} \fallingdotseq \sqrt{2.5 \times 10^4} = 500$　　　　⑥……答

第2問.
問1.
キルヒホッフの第1法則より，抵抗を流れる電流は，図のようになる。

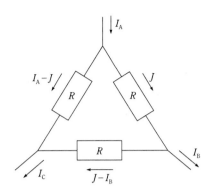

また，第2法則より，
$$RJ + R(J - I_B) = R(I_A - J)$$
これを解いて，
$$J = \frac{1}{3}(I_A + I_B) \quad \text{③……答}$$

問2．
消費電力 P は，$P = RJ^2 + R(J - I_B)^2 + R(I_A - J)^2$ なので，
この式に問1の J を代入して，
$$P = \frac{2R}{3}(I_A^2 - I_A I_B + I_B^2) \quad \text{⑥……答}$$

問3．
AB間の電位が等しいことから，
$$I_A r + I_B r = RJ = R \cdot \frac{1}{3}(I_A + I_B)$$
よって，$r = \dfrac{R}{3}$ ⑥……答

問4．
この回路は等価回路で置き換えると図のようになる。

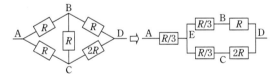

ED間の合成抵抗 R_{ED} は，$R_{ED} = \dfrac{28R}{33}$
よって，AD間の合成抵抗は，
$$R_{AD} = \frac{R}{3} + \frac{28R}{33} = \frac{13R}{11} \quad \text{⑦……答}$$

第3問．
問1．
はじめの状態と後の状態の状態方程式を立てると，
$$pV = nRT \quad \cdots\cdots①$$
$$(p + \Delta p)(V + \Delta V) = nR(T + \Delta T) \quad \cdots\cdots②$$
②式から①式を引くと，
$$p\Delta V + \Delta p V + \Delta p \Delta V = nR\Delta T$$
ここで，$\Delta p \Delta V \fallingdotseq 0$
また，変化の間 p がほとんど変化しなかったと考えると，$nC_V \Delta T = -p\Delta V$ なので，
$$-nC_V \Delta T + \Delta p V = nR\Delta T$$

$$\Delta p = \frac{C_V + R}{V} n\Delta T = \frac{C_V + R}{V}\left(-\frac{p\Delta V}{C_V}\right)$$
$$= -\frac{\gamma p \Delta V}{V} \quad \text{④……答}$$

問2．
$\Delta \rho \Delta V \fallingdotseq 0$ なので，質量が変わらないことから，
$$\rho V = (\rho + \Delta \rho)(V + \Delta V) \fallingdotseq \rho V + \rho \Delta V + \Delta \rho V$$
$$\therefore \rho \Delta V = -\Delta \rho V$$
$$\frac{\Delta V}{V} = -\frac{\Delta \rho}{\rho} \quad \text{これを問1の答に代入して，}$$
$$\Delta p = \frac{\gamma p \Delta \rho}{\rho} \quad \text{①……答}$$

問3．
体積を Ut と S で表して，質量が変わらないことから，
$$\rho U t S = (\rho + \Delta \rho)(Ut - \Delta vt)S$$
$$\rho U = (\rho + \Delta \rho)(U - \Delta v)$$
$$= \rho U + \Delta \rho U - \rho \Delta v - \Delta \rho \Delta v$$
$$\fallingdotseq \rho U + \Delta \rho U - \rho \Delta v$$
よって，$\rho \Delta v = \Delta \rho U \rightarrow \Delta v = \dfrac{U \Delta \rho}{\rho}$ ⑤……答

問4．
力積と運動量の関係より，$\Delta p S t = \rho U t S \Delta v$
よって，$\Delta p = \rho U \Delta v$ ⑦……答

問5．
問2・問4より，$\rho U \Delta v = \dfrac{\gamma p \Delta \rho}{\rho}$
これに問3の Δv を代入して，
$$\rho U \cdot \frac{U \Delta \rho}{\rho} = \frac{\gamma p \Delta \rho}{\rho} \rightarrow U = \sqrt{\frac{\gamma p}{\rho}} \quad \text{⑤……答}$$

問6．
圧力が一定と考えると，
$$\frac{V_1}{T_1} = \frac{V_2}{T_2} \text{より，} \frac{\rho_2}{\rho_1} = \frac{M/V_2}{M/V_1} = \frac{V_1}{V_2} = \frac{T_1}{T_2}$$
$$\therefore \frac{U_1}{U_2} = \frac{\sqrt{\dfrac{\gamma p}{\rho_1}}}{\sqrt{\dfrac{\gamma p}{\rho_2}}} = \sqrt{\frac{\rho_2}{\rho_1}} = \sqrt{\frac{T_1}{T_2}} \quad \text{⑥……答}$$

II
〔解答〕
問1．(a) $\sqrt{2g\ell(\cos\theta - \cos\theta_0)}$
　　(b) $mg(3\cos\theta - 2\cos\theta_0)$

問2．$v_A = -\dfrac{1}{2}v \quad v_B = \dfrac{1}{2}v$

問3．$v_A' = -v$

問4．(a) $\theta_0 = v\sqrt{\dfrac{1}{g\ell}}$
　　(b) $x = \dfrac{\ell\theta_0}{2\sqrt{2}}$

〔出題者が求めたポイント〕…力学的エネルギーの保存, 円運動, 運動量の保存, 単振り子, 単振動

〔解答のプロセス〕
問1.
(a) 力学的エネルギーの保存より,
$$\frac{1}{2}mv_A^2 = mg\ell(\cos\theta - \cos\theta_0)$$
$$\therefore v_A = \sqrt{2g\ell(\cos\theta - \cos\theta_0)} \quad \cdots\text{答}$$

(b) 糸の張力 f は重力の糸方向成分と遠心力の和に等しくなるので,
$$f = mg\cos\theta + m\frac{v_A^2}{\ell}$$
$$= mg\cos\theta + m\frac{2g\ell(\cos\theta - \cos\theta_0)}{\ell}$$
$$= mg(3\cos\theta - 2\cos\theta_0) \quad \cdots\text{答}$$

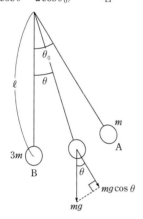

問2.
運動量の保存と弾性衝突であることから,
$$\begin{cases} mv = mv_A + 3mv_B \\ \dfrac{v_B - v_A}{v} = 1 \end{cases}$$
これを解いて, $v_A = -\dfrac{1}{2}v$ $v_B = \dfrac{1}{2}v$ ……答

問3.
問2の逆の形の衝突になるので,
$v_B' = 0$ $v_A' = -v$ ・・・答

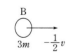 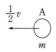

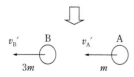

問4.
(a) 力学的エネルギーの保存より,
$$\frac{1}{2}mv^2 = mg\ell(1-\cos\theta_0) \fallingdotseq mg\ell\left(1 - \left(1 - \frac{\theta_0^2}{2}\right)\right)$$
$$= \frac{mg\ell\theta_0^2}{2}$$
よって, $\theta_0 \fallingdotseq v\sqrt{\dfrac{1}{g\ell}}$

(b) A の運動を単振動と考えると, $x=0$ での速さが $v/2$ だと, 振幅は速さが v のときの半分の $(\ell\sin\theta_0)/2 \fallingdotseq \ell\theta_0/2$ となる。A の振動の周期を T とおくと, B の左側での周期は糸の長さが $1/4$ なので $T/2$ となる。衝突の時刻を $t=0$ とおくと, $t=T/4$ で B は $x=0$, A は最も右に振れた $x=\ell\theta_0/2$ にいる。その後 A も B も周期 T の単振動をすると考えると, $t=T/4+T/8=3T/8$ に衝突する。よって衝突する位置は,
$$x = \frac{1}{2}\ell\theta_0 \times \sin 45° = \frac{\ell\theta_0}{2\sqrt{2}} \quad \cdots\text{答}$$

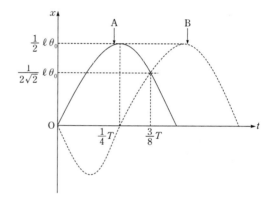

化 学

解答 26年度

I
第1問
〔解答〕
問1. ②　問2. (a) ⑤　(b) ⑥　問3. ③　問4. ④
問5. (a) ④　(b) ④　問6. ④

〔出題者が求めたポイント〕
結晶の構造，化学結合，金属の性質，固体の溶解度，気体の溶解度，燃焼生成物の分圧比，熱化学方程式，結合エネルギー，化学平衡

〔解答のプロセス〕
問1. ①結晶模型を書けば分かる。$Na^+ : Cl^- = 1 : 1$ であるから，互いに6個のイオンで囲まれている。
③すべての炭素原子が共有結合で結ばれている。
④分子間力は弱く，昇華性がある。
⑤融点は100℃以下のものもある。特に，アルカリ金属は低い。
⑥電子のみが移動する。
問2. (a) 60℃での飽和硫酸銅(Ⅱ)水溶液210g中に溶けている $CuSO_4$ の質量を x〔g〕とすると，
$140 : 40 = 210 : x$, $x = 60$ (g)
この飽和溶液を30℃に冷却したとき析出した水和物を y〔g〕とすると，

$$\frac{25}{100+25} = \frac{60 - y \times \frac{160}{250}}{210 - y}, \quad y = 40.9 \fallingdotseq 41 \text{ (g)}$$

(b) 加える水を x〔g〕とすると，

$$\frac{25}{125} = \frac{60}{210 + x}, \quad x = 90 \text{ (g)}$$

問3. 気体 X の物質量を n〔mol〕とすると，
$6.6 \times 10^4 \times 1 = n \times 8.3 \times 10^3 \times 273$,
$n = 2.91 \times 10^{-2}$ mol
(注) 660 hPa $= 6.6 \times 10^4$ Pa
この気体を圧縮して，0.50 L にしたとき，気体 X の物質量 n'〔mol〕は，
$1.2 \times 10^5 \times 0.50 = n' \times 8.3 \times 10^3 \times 273$,
$n' = 2.65 \times 10^{-2}$ mol
以上から，溶解した気体 X は，
$n - n' = 2.91 \times 10^{-2} - 2.65 \times 10^{-2}$
$\qquad = 2.6 \times 10^{-3}$ mol
次に，600 hPa にしたとき溶解している気体 X の物質量は，ヘンリーの法則が成り立つので

$$2.6 \times 10^{-3} \times \frac{1}{2} = 1.3 \times 10^{-3} \text{ mol}$$

この体積を V〔L〕とすると，
$1.0 \times 10^5 \times V = 1.3 \times 10^{-3} \times 8.3 \times 10^3 \times 273$
$V = 2.95 \times 10^{-2}$ L
∴ $2.95 \times 10^{-2} \times 10^3 = 29.5 \fallingdotseq 30$ mL
問4. 炭素との反応は，

$$C + \frac{1}{2} O_2 \rightarrow CO, \quad C + O_2 \rightarrow CO_2$$

ここで，CO が x〔mol〕，CO_2 が y〔mol〕生成したとする。

反応した O_2 は，$\dfrac{x}{2} + y$〔mol〕

はじめの混合気体は，

$$\frac{x}{2} + y + \left(\frac{x}{2} + y\right) \times 9 = \left(\frac{x}{2} + y\right) \times 10 \text{〔mol〕}$$

反応後の混合気体は，$x + y + \left(\dfrac{x}{2} + y\right) \times 9$〔mol〕

条件より，

$$\left(\frac{x}{2} + y\right) \times 10 \times 1.05 = x + y + \left(\frac{x}{2} + y\right) \times 9$$

が成り立つ。これより，$x = 2y$, $x : y = 2 : 1$
物量比＝分圧比だから，分圧比は，2：1になる。

問5. (a) $H_2(気) + \dfrac{1}{2} O_2(気) = H_2O(液) + 286$ kJ …①

$\qquad H_2O(液) = H_2O(気) - 44$ kJ　…②

$\qquad 2NH_3(気) + \dfrac{3}{2} O_2(気) = N_2(気) + 3H_2O(気)$
$\qquad\qquad\qquad\qquad\qquad\qquad + 630$ kJ　…③

［①×3＋②×3－③］を計算すると，
$N_2(気) + 3H_2(気) = 2NH_3(気) + 90$ kJ　…④
したがって，NH_3 の生成熱は，
$90/2 = 45$ kJ/mol

(b) ④の反応式を価標を用いて表わすと，
$N \equiv N(気) + 3H - H(気) \rightarrow 2H - N - H(気) + 90$ kJ
$\qquad\qquad\qquad\qquad\qquad\qquad\qquad |$
$\qquad\qquad\qquad\qquad\qquad\qquad\quad H$

N－H の結合エネルギーを x〔kJ/mol〕とすると，
$6x - (945 + 3 \times 436) = 90$
∴ $x = 390.5 \fallingdotseq 391$ kJ/mol
問6. C が x〔mol〕生じて平衡状態になったとする。

$$K = \frac{x \times x}{(1-x)(1-x)} = 4$$

これより，$\dfrac{x}{1-x} = 2$, $x = \dfrac{2}{3}$ mol

第2問
〔解答〕
問1. ④　問2. ③　問3. ④　問4. ②
問5. (a) ⑥　(b) ③

〔出題者が求めたポイント〕
硫化水素の飽和水溶液のpH，難溶性塩のモル濃度，溶解度積

順天堂大学（医）26 年度　(91)

[解答のプロセス]

問 1.　$K_1 = \dfrac{[H^+][HS^-]}{[H_2S]} = 1.0 \times 10^{-7}$

　　$[H_2S] = 0.10$ を代入すると，$[H^+]^2 = 1.0 \times 10^{-8}$

　　$\therefore$　$[H^+] = 1.0 \times 10^{-4}$，pH $= -\log 1.0 \times 10^{-4} = 4.0$

問 2.　$K_1 \cdot K_2 = \dfrac{[H^+]^2[S^{2-}]}{[H_2S]} = 1.0 \times 10^{-22}$

　　純水に H_2S を飽和させたとき，

　　　$[S^{2-}] = 1.0 \times 10^{-22} \times \dfrac{0.10}{(1.0 \times 10^{-4})^2} = 1.0 \times 10^{-15}$

　　　　　　　　　　　　　　　　　　　mol/L

　　0.010 mol/L の塩酸に飽和させたとき，

　　　$[S^{2-}] = 1.0 \times 10^{-22} \times \dfrac{0.10}{(1.0 \times 10^{-2})^2} = 1.0 \times 10^{-19}$

　　　　　　　　　　　　　　　　　　　mol/L

　　したがって，$\dfrac{1.0 \times 10^{-19}}{1.0 \times 10^{-15}} = 1.0 \times 10^{-4}$

問 3.　Fe^{2+} の 98.4% が沈殿したときの $[Fe^{2+}]$ は，

　　　$[Fe^{2+}] = 0.10 \times 0.016 = 1.6 \times 10^{-3}$ mol/L

　　このときの $[S^{2-}]$ は，

　　　$1.6 \times 10^{-3} \times [S^{2-}] = 4.0 \times 10^{-19}$

　　　$[S^{2-}] = 2.5 \times 10^{-16}$ mol/L

　　　$\dfrac{[H^+]^2[S^{2-}]}{[H_2S]} = 1.0 \times 10^{-22}$ より

　　　$[H^+]^2 = 1.0 \times 10^{-22} \times \dfrac{0.10}{2.5 \times 10^{-16}} = 4.0 \times 10^{-8}$

　　　$\therefore$　$[H^+] = 2.0 \times 10^{-4}$，pH $= -\log 2.0 \times 10^{-4}$

　　　　　　　　　　　　　　　　　$= 4 - \log 2.0 = 3.7$

問 4.　$Ag_2CrO_4 \rightleftarrows 2Ag^+ + CrO_4{}^{2-}$

　　溶解度を S〔mol/L〕とすると，

　　　$K = [Ag^+]^2[CrO_4{}^{2-}] = (2S)^2 \times S = 4S^3$

　　　　　　　　　　　　　　　　$= 4.0 \times 10^{-12}$

　　　$\therefore$　$S^3 = 1.0 \times 10^{-12}$，$S = 1.0 \times 10^{-4}$ mol/L

問 5.　(a)　$K = [Ag^+]^2[CrO_4{}^{2-}] = 4.0 \times 10^{-12}$

　　　$[CrO_4{}^{2-}] = 1.0 \times 10^{-4}$ を代入すると，

　　　$[Ag^+]^2 = 4.0 \times 10^{-8}$

　　　$\therefore$　$[Ag^+] = 2.0 \times 10^{-4}$ mol/L

(b)　$K = [Ag^+][Cl^-] = 1.0 \times 10^{-10}$

　　$[Ag^+] = 2.0 \times 10^{-4}$ を代入すると，

　　$[Cl^-] = 5.0 \times 10^{-7}$ mol/L

　　Ag^+ を加える前の濃度と比べると，

　　　$\dfrac{5.0 \times 10^{-7}}{0.10} \times 100 = 5.0 \times 10^{-4}$（%）

第 3 問

[解答] 問 1.　(a) 1.　⑧，2.　②，3.　①
(b) ②　(c) ③　(d) ③　問 2.　(a) ⑥　(b) ④　(c) ④

[出題者が求めたポイント]

元素分析装置，組成式と分子式の決定，有機化合物の推定，異性体

[解答のプロセス]

問 1.　(a) A.　有機化合物を完全燃焼するため CuO を使用する。
B.　燃焼で生じた水を吸収させる。$CaCl_2$（無水）は吸湿性が大きい。
C.　燃焼で生じた二酸化炭素を吸収させる。ソーダ石灰は，CaO と NaOH の混合物で，ともに CO_2 と反応する。
　　B と C の順番は大切で，逆にすると分析ができない。

(b)　X の組成式を求める。

　　H_2O 252 mg　水素の質量は，$252 \times \dfrac{1.0 \times 2}{18} = 28$ mg

　　CO_2 1584 mg　炭素の質量は，$1584 \times \dfrac{12}{44} = 432$ mg

　　酸素の質量は，
　　　$652 - (28 + 432) = 192$ mg
　　したがって，組成式は，
　　　$C : H : O = \dfrac{432}{12} : \dfrac{28}{1.0} : \dfrac{192}{16} = 9 : 7 : 3$

　　$C_9H_7O_3$ と表される。
　　条件より，$X + H_2 \rightarrow M$，M と Y の分子式が一致。
　　したがって，Y の組成式は，$C_9H_8O_3$ と推定できる。
　　D の値を x〔mg〕とすると，

　　　$\dfrac{990 \times \dfrac{12}{44}}{12} : \dfrac{x \times \dfrac{1 \times 2}{18}}{1} = 9 : 8$，$x = 180$ mg

　　（X の分子式）$+ H_2 \rightarrow$（Y の分子式）の関係がある。
　　X の分子式；$C_9H_7O_3 \times 2 = C_{18}H_{14}O_6$
　　Y の分子式；$C_9H_8O_3 \times 2 = C_{18}H_{16}O_6$

問 2.　$X + H_2 \rightarrow M$ とする。
加水分解した後，酸性にすると，
M → E, F, G, H
Y → I, J, K
与えられた条件からそれぞれの化合物が推定できる。

E：⎡benzene⎤—COOH　（安息香酸）

G：フェノール性ヒドロキシ基と —COOH を持つ。

（サリチル酸）（異性体は考えられる）

F：$HO-CH_2-CH_2-OH$ か $HOOC-$⎡benzene⎤$-COOH$ のいずれかと考えられる。分子式から，前者（エチレングリコール）と推定できる。

H：上記 3 種の化合物から考えられるエステルは，

分子式から，—OH の水素が —C_2H_3O になる。すると —C(=O)—CH$_3$ が推定できる。H は還元性がないので条件が合う。
　　H は，CH_3COOH である。

J：HOOC—⬡—COOH （テレフタル酸）

K：⬡—CH$_2$OH （ベンジルアルコール）と推定できる。

I：−OH，−COOH を持ち，不斉炭素原子を一つ持っているので，

$$H-\underset{\underset{OH}{|}}{\overset{\overset{CH_3}{|}}{C}}-COOH \quad （乳酸）が推定できる。$$

以上の J，K，I から生じるエステルは，

$$CH_3-\underset{\underset{O-C-⬡-COOH}{\underset{\underset{O}{||}}{|}}}{\overset{\overset{H\;O}{|\;||}}{C}}-C-O-CH_2-⬡$$

分子式は，C$_{18}$H$_{16}$O$_6$
Y の分子式と一致する。

(a) ⬡(OH, COOH) の異性体は 3 種

化合物 H の還元性に関する情報がないと，

−OOC—⬡(O-C-H, CH$_3$) $\xrightarrow{加水分解}$ HOOC—⬡(OH, CH$_3$) ＋ HCOOH
　　　(A)　　　　　　　　　　　　(G)　　　　　　(H)

のような反応が起こり得る。つまりギ酸(H)を生じる反応があり得る。

HOOC—⬡(OH, CH$_3$) この異性体は，

−OH と −COOH が o 位の関係にあると，4 種類
−OH と −COOH が m 位の関係にあると，4 種類
−OH と −COOH が p 位の関係にあると，2 種類
H が酢酸なら

⬡(OH, COOH) の異性体は 3 種類

さらに ⬡(CH$_2$−COOH, OH) の異性体 3 種類が考えられ，

全体として，16 種類が考えられる。

(b) ベンジルアルコール ⬡—CH$_2$OH 分子量は，108

(c) 上記の構造式の他に

$$CH_3-\underset{\underset{O-C-⬡-C-O-CH_2-⬡}{\underset{\underset{O}{||}\qquad\underset{O}{||}}{|}}}{\overset{\overset{H\;O}{|\;||}}{C}}-C-OH$$

が考えられる。
二つとも不斉炭素原子をもっているので 2×2＝4 個の異性体が考えられる。

II
〔解答〕
問 1. (a) ガラス製 U 字管に少量のデンプンを溶かしたヨウ化カリウム水溶液を入れ，2 つの出力端子に炭素

棒をつなげて水溶液に浸す。（57 字）
(b) 電極付近の溶液が青紫色に呈色する。（17 字）
$$2I^- \rightarrow I_2 + 2e^-$$
(c) 電極から気体が気泡となって出てくる。（18 字）
$$2H_2O + 2e^- \rightarrow H_2 + 2OH^-$$
問 2.
操作 1：塩化バリウム水溶液を加え，よくかき混ぜ沈殿を生成させ，沈殿をろ過する。（35 字）
反応式；$BaCl_2 + Na_2SO_4 \rightarrow BaSO_4 + 2NaCl$
沈殿 1；$BaSO_4$
操作 2：炭酸ナトリウム水溶液を加え，よくかき混ぜ，生じた沈殿をろ過する。（32 字）
反応式；$BaCl_2 + Na_2CO_3 \rightarrow BaCO_3 + 2NaCl$
沈殿 2；$BaCO_3$
操作 3：塩酸を加えて炭酸ナトリウムを除き，蒸発皿に移して加熱し，ゆっくり蒸発させる。（38 字）
反応式；$Na_2CO_3 + 2HCl \rightarrow 2NaCl + H_2O + CO_2$

〔出題者が求めたポイント〕
実験方法，電気分解，精製食塩を得るための方法，化学反応式

〔解答のプロセス〕
問 1. (a) 実験器具は何も使っても良いので，ビーカーを用いてもよい。U 字管を用いると，各電極で生じた反応物が混合しにくいので判定には好都合である。60 字以内で記述しなければならないので，記述に工夫が必要である。
(b) 20 字で記述しなければならないのでしぼって書く必要がある。$2I^- \rightarrow I_2 + 2e^-$ I$_2$の色に注目して書くこともできる。解答には，ヨウ素デンプン反応を利用した記述を示した。
(c) アルカリ性を示すので，フェノールフタレインやリトマス試験紙を使いたい。しかし，これは用意されていないので使えない。従って，気体の発生に注目するしかない。
問 2. 硫酸ナトリウムが混入しているので，塩化バリウムを使うことはすぐわかる。操作を 40 字以内で書くのはけっこうむつかしく，工夫が必要である。溶液中に塩化バリウムが溶けているのでこれを除く必要がある。炭酸ナトリウムを用いると，その次の操作で塩酸が使え，純粋な食塩が得られる。

順天堂大学（医）26 年度　（93）

生　物

解答　26年度

I

第 1 問　［視覚］

〔解答〕

問 1　1.⑤　　2.④　　3.①　　4.⑩
　　　5.⑥　　6.⑫　　7.⑪　　8.⑨

問 2　9.④　　問 3　10.②

問 4　11.③　　12.⑥　　13.⑦　　14.④

〔出題者の求めるポイント〕

問 1　光は，角膜→瞳孔（瞳）→水晶体→ガラス体を通過して網膜に届く。網膜には，2 種類の視細胞が分布し，黄斑には錐体細胞が多く存在し，黄斑の周辺部にかん体細胞が多く存在する。

問 2　プラナリアは杯状眼，ハチは複眼，ミミズは視細胞が体表に散在しているだけで眼の構造を持たない。オウムガイはレンズを持たず，ピンホールカメラのような構造を持つ。

問 3　水晶体は凸レンズであり，網膜に映る像は，左右上下がともに逆さまになった倒立の実像になる。

問 4　問題文から，左眼では盲斑を中心に左側の網膜に内側から 3，4，5 が，右側の網膜に内側から 2，1，右眼では盲斑を中心に左側の網膜に内側から 5，6 が，右側の網膜に内側から 4，3，2 が映ることが分かる。

(1)交叉する神経により，左眼の右側（鼻側）と右眼の左側（鼻側）の網膜に映る情報が脳の視覚野に送られる。よって，1，2，5，6 の 4 枚のカードが見える。

(2)右視覚野に入る情報は，左眼の右側（鼻側）と右眼の右側（耳側）の網膜からのものである。交叉する神経が機能しないので，感知される情報は右眼の右側の網膜からのものだけであり，2，3，4 である。

(3)左視覚野に入る情報だけが見える。つまり，左眼の左側の網膜に映る 3，4，5 と，右眼の左側の網膜に映る 5，6 のカードが見える。

(4)左視覚野が機能しない場合，右視覚野に入る情報だけが見える。つまり，左眼の右側の網膜に映る 1，2 のカードと，右眼の右側の網膜に映る 2，3，4 のカードが見える。(3)の答えより，求める共通に見えるカードは，3，4 と判断できる。

第 2 問　［花の構造と遺伝子（ABC モデル）］

〔解答〕

問 1　1.②

問 2　2.⑧　　3.⑦　　4.③　　5.⑩　　6.①

〔出題者の求めるポイント〕

問 1　被子植物の花は，外側から順に，がく→花弁→雄しべ→雌しべとなっている。

問 2　A，B，C の 3 つのホメオティック遺伝子は，働く領域が決まっていて，その組合せにより花の形態が決定する。問題文章から，A 遺伝子だけが働くこと

でがく，A 遺伝子と B 遺伝子が働くことで花弁，B 遺伝子と C 遺伝子が働くことで雄しべ，そして C 遺伝子だけが働くことで雌しべがそれぞれ形成される。

	1 番目の領域	2 番目の領域	3 番目の領域	4 番目の領域
A 遺伝子	○	○	×	×
B 遺伝子	×	○	○	×
C 遺伝子	×	×	○	○
分化する形態	がく	花弁	雄しべ	雌しべ

(1)A 遺伝子が機能しない場合，A 遺伝子に代わって C 遺伝子が働く。このことより，外側から 1 番目の領域では C 遺伝子が働き雌しべ，2 番目と 3 番目の領域では B 遺伝子と C 遺伝子が働き雄しべ，4 番目の領域で C 遺伝子が働き雌しべが形成される。

(2)B 遺伝子が機能しない場合，1 番目と 2 番目の領域では A 遺伝子だけが働きがく，3 番目と 4 番目の領域では C 遺伝子だけが働き雌しべが形成される。

(3)C 遺伝子が機能しない場合，C 遺伝子に代わって A 遺伝子が働く。このことより，1 番目と 4 番目の領域では A 遺伝子が働きがく，2 番目と 3 番目では A 遺伝子と B 遺伝子が働き花弁が形成される。

(4)A 遺伝子と B 遺伝子が機能しない場合，すべての領域で C 遺伝子だけが働き雌しべが形成される。

(5)B 遺伝子と C 遺伝子が機能しない場合，すべての領域で A 遺伝子だけが働きがくが形成される。

第 3 問　［地質時代の生物の変遷］

〔解答〕

問 1　1.③　　2.④　　3.①　　4.⑦

問 2　5.②　　6.③　　7.⑤

問 3　8.①　　9.③　　問 4　10.④

問 5　11.①　　12.③　　13.⑨　　14.⑪　　15.④
　　　16.③　　17.①　　18.①　　問 6　19.④

〔出題者の求めるポイント〕

問 1　デボン紀には，裸子植物が出現するが，デボン紀の次の石炭紀には木生シダの大森林が形成される。現在採掘される石炭は，石炭紀に栄えた木生シダがもととなっている。

問 2　現在では，38 億年前の生物の痕跡が発見されていることより，約 40 億年前に生命は誕生したと考えられている。

問 3　ジュラ紀は巨大爬虫類の恐竜が栄えた。白亜紀には恐竜が絶滅し，哺乳類が発展を始めることになる。

問 5　30 ～ 35 億年前に出現したラン藻（シアノバクテリア）による光合成により酸素が放出されるようになる。酸素は海水に含まれる多量の鉄を酸化し，酸化

鉄として沈殿することで鉄鉱床を形成した。現在オーストラリアなどで採掘される鉄鉱石はこの時に形成されたものである。約8億年前に出現する緑藻類により大気中への酸素の蓄積速度が増すことになる。

問6 地球誕生時の原始大気は，火山噴火により発生する二酸化炭素を多く含んだ。原始海洋の形成により，この二酸化炭素の多くは海洋に溶け込み炭酸カルシウムとなり沈殿した。

II

〔解答〕〔ハーディ・ワインベルグの法則〕

問1 あ．集団と外部との間で個体(遺伝子)の出入りがない。
い．遺伝的浮動が起きない。
う．自由交配が起こる。

問2 イ．$-q^2/(1+q)$ カ．$t/(t+s)$

問3

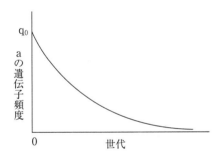

問4 (1) 8/9 (2) 20世代後

〔出題者の求めるポイント〕

問1 ハーディ・ワインベルグの法則は，メンデル集団においては，集団内の遺伝子頻度が変わらないというものである。この法則が成り立つのは，個体数が多い大きな集団であり，任意交配が行われ，遺伝子浮動が起きず，自然選択が働かない，そして集団内外において個体の出入りがないときである。

問2 基本的には，問題文の指示に従って，式の展開をしていけばよい。

〔式4を求める〕
◎式4が成り立つ条件
AAとAaが子孫を残す確率：一定
aaが子孫を残す確率：0(致死のため)
これより，$W_0 = W_1 = 1, W_2 = 0$ を式2に代入する。
$\Delta q' = pq(-q)/(p^2 + 2pq)$
$= -pq^2/(p^2+2pq)$ …(0)
(0)の式に，$p = 1-q$ を代入すると式4が得られる。
$\Delta q' = -q^2/(1+q)$ …式4

〔式6を求める〕
$\Delta q' = q_1 - q_0$ より $q_1 = \Delta q' + q_0$ …(1)
式4より $\Delta q' = (-q_0^2)/(1+q_0)$ となり，これを(1)

の式に代入すると式5が得られる。
$q_1 = (-q_0^2)/(1+q_0) + q_0 = q_0/(1+q_0)$ …式5
$\Delta q' = q_2 - q_1$ より $q_2 = \Delta q' + q_1$ …(2)
式4より $\Delta q' = (-q_1^2)/(1+q_1)$ となり，これを(2)の式に代入する。
$q_2 = (-q_1^2)/(1+q_1) + q_1 = q_1/(1+q_1)$
…(3)
(3)式に式5を代入する。
$q_2 = \{q_0/(1+q_0)\}/\{1+q_0/(1+q_0)\}$
$= q_0/(1+2q_0)$ となる。
上記と同様に考えて行くと，$q_n = q_0/(1+nq_0)$ (式6)が得られる。

〔式8を求める〕
◎式8が成り立つ条件
Aaが子孫を残す確率：一定
AAとaaが子孫を残す確率：互いに異なる
これより，文中にあるように，
$W_0 = 1-t, W_1 = 1, W_2 = 1-s$ を式2に代入する。
$\Delta q' = pq\{q(W_2-W_1) + p(W_1-W_0)\}$
$/(p^2 W_2 + 2pq W_1 + q^2 W_0)$
$= pq(-sq+tp)/\{(p+q)^2 - tp^2 - sq^2\}$
…(4)
(4)の式に $p+q=1$ を代入すると，式7が得られる。
$\Delta q' = pq(-sq+tp)/(1-tp^2-sq^2)$ …式7

※ Aの頻度が一定であれば，$\Delta q' = 0$ であり，式7より $-sq+tp = 0$ となる。この式に，$p = 1-q$ を代入すると式8が得られる。
$-sq + t(1-q) = 0$ $(s+t)q = t$
$q = t/(s+t)$ …式8

問3 式6の $q_n = q_0/(1+nq_0)$ より，$n=0$ を代入すると，0世代のaの遺伝子頻度が q_0 となる。n が無限世代とすると，分母の $1+nq_0 = \infty$ になるのでaの遺伝子頻度は限りなく0に近づく。

問4
(1) ヘモグロビン変異遺伝子の頻度が10%で一定であることより，$q = 1/10$ を式8に代入する。
$t/(s+t) = 1/10$ $9t = s$ …(a)
問題文にあるように，ヘテロ個体が子孫を残す確率 (W_1) は1であり，変異遺伝子をホモに持つ個体は子孫を残す前に貧血で死ぬとあることより，劣性ホモ個体が子孫を残す確率 (W_2) は0となる。
$W_2 = 1-s = 0$ より $s = 1$ となる。これを(a)に代入すると，$t = 1/9$ と求まる。
よって，正常型ホモ個体が子孫を残す確率は，$W_0 = 1-t$ より，$W_0 = 8/9$ となる。

(2) 求める答えは，次式(b)により求められる。
$q_n^2/q_0^2 = 1/9$ …(b)
$q_0 = 1/10$ を式6に代入する。
$q_n = q_0/(1+nq_0) = 1/(10+n)$ …(c)

(b)式に(c)式を代入して n を求める。

$\{1/(10+n)\}^2/(1/10)^2 = 1/9$

$1/(10+n) = 1/30$ $\quad$ $\underset{\sim\sim\sim\sim}{n = 20}$

平成25年度

問題と解答

平成25年度

英 語

問題

25年度

I 次の英文を読み，下記の設問に答えなさい。

Feb. 14 is Valentine's Day, an annual occasion which celebrates romantic love. However, love is not only a matter of the heart. Brain researchers have discovered romance has a complex biological and chemical nature.

While our thoughts and emotions seem like invisible things without shape or form, these internal states can be analyzed by monitoring blood flow in different parts of our brain using advanced imaging techniques.

Neuroscientist Lucy Brown conducted an experiment with 17 college students, who described themselves as being in the suffering state of new love. They were subjected to brain scans and asked to look at a picture of their beloved. Without exception, the picture stimulated heightened electrical activity in two key areas of the brain.

Brown, a professor at Albert Einstein College of Medicine, says these two regions comprise the brain's reward system. A primitive part of the organ also found in other mammals, it is more closely associated with the desire for food and water than with the sex drive. "And this is the system that was active, to our amazement, in the people who were in love," she says. Brown notes that this is the region of the brain that lights up during a cocaine[注1] high, and is responsible for the desire that drives cocaine addiction.

A similar mix of happiness and longing is familiar to anyone who has ever been in love, which may help explain why romantic love is often a bitter-sweet experience. "It's not just happiness," Brown says. "You can be anxious. You can actually get angry a little. But the key, the core that remains, is this motivation toward the other person. That other person is a goal because they produce so much reward."

When the brain's reward system is aroused, it releases a special chemical called dopamine.[注2] Helen Fisher, a professor who worked with Lucy Brown on the brain imaging and love studies, says dopamine then spreads to other parts of the brain, each of which has its own function.

"As you reach for a piece of chocolate and want it, just as you want to do well in school, this brain system is being activated," Fisher says. "But it is being activated with a different combination of other parts of the brain, making the experience of wanting the chocolate different than the experience of wanting a beloved."

According to Fisher, when a person first falls in love, it usually follows a distinct pattern. Everything about their beloved takes on special meaning. "The car that they drive is different than every other car in the parking lot, the street they live on, what they wear, the music they like, the books they read. Everything about them is special — which by the way is an indication of the dopamine system in the brain."

Fisher explains that the dopamine rush often leads to an intense focus on the beloved. That, in turn, can lead to the emotional roller coaster ride that is a common feature of romantic love. "There is intense feeling of 'being high' when things are going well, mood swings into horrible despair when things are going poorly. And tremendous energy. You can walk all night and talk until dawn. There are all kind of physiological responses — butterflies in the stomach, a dry mouth when you talk to the person on the phone, intense desire of possession," she says. "In other words, the full collection of personality features that are linked with romantic love are special to that particular feeling, and the reward system is part of that experience."

Fisher offers a straightforward evolutionary explanation as to why the drive to find sex, romance and long-term partnership can be so much more persistent and intense than most other human desires.

"Charles Darwin said, 'If you have four children and I have no children, you live on and I die out.' So it's not how much money you make. It's not how good looking you are. It's not even how smart you are. It's how many children you have. How much of your own DNA you pass on to tomorrow," Fisher says. "So parts of the brain are simply built to go out and find a lot of different partners, focus on just one at a time, fall in love with that individual, attach, then remain attached at least long enough to raise a child through infancy together as a team."

This deeply rooted link between love and survival explains our cultural devotion to mating, for better or worse: "People live for love; they sing for love; they dance for love; they compose all kinds of myths and legends for love. But they also kill for love and they die for love. So love is a tremendously powerful brain system. In fact, I'd call it an addiction — a perfectly wonderful addiction when it's going well and a perfectly horrible addiction when it's going poorly."

And like any addiction, love can cloud our judgment, leading us to peculiar behaviors, which to other people who are not in love, seem to be funny or sometimes threatening or horrifying.

注1：コカイン（麻薬の一種）
注2：ドーパミン

問 英文の内容に合うように，(1)〜(5)の各文の空所を補うものとして最も適したものをそれぞれ選択肢1〜4の中から選びなさい。また(6)〜(10)は質問に対する答えとして最も適したものをそれぞれ選択肢1〜4の中から選びなさい。

(1) Our emotion and thinking activities have some ＿＿＿ basis.

1. musical

2. biological

3. visual

4. economical

⑵ Students who joined the experiment conducted by Lucy Brown were those who were _____ a new love.

　1. experiencing

　2. rejecting

　3. seeking

　4. disguising

⑶ None of the pictures shown in the experiment _____ to provoke the enhanced electrical activity in some areas of the brain.

　1. failed

　2. caused

　3. appeared

　4. followed

⑷ When dopamine is produced, it is conveyed to different parts of the brain depending on the _____.

　1. emotion

　2. focus

　3. function

　4. person

⑸ According to the article, when someone first falls in love, they tend to recognize everything linked to the beloved with special meaning, which otherwise would be just _____ things.

　1. ordinary

　2. useful

　3. unnecessary

　4. peculiar

(6) Why is our drive to find sex, romance and long-term partnership so persistent and intense?

    1. Because we tend to choose money rather than having children.

    2. It is because we want our children to inherit our DNA.

    3. This drive comes from our fear of how much DNA we can retain tomorrow.

    4. It is because we are so keenly attached to raising children.

(7) What is the "emotional roller coaster ride" during the period of romantic love?

    1. It is the pleasant and happy experience of a new love.

    2. It is the feeling that everything that is linked with the beloved is special.

    3. It is the negative situation where you become suddenly anxious or angry without understanding the reasons.

    4. It is the situation where the extreme sense of fulfillment suddenly turns into a complete depression when something works negatively.

(8) Why does a person in love sometimes walk all night or talk until dawn?

    1. They do such things because these behaviors are in part triggered by our reward system.

    2. Because the special feelings of romantic love very often lose our energy.

    3. Because such a person has a special mix of happiness and longing caused by a roller coaster.

    4. They behave this way in order for their DNA to survive, even long after their death.

(9) Why can love sometimes be dangerous or fearful?

   1. Because it often leads us to strange and peculiar heart problems.

   2. Because love may destroy our calm inner discipline, leading us to kill others or ourselves.

   3. Because people in love will do anything to destroy the things linked with the beloved.

   4. Because those who seldom fall in love have threatening or horrifying features.

(10) What is the best title for this story?

   1. The Never-Ending Nature of Love

   2. Love Makes Us Strange Creatures

   3. Love is a Matter of the Brain

   4. Invisible Love and Invisible Behavior

Ⅱ 次の英文を読み，下記の設問に答えなさい。

Most eggs usually have an oval shape with one end being pointed while the other is more rounded. The reason for the unusual shape is due to the egg being forced through the oviduct[注1] with the rounded end exiting first. During this process, the muscles of the oviduct contract behind the egg, forcing it to move forward. Since the egg's wall is still very soft and is still able to be shaped easily, this causes the pointed end to develop at the back side of the egg. This trait is likely to have come about due to evolution though natural selection.

The oval shape is very significant. A pointed egg will tend to sit on its side, with the rounded end tipping upward. The rounded end contains an air pocket, also known as an allantois[注2], and it has more tiny holes than the smaller end. Having the bigger end pointed upward improves the flow of oxygen to it and so this is where the head and brain will develop, while the tail will develop at the pointed end.

The structure and composition of the eggshell serves to protect the egg against damage and bacteria, and serves to <u>regulate</u> gas and water exchange
(a)
for the growing embryo[注3] within the egg shell.

When a hen lays an egg, all of the nutrients for the embryo are already included within the shell. These all can be found in either the egg yolk or the white. The yellow part of the egg, also known as the yolk, is a food packet that feeds the developing embryo within the egg. Half of the yolk is water and the rest is a mixture of protein, vitamins and minerals that the embryo will need during development. The yolk also contains antibodies that were transferred from the mother hen to the egg yolk in order to protect the embryo from germs that may penetrate the egg. The embryo gets these nutrients through small blood vessels. An egg also contains a <u>transparent</u> fluid, called
(b)
the egg white, which consists of about 90 percent water, with the remainder

mostly comprised of various proteins. The main purpose of the egg white is to protect the yolk against bacteria and provide additional nutrients for the embryo.

Apart from the yolk and white, only two things are originally missing in order for an embryo to develop: warmth and oxygen. Heat will come from the hen sitting on the eggs, keeping them warm, in what is known as incubation. But, what about the oxygen and where does it come from? Eggshells have thousands of tiny holes in the shell that allow the embryo to breathe. A hen's egg usually has around 7500 tiny holes. It is these small openings that enable oxygen to enter and carbon dioxide to leave. Oxygen, which can be found all around us in the air, enters the egg through the tiny holes in the cell. Once inside, the oxygen is taken in by a tissue called the allantois, which has plenty of small blood vessels that are connected to the embryo. With the help of the allantois, the embryo is able to exchange gases and liquid waste. Oxygen will be delivered through the blood to the embryo at the same time as carbon dioxide is removed from the embryo by the blood, and then released out of the shell. The waste products are stored in the hollow air pocket in the allantois. Only when the baby chick emerges from its shell will it be able to breathe on its own.

So the next time you have some eggs for breakfast, just remember how incredible eggs are.

注1：卵管
注2：尿嚢(鳥類では呼吸器官として機能する)
注3：胚

問　英文の内容から判断し，書き出しに続くものとして最も適したものをそれぞ
れ選択肢1～4の中から選びなさい。ただし，(3)～(5)および(10)については質問
に対する答えとして最も適したものをそれぞれ選択肢1～4の中から選びなさ
い。

(1)　It can be inferred from the reading that the rounded end

　　1. has the most oxygen flowing to it.

　　2. is more important than the pointed end.

　　3. is just as important as the pointed end.

　　4. is usually smaller than the pointed end.

(2)　One example of evolution through natural selection would be

　　1. from an egg to a chicken.

　　2. from a man to a chimpanzee.

　　3. from an ape to a man.

　　4. from a man to a woman.

(3)　Which of the following is the meaning of "regulate" as used in the
(a)
　　essay?

　　1. change

　　2. move

　　3. arrange

　　4. adjust

(4)　Which of the following is the meaning of "transparent" as used in the
(b)
　　essay?

　　1. mirror

　　2. flat screen TVs

　　3. clear

　　4. clouds

⑸ What is one of the purposes of the allantois within the eggshell?

    1. It stores food for the embryo.

    2. It helps the embryo breathe.

    3. It carries heat away from the embryo.

    4. It contains antibodies for the embryo.

⑹ It can be inferred from the reading that the egg yolk

    1. is just as important as the egg white.

    2. is more important than the egg white.

    3. is not as important as the egg white.

    4. is the same as the egg white.

⑺ From the reading, we can say the egg is pointed at one end because

    1. it is shaped by the hen's oviduct contracting.

    2. there is nothing inside the pointed end.

    3. it stops it from rolling away.

    4. it makes it easier for the hen to push it out.

⑻ Two important ingredients that are first missing from an egg are

    1. food and water.

    2. antibodies and food.

    3. proteins and oxygen.

    4. heat and air.

⑼ It can be inferred from the reading that, right after the baby chick emerges from its shell, it

    1. continues to make its own food.

    2. starts to depend on its shell for food.

    3. starts looking for its own food.

    4. removes the shell around it.

10) Which paragraph describes how the embryo breathes within the shell?

    1. the second paragraph starting with "The oval ⋯"

    2. the third paragraph starting with "The structure ⋯"

    3. the fourth paragraph starting with "When a ⋯"

    4. the fifth paragraph starting with "Apart from ⋯"

III 次の英文を読み，下記の設問に答えなさい。

Ivan Pavlov, a famous Russian scientist, received the Nobel Prize in Physiology or Medicine in 1904 for his research. His notable experiment tested the saliva[注] flows of a dog. His experiment, conducted at the beginning of the twentieth century, was the first to demonstrate classical conditioning. In this experiment, two tubes are inserted into a dog's mouth. When a mixture of vinegar and water is poured through one tube, the other tube discharges the dog's digestive juice. Because salivation is not a learned response, but a natural response to the sour fluid, this salivation is called an unconditioned reflex.

Pavlov developed further experiments to study reflexes. In one experiment, he put food in front of a dog, and just before feeding the dog, he rang a bell. After repeating this action many times, he found that the dog salivated whenever the bell rang, even when the dog saw no food in front of it. This unnatural response is called a conditioned reflex. The stimulus for the dog's salivation this time was the sound of a bell, not food.

Further studies of conditioning were made by an American psychologist, B.F. Skinner, who used rats or pigeons to test responses in a chamber known as a Skinner box. He <u>coined</u> the term "operant conditioning," in which a (a) subject must perform a certain action in order to get a reward. For example, a pigeon is placed in a Skinner box and when it strikes at a button located in the box, it receives a pellet of food. As this situation is repeated over and over, the pigeon learns how to get the desired result, and the behavior is <u>reinforced.</u> (b) Skinner's findings from these experiments resulted in his being known as a leader of the field called behaviorism.

Skinner even applied his theories to human behavior. Although he recognized other important influences such as genetics, he <u>advocated</u> that (c) rewards and punishments mainly guide human action. Whether or not

punishments are effective ways of preventing undesirable behavior is still
controversial. During the first half of the twentieth century, behaviorism was
(d)
the dominant theory in behavioral psychology; however, cognitive psychology
(e)
has now gained popularity.

注：唾液

問 1　下線部(a)〜(e)の単語の英文内で使われている意味として，最も適切なもの
　　　をそれぞれ選択肢 1 〜 4 の中から選びなさい。

(1)　coined
(a)
　　1.　created　　　　　　　　　　　2.　manufactured

　　3.　prevented　　　　　　　　　　4.　varied

(2)　reinforced
(b)
　　1.　supplied　　　　　　　　　　　2.　refilled

　　3.　strengthened　　　　　　　　　4.　forbidden

(3)　advocated
(c)
　　1.　explained　　　　　　　　　　2.　proposed

　　3.　provoked　　　　　　　　　　　4.　justified

(4)　controversial
(d)
　　1.　acceptable　　　　　　　　　　2.　arguable

　　3.　distributive　　　　　　　　　　4.　facilitative

(5)　dominant
(e)
　　1.　anticipating　　　　　　　　　2.　ruling

　　3.　existing　　　　　　　　　　　4.　donating

問 2　次の質問に対する答えとして最も適したものをそれぞれ選択肢 1 ～ 4 の中から選びなさい。

(1)　What is the main topic of this passage?

　　1.　the beginning of psychology

　　2.　the experiment done by Pavlov

　　3.　the history of behaviorism

　　4.　the human's reward system

(2)　What is the finding of Pavlov's famous experiment?

　　1.　The experiment was first conducted using water and vinegar in 1904.

　　2.　When the vinegar was inserted by one tube, water was discharged by the other.

　　3.　The dog disliked taking water instead of vinegar.

　　4.　The dog produced digestive juice every time he was fed water and vinegar.

(3)　What is the main difference between an unconditioned reflex and a conditioned reflex?

　　1.　the nature of stimuli being used in the experiments

　　2.　the amount of food the animals ate

　　3.　the type of boxes the scientists used

　　4.　the number of responses from the bell

(4)　What can be inferred about Skinner?

　　1.　The punishments were prohibited in the Skinner's experiments.

　　2.　Skinner's experiments were conducted on humans.

　　3.　The behaviorists participated in Skinner's experiments.

　　4.　Skinner suggested that human actions can be guided by rewards and punishments.

⑸ What can be inferred from the passage?

1. Without Pavlov, behaviorism would not have emerged.

2. Cognitive psychology was popular in the nineteenth century.

3. Currently, behaviorism is a widely accepted theory around the world.

4. The Skinner box is well known as a dog feeding tool.

IV 次の英文を読み，下記の設問に答えなさい。

Professor: Good morning James. For homework, you're going to read about the connection of sex with smell, which is highly developed in insects. During this biology laboratory period, you will be offered an insight into both the importance and the disadvantage of reliance on smell in relation to sex in the insect world. So for today's experiment, we will separate the head of a green bottle fly from its body and connect the head with this wire to an oscilloscope[注1] that will display the waveform of any changes in electrical voltage as a line on the screen. This is similar to the machine that displays the waveform of the heartbeat that you might have seen in a hospital.

Student: But if we cut off the fly's head, won't it simply die and then we won't be able to see anything on the oscilloscope?

Professor: Not at all. Even with their heads separated, most insects can still briefly function. One example is that the female praying mantis will often cut off the head of the male during mating. While this may seem strange and you may think that it should defeat the purpose of mating, nonetheless with the brain removed this actually encourages what is left of the body of the male to continue to mate.

Student: That is very interesting, but what is the advantage of removing the fly's head from its body?

Professor: By removing its head, I am able to gain access to the olfactory organ while it is still functioning. The olfactory organ is where the sense of smell and the ability to perceive orders is located. Now let's begin our experiment. With the head removed and hooked up to the oscilloscope, I will wave some tobacco smoke in front of it.... Notice that there is no movement of the line on the oscilloscope. Now, with alcohol...nothing.... Next I will try ammonia.... Once again, notice there is no visible movement. Now, let's try it with a very small quantity of the sex attractant[注2] released by the female of the species....

Student: Wow!!! Look, the line on the oscilloscope has really shot up! It is amazing that the fly could not smell anything except the female sex attractant. Even though only a small amount was used, the male fly could smell it very well.

Professor: Such ability to pick up the attractant by the female species is quite common in insects. For example, the male silkworm moth is able to detect the female's sex attractant molecule even if only one molecule reaches its antennae. A single female silkworm moth needs release only a hundredth of a microgram of sex attractant per second to attract every male silkworm nearby.

Student: To locate their mates only by their sense of smell sounds great, but couldn't it be used to trick the insects?

Professor: Yes, and one of the most curious aspects of the dependence on smell to find a mate and continue the species is found in South African beetles, which go into the ground during the winter. In the spring, as the ground thaws, the beetles emerge, but the male beetles come out of the ground a few weeks before the females do. In this same region of South Africa, a species of orchid has evolved which gives off an aroma identical to the sex attractant of the female beetle. The male beetles are exceedingly shortsighted[注3]; and the orchids have evolved their petals so that, to a beetle, they (a)resemble the female in receptive sexual posture. The male beetles spend several weeks among the orchids before the females emerge from the ground.

Student: By producing and releasing the same molecule that the females produce, the orchids are able to trick the beetles into pollinating[注4] them; therefore both organisms survive. That is a very good (b)survival mechanism used by the orchids.

Professor: Yes, it is. But the orchids must be careful not to be too attractive; if the beetles fail to reproduce themselves, the orchids will also die out. As for the beetles, that is one limitation to purely olfactory sexual incentive. Another is that since every female beetle produces the same sex attractant, it is not easy for a male beetle to fall in love with that one special lady insect. While male insects may display themselves to attract a female, the central role of the female sex attractant in mating seems to reduce the extent of sexual selection among the insects.

Student: I'm glad we humans don't follow that way of finding a mate. It would mean the end of romance, wouldn't it?

Professor: At its simplest level, that is true, but there are several studies that suggest that humans also use various forms of smell, sight and so on, when subconsciously choosing their mate. However, that area is much more difficult to understand, and we will cover it next time.

注1：オシロスコープ
注2：誘引物質
注3：近眼で
注4：受粉させる

問　英文の内容から判断し，(1)～(5)の質問に対する答えとして最も適したものをそれぞれ選択肢1～4の中から選びなさい。また(6)～(10)は書き出しに続くものとして最も適したものをそれぞれ選択肢1～4の中から選びなさい。

(1) Which of the following does NOT have a correct meaning of the word "resemble"?
(a)
  1. He is looking like his father more and more as the years go by.
  2. He looks like his sister in appearance but not in character.
  3. He takes his sister when they visit their grandmother.
  4. He takes after his grandfather as he got older.

(2) Which of the following is closest in meaning to "survival mechanism"?
(b)
  1. survival rate
  2. survival period
  3. survival technique
  4. survival kit

(3) Which of the following is NOT mentioned as a way for orchids to reproduce themselves?

    1. Orchids have evolved to bloom in the same season as the female beetle emerges.

    2. Orchids have evolved to give off an aroma identical to that of the female beetle.

    3. Orchids evolved shape of their petals that resembles the female beetle.

    4. Orchids evolved at the same time as the female beetle.

(4) Why is it that the female praying mantis will cut off the head of her own mate?

    1. to reduce competition after mating

    2. to reduce the chance of species survival

    3. to increase the chance of the species survival

    4. to increase the chance of her survival after mating

(5) Which of the following groups would find it useful to have a sex attractant that can confuse male insects about the location of their female partners?

    1. farmers

    2. carpenters

    3. researchers

    4. educators

(6) It can be inferred from the reading that

    1. the orchids as a species will die out in the near future.

    2. the orchids as a species will outlive the beetle species because they look better than the female beetle.

    3. the male beetles will mate with anything during the spring.

    4. the male beetles have bad eyesight but good sense of smell.

(7) According to the reading, the key role of the female is

1. to display themselves to attract other female beetles.

2. to make babies for the species.

3. to attract the weakest male.

4. to live as long as possible.

(8) According to the professor, two of the biggest disadvantages of the male beetles are

1. they can't fall in love, but they can be tricked.

2. they emerge from the ground weeks before the female.

3. they don't fall in love and they don't care about the female beetles.

4. they can't tell the difference between an orchid and the female beetle because the female beetles are also beautiful like the orchid.

(9) It is implied in the last passage that humans and insects

1. share some of the same methods for choosing their mates.

2. sometimes choose their mates together.

3. share some advantageous methods for choosing a mate.

4 share some very different methods of choosing their mates.

(10) The best title for the reading is

1. "How Insects Rely on Sight to Find a Mate."

2. "How Nature Uses Evolution through Natural Selection."

3. "How Insects Can Briefly Function without their Head."

4. "How Nature Tricks Insects into Evolution."

Ⅴ 自由英作文問題

　下記のテーマについて，英語で自分の考えを述べなさい。書体は活字体でも筆記体でもよいが，解答は所定の範囲内に収めなさい。

　According to the Ministry of Health and Welfare's estimate released in January 2012, Japan's population will keep declining by about one million people every year in the coming decades. What are your opinions about this situation?

数　学

問題

25年度

$\boxed{\text{I}}$ $\boxed{}$ に適する解答をマークせよ。

(1) 初項が共通で公比の異なる二つの無限等比数列 $\{a_n\}$, $\{b_n\}$ がありそれぞれ の無限級数は 6 と 4 に収束する。またそれぞれの項の比を各項とする無限等比 数列 $\{\frac{b_n}{a_n}\}$ の無限級数は 3 に収束する。$a_1 = b_1 = \dfrac{\boxed{\text{アイ}}}{\boxed{\text{ウ}}}$, 数列 $\{a_n\}$ の公比は $\dfrac{\boxed{\text{エ}}}{\boxed{\text{オ}}}$, 数列 $\{b_n\}$ の公比は $\dfrac{\boxed{\text{カ}}}{\boxed{\text{キ}}}$ である。

(2)　$x = \cfrac{2}{1 + \cfrac{1}{2 + \cfrac{1}{2 + \cfrac{1}{2 + \cdots}}}}$　のように分数を無限に連ねた連分数を考える。

　　この連分数の値が求まることが知られている。

　　$y = \cfrac{1}{2 + \cfrac{1}{2 + \cfrac{1}{2 + \cdots}}}$　とすると y は $ay^2 + by + c = 0$ を満たす。

　　ただし $a > 0$，a，b，c の最大公約数は 1 とする。

　　このとき $a = \boxed{\text{ア}}$，$b = \boxed{\text{イ}}$，$c = \boxed{\text{ウエ}}$ であり，

　　$y = \boxed{\text{オカ}} + \sqrt{\boxed{\text{キ}}}$ となるので，$x = \sqrt{\boxed{\text{ク}}}$ となる。

(3) 方程式 $x \log_e 2^x - x \log_e 6 + \log_e 9 - \log_e 4 = 0$ の解を α, β とすると,

$$2^\alpha = \boxed{}\ \text{ア}\ , \quad 2^\beta = \frac{\boxed{}\ \text{イ}}{\boxed{}\ \text{ウ}} \quad \text{となる。}$$

(4) 行列 A による移動をおこない，次に x 軸方向に p，y 軸方向に q 移動する平行移動を考える。

この移動により点 $(1, 0)$ は点 $(5, 6)$ に，点 $(0, 1)$ は点 $(6, -1)$ に，点 $(1, 1)$ は点 $(9, 3)$ にそれぞれ移動した。

このとき $A = \begin{pmatrix} \boxed{ア} & \boxed{イ} \\ \boxed{ウ} & \boxed{エオ} \end{pmatrix}$，$p = \boxed{カ}$，$q = \boxed{キ}$ である。

⑸ 正五角形 BCDEF を底面として持つすべての辺の長さが 2 の五角錐 ABCDEF について考える。対角線 BE と CF の交点を G とおくと △BCF と △GFB は相似になる。このことより

$$BE = \boxed{\text{ア}} + \sqrt{\boxed{\text{イ}}} \ , \ BG = \boxed{\text{ウエ}} + \sqrt{\boxed{\text{オ}}} \ \text{となる。}$$

これより，$\cos\dfrac{2\pi}{5} = \dfrac{\boxed{\text{カキ}} + \sqrt{\boxed{\text{ク}}}}{\boxed{\text{ケ}}}$ となる。

頂点 A から底面に下した垂線を AO とおく。このとき，

$$OB^2 = \dfrac{\boxed{\text{コ}}\sqrt{\boxed{\text{サ}}} + \boxed{\text{シス}}}{\boxed{\text{セ}}} \ ,$$

$$OA^2 = \dfrac{\boxed{\text{ソタ}}\sqrt{\boxed{\text{チ}}} + \boxed{\text{ツテ}}}{\boxed{\text{ト}}} \ ,$$

$$\overrightarrow{AB} \cdot \overrightarrow{AD} = \boxed{\text{ナ}} - \sqrt{\boxed{\text{ニ}}} \ \text{となる。}$$

$\boxed{\text{II}}$ $\boxed{}$ に適する解答をマークせよ。

空間に一辺の長さが 2 の 2 つの正方形 S：ABCD，S′：A′B′C′D′ がある。S，S′ の対角線の交点をそれぞれ O，O′ とし，OO′ はそれぞれの面と直交し，長さは 3 とする。さらに，$\overrightarrow{\text{OA}}$ と $\overrightarrow{\text{O′A′}}$ のなす角は $\frac{1}{4}\pi$ であり，$\overrightarrow{\text{OA}}$ と $\overrightarrow{\text{O′B′}}$ のなす角は $\frac{1}{4}\pi$ である。このとき，2 つの正方形を 8 つの線分 AA′，AB′，BB′，BC′，CC′，CD′，DD′，DA′ で結び，底面が S と S′ で，側面が 8 つの二等辺三角形からなる立体を考える。この立体の体積を求めてみよう。

底面 S から高さ h の面で切ったこの立体の断面 S_h の面積を $S(h)$ とし，軸 OO′ と断面 S_h の交点を O_h とする。

$\triangle$AA′B′ と断面 S_h の交線 l_h に注目する。O_h から l_h の距離は h が 0 から 3 まで増加するとき $a = \sqrt{\boxed{\text{ア}} - \boxed{\text{イ}}}$ だけ減少するので，O_h から l_h の距離の h に対する増加率は $\dfrac{\boxed{\text{ウエ}}}{\boxed{\text{オ}}}a$ となり，また線分 l_h の長さは $\dfrac{\boxed{\text{カ}}}{\boxed{\text{キ}}}h$ である。同様に $\triangle$B′AB と断面 S_h の交線について考えると O_h との距離の h に対する増加率は $\dfrac{\boxed{\text{ク}}}{\boxed{\text{ケ}}}a$ となり線分の長さは $\dfrac{\boxed{\text{コサ}}}{\boxed{\text{シ}}}h + \boxed{\text{ス}}$ となるので，h の増分を $\triangle h$ とおいた時，面積の増分 $\triangle S$ は $\left(\dfrac{\boxed{\text{セソタ}}}{\boxed{\text{チ}}}h + \dfrac{\boxed{\text{ツ}}}{\boxed{\text{テ}}}\right)a\triangle h$ となる。$S(0) = \boxed{\text{ト}}$ を考慮すると，$S(h) = \left(\dfrac{\boxed{\text{ナニ}}}{\boxed{\text{ヌ}}}h^2 + \dfrac{\boxed{\text{ネ}}}{\boxed{\text{ノ}}}h\right)a + \boxed{\text{ハ}}$ となる。

この $S(h)$ を 0 から 3 まで積分するとこの立体の体積は $\boxed{\text{ヒ}}\,a + \boxed{\text{フヘ}} = \boxed{\text{ホ}}\sqrt{\boxed{\text{マ}}} + \boxed{\text{ミ}}$ となる。

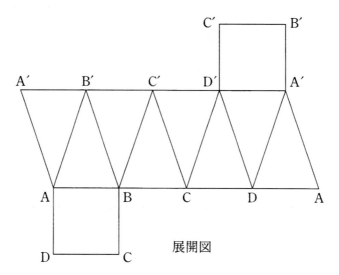

展開図

$\boxed{\text{III}}$ 次の問いに答えよ。

(1) 2つのxの1次関数$y = ax + b$と$y = cx + d$があるとき，そのグラフが互いに直交する必要十分条件を導け。

(2) 放物線$y = x^2$上の2点$O(-1, 1)$，$A(a, a^2)$に対して，この放物線上のもう一点$B(b, b^2)$で$\angle OBA$が直角になるものが存在するaの条件を与えよ。

(3) 放物線$y = x^2$上の2点$O(-1, 1)$，$A(a, a^2)$に対して，この放物線上の点をもう一点とり，直角三角形を作ることを考える。直角三角形が4つできるaの条件を与えよ。

物　理

問題

25年度

I 以下の問題（第1問～第3問）の答えをマークシートに記せ。

第1問 次の問い（問1～問5）に答えよ。〔解答番号 [1] ～ [8] 〕

問1 図1のように，一様な棒ABの一方の端Bを鉛直な壁の点Cと糸でつなぎ，他方の端Aを鉛直な壁に沿って動かし，ABが水平になるようにつり合わせた。このとき，BCをつなぐ糸と水平な棒ABのなす角の大きさは30°になった。壁と棒の間の静止摩擦係数をμとすると，つり合いが保たれているためには

$$\mu \geq \boxed{1}$$

の関係が成り立たなければならない。 [1] に入れる数値として正しいものを，下の①～⑧のうちから一つ選べ。

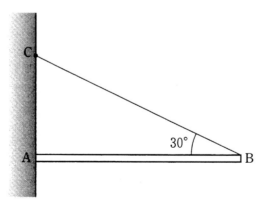

図　1

① $\dfrac{1}{4}$　　② $\dfrac{1}{3}$　　③ $\dfrac{1}{2}$　　④ $\dfrac{\sqrt{3}}{4}$

⑤ $\dfrac{\sqrt{2}}{3}$　　⑥ $\dfrac{\sqrt{3}}{3}$　　⑦ $\dfrac{\sqrt{2}}{2}$　　⑧ $\dfrac{\sqrt{3}}{2}$

問 2 真空中の波長が λ であるレーザー光を用いた干渉実験について，次の問い ((a)，(b)) に答えよ．

(a) このレーザー光を，空気中で図 2 のように，間隔 d の 2 本のスリット S_1，S_2 をもつスリット板に垂直に入射させた．スリット板に平行で距離 L の位置にあるスクリーン上にはスリット S_1，S_2 からでた光の干渉により明暗の縞模様ができる．スクリーン上の明るい線の間隔はどのように表されるか．正しいものを，下の①～⑥のうちから一つ選べ．ただし，L は d に比べてじゅうぶん大きく，空気の屈折率は 1 としてよい． 2

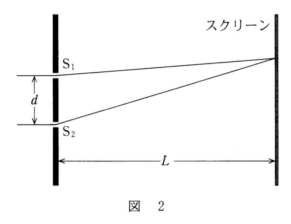

図 2

① $\dfrac{Ld}{2\lambda}$　　② $\dfrac{L\lambda}{2d}$　　③ $\dfrac{Ld}{\lambda}$

④ $\dfrac{L\lambda}{d}$　　⑤ $\dfrac{3Ld}{2\lambda}$　　⑥ $\dfrac{3L\lambda}{2d}$

(b) 次に，図3のように，スリット S_1 を，屈折率 n，厚さ t の透明な薄膜でおおう。薄膜でおおう前は，$S_1 S_2$ の中点 M を通りスクリーンに垂直な直線とスクリーンとの交点 O には縞模様の中心である明るい線がある。この明るい線は，スリット S_1 を薄膜でおおうと，点 O から x だけ離れた点 P に移動した。x を表す式として正しいものを，下の①〜⑧のうちから一つ選べ。 3

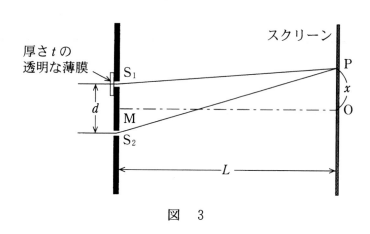

図 3

① $\dfrac{(n-1)tL}{\lambda}$ ② $\dfrac{(n-1)tL}{2\lambda}$ ③ $\dfrac{(n-1)tL}{n\lambda}$

④ $\dfrac{(n-1)tL}{2n\lambda}$ ⑤ $\dfrac{(n-1)tL}{d}$ ⑥ $\dfrac{(n-1)tL}{2d}$

⑦ $\dfrac{(n-1)tL}{nd}$ ⑧ $\dfrac{(n-1)tL}{2nd}$

問3 たくさんの水素分子がすべて同じ向きに同じ速さ 1.8×10^3 m/s で進み，固定した板の面と弾性衝突する。毎秒 7.0×10^{20} 個の分子が板の面の法線に対して 45°の角度で，面積 3.0 cm² の平らな板の面に一様に当たっているとする。この水素分子の流れが板の面におよぼす圧力はいくらか。最も近い値を，次の①〜⑨のうちから一つ選べ。ただし，水素分子の分子量を 2.0，アボガドロ定数を 6.0×10^{23}/mol とし，水素分子どうしの衝突はないものとする。また，$\sqrt{2} \fallingdotseq 1.4$ として計算してよい。 4 Pa

① 10   ② 20   ③ 30   ④ 40   ⑤ 50
⑥ 60   ⑦ 70   ⑧ 80   ⑨ 90

問 4 図4のように，空気中で極板間の距離 d，電気容量 C の二つの平行板コンデンサーがスイッチと電圧 V の電池につながれている。下の問い((a), (b))に答えよ。

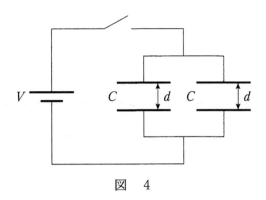

図 4

(a) スイッチを閉じて，二つのコンデンサーのうちの一つの極板間の距離を $2d$ にひろげた。二つのコンデンサーに蓄えられた電気量の和はいくらか。正しいものを，次の①～⑨のうちから一つ選べ。 5

① CV ② $2CV$ ③ $3CV$
④ $\dfrac{1}{2}CV$ ⑤ $\dfrac{3}{2}CV$ ⑥ $\dfrac{5}{2}CV$
⑦ $\dfrac{1}{4}CV$ ⑧ $\dfrac{3}{4}CV$ ⑨ $\dfrac{5}{4}CV$

(b) 次にスイッチを切り，極板間の距離が $2d$ のコンデンサーを元の距離 d までゆっくりともどした。このとき，外力がする仕事はいくらか。正しいものを，次の①～⑨のうちから一つ選べ。 6

① $-\dfrac{3}{4}CV^2$ ② $-\dfrac{5}{4}CV^2$ ③ $-\dfrac{7}{4}CV^2$
④ $-\dfrac{3}{8}CV^2$ ⑤ $-\dfrac{5}{8}CV^2$ ⑥ $-\dfrac{7}{8}CV^2$
⑦ $-\dfrac{3}{16}CV^2$ ⑧ $-\dfrac{5}{16}CV^2$ ⑨ $-\dfrac{7}{16}CV^2$

問 5 電子とイオンが電界中を移動する場合を考え，次の問い((a), (b))に答えよ。

(a) 負電荷 $-e(e>0)$ をもつ電子は抵抗を受けながら一定の速さ v で図5のように電界と逆向きに移動し，正電荷 q をもつイオンは一定の速さ v' で電界の向きに移動しているとする。電子とイオンは，それぞれ単位体積あたり n 個，n' 個で分布しているとする。電界に垂直な面積 S の面を流れる電流はいくらか。正しいものを，下の①〜⑧のうちから一つ選べ。ただし，電界の向きに流れる電流を正とする。　7

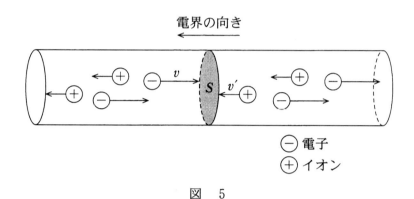

図 5

① $envS$ ② $qn'v'S$
③ $-envS$ ④ $-qn'v'S$
⑤ $(env+qn'v')S$ ⑥ $(-env+qn'v')S$
⑦ $(env-qn'v')S$ ⑧ $(-env-qn'v')S$

(b) オーロラに大電流が流れると，地上の送電・発電施設に大電流が流れ停電事故を引き起こすことがある。オーロラの中では大量の電子やイオンが図 5 のように移動していて，一定の電流が流れると仮定する。オーロラ中に 100 kV の電圧で 1×10^6 A の電流が流れるときの電力はいくらか。正しいものを，次の①～⑥のうちから一つ選べ。　□ 8 □ W

① 5×10^{10} 　　　② 1×10^{11} 　　　③ 5×10^{14}

④ 1×10^{15} 　　　⑤ 5×10^{15} 　　　⑥ 1×10^{16}

第2問 磁界中の荷電粒子のらせん運動について，次の問い(**A**・**B**)に答えよ。

〔解答番号 1 ～ 6 〕

A まず一様磁界中に入射してきた荷電粒子の運動を考えよう。磁束密度の大きさを B として，次の問い(**問1**～**問3**)に答えよ。

問1 図1のように，質量 m，電荷 q ($q > 0$) の荷電粒子が磁界に垂直な向きに速さ u で入射すると，磁界に垂直な面で等速円運動をする。この円運動の半径として正しいものを，下の①～⑨のうちから一つ選べ。 1

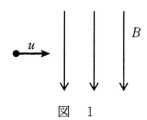

図　1

① quB 　　② $\dfrac{qB}{m}$ 　　③ $\dfrac{qB}{mu}$

④ $\dfrac{qB}{mu^2}$ 　　⑤ $\dfrac{qB^2}{mu}$ 　　⑥ $\dfrac{m}{qB}$

⑦ $\dfrac{mu}{qB}$ 　　⑧ $\dfrac{mu}{qB^2}$ 　　⑨ $\dfrac{mu^2}{qB}$

問2 前問の円運動の軌道に囲まれた磁束として正しいものを，次の①～⑨のうちから一つ選べ。 2

① B 　　② $2\pi quB^2$ 　　③ $\pi q^2 u^2 B^3$

④ $\dfrac{2\pi mB}{qu}$ 　　⑤ $\dfrac{2\pi muB}{q}$ 　　⑥ $\dfrac{2\pi qB^2}{mu}$

⑦ $\dfrac{\pi q^2 B^3}{m^2 u^2}$ 　　⑧ $\dfrac{\pi m^2 u^2}{q^2 B}$ 　　⑨ $\dfrac{\pi m^2 u^2}{q^2 B^2}$

問 3 正電荷 q, 質量 m の粒子と負電荷 $-q$, 質量 m' の粒子が, 同じ速度で磁界の向きに対して斜めに入射し, らせん運動をしながら移動しているとする。図 2 のア〜エは, 磁束密度 B の磁界中の荷電粒子のらせん運動の軌道である。軌道上の矢印は, らせん運動の回転の向きである。荷電粒子の質量が $m > m'$ の条件をみたすとき, それぞれのらせん運動の特徴を表すものとして正しい組み合わせを, 下の①〜⑩のうちから一つ選べ。

(正電荷粒子の軌道, 負電荷粒子の軌道) ＝ | 3 |

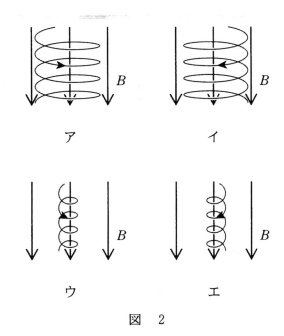

図　2

① (ア, イ)　　② (ア, ウ)　　③ (ア, エ)
④ (イ, ア)　　⑤ (イ, ウ)　　⑥ (イ, エ)
⑦ (ウ, ア)　　⑧ (ウ, イ)　　⑨ (エ, ア)
⑩ (エ, イ)

B 地球のまわりには，図3のように地球が大きな棒磁石であるような磁界ができている。それは前問**A**のような一様磁界とは異なり，地表に近づくほど磁力線が密になっていく磁界である。この磁界中の荷電粒子の運動について，下の問い(**問4〜問6**)に答えよ。

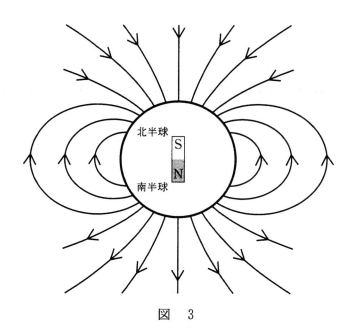

図　3

問 4 北半球の地表付近の磁界中の荷電粒子の運動を考えよう。図4のように，地表に向かう下向きをz軸方向とし，z軸に垂直な面を面a，面bとする。荷電粒子が速さv_0で面aをz軸に対して角度θの向きに通過して，らせん軌道を描きながら地表に近い面bに達する。このらせん軌道は，z方向の運動と，z軸に垂直な面内の円運動(図5)に分けて考えることができる。磁界の変化はじゅうぶんゆるやかなので，図5の面a，面b内の円運動は，それぞれ，z方向の磁束密度B_0，Bの一様磁界中の速さ$v_0\sin\theta$，uの等速円運動としてよいとする。電磁誘導の法則から磁束の変化は妨げられるので，地表に近づいて磁束密度が大きくなると円運動の半径が小さくなり，円軌道に囲まれた磁束が一定に保たれることが知られている。このことを用いて，面bにおける速さuを表す式として正しいものを，下の①〜⑧のうちから一つ選べ。

$u = \boxed{4}$

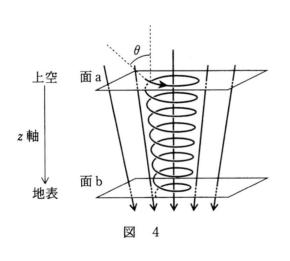

図 4

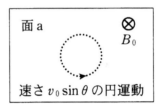

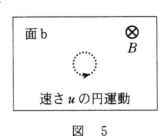

図 5

① $\sqrt{\dfrac{B_0}{B}}\,v_0\sin\theta$ ② $\sqrt{\dfrac{B}{B_0}}\,v_0\sin\theta$ ③ $\dfrac{B_0}{B}v_0\sin\theta$

④ $\dfrac{B}{B_0}v_0\sin\theta$ ⑤ $\left(\dfrac{B_0}{B}\right)^{\frac{3}{2}}v_0\sin\theta$ ⑥ $\left(\dfrac{B}{B_0}\right)^{\frac{3}{2}}v_0\sin\theta$

⑦ $\left(\dfrac{B_0}{B}\right)^{2}v_0\sin\theta$ ⑧ $\left(\dfrac{B}{B_0}\right)^{2}v_0\sin\theta$

問 5 磁力線は図４のように地表近くで密に集まってくるため，荷電粒子にはたらくローレンツ力に負の z 成分が生じる。荷電粒子は速度の z 成分が小さくなりやがてゼロとなる面で反射され，らせん軌道を描きながら地表から遠ざかる。磁界は荷電粒子に仕事をしないので運動エネルギーは一定である。前問４の荷電粒子が面 a の位置で入射し面 b の位置で反射されるとしたとき，入射したときと反射されたときの荷電粒子の運動エネルギーが等しいことから，反射される位置の磁束密度の大きさがわかる。反射される位置の磁束密度の大きさとして正しいものを，次の①〜⑩のうちから一つ選べ。

    5

① $B_0\sqrt{v_0\sin\theta}$ ② $B_0v_0\sin\theta$ ③ $B_0(v_0\sin\theta)^2$

④ $\dfrac{B_0}{v_0\sin\theta}$ ⑤ $\dfrac{B_0}{(v_0\sin\theta)^2}$ ⑥ $B_0\sqrt{\sin\theta}$

⑦ $B_0\sin\theta$ ⑧ $B_0\sin^2\theta$ ⑨ $\dfrac{B_0}{\sin\theta}$

⑩ $\dfrac{B_0}{\sin^2\theta}$

問 6 オーロラは，太陽から飛来した荷電粒子が地球の磁力線に沿ってらせん運動をしながら磁界の強い所に集まり，大気の分子と衝突して発光し，さまざまな色や形の光のカーテンを作る電磁現象である。図３で与えられる地球の磁界の様子と問４及び問５から導かれることとして，<u>正しくないもの</u>を次の①〜⑤のうちから一つ選べ。   **6**

① 地表から遠い面 a 内の円運動の周期は，地表に近い面 b 内の円運動の周期よりも小さい。

② 南半球でも荷電粒子が反射される位置があり，反射された粒子は磁力線に沿って北半球へ向かって移動する。

③ 南北を結ぶ磁力線に沿って往復するたくさんの荷電粒子が，北半球と南半球にオーロラを作ることがある。

④ 面 a で入射した荷電粒子が反射される面の位置は，入射の速さ v_0 には依存しない。

⑤ 磁力線の形状から，赤道では大気に侵入してくる荷電粒子が少ないため，高緯度地帯に比べてオーロラは発生しにくい。

第3問 図1は，単原子分子の理想気体1 molを，圧力p_0，体積V_0，絶対温度T_0の状態Aから出発して，A→B→C→Aと変化させたときの圧力と体積の関係を示したものである。A→Bは定圧変化で状態Bの体積は$\frac{3V_0}{2}$，B→Cは断熱変化で状態Cの絶対温度はT_0，C→Aは等温変化である。気体定数をRとして，下の問い(問1～問4)に答えよ。〔解答番号 1 ～ 5 〕

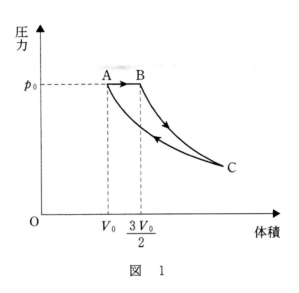

図 1

問1 状態Aでの気体の内部エネルギーはいくらか。正しいものを，下の解答群①～⑪のうちから一つ選べ。 1

問2 A→Bで気体が外部にした仕事と吸収した熱量は，それぞれいくらか。正しいものを，下の解答群①～⑪のうちから一つずつ選べ。
　　気体が外部にした仕事は 2
　　気体が吸収した熱量は 3

問 3　B→Cで気体が外部にした仕事はいくらか。正しいものを，下の解答群①～⑪のうちから一つ選べ。　<u>4</u>

　　　　<u>1</u>　～　<u>4</u>　の解答群

① 　0

② 　$\dfrac{1}{4}RT_0$

③ 　$\dfrac{1}{2}RT_0$

④ 　$\dfrac{3}{4}RT_0$

⑤ 　RT_0

⑥ 　$\dfrac{5}{4}RT_0$

⑦ 　$\dfrac{3}{2}RT_0$

⑧ 　$\dfrac{7}{4}RT_0$

⑨ 　$2RT_0$

⑩ 　$\dfrac{9}{4}RT_0$

⑪ 　$\dfrac{5}{2}RT_0$

問 4　図1のグラフのA→B→C→Aの経路で囲まれた面積を p_0V_0 で割った値を a で表すと，C→Aで気体が吸収した熱量はどのように表されるか。正しいものを，次の①～⑧のうちから一つ選べ。　<u>5</u>

① 　$(-a-\dfrac{3}{2})RT_0$

② 　$(a-\dfrac{3}{2})RT_0$

③ 　$(-a-\dfrac{5}{2})RT_0$

④ 　$(a-\dfrac{5}{2})RT_0$

⑤ 　$(-a-\dfrac{3}{4})RT_0$

⑥ 　$(a-\dfrac{3}{4})RT_0$

⑦ 　$(-a-\dfrac{5}{4})RT_0$

⑧ 　$(a-\dfrac{5}{4})RT_0$

Ⅱ 次の問いに答えよ。解答用紙の所定の欄には結果だけでなく考え方と途中の式も記せ。

図1のように、ばね定数 k のばねの一端を天井に固定して、他端を回転軸Oのまわりに滑らかに回る滑車に取りつける。滑車には糸が通してあり、糸の端には質量 M のおもり、他方の端には質量 m, m' の二つのおもりがつながれて、おもりも滑車もつり合いの状態で静止している。重力加速度の大きさを g とし、糸はじゅうぶん長く、また、糸の質量と滑車の質量は無視できるとして、下の問い(**問1~問6**)に答えよ。

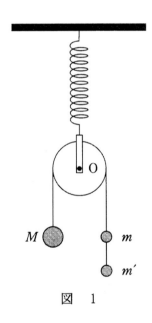

図 1

問1 図1のつり合いの状態におけるばねの自然長からの伸びを求めよ。ただし、答えは M, g, k を用いて表せ。

問2　図1の質量 m と質量 m' のおもりをつなぐ糸を切ると，おもりと滑車は運動を始める。滑車の回転軸Oが大きさ β の上向きの加速度で動いているときの糸の張力は S とし，質量 M のおもりは，Oから見て下向きの加速度 a をもつとする(図2)。質量 M と質量 m の二つのおもりそれぞれに対する運動方程式を求めよ。ただし，答えは M, m, g, a, β, S のうちから必要なものを用いて表せ。

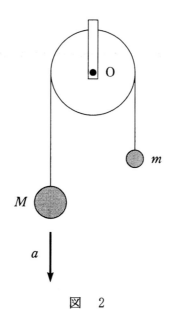

図　2

問3　前問の運動方程式から，糸の張力 S とOから見たおもりの加速度 a を求めよ。ただし，答えは M, m, g, β を用いて表せ。

問4　滑車の質量を無視しているので，滑車にはたらくばねの弾性力と滑車が糸から受ける力はつり合う。ばねの伸びを x としたとき，糸の張力 S を k, x を用いて表せ。

問5　糸がたるまないとき，滑車は単振動することがわかる。この単振動の周期を求めよ。ただし，答えは M, m, g, k のうちから必要なものを用いて表せ。

問6　糸がたるまずに単振動するという条件から，M と m の間に成り立つ不等式を求めよ。ただし，答えは M, m を用いて表せ。

化 学

問題　25年度

必要なら次の値を用いなさい。原子量：H = 1.00, B = 10.8, C = 12.0, N = 14.0, O = 16.0, Si = 28.1, S = 32.0, Cl = 35.5, K = 39.0, Ag = 108, アボガドロ定数：6.02×10^{23}/mol, 気体定数 R : 8.31×10^3 Pa・L/(K・mol)。すべての気体は理想気体として扱うものとする。なお，1 hPa = 1×10^2 Pa である。

I 以下の問題(**第1問**から**第3問**)の答えをマークシートに記しなさい。

第1問 次の各問いに答えなさい。〔解答番号　1　～　11　〕

炭素原子は周期表では第(イ)族，第(ロ)周期に属する典型元素であり，(ハ)個の価電子を持つ。

炭素の単体には黒鉛，ダイヤモンド，フラーレンなどの同素体が存在する。黒鉛は炭素原子が正(ニ)角形の各頂点に位置し，この平面構造が層状に重なっている。各炭素原子は(ホ)個の炭素原子と共有結合し，共有結合に用いられない価電子が自由電子的に振る舞うため電気伝導性が良い。ダイヤモンドは炭素原子が正四面体の中心と各頂点に位置し，図に示すような単位格子の結晶構造を持ち，極めて硬い物質である。

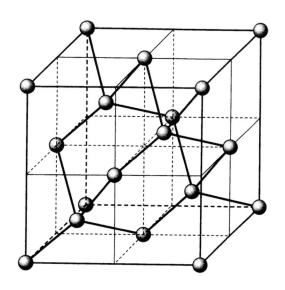

問 1 次の問い(a)〜(d)に答えなさい。

(a) 文中の空欄(イ)に当てはまる数字はいくつになるか。正しいものを①〜⑥の中から一つ選びなさい。

(イ)
1

① 12   ② 13   ③ 14   ④ 15   ⑤ 16   ⑥ 17

(b) 文中の空欄(ロ)〜(ホ)に当てはまる数字はいくつになるか。正しいものを①〜⑥の中から一つずつ選びなさい。ただし同じ番号を何度使用しても構わない。

(ロ)	(ハ)	(ニ)	(ホ)
2	3	4	5

① 1   ② 2   ③ 3   ④ 4   ⑤ 5   ⑥ 6

(c) ダイヤモンドの単位格子に含まれる炭素原子は何個になるか。正しいものを①〜⑥の中から一つ選びなさい。　6　個

① 4   ② 8   ③ 10   ④ 12   ⑤ 16   ⑥ 18

(d) ダイヤモンドの単位格子の一辺の長さを W [nm] とした時、炭素—炭素間の結合距離を W を用いて表すとどのようになるか。正しいものを①〜⑥の中から一つ選びなさい。　7　nm

① $\dfrac{W}{2}$ ② $\dfrac{W}{4}$ ③ $\dfrac{\sqrt{2}}{2}W$

④ $\dfrac{\sqrt{2}}{4}W$ ⑤ $\dfrac{\sqrt{3}}{2}W$ ⑥ $\dfrac{\sqrt{3}}{4}W$

問2 ケイ素は炭素と同族元素であり，ダイヤモンド型の結晶構造を持つ。ケイ素単体は天然には存在せず，二酸化ケイ素を主成分とするケイ砂や石英として存在する。二酸化ケイ素を(ヘ)と混ぜて高温で融解し，生成した物質に水を加えて熱すると水ガラスが得られる。水ガラスに(ト)を作用させ，加熱により脱水するとシリカゲルが得られる。次の問い(a)，(b)に答えなさい。

(a) ダイヤモンドとケイ素，それぞれの結晶中での結合距離を比較するにはどのような情報が必要か。正しい組み合わせを①～⑥の中から一つ選びなさい。　8

① アボガドロ定数と炭素，ケイ素の原子量
② アボガドロ定数と炭素，ケイ素の結晶密度
③ 炭素，ケイ素の原子番号と結晶密度
④ 炭素，ケイ素の原子量と結晶密度
⑤ アボガドロ定数と炭素，ケイ素の原子番号
⑥ 炭素，ケイ素の原子番号と原子量

(b) 文中の空欄(ヘ)，(ト)に当てはまる化合物として正しいものを①～⑥の中から一つずつ選びなさい。ただし同じ番号を何度使用しても構わない。

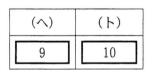

① 水酸化ナトリウム　② 塩　酸　③ 塩化ナトリウム
④ 水　　　　　　　⑤ 塩化カルシウム　⑥ クロロホルム

問 3 高純度ケイ素は半導体材料として集積回路や太陽電池などに利用される。

高純度なケイ素にごく微量の不純物を加えると電気伝導性が大きく変わる。ホウ素のような3つの価電子を持つ原子を不純物として添加し，一部ケイ素と置き換えると，ケイ素とホウ素の共有結合で電子が不足した状態になり，電子を受け入れられる場所（正孔）が生じ，半導体としての電気伝導性が増す。$5.0\,\mathrm{cm}$四方で厚さ$100\,\mu\mathrm{m}$のこの半導体中に正孔が4.0×10^{18}個存在しているとすると，不純物としてのホウ素原子の物質量の割合は半導体全体の何％含まれていることになるか。最も近い値を①〜⑥の中から一つ選びなさい。ただしケイ素の単位格子一辺の長さを$0.50\,\mathrm{nm}$とし，ホウ素を添加しても結晶構造は変化しないものとする。　　11　　％

① 0.025 　　　　② 0.040 　　　　③ 0.050

④ 0.25 　　　　⑤ 0.40 　　　　⑥ 0.50

第2問 次の各問いに答えなさい。〔解答番号 ☐1☐ ～ ☐9☐ 〕

酸性雨の原因となる大気汚染物質は石炭などの化石燃料を燃焼させた時に生じる。無水状態での組成が質量割合で炭素 90.0 %，水素 4.76 %，窒素(イ)%，硫黄(ロ)%，その他反応に関与しない物質 3.20 % の石炭 1.00 kg を酸素中で完全に燃焼させた。この時発生する窒素酸化物はすべて二酸化窒素であり，硫黄酸化物はすべて二酸化硫黄であるとし，反応生成物はすべて気体として存在すると考える。すべての気体は理想気体として振る舞い，水への溶解度はヘンリーの法則に従うものとする。また必要であれば $\log 2 = 0.30$，$\log 3 = 0.48$，$\log 5 = 0.70$ を用いなさい。

問1 反応生成物の全排出気体のうち，二酸化炭素の体積割合は 75.0 % であった。この石炭に含まれる窒素(イ)%はいくつになるか。最も近い値を①～⑥の中から一つ選びなさい。 ☐1☐ %

① 0.160 　　　② 0.320 　　　③ 0.350

④ 0.640 　　　⑤ 0.700 　　　⑥ 1.40

問2 石炭の燃焼によって排出された二酸化窒素をすべて回収し，水と反応させると気体が発生した。さらにこの発生した気体を酸素と反応させた。次の問い(a)，(b)に答えなさい。ただし二酸化窒素と四酸化二窒素の平衡は考えないとする。

(a) 下線部の2つの反応をまとめると，次のように1つの式で表すことができる。

$$(ハ)NO_2 + O_2 + (ニ)H_2O \longrightarrow (ホ)HNO_3$$

係数(ハ)～(ホ)に当てはまる数字として正しいものを①～⑥の中から一つずつ選びなさい。ただし同じ番号を何度使用しても構わない。

(ハ)	(ニ)	(ホ)
2	3	4

① 2　　② 3　　③ 4　　④ 5　　⑤ 6　　⑥ 7

(b) (a)に示した反応を完全に進行させて生じた硝酸に，水を加えて10 L とし，そのうち20 mLを適当な指示薬を用いて中和するには0.10 mol/L の水酸化ナトリウム水溶液が何mL必要か。最も近い値を①～⑥の中から一つ選びなさい。　　5　　mL

① 5.0　　② 10　　③ 15　　④ 20　　⑤ 25　　⑥ 30

問 3 石炭の燃焼によって排出された二酸化硫黄をすべて回収し，体積を変動させることができる可変容器に水800 mLと共に封入した。次の問い(a)～(d)に答えなさい。

(a) 一定温度において，圧力Pで一定量の水に溶解する二酸化硫黄の体積と比較し，圧力$2P$で同量の水に溶解する二酸化硫黄の体積は，それぞれの圧力において比較すると何倍となるか。正しいものを①～⑥の中から一つ選びなさい。　　6　　倍

① $\frac{1}{2}$　　② 1　　③ 2　　④ P　　⑤ $2P$　　⑥ R

(b) 容器内の温度を27℃に保ち，容器の体積を3.57 Lとした時，水に溶解している二酸化硫黄の物質量はいくつか。最も近い値を①～⑥の中から一つ選びなさい。ただし，1000 hPa，27.0℃において水100 mLに二酸化硫黄は8.00 g溶解すると考え，気体の溶解に伴う液体の体積変化は無視できるものとする。　　7　　mol

① 0.020　　　　② 0.100　　　　③ 0.180

④ 0.200　　　　⑤ 1.00　　　　⑥ 1.80

(c) 容器にさらに水を加え，二酸化硫黄をすべて水に溶かして，二酸化硫黄の水溶液を全量 $1.00\,L$ とした。この水溶液の pH はいくつになるか。最も近い値を①～⑥の中から一つ選びなさい。ただしこの時の水溶液の温度は $25\,℃$ である。また，二酸化硫黄は水中で以下のような平衡状態にあるとし，解離定数 K を $1.00 \times 10^{-2}\,mol/L$ とする。 $\boxed{8}$

$$SO_2 + H_2O \rightleftharpoons H^+ + HSO_3^-$$

① 1.30 ② 1.35 ③ 1.40

④ 1.70 ⑤ 2.20 ⑥ 2.50

(d) (c)の溶液を 20 倍に希釈した後，それを $20\,mL$ とり，$1.0 \times 10^{-2}\,mol/L$ のヨウ素溶液を徐々に加えていくと，はじめは滴下したヨウ素溶液の色が消え，ヨウ素溶液の色が消えなくなったところで滴下を中止した。この時の溶液の pH はいくつになるか。最も近い値を①～⑥の中から一つ選びなさい。ただしこの時の水溶液の温度は $25\,℃$ であり，反応によって生じた酸はすべて強酸で完全に解離しているとする。 $\boxed{9}$

① 1.30 ② 1.35 ③ 1.40

④ 1.70 ⑤ 2.20 ⑥ 2.50

第3問 油脂 A に関する次の各問いに答えなさい。

〔解答番号 1 ～ 9 〕

実験1：油脂 A 9.12 g を完全にけん化するのに必要な水酸化カリウムは 1.68 g であった。そこで得られた反応液を酸性にすることで，直鎖脂肪酸 B，C，D の 3 種類が得られた。脂肪酸 D の炭素数は B より 2 だけ大きく，C の炭素数とは異なっている。

実験2：油脂 A 2.28 g を白金触媒の存在下で水素と完全に反応させると，標準状態（0 °C，1.013×10^5 Pa）に換算して 168 mL の水素が消費された。反応後，水酸化カリウムで完全にけん化してから，反応液を酸性にすると 2 種類の脂肪酸のみが得られた。

実験3：実験1で得た脂肪酸 B，C，D の混合物をメタノールと完全に反応させ，生成したエステルを中性下で過マンガン酸カリウム水溶液と共に加熱し酸化すると脂肪酸 C のみが反応し，あらたに 3 種類の化合物 E，F，G を生成した。その中で G のみがジカルボン酸であった。また，E と G は炭素数が等しく，E の分子量は G の 0.746 倍であった。なお，過マンガン酸カリウム水溶液は中性下での加熱により，脂肪酸の炭素間二重結合を以下の様に酸化切断しカルボン酸とするが，エステルとは反応しないことが知られている。また，脂肪酸 B，C，D は三重結合を持たない。

問 1　実験 1 では脂肪酸 B，C，D 以外にもう一つ別の化合物も生じる。その化合物に関する次の記述①〜⑥のうち最もふさわしいものを一つ選びなさい。

　　　　1

①　エタノールに濃硫酸を加えて約 130 ℃ に熱すると得ることが出来る。

②　ヘキサメチレンジアミンと反応させると分子同士が連続的に結合して，合成繊維が出来る。

③　無色で粘りけがある液体で，合成樹脂やダイナマイトの原料となる。

④　水溶液に，ヨウ素と水酸化ナトリウム水溶液を少量加え温めると，黄色結晶が生じる。

⑤　1-プロパノールを適当な酸化剤で酸化すると得られる。

⑥　テレフタル酸と縮合重合させると，ポリエチレンテレフタラートという高分子化合物が生じる。

問 2　油脂 A の分子量として最も近い値を①〜⑥の中から一つ選びなさい。

　　　　2

①　766　　　　　　　②　858　　　　　　　③　874

④　912　　　　　　　⑤　1004　　　　　　⑥　1058

問 3　油脂 A はいくつの二重結合を持っているか。正しいものを①〜⑥の中から一つ選びなさい。　　　3

①　1　　　　　　　　②　2　　　　　　　　③　3

④　4　　　　　　　　⑤　5　　　　　　　　⑥　6

問 4　脂肪酸 B の分子量として最も近い値を①〜⑥の中から一つ選びなさい。

　　　　4

①　266　　　　　　　②　278　　　　　　　③　282

④　284　　　　　　　⑤　291　　　　　　　⑥　312

問 5　脂肪酸Dの炭素数はいくつか。正しいものを①〜⑥の中から一つ選びなさい。　| 5 |

①　12　　　　　　　②　14　　　　　　　③　16

④　18　　　　　　　⑤　20　　　　　　　⑥　22

問 6　化合物Gの炭素数はいくつか。正しいものを①〜⑥の中から一つ選びなさい。　| 6 |

①　3　　　　　　　②　4　　　　　　　③　5

④　6　　　　　　　⑤　7　　　　　　　⑥　8

問 7　化合物Eの分子量として最も近い値を①〜⑥の中から一つ選びなさい。　| 7 |

①　43　　　　　　　②　59　　　　　　　③　74

④　88　　　　　　　⑤　102　　　　　　⑥　116

問 8　化合物Fの分子量として最も近い値を①〜⑥の中から一つ選びなさい。　| 8 |

①　116　　　　　　②　130　　　　　　③　126

④　146　　　　　　⑤　160　　　　　　⑥　188

問 9　油脂Aにおいて，各脂肪酸の<u>結合位置の違い</u>に基づく異性体はいくつ存在するか。正しいものを①〜⑥の中から一つ選びなさい。もし，光学異性体が存在するのであれば，光学異性体も数に加えることとする。　| 9 |

①　2　　　　　　　②　3　　　　　　　③　4

④　5　　　　　　　⑤　6　　　　　　　⑥　7

Ⅱ 電気分解によりファラデー定数を求める実験を行った。実験装置は図2のように，上部にすり合わせのコックAが付いたU字型のガラス管Bの両側の下部に白金電極Cを封じ込んであり，中央部にはろうと型のガラス管Dが付いている。電極は定電流直流電源に接続されている。

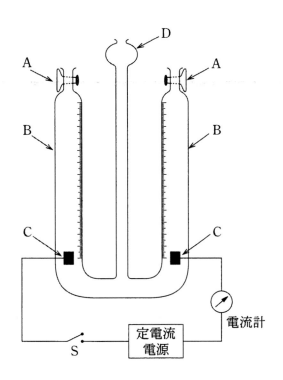

実験は次のように行った。

(i) 2つのコックAを開いて外気に通じ，Dから電解液として10％硫酸水溶液を注ぎ込み，U字管Bの両側の液面がコックの位置まで達するように電解液で満たしてから両側のコックを閉じた。

(ii) スイッチSを入れて電流一定で電気分解を行った。適当な時間で電気分解を止め，電解時間 t〔min〕，電解電流 i〔A〕，U字管にたまった気体の体積 V〔mL〕（陰極側），中央の管Dの液面とU字管の液面との水位の差 h〔cm〕（陰極側），室温 k〔℃〕，大気圧 P_A〔Pa〕を測定した。

測定値は，10％硫酸水溶液の密度 d_1〔g/cm^3〕，水銀の密度 d_2〔g/cm^3〕，27℃における10％硫酸水溶液の飽和蒸気圧 $P_{H_2SO_4}$〔Pa〕，電子1個がもつ電気量の絶対値 e〔C〕，気体定数 R〔Pa・L/（K・mol）〕と共に，表にまとめて示した。

電解時間，t〔min〕	12.0
電解電流，i〔A〕	0.600
陰極側気体体積，V〔mL〕	55.0
中央管Dと陰極側液面との水位差，h〔cm〕	42.0
大気圧，P_A〔Pa〕	102000
気温，k〔℃〕	27
10％硫酸水溶液の飽和蒸気圧(27℃)，$P_{H_2SO_4}$〔Pa〕	3333
10％硫酸水溶液の密度(27℃)，d_1〔g/cm^3〕	1.06
水銀の密度(27℃)，d_2〔g/cm^3〕	13.5
電子1個がもつ電気量の絶対値，e〔C〕	1.60×10^{-19}
気体定数，R〔Pa・L/（K・mol）〕	8.31×10^3

次の各問いに答えなさい。ただし，両極で発生する気体の電解液への溶解は無視できるものとする。必要なら，圧力の換算には次の値を用いなさい。

$1\,\mathrm{atm} = 1.013 \times 10^5\,\mathrm{Pa}$，　$1\,\mathrm{atm} = 76\,\mathrm{cmHg}$，　$1\,\mathrm{cmHg} = 1.333 \times 10^3\,\mathrm{Pa}$

問 1 装置中央のガラス管Dは電解液を注入する役目および管内の圧力の増加を抑制する役目があるが，他にどのような役割があるか。30字以内で記せ。

問 2 表のデータを用いて次の問い(a)~(c)に答えなさい。

(a) U字管にたまった水素ガスの分圧 P_{H_2}〔Pa〕を求めなさい。解答は表に与えられている各数値の記号(t, i, など)を使った式と計算値(有効数字3桁)を答えなさい。

(b) 発生した水素の物質量 n〔mol〕を求めなさい。解答は計算値(有効数字3桁)で答えなさい。

(c) この実験から得られるファラデー定数 F〔C/mol〕を求めなさい。解答は計算値(有効数字3桁)で答えなさい。

問 3 この実験から得られるアボガドロ定数 N_A〔/mol〕を求めなさい。解答は問2で求めた水素の物質量を n とし,表に与えられている各数値の記号(t, i, など)を使った式と計算値(有効数字3桁)を答えなさい。

生　物

問題

25年度

I

第1問　ヒトの卵形成と受精に関する以下の問い(**問1～13**)に答えよ。

〔解答番号 [　1　] ～ [　13　]〕

問1　ヒトの始原生殖細胞に関する記述のうち正しいものを，次の①～④のうちから一つ選べ。[　1　]

① 生殖巣(卵巣，精巣)が形成された後，その中で始原生殖細胞が精原細胞，卵原細胞にそれぞれ分化する。

② 生殖巣(卵巣，精巣)が形成された後，生殖巣の外で始原生殖細胞から分化を終えた精原細胞，卵原細胞が生殖巣内へ移動してくる。

③ 生殖巣(卵巣，精巣)が形成される前に，生殖巣の外で始原生殖細胞は形成されており，その後，発生中の生殖巣に移動し，精原細胞，卵原細胞にそれぞれ分化する。

④ 生殖巣(卵巣，精巣)が形成される前に，始原生殖細胞はそれぞれ精原細胞，卵原細胞に分化を終えており，その後，発生中の生殖巣に移動する。

問2　ヒトの卵と同様な卵黄の分布をするものはどれか。最も適当なものを，次の①～⑤のうちから一つ選べ。[　2　]

① カエル　　　　② ニワトリ　　　　③ ウ　ニ

④ メダカ　　　　⑤ カ　メ

問3　分裂中期の始原生殖細胞と同じ DNA 量をもつ細胞はどれか。最も適当なものを，次の①～⑤のうちから一つ選べ。[　3　]

① 第一極体　　　　② 第二極体　　　　③ 一次卵母細胞

④ 二次卵母細胞　　⑤ 卵

問 4 卵原細胞に関する記述のうち正しいものを，次の①〜④のうちから一つ選べ。 4

① 始原生殖細胞が減数分裂を繰り返して多数の卵原細胞を形成する。

② 卵原細胞が体細胞分裂を繰り返して多数の卵原細胞を形成する。

③ 卵原細胞が体細胞分裂で大きさの異なる娘細胞を生じ，大きな方が一次卵母細胞になる。

④ 卵原細胞が減数分裂を行い一次卵母細胞を形成する。

問 5 卵形成に関して正しい記述はどれか。最も適当なものを，次の①〜⑥のうちから一つ選べ。 5

① 1個の卵原細胞から1個の卵が形成される。

② 1個の卵原細胞から2個の卵が形成される。

③ 1個の卵原細胞から4個の卵が形成される。

④ 1個の一次卵母細胞から1個の卵が形成される。

⑤ 1個の一次卵母細胞から2個の卵が形成される。

⑥ 1個の一次卵母細胞から4個の卵が形成される。

問 6 出生時に卵形成の途中にある細胞はどのくらいあるか。最も適当なものを，次の①〜④のうちから一つ選べ。 6

① 約500個　　② 約40万個　　③ 約200万個　　④ 約400万個

問 7 出生時に卵形成はどの時期にあるか。最も適当なものを，次の①〜⑤のうちから一つ選べ。 7

① 卵原細胞　　　　　　　　② 一次卵母細胞(第一分裂前期)

③ 一次卵母細胞(第一分裂中期)　　④ 一次卵母細胞(第一分裂後期)

⑤ 二次卵母細胞

問 8 思春期をむかえたとき，卵形成の途中にある細胞はどのくらいあるか。最も適当なものを，次の①〜④のうちから一つ選べ。 8

① 約500個 ② 約40万個 ③ 約200万個 ④ 約400万個

問 9 思春期をむかえたとき，卵形成はどの時期にあるか。最も適当なものを，次の①〜⑤のうちから一つ選べ。 9

① 卵原細胞 ② 一次卵母細胞(第一分裂前期)
③ 一次卵母細胞(第一分裂中期) ④ 一次卵母細胞(第一分裂後期)
⑤ 二次卵母細胞

問10 排卵される際に，卵形成は減数分裂のどの時期にあるか。最も適当なものを，次の①〜⑧のうちから一つ選べ。 10

① 第一分裂前期 ② 第一分裂中期 ③ 第一分裂後期
④ 第一分裂終期 ⑤ 第二分裂前期 ⑥ 第二分裂中期
⑦ 第二分裂後期 ⑧ 第二分裂終期

問11 排卵後，減数分裂が終了するのはいつか。最も適当なものを，次の①〜④のうちから一つ選べ。 11

① 排卵後まもなく，精子の侵入する前に終了している。
② 精子が卵に侵入して，受精膜が形成されると同時に終了する。
③ 精子が卵の細胞質に侵入した後，輸卵管を移動する途中で終了する。
④ 精子が卵の細胞質に侵入した後，子宮に到達したときに終了する。

問12 妊娠は子宮内膜に胚が着床して成立するが，この時期の胚はどの状態にあるか。最も適当なものを，次の①〜⑥のうちから一つ選べ。 12

① 4細胞期 ② 8細胞期 ③ 桑実胚期
④ 胞胚期 ⑤ 原腸胚期 ⑥ 神経胚期

問13 子宮内膜に着床した胚の内部にある細胞は何に分化するか。最も適当なものを，次の①～⑥のうちから一つ選べ。　13

① 将来胎児になる胚のみに分化する。

② 将来胎児になる胚と羊膜に分化する。

③ 将来胎児になる胚と胎盤に分化する。

④ 将来胎児になる胚と羊膜と胎盤に分化する。

⑤ 胎盤にのみ分化する。

⑥ 羊膜と胎盤に分化する。

順天堂大学（医）25 年度　(63)

第 2 問　動物の器官に関する以下の問い（**問 1 ～ 5**）に答えよ。

〔解答番号　| 1 |　～　| 5 |〕

〔以下はヒトの体液の調節に関わる 5 つの器官（器官 1 ～ 5）の説明である。〕

　器官 1　血液の貯蔵に関わり，消化器系に分類される。

　器官 2　体液の浸透圧の調節に関わる。

　器官 3　血糖量の調節に関わるホルモンの他に，消化液も分泌する。

　器官 4　血液の循環に関わる。

　器官 5　血液の酸素濃度の調節に関わる。

問 1　器官 1 に関する記述として正しいものはどれか。最も適当な組み合わせ
　　を，次の①～⑤のうちから一つ選べ。　| 1 |

　a．器官 1 はアルコールの分解に関わる。

　b．器官 1 は尿素の合成に関わる。

　c．器官 1 は体温の維持に関わる。

　d．器官 1 はフィブリノーゲンの生成に関わる。

　e．器官 1 は血糖量の調節に関わる。

　　①　a，b，c，d，e　　　　　　②　a，b，c，d

　　③　a，b，c，e　　　　　　　　④　a，b，d

　　⑤　b，c，d

問 2 器官 2 に関する記述として正しいものはどれか。最も適当な組み合わせを，次の①〜⑤のうちから一つ選べ。　2

a．器官 2 はアンモニアを分解して排出するので，その排出液にはアンモニア臭がない。

b．器官 2 は赤血球を破壊して排出するので，その排出液は黄色く見える。

c．器官 2 はタンパク質はほとんどろ過しないが，不要になった抗体だけはろ過する。

d．器官 2 の糸球体での無機塩類の再吸収は，副腎から放出されるホルモンで調節される。

e．器官 2 での水の再吸収は，下垂体後葉から放出されるホルモンで調節される。

①　a，b，d　　　　②　c，d，e　　　　③　a，e

④　d　　　　　　　⑤　e

問 3 器官 3 に関する記述として正しいものはどれか。最も適当な組み合わせを，次の①〜⑤のうちから一つ選べ。　3

a．器官 3 の内分泌腺で作られ，血糖量の調節に関与する 2 つのホルモンのうちの 1 つは，視床下部から放出されるホルモンによって分泌が調節されている。

b．器官 3 の内分泌腺で作られ，血糖量の調節に関与する 2 つのホルモンのうちの 1 つは，筋肉に蓄えられたグリコーゲンの分解を促進する。

c．器官 3 の外分泌腺で作られる消化液は，三大栄養素を加水分解する。

d．器官 3 からの消化液の分泌には，ホルモンであるセクレチンが関与する。

e．器官 3 の内分泌腺で作られたホルモンの中には，導管を通って分泌されるものがある。

①　a，b，c，d　　②　a，b，c，e　　③　b，c，d

④　a，c　　　　　⑤　b，c

問 4　器官 4 に関する記述として正しいものはどれか。最も適当な組み合わせを，次の①～⑤のうちから一つ選べ。　 4

a．器官 4 は中胚葉由来の体節から形成される。

b．器官 4 は単核の横紋筋からできている。

c．器官 4 の規則的な収縮をコントロールする領域は，器官 4 の左側面に存在する。

d．器官 4 の構造はヒトと鳥類で共通している。

e．器官 4 の働きを調節する自律神経系の中枢は中脳にある。

①　a，b，d　　　　　②　b，c，e　　　　　③　b，c，d

④　a，b　　　　　　⑤　b，d

問 5　器官 5 に関する記述として正しいものはどれか。最も適当な組み合わせを，次の①～⑤のうちから一つ選べ。　 5

a．器官 5 は内胚葉由来の腸管から形成される。

b．器官 5 の毛細血管の血管壁は 1 層の細胞からできている。

c．器官 5 での酸素ヘモグロビンの割合は，末梢組織に比べて高い。

d．器官 5 に向かう酸素濃度の低い血液は，右心室から送り出される。

e．器官 5 の働きを調節する自律神経系の中枢は延髄にある。

①　a，b，c，d，e　　　　　　②　a，b，c，e

③　b，c，d，e　　　　　　　　④　a，b，c

⑤　b，c，e

第3問　生態に関する以下の問い(問1〜4)に答えよ。
〔解答番号　1　〜　19　〕

問1　以下の図1は，生産者および一次消費者の物質収支を簡略化して示したものである。図のa〜gに適当な語を語群1のうちからそれぞれ一つずつ，またV〜Zに適当な語を語群2のうちからそれぞれ一つずつ選べ。
1　〜　12

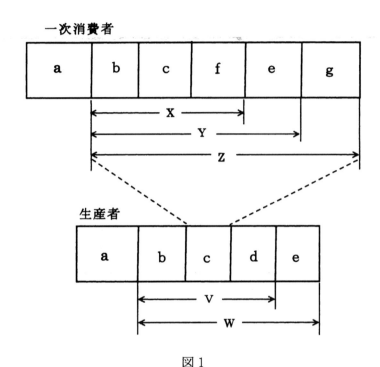

図1

注：一次消費者のZの量は，生産者のcの量に相当する。

〔語群1〕
① 被食量　　② 成長量　　③ 不消化排出量
④ 呼吸量　　⑤ 最初の現存量　⑥ 死亡量
⑦ 消費量　　⑧ 枯死量

〔語群2〕
① 同化量　　② 摂食量　　③ 総生産量
④ 生産量　　⑤ 生態量　　⑥ 純生産量

問2 生産者のaを一番下におき，その上に，一次消費者より高次消費者へ順にaの部分を積み重ねていったものを何というか。最も適当なものを，次の①〜④のうちから一つ選べ。 13

① 生産力ピラミッド　　　② 個体数ピラミッド
③ 消費量ピラミッド　　　④ 生物量(生体量)ピラミッド

問3 以下の図2は，図1の生産者におけるdの物質が，変化を受けて植物体に取り込まれるまでの過程を示したものである。ア，イ，ウには化合物名を，語群1のうちからそれぞれ一つずつ選べ。またA, Bにはア→イ，イ→ウの反応を押し進める最も適当な生物を，語群2のうちからそれぞれ一つずつ選べ。 14 〜 18

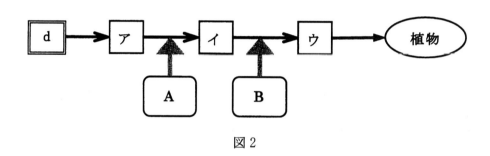

図2

〔語群1〕

① H_2S　　　② $C_6H_{12}O_6$　　　③ NO_3^-
④ NO_2^-　　　⑤ NH_4^+

〔語群2〕

① 根粒菌　　　② 硝酸菌　　　③ 亜硝酸菌
④ 鉄細菌　　　⑤ 紅色硫黄細菌

問 4 生産者の d と同じように，図 2 で示された変化を受けて植物に取り込まれる 1 次消費者の物質は，図 1 の a〜g のどの組み合わせになるか。最も適当なものを，次の①〜⑤のうちから一つ選べ。　19

① f　　　　　　　　　② g　　　　　　　　　③ c，f

④ f，g　　　　　　　⑤ f，e，g

Ⅱ 以下の文を読んで各問い(問1～7)に答えよ。解答は記述式解答用紙に記述せよ。

ある単細胞真核生物は単相世代(一倍体)も複相世代(二倍体)も無性生殖で増えるが，適切な刺激を人為的に与えた場合にのみ一倍体どうしが接合して二倍体となる。生じた二倍体は無性生殖し，ある条件が人為的に整えられた場合にのみ減数分裂して一倍体を生じる。単相世代も複相世代も，野生型ならば共通の最少培地で生育する。

この生物では，次の模式図で示すように，物質Ｘから4つの中間代謝産物を経て物質Ｙにいたる代謝経路が知られている。模式図の(　　)には中間代謝産物である物質1～4のいずれかが入る。また，それぞれの矢印で示された代謝過程に関与する酵素が1つずつ知られており，どれも1つのポリペプチドからなることがわかっている。なお，物質Ｘから物質Ｙにいたる代謝はこの生物の生殖には影響せず，それぞれの酵素間には直接的な相互作用や調節関係はない。

[代謝経路]

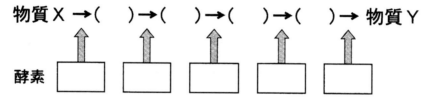

※それぞれの(　　)は異なる中間代謝産物を，それぞれの □ は異なる酵素を示す。

いま，それぞれの酵素に対応する遺伝子(仮にＡ～Ｅとする。ただし代謝経路上で酵素が関与する順番はアルファベットの並び通りとは限らない)のいずれか1つだけに突然変異が生じた一倍体を準備した。これらを，それぞれの突然変異遺伝子に対応させてＡ～Ｅ株とよぶことにする。これらの一倍体はどれも，最少培地(すでに物質Ｘを含んでいる)では全く生育しないが，物質Ｙを含む添加培地では正常に生育する。

なお，以下の実験1，2および問6，7の実験には，あらかじめ，同じ株の一倍体どうしでは接合しない処理をしたものを用いた。また，これらの実験では十分な数の細胞を用い，細胞の生育を個別に観察できるようにしている。

〔実験1〕 準備した一倍体どうしを異なる組合せで接合させて二倍体を得た。どの組合せから得た二倍体も，最少培地で正常に生育した。

〔実験2〕 実験1で得られた二倍体を適切な条件におくことで一倍体を得た。次に，1つの接合実験から得た一倍体から無作為に10万個ずつの6群をとり分け，それぞれ最少培地または添加培地（物質1～4および物質Yの中の1つだけを最少培地に添加した培地）に移した。次の表は，5つの接合実験から得た一倍体のうち，それぞれの培地で生育したものの割合を百分率（％）で表したものである。

最少培地および添加培地で増殖した一倍体の割合（％）

一倍体を得た接合	最少培地：物質Xを含む	添加培地				
		最少培地に加えた物質				
		物質Y	物質1	物質2	物質3	物質4
A×B	25	100	25	50	50	100
B×C	10	100	10	50	50	50
C×D	25	100	25	50	25	50
D×E	5	100	50	100	50	100
E×A	0	100	50	50	50	100

問1 下線部について「1つの遺伝子が1つの酵素の合成を支配する」説を何と呼ぶか。また，この説を最初に唱えた2人の研究者は誰か。それぞれの姓を答えよ。

問2 実験1から，A～E株の持つ5つの突然変異に関してどのようなことが推測できるか。句読点を含めて40字以内で記述せよ。

問3 物質1～4は物質Xからどういう順番で代謝されてくるか。解答用紙の図中の（　　　）に1～4の数字を記入せよ。

問4 突然変異株A～Eはそれぞれどの酵素に異常があるか。解答用紙の図中の □ にA～Eの記号を記入せよ。

問5 実験1および2から，A株の持つ突然変異遺伝子とE株の持つ突然変異遺伝子の染色体上での位置関係に関してどのようなことが推測できるか。句読点を含めて50字以内で記述せよ。

問6 A株とD株を接合させた後，一倍体を得た。得られたすべての一倍体を，最少培地に移した。このうち生育するものは何％あるか。小数点以下が出た場合には，小数点以下第2位を四捨五入して解答せよ。

問7 C株とE株を接合させた後，一倍体を得た。これらの一倍体どうしでは接合しないように処理した後，物質Yを含む添加培地で培養した。これらの一倍体をB株と接合させた後，一倍体を得た。得られたすべての一倍体を最少培地に移した時，生育するものは何％あるか。小数点以下が出た場合には，小数点以下第2位を四捨五入して解答せよ。

英　語

解答 25年度

Ⅰ　出題者が求めたポイント

[全訳]

　2月14日はバレンタインデー。ロマンチックな愛を祝う年一回の機会だ。しかし、愛はハートの問題というだけではない。脳科学者たちは、ロマンスが複雑な生物学的化学的性質を持っていることを発見している。

　私たちの思考や感情は、姿形や形式のない見えないもののように思われるが、このような体の内部の状態は、進んだ映像技術を使って脳のさまざまな場所の血流をモニターすることによって解析できる。

　神経科学者のルーシー・ブラウンは、恋が始まって苦しい状態にあると訴える17人の大学生に実験を行った。彼らは脳のスキャンを受け、愛する人の写真を見るように言われた。例外なく、写真は脳の2つの特別な箇所において、高まっている電気的活動を刺激した。

　アルバート・アインシュタイン医科大学教授のブラウンは、この2つの領域は脳の報償システムを構成していると言っている。この器官の原始的な部分は他の哺乳類にも見られ、性的衝動よりも食べ物や水への欲求の方と密接に結びついている。「驚いたことに、これは、恋をしている人の中で活性化していたシステムなのです。」と、彼女は言う。これは、コカインでハイになっている時に活動する脳の領域で、コカイン中毒に駆り立てる欲求の原因となっていると、彼女は指摘する。

　同じような幸福と熱望の混在は、恋をしたことのある人なら誰にでもなじみのあるもので、おそらくこのせいで、ロマンチックな恋はしばしばほろ苦い経験となるのだ。ブラウンは言う、「幸福だけではないのです。心配にもなります。実は少し怒りを感じることもあります。でも、重要なこと、つまり、そこにある核心は、他人に向かうモチベーションです。その他人というのは、多くの報償をくれるが故に、目標となります。」

　脳の報償システムが発動されると、脳はドーパミンと呼ばれる特殊な化学物質を放出する。脳のイメージ力と愛の研究でルーシー・ブラウンと共に研究している教授、ヘレン・フィッシャーが言うところでは、ドーパミンはその後、それぞれ独自の機能を持つ脳の他の部分に広がる。

　「あなたがチョコレートが欲しくて手を伸ばして取ろうとする時には、ちょうど学校でいい成績を取りたいと思う時のように、この脳のシステムが活性化しています。」と、フィッシャーは言う。「でもそれは、脳の別の場所の、違う組み合わせによって活性化しているのです。だから、チョコレートを欲するという経験は、愛する人を欲するという経験と違うものになります。」

　フィッシャーによると、人が恋に落ちると、たいていは明確なパターンをたどる。愛する人に関係のあるものはすべて、特別な意味を帯びる。「愛する人の運転する車は、駐車場のどの車とも違います。愛する人の住む町、着るもの、好きな音楽、読む本もそう。すべてが特別なのです。ところで、これが脳の中のドーパミンシステムの存在を示唆しているのです。」

　フィッシャーの説明によると、ドーパミンがどっと出ると、愛する人に激しく集中するようになる。そして次は、ロマンチックな恋によくある特徴である、感情のジェットコースターに向かうことがある。「事がうまく行っているときには『舞い上がる』ような激しい感情があり、事がうまく行っていないときには、恐ろしい絶望の中で気分が揺さぶられます。そして、ものすごいエネルギー。夜通し歩くことができるし、明け方までしゃべり続けられるのです。そこには、そわそわした落ち着きのなさ、電話でその人と話す時の口の渇き、激しい所有欲など、さまざまな生理的反応があります。ロマンチックな恋と結びついた特徴がすべてそろっているのが、この特別な感覚に特有のものです。そして、報償システムはその経験の一部なのです。」

　セックス、ロマンス、そして長期のパートナー関係を見つけたいという欲望は、どうして人間の他の欲望よりも持続的で激しいのかについて、フィッシャーは率直な進化論的説明をしている。

　「『あなたが4人子どもを持っていて、私が子どもを持っていないなら、生きるのはあなたで死ぬのは私だ。』と、チャールズ・ダーウィンは言いました。だから、どれくらいお金を稼ぐかではないんです。どれくらい見栄えがいいかではないんです。どれくらい頭がいいかでさえないんです。何人子どもがいるかなんです。あなた自身のDNAのどれくらいを明日に手渡すかです。ですから、脳のある部分は、単に、出かけて行ってたくさんのパートナーを探し、一時期たったひとりに集中し、その人と恋に落ち、愛情を持ち、少なくとも子どもが小さい間一緒にチームとして子育てをするくらいの期間は愛情を持ち続けるように、作られているだけなのです。」

　愛と生存の間のこのような奥の深い関係を知ると、私たちの文化が良かれ悪しかれ、結婚に熱心である理由がわかる。「人々は愛のために生き、愛のために歌い、愛のために踊り、愛のためにあらゆる種類の神話や伝説を作り上げます。でも、また、愛のために殺し、愛のために死にます。だから、愛はとてつもなくパワフルな脳システムなのです。実は、私はそれを中毒と呼びたい。うまく行っている時にはとんでもなくすばらしい中毒、うまく行ってない時にはとんでもなく悲惨な中毒。」

　そして、ほかの中毒同様、愛は私たちの判断を曇らせ、私たちを変な行動に走らせる。これは他の恋をしていない人たちにとっては、おかしな、また時には脅威を覚える恐ろしい行動のように思われるのである。

[解法のヒント]

正しい選択肢を入れた英文の意味

(1)私たちの感情や思考活動には(生物学的な)基礎がある。

(2)ルーシー・ブラウンによって行われた実験に参加したのは、新しい恋を(経験している)学生たちだった。

(3)実験で見せられた写真で、脳のある場所において、高められた電気的活動を刺激(しない)写真はなかった。

(4)ドーパミンが作り出されると、(対象)に従って脳の別々の場所に運ばれる。

(5)英文によると、人は最初に恋をすると、恋する相手に結びついたすべてを、そうでない時には(普通の)ことでも、特別な意味合いをもって認識するものだ。

設問と解答の選択肢の意味

(6)セックスやロマンスや長期のパートナー関係を見つけたいと思う欲望は、なぜそれほど持続的で激しいのか。
1.私たちが子どもを持つことよりもお金を選ぶ傾向にあるため。
2.子どもたちに自分のDNAを受け継いでほしいと思うから。
3.この欲望は、私たちは明日どれくらい多くのDNAを保つことができるのかという恐れから来ている。
4.私たちが子どもを育てることに非常に強くこだわっているから。

(7)ロマンチックな愛の期間の「感情のジェットコースター」とは何か。
1.新しい恋の楽しく幸せな経験のこと。
2.愛する人に結びついたものはすべて特別であるという感覚
3.あなたが理由もわからないのに突然不安になったり腹が立ったりする、よくない状況
4.極端な充足感が、なにかうまく行かないことがあると突然、完全な落胆に変わる状況

(8)恋をしている人はどうして、時として、夜中じゅう歩いたり明け方まで話していたりするのか。
1.彼らがこのようなことをするのは、これらの行動が一部は報償システムによって引き起こされるからである。
2.ロマンチックな恋の特別な感情が、エネルギーを失わせることがよくあるからである。
3.このような人は、ジェットコースターによって起こされた幸福と切望のないまぜになった感情を持っているからである。
4.彼らは、自分のDNAが死んだずっと後でも生き残るように、このような行動をとるのである。

(9)どうして愛は時には危険で恐ろしいのか。
1.奇妙で特殊な心の問題を抱えるようになることが多いから。
2.愛は私たちの静かな心の規律を破壊し、そのため人を殺したり自殺したりするから。
3.恋する人は、相手に結びついたものを破壊するためなら何でもするから。
4.めったに恋をしない人は、人を怯えさせるような恐

ろしい容貌をしているから。

(10)この英文のタイトルとしてもっともふさわしいのはどれか。
1.愛は果てしないもの
2.愛は私たちを不思議な生き物に変える
3.愛は脳の問題である
4.目に見えない愛と目に見えない行動

[解答]
(1)2 (2)1 (3)1 (4)2 (5)1
(6)2 (7)4 (8)1 (9)2 (10)3

Ⅱ　出題者が求めたポイント

[全訳]

　ほとんどの卵は、一方がとがっていてもう一方が丸い楕円形の形をしている。この変わった形の理由は、卵が丸い方から先に出てくるようにしながら、卵管を通って来なければならないからである。この経過の間、卵管の筋肉は卵の後方で収縮して、卵を押し出す。こうなると、卵の壁はまだとても柔らかく、形が容易に作られるので、卵の後ろ側がとがった形になる。この特徴はおそらく、自然選択を通した進化によって生じたのだろう。

　楕円の形は重要である。とがった卵は丸い方を上にして横向きになる。丸い方の端には、尿膜とも呼ばれるエアーポケットがあり、細い方の端よりも多くの小さい孔がある。丸い方が上に向くことで酸素がよく流れてくるようになり、頭や脳がここで発達する。しっぽの方はとがっている側で発達する。

　卵殻の組織と構造は、損傷やバクテリアに対して卵を保護する役割をする。また、卵殻の中にいる成長中の胚のために、ガスと水の交換を(a)調整する役目をしている。

　メンドリが卵を産むとき、胚にとって必要なすべての栄養は、すでに殻の中に入っている。すべてが卵黄か卵白のどちらかに入っているのだ。卵黄と呼ばれる卵の黄色い部分は、卵の中の成長中の胚を養う食べ物のパックである。卵黄の半分は水で、あとの半分は、胚が育っていくときに必要とするタンパク質、ビタミン、ミネラルの混合である。卵黄には、胚を卵に侵入してくるかもしれない細菌から守るために、母ドリから卵に移された抗体が含まれている。胚はこれらの栄養を、小さな血管を通じて得る。また、卵は、卵白と呼ばれる(b)透明の流体を含んでいる。これは90パーセントの水と、さまざまなタンパク質で構成されている残りの部分から成っている。卵白の主な使命は、バクテリアから卵黄を保護することと、胚に追加の栄養を与えることである。

　卵黄と卵白とは別に、胚が成長するために元々足りていないものが二つだけある。それは熱と酸素である。熱は、卵の上に座って温める、いわゆる抱卵をするメンドリからもらう。だが、酸素はどうだろう。どこから来るのだろうか。卵殻には胚が呼吸できるような無数の微小な孔がある。1個の卵には普通7500くらいの孔

がある。酸素が入り二酸化炭素が出ていくことができるのは、この小さな孔があるからだ。私たちの周りの空気の中にある酸素は、細胞の中の微小な孔を通って卵に入る。いったん中に入ると、酸素は尿膜と呼ばれる組織によって取り込まれる。尿膜には胚とつながっている細い血管がたくさんある。胚は尿膜の助けで、ガスと液状老廃物を交換することができる。酸素は血液を通じて胚に運ばれ、同時に二酸化炭素が血液を通じて胚から取り除かれて、殻の外に出される。老廃物は、尿膜の中の空洞のエアポケットに蓄えられる。ヒナは殻から外に出てからようやく、自力で呼吸できるようになる。

　だから、今度朝食に卵を食べるとき、卵がどれほど驚異的なものかをちょっと思い出してみてほしい。

[設問と答えの選択肢の意味]

(1)英文から推測されるのは、卵の丸い方の端は
　　1.流れ込む酸素が最も多い。
　　2.とがった方よりも大事である。
　　3.とがった方と同じくらい大事である。
　　4.とがった方よりも通常小さい。

(2)自然選択を通じた進化の例としては
　　1.卵からニワトリへの進化
　　2.ヒトからチンパンジーへの進化
　　3.類人猿からヒトへの進化
　　4.男から女への進化

(3)この英文で使われている「regulate」と意味が同じものは

(4)この英文で使われている「transparent」と意味が同じものは

(5)卵殻の中にある尿膜の役割のひとつはどれか。
　　1.胚のために食べ物を蓄える。
　　2.胚が呼吸するのを助ける。
　　3.胚から熱を取り除く。
　　4.胚のために抗体を持っておく。

(6)英文から推測されるのは、卵黄は
　　1.卵白と同じくらい重要である。
　　2.卵白よりも重要である。
　　3.卵白ほど重要ではない。
　　4.卵白と同じである。

(7)英文を読んで言えることは、卵の一方がとがっているのは、
　　1.メンドリの卵管の収縮によって形成されるから。
　　2.とがった側の内側には何もないから。
　　3.転がっていくのをくい止めるため。
　　4.メンドリが押し出すのをより簡単にするため。

(8)最初に卵から失われるのは、
　　1.食べ物と水
　　2.抗体と食べ物
　　3.タンパク質と酸素
　　4.熱と空気

(9)英文から推測されるのは、ヒナは殻から出てきたすぐ後に
　　1.自分の食べ物を作り続ける。

　　2.殻を食べ物にするようになる。
　　3.自分の食べ物を探し始める。
　　4.周りの殻を取り除く。

(10)胚が殻の中でどのように呼吸するかを説明しているパラグラフはどれか。
　　1. The oval ...で始まる第2パラグラフ
　　2. The structure ...で始まる第3パラグラフ
　　3. When a ...で始まる第4パラグラフ
　　4. Apart from ...で始まる第5パラグラフ

[解答]
(1)2　(2)3　(3)4　(4)3　(5)2
(6)2　(7)1　(8)4　(9)3　(10)4

Ⅲ　出題者が求めたポイント

[全訳]

　ロシアの有名な科学者イワン・パブロフは、彼の研究で1904年にノーベル医学生理学賞を受けた。彼の著名な実験は犬の唾液を調べるものだった。実験は20世紀の初めに行われ、古典的な条件づけを初めて示したものとなった。この実験では、2本のチューブが犬の口に差し込まれる。酢と水の混合液が1本のチューブから注がれると、もう1本のチューブが犬の消化液を排出する。唾液を出すのは学習による反応ではなく、酸っぱい液体に対する自然の反応なので、このような唾液を出す行為は無条件反射と呼ばれる。

　パブロフは反射を研究するためにさらなる実験を行った。ある実験では、一匹の犬の前に食べ物を置き、犬に食べさせる直前にベルを鳴らした。この行為を何回も繰り返した後で、彼は、ベルが鳴るときにはいつも、前に食べ物がない時でさえ、犬が唾液を出すことを発見した。このような自然の反応でない反応は、条件反射と呼ばれている。犬に唾液を出させる刺激は、この場合には、食べ物ではなくベルの音だった。

　さらに進んだ条件づけの実験は、アメリカの心理学者B・F・スキナーによって行われた。彼は、スキナーボックスとして知られる箱で、ネズミやハトを使って反応をテストした。彼は「オペラント(能動的)条件づけ」という言葉を(a)作ったのだが、この実験では、実験対象が褒美を得るためにはある行為をしなければならない。たとえば、スキナーボックスの中に置かれたハトは、ボックスの中に設置されているボタンを押した時に食べ物の粒をもらえるのである。この状況が何度も繰り返されると、ハトはどうすれば望む結果を得ることができるかを学習し、その行動は(b)強化される。これらの実験から得た発見によって、スキナーは、行動心理学と呼ばれる分野の第一人者として知られるようになった。

　スキナーは自分の理論を人間の行動にまで当てはめた。スキナーは、遺伝など他の重要な因子のこともわかってはいたが、主として報酬と罰が人間の行動を左右していると(c)主張した。罰が望ましくない行為をやめさせる方法として効果があるのかどうかは、いまだに(d)異論のあるところである。20世紀の前半において、

行動主義は行動心理学の分野では(e)優勢な理論だったが、今は認知心理学が人気を獲得している。

[設問と答えの選択肢の意味]

(1)この英文のテーマはなにか。
 1.心理学の始まり
 2.パブロフの実験
 3.行動心理学の歴史
 4.人間の報償システム

(2)パブロフの有名な実験で発見されたことは何か。
 1.実験は水と酢を使って1904年に初めて行われた。
 2.1本のチューブで酢が入れられると、もう一本のチューブによって水が排出された。
 3.犬は酢の代わりに水を取ることを嫌がった。
 4.犬は水と酢を与えられるといつも、消化液を出した。

(3)無条件反射と条件反射の主な違いはどこか。
 1.実験で使われる刺激の性質
 2.動物が食べた食べ物の量
 3.研究者が使ったボックスのタイプ
 4.ベルによる反応の回数

(4)スキナーについてどのようなことが推測できるか。
 1.スキナーの実験では罰は禁止された。
 2.スキナーの実験は人間に対して行われた。
 3.スキナーの実験に行動主義者たちが参加した。
 4.スキナーは人間の行動は報酬と罰によって誘導できることを示唆した。

(5)英文から推測できるのはどれか。
 1.パブロフがいなかったら、行動主義は生まれなかった。
 2.認知心理学は19世紀に人気があった。
 3.現在、行動心理学は世界中で広く受け入れられている理論である
 4.スキナーボックスは犬の餌やり器としてよく知られている。

[解答]
問1.(1)1　(2)3　(3)2　(4)2　(5)2
問2.(1)3　(2)4　(3)1　(4)4　(5)1

Ⅳ　出題者が求めたポイント

[全訳]

教授：おはよう、ジェイムズくん。宿題として君は、性とにおいとの結びつきについて読むことになる。これは昆虫で高度に発達しているものだ。この生物学実験の期間、昆虫の世界における性に関して、においに頼ることの重要性と欠陥の両方に、見識を深めることになるだろう。だから今日の実験では、キンバエの頭を体から切り離して、この針金でオシロスコープに結びつけよう。これは電圧のどんな変化の波形も、ディスプレイ上に線で映し出すものだ。これは君が病院で見たことがあるような、心拍の波形を表示する機械と同じようなものだ。

学生：でも、ハエの頭を切り離したら、ただ死ぬだけ

で、オシロスコープには何も見えないのではないですか？

教授：全然そうではないんだ。頭を切り離しても、ほとんどの昆虫はまだしばらくは生きている。ひとつの例だが、メスのカマキリは交尾中にオスの頭を切り落とすことがよくある。これは奇妙なことに思えるかもしれないし、交尾の目的を損なうと思うかもしれないけれど、脳が切り離されると、これが実は、オスの体の残りの部分が交尾を続けように促すんだよ。

学生：それはとても面白いですが、ハエの頭を体から切り離すメリットはあるのですか？

教授：頭を切り離すことによって、まだ機能している間に嗅覚器官に近づけるんだ。嗅覚器官というのは、においの感覚と指令を認識する能力が置かれているところだ。さあ、実験を始めよう。頭を切り離してオシロスコープにかけて、前でタバコの煙をくゆらせてみよう。オシロスコープ上の線にはなんの動きもないのを見なさい。では、アルコール…変化なし…　次にアンモニアを試してみよう…またここでも目に見える動きはないのがわかるね。さあ、この種のメスから放出されたごく少量の性誘引物質で試してみよう…

学生：わあ、見てください。オシロスコープ上の線がぐいと上がった。ハエがメスの性誘引物質以外は何のにおいもわからなかったとは驚きです。たとえほんの少量しか使われなくても、オスのハエにはそのにおいはとてもよくわかるんですね。

教授：メスの種の誘引物質を嗅ぎ分けるこのような能力は、昆虫には非常によく見られる。たとえばオスのカイコガは、メスの性誘引物質の分子がたった1つアンテナにひっかかっただけで、それを検知できる。1匹のメスのカイコガは、周りにいるすべてのオスを惹きつけるのに、100分の1マイクログラムの誘引物質しか放出する必要はない。

学生：交尾相手を嗅覚だけで見つけるなんてすごいことですが、だますのに使われる可能性はないんですか？

教授：そうだね。相手を見つけて種を存続させるために、においに頼るのだが、そのもっともおもしろい側面のひとつが、冬の間地中にもぐる南アフリカのカブトムシで見られる。春になって地面がゆるむとカブトムシが姿を現すが、オスのカブトムシは、メスよりも数週間早く地上に出てくる。南アフリカのこの同じ地域にはランのある種が進化していて、メスのカブトムシの性誘引物質と同じようなにおいを出す。オスのカブトムシは極めて近視だし、ランは花びらを、オスにとって交尾受け入れ姿勢のメスに(a)見えるように進化させている。オスのカブトムシは、

メスが地上に出てくるまでの数週間を、ランの間で過ごすんだ。

学生：メスが作るのと同じにおい分子を作って放出することによって、ランはカブトムシをだまして受粉に持っていくのですね。そうして双方の生物が生き延びるんだ。それはランによって使われる、とてもすばらしい(b)<u>生き残りメカニズム</u>ですね。

教授：そうだね。でも、ランは魅力的すぎないように気をつけなければならない。つまり、もしカブトムシが繁殖できなければ、ランもまた絶滅するからだ。カブトムシに関して言えば、そこが、純粋に誘因物質に頼る性的刺激にとっての1つの限界だね。もうひとつの限界は、すべてのメスカブトムシが同じ性誘引物質を作り出すので、オスがその特別な1匹のメスと恋に落ちるのは容易ではないということだ。オスのカブトムシはメスを引きつけるために自分を見せびらかすのだが、交尾におけるメスの性誘引物質の中心的な役割が、虫どうしの性的選択の範囲を狭めるように見える。

学生：僕たち人間が相手を見つけるのに、そのような方法をとらないのでよかったです。ロマンスはないという意味ですから。

教授：非常に単純に言ってしまえば、そうなるね。でも、人間も相手を選ぶときに潜在意識でさまざまな種類のにおいや視覚などを使うという研究も、いくつかあるんだ。この分野は理解がはるかに困難だから、次回に取り上げてみよう。

[設問と答えの選択肢の意味]

(1)下線部(a)の"resemble"の意味と同じでないのは次のどれか。
1.年が経つにつれて、彼はますます父親に似てきている。
2.彼はみかけはお姉さんに似ているが、性格は似ていない。
3.かれはおばあちゃんの家に行く時に、妹を連れて行った。
4.かれは歳をとるにつれて、父親に似てきている。

(2)下線部(b)の"survival mechanism"の意味に近いのは次のどれか。
1.survival rate（生存率）
2.survival period（生存期間）
3.survival technique（生存技術）
4.survival kit（生存道具）

(3)ランが繁殖する方法として<u>書かれていない</u>のは次のどれか。
1.ランはメスのカブトムシが現れるのと同じ季節に花を咲かせるように進化した。
2.ランはメスのカブトムシと同じようなにおいを放つように進化した。
3.ランはメスのカブトムシに似ている花びらの形を進化させた。

4.ランはメスのカブトムシと同時に進化した。

(4)メスのカマキリが同族のオスの頭を落とすのはなぜか。
1.交尾の後の競争を減らすため。
2.種の生存のチャンスを減らすため。
3.種の生存のチャンスを増やすため。
4.交尾後の自分の生き延びるチャンスを増やすため。

(5)オスの昆虫にメスのいる場所を混乱させてしまうような性誘引物質があると役に立つのは次のどのグループか。
1.農家
2.大工
3.研究者
4.教育者

(6)英文から推測されるのは、
1.ランは種としては近い将来絶滅するだろう。
2.ランはメスのカブトムシよりも見栄えがいいので、種としてはカブトムシの種よりも生き延びるだろう。
3.オスのカブトムシは春の間、何とでも交尾しようとする。
4.オスのカブトムシは視力は悪いが嗅覚が鋭い。

(7)英文によると、メスの大事な役割は、
1.他のメスカブトムシを引きつけるように自分を見せびらかすこと。
2.種のために子どもを作ること。
3.最も弱いオスを引きつけること。
4.できる限り長く生きること。

(8)教授によれば、オスのカブトムシの最も大きい不利のうちのふたつは何か。
1.恋はできないが、だまされることがある。
2.メスよりも数週間早く地中から出てくる。
3.恋をしないし、メスのカブトムシのことも気にかけない。
4.メスカブトムシもまたランのように美しいので、ランとメスカブトムシの区別がつかない。

(9)最後の文が言っているのは、人間と昆虫は
1.相手を選ぶいくつかの同じ方法を共有している。
2.時々一緒になって相手を選ぶ。
3.相手を選ぶいくつかの有利な方法を共有している。
4.相手を選ぶいくつかの非常に異なる方法を共有している。

(10)この英文のもっともふさわしいタイトルは、
1.昆虫は相手を探すのにどのように目に頼っているか
2.自然は自然選択を通じてどのように進化を利用するか
3.昆虫はどのようにして頭がないまましばらく機能し続けるのか
4.自然はどのようにして昆虫をだまして進化に向かわせるのか

[解答]
(1)3 (2)3 (3)4 (4)3 (5)1

(6) 4　(7) 2　(8) 1, 2　(9) 1　(10) 4

Ⅴ　出題者が求めたポイント

[問題文の意味]

「2012年1月に出された厚生労働省の予測によると、日本の人口はこれからの数十年間、毎年約100万人ずつ減り続けるという。このような状況についてのあなたの意見はどうか。」

　　―解答省略―

数　学

解　答　25年度

I 出題者が求めたポイント（数学B・数列，数学I・2次関数，数学II・指数対数，数学C・行列，数学B・ベクトル，空間図形）

〔解答〕

(1) 初項を a，公比をそれぞれ $r, s, 0<r<1, 0<s<1$ とおくと条件より

$$\frac{a}{1-r}=6, \quad \frac{a}{1-s}=4 \quad \cdots\cdots\cdots ①$$

すると，$a=6(1-r)=4(1-s), \ 3r-2s=1 \ \cdots ②$

また，$\dfrac{b_n}{a_n}=\dfrac{as^{n-1}}{ar^{n-1}}=\left(\dfrac{s}{r}\right)^{n-1}$

条件より　$1+\dfrac{s}{r}+\left(\dfrac{s}{r}\right)^2+\cdots=\dfrac{1}{1-\dfrac{s}{r}}=3$

$$\therefore 2r=3s \quad \cdots\cdots\cdots ③$$

②，③より $r=\dfrac{3}{5}, \ s=\dfrac{2}{5}$

①より $a=\dfrac{12}{5}$

以上から　$\dfrac{12}{5}, \dfrac{3}{5}, \dfrac{2}{5}$ ………………（ア～キの答）

(2) 与えられた連分数を y で表わすと

$$y=\frac{1}{2+y} \quad y^2+2y-1=0 \quad \cdots\cdots（ア～エの答）$$

この y の2次方程式を解くと

$y=-1\pm\sqrt{2}, \ y>0$ より $y=-1+\sqrt{2}$ …（オ～キの答）

x の連分数に代入すると

$$x=\frac{2}{1+y}=\frac{2}{1+(-1+\sqrt{2})}=\sqrt{2} \cdots\cdots（クの答）$$

(3) x の2次方程式と考えて因数分解する。

$$x^2\log 2-x\log 6+2\log\frac{3}{2}=0$$

$$(x-2)\left(x\log 2-\log\frac{3}{2}\right)=0$$

よって，$x=2, \ \dfrac{\log 3-\log 2}{\log 2}$

ここで，底を e から 2 に変えると

$$\beta=\frac{\log 3-\log 2}{\log 2}=\frac{\dfrac{\log_2 3}{\log_2 e}-\dfrac{\log_2 2}{\log_2 e}}{\dfrac{\log_2 2}{\log_2 e}}=\log_2 3-1$$

よって，$2^\alpha=2^2=4$ ………………（アの答）

$2^\beta=2^{\log_2 3-1}=2^{\log_2 3}\times 2^{-1}=\dfrac{1}{2}\times 3=\dfrac{3}{2}$ ……（イ，ウの答）

(4) $A=\begin{pmatrix} a & b \\ c & d \end{pmatrix}$ とおくと次の等式が成り立つ。

$$\begin{pmatrix} a & b \\ c & d \end{pmatrix}\begin{pmatrix} 1 \\ 0 \end{pmatrix}=\begin{pmatrix} a \\ c \end{pmatrix}\to\begin{pmatrix} a+p \\ c+q \end{pmatrix}=\begin{pmatrix} 5 \\ 6 \end{pmatrix}$$

$$\begin{pmatrix} a & b \\ c & d \end{pmatrix}\begin{pmatrix} 0 \\ 1 \end{pmatrix}=\begin{pmatrix} b \\ d \end{pmatrix}\to\begin{pmatrix} b+p \\ d+q \end{pmatrix}=\begin{pmatrix} 6 \\ -1 \end{pmatrix}$$

$$\begin{pmatrix} a & b \\ c & d \end{pmatrix}\begin{pmatrix} 1 \\ 1 \end{pmatrix}=\begin{pmatrix} a+b \\ c+d \end{pmatrix}\to\begin{pmatrix} a+b+p \\ c+d+q \end{pmatrix}=\begin{pmatrix} 9 \\ 3 \end{pmatrix}$$

よって，$a+p=5 \ \cdots ①, \ c+q=6 \ \cdots ②$
$b+p=6 \ \cdots ③ \quad d+q=-1 \ \cdots ④$
$a+b+p=9 \ \cdots ⑤, \ c+d+q=3 \ \cdots ⑥$

①+③-⑤ より $p=2, a=3, b=4$
②+④-⑥ より $q=2, c=4, d=-3$

以上から

$$A=\begin{pmatrix} 3 & 4 \\ 4 & -3 \end{pmatrix}, \ p=2, \ q=2 \cdots\cdots（ア～キの答）$$

(5) $BE=CF=x$ とおく。
$GF:FB=BF:FC$
$(x-2):2=2:x$
$x^2-2x-4=0$
$x=1\pm\sqrt{5}$
$x>0$ より $x=BE=1+\sqrt{5}$
　　　　　　　………（ア，イの答）
$BG=GF=CF-CG=1+\sqrt{5}-2$
$=-1+\sqrt{5}$ ……（ウ～オの答）

△BCG に余弦定理を使う。

$$BC^2=GB^2+GC^2-2GB\times GC\times\cos\frac{2\pi}{5}$$

$$2^2=(\sqrt{5}-1)^2+2^2-2\times(\sqrt{5}-1)\times 2\cos\frac{2}{5}\pi$$

$$\cos\frac{2}{5}\pi=\frac{-1+\sqrt{5}}{4} \quad \cdots\cdots（カ～ケの答）$$

次に $AB=2, OB=OC=r$
とおき，△OBC に余弦定理を使う。

$$BC^2=OB^2+OC^2-2OB\times OC\times\cos\frac{2}{5}\pi$$

$$4=r^2+r^2-2r^2\times\frac{\sqrt{5}-1}{4}$$

$$2=\frac{5-\sqrt{5}}{4}r^2$$

$$r^2=\frac{8}{5-\sqrt{5}}=\frac{8(5+\sqrt{5})}{(5-\sqrt{5})(5+\sqrt{5})}=\frac{2\sqrt{5}+10}{5}$$

　　　　　　　……（コ～セの答）

直角三角形 OAB を考えて
$OA^2=AB^2-OB^2=2^2-r^2$

$$=4-\frac{2\sqrt{5}+10}{5}=\frac{-2\sqrt{5}+10}{5} \cdots\cdots（ソ～トの答）$$

△ABD において
$AB=AD=2, BD=CF=1+\sqrt{5}$

よって，$\angle BAD=\angle CBF=\dfrac{3\pi}{5}$

また，$\cos\dfrac{3\pi}{5}=-\cos\dfrac{2\pi}{5}$

$$=\frac{1-\sqrt{5}}{4}$$

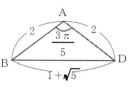

よって, $\vec{AB}\cdot\vec{AD} = |\vec{AB}||\vec{AD}|\cdot\cos\dfrac{3\pi}{5}$

$\qquad = 2\times 2\times\dfrac{1-\sqrt{5}}{4} = 1-\sqrt{5}$ ……(ナ, ニの答)

Ⅱ 出題者が求めたポイント（数学Ⅲ・微分積分）

〔解答〕
O_hからℓ_hの距離 O_hNは$\sqrt{2}-1$からOまで減少する。
よって, 求める増加率は
$-\dfrac{1}{3}(\sqrt{2}-1) = -\dfrac{1}{3}a$
よって
　ア2, イ1, ウ-, エ1, オ3 ……………(答)

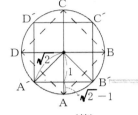

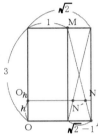
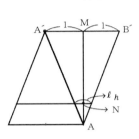

次に, $AM^2 = 3^2+(\sqrt{2}-1)^2 = 12-2\sqrt{2}$

$h:AN = 3:AM$, $AN = \dfrac{1}{3}\sqrt{12-2\sqrt{2}}\,h$

$\ell_h : AN = 2:AM$ より $\ell_h = 2\dfrac{AN}{AM} = \dfrac{2}{3}h$

……………(カ, キの答)

同様に△B´ABと断面S_hとO_hの交点との距離のhに対する増加量は前述の増加率の正の値と一致するので

$\dfrac{1}{3}a$……(ク・ケの答)

このときℓ_hは2から$\dfrac{2}{3}h$ずつで減少するので,

$\ell_h = -\dfrac{2}{3}h+2$……(コ〜スの答)

また, O_hNは$\sqrt{2}$から$\dfrac{1}{3}ah$の割合で減少するので

$O_hN = \sqrt{2}-\dfrac{1}{3}ah$

同様に O_hN'は1から$\dfrac{1}{3}ah$の割合で増加するから

$O_hN' = 1+\dfrac{1}{3}ah$

断面の面積$S(h)$は

$S(h) = 4\times\dfrac{1}{2}\times\dfrac{2}{3}h\left(\sqrt{2}-\dfrac{1}{3}ah\right)$
$\quad+4\times\dfrac{1}{2}\times\left(2-\dfrac{2}{3}h\right)\left(1+\dfrac{1}{3}ah\right)$
$= -\dfrac{8}{9}ah^2+\dfrac{8}{3}ah+4$

よって
$\triangle S = S(h+\triangle h) - S(h)$

$= -\dfrac{8}{9}a(h+\triangle h)^2+\dfrac{8}{3}a(h+\triangle h)+4$
$\quad -\left(-\dfrac{8}{9}ah^2+\dfrac{8}{3}ah+\triangle\right)$

$= \left(-\dfrac{16}{9}h+\dfrac{8}{3}\right)a\triangle h - \dfrac{8}{9}a(\triangle h)^2$

ここで, $(\triangle h)^2 \fallingdotseq 0$と考えて

$\triangle S \fallingdotseq \left(-\dfrac{16}{9}h+\dfrac{8}{3}\right)a\triangle h$ ……(セ〜テの答)

また, $S(0)$は1辺2の正方形の面積なので
$\qquad S(0) = 2\times 2 = 4$ ……(トの答)

$\triangle h\to 0$のとき $\dfrac{\triangle S}{\triangle h} = S'(h)$より

$S'(h) = \left(-\dfrac{16}{9}h+\dfrac{8}{3}\right)a\qquad S(h) = \left(-\dfrac{8}{9}h^2+\dfrac{8}{3}h\right)a+c$

$S(0) = 4$ より $c=4$

よって, $S(h) = \left(-\dfrac{8}{9}h^2+\dfrac{8}{3}h\right)a+4$ ……(ナ〜ハの答)

$\displaystyle\int_0^3 S(h)dh = \left[\left(-\dfrac{8}{9}\times\dfrac{1}{3}h^3+\dfrac{8}{3}\times\dfrac{1}{2}h^2\right)a+4h\right]_0^3$
$= 4a+12 = 4(\sqrt{2}-1)-12 = 4\sqrt{2}+8$ …(ヒ〜ミの答)

Ⅲ 出題者が求めたポイント（数学Ⅰ・2次関数, 数学Ⅱ・図形と方程式, 数学B・ベクトル）

〔解答〕
(1) $y=ax$と$y=cx$が直交するための必要十分条件は
$\vec{OA}\cdot\vec{OC} = 0$
$\vec{OA} = (1, a)$, $\vec{OB} = (1, c)$ より
$1+ac = 0 \quad\therefore ac = -1$……(答)

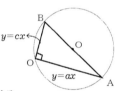

(2) $\vec{OB}\perp\vec{BA}$となるaの条件を求める。
$\vec{OB} = (b+1, b^2-1)$
$\vec{BA} = (a-b, a^2-b^2)$
$(b+1)(a-b)$
$\quad +(b^2-1)(c^2-b^2) = 0$
$(a-b)(b+1)$
$\quad\{b^2+(a-1)b+1-a\} = 0$
$a\neq b$, $b\neq -1$ より
$b^2+(a-1)b+1-a = 0$……①
が実数解を持つ条件を求める。

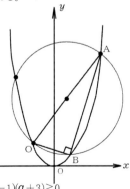

判別式をDとすると
$D = (a-1)^2-4\times 1\times(1-a) = (a-1)(a+3)\geq 0$
$\therefore a\leq -3, 1\leq a$ ……………(答)

(3) 直角三角形が4つできるためには∠OBA=90°となる点Bは$y=x^2$上に2つあることが必要。即ち, 線分OAを直径とする円と$y=x^2$とが異なる2点で交われば良い。ただし, OAが点Oでの接線を直交するときを除くので, $a\neq\dfrac{3}{2}$

このとき(2)より $b^2+(a-1)b+1-a = 0$が異なる2つの次数解を持てば良い。$\therefore a<-3, 1<a, a\neq\dfrac{3}{2}$………(答)

このとき∠BOA=90°または ∠OAB=90°となる点A, Bが存在する。よって上記がaの条件となる。

物 理

解答　25年度

I

第1問、出題者が求めたポイント…モーメント・力の釣り合い・動摩擦力、ヤングの実験、気体の分子運動論、コンデンサーの接続、荷電粒子の運動による電流・電力

問1、棒の長さをℓ、糸の張力の大きさをT、壁と棒との垂直抗力の大きさをR、壁から棒に働く摩擦力の大きさをFとおくと、摩擦力が最大摩擦力より小さいことから、$\mu' R \geqq F$

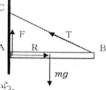

左右方向の棒に働く力の釣り合いから、$T\cos 30° = R$
上下方向の棒に働く力の釣り合いから、$T\sin 30° + F = mg$
Aのまわりのモーメントの釣り合いから、
$$mg \times \frac{\ell}{2} = T\ell \sin 30°$$

この式をμ'について解いて、
$$\mu' \geqq \tan 30° = \frac{1}{\sqrt{3}} = \frac{\sqrt{3}}{3}$$
⑥………1の答

問2、
(a) $\dfrac{dx_m}{L} = m\lambda$ より　$\Delta x = \dfrac{L\lambda}{d}$　④………2の答

(b) 薄膜内の光学的距離はntで、元の状態との差は
$nt - t = (n-1)t$
これが$\overline{S_2 P} - \overline{S_1 P}$に等しいので、
$\dfrac{dx}{L} = (n-1)t \rightarrow x = \dfrac{(n-1)tL}{d}$　⑤………3の答

問3、1個の粒子の衝突で壁が受ける力積の大きさは、
$ft = 2mv\cos 45° = \sqrt{2}\,mv$

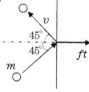

よって、圧力pは、
$p = \dfrac{F}{S} = \dfrac{nft}{S \cdot t}$

$= \dfrac{7.0 \times 10^{20} \times \sqrt{2} \times \dfrac{2.0 \times 10^{-3}}{6.0 \times 10^{23}} \times 1.8 \times 10^3}{3.0 \times 10^{-4} \times 1}$

$= 1.4\sqrt{2} \times 10 \fallingdotseq 2.0 \times 10 = 20$　②………4の答

問4、
(a) 2つのコンデンサーの合成容量C'は、
$C' = \dfrac{1}{2}C + C = \dfrac{3}{2}C$　となる。
よって、$Q = C'V = \dfrac{3}{2}CV$　⑤………5の答

(b) エネルギーの保存より、
$U_2 - U_1 = \dfrac{1}{2} \cdot \dfrac{Q^2}{2C} - \dfrac{1}{2} \cdot \dfrac{Q^2}{\frac{3}{2}C} = \dfrac{1}{2} \cdot \dfrac{Q^2}{C}\left(\dfrac{1}{2} - \dfrac{2}{3}\right)$

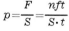

$= \dfrac{1}{2} \cdot \dfrac{\left(\frac{3}{2}CV\right)^2}{C} \cdot \left(-\dfrac{1}{6}\right) = -\dfrac{3}{16}CV^2$　⑦………6の答

問5、
(a) $\underbrace{envS}_{\text{電子による電流}} + \underbrace{qn'v'S}_{\text{正電荷による電流}} = (env + qn'v')S$　⑤………7の答

(b) $P = VI = 100 \times 10^3 \times 1 \times 10^6 = 1 \times 10^{11}$ (W)　②………8の答

第2問、出題者が求めたポイント…磁場中の荷電粒子のらせん運動

A
問1、$m\dfrac{u^2}{r} = quB$ より　$r = \dfrac{mu}{qB}$　⑦………1の答

問2、$\phi = SB = \pi r^2 B = \pi\left(\dfrac{mu}{qB}\right)^2 B$
$= \dfrac{\pi m^2 u^2}{q^2 B}$　⑧………2の答

問3、問1より円運動の半径rは粒子の質量mに比例し、$m > m'$なので、正の電荷の方が円運動の半径は大きくなる。また、向心力の向きはフレミング左手の法則に従うので、アとウは正電荷、イとエは負電荷になる。
よって答は(ア、エ)　③………3の答

B
問4、a面・b面での円運動の半径を$r_a \cdot r_b$とおくと、
$m\dfrac{v_0^2 \sin^2\theta}{r_A} = qv_0\sin\theta \cdot B_0 \rightarrow r_A = \dfrac{mv_0\sin\theta}{qB_0}$

$m\dfrac{u^2}{r_B} = quB \rightarrow r_B = \dfrac{mu}{qB}$

$\pi r_A^2 B_0 = \pi r_B^2 B$　より　$\dfrac{v_0^2 \sin^2\theta}{B_0} = \dfrac{u^2}{B}$

$\therefore u = \sqrt{\dfrac{B}{B_0}}\,v_0\sin\theta$　②………4の答

問5　運動エネルギーが等しいことから、
$\dfrac{1}{2}mu^2 = \dfrac{1}{2}mv_0^2 \rightarrow u = v_0$　これを問4の式に代入して
$u = \sqrt{\dfrac{B}{B_0}}\,u\sin\theta$

$B = \dfrac{B_0}{\sin^2\theta}$　⑩………5の答

問6、
① $v_0\sin\theta < u$で、$r_a > r_b$なので、$T_A > T_B$である。
①………6の答

第3問、出題者が求めたポイント…気体の$p-V$図

問1、$T_A = T_0$で、$n = 1$なので、$U_A = \dfrac{3}{2}nRT_A = \dfrac{3}{2}RT_0$
⑦………1の答

問2、$W_{AB} = p\Delta V = p_0\left(\dfrac{3}{2}V_0 - V_0\right) = \dfrac{1}{2}P_0 V_0 = \dfrac{1}{2}RT_0$
③…………2の答

$$\begin{cases} p_0 V_0 = R T_0 \\ p_0 \cdot \dfrac{3}{2} V_0 = R T_B \end{cases} \quad \text{より} \quad T_B = \dfrac{3}{2} T_0$$

$$Q = \frac{5}{2} R (T_B - T_0) = \frac{5}{2} R \cdot \frac{1}{2} T_0 = \frac{5}{4} R T_0$$

⑥‥‥‥‥3の答

問3、断熱変化では、 $W = -\triangle U$なので、

$$W_{BC} = \frac{3}{2} R (T_B - T_0) = \frac{3}{2} R \left(\frac{3}{2} T_B - T_0 \right) = \frac{3}{4} R T_0$$

④‥‥‥‥4の答

問4、$C \rightarrow A$(等温変化)では気体の内部エネルギーは変化しないので、$Q_{CA} = W_{CA}$

また、$A \rightarrow B \rightarrow C \rightarrow A$での横軸との間で囲む面積の関係は
$a p_0 V_0 (= a R T_0) = W_{AB} + W_{BC} + W_{CA}$ となるので、

$$a R T_0 = \frac{1}{2} R T_0 + \frac{3}{4} R T_0 + Q_{CA}$$

$$Q_{CA} = \left(a - \frac{5}{4} \right) R T_0$$

⑧‥‥‥‥5の答

Ⅱ 出題者が求めたポイント…運動方程式、単振動

問1、$m + m' = M$ なので、$kx = (m + m' + M) g = 2Mg$

よって、$x = \dfrac{2Mg}{k}$ ‥‥‥‥(答)

問2、 $M: Mg - S = M(a - \beta)$ ‥‥‥‥(答)

　　$m: S - mg = m(a + \beta)$ ‥‥‥‥(答)

問3、 問2の2式からSを消去して、

$$a = \frac{M - m}{M + m} (\beta + g)$$ ‥‥‥‥(答)

このaを問2の2番目の式に代入して、

$$S = m(a + \beta + g) = m \left(\frac{M - m}{M + m} + 1 \right) (\beta + g)$$

$$= \frac{2Mm}{M + m} (\beta + g)$$ ‥‥‥‥(答)

問4、 $2S = kx$ より、$S = \dfrac{kx}{2}$ ‥‥‥‥(答)

問5、 運動方程式に、$ma = -kx + C$ の関係があれば、

$T = 2\pi \sqrt{\dfrac{m}{k}}$ の単振動をする。

問3・問4で下向きを正として式をまとめると、

$$\frac{2Mm}{M + m} (-\beta + g) = \frac{kx}{2}$$

$$\frac{4Mm}{M + m} \beta = -kx + \frac{4Mm}{M + m} g$$

$$\therefore T = 2\pi \sqrt{\frac{\dfrac{4Mm}{M + m}}{k}} = 4\pi \sqrt{\frac{Mm}{k(M + m)}}$$

‥‥‥‥‥(答)

問6、この単振動の振動の中心は $\beta = 0$ より、

$x_{\text{中}} = \dfrac{4Mmg}{(M + m)k}$ の点で、最下点は$x_{\text{下}} = \dfrac{2Mg}{k}$ なので

振幅Aは、$A = \dfrac{2Mg}{k} - \dfrac{4Mmg}{(M + m)k}$

また、最上点は$x_{\text{上}} = \dfrac{4Mmg}{(M + m)k} - A$

$$= \frac{8Mmg}{(M + m)k} - \frac{2Mg}{k} = \frac{2Mg(3m - M)}{(M + m)k}$$ となる。

下向きの加速度が最大になるのは最上点なので、最上点で$S \geqq 0$であればよい。

問4の式より、$S \geqq 0$ならば$x \geqq 0$なので、最上点がバネの自然長より下であればよいことになる。

$$x_{\text{上}} \geqq 0 \rightarrow \frac{4Mg(3m - M)}{(M + m)k} \geqq 0$$

$$3m - M \geqq 0$$

よって、$3m \geqq M$ ‥‥‥‥(答)

化　学

解　答
25年度

[第1問]出題者が求めたポイント……炭素の単体、単位格子、二酸化ケイ素の性質、半導体

問1. (a),(b)元素の特徴は周期表の中で理解する必要がある。

(c)図より，$4+\dfrac{1}{8}\times 8+\dfrac{1}{2}\times 6=8$

(d)原子間の結合距離をxとすると，単位格子の体対角線の$\dfrac{1}{4}$に相当する。この対角線は，図の結晶で，左下の頂点と右上の頂点を結んだ線である。

$(4x)^2=(\sqrt{2}\,\text{W})^2+\text{W}^2$

$\therefore x=\dfrac{\sqrt{3}}{4}\text{W (nm)}$

問2. (a)それぞれの結晶密度は，

ダイヤモンド；

$$d=\dfrac{n\times \dfrac{M}{N_A}}{W^3}$$

ケイ素；

$$d'=\dfrac{n\times \dfrac{M'}{N_A}}{W'^3}$$

比をとると，

$$\dfrac{d}{d'}=\dfrac{M}{M'}\cdot\dfrac{W'^3}{W^3}$$

結晶密度と原子量(M，M')が分かると，W'/Wの比が求まるので，結合距離を比較できる。なお，上記の式で，nとN_Aは共通なので消える。

(b) $SiO_2 + 2NaOH \rightarrow Na_2SiO_3 + H_2O$

$Na_2SiO_3 + 2HCl \rightarrow H_2SiO_3 + 2NaCl$

得られたH_2SiO_3ゲルを加熱・脱水するとシリカゲルになる。

問3. 半導体の体積は，

$(5.0\times 10^{-2})^2\times 100\times 10^{-6}=2.5\times 10^{-7}\,(\text{m}^3)$

単位格子の体積は，

$(0.50\times 10^{-9})^3=1.25\times 10^{-28}\,(\text{m}^3)$

半導体に含まれるSiの数をxとすると，

$8:x=1.25\times 10^{-28}:2.5\times 10^{-7}$

$x=1.6\times 10^{22}$個

したがって，不純物としてのホウ素原子の物質量の割合は，

$\dfrac{4.0\times 10^{18}}{1.6\times 10^{22}}\times 100=0.025\,(\%)$

[解答]

問1. 1—③，2—②，3—④，4—⑥，5—③，6—②，7—⑥

問2. 8—④，9—①，10—②　　問3. 11—①

[第2問]出題者が求めたポイント……化学反応の量的関係，二酸窒素と硝酸，二酸化硫黄の溶解度，電離定数とpH

問1. 石炭に含まれる窒素をx(%)，硫黄をy(%)とする。

$1000\times\dfrac{x}{100}+1000\times\dfrac{y}{100}=20.4$　　……①

石炭中のCは，

$\dfrac{1000\times 0.90}{12}=75\,(\text{mol})$

生じるCO_2は，75 (mol)

石炭中のHは，

$\dfrac{1000\times 0.0476}{1.0}=47.6\,(\text{mol})$

生じるH_2Oは，$47.6/2=23.8\,(\text{mol})$

CO_2の体積割合が75.0 %であるから，

H_2Oは23.8 %，NO_2とSO_2の合計は，

$100-(75.0+23.8)=1.2\,\%$

上記の物質量との関係から，NO_2とSO_2の合計は，1.2 (mol)とわかる。

したがって，

$\dfrac{10x}{14}+\dfrac{10y}{32}=1.2$　　……②

①，②の2式から，$x=1.40$，$y=0.64$

問2. (a) $3NO_2 + H_2O \rightarrow 2HNO_3 + NO$

$2NO + O_2 \rightarrow 2NO_2$

2式から，$4NO_2 + O_2 + 2H_2O \rightarrow 4HNO_3$

(b)問1の結果からNO_2の物質量は，

$\dfrac{10x}{14}=\dfrac{10\times 1.40}{14}=1.0\,(\text{mol})$

生成したHNO_3は，1.0 (mol)であるから，濃度は

$\dfrac{1.0\,(\text{mol})}{10\,(\text{L})}=0.10\,(\text{mol/L})$

中和の公式より，V (mL)は，

$1\times 0.10\times 20=1\times 0.10\times \text{V}$，$\text{V}=20\,(\text{mL})$

問3. (a)ヘンリーの法則により，溶解量は質量(あるいは物質量)で比較すると2倍になる。しかし，溶解量を体積で，かつそれぞれの圧力において比較しているので，ボイルの法則により，体積は同じになる。

(b)燃焼で生じたSO_2は，

$\dfrac{10\times 0.64}{32}=0.20\,(\text{mol})$

いま，気体のSO_2をn (mol)，水に溶けているSO_2をn' (mol)とする。

$n+n'=0.20$

$p\times(3.557-0.80)=n\times 8.3\times 10^3\times 300$，

$p=9.0\times 10^5 n\,(\text{Pa})$

SO_2の水への溶解量は，

$1.0\times 10^5\,(\text{Pa}):9.0\times 10^5 n=\dfrac{8.0}{64}\times 8:n'$

$n'=9.0n$

以上から，$n=0.020$，$n'=0.180\,(\text{mol})$

水に溶解しているSO_2は，0.180 (mol)

(c)SO_2の水溶液の濃度は，0.20 (mol/L)

電離度をαとすると，

$$K = \frac{[H^+][HSO^{3-}]}{[SO_2]} = \frac{0.20\alpha \cdot 0.20\alpha}{0.20(1-\alpha)} = 1.00 \times 10^{-2}$$

これより，$20\alpha^2 + \alpha - 1 = 0$，$\alpha = 0.20$

$\therefore [H^+] = 0.20 \times 0.20 = 4 \times 10^{-2}$ (mol/L)

$pH = -\log 2^2 \times 10^{-2} = 2 - 2\log 2 = 1.40$

なお SO_2 の電離度はかなり大きいので，$1 - \alpha \fallingdotseq 1$ としない。

(d) 希釈した溶液の濃度は，$\dfrac{0.20}{20} = 0.010$ (mol/L)

この時の反応は，

$I_2 + 2e^- \rightarrow 2I^-$

$SO_2 + 2H_2O \rightarrow H_2SO_4 + 2H^+ + 2e^-$

e^- を消去して，

$SO_2 + 2H_2O + I_2 \rightarrow H_2SO_4 + 2HI$

20 mL に含まれる SO_2 は，

$1.0 \times 10^{-2} \times \dfrac{20}{1000} = 2.0 \times 10^{-4}$ (mol)

加えたヨウ素溶液の体積 V (mL) は，

$1.0 \times 10^{-2} \times \dfrac{V}{1000} = 2.0 \times 10^{-4}$，V = 20 (mL)

反応で生じた HI 及び H_2SO_4 の物質量は，

HI；$2.0 \times 10^{-4} \times 2 = 4.0 \times 10^{-4}$ (mol)

H_2SO_4；$2.0 \times 10^{-4} \times 1 = 2.0 \times 10^{-4}$ (mol)

これらの酸から生じる H^+ は，

$4.0 \times 10^{-4} + 2.0 \times 10^{-4} \times 2 = 8.0 \times 10^{-4}$ (mol)

$[H^+]$ は，$\dfrac{8.0 \times 10^{-4} \text{(mol)}}{40/1000 \text{(L)}} = 2.0 \times 10^{-2}$ (mol/L)

$\therefore pH = -\log 2.0 \times 10^{-2} = 1.70$

[解答]
問1.⑥　問2.2—③，3—①，4—③，5—④
問3.6—②，7—③，8—③，9—④

[第3問] 出題者が求めたポイント……油脂，化学反応の量的関係，脂肪酸の構造

問1. 油脂のけん化では，

$C_3H_5(OCOR)_3 + 3KOH \rightarrow C_3H_5(OH)_3 + 3RCOOK$

三価アルコールのグリセリン(1, 2, 3-プロパントリオール)が得られる。

油脂は，グリセリンと高級脂肪酸のエステルである。グリセリンと濃硝酸の反応でニトログリセリンが得られ，ダイナマイトの原料になる。

問2. 油脂の分子量を M とすると，KOH = 56 として，

$M : 3 \times 56 = 9.12 : 1.68$，$M = 912$

問3. 油脂の物質量は，$\dfrac{2.28}{912} = 2.5 \times 10^{-3}$ (mol)

反応した H_2 の物質量は，$\dfrac{168}{22.4 \times 10^3} = 7.5 \times 10^{-3}$ (mol)

したがって，油脂1分子中に，$\text{\LARGE{>}}C=C\text{\LARGE{<}}$ を

$\dfrac{7.5 \times 10^{-3}}{2.5 \times 10^{-3}} = 3$ 個　持つ。設問を「二重結合」の

数とすると解答は6個となるが，一般に油脂の二重結合を考える場合，$\text{\LARGE{>}}C=C\text{\LARGE{<}}$ のみに注目しているため解答を③とする。

問4. 実験3の結果から，

B，D は飽和脂肪酸，C は不飽和脂肪酸であることが分かる。

D の示性式を　$C_nH_{2n+1}COOH$　とすると，

B は，$C_{n-2}H_{2n-3}COOH$，C は　$C_{n-2}H_{2n-9}COOH$ と表わされる。

したがって，この油脂の構造式は次のようになる。

CH$_2$-O-COC$_n$H$_{2n+1}$　　　分子量は，

CH-O-COC$_{n-2}$H$_{2n-3}$　　　$42n + 114 = 912$

CH$_2$-O-COC$_{n-2}$H$_{2n-9}$　　　$\therefore n = 19$

したがって，脂肪酸 B は，$C_{17}H_{35}COOH$，分子量は284。

問5. 脂肪酸 D は，$C_{19}H_{39}COOH$ で，炭素数は20。

問6. 脂肪酸 C は，$C_{17}H_{29}COOH$

このエステルは，$C_{17}H_{29}COOCH_3$

C は　$\text{\LARGE{>}}C=C\text{\LARGE{<}}$　を3個もつので，C のエステルは次のような構造が考えられる。

CH$_3$-…-CH=CH-…-CH=CH-…-CH=CH-…-CH$_2$-COOCH$_3$

$\quad\quad\quad$E$\quad\quad\quad$G$\quad\quad\quad\quad$G$\quad\quad\quad$F

↓の部分から酸化生成物を生じる。

ここで E の示性式を，$C_nH_{2n+1}COOH$　とすると，

G は，$HOOC\text{-}C_{n-1}H_{2(n-1)}\text{-}COOH$　とおける。

条件より，

$14n + 46 = (14n + 76) \times 0.746$，$n = 3$

したがって，G は $HOOC\text{-}C_2H_4\text{-}COOH$，炭素数は4。

問7. E の示性式は，C_3H_7COOH，分子量は88。

問8. C の炭素数は，18であるから，F のメチル基を除いた炭素数は，$18 - 12 = 6$　で，1つの-COOHをもつので，F は，$HOOC\text{-}CH_2\text{-}CH_2\text{-}CH_2\text{-}CH_2\text{-}COOCH_3$ 分子量は，160。

問9. 3つの構造異性体がある。

① CH$_2$-O-COR　　② CH$_2$-O-COR

　C*H-O-COR'　　　　C*H-O-COR"

　CH$_2$-O-COR"　　　CH$_2$-O-COR'

③ CH$_2$-O-COR'

　C*H-O-COR

　CH$_2$-O-COR"

ここで，R，R'，R" はそれぞれ異なる。

①〜③で*印をつけた C は不斉炭素原子である。したがって，それぞれ D 体と L 体の光学異性体が存在する。全体で，$3 \times 2 = 6$ 個の異性体が存在する。

[解答]
問1.③　問2.④　問3.⑥　問4.④　問5.⑤　問6.②
問7.④　問8.⑤　問9.⑤

Ⅱ 出題者が求めたポイント……ファラデー定数を求める実験，気体の状態方程式，アボガドロ定数

問1. 中央のガラス管 D がない U 字管ならば気体の捕集が困難である。このガラス管を通して大気に通じていることが必要である。

問2. (a) 中央の管 D と陰極側液面との水位差を「水柱」と表現すると，次の関係にある。

(水素の分圧) + (水蒸気圧) = (大気圧) + (水柱)

(水柱)を[Pa]で表わすため，次のように計算する。まず，水銀柱(x cm)に直す。

(水素の分圧) + (水蒸気圧) = (大気圧) + (水柱)
(水柱)を[Pa]で表わすため,次のように計算する。

まず,水銀柱(x cm)に直す。

$$x \times d_2 = h \times d_1, \quad x = \frac{d_1}{d_2} \cdot h \, (\text{cmHg})$$

$1 \, \text{cmHg} = 1.333 \times 10^3 \, \text{Pa}$ であるから

$$x = 1.333 \times 10^3 \times \frac{d_1}{d_2} \cdot h \, (\text{Pa})$$

式を記号で表わすと,

$$P_{H_2} = P_A - P_{H_2SO_4} + 1.333 \times 10^3 \times \frac{d_1}{d_2} h$$

数値を代入すると,

$$P_{H_2} = 1.02 \times 10^5 - 3.333 \times 10^3 + 1.333$$
$$\times 10^3 \times \frac{1.06}{13.5} \times 42.0$$
$$= 1.031 \times 10^5 \fallingdotseq 1.03 \times 10^5 \, (\text{Pa})$$

(b) 気体の状態方程式は,

$$P_{H_2} \times V = n \times R \times (273 + k) \quad \text{と表される。}$$

数値を代入すると,

$$n = \frac{1.03 \times 10^5 \times 55.0 \times 10^{-3}}{8.31 \times 10^3 \times (273 + 27)} = 2.272 \times 10^{-3}$$
$$\fallingdotseq 2.27 \times 10^{-3} \, (\text{mol})$$

(c) $2H^+ + 2e^- \rightarrow H_2$

流れた電気量は,$0.600 \times 12.0 \times 60 = 432 \, (\text{C})$
流れた電子は,$2.27 \times 10^{-3} \times 2 \times F = 432$
$\therefore F = 9.515 \times 10^4 \fallingdotseq 9.52 \times 10^4 \, (\text{C/mol})$

問3. 2 mol の電子が流れると 1 mol の H_2 が発生するので,次式が成り立つ。

$$\frac{it \times 60}{N_A e} : n = 2 : 1,$$

数値を代入すると,

$$N_A = \frac{30 \times 0.600 \times 12.0}{2.27 \times 10^{-3} \times 1.60 \times 10^{-19}} = 5.947 \times 10^{23}$$
$$\fallingdotseq 5.95 \times 10^{23} \, (\text{/mol})$$

[解答]
問1. 中央管 D を通じて発生する気体と圧力を大気圧の差を測る役割。

問2.(a) $P_{H_2} = P_A - P_{H_2SO_4} + 1.333 \times 10^3 \times \frac{d_1}{d_2} h$
$$1.03 \times 10^5 \, (\text{Pa})$$

(b) $2.27 \times 10^{-3} \, (\text{mol})$ (c) $9.52 \times 10^4 \, (\text{C/mol})$

問3. $N_A = \dfrac{30it}{en} \, [\text{/mol}]$, $5.95 \times 10^{23} (\text{/mol})$

生　物

解答　25年度

Ⅰ

〔第1問〕 出題者が求めたポイント(Ⅰ.ヒトの卵形成と受精)

ヒトにおける配偶子形成の特徴を整理して理解しておきたい。

問1.　受精後約三週目に将来配偶子を形成するもとになる細胞(始原生殖細胞)が分化する。約五週目に、始原生殖細胞は、生殖巣に将来なる細胞集団(生殖巣原基)に移動し、生殖巣の分化と共に卵原細胞へ分化する。

問2.　ヒトの卵は、卵黄が少なく、卵全体に一様に分布する等黄卵である。③のウニ以外は、すべて端黄卵である。

問3.　始原生殖細胞に見られる分裂は、体細胞分裂である。体細胞分裂も減数分裂も、分裂前にDNAは複製され二倍量になる。減数分裂の第一分裂の結果生じる第一極体、二次卵母細胞は、染色体の数が半減するため、DNA量は分裂中期の始原生殖細胞の半分になる。第二分裂では染色体が染色分体となり分かれるため結果として、DNA量は分裂中期の始原生殖細胞の1/4になる。

問5.　卵原細胞は体細胞分裂により卵原細胞の数を増やす。卵原細胞が成長した一次卵母細胞は、減数分裂により1個の卵と3つの極体を形成する。

問6,8.　卵原細胞は分裂によりその数を増やすが、受精後20週目にはその数がピークになり、その後卵原細胞の多くは退化・消失する。そして、卵原細胞は一次卵母細胞に成長し、出生時には約200万個、思春期には約40万個に減少する。

問7,9.～11.　出生時の卵は、一次卵母細胞が減数分裂第一分裂前期で休止した状態にある。排卵の直前に再び分裂を開始し、排卵時には第二分裂中期に至る。二次卵母細胞は精子の進入で分裂を完成する。排卵された卵が、輸卵管を移動中に受精が起こる。

問12.　受精後、すぐに受精卵は発生を始め、子宮内膜に着床する時点では、胞胚(胚盤胞)期にある。

問13.　胞胚期の胚では、細胞群は栄養膜と呼ばれる外層と、内部細胞塊との2層に分かれる。栄養膜は胎盤に、内部細胞塊は胚の本体と羊膜を形成する。

〔解答〕
問1.③　問2.③　問3.③　問4.②　問5.④　問6.③
問7.②　問8.②　問9.②　問10.⑥　問11.③
問12.④　問13.②

〔第2問〕 出題者が求めたポイント(Ⅰ.動物の器官)

体を構成する各器官は、内部環境(体液)を一定に保つために、協調して働いている。各臓器の役割、調節のしくみなど整理して覚えておく必要がある。

問1.　器官1は肝臓である。最大の臓器で、さまざまな酵素を含み、生体内の化学工場として働く。a解毒作用、bオルニチン回路による尿素合成、c化学反応に伴う熱放出、d血液成分(フィブリノーゲン、プロトロンビン、ヘパリンなど)の生成、eグリコーゲンの合成と分解など多様な役割を担う。

問2.　器官2は腎臓である。ろ過と再吸収により血液中の老廃物や水を尿として排出し、体液の浸透圧を調節する。a血液中のアンモニアや尿素などをろ過して体外に尿として排出する。アンモニアを分解することはない。b赤血球の破壊は、肝臓や脾臓で行われる。c抗体を構成するグロブリンも他のタンパク質と同様にろ過されることはない。d無機塩類の再吸収は細尿管で行われる。

問3.　器官3はすい臓である。消化器系に分類されるが、ホルモンであるグルカゴンやインスリンを分泌し血糖量の調節にも重要な役割を果たす。aグルカゴンやインスリンの分泌は、視床下部(血糖中枢)から自律神経により調節される。e内分泌腺は外分泌腺と異なり、排出管を持たず、分泌物は体液に直接放出される。bに筋肉に蓄えられたグリコーゲンの分解を促進するとあるが、グルカゴンは肝細胞に作用するが、筋細胞にはほとんど作用しないとも言われる。

問4.　器官4は心臓である。循環系の中心的な役割を果たし、血液を循環させるポンプとして働く。a側板から分化する。c心臓は収縮をコントロールするペースメーカーを持つ。ペースメーカーは洞房結節と呼ばれ、右心房上部にある。e心臓の拍動の中枢は、延髄にある。

問5.　器官5は肺である。ガス交換を行い、全身の細胞に必要な酸素を取り込み、細胞で放出される二酸化炭素を排出する。毛細血管は内皮細胞一層からなる。

〔解答〕
問1.①　問2.⑤　問3.③　問4.⑤　問5.①

〔第3問〕 出題者が求めたポイント(Ⅱ.物質収支と流れ)

問1.　総生産量は、生産者が同化作用により生産した有機物の総量である。純生産量は、総生産量から呼吸により消費される有機物量を差し引いた量である。消費者では同化量が総生産量に、生産量が純生産量に相当する。

問2.　生体量ピラミッドは、生態ピラミッドの1つである。栄養段階が高次の消費者になるほど、生体量・個体数・エネルギー量は一般に少なくなる。これを図にするとピラミッドになることより、この関係を生態ピラミッドという。生体量とは、生体重量のことで、個体数×1個体の重量で求められる。

問3.　図2は硝化作用を示したものである。動植物の遺体や排出物中の有機物は、腐敗細菌やカビなどの分解者により分解される。有機窒素化合物の分解により生じたNH_4^+は、亜硝酸菌によりNO_2^-に酸化され、

NO_2^-は硝酸菌によりNO_3^-に酸化される。この一連の酸化反応を硝化作用という。
〔解答〕
問1 a⑤ b② c① d⑧ e④ f⑥ g③ V⑥ W③ X④ Y① Z② 問2④ 問3 ア⑤ イ④ ウ③ A③ B② 問4④

Ⅲ 出題者が求めたポイント（Ⅰ，Ⅱ．一遺伝子一酵素説と遺伝）

一遺伝子一酵素説に関する実験考察問題である。

問1．ビートルとテータムは、アカパンカビのアルギニン要求株を用いた実験により、1つの遺伝子が1つの酵素を作るという「一遺伝子一酵素説」を提唱した。

問2．実験1より次のことが言える。①A～E株の突然変異は、物質Xから物質Yにいたる代謝経路に関与する一連の酵素のそれぞれ異なる酵素遺伝子に変異がある。②どの変異株も1つの酵素遺伝子に変異があるだけで、他の酵素遺伝子は正常である。③変異遺伝子が他の遺伝子の発現に影響を与えることがない。①と②は、問題文中に記された実験条件でもある。

問3．物質Xから物質Yに至るまでの代謝経路の後半の中間代謝産物を添加した培地ほど一倍体の生育割合は高くなる。つまり、物質X→物質1→物質3→物質2→物質4→物質Yという代謝経路を推測できる。

問4．表中の最少培地での生育割合から、組み合わせた変異株の変異遺伝子が同一の染色体にあるか(連鎖)、異なる染色体にあるか(独立)を判断することができる。これより、酵素A遺伝子と酵素B遺伝子は独立、酵素B遺伝子と酵素C遺伝子は連鎖、酵素C遺伝子と酵素D遺伝子は独立、酵素D遺伝子と酵素E遺伝子は連鎖、酵素E遺伝子と酵素A遺伝子は連鎖していると考えられる。次に、接合実験から得られる一倍体の添加培地での生育割合から酵素A～Eが下図の①～⑤のどれになるかを推測することができる。

物質X→物質1→物質3→物質2→物質4→物質Y
　　　↑　　　↑　　　↑　　　↑　　　↑
　　　①　　　②　　　③　　　④　　　⑤

A×Bの一倍体の遺伝子型の比は、AとBが独立であるため、AB：Ab：aB：ab＝1：1：1：1(小文字が変異遺伝子)となる。このとき表中の結果になるには、酵素Aと酵素Bは、②と④あるいは④と②であると考えられる。CとDも独立であり、上記と同様に考えると、酵素Cと酵素Dは、③と⑤あるいは⑤と③と考えられる。A×Eの一倍体の遺伝子型の比は、AとEが完全連鎖しているため、Ae：aE＝1：1となる。このとき表中の結果になるには、酵素Eが①、酵素Aが④と考えられる。これより、酵素Bが②となる。B×Cの一倍体の遺伝子型の比は、BC：Bc：bC：bc＝1：4：4：1であり、表中の結果と上記の推測より、酵素Cが⑤、酵素Dが③と判断できる。

問5　E×Aの一倍体に最少培地で生育できるものがないのは、AEという遺伝子型の一倍体が生じないことによる。これは、2つの遺伝子間の距離が近すぎるために組み換えが起こらないためと考えられる。

問6　酵素A～Eの遺伝子の位置関係は、実験2の結果から右図のように考えられる。AとEはほぼ同じ位置にあるので、A株とD株の接合実験から得た一倍体の最少培地での生育率は、E株とD株の接合実験から得た一倍体の最少培地での生育率(5％)と同じになる。

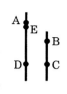

問7　C株とE株の接合体の遺伝子と染色体の関係は下図1の通りである。この接合体から生じる一倍体の遺伝子型とその比は、EDBC：EDBc：eDBC：eDBc＝1：1：1：1(A遺伝子は省略)と考えられる。これらをB株(EDbC)と接合した場合、下図2の①～④の二倍体が同じ割合で生じる。この①～④の二倍体から生じる一倍体の遺伝子型の比と生育率は、次のようになる。これより、得られたすべての一倍体の最少培地での生育率は、22.5％とする。

① EDBC：EDbC＝1：1　(生育率50％)
② EDBC：EDBc：eDBC：eDBc＝1：1：1：1
　　　　　　　　　　　　　　　　(生育率25％)
③ EDBC：EDBc：EDbC：EDbc＝1：4：4：1
　　　　　　　　　　　　　　　　(生育率10％)
④ EDbC：EDbc：EDBC：EDbc：eDbC：eDbc：eDBC：eDbc＝4：4：1：1：4：4：1：1
　　　　　　　　　　　　　　　　(生育率5％)

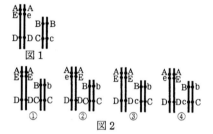

〔解答〕
問1．一遺伝子一酵素説　ビートルとテータム
問2．それぞれの突然変異が他の正常な酵素遺伝子の発現に影響を与えることがない。(36字)
問3．物質1→物質3→物質2→物質4
問4．
　物質X→物質1→物質3→物質2→物質4→物質Y
　　　　↑　　　↑　　　↑　　　↑　　　↑
　　　酵素E　酵素B　酵素D　酵素A　酵素C

問5　2つの遺伝子は同一の染色体上に存在し、その距離が染色分体の交叉が起こらないほど非常に近い。(45字)

問6　5％　　問7　22.5％

平成24年度

問　題　と　解　答

英 語

問題

24年度

Ⅰ 次の英文を読み，下記の設問に答えなさい。

Researchers from Tufts University pooled data from five previous
(1)
epidemiological注 studies to investigate the prevalence of asthma in children in
the Boston neighborhoods of Chinatown and Dorchester. Among children born
in the United States, low socioeconomic status (SES) and exposure to pests
(mice and cockroaches) were both associated with having asthma. Neither
association was present in children born outside of the United States.

"In earlier studies, we found that country of birth to be associated with
asthma risk, which led us to the current analyses. Our current findings may
help bring a new perspective to asthma research as they highlight the
importance of studying foreign-born children. Much of the existing research
follows U.S.-born children from birth to see if, and potentially why, they
develop asthma. It might add to our understanding of what causes asthma if
we knew why foreign-born children seem to be less likely to develop asthma,"
said Doug Brugge, senior author and professor of public health and community
medicine at Tufts University School of Medicine.

"Pooling data from these studies gave us a larger sample size and allowed
us to conduct additional analyses. We found that, in addition to an association
with place of birth; both low SES and exposure to pests are associated with
asthma in U.S.-born children but not in foreign-born children," said Mark
Wooding, senior lecturer in the department of public health and community
medicine at Tufts University School of Medicine.

"While this type of epidemiological study cannot establish causation, our
findings may be explained by the fact that certain pathogens common in the
developing world are nearly nonexistent in the U.S. If exposure to such
pathogens confers some sort of protection against developing asthma, foreign-
born children may be less susceptible than children born in the U.S.," Brugge
said.

This idea, called the "hygiene hypothesis," suggests that children born in less-developed countries may have early exposure to intestinal worms, viruses and bacteria that affect immunity and make them more resistant to asthma than U.S.-born children.

The studies were conducted from 2002 to 2007, sampling a total of 962 children ages 4 to 18. There did not initially appear to be a significant relationship between pest exposure and asthma; but when the researchers took birthplace into account, they found that U.S.-born children who were exposed to pests were 60 percent more likely to have asthma than U.S.-born children not exposed to pests. Pest exposure had no statistically significant impact on asthma risk in foreign-born children. Similarly, U.S.-born children with low SES were two times more likely to have asthma than U.S.-born children without low SES, while low SES has no statistically significant effect on asthma risk in foreign-born children.

注：疫学の

問　英文の内容に合うように，⑴〜⑷の各文の空所を補うものとして最も適したものをそれぞれ選択肢１〜４の中から選びなさい。また⑸〜⑽は質問に対する答えとして最も適したものをそれぞれ選択肢１〜４の中から選びなさい。

⑴　The word pooled is closest in meaning to _____.
　　　(1)
　　1．organized

　　2．associated

　　3．combined

　　4．excavated

⑵　The hygiene hypothesis theory is far more _____ when there are concrete examples given to support it.

　　1．persuasive

　　2．persuadable

　　3．persuade

　　4．persuaded

(3) According to the passage, U.S.-born children with low _____ have a higher risk of asthma.

    1. education

    2. income

    3. stress

    4. pressure

(4) According to the passage, both low SES and exposure to pests are _____ with asthma.

    1. associated

    2. claimed

    3. among

    4. held

(5) Besides the current research, what else adds to the understanding of the causes of asthma?

    1. studying foreign-born children

    2. earlier studies

    3. studying about pests

    4. current findings

(6) According to the article, which groups of children have the highest asthma risk?

    1. Those with low socioeconomic status in developed countries.

    2. Those who have higher exposure to pests in less developed countries.

    3. Those with low socioeconomic status and exposure to pests in the United States.

    4. Those were born in the United States and it depends on which state they were born in.

(7) What does the hygiene hypothesis suggest?

    1. A more hygienic environment will lead to a lower risk of developing

asthma.

2. Exposure to pathogens affects immunity and confers a kind of protection against developing asthma.

3. A hygienic environment will cause children to develop asthma.

4. Certain pathogens existent in foreign countries will cause asthma, so we should terminate them in the United States.

(8) Which is true about the passage?

1. Studies of asthma were usually done by carefully monitoring United States children from birth.

2. Following United States children from birth and seeing if they developed asthma, making the accumulated data more reliable.

3. Studies of the countries in which children are less apt to develop asthma will establish causation for the development of asthma in the United States.

4. The data Brugge collected on children clearly showed the correlation between asthma development and pest exposure.

(9) In the first paragraph, the author compares children born in the United States and children born outside of the United States in order to illustrate which of the following points?

1. Children born in the United States are more likely to have asthma.

2. Children born outside of the United States are more likely to have asthma.

3. Both groups of children had equal chances of getting asthma.

4. Neither group of children was likely to get asthma.

(10) Which of the following is NOT mentioned as having a significant effect on asthma risk?

1. U.S.-born children without low SES

2. exposure to pests

3. U.S.-born children with low SES

4. foreign-born children

Ⅱ 次の英文を読み，下記の設問に答えなさい。

At the age of 21, the British physicist Stephen Hawking was found to have amyotrophic lateral sclerosis (A.L.S.).注 While A.L.S. is usually fatal within five years, Dr. Hawking lived on and flourished, producing some of the most important cosmological research of his time. Today, at 69, Dr. Hawking is one of the longest-living survivors of A.L.S., and perhaps the most inspirational. Mostly paralyzed, he can speak only through a computerized voice simulator. Dr. Hawking sat for a rare interview.

Q: Dr. Hawking, thank you so much for taking time to talk to us. Speaking of space, your daughter, Lucy, and Paul Davies, the Arizona State University physicist, sent a message into space from an Arizona schoolchild to potential extraterrestrials out in the universe. Now, you've said elsewhere that you think it's a bad idea for humans to make contact with other forms of life. Given this, did you suggest to Lucy that she not do it? Hypothetically, let's say as a fantasy, if you were to send such a message into space, how would it read?

A: Previously I have said it would be a bad idea to contact aliens because they might be so greatly advanced compared to us, that our civilization might not survive the experience. The "Dear Aliens" competition is based on a different premise. It assumes that an intelligent extraterrestrial life
(1)
form has already made contact with us and we need to formulate a reply. The competition asks school-age students to think creatively and scientifically in order to find a way to explain human life on this planet to some inquisitive aliens. I have no doubt that, if we are ever contacted by such beings, we would want to respond. I also think it is an interesting
(2)
question to pose to young people as it requires them to think about the human race and our planet as a whole. It asks students to define who we are and what we have done.

Q: I don't mean to ask this disrespectfully, but there are some experts on A.L.S. who insist that you can't possibly suffer from the condition. They say you've done far too well, in their opinion. How do you respond to this kind of speculation?

A: Maybe I don't have the most common kind of motor neuron disease, which usually kills in two or three years. It has certainly helped that I have had a job and that I have been looked after so well. I don't have much positive to say about motor neuron disease. But it taught me not to pity myself, because others were worse off and to get on with what I still could do. I'm happier now than before I developed the condition. I am lucky to be working in theoretical physics, one of the few areas in which disability is not a serious handicap.

Q: Given all you've experienced, what words would you offer someone who has been diagnosed with a serious illness, perhaps A.L.S.?

A: My advice to other disabled people would be to concentrate on things your disability doesn't prevent you doing well, and don't regret the things it interferes with. Don't be disabled in spirit, as well as physically.

Q: I'm wondering about your book "A Brief History of Time." Were you surprised by the enormous success of it? Do you believe that most of your readers understood it? Or is it enough that they were interested and wanted to? Or, in another way: what are the implications of your popular books for science education?

A: I had not expected "A Brief History of Time" to be a best seller. It was my first popular book and aroused a great deal of interest. Initially, many people found it difficult to understand. I therefore decided to try to write a new version that would be easier to follow. I took the opportunity to add material on new developments since the first book, and I left out some things of a more technical nature. This resulted in a follow-up entitled "A Briefer History of Time," which is slightly briefer, but its main claim would be to make it more accessible.

Q: Though you avoid stating your own political beliefs too openly, you entered into the health care debate here in the United States last year. Why did you do that?

A: I entered the health care debate in response to a statement in the United States press in summer 2009 which claimed the National Health Service in Great Britain would have killed me off, were I a British citizen. I felt (4) compelled to make a statement to explain the error. I am British, I live in Cambridge, England, and the National Health Service has taken great care of me for over 40 years. I have received excellent medical attention in Britain, and I felt it was important to set the record straight. I believe in universal health care. And I am not afraid to say so.

Q: Here on Earth, the last few months have just been devastating. What were your feelings as you read of earthquakes, revolutions, counter-revolutions and nuclear meltdowns in Japan? Have you been as personally shaken up as the rest of us?

A: I have visited Japan several times and have always been shown wonderful hospitality. I am deeply saddened for my Japanese colleagues and friends, who have suffered such a catastrophic event. I hope there will be a global (5) effort to help Japan recover. We, as a species, have survived many natural disasters and difficult situations, and I know that the human spirit is capable of enduring terrible hardships.

Q: If it is possible to time-travel, as some physicists claim, at least theoretically, what is the single moment in your life you would like to return to? This is another way of asking, what has been the most joyful moment you've known?

A: I would go back to 1967, and the birth of my first child, Robert. My three children have brought me great joy.

Q: I don't want to tire you out, especially if doing answers is so difficult, but I'm wondering: The speech you gave the other night in Tempe, "My Brief History," was very personal. Were you trying to make a statement on the record so that people would know who you are?

A: I hope my experience will help other people.

注：筋萎縮性側索硬化症

問 英文の内容に合うように，(1)〜(10)の質問に対する答えとして最も適したものをそれぞれ選択肢 1 〜 4 の中から選びなさい。

(1) Which of the following is the closest in meaning to the word premise?
(1)
   1. principle   2. behavior   3. attitude   4. situation

(2) Which of the following is indicated by the phrase such beings?
(2)
   1. school-age students   2. the Dear Aliens
   3. inquisitive aliens   4. humans

(3) Which of the following is the closest in meaning to the word aroused?
(3)
   1. blamed   2. caused   3. affected   4. risen

(4) Which of the following has the same use as the phrase were I a British
(4)
citizen?
   1. as I were a British citizen
   2. even though I were a British citizen
   3. if I were a British citizen
   4. when I were a British citizen

(5) Which of the following is the closest in meaning to the word

(5)<u>catastrophic?</u>

  1. terminating   2. tragic   3. devastating   4. nostalgic

(6) What does Dr. Hawking think of his daughter's idea of sending messages into space?

  1. He thinks it is inspiring for young people to make contact with outer planets.

  2. He does not think it is essential for young people to think of the relation between humans and space.

  3. He does not think it is inevitable for young people to think of who they are.

  4. He thinks it is meaningful for young people to think about humans and space.

(7) What is Dr. Hawking's advice for someone with A.L.S.?

  1. They should not think that their ability is physically limited.

  2. They should not feel that their disability prevents them from doing well.

  3. They should realize that their disability prevents them from doing well physically and mentally.

  4. They should try to develop their physical abilities.

(8) What did Dr. Hawking do after the success of his book "A Brief History of Time"?

  1. Many people learned about space and so he decided to write a new version adding new developments.

  2. Quite a few people expressed their interest in space and so he added more technical material.

  3. Many people bought his book and so he was asked to write another version with new technical developments.

  4. Quite a few people found it difficult to comprehend and so he decided to write a new easier version.

(9) Why did Dr. Hawking comment on the health care debate in the U.S.?

　1. Because he felt forced to comment on the misleading press interview about the American National Health Service.

　2. Because he was not given good care of by the British National Health Service for over 40 years.

　3. Because he felt obliged to make the comment that the press statement was incorrect.

　4. Because he did not want to get involved in the wrongful debate on the National Health Service.

(10) Which of the following best describes Dr. Hawking's comment on the disaster in Japan?

　1. He hopes that Japan will endure and become a global leader.

　2. He hopes that an effort will help Japan survive global disasters.

　3. He hopes that an effort will be made globally to help Japan recover.

　4. He hopes that Japan will change its attitude in global situations.

Ⅲ　次の英文を読み，下記の設問に答えなさい。

Inside the tree's protective outer bark is the circulatory system, consisting of two cellular pipelines that transport water, mineral nutrients, and other organic substances to all living tissues of the tree. One pipeline, called the xylem or sapwood transports water and nutrients up from the roots to the leaves. The other, the phloem or inner bark carries the downward flow of foodstuffs from the leaves to the branches, trunk, and roots. Between these two pipelines is the vascular cambium, a single-cell layer too thin to be seen by the naked eye. This is the tree's major growth organ, responsible for the
(1)
outward widening of the trunk, branches, twigs, and roots. During each growing season, the vascular cambium produces new phloem cells on its outer surface and new xylem cells on its inner surface.

Xylem cells in the roots draw water molecules into the tree, taking in hydrogen and oxygen and also carrying chemical nutrients from the soil. The xylem pipeline transports this life-sustaining mixture upward as xylem sap, all the way from the roots to the leaves. Xylem sap flows upward at rates of 15 meters per hour or faster. Xylem veins branch throughout each leaf, bringing xylem sap to thirsty cells. Leaves depend on this delivery system for their water supply because trees lose a tremendous amount of water through transpiration, evaporation of water from air spaces in the leaves. Unless the transpired water is replaced by water transported up from the roots, the leaves will wilt and eventually die.

(2)

    How a tree manages to lift several liters of water so high into the air against the pull of gravity is an amazing feat of hydraulics. Water moves through the tree because it is driven by negative pressure-tension in the leaves due to the physical properties of water. Transpiration, the evaporation of water from leaves, creates the tension that drives long-distance transport up through the xylem pipeline. Transpiration provides the pull, and the cohesion of water due to hydrogen bonding transmits the pull along the entire length of xylem. Within the xylem cell, water molecules adhere to each other and are

(3)

pulled upward through the trunk, into the branches and toward the cells and air spaces of the leaves.

    Late in the growing season, xylem cells diminish in size and develop thicker skins, but they retain their capacity to carry water. Over time the innermost xylem cells become clogged with hard or gummy waste products and

(4)

can no longer transport fluids. A similar situation occurs in clogging of arteries in the aging human body. However, since the vascular cambium manufactures healthy new xylem cells each year, the death of the old cells does not mean the death of the tree. When they cease to function as living sapwood, the dead xylem cells become part of the central column of heartwood, the supportive structure of the tree.

問　英文の内容に合うように，(1)〜(6)の各文に続くものとして最も適したものをそれぞれ選択肢１〜４の中から選びなさい。また(7)〜(10)は質問に対する答えとして最も適したものをそれぞれ選択肢１〜４の中から選びなさい。

(1) The word This refers to _____.
(1)
   1. phloem

   2. inner bark

   3. vascular cambium

   4. naked eye

(2) The word wilt is closest in meaning to _____.
(2)
   1. melt

   2. grow

   3. swell

   4. sag

(3) The phrase adhere to is closest in meaning to _____.
(3)
   1. depend on

   2. stick to

   3. warm up

   4. respond to

(4) The word gummy is closest in meaning to _____.
(4)
   1. sticky

   2. liquid

   3. smelly

   4. fluffy

(5) It can be inferred from paragraph 1 that the xylem is located _____.

   1. on the surface of the outer bark

   2. inside the phloem and the vascular cambium

   3. next to the inner bark

   4. between the vascular cambium and the phloem

(6) All of the following are functions of the xylem EXCEPT _____.

   1. transporting food from the leaves to the trunk

   2. taking in chemical nutrients from the soil

3. forming part of the tree's structural support

4. moving water upward through the trunk

⑺ What are the primary components of the tree's circulatory system?

1. Water, minerals, and organic substances

2. Xylem and phloem

3. Leaves, branches, and trunk

4. Roots and heartwood

⑻ What can be inferred from paragraph 2 about xylem sap?

1. It is composed mainly of water.

2. It causes water loss by transpiration.

3. It gives leaves their green color.

4. It is manufactured in the leaves.

⑼ Why is the process of transpiration essential to the tree's circulatory system?

1. It supplies the hydrogen and oxygen that trees need to live and grow.

2. It produces new phloem and xylem in the trunk, branches, and roots.

3. It causes the negative pressure that moves water through the xylem.

4. It replaces the water vapor that is lost through the leaves' air spaces.

⑽ Why does the author mention arteries in the aging human body in paragraph 4?

1. To show that trees and people get the same diseases.

2. To imply that trees might provide a solution to human problems.

3. To compare what happens in two ageing circulatory systems.

4. To explain the cause of death in most trees.

Ⅳ 次の英文を読み，下記の設問に答えなさい。

A critically ill patient lies on a hospital bed, his condition taking a turn for the worse. Suddenly, he feels himself rising up out of his body and floating toward a bright light. But he panics and returns to his body. Later, his doctors (1) him he was clinically dead for two minutes. What happened to this man? Like millions of other people, he has undergone a near-death experience.

Accounts of this type of incident date back thousands of years, all sharing common traits to link them together. The experience begins with some sort of injury or illness (2) people to the brink of death, followed by a feeling of great peace and the sensation of rising out of their bodies. They proceed to move through a tunnel toward a bright light, entering into another realm where they encounter an intelligent being who (3) with them. At this point, they are either commanded to return to their bodies, or they choose to move away from the light, and the experience ends.

Supernatural (4) of these experiences differ based on prevailing cultural beliefs of life after death. A basic view on the experience might regard the voices in the light (5) departed loved ones or creatures from another dimension trying to communicate with us.

But from a religious point of view, it would appear that the person's soul had briefly departed their body to journey through the border between a real world and the afterlife, (6) God, angels or some other form of deity, before returning.

A more scientific explanation centers (7) the way our brain deals with the information it receives from our senses. When a person is near death, the brain can malfunction and misread the data it receives. A lack of oxygen can be misinterpreted as a floating sensation, while an overload of visual information is seen as a bright, white light. The feeling of calmness has been attributed (8) an increase in endorphin[注1] levels triggered by the brain during traumatic[注2] events. Later, as patients try to understand what has happened, they filter the (9) through their belief systems and come up with startlingly similar tales.

There is no way to know for certain whether a near-death experience is really a glimpse into the afterlife or just a trauma-induced hallucination.[注3] But it is possible that this curious (10) can be helpful for human beings to understand more about the mysteries of death.

注1：エンドルフィン

注2：心的外傷を引き起こす

注3：心的外傷に誘発された幻覚症状

問　空所（ 1 ）〜（ 10 ）を補うのに最も適したものをそれぞれ選択肢1〜4の中から選びなさい。

(1)　1. criticize　　2. inform　　3. warn　　4. observe

(2)　1. being brought　2. brought　　3. to bring　　4. bringing

(3)　1. communicates　2. contacts　　3. transmits　　4. serves

(4)　1. criticisms　　　　　　　　　2. resolutions

　　　3. interpretations　　　　　　4. symptoms

(5)　1. as　　2. for　　3. with　　4. to

(6)　1. loving　　　　　　　　　　　2. having

　　　3. leaving　　　　　　　　　　4. encountering

(7)　1. to　　2. in　　3. on　　4. with

(8)　1. in　　2. with　　3. to　　4. for

(9)　1. expression　　　　　　　　　2. experience

　　　3. explanation　　　　　　　　4. experiment

(10)　1. phenomenon　2. thing　　3. occasion　　4. case

V　自由英作文問題

下記のテーマについて，英語で自分の考えを述べなさい。書体は活字体でも筆記体でもよいが，解答は所定の範囲内に収めなさい。

In English, write an essay about what we can do to help conserve resources, such as clean water, energy, and trees.

数　学

問題　　24年度

I　☐☐☐に適する解答をマークせよ。ただし，それぞれの問題で同じ記号の
☐☐☐には同一の値がはいる。

(1) さいころを3回投げたとき，出た目の積について確率を考える。

3の倍数になる確率は $\dfrac{アイ}{ウエ}$ であり，奇数でかつ3の倍数にならない

確率は $\dfrac{オ}{カキ}$ である。これなどによって，6の倍数になる確率は

$\dfrac{クケコ}{サシス}$ である。

(2) $y = |ax^2 + bx + c| + dx^2 + ex + f$ は，区間 $[\boxed{アイ}, \boxed{ウ}]$ では

$y = -(x+1)(x-5)$ となり，それ以外の区間では $y = 3(x+1)(x-1)$ と

なる。

このとき $a = \boxed{エ}$ ，$b = \boxed{オカ}$ ，$c = \boxed{キク}$ ，

$d = \boxed{ケ}$ ，$e = \boxed{コ}$ ，$f = \boxed{サ}$ である。

(3) x 軸を準線とし $y = x$ に $(3, 3)$ で接している放物線がある。焦点の座標は

$(\boxed{ア}, \boxed{イ})$ であり，放物線の方程式を $y = ax^2 + bx + c$ とす

ると，$a = \dfrac{ウ}{エ}$ ，$b = \boxed{オ}$ ，$c = \dfrac{カ}{キ}$ である。

(4) 行列 A と行列 $B = \begin{pmatrix} 1 \\ 1 \end{pmatrix}$ の積が $AB = \begin{pmatrix} \dfrac{2}{3} \\ \dfrac{2}{3} \end{pmatrix}$ となり，行列 A と

行列 $C = \begin{pmatrix} 1 \\ -1 \end{pmatrix}$ の積が，$AC = \begin{pmatrix} \dfrac{4}{3} \\ -\dfrac{2}{3} \end{pmatrix}$ となる。このとき

$$A(B+C) = \left(\dfrac{\boxed{\text{ア}}}{\boxed{\text{イ}}} \right) \text{であり,} \quad A(B-C) = \left(\dfrac{\dfrac{\boxed{\text{ウエ}}}{\boxed{\text{オ}}}}{\dfrac{\boxed{\text{カ}}}{\boxed{\text{キ}}}} \right) \text{であるので,}$$

$$A = \left(\begin{array}{c} \boxed{\text{ク}} \quad \dfrac{\boxed{\text{ケコ}}}{\boxed{\text{サ}}} \\ \boxed{\text{シ}} \quad \dfrac{\boxed{\text{ス}}}{\boxed{\text{セ}}} \end{array} \right) \text{である。}$$

行列 $D = \begin{pmatrix} 7 \\ 3 \end{pmatrix} = \boxed{\text{ソ}} \; B + \boxed{\text{タ}} \; C$ であることに注意すると,

$$AD = \left(\dfrac{\boxed{\text{チ}}}{\boxed{\text{ツ}}} \right) \text{となる。} \quad A^2 D, \; A^3 D, \; A^4 D, \; \cdots \text{と求めていくと}$$

$$\boxed{\text{テ}} \; B + \boxed{\text{ト}} \; C = \left(\dfrac{\boxed{\text{ナ}}}{\boxed{\text{ニ}}} \right) \text{に近づいていく。}$$

(5) $y = x^2$ で表される放物線上の点 $A(t, \; t^2)$ における法線の方程式は $y = -\dfrac{1}{2t} x + \dfrac{1}{2} + t^2$ と表される。同様に $(t+h, \; (t+h)^2)$ における法線をとり，二つの法線の交点を考える。$h \to 0$ としたときの交点を，点 A の曲率中心と呼ぶ。点 $A(t, \; t^2)$ での曲率中心は $(x(t), \; y(t)) = (at^b, ct^d + e)$ とおくと，$a = \boxed{\text{アイ}}$，$b = \boxed{\text{ウ}}$，$c = \boxed{\text{エ}}$，$d = \boxed{\text{オ}}$，

$e = \dfrac{\boxed{\text{カ}}}{\boxed{\text{キ}}}$ であり，$\displaystyle\int_0^{\sqrt{2}} \sqrt{\left(\dfrac{dx}{dt} \right)^2 + \left(\dfrac{dy}{dt} \right)^2} \, dt = \boxed{\text{クケ}}$ であり，これは t を 0 から $\sqrt{2}$ まで動かしたときの曲率中心の軌跡の長さを表している。

Ⅱ $\boxed{}$ に適する解答をマークせよ。

座標平面において，直線の方程式 $4x + 3y - 5 = 0$ について考える。この直線上に始点と終点を持つすべてのベクトルはベクトル $\vec{a} = (4, \; \boxed{\text{ア}})$ と直交する。原点 O を始点としてこの直線上に終点を持つベクトルを $\vec{b}$ とおくと，$\vec{a} \cdot \vec{b} = \boxed{\text{イ}}$ となる。ここで点 $C(1, \; -1)$，$\vec{c} = \overrightarrow{OC}$ とおく。C を始

点とし，終点をこの直線上に持つベクトルで長さが1番短いベクトルを考える。このとき，その終点の位置ベクトルは $\vec{c} + t\vec{a}$ という形をしているので，

$$t = \frac{\boxed{\text{ウ}}}{\boxed{\text{エオ}}}$$

と求まる。したがって，点Cとこの直線との距離は $\dfrac{\boxed{\text{カ}}}{\boxed{\text{キ}}}$ である。

次に，座標空間において $\vec{d} = (1, \ -1, \ 2)$，$\vec{e} = (1, \ 2, \ -2)$，$\vec{p} = (3, \ 1, \ 1)$ とおく。ここで，任意の実数 k で，$k\vec{d}$ で表されるベクトルの終点の全体は，原点を通る直線を表す。また，$\vec{p} + k\vec{e}$ は，点 $(3, \ 1, \ 1)$ を通る直線を表す。この2つの直線から1点ずつを取り，その2点を結んだ線分を考える。そのような線分の長さの最小値をこの2直線の距離と呼ぶことにしよう。ここで，$\vec{d}$ と $\vec{e}$ に直交するようなベクトル $\vec{f} = \left(1, \ \boxed{\text{クケ}}, \ \dfrac{\boxed{\text{コサ}}}{\boxed{\text{シ}}}\right)$ を取

る。すると，$\vec{f} \cdot \vec{p} = \dfrac{\boxed{\text{スセ}}}{\boxed{\text{ソ}}}$ となる。したがって，この2直線の距離は

$$\frac{\sqrt{\boxed{\text{タチ}}}}{\boxed{\text{ツテ}}}$$

となる。

Ⅲ 次の問いに答えよ。

(1) 虚数 $\alpha = a + bi$ に対し虚数 $a - bi$ のことを何というか。

(2) $f(x)$ を x の実数係数の n 次多項式とする。虚数 $\alpha = a + bi$ に対し $f(\alpha) = 0$ とする。このとき，多項式 $f(x)$ は $x^2 - 2ax + (a^2 + b^2)$ で割り切れることを示せ。

(3) $f(x)$ を最高次の係数が1である x の実数係数の n 次多項式とする。このとき，n 個の $x + \alpha$（α は複素数）の形の因子の積で表せることが知られている。このとき，α が虚数であるような因子の数は常に偶数となることを示せ。

物理

問題　24年度

Ⅰ 以下の問題(第1問〜第3問)の答えをマークシートに記せ。

第1問 次の問い(問1〜問5)に答えよ。〔解答番号 1 〜 9 〕

問1 天井に固定された滑車の下にある動滑車に人の乗るゴンドラが付けられ、図1のように、滑車にかけた1本の綱の一端を人が引っ張って静止している。人の質量をM、ゴンドラの質量をm、滑車と綱の質量および摩擦は無視でき、綱は滑車にかかっている部分を除きすべて鉛直になっているものとする。下の問い((a), (b))に答えよ。

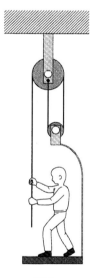

図1

(a) 人が綱を引いている力の大きさはいくらか。正しいものを、次の①〜⑩のうちから一つ選べ。ただし、重力加速度の大きさをgとする。

1

① mg　　　② Mg　　　③ $\frac{1}{2}mg$

④ $\frac{1}{2}Mg$　　　⑤ $\frac{1}{3}mg$　　　⑥ $\frac{1}{3}Mg$

⑦ $(M+m)g$　　　⑧ $\frac{1}{2}(M+m)g$　　　⑨ $\frac{1}{3}(M+m)g$

⑩ $\left(\frac{1}{3}M+\frac{1}{2}m\right)g$

(b) このとき，ゴンドラの床から人が離れないためには，M と m の間には，

$$\boxed{2} \geqq 0$$

の関係が成り立たなければならない。$\boxed{2}$ に入れるのに正しい式を，次の①〜⑧のうちから一つ選べ。

① $M-m$ ② $m-M$ ③ $M-2m$
④ $2M-m$ ⑤ $2M-3m$ ⑥ $M-3m$
⑦ $3M-2m$ ⑧ $3M-m$

問2 なめらかな水平面上で，x 軸上を速さ 4 m/s で正の向きに進む質量 2 kg の物体 A と，y 軸上を速さ 10 m/s で正の向きに進む質量 1 kg の物体 B とが座標軸の原点で衝突し，衝突後の A は速さ 2 m/s で y 軸上を正の向きに進んだ。B の衝突後の速度の x 成分と y 成分は，それぞれいくらか。正しいものを，下の①〜⑩のうちから一つずつ選べ。

B の衝突後の速度の x 成分は $\boxed{3}$ m/s
B の衝突後の速度の y 成分は $\boxed{4}$ m/s

① 1 ② 2 ③ 3 ④ 4 ⑤ 5
⑥ 6 ⑦ 7 ⑧ 8 ⑨ 9 ⑩ 10

問3 シャボン玉の美しい虹色は，光の反射・屈折・干渉の性質による。図2のように，シャボン膜の表面で反射する光と裏面で反射する光の道筋に経路差が生じる。その経路差によって，干渉して強めあう光の波長が異なり，見える色が変わる。シャボン膜の屈折率を n として，下の問い((a)，(b))に答えよ。

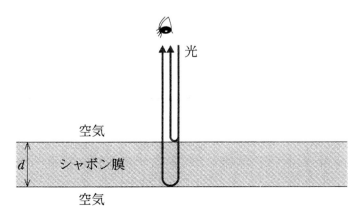

図2

(a) 光の速さは物質中で遅くなり，屈折率 n の物質中では真空中の光速の $\frac{1}{n}$ 倍となる。では，真空中で波長 λ の光は，屈折率 n のシャボン膜の中で波長はいくらになるか。正しいものを，次の①～⑨のうちから一つ選べ。　5

①　λ　　　②　$\frac{\lambda}{2}$　　　③　2λ　　　④　$n\lambda$　　　⑤　$2n\lambda$

⑥　$\frac{\lambda}{n}$　　　⑦　$\frac{\lambda}{2n}$　　　⑧　$\frac{n\lambda}{2}$　　　⑨　$\frac{2\lambda}{n}$

(b) 前問(a)の光が図2のように厚さ d のシャボン膜で干渉して強めあう条件として，正しいものを，次の①～⑨のうちから一つ選べ。ただし，m は整数である。　6

①　$2d = m\lambda$　　　　　　　　②　$2nd = m\lambda$

③　$\frac{2d}{n} = m\lambda$　　　　　　　④　$2d = \left(m + \frac{1}{2}\right)\lambda$

⑤　$2nd = \left(m + \frac{1}{2}\right)\lambda$　　　⑥　$\frac{2d}{n} = \left(m + \frac{1}{2}\right)\lambda$

⑦　$2d = \left(m + \frac{n}{2}\right)\lambda$　　　⑧　$2nd = \left(m + \frac{n}{2}\right)\lambda$

⑨　$\frac{2d}{n} = \left(m + \frac{n}{2}\right)\lambda$

問 4　真空中で xyz 座標の $0 \leqq x \leqq d$ の範囲内に，強さ E の一様な電界を y 軸の正の向きにかける。いま，質量 m，電荷 q の正イオンが，x 軸上を負の方向から速さ v で飛んできて，電界がかけてある領域を通過して飛んでいく。重力は考えなくてよいとして，次の問い((a), (b))に答えよ。

(a) 電界がかけてある $0 \leqq x \leqq d$ の領域を通過後，x 座標が $x = 2d$ になった瞬間の正イオンの y 座標はいくらか。正しいものを，次の①～⑩のうちから一つ選べ。

$y = $　7

①　$\frac{qEd^2}{2mv^2}$　　　　　②　$\frac{qEd^2}{mv^2}$　　　　　③　$\frac{3qEd^2}{2mv^2}$

④　$\frac{2qEd^2}{mv^2}$　　　　　⑤　$\frac{5qEd^2}{2mv^2}$　　　　　⑥　$d + \frac{qEd^2}{2mv^2}$

⑦ $d + \dfrac{qEd^2}{mv^2}$　　　⑧ $d + \dfrac{3\,qEd^2}{2\,mv^2}$　　　⑨ $d + \dfrac{2\,qEd^2}{mv^2}$

⑩ $d + \dfrac{5\,qEd^2}{2\,mv^2}$

(b)　電界がかけてある $0 \leqq x \leqq d$ の範囲内に，さらに磁束密度 B の一様な磁界を z 軸の正の向きにかけた。x 軸上を負の方向から速さ v で飛んできた正イオンが，x 軸上を直進して正の方向に飛び去るとき，v はいくらか。正しいものを，次の①～⑩のうちから一つ選べ。

$v = \boxed{8}$

①　$\dfrac{E}{B}$　　　②　$\dfrac{2\,E}{B}$　　　③　$\dfrac{qBd}{m}$　　　④　$\dfrac{2\,qBd}{m}$

⑤　$\sqrt{\dfrac{E}{B}}$　　　⑥　$\sqrt{\dfrac{2\,E}{B}}$　　　⑦　$\sqrt{\dfrac{qEd}{m}}$　　　⑧　$\sqrt{\dfrac{2\,qEd}{m}}$

⑨　$\dfrac{\sqrt{q^2B^2d^2 + 2\,mqEd}}{m}$　　　⑩　$\dfrac{\sqrt{q^2B^2d^2 - mqEd}}{m}$

問5　外部と熱の出入りがない容器の中に液体が入っている。容器と液体は熱平衡にあり温度は T_0 であった。容器の中の液体に熱量 Q を加えたところ容器と液体の温度は T_1 になった。さらにこの中に温度 T，質量 M の金属を入れたところ，容器と液体と中に入れた金属全体の温度は T_2 になった。このとき，中に入れた金属の比熱を表す式は $\boxed{9} \times \dfrac{Q}{M}$ となる。

$\boxed{9}$ に入れる式として正しいものを，次の①～⑥のうちから一つ選べ。

①　$\dfrac{T_1 - T_0}{(T - T_2)(T_2 - T_1)}$　　　②　$\dfrac{T_2 - T_1}{(T_1 - T_0)(T - T_2)}$

③　$\dfrac{T - T_2}{(T_2 - T_1)(T_1 - T_0)}$　　　④　$\dfrac{T_1 - T_0}{(T - T_1)(T_2 - T_1)}$

⑤　$\dfrac{T_2 - T_1}{(T_1 - T_0)(T - T_1)}$　　　⑥　$\dfrac{T - T_2}{(T - T_1)(T_1 - T_0)}$

第2問　図1のように空気中に，絶縁被覆した導線を一様に巻いた断面積 S，長さ ℓ，単位長さあたりの巻数 n_1 のソレノイドコイル1があり，その上から単位長さあたりの巻数 n_2 のソレノイドコイル2を，コイル1と同じ長さ ℓ になるように巻き付けた。ただし，$n_1 > n_2$ とし，コイル1の両端の端子を a_1，b_1，コイル2の両端の端子を a_2，b_2 とする。コイル1の自己インダク

タンスをL_1，コイル2の自己インダクタンスをL_2，コイル1とコイル2の相互インダクタンスをMで表す。空気の透磁率をμとし，コイル1およびコイル2の内部にできる磁界は一様であるとして，下の問い(**問1～問5**)に答えよ。〔解答番号 1 ～ 7 〕

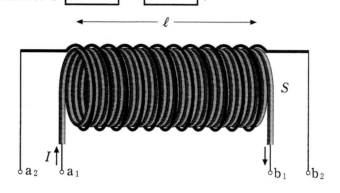

図1

問1 コイル1に電流Iを流すとき(図1)，コイル1の内部の磁束密度はどのように表されるか。正しいものを，次の①～⑧のうちから一つ選べ。 1

① $\mu n_1 I$ ② $\mu n_1 \ell I$ ③ $\mu \dfrac{n_1}{S} I$ ④ $\mu \dfrac{n_1}{\ell} I$

⑤ $n_1 I$ ⑥ $n_1 \ell I$ ⑦ $\dfrac{n_1}{S} I$ ⑧ $\dfrac{n_1}{\ell} I$

問2 コイル1に図1の矢印の向きに流す電流Iを時間Δtの間にΔIだけ増加させるとき，コイル2の端子b_2に対する端子a_2の電位は，コイル1とコイル2の相互インダクタンスMを用いてどのように表されるか。正しいものを，次の①～⑧のうちから一つ選べ。 2

① $MI\Delta I$ ② $-MI\Delta I$ ③ $\dfrac{M}{2}\Delta I \Delta t$

④ $-\dfrac{M}{2}\Delta I \Delta t$ ⑤ $M\dfrac{\Delta I}{\Delta t}$ ⑥ $-M\dfrac{\Delta I}{\Delta t}$

⑦ $\dfrac{M}{2}\left(\dfrac{\Delta I}{\Delta t}\right)^2$ ⑧ $-\dfrac{M}{2}\left(\dfrac{\Delta I}{\Delta t}\right)^2$

問3 コイル1を流れる電流が変化すると**問1**の磁束密度が変化して，コイル2に誘導起電力が生じる。この誘導起電力を**問2**の結果と比較してコイル1とコイル2の相互インダクタンスMを求めると，Mはいくらか。また，同様

にしてコイル1の自己インダクタンス L_1 を求めると，L_1 はいくらか。正しいものを，下の①〜⑧のうちから一つずつ選べ。

$M = \boxed{3}$

$L_1 = \boxed{4}$

① $\mu n_1 S$　　② $\mu n_1^2 S$　　③ $\mu n_1^2 \ell S$　　④ $\mu \dfrac{n_1^2}{\ell} S$

⑤ $\mu n_2 S$　　⑥ $\mu n_1 n_2 S$　　⑦ $\mu n_1 n_2 \ell S$　　⑧ $\mu \dfrac{n_1 n_2}{\ell} S$

問4 コイル2の両端の端子 a_2，b_2 が図1のようにどこにもつながっていない場合には，**問2**のように電流を増加させるときに外部からする仕事が，コイル1のエネルギーとして蓄えられる。いま，図2のように，コイル1の端子 b_1 をコイル2の端子 a_2 と導線でつないでからコイル1，2に電流 I を流すと，二つのコイルに蓄えられるエネルギーの合計はいくらか。また，図3のように，コイル1の端子 b_1 をコイル2の端子 b_2 と導線でつないでからコイル1，2に電流 I を流すと，二つのコイルに蓄えられるエネルギーの合計はいくらか。正しいものを，下の①〜⑨のうちから一つずつ選べ。

図2の二つのコイルに蓄えられるエネルギーの合計は $\boxed{5}$

図3の二つのコイルに蓄えられるエネルギーの合計は $\boxed{6}$

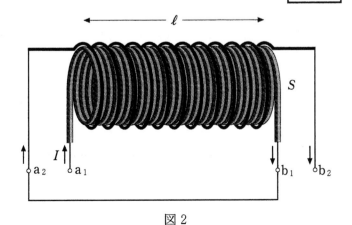

図2

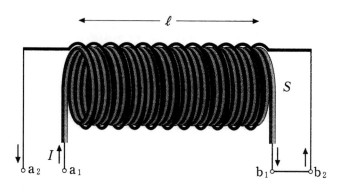

図3

① $\frac{1}{2}MI^2$　　　　② $\frac{1}{2}(L_1-L_2)I^2$

③ $\frac{1}{2}(L_1+L_2)I^2$　　　　④ $\frac{1}{2}(L_1-L_2+M)I^2$

⑤ $\frac{1}{2}(L_1+L_2-M)I^2$　　　　⑥ $\frac{1}{2}(L_1+L_2+M)I^2$

⑦ $\frac{1}{2}(L_1-L_2+2M)I^2$　　　　⑧ $\frac{1}{2}(L_1+L_2-2M)I^2$

⑨ $\frac{1}{2}(L_1+L_2+2M)I^2$

問5 図3の場合のコイル1の内部の磁束密度の大きさは，**問1**の磁束密度の大きさの何倍か。正しいものを，次の①〜⑨のうちから一つ選べ。

　　[7] 倍

① $\frac{n_2}{n_1}$　　　　② $\frac{n_1-n_2}{n_1}$　　　　③ $\frac{n_1+n_2}{n_1}$

④ $n_2\ell$　　　　⑤ $\frac{n_2^2}{n_1}\ell$　　　　⑥ $\frac{n_1^2-n_2^2}{n_1}\ell$

⑦ $\frac{n_1^2+n_2^2}{n_1}\ell$　　　　⑧ $\frac{(n_1-n_2)^2}{n_1}\ell$　　　　⑨ $\frac{(n_1+n_2)^2}{n_1}\ell$

第3問 熱を通さないシリンダーと，熱を通さない断面積S，質量Mのピストンがある。シリンダーとピストンの間から気体はもれず，ピストンはなめらかに動くものとする。シリンダー内部には圧力p，温度Tの理想気体があり，ピストンはシリンダーの底面から高さLで静止している(図1)。気体の定積モル比熱をC_V，重力加速度の大きさをg，気体定数をR，外気の大気圧は無視できるものとして，下の問い(**問1**〜**問5**)に答えよ。

〔解答番号　[1] 〜 [5] 〕

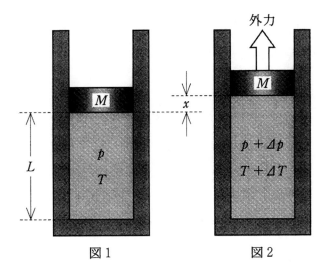

問1 図1のように，ピストンにはたらく重力と気体の圧力による力がつり合っているとき，シリンダー内部の気体の圧力 p はいくらか。正しいものを，次の①～⑥のうちから一つ選べ。

$p = \boxed{1}$

① Mg ② MgL ③ MgS

④ $\dfrac{Mg}{S}$ ⑤ $\dfrac{Mg}{L}$ ⑥ $\dfrac{Mg}{LS}$

問2 ピストンが静止している状態から，ピストンに外力を加えてわずかな距離 x だけ持ち上げたところ(図2)，理想気体の圧力と温度は，それぞれ，$p + \Delta p$，$T + \Delta T$ になった。状態方程式を用いると，圧力の変化の割合 $\dfrac{\Delta p}{p}$ と温度の変化の割合 $\dfrac{\Delta T}{T}$ の間には，$\dfrac{\Delta p}{p} = \boxed{2}$ の関係がある。$\boxed{2}$ に入れるのに正しい式を，次の①～⑧のうちから一つ選べ。ただし，a，b が1に対してじゅうぶん小さいとき，$(1+a)(1+b) \fallingdotseq 1 + a + b$ と近似してよい。

① $\dfrac{\Delta T}{T} + \dfrac{x}{L}$ ② $\dfrac{\Delta T}{T} - \dfrac{x}{L}$ ③ $\dfrac{\Delta T}{T} + \dfrac{xL}{S}$

④ $\dfrac{\Delta T}{T} - \dfrac{xL}{S}$ ⑤ $-\dfrac{\Delta T}{T} + \dfrac{x}{L}$ ⑥ $-\dfrac{\Delta T}{T} - \dfrac{x}{L}$

⑦ $-\dfrac{\Delta T}{T} + \dfrac{xL}{S}$ ⑧ $-\dfrac{\Delta T}{T} - \dfrac{xL}{S}$

問3 熱の出入りはないので，ピストンを x だけ持ち上げると気体は断熱変化す

る。このとき温度変化の割合 $\dfrac{\varDelta T}{T}$ はどのように表されるか。正しいものを，次の①〜⑧のうちから一つ選べ。

$$\dfrac{\varDelta T}{T} = \boxed{3}$$

① $-\dfrac{R}{C_V L}x$ ② $\dfrac{R}{C_V L}x$ ③ $-\dfrac{C_V}{RL}x$

④ $\dfrac{C_V}{RL}x$ ⑤ $-\dfrac{R}{(C_V + R)L}x$ ⑥ $\dfrac{R}{(C_V + R)L}x$

⑦ $-\dfrac{C_V + R}{RL}x$ ⑧ $\dfrac{C_V + R}{RL}x$

問 4 このときピストンに加えている鉛直方向の外力の大きさはいくらか。正しいものを，次の①〜⑧のうちから一つ選べ。 $\boxed{4}$

① $\dfrac{RMg}{C_V L}x$ ② $\dfrac{RMgL}{C_V S}x$ ③ $\dfrac{C_V Mg}{RL}x$

④ $\dfrac{C_V MgL}{RS}x$ ⑤ $\dfrac{C_V Mg}{(C_V + R)L}x$ ⑥ $\dfrac{C_V MgL}{(C_V + R)S}x$

⑦ $\dfrac{(C_V + R)Mg}{C_V L}x$ ⑧ $\dfrac{(C_V + R)MgL}{C_V S}x$

問 5 ピストンに加えていた外力を取り去れば，ピストンは単振動を始める。このときの単振動の周期はいくらか。正しいものを，次の①〜⑧のうちから一つ選べ。 $\boxed{5}$

① $2\pi\sqrt{\dfrac{C_V L}{gR}}$ ② $2\pi\sqrt{\dfrac{C_V S}{gLR}}$

③ $2\pi\sqrt{\dfrac{RL}{gC_V}}$ ④ $2\pi\sqrt{\dfrac{RS}{gC_V L}}$

⑤ $2\pi\sqrt{\dfrac{(C_V + R)L}{gC_V}}$ ⑥ $2\pi\sqrt{\dfrac{(C_V + R)S}{gC_V L}}$

⑦ $2\pi\sqrt{\dfrac{C_V L}{g(C_V + R)}}$ ⑧ $2\pi\sqrt{\dfrac{C_V S}{g(C_V + R)L}}$

$\boxed{\text{II}}$ 次の問いに答えよ。解答用紙の所定の欄には，結果だけでなく考え方と途中の式も示せ。

小惑星探査機「はやぶさ」は，小惑星イトカワの砂を持ち帰って来た。図1の太線ははやぶさの軌道で，地球の公転軌道上の点Aで地球を出発し，イトカワの

公転軌道上の点Cでイトカワの砂を採取して地球に帰ってきた。点Aから点Cまでの運動について下の問い(**問 1 ～問 3**)に答えよ。

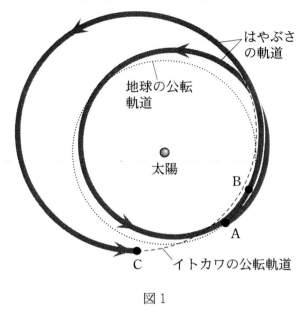

図1

問 1 はやぶさはロケットに格納され，図1の点Aで地球から打ち上げられた。ロケットエンジンは燃料を噴射すると，その逆方向にロケットが進む力を与える。次の問い((a), (b))に答えよ。

(a) 鉛直上向きにロケットを加速したとき，エンジンが与える力の大きさを F，上向きの加速度を a，ロケットの質量を M，重力加速度の大きさを g として運動方程式を書け。ただし，空気抵抗は無視する。

(b) 打ち上げられてから10秒後のロケットの速さは時速何kmか。ただしこの間，F と M の値は変化しないと仮定し，$F = 4.0 \times 10^6$ N，$M = 2.0 \times 10^5$ kg，$g = 9.8$ m/s^2 として，有効数字2桁で求めよ。

問 2 図1の点Aでロケット先端部から飛び出したはやぶさは，地球の公転軌道の近くを地球の後追いをするように太線に沿って太陽のまわりを1周した。そしてイトカワへ向かう新たな軌道に乗るため，図1の点Bで再び地球に接近して，燃料を使わずに速度を上げることのできる「地球スウィングバイ」という航法を行った。次の問い((a), (b))に答えよ。

(a) まず，このスウィングバイを地球の観測者が見た様子を考えてみよう。

図2のように，地球に接近してきたはやぶさは，地球に最接近してから方向を変えて地球を遠ざかってゆく。地球の中心からじゅうぶん離れた距離 r_0 の位置におけるはやぶさの速度を，地球に接近するときと遠ざかるとき，それぞれ $\vec{u_i}$ と $\vec{u_f}$ とする。スウィングバイの間，力学的エネルギーは保存するとしよう。このとき $|\vec{u_i}| = |\vec{u_f}|$ が成り立つ。地球に最接近したときの速さ $|\vec{u_m}|$ を，r_0，$\vec{u_i}$，地球の中心から最接近点までの距離 r_m，地球の質量 M_E，万有引力定数 G を用いて表せ。

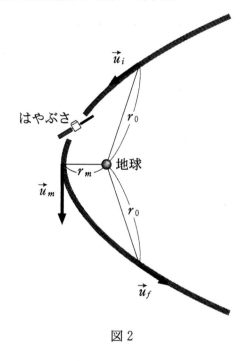

図2

(b) 次に太陽から見た図2の様子を考えてみよう。図1の点Bで，はやぶさは地球の公転軌道からイトカワの公転軌道へ乗りうつる。このとき，はやぶさは地球の重力によって運動すると同時に，地球の公転運動に引っ張られて一気に速度を変える。図2の $\vec{u_i}$，$\vec{u_f}$ を太陽から見ると $\vec{v_i}$，$\vec{v_f}$ になるとする。ただしこの間，地球の公転の速度は一定とみなし，この速度を $\vec{V}$ とする。

では，$|\vec{v_f}|$ が最大となるような $\vec{u_i}$，$\vec{u_f}$，$\vec{V}$ の関係を求めてみよう。解答用紙に，$\vec{V}$ と $\vec{u_f}$ のなす角が θ の場合の $\vec{u_i}$，$\vec{u_f}$，$\vec{V}$ の関係が図示されている。この図に $\vec{v_i}$ と $\vec{v_f}$ を表すベクトルをかき加えよ。この図において，$|\vec{v_f}|$ が最大となる θ はいくらか。またこのときの $|\vec{v_f}|$ の値を，$|\vec{V}| = 30$ km/s, $|\vec{u_i}| = |\vec{u_f}| = 4$ km/s とした場合に求めよ。

問 3 小惑星イトカワも太陽の重力(万有引力)を向心力として公転している。イトカワの公転軌道を円軌道とみなしたとき,イトカワの公転周期 T を,円軌道の半径 R,太陽の質量 M_S,万有引力定数 G を用いて表せ。

化　学

問題

24年度

必要なら次の値を用いなさい。原子量：H ＝ 1.0，Li ＝ 6.9，C ＝ 12.0，N ＝ 14.0，O ＝ 16.0，S ＝ 32.1，Cl ＝ 35.5，Cu ＝ 63.5，Zn ＝ 65.4，Ba ＝ 137，Pt ＝ 195，Pb ＝ 207。アボガドロ定数：6.02×10^{23} /mol，気体定数：8.31×10^3 Pa・L/(K・mol)，ファラデー定数：9.65×10^4 C/mol。すべての気体は理想気体として扱うものとする。

I 以下の問題(**第1問**から**第4問**)の答えをマークシートに記しなさい。

第1問 次の各問いに答えなさい。[解答番号 　1　 ～ 　6　]

問 1 次のA〜Hの化合物がある。

(A) KCl (B) $CaCO_3$ (C) CH_3Cl (D) $CuCl_2$

(E) SiO_2 (F) $(NH_4)_2SO_4$ (G) $CH_2=CHCl$ (H) CH_3COONa

塩化アンモニウムと同じようにイオン結合と共有結合の両方からなっているものはどれか。正しい組み合わせを①〜⑧の中から一つ選びなさい。
　1　

① A，D ② B，H ③ B，F ④ A，C，E
⑤ B，C，G ⑥ B，F，H ⑦ E，F，H ⑧ B，F，G

問 2 以下の性質を示す固体A，B，C，Dがある。

物質	融点(℃)	沸点(℃)	固体状態での電気伝導性	液体状態での電気伝導性	水への溶解性
A	81	218	な　し	な　し	溶けない
B	801	1413	な　し	あ　り	溶ける
C	1538	2862	あ　り	あ　り	溶けない
D	1650	2230	な　し	な　し	溶けない

A，B，C，Dはそれぞれ(イ)イオン結晶，(ロ)分子結晶，(ハ)共有結合の結晶，(ニ)金属の結晶，のいずれかに相当する。最も適切な組み合わせを①〜⑧の中から一つ選びなさい。　2

	A	B	C	D
①	イ	ロ	ハ	ニ
②	イ	ロ	ニ	ハ
③	ロ	イ	ハ	ニ
④	ロ	イ	ニ	ハ
⑤	ハ	ニ	イ	ロ
⑥	ハ	イ	ロ	ニ
⑦	ニ	ハ	ロ	イ
⑧	ニ	ロ	イ	ハ

問 3 コロイドについての文章(イ)〜(ニ)のうち間違いを含まないものの組み合わせを①〜⑩の中から一つ選びなさい。 ☐3

(イ) コロイド溶液を顕微鏡で観察した時に見える粒子の不規則な動きはブラウン運動と呼ばれ，コロイド粒子自身の熱運動によって生じる。

(ロ) コロイド溶液を冷却したり加熱したりした時に，流動性を失って全体が固まったものをゾルという。

(ハ) 疎水コロイドは少量の電解質によって沈殿させることが出来るが，同じ濃度では加えるイオンの価数が小さい方が有効である。

(ニ) 親水コロイドに多量の電解質を加えると，水和している水が取り除かれコロイド粒子が沈殿することを塩析という。

① イ	② ロ	③ ハ	④ ニ
⑤ イ，ロ	⑥ イ，ハ	⑦ イ，ニ	⑧ ロ，ハ
⑨ ロ，ニ	⑩ ハ，ニ		

問 4 次の(イ)〜(ホ)の操作でおこる pH 変化は(A)〜(C)のいずれかである。その組み合わせとして正しいものを①〜⑧の中から一つ選びなさい。ただし，操作中の温度は一定であり，溶液の体積変化は無視できるとする。 ☐4

【操作】

(イ) 水に酸化カルシウムを溶かす。

(ロ) 塩化ナトリウム水溶液を電気分解したときの陰極付近の電解液。

(ハ) 希塩酸に塩化ナトリウムを溶かす。

(ニ) 酢酸水溶液に酢酸ナトリウムを溶かす。

(ホ) 水に塩素を溶かす。

【pH 変化】

(A) 大きくなる。

(B) ほとんど変化がない。

(C) 小さくなる。

	イ	ロ	ハ	ニ	ホ
①	A	C	C	C	B
②	A	A	B	A	C
③	A	C	B	C	A
④	B	C	A	B	B
⑤	B	A	B	A	C
⑥	C	B	C	B	A
⑦	C	B	A	C	B
⑧	C	A	B	A	C

問 5 メタンとエチレンの混合気体がある。これを完全に燃焼させた時，燃焼に必要な酸素の体積は混合気体の 2.8 倍であった。ただし気体の体積は標準状態（0 ℃，1.013×10^5 Pa）で測定したものとし，燃焼によって発生した物質はすべて気体であるとする。次の問い (a)，(b) に答えなさい。

(a) 混合気体中のメタンの体積は何パーセントか。最も近い値を①～⑥の中から一つ選びなさい。 5 ％

① 2.8   ② 10   ③ 14   ④ 15   ⑤ 20   ⑥ 50

(b) 混合気体 67.2 mL を完全に燃焼させた時にできる水蒸気の質量は何 mg か。最も近い値を①～⑥の中から一つ選びなさい。 6 mg

① 54   ② 81   ③ 108   ④ 135   ⑤ 162   ⑥ 216

第2問 3種類の金属，亜鉛，銅，白金の混合物がある。この金属混合物について次の各問いに答えなさい。[解答番号 1 ~ 7]

問 1 この金属混合物を試料として次の実験を行った。

[Ⅰ]　混合物に充分量の希硝酸を加えて反応させた。

[Ⅱ]　実験[Ⅰ]で得られた溶液を蒸発乾固し，乾固物に希塩酸を加えて完全に溶解した。この水溶液に硫化水素を通じると沈殿が生じた。生じた沈(イ)殿をろ過し，ろ液を蒸発乾固し，乾固物をアンモニア水に溶かしてから再び硫化水素を通じた。(ロ)

次の問い(a)~(d)に答えなさい。

(a)　実験[Ⅰ]についての記述で最も適切なものを①~⑥の中から一つ選びなさい。　1

①　金属はすべて溶けた。この時，気体は発生しなかった。

②　金属はすべて溶けて，無色の気体を発生した。気体は水に溶けて酸性を示した。

③　金属の一部は溶けずに残った。この時，無色の気体が発生し，空気に触れると褐色に変化した。褐色の気体は圧力を加えると褐色が薄くなっていった。

④　金属の一部は溶けずに残った。この時，無色の気体が発生し，空気に触れると褐色に変化した。褐色の気体は圧力を加えると褐色が濃くなっていった。

⑤　金属の一部は溶けずに残った。この時，気体は発生しなかった。

⑥　金属の一部は溶けずに残った。この時，無色の気体が発生した。発生した気体は容易に水に溶けて塩基性を示した。

(b)　硫化水素は水溶液中で次のように電離する。

$$H_2S \rightarrow HS^- + H^+ \quad \cdots\cdots(1)$$

$$HS^- \rightarrow S^{2-} + H^+ \quad \cdots\cdots(2)$$

(1)の電離定数を K_1，(2)の電離定数を K_2 とすると，

$$H_2S \rightarrow S^{2-} + 2H^+$$

の電離定数 K は

$$K = K_1 \cdot K_2$$

となる。

実験[Ⅱ]，下線部(イ)の水溶液の塩酸濃度が $0.30\,\text{mol/L}$ で，Zn^{2+}，Cu^{2+} の濃度がそれぞれ $1.0 \times 10^{-2}\,\text{mol/L}$ だったとすると，硫化水素を通じた後の (i) Zn^{2+}，(ii) Cu^{2+} の濃度はそれぞれ最初の濃度の何%となるか。最も近い値をそれぞれ①～⑥の中から一つずつ選びなさい。

ただし，溶液中の硫化水素は飽和していて，その濃度は $0.10\,\text{mol/L}$ で，硫化亜鉛の溶解度は $1.47 \times 10^{-9}\,\text{mol/L}$，硫化銅(Ⅱ)の溶解度は $2.55 \times 10^{-15}\,\text{mol/L}$ であり，$K_1 = 1.0 \times 10^{-7}\,\text{mol/L}$，$K_2 = 1.1 \times 10^{-15}\,\text{mol/L}$ とする。

(i) Zn^{2+} の濃度(最初の濃度に対する百分率) $\boxed{2}$

① 1.8 %　　　② 18 %　　　③ 37 %

④ 73 %　　　⑤ 87 %　　　⑥ 100 %

(ii) Cu^{2+} の濃度(最初の濃度に対する百分率) $\boxed{3}$

① 5.3×10^{-4} %　　② 2.1×10^{-4} %　　③ 1.1×10^{-3} %

④ 1.1 %　　　⑤ 2.1 %　　　⑥ 5.3 %

(c) 実験[Ⅱ]，下線部(ロ)についての記述で最も適切なものを①～⑥の中から一つ選びなさい。 $\boxed{4}$

① 白色沈殿が生じた。

② 濃青色沈殿が生じた。

③ 黄色沈殿が生じた。

④ 黒色沈殿が生じた。

⑤ 赤色沈殿が生じた。

⑥ 沈殿は生じず，溶液の色が濃青色に変化した。

(d) 硫化亜鉛の結晶中の Zn 原子は面心立方格子に配置されていて，その単位格子の一辺が $0.54 \times 10^{-9}\,\text{m}$ である。この結晶の密度(g/cm³)を求めなさい。最も近い値を①～⑥の中から一つ選びなさい。 $\boxed{5}$

① 1.4　　　　② 2.0　　　　③ 2.8

④ 3.4　　　　⑤ 4.1　　　　⑥ 6.1

問 2　金属混合物を試料として次の実験を行った。

　　[Ⅲ]　金属混合物 5.00 g に希塩酸を充分加えて反応させた。
　　　　　　　　　　　　　　　　　　　　　　　(ハ)
　　[Ⅳ]　反応後，ろ過して固形物と溶液に分けた。固形物に充分量の濃硫酸を
　　　　加えて加熱した。
　　　　　　　　(ニ)
　　[Ⅴ]　反応後，ろ過して固形物と溶液に分けた。
　　　　　　　　　　　　(ホ)　(ヘ)

　　次の問い(a)，(b)に答えなさい。

(a)　下線部(ハ)で発生した気体は，27 ℃，1.013×10^5 Pa で 1.23 L であっ
　　た。また，下線部(ニ)で発生した気体をすべて水に溶かし，過酸化水素で
　　完全に酸化した。この水溶液に充分量の塩化バリウムを加えて生じた沈殿
　　は 4.66 g であった。下線部(ホ)の固形物の質量は何 g か。最も近い値を
　　①～⑥の中から一つ選びなさい。　　□ 6 □

　　①　0.32　　　　　　　②　0.46　　　　　　　③　1.10
　　④　2.73　　　　　　　⑤　3.91　　　　　　　⑥　4.54

(b)　下線部(ヘ)の溶液を水で希釈してアンモニア水を徐々に加えていくと沈
　　殿が出来はじめる。さらにアンモニア水を少量加えると沈殿の一部が溶け
　　て溶液の色が濃青色になった。ここに塩化アンモニウム水溶液を加えた時
　　の変化の様子で最も適切なものを①～⑥の中から一つ選びなさい。
　　　　□ 7 □

　　①　沈殿の量，溶液の色に変化はなかった。
　　②　沈殿がさらに溶けて，溶液の濃青色が濃くなる。
　　③　沈殿が増えて，溶液の色は薄くなる。
　　④　沈殿がさらに溶けて，溶液の色は薄くなる。
　　⑤　沈殿が増えて，溶液の色が濃くなる。
　　⑥　沈殿の色が濃青色に変化する。

第3問　分子式が A，B，C で表される気体が以下のような可逆反応を示し，平衡
　　状態に達しているとする。ただし，a，b，c は係数であり，Q は反応熱である。

$$aA \rightleftarrows bB + cC + Q\,[kJ]$$

　　一定の温度条件下では，各物質の平衡時のモル濃度 [A]，[B]，[C] の間に

$$\frac{[B]^b[C]^c}{[A]^a} = Kc\,(Kc\text{ は濃度平衡定数})$$

が成立する。

次の各問いに答えなさい。[解答番号 1 ～ 6]

問 1 この反応において，絶対温度 $T1$, $T2$, $T3$ における，圧力と平衡時のCの生成量の関係を図に示した。a, b, c, Q の条件として正しいものを①～⑥の中から一つ選びなさい。ただし，$T1 < T2 < T3$ であるとする。

1

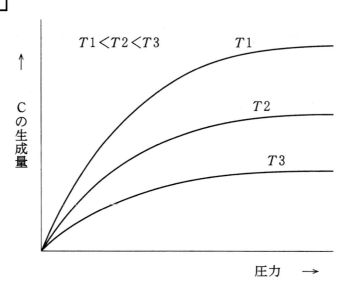

① $a < b+c$, $Q < 0$ 　　② $a < b+c$, $Q > 0$
③ $a = b+c$, $Q < 0$ 　　④ $a > b+c$, $Q < 0$
⑤ $a > b+c$, $Q > 0$ 　　⑥ $a = b+c$, $Q = 0$

問 2 係数 a, b, c がそれぞれ a = 1, b = 2, c = 1 であった時，温度 727 ℃ 一定の条件下，真空に排気した密閉容器に気体 A を入れ，反応前の容器内の圧力を測定すると 100 Pa であった。その後反応が進み平衡に達した時の圧力は 180 Pa に変化していた。この時生成された B の物質量は 1.00×10^{-5} mol であった。次の問い(a)～(e)に答えなさい。

(a) 気体の分圧で表した平衡定数を圧平衡定数 K_p という。モル濃度で表した濃度平衡定数 K_c と圧平衡定数 K_p の関係を示した正しい式を次の①～⑥の中から一つ選びなさい。ただし，T は絶対温度，R は気体定数である。 2

① $K_p = K_c$ 　　② $K_p = K_c RT$ 　　③ $K_p = K_c (RT)^2$
④ $K_p = \dfrac{K_c}{RT}$ 　　⑤ $K_p = \dfrac{K_c}{(RT)^2}$ 　　⑥ $K_p = \dfrac{1}{K_c}$

(b) 最初に入れた気体 A の物質量はいくらか。最も近い値を①～⑥の中から一つ選びなさい。 ☐3☐ mol

① 0.80×10^{-5} ② 1.00×10^{-5} ③ 1.25×10^{-5}

④ 1.80×10^{-5} ⑤ 2.00×10^{-5} ⑥ 2.50×10^{-5}

(c) 平衡時の気体 A の分圧はいくらになるか。最も近い値を①～⑥の中から一つ選びなさい。 ☐4☐ Pa

① 10 ② 60 ③ 90 ④ 100 ⑤ 135 ⑥ 180

(d) この平衡状態に達した反応系に，体積，温度を一定のまま，新たに気体 A を加えたところ，気体 B の分圧が 160 Pa となって再び平衡に達した。新たに加えた気体 A の物質量はいくらか。最も近い値を①～⑥の中から一つ選びなさい。 ☐5☐ mol

① 1.25×10^{-5} ② 2.25×10^{-5} ③ 3.75×10^{-5}

④ 5.75×10^{-5} ⑤ 6.25×10^{-5} ⑥ 8.75×10^{-5}

(e) (d)での新たな平衡状態に次の(イ)～(ハ)のような変化を与えると気体 A の物質量はどうなるか。正しい組み合わせを①～⑥の中から一つ選びなさい。 ☐6☐

(イ) 温度を一定に保ち，体積を変動させ，全圧を 800 Pa にする。

(ロ) 温度，全圧を一定に保ち，アルゴンを加え，体積を 2 倍にする。

(ハ) 温度，体積を一定に保ち，アルゴンを加える。

	(イ)	(ロ)	(ハ)
①	減 少	増 加	変化なし
②	減 少	変化なし	増 加
③	増 加	減 少	変化なし
④	増 加	変化なし	減 少
⑤	変化なし	増 加	増 加
⑥	変化なし	減 少	減 少

第4問　炭素，水素，酸素からなる化合物A及びBは同じ分子式を持つ化合物であり，それぞれ6.25 mgを完全燃焼させると，二酸化炭素15.4 mgと水4.05 mgが得られる。化合物A，B各々に水酸化ナトリウム水溶液を加えて温めて加水分解し，ついでそれぞれの反応液を酸性にするとAからは化合物C，D，Eが，Bからは化合物F，G，Hが生成した。

化合物Cを加熱した酸化銅（Ⅱ）で酸化すると，無色・刺激臭の気体　(イ)　を，さらに　(イ)　を酸化すると無色・刺激臭の液体　(ロ)　を生じる。　(ロ)　は水に溶けて酸性を示し，アンモニア性硝酸銀水溶液を　(ハ)　して銀を析出させる。

化合物DとFはベンゼン環に2つの置換基がある化合物である。

化合物C，E，F，Hに単体のナトリウムを加えるとすべて反応して水素が発生し，また塩化鉄（Ⅲ）水溶液を加えるとFのみ呈色した。

化合物D，Gはジカルボン酸であり，化合物Dはナフタレンを触媒を用いて酸化することでも得られる。

次の各問いに答えなさい。[**解答番号**　1　～　8　]

問1　化合物A，Bに共通する組成式として正しいものを①〜⑥の中から一つ選びなさい。　1

① C_3H_5O 　　　② $C_4H_{10}O$ 　　　③ $C_5H_8O_2$

④ $C_6H_{11}O_2$ 　　　⑤ $C_7H_9O_2$ 　　　⑥ $C_8H_{12}O_3$

問2　文中の空欄(イ)，(ロ)，(ハ)に当てはまる語句として正しいものを①〜⑩の中から一つずつ選びなさい。ただし同じ番号を何度使用しても構わない。

(イ)	(ロ)	(ハ)
2	3	4

① ジメチルエーテル　② ホルムアルデヒド　③ 還　元

④ アセトアルデヒド　⑤ 酢　酸　⑥ 乳　酸

⑦ 脱　水　⑧ エチレン　⑨ ギ　酸

⑩ 酸　化

問3　化合物Eは分子内に一つ酸素原子を持つ。以下の問い(a)〜(c)に答えなさい。

(a) 化合物 E の候補として考えられるものはいくつ存在するか。①～⑥の中から一つ選びなさい。ただし光学異性体および幾何異性体を区別しないこととする。　5

① 5　② 6　③ 7　④ 8　⑤ 9　⑥ 10

(b) (a)の候補の中で，穏やかに酸化させると銀鏡反応を示すようになる候補はいくつ存在するか。①～⑥の中から一つ選びなさい。ただし光学異性体および幾何異性体を区別しないこととする。　6

① 1　② 2　③ 3　④ 4　⑤ 5　⑥ 6

(c) (b)の候補の中で，分子内に不斉炭素原子を一つ持つ候補はいくつ存在するか。①～⑥の中から一つ選びなさい。　7

① 0　② 1　③ 2　④ 3　⑤ 4　⑥ 5

問 4　化合物 G は組成式が $C_2H_3O_2$ で表され，分子量が 118 である。また化合物 H を酸化するとケトンが得られるとすると，化合物 F として考えられるものはいくつ存在するか。①～⑥の中から一つ選びなさい。　8

① 1　② 2　③ 3　④ 4　⑤ 5　⑥ 6

Ⅱ　イオン化傾向が最も大きな金属として，リチウム(Li)が知られている。同じ金属が正極であった時，リチウムを負極に用いると最も大きな起電力が得られる。それを利用したのがリチウム電池であり，現在ボタン電池などとして幅広く用いられている。リチウム電池の代表的なものは金属リチウムと二酸化マンガンをそれぞれ負極，正極とし，電解質としてはリチウム塩を用い，また電解液としてリチウム塩を溶解できる有機溶媒を用いている。リチウム電池に関する次の各問いに答えなさい。

問 1　この電池が電解液として有機溶媒を用いる理由を 30 字以内で記しなさい。

問 2　電池の性能は，起電力の他に取り出せる電気量(放電容量)も大切な要素となる。基本的には電極の単位重量あたりできるだけ多くの電子の出し入れが

出来る物質が電極材料として優れている。リチウムはその点でも優れた電極材料である。放電容量の表示法として，X アンペアの電流を 1 時間流せる量で示す方法があり，X[Ah] と表す。今，負極に用いられたリチウムが電池全体の放電容量を決めているとし，その電極反応が完全に進行するものと仮定する。その時の理論的に取り出せる放電容量は，リチウム 1.0g では何 Ah となるか。有効数字 2 桁で示しなさい。

問 3 ダニエル電池において，問 2 と同じように負極の亜鉛が電池全体の放電容量を決めているとし，電極反応が完全に進行するものと仮定する。その時に理論的に取り出せる放電容量は亜鉛 1.0g ではリチウムの何倍であるか。有効数字 2 桁で示しなさい。

問 4 図の様に 3 個のリチウム電池を直列につないだものを，互いに並列に 2 列にした回路を作り，鉛蓄電池の充電を試みた。一定時間充電したところ，鉛蓄電池の電解質中の硫酸質量が 1.96g 増加した。この時，回路中のリチウム電池 1 個あたり，リチウムの質量は何 mg 減少したか。有効数字 2 桁で示しなさい。ただし，各電池での反応は 100％ の効率で進むものとする。

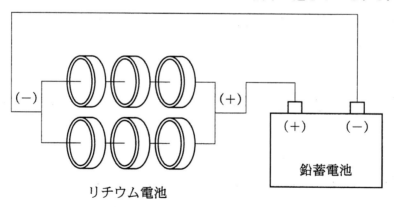

生　物

問題

24年度

I

第1問 イモリの発生に関する以下の問い(問1～2)に答えよ。〔解答番号 1 ～ 24 〕

問 1 以下の文中の空欄1～9に適当な語または数字を，それぞれの語群の①～④のうちから一つずつ選べ。 1 ～ 9

　　イモリの受精卵は，同じ両生類のカエルと同様の卵割を行う。まず，最初の 1 回の卵割は， 2 の際， 3 を生じた側の 4 と，その反対側の 5 を通る面で起こり， 6 である。次の卵割は， 7 である。このため，生じる割球のうち， 8 側の 9 個は，他の割球よりも大きさが小さくなる。

〔語　群〕

〔空欄1〕 ① 1 　　② 2 　　③ 4 　　④ 8
〔空欄2〕 ① 減数分裂 　　② 先体反応
　　　　　 ③ 受精膜の形成 　　④ 星状体の形成
〔空欄3〕 ① 受精丘 　　② 卵母細胞
　　　　　 ③ 極　体 　　④ 灰色三日月環
〔空欄4〕 ① 動物極 　② 植物極 　③ 赤道面 　④ 卵　黄
〔空欄5〕 ① 動物極 　② 植物極 　③ 赤道面 　④ 卵　黄
〔空欄6〕 ① 経割でかつ等割 　　② 経割でかつ不等割
　　　　　 ③ 緯割でかつ等割 　　④ 緯割でかつ不等割
〔空欄7〕 ① 経割でかつ等割 　　② 経割でかつ不等割
　　　　　 ③ 緯割でかつ等割 　　④ 緯割でかつ不等割
〔空欄8〕 ① 動物極 　② 植物極 　③ 赤道面 　④ 卵　黄
〔空欄9〕 ① 1 　　② 2 　　③ 4 　　④ 8

問 2 図1は，イモリの初期原腸胚における予定運命図である。(1)～(5)の問いに答えよ。

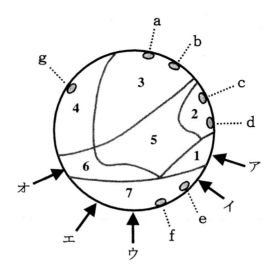

図1

(1) 図1の予定運命図を実験的に示した人物を，次の①〜④のうちから一つ選べ。 10
　① シュペーマン　　　② フォークト
　③ ルー　　　　　　　④ シュライデン

(2) 原口の陥入が起こる場所は図1のア〜オのどこか，次の①〜⑤のうちから一つ選べ。 11
　① ア　　② イ　　③ ウ　　④ エ　　⑤ オ

(3) 下の図2は神経胚の縦断面である。A〜Fの組織は，図1のa〜gのどの細胞群が移行してできたものか，下の①〜⑦のうちからそれぞれ一つずつ選べ。 12 〜 17

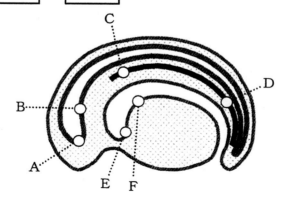

図2

　① a　② b　③ c　④ d　⑤ e　⑥ f　⑦ g

(4) 下の図3は神経胚の横断面である。イ～ヘの組織・器官は，図1の1～7のどの領域に由来するか，下の①～⑦のうちからそれぞれ一つずつ選べ。 18 ～ 23

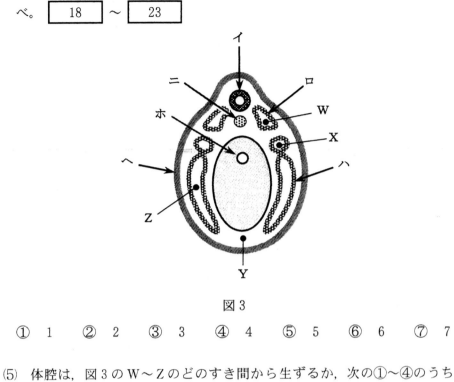

図3

① 1　② 2　③ 3　④ 4　⑤ 5　⑥ 6　⑦ 7

(5) 体腔は，図3のW～Zのどのすき間から生ずるか，次の①～④のうちから一つ選べ。 24
① W　　　② X　　　③ Y　　　④ Z

第2問 遺伝に関する以下の問い(問1～4)に答えよ。〔解答番号 1 ～ 10 〕

ある植物の花の色は独立に遺伝する2つの遺伝子によって決まる。どちらにも一対の対立遺伝子が知られており，赤い色素を作ることができる方が優性，作れない方が劣性である。花の色は優性の対立遺伝子をいくつ持つかによって段階的に変化し，濃い順に濃赤，赤，薄赤，桃色，白になる。いま，この植物の濃赤品種に白品種を交配し，雑種第一代を得た。

問1 雑種第一代の花の色として正しいものを，次の①～⑤のうちから一つ選べ。 1
① 濃赤　② 赤　③ 薄赤　④ 桃色　⑤ 白

問 2　下の表は，雑種第一代の自家受精で得られた雑種第二代の花の色の分離比を最も簡単な整数比であらわしたものである。表の(1)，(2)，(3)にあてはまる最も適当な数値を，下の①〜⑯のうちからそれぞれ一つずつ選べ。ただし，該当する表現型が出ない場合には⓪を選ぶこと。　$\boxed{2}$　〜　$\boxed{4}$

花の色	濃　赤	赤	薄　赤	桃　色	白
分離比	(1)	(2)	(3)	(4)	(5)

〔分離比の数値〕

⓪　0	①　1	②　2	③　3	④　4
⑤　5	⑥　6	⑦　7	⑧　8	⑨　9
⑩　10	⑪　11	⑫　12	⑬　13	⑭　14
⑮　15	⑯　16			

問 3　雑種第二代の薄赤個体を全て集めて自家受精させた。下の表は得られた花の色の分離比を最も簡単な整数比であらわしたものである。表の(1)，(2)，(3)にあてはまる最も適当な数値を，下の①〜⑯のうちからそれぞれ一つずつ選べ。ただし，該当する表現型が出ない場合には⓪を選ぶこと。　$\boxed{5}$　〜　$\boxed{7}$

花の色	濃　赤	赤	薄　赤	桃　色	白
分離比	(1)	(2)	(3)	(4)	(5)

〔分離比の数値〕

⓪　0	①　1	②　2	③　3	④　4
⑤　5	⑥　6	⑦　7	⑧　8	⑨　9
⑩　10	⑪　11	⑫　12	⑬　13	⑭　14
⑮　15	⑯　16			

問 4　雑種第二代の赤個体を全て集めて自家受精させ，その結果得られた赤個体を再び全て集めて任意交配を行った。下の表は，この任意交配から得られた花の色の分離比を最も簡単な整数比であらわしたものである。表の(1)，(2)，(3)にあてはまる最も適当な数値を，下の①〜⑯のうちからそれぞれ一つずつ選べ。ただし，該当する表現型が出ない場合には⓪を選ぶこと。　$\boxed{8}$　〜　$\boxed{10}$

花の色	濃 赤	赤	薄 赤	桃 色	白
分離比	(1)	(2)	(3)	(4)	(5)

〔分離比の数値〕

⓪ 0 　　① 1 　　② 2 　　③ 3 　　④ 4

⑤ 5 　　⑥ 6 　　⑦ 7 　　⑧ 8 　　⑨ 9

⑩ 10 　　⑪ 11 　　⑫ 12 　　⑬ 13 　　⑭ 14

⑮ 15 　　⑯ 16

第3問 免疫に関する以下の問い(問1～5)に答えよ。〔**解答番号** 1 ～ 13 〕

問 1 文中の空欄ア～オに，下の語群の①～⑫のうちから最も適当なものをそれぞれ一つずつ選べ。 1 ～ 5

抗体は免疫 ア とよばれるY字状をしたタンパク質分子である。2本のH鎖と2本のL鎖，計4本の イ からなり， ウ で連結されている。先端部は抗原との結合部位で，アミノ酸配列が変化に富んでおり立体構造が異なるため エ とよばれる。それ以外の部分を オ という。

〔語 群〕

① ミオグロビン 　② フィブリン 　③ グロブリン

④ ポリペプチド 　⑤ アミノ酸 　⑥ ペプチド結合

⑦ 水素結合 　⑧ S-S結合 　⑨ 変成部

⑩ 可変部 　⑪ 定性部 　⑫ 定常部

問 2 図は抗体の基本構造を示したものである。問1文中のエの領域はどの部分に相当するか，下の①～⑥のうちから一つ選べ。 6

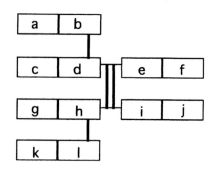

① a, b, k, l   ② a, b, c, d, g, h, k, l   ③ a, f, j, k
④ a, c, g, k   ⑤ a, c, g, k, f, j   ⑥ a, c, g, k, d, h

問3 抗体の多様性に関する以下の(1)～(3)の問いに答えよ。

(1) 抗体の多様性がつくられるしくみについて正しいものを，次の①～⑧のうちから一つ選べ。 7

① 多様性は，L鎖をつくる2遺伝子グループから，遺伝子断片がそれぞれ一つずつランダムに選ばれることにより生じる。

② 多様性は，L鎖をつくる3遺伝子グループから，遺伝子断片がそれぞれ一つずつランダムに選ばれることにより生じる。

③ 多様性は，H鎖をつくる2遺伝子グループから，遺伝子断片がそれぞれ一つずつランダムに選ばれることにより生じる。

④ 多様性は，H鎖をつくる3遺伝子グループから，遺伝子断片がそれぞれ一つずつランダムに選ばれることにより生じる。

⑤ 多様性は，H鎖とL鎖をつくる各3遺伝子グループから，遺伝子断片がそれぞれ一つずつランダムに選ばれることにより生じる。

⑥ 多様性は，H鎖とL鎖をつくる各2遺伝子グループから，遺伝子断片がそれぞれ一つずつランダムに選ばれることにより生じる。

⑦ 多様性は，H鎖をつくる2遺伝子グループとL鎖をつくる3遺伝子グループから，遺伝子断片がそれぞれ一つずつランダムに選ばれることにより生じる。

⑧ 多様性は，H鎖をつくる3遺伝子グループとL鎖をつくる2遺伝子グループから，遺伝子断片がそれぞれ一つずつランダムに選ばれることにより生じる。

(2) 成熟した一つのB細胞が産生する抗体について，正しいものを，次の①～④のうちから一つ選べ。　　8

　①　成熟した一つのB細胞が産生する抗体は，すべて同じ構造の結合部位をもち，1種類の抗原とのみ結合する。

　②　成熟した一つのB細胞が産生する抗体は，すべて同じ構造の結合部位をもつが，複数の種類の抗原と結合する。

　③　成熟した一つのB細胞が産生する抗体は，それぞれ異なった構造の結合部位をもつが，全て1種類の抗原とのみ結合する。

　④　成熟した一つのB細胞が産生する抗体は，それぞれ異なった構造の結合部位をもち，異なる抗原と結合する。

(3) 抗体分子の多様性のしくみを明らかにしたのは誰か，次の①～⑤のうちから一つ選べ。　　9

　①　木原　均　　　　②　木村　資生　　　　③　利根川　進

　④　牧野　佐二郎　　⑤　薮田　貞治郎

問4 体液性免疫に関係するものはどれか，次の①～⑤のうちから二つ選べ。ただし，解答の順序は問わない。　　10　　11

　①　臓器移植による拒絶反応　　　②　ツベルクリン反応

　③　ウイルス感染細胞の除去　　　④　赤血球の凝集反応

　⑤　花粉症

問5 HIVに関する以下の(1)，(2)の問いに答えよ。

(1) HIVが感染して破壊するのはどの細胞か，次の①～③のうちから一つ選べ。　　12

　①　B細胞　　　　　　②　T細胞　　　　　　③　B細胞とT細胞

(2) HIVに感染するとどのようなことがおこるか，次の①～⑤のうちから一つ選べ。　　13

　①　細胞性免疫の働きのみが低下する。

　②　体液性免疫の働きのみが低下する。

③　細胞性免疫，体液性免疫ともに働きが低下する。

④　自己と非自己の識別ができなくなる。

⑤　自然免疫の働きのみが低下する。

Ⅱ　蛹化ホルモンに関する以下の文章を読み，各問い（**問1〜7**）に答えよ。

　　ユスリカ幼虫のだ腺染色体をある色素で染色すると，多数の横縞がみられ，特定の部分がふくらんだパフが観察される。蛹化ホルモンを若い幼虫に注射すると，前蛹期（完全なさなぎになる前の時期）にみられるものと同じパフが現れる。

問1　ユスリカのだ腺染色体に関連する記述のうち正しいものを，次の①〜⑤から一つ選べ。

　　①　だ腺は腹部全体にのびて存在する構造である。

　　②　核分裂がおこらないままDNAが複製されて形成され，体細胞分裂でふつうにみられる中期の染色体の400〜500倍の大きさをもつ。

　　③　ユスリカのだ腺染色体と同様な巨大染色体はエビにも観察される。

　　④　染色液として酢酸カーミンを使うとだ腺染色体の横縞が観察されるが，酢酸オルセインでは観察できない。

　　⑤　だ腺染色体の横縞と染色体地図上の各遺伝子の配列順序は一致するが，遺伝子間の距離は必ずしも一致しない。

問2　パフでは，DNAはどのような状態にあるか。30字以内で述べよ。

問3　以下はパフでおきていることを確かめるための実験とその結果である。

　　＜実験＞放射性同位体の^{3}Hで標識した塩基　　A　　を含むヌクレオシド注）を幼虫に与えると，パフに多く集まることがわかった。

　　注）細胞内でヌクレオチドに変化して利用される。

　　⑴　塩基　　A　　は何か。

　　⑵　パフでは何がおきているか。また，そう判断した理由を実験結果から30字以内で述べよ。

問4　幼虫期と前蛹期のだ腺染色体を比較すると，縞模様は同じだが，パフを生じる位置や大きさが異なっている。これから，どのようなことが推測されるか，30字以内で述べよ。

問 5 昆虫の蛹化を誘導するホルモンは何か，また分泌腺の名称を記せ。

問 6 蛹化ホルモンの作用に関して正しいものを，次の①〜⑥のうちから一つ選べ。

①　ホルモンにより活性化した受容体が，調節タンパク質を直接活性化する。

②　ホルモンにより活性化した受容体が，酵素反応を介して調節タンパク質を活性化する。

③　ホルモンにより活性化した受容体が，酵素反応を介して調節遺伝子を活性化する。

④　ホルモンと受容体の複合体が，調節タンパク質として働く。

⑤　ホルモンと受容体の複合体が，酵素反応を介して調節タンパク質を活性化する。

⑥　ホルモンと受容体の複合体が，酵素反応を介して調節遺伝子を活性化する。

問 7 鳥類の卵巣から分泌されるホルモンにも，蛹化ホルモンと同じ様な機構で遺伝子を活性化するものが知られている。このホルモンは何か，またその働きを 40 字以内で述べよ。

英　語

解答　24年度

■ 出題者が求めたポイント

[全訳]

　タフツ大学の研究者たちは、ボストン地域のチャイナタウンとドーチェスターの子どもたちにおける喘息の広がりを調べるために、それまでの5つの疫学的研究からのデータを(1)まとめた。合衆国に生まれた子どもたちの中では、社会経済的階級(SES)が低いことと有害生物(ネズミやゴキブリ)にさらされることは、どちらも喘息と関連していた。合衆国の外で生まれた子どもたちには、このどちらとのつながりも見られなかった。

　「初期の研究で私たちは、生まれた国が喘息になるリスクに関係があるとわかりました。それがあって最近の分析に進んだのです。私たちの最近の発見は外国生まれの子どもたちの研究の重要性に光を当てたので、喘息の研究に新しい観点をもたらす助けになっています。従来の研究の多くが、喘息があるかどうか、そして潜在的質問としてなぜ罹ったのかを見るために、合衆国生まれの子どもたちを誕生時から追跡しています。外国生まれの子どもたちが喘息になりにくいように思われるのはなぜかを知れば、何が原因で喘息になるのかを私たちが理解する助けになるかもしれません。」と、タフツ医科大の公衆衛生地域医療の主席の著者で教授のダグ・ブルージュが言った。

　「これらの研究からデータを集めることで大々的なサンプルを手にして、私たちは追加的な分析を行なうことができるようになりました。出生地との関連に加えて私たちが発見したのは、低いSESと有害生物にさらされることが、どちらも、合衆国生まれの子どもたちの喘息とは関連しているが、外国生まれの子どもたちとはそうではないということでした。」と、タフツ医科大で公衆衛生地域医療学部の上席講義者をしているマーク・ウッドンは言った。

　「この種の疫学的研究は因果関係をはっきりさせることはできませんが、私たちの発見は、発展途上国によくいるある種の病原菌が合衆国にはほぼ存在していないという事実によって説明されるでしょう。そのような病原菌にさらされることで喘息の発病に対して何らかの保護が得られるとしたら、外国生まれの子どもたちは合衆国生まれの子どもたちより罹りにくくなるかもしれません。」とブルージュは言った。

　「衛生学的仮説」と呼ばれるこの考え方が示唆しているのは、発展度の低い国に生まれた子どもたちは早くから腸内寄生虫やヴィールスやバクテリアにさらされ、これが免疫に影響して、彼らを合衆国の子どもたちより喘息に抵抗力があるようにするのだということである。

　研究は2002年から2007年まで行なわれ、4歳から8歳の合計962のサンプルを集めた。最初は有害生物にさらされることと喘息の間に有意な関係があるようには見えなかった。だが、研究者が出生地を考慮するようになると、有害生物にさらされた合衆国生まれの子どもたちは、さらされていない合衆国生まれの子どもたちより60パーセントも喘息になりやすいことがわかった。有害生物にさらされることは、外国生まれの子どもたちの喘息リスクには統計的になんの有意の影響も与えなかった。それと同様に、低SESの合衆国生まれの子どもたちは低SESでない合衆国生まれの子どもたちより、喘息になる確率が2倍高かった。一方で、外国生まれの子どもたちでは、低SESは喘息リスクに統計的に何の有意な影響もしていなかった。

[問いの訳]

(1)の pooled は(　　)ともっとも意味が近い。

(2)衛生学的仮説はそれを支える具体的な例があるときのほうがもっと(　　)である。

(3)英文によると、(　　)の低い合衆国生まれの子どもたちは喘息のリスクが高い。

(4)英文によると、低SESと有害生物にさらされることはどちらも喘息と(　　)。

(5)最近の研究に加えて、他の何が加わったことで喘息の原因が理解されるようになったのか。

(6)記事によれば、喘息のリスクが最も高い子どもたちのグループはどれか。
　1.先進国の社会経済的階級の低い子どもたち。
　2.開発度の低い国の、有害生物にさらされることの最も多い子どもたち。
　3.合衆国の、社会経済的階級が低く有害生物にさらされている子どもたち。
　4.合衆国で生まれ子どもたちで、どの州に生まれたかによって左右される。

(7)衛生学的仮説が示唆しているのは、
　1.環境が衛生的になれば、喘息に罹るリスクは低くなるだろう。
　2.病原体にさらされることが免疫性に影響を与え、喘息の発症に対するある種の保護となる。
　3.衛生的な環境によって子どもたちは喘息を発症する。
　4.外国におけるある病原菌の存在が喘息の原因となるので、私たちは合衆国でそれらをなくさなければならない。

(8)本文に合っているのはどれか。
　1.喘息の研究は普通、合衆国の子どもたちを生まれたときから注意深くモニタリングしてなされる。
　2.合衆国の子どもたちを生まれたときから追跡して、彼らが喘息を発症したかを見ること、蓄積されたデータをもっと信頼できるものにすること。(文になっていない。)
　3.喘息に罹りにく国々の研究は、合衆国における喘息の発症の因果関係を明らかにするだろう。
　4.Brugge が子どもたちに関して集めたデータは喘息の発症と有害生物との間の関係をはっきりと表し

ている。

(9)第1パラグラフで著者は、合衆国生まれの子どもたちと合衆国外で生まれた子どもたちを、次のどの点を表すために比較しているのか。
 1.合衆国生まれの子どもたちは喘息に罹りやすい。
 2.合衆国外で生まれた子どもたちは喘息に罹りやすい。
 3.どちらのグループの子どもたちも喘息になる率は同じだった。
 4.どちらのグループの子どもたちも喘息に罹りやすくはなかった。
(10)喘息のリスクに有意の影響を持っているとして言及されていないのは次のどれか。
 1.低SESでないアメリカ生まれの子どもたち。
 2.有害生物にさらされること。
 3.低SESのアメリカ生まれの子どもたち。
 4.外国生まれの子どもたち。

[解答]
(1)3　(2)1　(3)2　(4)1　(5)1　(6)3　(7)2　(8)1
(9)1　(10)4

Ⅱ　出題者が求めたポイント

[全訳]
　21歳の時に、イギリスの物理学者スティーブン・ホーキングは筋萎縮性側索硬化症(ALS)とわかった。ALSは普通5年以内に命取りになるが、ホーキング博士は生き続け、活躍し、この時代のもっとも重要な宇宙論研究のいくつかを生み出した。今日、今ホーキング博士は69歳で、ALSの最長の生存者のひとりであり、そしておそらく最も霊感を持つ人である。ほとんど全身麻痺の彼は、コンピューター化されたボイスシミュレーターを通じてしかしゃべることができない。ホーキング博士は珍しくインタビューの席に座った。

Q：ホーキング博士、私たちにお話する時間をとってくださってありがとうございます。宇宙と言えば、あなたの娘さんのルーシーと、アリゾナ州立大学の物理学者ポール・デイヴィーズが、アリゾナの小学生からひょっとしたらいるかもしれない宇宙の地球外生命体へ向けたメッセージを、宇宙に送りました。さて、別のところであなたは、人間が他の形態の生命と連絡を取るのはいい考えではないと発言されています。もしそうであるなら、あなたはルーシーに、そんなことはしない方がいいと言われたのですか。仮説的に、つまりファンタジーとして、もしあなたがそのようなメッセージを宇宙に送るとしたら、それはどのようなものになるでしょうか。

A：以前私は、宇宙人に連絡をとるのはいい考えではない、なぜなら彼らは私たちに比べて非常に進んでいるので私たちの文明はそのような経験に耐えられないだろうからと言ったことがあります。「宇宙人のみなさんへ」競技会は違う(1)前提に基づいています。それは、知性ある地球外生命体はすでに私たちに連絡してきていて、私たちはそれに返答をしなければ

ならないと仮定しているのです。競技会は、この地球での人間の生活を知りたがりの宇宙人に説明する方法を見つけるために創造的そして科学的に考えなさいと、学齢の子どもたちに求めています。(2)そのような存在から連絡があれば私たちは応えたくなるだろうと、私はまちがいなく思っています。私がまた思っているのは、これは若い人たちに問いかけるのに面白い質問だということです。若者たちが人類と地球全体を考えることが必要になってくるからです。それは生徒たちに、私たちが何者であるか、私たちが何をしてきたのかを定義するよう求めるのです。

Q：失礼を承知でお聞きするわけではありませんが、ALSの専門家の中には、あなたがこの病気に罹っているとは思えないという人たちもいます。彼らの意見では、あなたの業績はすばらしすぎるというのです。この種の憶測にはどう答えられますか。

A：私はおそらく、一番よくあるタイプの運動ニューロン病ではないのだと思います。そういうのは普通2、3年で死に至らしめます。私に仕事があったこと、私が手厚い世話を受けてきたことが絶対に助けになっていると思います。運動ニューロン病について積極的に言うべきことはあまりありません。しかし、それは私に、自分を憐れむな、もっと悪い状況の人もいるのだからと教え、自分にまだやれることで何とかやっていくことを教えてくれました。私は今、病気になる前よりも幸せです。私は幸運にも理論物理学で仕事をしていますが、これは障害が深刻なハンディキャップにはならない数少ない分野のひとつなのです。

Q：あなたの経験してきたことすべてを通して、たとえばALSのような重大な病気と診断されている人に、どんな言葉をかけられますか。

A：他の障害を持つ人々にアドヴァイスするとしたら、障害にじゃまされないでうまくやれることに集中しなさい、そして、障害が妨げているものを悔やむのはやめなさいというものです。身体だけでなく、精神にも障害を持ってはいけません。

Q：あなたの本「時間の小史」について伺います。そのとてつもない売れ行きに驚かれましたか。読者のほとんどがそれを理解したと思われますか。あるいは彼らが興味を持ち、理解したいと思ったというので十分ですか。あるいは、別の面で、あなたが書いた科学教育のための一般書には、どういう意味があるのですか。

A：私は「時間の小史」がベストセラーになるとは思っていませんでした。これは私の最初の一般書で、大変な興味を(3)呼び起こしました。最初、多くの人々は理解するのが難しいと感じました。それで私は、ついてくるのが易しい新しい版を書こうと決めました。私は最初の版以降の新しい発見に関する事柄を加え、専門技術的性格の強いいくつかのものをカットしました。その結果、「時間の小史」の続編ができ

ました。これはわずかに短いものですが、より近づきやすくするためにというのがその主要な眼目です。

Q：あなたはご自身の政治的信条をオープンに述べるのを避けておられますが、昨年ここアメリカで開かれた健康管理の討論会に参加されました。それはどうしてですか。

A：私が健康管理の討論会に参加したのは、2009年夏のアメリカの報道機関のある記述に応えてのことです。それは、(4)もし私が英国市民だったら、イギリスの国民健康サービス局は私を殺してしまっていただろうという主張でした。私は間違いを正すために声明を発表しなければならないと感じました。私はイギリス人で、イギリスのケンブリッジに住んでいて、国民健康サービス局は私を40年以上にわたって面倒見てくれています。私はイギリスですばらしい医療を受けてきましたので、誤解のないようにしておくことが大事だと感じたのです。私は万人に行き渡る健康管理が信念です。そしてそう言うことを恐れていません。

Q：この地球上は、ここ数か月ひどいものでした。地震、革命、反革命、日本の原発メルトダウンを読んで、どう感じましたか。私たちと同様、あなたも個人的に動揺されましたか。

A：日本には数回行ったことがあり、いつもすばらしいもてなしを受けました。そのような(5)壊滅的な出来事に遭った私の日本人の同僚や友人のために、私は深い悲しみを覚えます。日本の復興を助ける世界的な努力がなされることを希望します。私たちは種として、多くの自然災害や困難な状況を生き延びてきましたから、人間の精神は恐ろしい困難に耐えることができると私は思います。

Q：一部の物理学者が主張するように、タイムトラベルが、少なくとも理論的には可能だとするなら、あなたの人生の中で戻りたい瞬間をひとつ挙げればそれはいつですか。あなたが今までに経験したもっとも嬉しい瞬間はいつですかと尋ねるのと同じですが。

A：1967年に戻るでしょうね。最初の子どもロバートが生まれた時です。私の3人の子どもたちは私に大きな喜びをくれました。

Q：お疲れのところすみません。特に答えるのが難しい時にはそうです。でも考えるのですが、あなたが先日の夜テレビで行なったスピーチ「私の小史」は、非常に個人的なものでした。あなたが誰であるかを人々が知るようにと、言ったことを記録に残そうとされたのですか。

A：私の経験が他の人々の助けになることを願っています。

[問いの意味]

(1) premiseの意味に最も近いのは次のどれか。
(2) such beingが指しているのは次のどれか。
(3) arousedの意味に最も近いのは次のどれか。
(4) were I a British citizenと用法が同じものは次のどれか。

(5) catastrophicの意味に最も近いのは次のどれか。
(6) 宇宙にメッセージを送るという娘のアイディアについてホーキング博士はどう考えているのか。
 1. 若い人々にとって他の惑星と連絡をとることは感動的なことだと考えている。
 2. 若い人々が人間と宇宙との関係を考えることは大事ではないと考えている。
 3. 若い人々が自分が何者かを考えることは避けがたいことではないと考えている。
 4. 若い人々が人間と宇宙について考えることは意味があると考えている。
(7) ホーキング博士はALSの人にどういうアドヴァイスをしているか。
 1. 能力が身体的に制限されていると考えてはいけない。
 2. 障害が妨げになってうまくやれないと感じてはいけない。
 3. 障害が妨げになって身体的精神的にうまくやれないとわかるべきだ。
 4. 身体能力を開発するべきだ。
(8) 「時間の小史」という本が成功した後ホーキング博士は何をしたか。
 1. 多くの人々が宇宙について学んだので、新しい発展を加えた新しい版を書こうと決めた。
 2. 多くの人々が宇宙に対する興味を表明したので、科学技術的な事柄をもっと加えた。
 3. 多くの人々が彼の本を買ったので、新しい科学技術の事柄を加えた版を新たに書くように頼まれた。
 4. 多くの人々が読んで理解が難しいと思ったので、新しくもっと易しい版を書こうと決めた。
(9) ホーキング博士はなぜ、アメリカの健康管理討論会で発言したのか。
 1. アメリカ国民健康サービス局に関する報道機関の誤解を招くインタビューに、発言しなければと思ったので。
 2. 40年以上にわたって、イギリス国民健康サービス局の十分な介護を受けなかったので。
 3. 報道機関の言ったことは正しくないと言わなければならないと感じたので。
 4. 国民健康サービス局に関する不当な議論に巻き込まれたくなかったので。
(10) 日本の災害に対するホーキング博士の意見を最もよく言い表しているのは次のどれか。
 1. 彼は、日本が耐え忍んで世界のリーダーになってほしいと思っている。
 2. 彼は、努力が世界的な災害を生き延びる助けとなってほしいと思っている。
 3. 彼は、日本の復興を助けるために世界的に努力がされてほしいと思っている。
 4. 彼は、日本が世界の状況の中で考えを変えてほしいと思っている。

[解答]
(1) 1　(2) 3　(3) 2　(4) 3　(5) 3　(6) 4　(7) 2　(8) 4

(9) 3　(10) 3

Ⅲ　出題者が求めたポイント

[全訳]

　木の防護的な外の樹皮の内側には、水やミネラル栄養やその他の有機物質を木のすべての生きた組織に運ぶ2本の空洞のパイプラインからなる循環システムがある。ひとつのパイプラインは木部あるいは辺部と呼ばれ、水と栄養を根から葉まで運ぶ。もうひとつの師部または内皮は、葉からの栄養分の下向きの流れを枝や幹や根まで運ぶ。この2つのパイプラインの間には導管形成層という、薄すぎて肉眼では見えないくらいの単細胞の層がある。(1)これは木の主要な成長器官で、幹や枝や根が外に広がっていくのを請け負っている。毎年の成長の季節に、導管形成層はその外側表面には新しい師部細胞を、内側表面には新しい木部細胞を作りだす。

　根の木部細胞は水の分子を木の中に引きこんで水素と酸素を取り込み、土からの化学的栄養分を運ぶ。木部パイプラインは、この生命を維持する混合物を、根からはるばる葉まで上向きに木部樹液として運ぶ。樹液は上の方に時速15メートルかもっと速い速度で流れる。木部導管はそれぞれの葉っぱの先まで枝分かれしていき、樹液を乾ききった細胞まで届ける。木は蒸散つまり葉の気孔からの水の蒸発で途方もない量の水分を失うので、葉は水分の補給をこのデリバリーシステムに頼っている。蒸散された水に代わって根から水が運ばれてこなければ、葉はしおれついには死ぬ。

　木がどのようにして、数リッターの水を重力に逆らってそれほど高く空中まで上げられるのかは、驚くべき水力学の離れ業である。水が木の中を動くのは、水の物理的特性のため、葉の中の負の圧力によって押されるからである。蒸散つまり葉からの水の蒸発は、木部のパイプラインの中をずっと遠くまで押し上げるような圧力を作りだす。蒸散は引力をつくり、水素の結合による水の凝集力が、その引力を木部の長さ全体に伝える。木部細胞の中で水の分子は互いに(3)くっつきあい、幹を通って上へ、枝の中へ、細胞の方へ、そして葉の気孔へと引き上げられていく。

　成長の季節の後の方になると、木部の細胞は小さくなり、厚い表皮を形成するが、水を運ぶ能力は保持している。やがて、一番奥の木部細胞が固いあるいは(4)ねばねばした老廃物で詰まり、もう液体を運ぶことができなくなる。同じような状況は老化している人の体の動脈の詰まりでも起こる。しかし、導管形成層が毎年健康な新しい木部細胞を作るので、古い細胞の死はその木の死を意味しない。生きている辺部としての機能をやめると、死んだ木部細胞は、心材の中心の柱、すなわち木の支えの構造の一部となる。

[問いの意味]

(1) This が指しているのはどれか。
(2) wilt にもっとも意味が近いのはどれか。
(3) adhere to という語句にもっとも意味が近いのはど

れか。
(4) gummy という語にもっとも意味が近いのはどれか。
(5) 第1段落から推測すると、木部細胞があるのは
　1. 外側の樹皮の表面
　2. 師部と導管形成層の内側
　3. 内側の樹皮の隣り
　4. 導管形成層と師部の間
(6) 次の記述で木部の機能でないのは
　1. 葉から幹にまで栄養を運ぶこと。
　2. 土から化学的栄養素を取り込むこと。
　3. 木の構造的支柱の一部になること。
　4. 幹を通して水を上に上げること。
(7) 木の循環システムの主要な要素は何か。
　1. 水、ミネラル、有機物質
　2. 木部と師部
　3. 葉、枝、幹
　4. 根と心材
(8) 第2段落から木部樹液について推測されるのは
　1. それは主に水でできている。
　2. それは蒸散による水の損失を引き起こす。
　3. それは葉に緑の色素を与える。
　4. それは葉で製造される。
(9) 蒸散の過程はなぜ木の循環システムにとって大事なのか。
　1. それは木が生きて成長するのに必要とする水素と酸素を供給する。
　2. それは幹や枝や根の中に新しい師部と木部を作りだす。
　3. それは木部を通って水を運ぶ負圧を作る。
　4. それは葉の気候を通じて失われる水蒸気に取って代わる。
(10) 第4段落で筆者が老化していく人間の体の動脈に言及しているのはなぜか。
　1. 木も人も同じ病気になることを示すため。
　2. 木が人間の問題の解決策をくれるかもしれないと暗示するため。
　3. 2つの老化していく循環システムを比較するため。
　4. ほとんどの木の死の原因を説明するため。

[解答]

(1) 3　(2) 4　(3) 2　(4) 1　(5) 2　(6) 1　(7) 2　(8) 1
(9) 3　(10) 3

Ⅳ　出題者が求めたポイント

　危篤状態の患者が病院のベッドに横たわり、彼の状態は悪化のほうに向かっている。突然、彼は自分自身が体から出て昇っていき、明るい光のほうへ漂っていくのを感じる。しかし彼はあわてて体に戻る。後に彼のドクターは、彼が2分間臨床的に死んでいたことを(1)告げる。この人に何が起こったのだろうか。他の多くの人たちと同じように、彼は臨死体験をしたのである。

　このタイプの出来事の記述は数千年前にさかのぼる。すべてに、ひとつにまとめてもいいような共通の特徴

がある。この体験は、人を死の淵に(2)連れて行くようなある種のけがや病気に始まり、その後にとても心安らかな気持ちと体から抜け出していく感覚が来る。その人はさらに、トンネルを通って明るい光のほうへ向かって行き、別の国に入り込み、そこで、(3)話しかけてくる知的存在に出遭う。この時点で彼は体に戻るか、光から遠ざかるのを選ぶかのどちらかをするように言われる。そして体験は終わる。

このような体験の超自然的な(4)解釈は、死後の世界についての広くいきわたっている文化的な考え方に基づいて異なっている。この体験の基本的な見方は、光の中の声を、離れ離れになった愛する人か、私たちと話そうとしている異次元から来た生き物(5)と見なしている。

しかし、宗教的な観点からは、人の魂が体をちょっと離れて、現実世界と死後の世界の境界を通り抜け、神や天使や他の神性のものと(6)出遭って、それから戻ってくるというように見えるかもしれない。

もっと科学的な説明は、私たちの脳が感覚から受け取る情報をどう処理するのか(7)に照準を合わせる。人が死にそうなとき、脳は機能不全を起こし、受け取ったデータを読み損なう。酸素不足は漂う感覚に読み間違えられる一方、過負荷になった視覚情報は明るく白い光と見なされる。心安らかな感じは、心的外傷を引き起こす出来事の時に脳によって出されるエンドルフィンのレベルが、高くなること(8)が理由である。後で患者が何が起こったかを理解しようとすると、彼は(9)体験を自分の思考方法のフィルターにかけるので、びっくりするほど似ている物語を話し出すのだ。

臨死体験が本当に死後の世界を垣間見たということなのか、心的外傷に誘発された幻覚症状なのかを、確実に知る術はない。ただ、この奇妙な現象は人間が死の神秘についてより多くを理解するために役立つかもしれないということはあり得ることだ。

[解答]
(1) 2　(2) 4　(3) 1　(4) 3　(5) 1　(6) 4　(7) 3　(8) 3
(9) 2　(10) 1

Ⅴ　出題者が求めたポイント

[テーマの意味]
きれいな水やエネルギーや樹木などの資源を守るのを助けるために、私たちに何ができるかについて、英語で小論文を書きなさい。

数　学

解答 24年度

1 出題者が求めたポイント

(1)（数学A・確率）

A＝{3, 6}，B＝{1, 2, 4, 5}とする。

3回ともBの要素なら3の倍数とならない。この確率を求め1から引く。3回とも奇数の確率から3回とも1か5の確率を引けば，奇数で3の倍数の確率。3の倍数の確率から奇数で3の倍数の確率を引けば6の倍数の確率となる。

(2)（数学Ⅰ・2次方程式）

$y=\pm(ax^2+bx+c)+dx^2+cx+f$ とそれぞれの関数を展開し，係数が等しくなるように，a, b, c, d, e, f の値と求める。$ax^2+bx+c \leqq 0$ を解く。

(3)（数学C・2次曲線）

焦点をF(p, q)とし，点(x, y)が点Fからの距離とx軸からの距離が等しいとする。

$(3, 3)$を通る。$x=3$のとき$y'=1$からp, qを求める。

(4)（数学C・行列）

$A=\begin{pmatrix} a & b \\ c & d \end{pmatrix}$として計算する。文意に沿って計算すると$A$が求まる。

$A^nD=\begin{pmatrix} a_n \\ b_n \end{pmatrix}$，$A^{n+1}D=\begin{pmatrix} a_{n+1} \\ b_{n+1} \end{pmatrix}$として，$a_{n+1}, b_{n+1}$を$a_n, b_n$で表わし，$a_n, b_n$を$n$で表わす。

$|r|<1$のとき，$n\to\infty$のとき，$r^n\to0$

(5)（数学Ⅲ・微分積分）

法線の式のtを$t+h$にした式をつくり，法線の式と連立方程式にし，x, yを求め$h\to0$として，x, yをtで表わす。

$\dfrac{dx}{dt}, \dfrac{dy}{dt}$を求め，定積分を計算する。

$4t^2+1=z$とおいて置換積分する。

〔解答〕

(1) 3回とも1, 2, 4, 5のいずれかなら3の倍数とならないので，3の倍数とならない確率は，

$$\left(\frac{4}{6}\right)^3=\left(\frac{2}{3}\right)^3=\frac{8}{27}$$

3の倍数の確率は，$1-\dfrac{8}{27}=\dfrac{19}{27}$

3回とも1, 3, 5のいずれかなら奇数。奇数の確率は，

$$\left(\frac{3}{6}\right)^3=\left(\frac{1}{2}\right)^3=\frac{1}{8}$$

3回とも1, 5のいずれかなら奇数で3の倍数でない。奇数で3の倍数でない確率は，$\left(\dfrac{2}{6}\right)^3=\dfrac{1}{27}$

奇数で3の倍数の確率は，$\dfrac{1}{8}-\dfrac{1}{27}=\dfrac{19}{216}$

6の倍数の確率は，$\dfrac{19}{27}-\dfrac{19}{216}=\dfrac{133}{216}$

(2) $y=(d-a)x^2+(e-b)x+f-c$

　　$y=-x^2+4x+5$

　　$y=(d+a)x^2+(e+b)x+f+c$

　　$y=3x^2-3$

$\begin{cases} d-a=-1 \\ d+a=3 \end{cases}$ $\begin{cases} e-b=4 \\ e+b=0 \end{cases}$ $\begin{cases} f-c=5 \\ f+c=-3 \end{cases}$

よって，$d=1, a=2, e=2, b=-2$

$f=1, c=-4$

$2x^2-2x-4=0$ より $2(x+1)(x-2)=0$

$x=-1, 2$ 区間は，$[-1, 2]$

(3) 焦点を(p, q)とする。

$(x-p)^2+(y-q)^2=y^2$

$2qy=x^2-2px+p^2+q^2$

$2qy'=2x-2p$

$(3, 3)$を通るので，$9-6p+p^2+q^2-6q=0$

$x=3$のとき$y'=1$より，$2q=6-2p$

$q=3-p$を代入する。

$(3-p)^2+(3-p)^2-6(3-p)=0$

$2(3-p)(3-p-3)=0$

$2p(p-3)=0$ より $p=0, 3$

$p=3, q=0$はx軸上なので不適。

$p=0, q=3, F(0, 3)$

$6y=x^2+9$，従って，$y=\dfrac{1}{6}x^2+0x+\dfrac{3}{2}$

(4) $A=\begin{pmatrix} a & b \\ c & d \end{pmatrix}$とする。

$B+C=\begin{pmatrix} 2 \\ 0 \end{pmatrix}$，$B-C=\begin{pmatrix} 0 \\ 2 \end{pmatrix}$

$AB+AC=\begin{pmatrix} 2 \\ 0 \end{pmatrix}$，$AB-AC=\begin{pmatrix} -\dfrac{2}{3} \\ \dfrac{4}{3} \end{pmatrix}$

$\begin{pmatrix} a & b \\ c & d \end{pmatrix}\begin{pmatrix} 2 \\ 0 \end{pmatrix}=\begin{pmatrix} 2a \\ 2c \end{pmatrix}$ $\begin{pmatrix} a & b \\ c & d \end{pmatrix}\begin{pmatrix} 0 \\ 2 \end{pmatrix}=\begin{pmatrix} 2b \\ 2d \end{pmatrix}$

$a=1, b=\dfrac{-1}{3}, c=0, d=\dfrac{2}{3}$

$k\begin{pmatrix} 1 \\ 1 \end{pmatrix}+\ell\begin{pmatrix} 1 \\ -1 \end{pmatrix}=\begin{pmatrix} k+\ell \\ k-\ell \end{pmatrix}$ とすると，

$k+\ell=7, k-\ell=3$ より $k=5, \ell=2$

$AD=5\begin{pmatrix} \dfrac{2}{3} \\ \dfrac{2}{3} \end{pmatrix}+2\begin{pmatrix} \dfrac{4}{3} \\ -\dfrac{2}{3} \end{pmatrix}=\begin{pmatrix} 6 \\ 2 \end{pmatrix}$

$A^n=\begin{pmatrix} 1 & -\dfrac{1}{3}\left\{1+\left(\dfrac{2}{3}\right)+\left(\dfrac{2}{3}\right)^2+\cdots+\left(\dfrac{2}{3}\right)^{n-1}\right\} \\ 0 & \left(\dfrac{2}{3}\right)^n \end{pmatrix}$

$=\begin{pmatrix} 1 & \left(\dfrac{2}{3}\right)^n-1 \\ 0 & \left(\dfrac{2}{3}\right)^n \end{pmatrix}$

$A^nD=\begin{pmatrix} 1 & \left(\dfrac{2}{3}\right)^n-1 \\ 0 & \left(\dfrac{2}{3}\right)^n \end{pmatrix}\begin{pmatrix} 7 \\ 3 \end{pmatrix}=\begin{pmatrix} 4+\left(\dfrac{2}{3}\right)^n \\ 3\left(\dfrac{2}{3}\right)^n \end{pmatrix}$

順天堂大学（医）24 年度　（57）

$n\to\infty$ のとき, $\left(\dfrac{2}{3}\right)^n\to0$ より　$\mathrm{A}^n\mathrm{D}=\begin{pmatrix}4\\0\end{pmatrix}$

$k+\ell=4$, $k-\ell=0$　より　$k=\ell=2$

$n\to\infty$ のとき, $2\mathrm{B}+2\mathrm{C}=\begin{pmatrix}4\\0\end{pmatrix}$ に近づく。

(5) $y=-\dfrac{1}{2(t+h)}x+\dfrac{1}{2}+(t+h)^2$

$-\dfrac{1}{2(t+h)}x+\dfrac{1}{2}+(t+h)^2=-\dfrac{1}{2t}x+\dfrac{1}{2}+t^2$

$\dfrac{t+h-t}{2t(t+h)}x=t^2-(t+h)^2$

$x=-2t(t+h)(2t+h)$

$y=(t+h)(2t+h)+\dfrac{1}{2}+t^2$

$h\to0$ のとき, $x=-4t^3$, $y=3t^2+\dfrac{1}{2}$

$a=-4$, $b=3$, $c=3$, $d=2$, $e=\dfrac{1}{2}$

$\left(\dfrac{dx}{dt}\right)^2=(-12t^2)^2=144t^4$, $\left(\dfrac{dy}{dt}\right)^2=(6t)^2=36t^2$

$\displaystyle\int_0^{\sqrt2}\sqrt{144t^4+36t^2}\,dt=\int_0^{\sqrt2}6t\sqrt{4t^2+1}\,dt$

$z=4t^2+1$ とおく。

$\dfrac{dz}{dt}=8t$　より　$dt=\dfrac{dz}{8t}$

t	$0\to\sqrt2$
z	$1\to9$

$\displaystyle\int_0^{\sqrt2}6t\sqrt{4t^2-1}\,dt=\int_1^9 6t\sqrt{z}\,\dfrac{dz}{8t}$

$\displaystyle=\dfrac{3}{4}\int_1^9\sqrt{z}\,dz=\dfrac{3}{4}\left[\dfrac{2}{3}z^{\frac{3}{2}}\right]_1^9=\dfrac{1}{2}(27-1)=13$

（答）

(1)

ア	イ	ウ	エ	オ	カ	キ	ク	ケ	コ	サ	シ	ス
1	9	2	7	1	2	7	1	3	3	2	1	6

(2)

ア	イ	ウ	エ	オ	カ	キ	ク	ケ	コ	サ
−	1	2	2	−	2	−	4	1	2	1

(3)

ア	イ	ウ	エ	オ	カ	キ
0	3	1	6	0	3	2

(4)

ア	イ	ウ	エ	オ	カ	キ	ク	ケ	コ	サ	シ	ス	セ
2	0	−	2	3	4	3	1	−	1	3	0	2	3

ソ	タ	チ	ツ	テ	ト	ナ	ニ
5	2	6	2	2	2	4	0

(5)

ア	イ	ウ	エ	オ	カ	キ	ク	ケ
−	4	3	3	2	1	2	1	3

Ⅱ 出題者が求めたポイント（数学B・ベクトル）

直線の方程式を $y=$ に変形して, 方向ベクトル $\overrightarrow{m}$ を求める。$\overrightarrow{a}\perp\overrightarrow{m}\Leftrightarrow\overrightarrow{a}\cdot\overrightarrow{m}=0$

$x=t$ のときの y の値 u を求めて, $\overrightarrow{b}=(t,\,u)$ より　$\overrightarrow{a}\cdot\overrightarrow{b}$ を求める。

終点をQとすると, $\overrightarrow{OQ}=\overrightarrow{c}+t\overrightarrow{a}$ よりPの座標を求め, 直線の方程式に代入して t を求める。

$\mathrm{C}(x_1,\,y_1)$, $\mathrm{P}(x_2,\,y_2)$ のとき

$\mathrm{CP}=\sqrt{(x_2-x_1)^2+(y_2-y_1)^2}$

$\overrightarrow{d}\perp\overrightarrow{f}$, $\overrightarrow{e}\perp\overrightarrow{f}\Leftrightarrow\overrightarrow{d}\cdot\overrightarrow{f}=0$, $\overrightarrow{e}\cdot\overrightarrow{f}=0$

位置ベクトル $\ell\overrightarrow{d}$ で表わせる点から, $n\overrightarrow{f}$ 加えると位置ベクトル $\overrightarrow{p}+k\overrightarrow{e}$ で表わせる点となるとして, n を求める。2直線の距離は $|n\overrightarrow{f}|$

〔解答〕

$y=-\dfrac{4}{3}x+\dfrac{5}{3}$　より方向ベクトルは $(3,\,-4)$

$\overrightarrow{a}=(4,\,y)$ とすると, $12-4y=0$　$\therefore y=3$

従って, $\overrightarrow{a}=(4,\,3)$

$\overrightarrow{b}=\left(x,\,-\dfrac{4}{3}x+\dfrac{5}{3}\right)$ とすると,

$\overrightarrow{a}\cdot\overrightarrow{b}=4x-4x+5=5$

終点をQとすると, $\overrightarrow{OQ}=\overrightarrow{c}+t\overrightarrow{a}$ より

Q$(4t+1,\,3t-1)$, Qが直線上の点なので,

$4(4t+1)+3(3t-1)-5=0$

$25t-4=0$　より　$t=\dfrac{4}{25}$

$\overrightarrow{CQ}=(4t,\,3t)$

$|\overrightarrow{CQ}|=\sqrt{16t^2+9t^2}=5t=\dfrac{4}{5}$

$\overrightarrow{f}=(1,\,y,\,z)$ とする。

$\overrightarrow{d}\cdot\overrightarrow{f}=0$　より　$1-y+2z=0$

$\overrightarrow{e}\cdot\overrightarrow{f}=0$　より　$1+2y-2z=0$

2式より, $y=-2$, $z=-\dfrac{3}{2}$

$\overrightarrow{f}=\left(1,\,-2,\,-\dfrac{3}{2}\right)$

$\overrightarrow{f}\cdot\overrightarrow{p}=3-2-\dfrac{3}{2}=-\dfrac{1}{2}$

$k\overrightarrow{d}$ の上の位置ベクトルを $\ell\overrightarrow{d}$, この点から $n\overrightarrow{f}$ 進んだ点が位置ベクトル $\overrightarrow{p}+m\overrightarrow{e}$ で表わされる点だとする。

$(\ell,\,-\ell,\,2\ell)+\left(n,\,-2n,\,-\dfrac{3}{2}n\right)$

$\qquad=(m+3,\,2m+1,\,-2m+1)$

$\ell+n=m+3$, $-\ell-2n=2m+1$,

$2\ell-\dfrac{3}{2}n=-2m+1$　より

$n=-3m-4$, $\ell=4m+7$

$8m+14+\dfrac{9}{2}m+6=-2m+1$　より　$m=-\dfrac{38}{29}$

$n=-\dfrac{2}{29}$, $\ell=\dfrac{51}{29}$

距離は, $\dfrac{2}{29}\sqrt{1^2+(-2)^2+\left(-\dfrac{3}{2}\right)^2}=\dfrac{\sqrt{29}}{29}$

（答）

ア	イ	ウ	エ	オ	カ	キ
3	5	4	2	5	4	5

ク	ケ	コ	サ	シ	ス	セ	ソ	タ	チ	ツ	テ
−	2	−	3	2	−	1	2	2	9	2	9

順天堂大学（医）24年度 （58）

Ⅲ 出題者が求めたポイント

（数学Ⅱ・複素数，式と証明）

(2) $(a+bi)^n = a_n + b_n i$ のとき，$(a-bi)^n = a_n - b_n i$ であることを数学的帰納法で示す。

$f(x) = c_0 + \sum_{k=1}^{n} c_k x^k$ （c_0, c_kは実数）として，

$f(a+bi) = 0$ のとき $f(a-bi) = 0$ を示す。

p, q が実数のとき，

$p + qi = 0 \Leftrightarrow p = 0, q = 0$

因数定理より，$f(x)$が$\{x-(a+bi)\}$で割り切れるならば，$\{x-(a-bi)\}$でも割り切れることを言う。

(3) 必ず複素数の解は2つずつあるので，偶数であることを言う。

〔解答〕

(1) 共役な複素数

(2) a, b, a_n, b_n が実数で，$(a+bi)^n = a_n + b_n i$ で表わせるとき，$(a-bi)^n = a_n - b_n i$ である。

〔証明〕

$n=1$ のとき，$a+bi$ と $a-bi$ なので成り立つ。

$n=k$ のとき，$a_k + b_k i$ と $a_k - b_k i$ とする。

$n=k+1$ のとき，

$$(a+bi)^{k+1} = a_{k+1} + b_{k+1} i$$
$$= (a_k + b_k i)(a+bi)$$
$$= (aa_k - bb_k) + (ba_k + ab_k)i$$

よって，$a_{k+1} = aa_k - bb_k$, $b_{k+1} = ba_k + ab_k$

$$(a-bi)^{k+1} = (a_k - b_k i)(a-bi)$$
$$= (aa_k - bb_k) - (ba_k + ab_k)i$$
$$= a_{k+1} - b_{k+1} i$$

よって，成り立つ。

従って，数学的帰納法により，$(a+ai)^n = a_n + b_n i$ で表わせるとき，$(a-bi)^n = a_n - b_n i$ である。

$f(x) = c_0 + \sum_{k=1}^{n} c_k x^k$ （c_0, c_kは実数）とする。

$\alpha = a+bi$, $\overline{\alpha} = a-bi$ とすると，

$$f(\alpha) = c_0 + \sum_{k=1}^{n} c_k (a+bi)^k$$
$$= c_0 + \sum_{k=1}^{n} c_k a_k + \sum_{k=1}^{n} c_k b_k i$$

よって，$f(\alpha) = 0$ のときは，

$$c_0 + \sum_{k=1}^{n} c_k a_k = 0, \quad \sum_{k=1}^{n} c_k b_k = 0$$

$$f(\overline{\alpha}) = c_0 + \sum_{k=1}^{n} c_k (a-bi)^k$$
$$= c_0 + \sum_{k=1}^{n} c_k a_k - \sum_{k=1}^{n} c_k b_k i = 0$$

因数定理より，$f(x)$が$x-\alpha$で割り切れれば，$f(x)$は$x-\overline{\alpha}$ でも割り切れる。

すなわち，$(x-\alpha)(x-\overline{\alpha})$ で割り切れる。

$$(x-\alpha)(x-\overline{\alpha}) = (x-a-bi)(x-a+bi)$$
$$= x^2 - 2ax + a^2 + b^2$$

従って，$f(\alpha) = 0$ のとき，$f(x)$は，

$x^2 - 2ax + a^2 + b^2$ で割り切れる。

(3) $\alpha = a+bi$ のとき，$\overline{\alpha} = a-bi$ とする。$(b \neq 0)$

(2)より$x+\alpha$ が因子となるとき，$x+\overline{\alpha}$ も因子となる。

従って，$f(x)$ が n 個の因子の積で表わせるとき，α が虚数であるような因子は$x+\alpha$，$x+\overline{\alpha}$ とペアで入っているので，因子の数は偶数である。

物　理

解答　24年度

I

第1問……力の釣り合いと作用反作用、運動量の保存、薄膜の光の干渉、荷電粒子の電界中での運動、比熱

問1、(a) $3T=(M+m)g$ より $T=\dfrac{1}{3}(M+m)g$

　　　　　　　　　　⑨ ……1の(答)

(b) $\dfrac{1}{3}(M+m)g \leqq Mg$ より $2M-m \geqq 0$

　　　　　　　　　　④ ……2の(答)

問2、

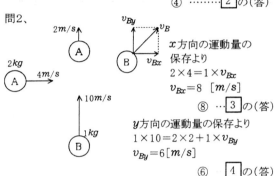

x方向の運動量の保存より
$2 \times 4 = 1 \times v_{Bx}$
$v_{Bx}=8\ [m/s]$
　　　⑧ ……3の(答)

y方向の運動量の保存より
$1 \times 10 = 2 \times 2 + 1 \times v_{By}$
$v_{By}=6\ [m/s]$
　　　⑥ ……4の(答)

問3、(a) $\dfrac{\lambda}{n}$　　　⑥ ……5の(答)

(b) 上面で固定端反射、下面では自由端反射をするので、
$2nd=\left(m+\dfrac{1}{2}\right)\lambda$　　　⑤ ……6の(答)

問4、(a) 電場($0 \leqq x \leqq d$)を通過するのにかかる時間とその後$x=2d$を通過するまで($d \leqq x \leqq 2d$)にかかる時間は等しく、$t=d/v$ なので、それぞれの区間で、電場中はy方向に等加速度運動をしその変位をy_1、$d \leqq x \leqq 2d$ではy方向に等速度運動をしその変位をy_2とおくと、

$y_1=\dfrac{1}{2}at^2=\dfrac{1}{2}\cdot\dfrac{qE}{m}\left(\dfrac{d}{v}\right)^2=\dfrac{qEd^2}{2mv^2}$

$y_2=at\cdot t=\dfrac{qEd^2}{mv^2}$

$y=y_1+y_2=\dfrac{3}{2}\dfrac{qEd^2}{mv^2}$　　　③ ……7の(答)

$qvB=qE$ より $v=\dfrac{B}{E}$　　　① ……8の(答)

問5、容器と液体全体の熱容量をmとおくと、
$Q=m(T_1-T_0)$ より $m=\dfrac{Q}{T_1-T_0}$

$m(T_2-T_1)=Mc(T-T_2)$

$\therefore c = \dfrac{m(T_2-T_1)}{M(T-T_2)}=\dfrac{T_2-T_1}{(T_1-T_0)(T-T_2)}\cdot\dfrac{Q}{M}$

　　　　　　　　　　② ……9の(答)

第2問……コイル内に生じる磁場、相互誘導

問1、$H=n_1 I$
$B=\mu H=\mu n_1 I$　　　① ……1の(答)

問2、$V_2=-M\dfrac{\varDelta I}{\varDelta t}$

ただし、a_2の方が電位が高くなるので、
$M\dfrac{\varDelta I}{\varDelta t}$　　　⑤ ……2の(答)

問3、$V_2=-n_2\ell\dfrac{\varDelta\Phi}{\varDelta t}=-n_2\dfrac{\varDelta B}{\varDelta t}S$

$\quad\quad = -\mu n_1 n_2 \ell S\cdot\dfrac{\varDelta I}{\varDelta t}$

$\therefore M=\mu n_1 n_2 \ell S$

$V_1=-n_1\ell\dfrac{\varDelta\Phi}{\varDelta t}=-\mu n_1^2 S\cdot\dfrac{\varDelta I}{\varDelta t}$

　　　　　　　　　　⑦ ……3の(答)

$\therefore L_1=\mu n_1^2 \ell S$　　　③ ……4の(答)

問4、図2の場合、自己インダクタンスによるエネルギーに相互インダクタンスによるエネルギーが加わるため、

$\dfrac{1}{2}L_1 I^2 + \dfrac{1}{2}L_2 I^2 + MI^2 = \dfrac{1}{2}(L_1+L_2+2M)I^2$

　　　　　　　　　　⑨ ……6の(答)

図3の場合、自己インダクタンスによるエネルギーに相互インダクタンスによるエネルギーが減ぜられるため、

$\dfrac{1}{2}(L_1+L_2-2M)I^2$　　　⑧ ……7の(答)

問5、$\dfrac{B'}{B}=\dfrac{\mu n_1 I - \mu n_2 I}{\mu n_1 I}=\dfrac{n_1-n_2}{n_1}$

　　　　　　　　　　② ……8の(答)

第3問……断熱容器内の気体の変化

問1、$p=\dfrac{Mg}{S}$　　　④ ……1の(答)

問2、はじめと終わりの状態の状態方程式より、
$pV=nRT$ …①
$(p+\varDelta p)\left(V+\dfrac{x}{L}V\right)=nR(T+\varDelta T)$ …②

②より $pV\left(1+\dfrac{\varDelta p}{p}\right)\left(1+\dfrac{x}{L}\right)=nR(T+\varDelta T)$

ここで近似を用いて
$pV\left(1+\dfrac{\varDelta p}{p}+\dfrac{x}{L}\right)=nR\varDelta T$

さらにこの式の両辺を①で割って
$\dfrac{\varDelta p}{p}+\dfrac{x}{L}=\dfrac{\varDelta T}{T}$　　$\therefore \dfrac{\varDelta p}{p}=\dfrac{\varDelta T}{T}-\dfrac{x}{L}$

　　　　　　　　　　② ……2の(答)

問3、気体の体積が増えていることから、$\Delta V > 0$、$\Delta T < 0$、内部エネルギーの変化が外にした仕事に等しいことから

$$nC_v(-\triangle T) = p\triangle V = \frac{nRT}{V}\triangle V$$

$$\therefore \frac{\triangle T}{T} = -\frac{R}{C_v} \times \frac{\triangle V}{V} = -\frac{R}{C_v} \times \frac{x}{L}$$

① ……$\boxed{3}$ の(答)

問4、ピストンにはたらく力のつり合いより

$$F + (p + \triangle p)S = Mg$$

ここで問1より$pS = Mg$なので、$F + Mg + \triangle pS = Mg$

$$F = -\triangle pS = -\triangle p \cdot \frac{Mg}{p} = -\left(\frac{\triangle T}{T} - \frac{x}{L}\right)Mg$$

ここで問3の$\dfrac{\triangle T}{T}$を代入すると、

$$F = \left(\frac{R}{C_v \cdot L}x + \frac{x}{L}\right)Mg = \frac{(C_v + R)Mg}{C_v L}x$$

⑦ ……$\boxed{4}$ の(答)

問5、$F = -kx$の時 $T = 2\pi\sqrt{\dfrac{M}{k}}$ より

$$T = 2\pi\sqrt{\frac{M}{\dfrac{(C_v + R)Mg}{C_v L}}} = \sqrt{\frac{C_v L}{g(C_v + R)}}$$

⑦ ………$\boxed{5}$ の(答)

II 出題者が求めたポイント……運動方程式、万有引力、速度の合成、等速円運動

問1、$(a)\ Ma = F - Mg$ ………(答)

(b)この間、重力加速度が一定だったと考えると、

$$v = at = \left(\frac{F}{M} - g\right)t = \left(\frac{4.0 \times 10^6}{2.0 \times 10^5} - 9.8\right) \times 10 \ [m/s]$$

$$= 1.02 \times 10^2 m/s = 1.02 \times 10^2 \times 3.6 \ km/h$$

$$\fallingdotseq 3.7 \times 10^2 \ km/h$$ ………(答)

問2、(a)力学的エネルギーの保存より、

$$\frac{1}{2}m|\overrightarrow{u_i}|^2 - G\frac{mM_E}{r_0} = \frac{1}{2}m|\overrightarrow{u_m}|^2 - G\frac{mM_E}{r_m}$$

$$\therefore |\overrightarrow{u_m}| = \sqrt{|\overrightarrow{u_i}|^2 + 2GM_E\left(\frac{1}{r_m} - \frac{1}{r_0}\right)}$$

………(答)

(b)

………(答)

$|\overrightarrow{v_f}|$ が最大になるのは $\theta = 0$の時で、

$|\overrightarrow{v_f}| = |\overrightarrow{V}| + |\overrightarrow{u_f}| = 30 + 4 = 34$　$34km/s$ ……(答)

問3、$mRw^2 = G\dfrac{mMs}{R^2}$ より

$$w = \sqrt{\frac{GMs}{R^3}}$$

$$\therefore T = \frac{2\pi}{w} = 2\pi\sqrt{\frac{R^3}{GMs}}$$ ………(答)

順天堂大学（医）24 年度　（61）

化　学

解答　24 年度

Ⅰ 出題者が求めたポイント……集合問題

第1問…化学結合，結晶の分類，コロイド，物質の変化
と pH，混合気体の体積百分率，化学反応の量的関係

問1. (B) Ca^{2+} と CO_3^{2-} はイオン結合で，CO_3^{2-} 中の C と
O は共有結合で結びついている。

(F) NH_4^+ と SO_4^{2-} はイオン結合で，NH_4^+ 中の N と H，
SO_4^{2-} 中の S と O は共有結合で結びついている。

(H) CH_3COO^- と Na^+ はイオン結合で，CH_3COO^- 中
の C，H，O は共有結合で結びついている。

問2. (イ)～(ニ)の特徴は，

(イ) 硬くてもろい。融点は高い。固体では電気を通さな
いが，融解すると，イオンが自由に動けるため電気伝
導性がある。(例) NaCl

(ロ) 融点，沸点が低い。固体と液体ともに電気を通さな
い。(例) ナフタレン

(ハ) 融点が極めて高い。固体と液体ともに電気を通さな
い。結晶は硬い。(例) 二酸化ケイ素

(ニ) 融点は，アルカリ金属は低いが，その他は一般に高
い。固体と液体ともに電気を通す。(例) 鉄

(例) は表の具体的物質名を示した。

問3. (イ) 溶媒(水)の熱運動による。

(ロ) ゲルという。

(ハ) イオンの価数が大きい方が有効。

問4. (イ) $CaO + H_2O \rightarrow Ca(OH)_2$ の反応で，強いアルカ
リ性を示す。

(ロ) 陰極で，$2H_2O + 2e^- \rightarrow 2OH^- + H_2$ の反応が起こ
り，塩基性を示す。

(ハ) 変化はほとんどない。

(ニ) $CH_3COOH \rightleftharpoons CH_3COO^- + H^+$
CH_3COONa を溶かすと上の平衡が左に片寄る。
その結果，pH は大きくなる。

(ホ) $Cl_2 + H_2O \rightleftharpoons HCl + HClO$
Cl_2 の一部がこのように反応し，酸性になる。

問5. (a) 混合気体は，メタン x(L)，エチレン y(L) から成
るとする。

各気体の燃焼式は，

$CH_4 + 2O_2 \rightarrow CO_2 + 2H_2O$
$C_2H_4 + 3O_2 \rightarrow 2CO_2 + 2H_2O$

与えられた条件から，

$(x + y) \times 2.8 = 2x + 3y$

これより，$y = 4x$　つまり，$x : y = 1 : 4$
したがって，メタンの体積は，

$\dfrac{1}{5} \times 100 = 20\%$

(b) 混合気体の物質量は，

$\dfrac{67.2}{22.4 \times 10^3} = 3.0 \times 10^{-3}$ (mol)

メタンの物質量は，

$3.0 \times 10^{-3} \times \dfrac{1}{5} = 6.0 \times 10^{-4}$ mol

エチレンの物質量は，

$3.0 \times 10^{-3} - 6.0 \times 10^{-4} = 2.4 \times 10^{-3}$ mol

燃焼で生じた水は，

$6.0 \times 10^{-4} \times 2 \times 18 + 2.4 \times 10^{-3} \times 2 \times 18$
$= 108 \times 10^{-3}$ g $= 108$[mg]

[解答]

問1.⑥　問2.④　問3.④　問4.②
問5. (a)⑤　(b)③

第2問…金属の識別，溶解度積，結晶密度，化学反応の
量的関係

問1. (a) 実験[I]で反応するのは，亜鉛と銅である。いず
れも NO を発生する。無色の気体で空気に触れると

$2NO + O_2 \rightarrow 2NO_2$

の反応により褐色の気体になる。

③と④が対象になる。

この気体を密閉容器に入れ，圧力を加えると，

$2NO_2 \rightleftharpoons N_2O_4$

の平衡が，右に移動する。N_2O_4 は無色であるから，
気体の色が薄くなる。従って③が正しいと言える。し
かし，密閉容器に入れて圧力を加えると，濃度が高く
なるので褐色が濃くなる。この後，平衡が右へ移動し
NO_2 が減少し，褐色は薄くなっていく。この時，どの
程度薄くなるかが問題である。この判断はむつかしい。
圧力を加える前の褐色の濃さは，平衡状態における褐
色の濃さより低いと考えられているので，この問いは，
④が正しいと判断してよいだろう。

(b) ZnS と CuS の溶解度が与えられているので，それぞ
れの溶解度積を求めることができる。溶解した物質は
すべて電離すると考えてよいので，

$ZnS(固) \rightleftharpoons Zn^{2+}_{aq} + S^{2-}_{aq}$
$K_{sp} = [Zn^{2+}][S^{2-}] = 1.47 \times 10^{-9} \times 1.47 \times 10^{-9}$
$= 2.16 \times 10^{-18}$

$CuS(固) \rightleftharpoons Cu^{2+}_{aq} + S^{2-}_{aq}$
$K_{sp} = [Cu^{2+}][S^{2-}] = 2.55 \times 10^{-15} \times 2.55 \times 10^{-15}$
$= 6.50 \times 10^{-30}$

与えられた条件より，

$K = \dfrac{[H^+]^2[S^{2-}]}{[H_2S]} = K_1 \cdot K_2 = 1.0 \times 10^{-7} \times 1.1 \times 10^{-15}$
$= 1.1 \times 10^{-22}$

ここで，$[H_2S] = 0.10$，$[H^+] = 0.30$　を代入すると
$[S^{2-}] = 1.22 \times 10^{-22}$

(i) $[Zn^{2+}] = 1.0 \times 10^{-2}$　であるから，

$[Zn^{2+}][S^{2-}] = 1.0 \times 10^{-2} \times 1.22 \times 10^{-22} = 1.22 \times 10^{-24}$
この値が，$K_{sp} = 2.16 \times 10^{-18}$ より小さいので，この
条件では，ZnS の沈殿は起こらない。したがって，⑥
になる。

(ii) $[Cu^{2+}] \times 1.22 \times 10^{-22} = 6.50 \times 10^{-30}$　より
$[Cu^{2+}] = 5.33 \times 10^{-8}$
この濃度になるまで沈殿する。

したがって，

$$\frac{5.33\times10^{-8}}{1.0\times10^{-2}}\times100=5.33\times10^{-4}\fallingdotseq5.3\times10^{-4}\%$$

(c) $Zn^{2+}+S^{2-}\rightarrow ZnS$　白色沈殿

(d) Zn原子の数は，

$$6\times\frac{1}{2}+8\times\frac{1}{8}=4$$

化学式がZnSであるから，ZnSを4個含む。

したがって，結晶の密度は，ZnS = 97.5　として，

$$d=\frac{\frac{97.5}{6.02\times10^{23}}\times4}{(0.54\times10^{-9}\times10^2)^3}=4.12\fallingdotseq4.1[g/cm^3]$$

問2.

(a) 実験[III]で反応したのは亜鉛のみである。

$Zn+2HCl\rightarrow ZnCl_2+H_2$

発生したH_2の物質量は，

$1.013\times10^5\times1.23=n\times8.31\times10^3\times(273+27)$

$n=0.050$ (mol)

したがって，反応した亜鉛は，

$65.4\times0.050=3.27$(g)

実験[IV]で反応したのは銅である。

$Cu+2H_2SO_4\rightarrow CuSO_4+2H_2O+SO_2$

この時発生したSO_2を水に溶かし，H_2O_2　で酸化すると，H_2SO_4になる。$BaCl_2$を加えると，

$H_2SO_4+BaCl_2\rightarrow BaSO_4+2HCl$

沈殿の物質量は，$BaSO_4=233$　として，

$$\frac{4.66}{233}=0.020\text{ mol}$$

SO_2 1 molからH_2SO_4 1 molを生じるので，反応した銅は，

$63.5\times0.020=1.27$ (g)

(ホ)の固形物は，白金で，

$5.00-(3.27+1.27)=0.46$ (g)

(b) このときの変化は，

$Cu^{2+}+2OH^-\rightarrow Cu(OH)_2$

$Cu(OH)_2+4NH_3\rightarrow[Cu(NH_3)_4]^{2+}+2OH^-$

$Cu(OH)_2$が残っている状態でNH_4Cl水溶液を加えたことになる。この時，次のような変化が考えられる。

$NH_4Cl\rightarrow NH_4^++Cl^-$　(完全に電離)

$NH_3+H_2O\rightleftarrows NH_4^++OH^-$　の化学平衡は，

NH_4^+が増えたため，左に移動する。この結果，NH_3が増えるため，$Cu(OH)_2$　の溶解がより多く進行する。したがって，青色が濃くなる。

[解答]

(a)②　(b)②

第3問…化学平衡，平衡定数，気体の状態方程式

問1. 圧力を高くすると，Cの生成量が増えているので

a > b + c

温度を高くすると，Cの生成量が減っているので，右向きの反応は，発熱反応である。

問2.

(a) 気体の状態方程式　$pV=nRT$　を変形すると，

$$\frac{n}{V}=\frac{p}{RT}=[X]$$　Xのモル濃度はこのように表される。

平衡状態における各気体の分圧をp_A，p_B，p_Cとすると

$$[A]=\frac{p_A}{RT}\ ,\quad [B]=\frac{p_B}{RT}\ ,\quad [C]=\frac{p_C}{RT}$$

と表される。

$$K_C=\frac{[B]^2[C]}{[A]}=\frac{\left(\frac{p_B}{RT}\right)^2\cdot\left(\frac{p_C}{RT}\right)}{\left(\frac{p_A}{RT}\right)}=\frac{p_B{}^2\cdot p_C}{p_A}\cdot\frac{1}{(RT)^2}$$

これより

$K_P=K_C(RT)^2$

(b) 最初に入れたAの物質量をn (mol)とする。また，容器の体積をV(L)とする。

$100\times V=nRT$……①

Aがx (mol)反応して平衡に達したとすると，平衡状態における全物質量は，

$(n-x)+2x+x=n+2x$

したがって，

$180\times V=(n+2x)RT$……②

ここで，$2x=1.00\times10^{-5}$　$\therefore x=5.00\times10^{-6}$

②式は，$180\times V=(n+1.00\times10^{-5})RT$……③

①，③式より，

$n=1.25\times10^{-5}$(mol)

(c) 上記の結果から

$$\frac{(1.25\times10^{-5}-5.00\times10^{-6})}{(1.25\times10^{-5}+1.00\times10^{-5})}\times180=59.9\fallingdotseq60[Pa]$$

(d) 容器の体積は，

$100\times V=1.25\times10^{-5}\times8.31\times10^3\times(273+727)$

$\therefore V=1.04$ (L)

したがって，

$$K_C=\frac{\left(\frac{1.00\times10^{-5}}{1.04}\right)^2\cdot\left(\frac{5.00\times10^{-6}}{1.04}\right)}{\left(\frac{7.50\times10^{-6}}{1.04}\right)}=6.17\times10^{-11}$$

新たに加えたAの物質量をn (mol)とする。Aがx (mol)反応して平衡に達したとする。

$$K_C=\frac{\left(\frac{2x}{1.04}\right)^2\cdot\left(\frac{x}{1.04}\right)}{\left(\frac{1.25\times10^{-5}+n-x}{1.04}\right)}=6.17\times10^{-11}\text{……①}$$

平衡状態における全圧を　P(Pa)　とすると，

$P\times1.04=(1.25\times10^{-5}+n+2x)\times8.31\times10^3\times(273+727)$……②

$$\frac{2x}{1.25\times10^{-5}+n+2x}=\frac{160}{P}\text{……③}$$

①，②，③の3式から，

$x=1.00\times10^{-5}$，$n=5.75\times10^{-5}$

新たに加えた気体Aは，5.75×10^{-5} (mol)

(e) (イ) 全圧を高くしているので，平衡は左に移動する。Aの物質量は増える。

（ロ）アルゴンを加えて体積を2倍にしているので，各成分気体の濃度が減少する。したがって，平衡は，右に移動する。Aの物質量は減少する。

（ハ）体積を一定に保っているので，各成分気体の濃度は変化しない。平衡移動が起こらず，Aの物質量は変化しない。

なお，アルゴンは反応それ自身には全く関わらない。

[解答]
問1.⑤　　問2.(a)③　(b)③　(c)②　(d)④　(e)③

第4問…元素分析，有機化合物の推定

問1.試料中の各成分元素の質量

$$C ; 15.4 \times \frac{12}{44} = 4.2\,mg$$

$$H ; 4.05 \times \frac{1 \times 2}{18} = 0.45\,mg$$

$$O ; 6.25 - (4.2 + 0.45) = 1.6\,mg$$

原子数比は，

$$C : H : O = \frac{4.2}{12} : \frac{0.45}{1} : \frac{1.6}{16}$$
$$= 0.35 : 0.45 : 0.10 = 7 : 9 : 2$$

よって，組成式は，$C_7H_9O_2$

問2.A，Bはエステルであるから，反応操作によりアルコールとカルボン酸を生じ，D，Fは芳香族化合物である。Dはジカルボン酸で，ナフタレンを酸化することで得られるので，

（構造式：ベンゼン環にCOOH，COOH）　と推定できる。

C，Eはナトリウムと反応し，H_2を発生するので，アルコールと推定できる。

（イ）及び（ロ）に入る物質は，還元性をもつカルボン酸を生じることから，

$$CH_3OH \xrightarrow{(O)} HCHO \xrightarrow{(O)} HCOOH$$

と推定できる。

問3.A，Bの分子式は，$C_{14}H_{18}O_4$ と考えられるので，Dの示性式は，

（構造式：ベンゼン環にCOOCH₃，COOC₅H₁₁）

したがって，Eは，$C_5H_{11}OH$ である。

(a)考えられる異性体は，Hは省略して示す。

-C-C-C-C-C-OH　　-C-C-C-C-OH
　　　　　　　　　　　-C-

-C-C-C-C-OH　　-C-C-C-OH
　　-C-　　　　　　-C-

以上が第一級アルコール

-C-C-C-C-C-　　-C-
　　　　OH　　-C-C-C-C-
　　　　　　　　　　OH

-C-C-C-C-C-
　　　OH　　　以上3つは第二級アルコール

-C-
-C-C-C-C-
　　OH　　　第三級アルコール

合計8種類ある。

(b)第一級アルコールは4種類。

(c)該当するのは，

-C-
-C-C-C*-C-OH　のみである。

＊をつけた炭素

問4.Gの分子式は，

$(C_2H_3O_2) \times n = 118$　より　$n = 2$

∴ $C_4H_6O_4$

これはジカルボン酸である。

$$HOOC-CH_2-CH_2-COOH$$

Fは，フェノール性ヒドロキシ基をもつので，

（構造式：ベンゼン環にA，O-C(=O)-CH₂-CH₂-C(=O)-O-CH(CH₃)CH₃）

Hは第二級アルコールであるから，2-プロパノールが推定できる。Fは2つの置換基をもつので，Aには，メチル基が考えられる。分子式も一致する。

以上から，Fはクレゾールで，$o-,\ m-,\ p-$ の3種の異性体が考えられる。

[解答]
問1.⑤　　問2.(イ)②　(ロ)⑨　(ハ)③
問3.(a)④　(b)④　(c)②　　問4.③

Ⅱ 出題者が求めたポイント……リチウム電池

問1.Liはアルカリ金属であるから，水と容易に反応してしまうので使えない。

問2.$Li \rightarrow Li^+ + e^-$　と電子を放出する。

Li 1.0 gの物質量は，

$$\frac{1.0}{6.9} = 0.1449 ≒ 0.145\,(mol)$$

したがって，

$$i \times 60 \times 60 = 0.145 \times 9.65 \times 10^4$$
$$i = 3.88 ≒ 3.9\,(A)$$

したがって，放電容量は，3.9 [Ah]

問3.$Zn \rightarrow Zn^{2+} + 2e^-$　と電子を放出する。

Zn 1.0 gの物質量は，

$$\frac{1.0}{65.4} = 0.01529 ≒ 0.0153\,(mol)$$

したがって，

$$i \times 60 \times 60 = 0.0153 \times 2 \times 9.65 \times 10^4$$
$$i = 8.20 \times 10^{-1}\,(A)$$

問2の結果と比較すると，

$$\frac{0.82}{3.9} = 0.210 ≒ 0.21\,倍$$

問4.鉛蓄電池の充電における反応は，

$$2PbSO_4 + 2H_2O \rightarrow Pb + PbO_2 + 2H_2SO_4$$

電子2molが流れるとH_2SO_4が2mol生成する。増加したH_2SO_4は，$H_2SO_4 = 98$　として，

$$\frac{1.96}{98} = 0.020\,mol$$

したがって，0.020 mol の電子が供給されたことになる。

並列につないでいるので，

$$6.9 \times 0.020 \times \frac{1}{2} = 0.069\,(g) = 69\,[mg]$$

生　物

解　答　24年度

第 I 期試験

I

第1問　出題者が求めたポイント(Ⅰ. 発生)

イモリの初期発生に関する基本的な頻出問題である。

問1. イモリの卵は、端黄卵であり不等割する。1,2回目の卵割は経割(縦割れ)し、大きさの等しい4つの割球からなる4細胞期となる。3回目の卵割は、卵黄が植物極側に多く分布するため、赤道面より動物側で緯割(横割れ)する。これにより、動物極側の4つの細胞が植物極側の4つの細胞より小さくなる。

極体が生じる側を動物極、その反対側を植物極という。イモリの場合、精子は動物極側から侵入する。また、受精後に、卵は卵黄が少なく比重の小さい動物極側が上を向くことになる。

問2. (1)フォークトは、局所生体染色法により胚の予定運命を明らかにし、原基分布図(予定運命図)としてその結果をまとめた。

(2)原口は陥入部の入り口である。陥入は赤道面より植物極側の部分(内胚葉領域)で起こる。

(3)予定内胚葉のe,fはこの順に陥入する。原口が肛門になることを考えると、先に陥入したeの方が肛門より遠い部分(消化管の先端)のEとなる。予定脊索域のc,dは、d,cの順に陥入するため、dが肛門側より遠いCになる。これに対して予定神経域a,bは、陥入することなく、神経管となって内部に落ち込む。このためa,bの位置関係はそのままで、aがAになる。

(4)イは神経管、ロは体節、ハは側板、ニは脊索、ホは消化管、そしてヘは表皮である。

(5)図3のZが体腔で、体壁と内臓の間の隙間となる。

〔解答〕
問1. 1② 2① 3③ 4① 5② 6① 7④ 8①
9③
問2. (1)② (2)② (3)A① B② C④ D⑤ F⑥
(4)イ③ ロ⑤ ハ⑥ ニ② ホ⑦ ヘ④ (5)④

第2問　出題者が求めたポイント(Ⅰ. 遺伝)

花色が2対の対立遺伝子により決まり、優性遺伝子の数が色の濃さを決めている。リード文に2対の対立遺伝子が独立とあるので、二遺伝子雑種の遺伝子型の組合せと分離比を考えればよい。

問1. 色の濃さは、優性遺伝子が4個、3個、2個、1個、0個という順に薄くなり、濃赤、赤、薄赤、桃色、白の5段階である。2つの遺伝子をAとBと置いて考えると、親である濃赤品種はAABB、白品種はaabbとなる。また、F₁はAaBbとなり、優性遺伝子が2個より薄赤となる。

問2. AaBbの自家受精により、F₂が持つ優性遺伝子の数を次の表のようになる。これより表現型の分離比は、濃赤：赤：薄赤：桃色：白＝1：4：6：4：1

となる。

	AB	Ab	aB	ab
AB	4	3	3	2
Ab	3	2	2	1
aB	3	2	2	1
ab	2	1	1	0

問3. 問2の表より、薄赤の遺伝子型の種類と比は、AaBb：AAbb：aaBB＝4：1：1である。AaBbの自家受精からは、濃赤：赤：薄赤：桃色：白＝4：16：24：16：4、AAbbとaaBBのそれぞれの自家受精から薄赤が16ずつ得られる。よって、濃赤：赤：薄赤：桃色：白＝4：16：(24＋16＋16)：16：4＝1：4：14：4：1となる。

問4. 問2の表より、赤の遺伝子型の種類と比は、AABb：AaBB＝1：1である。この赤個体の任意交配は、下表の3つの組合せがあり、その交配は同じ確率で起こる。よって、濃赤：赤：薄赤：桃色：白＝1：2：1：0：0となる。

	AB	Ab
AB	4	3
Ab	3	2

	AB	aB
AB	4	3
aB	3	2

	AB	Ab
AB	4	3
Ab	3	2

〔解答〕
問1. ③　問2. (1)① (2)④ (3)⑥　問3. (1)① (2)④ (3)⑭
問4. (1)① (2)② (3)①

第3問　出題者が求めたポイント(Ⅱ. 免疫)

問1, 2. 抗体タンパク質であるグロブリンは、下図のようにH鎖、L鎖各2本からなりY字状の構造をとる。

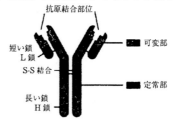

問3. (1)抗体の多様性は、抗原結合部位を作る可変部のアミノ酸配列の違いにより作られる。H鎖の可変部のV,D,Jの領域は、それぞれ約1000個、20個、5個の遺伝子断片から一つずつ選ばれ再構成された遺伝子から作られる。L鎖のV,Jの領域は、それぞれ約200個、5個の遺伝子断片から一つずつ選ばれ再構成された遺伝子から作られる。

(3)上記の抗体の多様性が遺伝子の再構成によること

を明らかにしたのは、利根川進である。

問4. 獲得免疫の1つである体液性免疫は、B細胞が産生る抗体による。凝集反応は、抗原に相当する凝集原(赤血球膜の糖鎖)と抗体に相当する凝集素(血しょう中に含まれる)の抗原抗体である。花粉症には、IgE抗体が関与している。

問5. HIVウイルスはT細胞に感染する。ヘルパーT細胞はB細胞やキラーT細胞の活性化に働くため、HIVウイルスの感染により、獲得免疫の機能が失われる。

〔解答〕

問1. ア③ イ④ ウ⑧ エ⑩ オ⑫ 問2④

問3.(1)⑧ (2)① (3)③

問4.④⑤ 問5(1)② (2)③

Ⅱ 出題者が求めたポイント(Ⅰ,Ⅱ.ホルモン)

問1. ①だ腺は頭部側の第2〜3節に存在する。②150〜200倍。③巨大染色体は、カやハエなどの双翅目で見られる。④DNAの塊であり、塩基性色素でよく染まるので、酢酸オルセインでも横縞は観察される。

問2. パフではmRNAの合成が行われている。このため、DNAの凝集が緩み、二本鎖がほどけた状態になっている。

問3. mRNAに特異的に利用されるヌクレオシドを加えればよい。つまり、ウラシルを^{3}Hで標識したものを用いる。

問4. 幼虫の発生段階に応じて活性化する遺伝子が次々と変化するため、パフの位置や大きさが時間に伴って変化する。

問5. アラタ体ホルモン(幼若ホルモン)は、幼虫形態を維持させ、変態(蛹化、羽化)を抑制する。前胸腺ホルモン(エクジソン、エグジステロイドとも呼ばれる)は、脱皮や変態を促進する。両ホルモンが働いているときは、幼虫は脱皮するが、幼若ホルモンの作用がないと、蛹、さらに成虫へと変態を伴う脱皮を誘導する。

問6. エクジソンはステロイドホルモンであり、受容体が細胞内に存在する。エクジソンと結合した受容体は、活性化され、特定の遺伝子の発現を開始させる転写因子(調節タンパク質)として機能する。

問7. 鳥類の卵巣から分泌されるホルモンは、卵胞ホルモン(エストロゲン)、黄体ホルモンがある。これらは蛹化ホルモンと同じステロイドホルモンであり、その作用機構も同じである。エストロゲンには、次のようなさまざまな働きがある。①雌鳥の繁殖欲求を強くし、巣作り行動などの発情兆候が多くなる。②卵巣が発達し、卵黄が形成され、慢性的に産卵する。③肝臓に働き、卵黄の成分となるタンパク質形成を促進する。④卵を生み続けるために、骨にカルシウムの蓄積を促進する。

〔解答〕

問1.⑤ 問2.凝集が緩み、一部の2本鎖がほどけて一本鎖になっている。(27字)

問3.(1)ウラシル (2)転写 パフにウラシルを含むヌクレオシドが取り込まれるから。(26字)

問4. 発生段階によって働く遺伝子と活性の度合いが異なっている。(28字)

問5. ホルモン:エクジステロイド 分泌線:前胸腺

問6. ④

問7. ホルモン:エストラジオール 卵巣を発達させ、肝臓にも作用し卵黄タンパク質の生産を促進し、産卵を促進する。(38字)

平成23年度

問 題 と 解 答

平成23年度

英 語

問題

順天堂大学（医）23 年度（1）

23 年度

I 次の英文を読み，下記の設問に答えなさい。

On the inside, she's like any other bubbly little seven-year-old girl. On the outside, she has the face and body of an elderly woman. Brave Ashanti Elliott-Smith suffers from an incredibly rare incurable condition that makes her age eight times faster than normal. It means that by the time she's 10, she will be as physically frail as a woman aged 80. Even now, while she plays with her school pals, she has to cope with problems of ageing like arthritis and a weakening heart. The youngster's illness — a genetic disorder called Hutchinson Gilford Progeria Syndrome[注1] that's (1) by just one other child in Britain — reduces life expectancy to 13. Phoebe, who has another daughter aged four, says, "We make the most of each day. Ashanti's such an easy-going lively little girl — she's so precious. I'm so proud of her. She doesn't let her condition bother her at all."

Ashanti has lost what little hair she had as a toddler and has very poor grip in her hands. She currently stands at just under 90 centimeters and is just the weight of a usual three-year-old. It is unlikely she will get any bigger. Her tiny frame is so frail that she has to be kept away from unhealthy kids because illnesses like chicken pox and flu could kill her.

There are only 52 other (2) of Progeria in the world, including 12-year-old Hayley Okines who lives near Ashanti. The girls have met a couple of times and get on well. For Phoebe, one of the hardest things is when strangers stare at her. She says, "I used to get very angry when people stared at Ashanti. I wasn't ashamed of her — I just didn't want them making her feel uncomfortable. Staring is the worst. I prefer it when people just ask me what is wrong with her. If other children stare at her, Ashanti just smiles and says it's because she is so beautiful." In fact, the energetic little girl won't let anything get her (3), and tries to get involved with everything her friends do. "At school sports, she can't do any running races, but they let her take part in an event like throwing bean bags." Ashanti goes to a mainstream school, loves playing with her new puppy, Samson, and is a massive (4) of the bands Girls Aloud^{注2} and JLS.^{注3} Her mum says, "Ashanti has a poster of JLS's Aston Merrygold on her ceiling so she can see him when she goes to bed at night. He's her absolute heartthrob. When I took her to see them in concert last year and one of the boys blew her a kiss, she went wobbly at the knees."

Ashanti also loves horses, so Phoebe is trying to arrange lessons with a riding school for the disabled because she is too frail for normal saddles. In the last few years, the family have enjoyed many holidays, including to Florida's Disney World. Phoebe has created a memory box of keepsake, including every painting and drawing Ashanti does at school, and all her clothes.

Last year, Ashanti started a trial treatment program at a hospital in Marseille, in the south of France, where she goes once every few months. It is designed to improve her quality of life, but sadly it won't extend it. Her parents know they cannot prevent the (5), but have decided not to tell Ashanti the full extent of her illness. Phoebe explains, "She understands most of her condition, but we don't talk to her about the prognosis as we don't want to scare her. To tell your daughter the truth about something like that — it is the hardest thing in the world."

注1：ハッチンソン・ギルフォード・プロジェリア症候群

注2：音楽バンドの名

注3：音楽バンドの名

問1　空所（　1　）～（　5　）に入れるのに最も適したものをそれぞれ選択肢
　　　1～4の中から選びなさい。

  (1) 1. affected 2. conditioned 3. shared 4. felt

  (2) 1. types 2. victims 3. members 4. sufferers

  (3) 1. down 2. up 3. over 4. out

  (4) 1. supporter 2. spectator 3. fan 4. listener

  (5) 1. possible 2. predictable 3. favorable 4. inevitable

問 2 英文の内容に合うように，(1)〜(5)の質問に対する答えとして最も適したも
のをそれぞれ選択肢１〜４の中から選びなさい。

(1) What is the best title for this article?

　　1. One of Only Two in Britain

　　2. The Problem of Genetic Disorders

　　3. Extending Children's Lives

　　4. Brave Girl has Body of a Grandmother

(2) Which of the following activities has Ashanti NOT taken part in?

　　1. horse riding

　　2. painting

　　3. going to concerts

　　4. playing with her pet

(3) Which of the following sentences is NOT true?

　　1. Ashanti will probably live for about another 6 years.

　　2. She has met 52 other people who have the same illness.

　　3. She has to be careful not to catch chicken pox from other children.

　　4. She loves listening to music.

(4) Which of the following sentences is true?

　　1. She has made a friend who also has Progeria Syndrome.

　　2. She studies at a special school for disabled children.

　　3. She can't take part in any school sports event.

　　4. She did some painting when she went to Disney World.

(5) Why is Ashanti now taking part in a trial treatment program?

　　1. So that she may be able to live longer.

　　2. To help future sufferers of the disease.

　　3. Because she wants to learn more about her illness.

　　4. To help her to enjoy more the rest of her life.

Ⅱ 次の会話文を読み，下記の設問に答えなさい。

Cory Friedman has suffered from Tourette's Syndrome注1 and Obsessive Compulsive Disorder (OCD)注2 since the age of five. In this interview, Cory describes the surreal experience of reading about his own life in narrative form and explains how his battle with these illnesses has affected his outlook on life.

Question: Can you describe the experience of reading the story of your life unfolding in a dramatic narrative form? Did you find it rewarding?

Cory Friedman: To be honest, it was a bit spooky at times, digging back into all those tumultuous and sometimes painful memories in such intimate detail. And I guess there was a part of me that wondered, "Geez, do I really want to put myself 'out there' this much?" But in the end, I came to the decision that if this book (1) people like me, then it would be well worth it. It's been extremely rewarding. Dozens of the stories and letters that have been coming in have brought me to tears, and confirmed this was something that needed to be done.

Q: Do you feel that your struggles have fostered any positive outcomes or personal qualities — for example, perhaps [you, any, challenges, to, with, better, deal, enabled] in adult life?
(A)

CF: Absolutely. What doesn't kill you only makes you stronger. From a very young age, anyone with Tourette's is forced to look very deeply at the world — at life and at all humanity — from an extremely (2) perspective, and that definitely helps us to be more compassionate people. I guess what it comes down to is: Living with Tourette's is an ongoing drama. There will always be ups and downs, but we're forced to become soldiers, and our passion for the joy that's possible in life is what keeps us going.

Q: Would you have any thoughts to share with teens who may have their own problems, even if they're not the same as the ones you had to deal with?

CF: I would tell them to hang in there, be tough, and realize every challenge that they overcome only makes them stronger. I would also add that, no matter how bad things seem to be, how we choose to deal with it mentally can make a major difference in how much suffering we go through. When times are tough, it's all too easy to get caught in a negative thought cycle. And that definitely only makes things worse.

Q: Has your life experience with the medical establishment positively or negatively affected your relationship with doctors, nurses and hospitals?

CF: Even though I'm still on a very mild dose of medication myself, I've become more and more anti-drug over the years. If I could go back in time, I would've definitely chosen not to be on many of the drugs I was put on. Doctors and nurses definitely have had their important places and times in my life. But when it comes to matters of the mind, cognition, OCD, etc, we really know relatively (3) compared to our knowledge of the rest of our bodies' processes. Sometimes it felt like I'd become a guinea pig in an experimenter's lab. I know [had, one, the, not, has, only, who, I'm] this experience. I think the main problem is how little attention is paid to the mind and how we think, and how this affects us physically. The pharmacology of the brain is just one aspect, but it's often the main aspect doctors deal with. In my case, what's going on inside my head mentally plays a large, if not larger, part in the improvement or worsening of my condition — I'm 100 percent positive of this now — and I suspect it's true of many other people as well.

Q: What's your life like now?

CF: Life is definitely good right now. I am living in a very cool part of New York City in a fantastic apartment, where I'm in the process of trying to build a very successful Internet business. I get to work from home, and every day brings new and exciting experiences. As far as my Tourette's goes, I've really gotten to a point where the tics have little (if any) impact on my life. I am happy. I am healthy. And I am living life to the fullest, each and every day!

Q: What are your dreams for the future?

CF: They are quite simple: to squeeze as much joy as possible out of this wild ride called "life," to live life to the fullest each and every day, to build my first super-successful business and then build several more and to do anything I can to continue bringing hope to the lives of those who need it most.

注 1 ：トゥーレット症候群　　　注 2 ：強迫神経症

問 1　空所（　1　）～（　3　）に入れるのに最も適したものをそれぞれ選択肢 1 ～ 4 の中から選びなさい。

(1)　1.　helps　　　　　　　　　2.　has helped

　　　3.　could help　　　　　　　4.　could have helped

(2)　1.　usual　　　2.　unusual　　　3.　normal　　　4.　abnormal

(3)　1.　little　　　2.　a little　　　3.　less　　　4.　least

問 2　下線部(A)・(B)を適切な表現となるように［　］内の語を並べ替えた場合，5 番目に来るものをそれぞれ選択肢 1 ～ 4 の中から選びなさい。

(1)　[you, any, challenges, to, with, better, deal, enabled]
(A)
1.　deal　　　　　　2.　to　　　　　　3.　better　　　　　4.　enabled

(2)　[had, one, the, not, has, only, who, I'm]
(B)
1.　only　　　　　　2.　not　　　　　　3.　who　　　　　4.　one

問 3　英文の内容に合うように，(1)～(5)の質問に対する答えとして最も適したものをそれぞれ選択肢 1 ～ 4 の中から選びなさい。

(1)　What does Cory think of reading the story of his own life?

　　1.　It was the kind of thing he needed to do.

　　2.　It was not something worth doing.

　　3.　It was not something so strange.

　　4.　It was the kind of thing that brought him to tears.

(2) What does he think keeps those with Tourette's living positively?

1. their friends

2. their passion for the joy of life

3. living an ongoing drama

4. the chance to become soldiers

(3) What advice does Cory offer to teens with problems?

1. Thinking positively stops them from dealing with their problems.

2. They should realize that every challenge has problems.

3. They need to become stronger in accepting the problems.

4. Their mental decisions when handling problems can make a difference.

(4) What plays a major part in the improvement or deterioration of Cory's condition?

1. the pharmacology of his brain

2. the mental process inside his head

3. the attitude of his doctor

4. his physical well-being

(5) What is his dream for the future?

1. to cure himself of Tourette's Syndrome

2. to live in a more fashionable part of New York

3. to build up as many successful businesses as he can

4. to manage to enjoy life as much as possible

Ⅲ 次の英文を読み，下記の設問に答えなさい。

Lowland Gorillas are now designated as an endangered species. Gorillas have three subspecies: the Mountain Gorilla, the Western Lowland Gorilla, and the Eastern Lowland Gorilla. Their original habitats are located in Central Africa. Zoological facilities keep around 600 gorillas in captivity, although there are neither Mountain nor Eastern Lowland Gorillas in those institutions or zoos. Some still illegally hunt these wild gorillas. Despite various efforts to protect Lowland Gorillas and encourage reproduction, this poaching continues to threaten their survival as a species.

"Project Koko" has proven that Lowland Gorillas have incredibly high
(1)
intelligence. This renowned project started as an experiment with inter-species
(2)
communication. A female Lowland Gorilla, Koko, and a male named Michael, have been trained to communicate using English sign language. The formal name of Koko is "Hanabi-Ko" which means "Firework Child" in Japanese. Koko, so far, can understand approximately 2,000 words of spoken English and can construct messages of up to six words. Her estimated IQ is 70 to 95 on the human scale in which 100 is regarded as normal. Koko was born in San Francisco in 1971. The project started one year after her birth, and she soon became the world's most famous gorilla.

With high intelligence and varying emotions, gorillas are very similar to humans. They are raised and trained to be members of a group consisting of five to fifteen primates. In the wild habitat, a baby gorilla nurses till it reaches
(3)
the age of one. Gorillas become mature at eleven to twelve years old. After maturity, young male gorillas are forced out from their group and form all-male groups. Gorillas usually eat plants, berries and leaves. However, because of the illegal hunting of mature gorillas, younger gorillas often have to be raised and nursed with milk by human protectors. Experts are trying to preserve these shy, amiable creatures by creating sanctuaries or by nursing
(4)
orphans artificially. We can only hope that these efforts will succeed, and that gorillas will continue to grace Planet Earth for ages to come.

問 1 下線部(1)～(4)の単語の英文内で使われている意味として最も適したものを
それぞれ選択肢 1 ～ 4 の中から選びなさい。

(1) incredibly　　1. superficially　　2. amazingly

　　　　　　　　3. presumably　　4. undoubtedly

(2) renowned 1. named   2. famous

        3. estimated   4. started

(3) nurses   1. is protected 2. is preserved

        3. is trained   4. is fed milk

(4) amiable   1. friendly   2. supported

        3. unique   4. emotional

問 2　英文の内容に合うように，(1)〜(6)の各質問に対する答えとして最も適した

ものをそれぞれの選択肢 1 〜 4 の中から選びなさい。

(1) Which would be the best title for this passage?

 1. Human Communication with Mountain Gorillas

 2. Preservation of Lowland Gorillas

 3. Government Efforts to Preserve Nature

 4. The Danger Gorillas Pose to Humans

(2) How can Koko communicate with humans?

 1. by tapping a keyboard

 2. by singing and performing

 3. by combining some words with signs

 4. by speaking Japanese words

(3) Which of the following best describe gorillas?

 1. sociable

 2. savage

 3. timid

 4. insensitive

(4) Which of the following can be inferred from the passage?

 1. There are plentiful Lowland Gorillas for hunting.

 2. Actions are being made to stop the extinction of Lowland Gorillas.

 3. Habitats of Lowland Gorillas are widely spread all over the world.

 4. The remaining Mountain Gorillas live only in zoos.

(5) When did "Project Koko" start?

    1. in the late 1960s

    2. in the early 1970s

    3. in the late 1970s

    4. in the early 1980s

(6) Which of the following can be inferred from the passage?

    1. Mature male gorillas do not live with their mothers.

    2. Gorillas are now known to be more intelligent than humans.

    3. Koko was forced out from her group when she reached maturity.

    4. All types of gorillas can be seen at zoos.

Ⅳ 次の英文を読み，下記の設問に答えなさい。

    Logic is the means through which humans use reason to systematically solve problems and understand truths. Sometimes, (1), we encounter situations, either real or imagined, in which logic ceases to function as we believe it should and no firm conclusion can be reached. We call this type of situation a paradox, one of the simplest, yet most baffling of which is known as the Liar Paradox.

    The Liar Paradox can be most easily summarized by the following sentence: *This statement is false*. When attempts are made to understand this sentence through logic, they invariably (2) to arrive at a single truth. The problem stems (3) the fact that we must decide if this statement is true or false. If this statement is false, then the opposite of what it asserts must be true, but if the statement is true, then we must accept that it is false. The Liar Paradox, (4) effect, causes logic to run in circles.

    The roots of the Liar Paradox can be traced back to a Cretan[注1] philosopher named Epimenides[注2] who stated in the 6th century B.C. that "All Cretans are liars." It has been proven, however, that this is not a paradox (5) the fact that a logical conclusion can be reached if we accept that this statement is neither an absolute truth nor an absolute falsity.　If the statement that all Cretans are liars is （　6　）, that does not necessarily mean that （　7　） Cretans are liars.　It is possible that some Cretans, apparently including Epimenides, are liars and others are not.

　　However, in the 4th century B.C., a Greek philosopher named Eubulides[注3] of Miletus[注4] refined the idea of the Liar Paradox （　8　） the form we know today by presenting the statement "A man says that he is lying.　Is what he says true or false?"　Philosophers and logicians have been debating a solution to this problem ever since, （　9　） clear resolution.

　　More complicated versions have been formulated over the years, but they all boil down to the same logical contradiction.　It is possible that a clear solution will never be reached, but （　10　） the Liar Paradox continues to present an interesting starting point for philosophers and other serious thinkers who seek to understand the nature of truth and its relation to logic.

注１：クレタ人の　　　注２：エピメニデス　　　注３：エウブリデス
注４：ミレトス（古代ギリシャの都市）

問　空所（　1　）～（　10　）に入れるのに最も適したものをそれぞれ選択肢１～
　　４の中から選びなさい。

(1)　1.　despite　　　2.　instead　　　3.　however　　　4.　although

(2)　1.　fail　　　2.　try　　　3.　run　　　4.　decide

(3)　1.　at　　　2.　from　　　3.　into　　　4.　by

(4)　1.　in　　　2.　on　　　3.　by　　　4.　at

(5)　1.　excluding　　　　　　2.　up to

　　　3.　due to　　　　　　4.　including

(6)　1.　doubtful　　　2.　clear　　　3.　false　　　4.　true

(7)　1.　no　　　2.　all　　　3.　not all　　　4.　a few

(8)　1.　from　　　2.　by　　　3.　into　　　4.　away

(9)　1.　apart from　　　2.　without　　　3.　within　　　4.　in addition to

(10)　1.　on the other hand　　　　　　2.　in vain

　　　3.　by the way　　　　　　4.　in the meantime

Ⅴ 自由英作文問題

　下記のテーマについて，英語で自分の考えを述べなさい。書体は活字体でも筆記体でもよいが，解答は所定の範囲内に収めなさい。

　In English, write an essay about something or someone that is important to you.

数 学　　問題　　23年度

I　☐に適する解答をマークせよ。ただし，それぞれの問題で同じ記号の☐には同一の値がはいる。

(1) $\begin{pmatrix} 1 & 0 & 2 \\ -1 & 1 & 1 \\ 1 & 0 & 3 \end{pmatrix} \begin{pmatrix} 3 & -2 \\ 4 & -3 \\ -1 & 1 \end{pmatrix} = \begin{pmatrix} \boxed{ア} & \boxed{イ} \\ \boxed{ウ} & \boxed{エ} \\ \boxed{オ} & \boxed{カ} \end{pmatrix}$ となる。

2次の正方行列 A に対し $\begin{pmatrix} 3 & -2 \\ 4 & -3 \\ -1 & 1 \end{pmatrix} A = \begin{pmatrix} -7 & -23 \\ -13 & -33 \\ 6 & 10 \end{pmatrix}$ が成り立つとき

$A = \begin{pmatrix} \boxed{キ} & \boxed{クケ} \\ \boxed{コサ} & \boxed{シ} \end{pmatrix}$ となる。

(2) 極座標で表現された図形 $r = f(\theta)$ と原点から始まる二つの半直線 $\theta = \alpha$, $\theta = \beta$ で囲まれる部分の面積は $\int_\alpha^\beta \frac{1}{2}\{f(\theta)\}^2 d\theta$ で表すことができる。たとえば，$r = 4\cos\theta$ で表される図形の面積は $\int_{-\frac{\pi}{2}}^{\frac{\pi}{2}} 8\cos^2\theta\, d\theta = \boxed{ア}\pi$ となる。

正葉形 $r = \sin 3\theta$ において $0 \leqq \theta \leqq 2\pi$ で $r \geqq 0$ となる θ の範囲を順に示すと

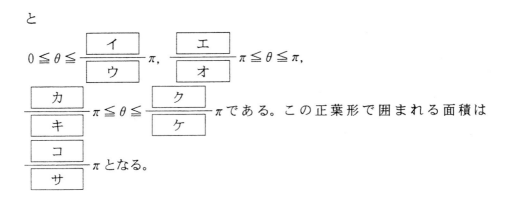

(3) 次の漸化式で定義される数列について考える。

$$a_{n+1} = \alpha a_n, \quad (b_{n+1} - a_n) = \beta (b_n - a_n)$$

数列 $\{b_n\}$ の無限級数 $\sum\limits_{n=1}^{\infty} b_n$ は $-1 < \alpha < 1$ かつ $-1 < \beta < 1$ では収束する。

$a_1 = 1$, $b_1 = -1$ のとき

$\alpha = \dfrac{1}{2}$ $\beta = -\dfrac{1}{2}$ のとき $\sum\limits_{n=1}^{\infty} b_n = \dfrac{\boxed{\text{ア}}}{\boxed{\text{イ}}}$ であり

$\alpha = \dfrac{1}{3}$ $\beta = \dfrac{1}{3}$ のとき $\sum\limits_{n=1}^{\infty} b_n = \boxed{\text{ウ}}$ である。

(4) $\cos\left(2 \cdot \dfrac{\pi}{5}\right) = -\cos\left(3 \cdot \dfrac{\pi}{5}\right)$ に注意すると，

$\cos \dfrac{\pi}{5} = \dfrac{\boxed{\text{ア}} + \sqrt{\boxed{\text{イ}}}}{\boxed{\text{ウ}}}$ となる。次に，1辺の長さが1である

正五角形 ABCDE について，$\overrightarrow{AB} = \vec{b}$, $\overrightarrow{AD} = \vec{d}$ とおく。このとき，

$|\vec{d}| = \dfrac{\boxed{\text{エ}} + \sqrt{\boxed{\text{オ}}}}{\boxed{\text{カ}}}$, $\vec{b} \cdot \vec{d} = \dfrac{\boxed{\text{キ}}}{\boxed{\text{ク}}}$,

$\overrightarrow{AE} = \dfrac{\boxed{\text{ケ}} - \sqrt{\boxed{\text{コ}}}}{\boxed{\text{サ}}} \vec{b} + \dfrac{\sqrt{\boxed{\text{シ}}} - \boxed{\text{ス}}}{\boxed{\text{セ}}} \vec{d}$ となる。

(5) 「A」と書かれたカードが5枚，「B」と書かれたカードが3枚ある。「A」の
カードを，区別できる3つの箱に分ける方法は $\boxed{\text{アイ}}$ 通りある。区別でき
ない3つの箱に分ける方法は $\boxed{\text{ウ}}$ 通りある。「A」と「B」のカードの合計
8枚を，区別できる3つの箱に分ける方法は $\boxed{\text{エオカ}}$ 通りあり，区別できな
い3つの箱に分ける方法は $\boxed{\text{キク}}$ 通りある。ただし，いずれの場合も空の
箱があってもよいとする。

Ⅱ　□ に適する解答をマークせよ。ただし，それぞれの問題で同じ記号の □ には同一の値がはいる。

楕円 $C: 7x^2 - 6xy + 12y^2 = 4$ と $x+y=0$ に平行な直線とが2つの交点を持つときその中点は $x - \dfrac{[ア]}{[イ]}y = 0$ 上にある。

$s = x+y$ と $t = x - \dfrac{[ア]}{[イ]}y$ を用いると

この楕円は $C': s^2 + \dfrac{[ウ]}{[エ]}t^2 = \dfrac{[オ]}{[カ]}$ と s, t によって表せる。

この結果を利用して C の $|x+y| \leq 1$ の部分の面積 S を求めてみる。求める部分は $|s| \leq 1$ の部分になる。t を s で表したとき $|s| \leq 1$ の部分の積分は

$\displaystyle\int_{-1}^{1} \sqrt{[キ]\left(\dfrac{[ク]}{[ケ]} - s^2\right)}\,ds$ となり，これを計算すると

$\dfrac{[コ]\sqrt{[サ]}}{[シ]}\pi + [ス]$ となる。$0 \leq s \leq 1$ かつ $0 \leq t \leq 1$ の面積が $\dfrac{[セ]}{[ソ]}$ であり，求める部分の面積 S は積分結果にこの面積をかければ求まるので，求める部分の面積 S は

$\dfrac{[タ]\sqrt{[チ]}}{[ツテ]}\pi + \dfrac{[ト]}{[ナ]}$ であることがわかる。また，元の楕円 C の面積は $\dfrac{[ニ]\sqrt{[ヌ]}}{[ネノ]}\pi$ である。

Ⅲ　次の問いに答えよ。

(1) 剰余の定理を記せ。

(2) 剰余の定理を証明せよ。

(3) 整式 $f(x)$ について剰余の定理を使い次のことが成立することを示せ。

整式 $f(x)$ において a が方程式 $f(x)=0$ の解であるならば
$f(x)$ は $x-a$ で割り切れる。

(4) 整式 $f(x)$ において $f(a)=f'(a)=0$ ならば $f(x)$ は $(x-a)^2$ で割り切れることを示せ。

物 理　　問 題　　23年度

I 以下の問題（第1問〜第3問）の答えをマークシートに記せ。

第1問 次の問い（問1〜問5）に答えよ。〔解答番号 1 〜 8 〕

問 1　エレベーターが静止しているとき，天井に固定した軽いばねに質量 2.0 kg のおもりをつるしたところ，つり合いの位置でばねは 4.9 cm の伸びを示した。このエレベーターが，ばねに 2.0 kg のおもりをつるしたまま，図1のように一定の加速度 1.2 m/s² で鉛直上向きに上昇するとき，つり合いの位置でばねが示す伸びはいくらか。最も近い値を，下の①〜⑨のうちから一つ選べ。ただし，重力加速度の大きさを 9.8 m/s² とし，ばねの伸びはフックの法則にしたがうとする。 1 cm

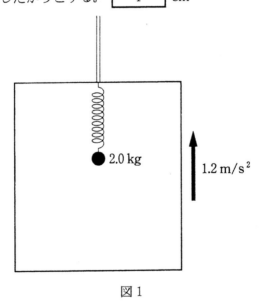

図1

① 3.0　② 3.5　③ 4.0　④ 4.5　⑤ 5.0
⑥ 5.5　⑦ 6.0　⑧ 6.5　⑨ 7.0

問 2　図2のように，x-y 平面上の原点 O に電気量 $+Q\,(Q>0)$ の点電荷，位置 A$(a, 0)$ に電気量 $-Q$ の点電荷を固定した。M は線分 OA の中点である。クーロンの法則の比例定数を k として，下の問い（(a), (b)）に答えよ。

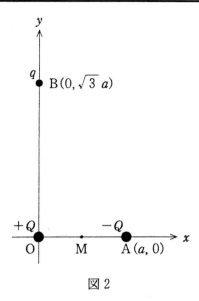

図2

(a) 位置 $B(0, \sqrt{3}\,a)$ に電気量 $q\,(q>0)$ の点電荷を置いた。この点電荷にはたらく力の x 成分は，$\dfrac{kqQ}{a^2} \times \boxed{2}$ であり，y 成分は $\dfrac{kqQ}{a^2} \times \boxed{3}$ となる。$\boxed{2}$・$\boxed{3}$ を埋めるのに正しいものを，次の①〜⑫のうちから一つずつ選べ。

① $\dfrac{1}{4} - \dfrac{\sqrt{3}}{3}$ ② $-\dfrac{1}{4}$ ③ $-\dfrac{\sqrt{3}}{8}$

④ $-\dfrac{5}{24}$ ⑤ $-\dfrac{1}{8}$ ⑥ $\dfrac{\sqrt{3}}{8} - \dfrac{1}{3}$

⑦ $\dfrac{1}{3} - \dfrac{\sqrt{3}}{8}$ ⑧ $\dfrac{1}{8}$ ⑨ $\dfrac{5}{24}$

⑩ $\dfrac{\sqrt{3}}{8}$ ⑪ $\dfrac{1}{4}$ ⑫ $\dfrac{\sqrt{3}}{3} - \dfrac{1}{4}$

(b) 位置 B から位置 M まで，電気量 q の点電荷をゆっくりと移動させた。このとき，外力のした仕事は，$\dfrac{kqQ}{a} \times \boxed{4}$ となる。$\boxed{4}$ を埋めるのに正しいものを，次の①〜⑧のうちから一つ選べ。

① $\dfrac{\sqrt{3}}{3} + \dfrac{1}{2}$ ② $\dfrac{\sqrt{3}}{3} - \dfrac{1}{4}$ ③ $\dfrac{\sqrt{3}}{8}$

④ $\dfrac{\sqrt{3}}{3} - \dfrac{1}{2}$ ⑤ $\dfrac{1}{2} - \dfrac{\sqrt{3}}{3}$ ⑥ $-\dfrac{\sqrt{3}}{8}$

⑦ $\dfrac{1}{4} - \dfrac{\sqrt{3}}{3}$ ⑧ $-\dfrac{\sqrt{3}}{3} - \dfrac{1}{2}$

問 3 交流電源，コイル，コンデンサー，抵抗が図3のように接続されている回路がある。コイルの自己インダクタンスは L，コンデンサーの電気容量は C，抵抗の抵抗値は R である。図3の回路で，時刻 t にコイルを点Aから点Bの向きに流れる電流を測定したところ，ω を角周波数，I_0 を電流の最大値として，$I_0 \sin \omega t$ であった。コイルの内部抵抗は無視できるものとして，下の問い((a), (b))に答えよ。

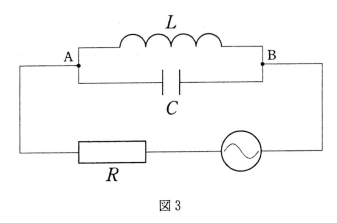

図3

(a) コンデンサーのA側の極板に蓄えられた，時刻 t における電気量はどのように表されるか。正しいものを，次の①〜⑥のうちから一つ選べ。 ☐5

① $CRI_0 \sin \omega t$　　② $\omega LCI_0 \sin \omega t$　　③ $(CR + \omega LC)I_0 \sin \omega t$

④ $CRI_0 \cos \omega t$　　⑤ $\omega LCI_0 \cos \omega t$　　⑥ $(CR + \omega LC)I_0 \cos \omega t$

(b) 時刻 t の交流電源の電圧を与える式として，正しいものを，次の①〜⑥のうちから一つ選べ。 ☐6

① $I_0\{R(1-\omega^2 LC) + \omega L\}\sin \omega t$

② $I_0\{(R-\omega L)\sin \omega t + \omega^2 LCR \cos \omega t\}$

③ $I_0\{(R-\omega L)\sin \omega t - \omega^2 LCR \cos \omega t\}$

④ $I_0\{R \sin \omega t + \omega L(1+\omega CR)\cos \omega t\}$

⑤ $I_0\{R \sin \omega t - \omega L(1-\omega CR)\cos \omega t\}$

⑥ $I_0\{R(1-\omega^2 LC)\sin \omega t + \omega L \cos \omega t\}$

問 4 体積が V_A, 圧力が P の理想気体が定圧膨張して, 体積が $V_B(V_B > V_A)$ になった。この過程で気体が吸収した熱量はいくらか。正しいものを, 次の①~⑦のうちから一つ選べ。ただし, この気体の定積モル比熱を C_V, 気体定数を R とする。 ☐7

① $P(V_B - V_A)$

② $\dfrac{C_V}{R}P(V_B - V_A)$

③ $\dfrac{C_V - R}{R}P(V_B - V_A)$

④ $\dfrac{C_V + R}{R}P(V_B - V_A)$

⑤ $\dfrac{R}{C_V}P(V_B - V_A)$

⑥ $\dfrac{C_V - R}{C_V}P(V_B - V_A)$

⑦ $\dfrac{C_V + R}{C_V}P(V_B - V_A)$

問 5 熱力学第2法則に関する記述として適当でないものを, 次の①~⑤のうちから一つ選べ。 ☐8

① 冷たい物体から熱い物体に, 熱が自然に流れることはない。

② エネルギーの変換では, 利用しやすい良質のエネルギーは減り, 利用しにくい形態のエネルギーに変わっていく傾向がある。

③ 1つの熱源から得た熱のすべてを, 仕事に変換する熱機関は存在しない。

④ 自然界に起こる大部分の現象は不可逆変化である。

⑤ 熱力学第2法則は, 熱まで含めたエネルギー保存の法則を述べたものである。

第2問 中心軸が水平な円筒のなめらかな内面に沿ってすべる小球の運動を考えよう。重力加速度の大きさを g として, 次の問い(**問1, 問2**)に答えよ。

〔解答番号 ☐1 ~ ☐6 〕

問 1 鉛直な面内で円筒の内面は半径 r の円周になり, 図1のように, この円の中心をOとし円周上の最下点をAとする。いま, 質量 m の小球が点Bにあり, 静止状態からすべり出し円周に沿って運動する。円周に沿って測ったAからBまでの長さを x とし, x は r に比べてじゅうぶん小さいとして, 下の問い((a), (b))に答えよ。

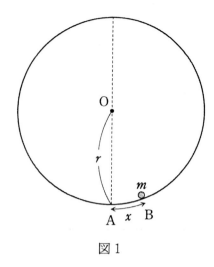

図1

(a) 点Bで静止状態からすべり出す瞬間に，小球にはたらく重力の，円周に沿った成分の大きさはいくらか。最も適当なものを，次の①〜⑧のうちから一つ選べ。ただし，必要ならば，θ が1に比べてじゅうぶん小さい数のとき，$\sin\theta \fallingdotseq \theta$ と近似してよい。　$\boxed{1}$

① $mg\dfrac{x}{r}$　　② $mg\dfrac{r}{x}$　　③ $mg\dfrac{x+r}{r}$

④ $mg\dfrac{r}{x+r}$　　⑤ $mg\sqrt{\dfrac{x}{r}}$　　⑥ $mg\sqrt{\dfrac{r}{x}}$

⑦ $mg\sqrt{\dfrac{x+r}{r}}$　　⑧ $mg\sqrt{\dfrac{r}{x+r}}$

(b) 小球が，最初に点Aを通過してから，2度目に点Aを通るまでの時間はいくらか。正しいものを，次の①〜⑧のうちから一つ選べ。　$\boxed{2}$

① $\sqrt{\dfrac{2g}{x}}$　　② $2\sqrt{\dfrac{2g}{x}}$　　③ $\sqrt{\dfrac{2x}{g}}$　　④ $2\sqrt{\dfrac{2x}{g}}$

⑤ $\pi\sqrt{\dfrac{g}{r}}$　　⑥ $2\pi\sqrt{\dfrac{g}{r}}$　　⑦ $\pi\sqrt{\dfrac{r}{g}}$　　⑧ $2\pi\sqrt{\dfrac{r}{g}}$

問2　次に，問1の円周上で図2のように，点Oと同じ高さの二つの点をそれぞれC，Eとし，最高点をDとして，最下点Aには質量 m の小球を静止させる。点Cには質量 M のもう一つの小球があり，静止状態からすべり出す。すべり出した質量 M の小球は，円周に沿ってすべり落ちて，点Aにきたところで質量 m の小球と衝突した。この衝突直前の質量 M の小球の運動，および衝突後の質量 m の小球の運動について，下の問い((a)〜(d))に答えよ。

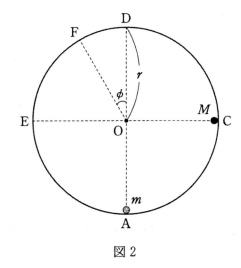

図2

(a) 衝突直前の質量 M の小球の速さ V_0 はいくらか。正しいものを，次の①〜⑧のうちから一つ選べ。

$V_0 = \boxed{3}$

① $\sqrt{\dfrac{gr}{2}}$ ② $\sqrt{gr}$ ③ $\sqrt{2gr}$ ④ $2\sqrt{gr}$

⑤ $\sqrt{\dfrac{Mgr}{2}}$ ⑥ $\sqrt{Mgr}$ ⑦ $\sqrt{2Mgr}$ ⑧ $2\sqrt{Mgr}$

(b) 衝突直前に質量 M の小球が円筒の内面から受ける抗力の大きさはいくらか。正しいものを，次の①〜⑩のうちから一つ選べ。$\boxed{4}$

① 0 ② Mg ③ $\sqrt{2}Mg$

④ $2Mg$ ⑤ $(\sqrt{2}+1)Mg$ ⑥ $3Mg$

⑦ $(2\sqrt{2}+1)Mg$ ⑧ $4Mg$ ⑨ $2(\sqrt{2}+1)Mg$

⑩ $5Mg$

(c) 質量 M と m の二つの小球の間のはねかえり係数を e とし，衝突直後の質量 m の小球の速さを v とすると，この v が衝突直前の質量 M の小球の速さ V_0 より大きくなるのは，

$$M > \boxed{5} \times m$$

が成り立つときである。$\boxed{5}$ を埋めるのに正しいものを，次の①〜⑪のうちから一つ選べ。

① 1 ② e ③ $\dfrac{1+e}{2}$ ④ $2-e$

⑤ $\dfrac{e(1+e)}{2}$　　⑥ $e(2-e)$　　⑦ $\dfrac{1}{e}$　　⑧ $\dfrac{2}{1+e}$

⑨ $\dfrac{1}{2-e}$　　⑩ $\dfrac{2}{e(1+e)}$　　⑪ $\dfrac{1}{e(2-e)}$

(d)　衝突後の質量 m の小球は，円周に沿って運動して点Eを通過し，その
あとは，最高点Dまで達しないで，図2の点Fで円筒の内面から離れ
た。∠DOF $= \phi$ とすると，衝突直後の質量 m の小球の速さ v は，ϕ を用
いてどのように表されるか。正しいものを，次の①～⑩のうちから一つ選
べ。

$$v = \boxed{\quad 6 \quad}$$

① $\sqrt{2gr(\sin\phi+1)}$ 　　　② $\sqrt{2gr(\cos\phi+1)}$

③ $\sqrt{gr(3\sin\phi+2)}$ 　　　④ $\sqrt{gr(3\cos\phi+2)}$

⑤ $\sqrt{gr(2\sin\phi+3)}$ 　　　⑥ $\sqrt{gr(2\cos\phi+3)}$

⑦ $\sqrt{gr(2\sin\phi+\cos\phi+2)}$ 　　⑧ $\sqrt{gr(2\cos\phi+\sin\phi+2)}$

⑨ $\sqrt{gr(2\sin\phi+\cos\phi+3)}$ 　　⑩ $\sqrt{gr(2\cos\phi+\sin\phi+3)}$

第3問　スピーカーの膜が振動すると，膜に接した空気も振動し圧縮と膨張をくり
返す。このため，空気の密度が密な(圧力の高い)部分と疎な(圧力の低い)部
分ができ，空気の振動が縦波となって伝わる。このような波動が空気中を伝
わる音波である。x 軸上の原点から負の向きにじゅうぶん離れたところにス
ピーカーがあり，スピーカーから出た周期 T の正弦波の音波が x 軸上を正
の向きに速さ V で伝わっている。風はなく，音波の振幅の変化は無視でき
るとして，次の問い(**問1～問4**)に答えよ。

〔**解答番号** $\boxed{\quad 1 \quad}$ ～ $\boxed{\quad 6 \quad}$ 〕

問1　図1は，ある時刻における音波による空気の変位を，横軸に位置 x をと
り，縦軸に空気の変位をとって表した正弦波のグラフである。下の問い
((a)，(b))に答えよ。

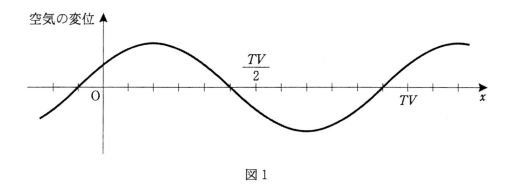

図1

(a) $0 \leqq x < TV$ の範囲内で，空気が最も密になっている位置の x 座標はいくらか。正しいものを，下の解答群①～⑫のうちから一つ選べ。 ☐1

(b) $0 \leqq x < TV$ の範囲内で，空気が x 軸の負の向きに最も速く動いている位置の x 座標はいくらか。正しいものを，下の解答群①～⑫のうちから一つ選べ。 ☐2

☐1 ・ ☐2 の解答群

① 0　② $\dfrac{1}{12}TV$　③ $\dfrac{1}{6}TV$　④ $\dfrac{1}{4}TV$
⑤ $\dfrac{1}{3}TV$　⑥ $\dfrac{5}{12}TV$　⑦ $\dfrac{1}{2}TV$　⑧ $\dfrac{7}{12}TV$
⑨ $\dfrac{2}{3}TV$　⑩ $\dfrac{3}{4}TV$　⑪ $\dfrac{5}{6}TV$　⑫ $\dfrac{11}{12}TV$

問2 音波がきた点の空気の密度はわずかに変化し，密度の変化分は小さな振幅の単振動をする。図2は，ある点Pでの空気の密度の変化分を，横軸に時刻 t をとって表したグラフである。$0 \leqq t < T$ の範囲内で，点Pの空気の変位が x 軸の正の向きに最も大きいのはどの時刻か。正しいものを，下の①～⑫のうちから一つ選べ。 ☐3

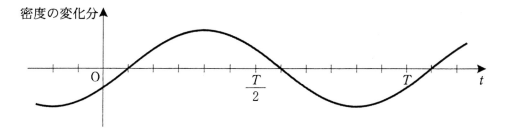

図2

① 0	② $\dfrac{1}{12}T$	③ $\dfrac{1}{6}T$	④ $\dfrac{1}{4}T$
⑤ $\dfrac{1}{3}T$	⑥ $\dfrac{5}{12}T$	⑦ $\dfrac{1}{2}T$	⑧ $\dfrac{7}{12}T$
⑨ $\dfrac{2}{3}T$	⑩ $\dfrac{3}{4}T$	⑪ $\dfrac{5}{6}T$	⑫ $\dfrac{11}{12}T$

問 3 x軸上の原点 O に反射板を置き，反射板がx軸と垂直になるように保ってx軸上を正の向きに一定の速さvで動かした。vは音速Vよりも小さいとして，次の問い((a), (b))に答えよ。

(a) 速さvで動いている反射板に単位時間に到着する音波の山の数を求めよ。正しいものを，次の①〜⑧のうちから一つ選べ。　　4

① $\dfrac{1}{T}$	② $\dfrac{v}{TV}$	③ $\dfrac{V-v}{TV}$
④ $\dfrac{V+v}{TV}$	⑤ $\dfrac{V}{T(V-v)}$	⑥ $\dfrac{V}{T(V+v)}$
⑦ $\dfrac{V-v}{T(V+v)}$	⑧ $\dfrac{V+v}{T(V-v)}$	

(b) 反射板に波が到着すると，波は到着した部分から順に反射波に変わっていく。スピーカーと反射板の間で静止している観測者には，スピーカーからの直接音と反射板からの反射音によってうなりが聞こえる。このうなりの振動数はいくらか。正しいものを，次の①〜⑧のうちから一つ選べ。　　5

① $\dfrac{v}{TV}$	② $\dfrac{v}{T(V+v)}$	③ $\dfrac{v}{T(V-v)}$
④ $\dfrac{vV}{T(V^2-v^2)}$	⑤ $\dfrac{2v}{TV}$	⑥ $\dfrac{2v}{T(V+v)}$
⑦ $\dfrac{2v}{T(V-v)}$	⑧ $\dfrac{2vV}{T(V^2-v^2)}$	

問 4 反射板を止め，反射板とスピーカーを結ぶ直線上をスピーカーに向かって歩いていったところ，1 m 移動するごとに音が大きくなった。音速を$V=340$ m/s としたとき，スピーカーから出ている音の振動数はいくらか。正しいものを，次の①〜⑧のうちから一つ選べ。　　6　　Hz

① 85	② 170	③ 255	④ 340
⑤ 425	⑥ 510	⑦ 595	⑧ 680

Ⅱ 次の問いに答えよ。解答用紙の所定の欄には，結果だけでなく考え方と途中の式も示せ。

図1のように，鉛直上向きで磁束密度 B の一様な磁界の中に，2本の平行な導線 AB と CD が間隔 ℓ で水平面内に固定されている。質量 m，抵抗 R をもつ導体棒 PQ は，なめらかな滑車を通して伸びない糸で質量 M のおもりにつながれている。導体棒 PQ は平行な導線上を AB に対して直角を保ったままなめらかに動くことができる。2本の平行な導線の B と D の間には起電力 V の電池とスイッチ S がつながれている。導線 AB，CD の電気抵抗，電池の内部抵抗，回路を流れる電流がつくる磁界，および滑車と糸の質量は無視できるものとする。重力加速度の大きさを g として，次の問い(問1～問5)に答えよ。

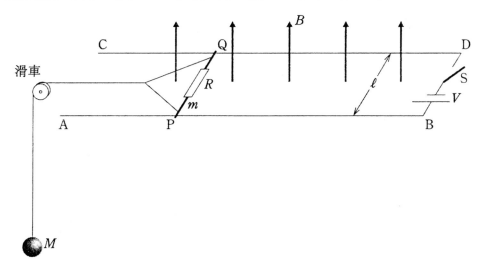

図1

問1 S を閉じると導体棒 PQ は運動をはじめ，おもりが上がりはじめた。PQ の速さが v になったとき，導体棒 PQ に生じる誘導起電力の大きさ，および導体棒 PQ に流れる電流を求めよ。ただし，電流は導体棒を P から Q に流れる向きを正とする。

問2 このとき，導体棒 PQ の A から B に向かう加速度はいくらか。

問3 じゅうぶん時間がたったとき，導体棒 PQ は一定の速さになった。このときの速さを求めよ。

問 4　導体棒 PQ の速さが一定になったとき，電池が供給する電力を求めよ。

問 5　このとき，導体棒 PQ の抵抗 R で単位時間あたりに発生するジュール熱，
　　　および導体棒 PQ がおもりを引き上げる仕事率を求めよ。

化 学

問題

23年度

必要なら次の値を用いなさい。原子量：H ＝ 1.0，C ＝ 12，N ＝ 14，O ＝ 16，Na ＝ 23，Al ＝ 27，S ＝ 32，Cl ＝ 35.5，Cu ＝ 63.6，Ag ＝ 108，アボガドロ定数：6.02×10^{23}/mol，気体定数：8.31×10^3 Pa・L/(K・mol)，ファラデー定数：9.65×10^4 C/mol。全ての気体は理想気体として扱うものとする。なお，1 hPa ＝ 1×10^2 Pa である。

I 以下の問題(**第1問**から**第3問**)の答えをマークシートに記しなさい。

第1問 次の各問いに答えなさい。[**解答番号** 　1　 ～ 　11　]

問 1 ある元素 X の原子量は 24.31 であり，質量数 24，25，26 の三種類の同位体が存在する。そのうち ^{25}X の存在比は 10 % である。^{24}X の存在比は何%になるか。最も近い値を次の①～⑧の中から一つ選びなさい。ただし，それぞれの同位体の相対質量は質量数に等しいと仮定する。 　1　 %

① 70.5　　② 72.5　　③ 75.5　　④ 77.5
⑤ 79.5　　⑥ 81.5　　⑦ 83.5　　⑧ 85.5

問 2 次に示した課題(i)～(iv)の答えを得るには(イ)～(ヘ)で示した法則のうちいずれを用いるのが最もふさわしいか。その組み合わせを①～⑧の中から一つ選びなさい。 　2　

[課 題]

(i) 圧力 1013 hPa で 2 L の H_2 と，圧力 2026 hPa で 2 L の N_2 を混合して 2 L の容器に封入した時の混合気体の圧力を求める。ただし，温度は全て一定である。

(ii) 0 ℃ で 2 L を占める気体がある。同じ圧力で同じ質量の気体が 4 L となる時の温度を求める。

(iii) C(黒鉛)の燃焼熱は 394 kJ/mol であり，気体の一酸化炭素の燃焼熱は 283 kJ/mol である。これらから気体の一酸化炭素の生成熱を求める。

(iv) 20 ℃ において 1013 hPa の圧力で O_2 が 2 L の水に溶けている。その時溶けている O_2 の物質量は 0.00276 mol である。同じ温度で同じ体積の水に，3039 hPa で溶ける O_2 の物質量を求める。

[法　則]

(イ) シャルルの法則　　　　　(ロ) (ドルトンの)分圧の法則

(ハ) ボイルの法則　　　　　　(ニ) ヘスの法則

(ホ) ヘンリーの法則　　　　　(ヘ) アボガドロの法則

	(i)	(ii)	(iii)	(iv)		(i)	(ii)	(iii)	(iv)
①	イ	ハ	ニ	ロ	⑤	ヘ	ロ	ホ	ハ
②	イ	ロ	ホ	ヘ	⑥	ヘ	ハ	ニ	ホ
③	ハ	イ	ニ	ロ	⑦	ロ	イ	ホ	ニ
④	ハ	イ	ホ	ニ	⑧	ロ	イ	ニ	ホ

問 3　フラーレンは炭素原子が 60 個で形成されている炭素の同素体であり，サッカーボールの様な形をしている事が知られている。この分子(C_{60})は，室温での結晶状態で，C_{60} を一つの粒子とみなした面心立方格子の構造を取る。単位格子の一辺の長さを 1.42×10^{-7} cm とすると，このフラーレンの結晶の密度(g/cm^3)はいくらか。最も近い値を次の①～⑥の中から一つ選びなさい。　　　 3 　　 g/cm^3

①　0.42　　　　　　　②　0.84　　　　　　　③　1.26

④　1.67　　　　　　　⑤　2.38　　　　　　　⑥　3.36

問 4　次の 5 種類の金属イオンを一つずつ含む水溶液がある。以下の問い(a)～(c)に答えなさい。

[金属イオン]　Ag^+，Fe^{3+}，Zn^{2+}，Al^{3+}，Cu^{2+}

(a)　少量のアンモニア水を加えたところ沈殿が生じ，さらに過剰のアンモニア水を加えたが変化が見られなかった水溶液が 2 つあった。この金属イオンの組み合わせを次の①～⑩の中から一つ選びなさい。　　　 4

①	Ag^+	Fe^{3+}	⑥	Fe^{3+}	Al^{3+}
②	Ag^+	Zn^{2+}	⑦	Fe^{3+}	Cu^{2+}
③	Ag^+	Al^{3+}	⑧	Zn^{2+}	Al^{3+}
④	Ag^+	Cu^{2+}	⑨	Zn^{2+}	Cu^{2+}
⑤	Fe^{3+}	Zn^{2+}	⑩	Al^{3+}	Cu^{2+}

(b) 少量のアンモニア水を加えたところ沈殿が生じ，さらに過剰の水酸化
ナトリウム水溶液を加えると生じた沈殿が消えた水溶液が 2 つあった。
この金属イオンの組み合わせを次の①〜⑩の中から一つ選びなさい。

　　　　5

①	Ag^+	Fe^{3+}	⑥	Fe^{3+}	Al^{3+}
②	Ag^+	Zn^{2+}	⑦	Fe^{3+}	Cu^{2+}
③	Ag^+	Al^{3+}	⑧	Zn^{2+}	Al^{3+}
④	Ag^+	Cu^{2+}	⑨	Zn^{2+}	Cu^{2+}
⑤	Fe^{3+}	Zn^{2+}	⑩	Al^{3+}	Cu^{2+}

(c) 少量のアンモニア水を加えたところ沈殿が生じ，さらに過剰のアンモ
ニア水を加えると生じた沈殿が消えた水溶液があった。その時の水溶液
の色は深青色であった。この時溶液中に存在する金属イオンを示すイオ
ン式として最もふさわしいものを次の①〜⑦の中から一つ選びなさい。
金属イオンは X^{n+} で表すとする。　　　6

① X^{n+}　　　　② $[X(NH_3)_2]^{n+}$　　　③ $[X(NH_3)_4]^{n+}$

④ $[X(NH_3)_6]^{n+}$　　⑤ $[X(NH_4)_2]^{(n+2)+}$　　⑥ $[X(NH_4)_4]^{(n+4)+}$

⑦ $[X(NH_4)_6]^{(n+6)+}$

問 5　いくつかの気体の発生実験を行い，そこで得られた気体の性質を(a)〜(e)に
示す。それらの性質を示す気体を発生させる実験を①〜⑥の中から一つずつ
選びなさい。必要なら同じ番号を何度選んでも良い。

［発生した気体の性質］

(a) 空気中の酸素とすみやかに反応し，有色の気体となる。　　　7

(b) 水に溶けると塩基性を示す。 8

(c) 気体に色がある。 9

(d) 水に溶け，その水溶液は酸性を示し，なおかつ強い酸化作用を示すが
　　還元作用は通常示さない。 10

(e) 酸素とともに燃焼すると高温が得られる。 11

[気体発生実験]

① 銅に希硝酸を加える。

② 石灰石に希塩酸を加える。

③ 塩化アンモニウムと水酸化カルシウムの混合物を温める。

④ 酸化マンガン(Ⅳ)に濃塩酸を加え加熱する。

⑤ 銅と熱濃硫酸を反応させる。

⑥ 炭化カルシウムと水を反応させる。

第2問 次の各問いに答えなさい。[解答番号 1 ～ 7]

問1 化合物 XY_2 は水に溶けて X^{2+} イオンと Y^- イオンに完全に電離する。
　　XY_2 水溶液を白金電極を用いて電気分解すると陰極には X が析出する。濃
　　度 c [g/L] の水溶液 1 L を用いて a [A] の電流で電気分解を行った。次の問い
　　(a), (b) に答えなさい。ただし，電気分解中の溶液の体積は変化しないものと
　　し，X，Y のモル質量をそれぞれ M_X [g/mol]，M_Y [g/mol]，ファラデー定
　　数を F [C/mol] とする。

(a) t 秒間電気分解したとき，陰極に析出した物質の質量 m [g] を求める正
　　しい式を①～⑥の中から一つ選びなさい。 1

①　$m = \dfrac{atM_X}{2F}$ 　　　　②　$m = \dfrac{atM_X}{F}$ 　　　　③　$m = \dfrac{atF}{2M_X}$

④　$m = \dfrac{2aM_X}{tF}$ 　　　　⑤　$m = \dfrac{tFM_X}{2a}$ 　　　　⑥　$m = \dfrac{2FM_X}{at}$

(b) 水溶液中の X^{2+} イオンの濃度が電気分解前の濃度の $\dfrac{1}{2}$ になるときの
　　時間 t' [秒] を求める正しい式を①～⑥の中から一つ選びなさい。

　　2

① $t' = \dfrac{Fc}{aM_X^2 M_Y}$ ② $t' = \dfrac{Fc}{aM_X M_Y^2}$

③ $t' = \dfrac{a(M_X + 2M_Y)}{Fc}$ ④ $t' = \dfrac{Fc}{a(2M_X + M_Y)}$

⑤ $t' = \dfrac{2Fc}{a(M_X + 2M_Y)}$ ⑥ $t' = \dfrac{Fc}{a(M_X + 2M_Y)}$

問 2 電解液が 100 mL の鉛蓄電池を電源として $CuCl_2$ 水溶液を白金電極で電気分解した。電気分解開始前に鉛蓄電池の電解液の密度は 1.24 g/cm³，硫酸の質量パーセント濃度は 32.3 % であった。電気分解終了時には電解液の硫酸の質量パーセント濃度が 18.3 % に変化していた。銅は何 g 析出したか。最も近い値を①～⑥の中から一つ選びなさい。 ☐ 3 ☐ g

① 5.7　　② 6.6　　③ 6.9
④ 11.4　　⑤ 13.2　　⑥ 13.8

問 3 燃料電池は負極活物質に燃料，正極活物質に酸素を用いる電池である。負極活物質に水素，電解液にリン酸水溶液を使った水素燃料電池は使用時に二酸化炭素を排出しないクリーンなエネルギーとして実用段階に入っているが，現在，水素の大半は化石資源の炭化水素から得られている。

メタンを金属触媒を用いて水蒸気と反応させると一酸化炭素と水素が得られる(水蒸気改質反応)。この反応で生成した一酸化炭素を触媒を用いて水蒸気と反応させると水素と二酸化炭素が生成する(水性ガスシフト反応)。

$CH_4(気) + H_2O(気) = CO(気) + 3H_2(気) - 206$ kJ　… (i)

$CO(気) + H_2O(気) = CO_2(気) + H_2(気) + 41.2$ kJ　… (ii)

次の問い(a)～(d)に答えなさい。ただし，水の蒸発熱を 44 kJ/mol，水(気体)の生成熱を 242 kJ/mol としなさい。

(a) CH_4(気)が燃焼して CO_2(気)と H_2O(液)が生じる際の燃焼熱〔kJ/mol〕を求めなさい。最も近い値を①～⑥の中から一つ選びなさい。
☐ 4 ☐ kJ/mol

① 685　　② 803　　③ 847
④ 891　　⑤ 968　　⑥ 1144

(b) 水蒸気改質反応(i)と水性ガスシフト反応(ii)の平衡についての記述のうち, 正しい記述の組み合わせを①～⑧の中から一つ選びなさい。

$\boxed{5}$

(イ) 反応(i)で水素の生成率を大きくするには, 温度を高くすればよい。

(ロ) 反応(ii)で水素の生成率を大きくするには, 温度を高くすればよい。

(ハ) 反応(i)で水素の生成率を大きくするには温度を低くすればよいが, 反応速度は小さくなる。

(ニ) 反応(ii)で水素の生成率を大きくするには温度を低くすればよいが, 反応速度は小さくなる。

(ホ) 反応(i)で水素の生成率を大きくするには, 圧力を高くすればよい。

(ヘ) 反応(i)で水素の生成率を大きくするには, 圧力を低くすればよい。

(ト) 反応(ii)で水素の生成率を大きくするには, 圧力を高くすればよい。

(チ) 反応(ii)で水素の生成率を大きくするには, 圧力を低くすればよい。

【解答群】

① (イ), (ニ), (ヘ)　　　　　② (イ), (ニ), (ト)

③ (イ), (ヘ), (チ)　　　　　④ (ロ), (ホ), (ト)

⑤ (ロ), (ヘ), (チ)　　　　　⑥ (ハ), (ニ), (チ)

⑦ (ハ), (ニ), (ホ)　　　　　⑧ (ハ), (ホ), (ト)

(c) 反応(ii)の水性ガスシフト反応で, 等しい物質量の CO (気) と H_2O (気) を密閉容器に入れて一定温度で反応させた。平衡に達したとき, 反応前の CO に対する反応した CO の物質量の割合を a とすると, 平衡定数 K はどのような式で表されるか。正しい式を①～⑥の中から一つ選べ。

$\boxed{6}$

① $K = (1 - a^2)/a^2$　　　② $K = a^2/(1 - a)^2$

③ $K = 1/(1 - a)^2$　　　　④ $K = a/(1 - a)$

⑤ $K = a^2/(1 - a)$　　　　⑥ $K = (1 - a)/a$

(d) 電池は化学反応のエネルギーを電気エネルギーとして取り出す装置である。電位差 E 〔V〕で電流を流す時に得られるエネルギー Q 〔J〕は流れた電気量を q 〔C〕とすると,

$$Q〔J〕= E〔V〕\times q〔C〕$$

となる。したがって，電池の起電力の理論値は電池全体の反応の反応エネルギーから求めることが出来る。

水素燃料電池，$(-)Pt \cdot H_2 | H_3PO_4aq | O_2 \cdot Pt(+)$ の起電力の理論値は，反応エネルギーが反応熱に等しいと考えると何 V になるか。最も近い値を①〜⑥の中から一つ選びなさい。ただし，生成物はすべて液体として考えなさい。　[7] V

①　0.7　　　　　　②　1.3　　　　　　③　1.5

④　1.8　　　　　　⑤　2.5　　　　　　⑥　3.0

第3問　次の各問いに答えなさい。［解答番号　[1]　〜　[10]　］

問 1　次の問い(a)〜(d)に答えなさい。

(a)　有機化合物の分子式が示されているが，原子価の観点から不合理なものがある。①〜⑧の中から一つ選びなさい。　[1]

①　$C_2H_4O_2$　　　②　C_2H_6O　　　③　$C_2H_6O_2$　　　④　C_3H_8O

⑤　$C_4H_4O_4$　　　⑥　$C_4H_6O_3$　　　⑦　C_4H_7O　　　⑧　$C_4H_8O_2$

(b)　エタノールの構成原子が最も多く同一平面上にあるように立体配置をとったとき，その平面上にのらない原子の数は何個か。①〜⑧の中から一つ選びなさい。　[2]

①　0　　　　　　②　1　　　　　　③　2　　　　　　④　3

⑤　4　　　　　　⑥　5　　　　　　⑦　6　　　　　　⑧　7

(c)　エタン 25 ％，エチレン 10 ％，アセチレン 15 ％，水素 50 ％よりなる混合気体 100 L がある。体積が無視できる微量の触媒を入れ，水素の付加反応を完全に行った。反応後の体積は何 L になるか。ただし，反応の前後において温度，圧力は変わらないものとする。また，百分率は体積百分率である。①〜⑧の中から一つ選びなさい。　[3] L

①　10　　　　　　②　20　　　　　　③　30　　　　　　④　40

⑤　50　　　　　　⑥　60　　　　　　⑦　70　　　　　　⑧　80

(d) 組成式CHOで表される化合物Aは炭素—炭素間に二重結合を一つ有し，環状構造を持たない。二重結合に水素を付加させると，分子量は1.72%増加する。

(イ) Aの分子式で正しいものを①～⑧の中から一つ選びなさい。

$\boxed{4}$

① $C_2H_2O_2$ ② $C_3H_3O_3$ ③ $C_4H_4O_4$ ④ $C_5H_5O_5$

⑤ $C_6H_6O_6$ ⑥ $C_7H_7O_7$ ⑦ $C_8H_8O_8$ ⑧ $C_9H_9O_9$

(ロ) Aの水素原子を全て重水素原子で置き換えると，分子量は何%増加するか。①～⑧の中から最も近い値を一つ選びなさい。ただし，重水素原子の相対質量は2.0とする。 $\boxed{5}$ %

① 1.7   ② 2.6   ③ 3.4   ④ 4.3

⑤ 4.7   ⑥ 5.1   ⑦ 5.5   ⑧ 5.8

問2 次の文を読み下記の問い(a)～(e)に答えなさい。

 AとBは互いに異性体で，その分子式は$C_7H_{14}O_2$である。塩酸を加えて温め，Aを加水分解するとカルボン酸(A1)とアルコール(A2)が，Bを加水分解するとカルボン酸(B1)とアルコール(B2)が得られる。適当な酸化剤を用いてB2を酸化するとA1が得られ，A2を酸化するとB1が得られる。

 A2の異性体のうちアルコールに属する異性体はA2以外に一つだけ存在する。これをCとする。B2のアルキル基部分は枝別れのない直鎖状である。光学異性体を考慮しないとすると，B2の異性体にはアルコールに属する三つの異性体D，E，Fが存在する。このうちDは不斉炭素原子を一つ有する。Fはニクロム酸カリウムの硫酸酸性水溶液で酸化されない。

(a) Aに該当するものはどれか。①～⑥の中から一つ選びなさい。

$\boxed{6}$

① $HCOOC_6H_{13}$ ② $CH_3COOC_5H_{11}$

③ $C_2H_5COOC_4H_9$ ④ $C_3H_7COOC_3H_7$

⑤ $C_4H_9COOC_2H_5$ ⑥ $C_5H_{11}COOCH_3$

(b) B1に該当するものはどれか。①〜⑥の中から一つ選びなさい。

7

① CH_3COOH
② CH_3CH_2COOH
③ $CH_3CH_2CH_2COOH$
④ $CH_3CH_2CH_2CH_2COOH$
⑤ $(CH_3)_2CHCOOH$
⑥ $(CH_3)_2CHCH_2COOH$

(c) A2の異性体はCの他にいくつあるか。①〜⑥の中から一つ選びなさい。

8

① 1
② 2
③ 3
④ 4
⑤ 5
⑥ 6

(d) Cを二クロム酸カリウムの硫酸酸性水溶液を用いて酸化したときに得られる化合物は何か。①〜⑤の中から一つ選びなさい。

9

① アセトン
② エタノール
③ エチルメチルエーテル
④ アセトアルデヒド
⑤ エチレングリコール

(e) 次の文のうちで正しいものはどれか。①〜⑥の中から一つ選びなさい。

10

① Dは第一級アルコールである。
② Eを酸化するとケトンが得られる。
③ Fは第一級アルコールである。
④ Fは第三級アルコールである。
⑤ B2は室温で固体である。
⑥ Dはヨードホルム反応を起こさない。

Ⅱ 図1に示すように体積263 mLの容器Aに，酸素(O_2)と二酸化硫黄(SO_2)の物質量比が1：1の組成の混合気体を入れ，その圧力が3324 hPaであった。容器Aは閉じたコックCを経て真空の容器Bと連結している。容器Aの温度は−10 ℃，容器Bの温度は449 ℃に保たれており実験中は変化しない。容器中の固体，液体および連結部分の体積は無視するものとする。必要であれば図2および図3に示すO_2とSO_2の蒸気圧曲線を参考にしなさい。また，図1に示す容器の大きさは実際の大きさを反映していない。

次の各問いに答えなさい。解答は解答用紙の所定の欄に記入すること。ただし，問1～問3は計算結果のみ記しなさい。

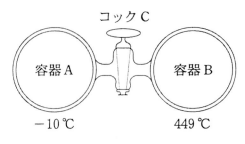

図1

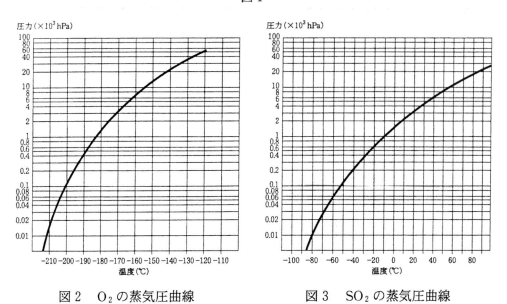

図2　O₂の蒸気圧曲線　　　図3　SO₂の蒸気圧曲線

問1 容器A内のO₂の物質量はいくつになるか。ただし，混合気体は反応していない。

問2 コックCを開いて，容器Bに混合気体を移動させ，容器Aと容器Bの圧力が等しくなった後，コックCを閉じたところ，圧力は1662 hPaとなっていた。容器Bの体積は何mLか。ただし，混合気体は反応していない。

問3 コックCを閉じたまま容器Bで触媒を作用させ，一定時間反応後，容器B内の圧力を測定したところ，1523 hPaであった。この時容器B内のSO₂は何パーセント反応したか。ただし，反応後，容器B内では触媒以外の全ての物質は気体であるとする。

問 4 問 3 で生成した物質を水と反応させた後，生じた物質を水で希釈した。この
とき誤って希釈した物質を木綿の白衣にかけてしまった。かけた直後には
白衣に変化は認められなかったが，しばらくすると白衣が黒く焦げたように
なり，穴が開いてしまった。この現象はどのような作用によるものか。黒い
物体の正体を明記し，80 字以内で説明しなさい。

生 物

問題

23 年度

I

第1問 被子植物の生殖細胞の形成と受精に関する以下の問い(**問1～7**)に答えよ。〔解答番号 1 ～ 16 〕

被子植物のおしべの葯の中では ア の分裂により イ ができる。
イ のそれぞれは大きな ウ と小さな エ に分裂し，やがて
成熟した花粉になる。

一方，めしべの子房では，子房内にある胚珠で胚のう母細胞ができ，さらに大きな1個の胚のう細胞と小さな3個の細胞に分裂する。その後，胚のう細胞は分裂により8個の核を生じる。このうちの3個は，胚珠の珠孔側にできる1個の オ の核と2個の カ の核となる。また，他の3個の核は反対側に移動して3個の キ の核となる。残りの2個の核は ク の核となる。

花粉はめしべの柱頭に付着した後に発芽し，A から放出される物質に誘導されて胚珠の方向に花粉管を伸ばす。花粉管内では B が分裂して2個の精細胞を生じる。生じた精細胞は1個の C を通って胚のう内に進入する。受精卵は不等分裂し大小2つの細胞を生じる。大きい細胞はさらに分裂して胚柄を形成する。小さい細胞は分裂を繰り返して胚を形成する。また，胚珠は発達して種子を形成する。

問 1 文中の空欄ア～クにそれぞれ適当なものを語群から選べ。
1 ～ 8

〔語 群〕

① 花粉管細胞　② 花粉四分子　③ 花粉母細胞　④ 助細胞

⑤ 中央細胞　⑥ 反足細胞　⑦ 雄原細胞　⑧ 卵細胞

問2 文中のA～Cに入る語句の正しい組み合わせを一つ選べ。 9

	A	B	C
①	卵細胞	雄原細胞	反足細胞
②	助細胞	雄原細胞	助細胞
③	反足細胞	雄原細胞	中央細胞
④	卵細胞	花粉管細胞	反足細胞
⑤	助細胞	花粉管細胞	助細胞
⑥	反足細胞	花粉管細胞	中央細胞

問3 文中の下線部(a)～(e)の分裂様式に関して正しい組み合わせを一つ選べ。
10

	(a)	(b)	(c)	(d)	(e)
①	体細胞分裂	減数分裂	体細胞分裂	減数分裂	核分裂
②	体細胞分裂	減数分裂	減数分裂	核分裂	体細胞分裂
③	体細胞分裂	減数分裂	核分裂	減数分裂	体細胞分裂
④	減数分裂	体細胞分裂	減数分裂	体細胞分裂	核分裂
⑤	減数分裂	体細胞分裂	減数分裂	核分裂	体細胞分裂
⑥	減数分裂	体細胞分裂	体細胞分裂	核分裂	減数分裂

問4 胚柄の説明として誤っているものを一つ選べ。 11

① 胚に付属する細胞群である。

② 胚に栄養分を供給する。

③ 胚を胚乳内に押し込む。

④ 幼根を形成して胚を支える。

⑤ 胚が完成すると退化する。

問5 下線部(1)について，種子の胚乳，種皮，胚球は，それぞれ受精した胚のう
のどこから形成されるか。正しい組み合わせを一つ選べ。 12

	胚 乳	種 皮	胚 球
①	中央細胞	助細胞	受精卵
②	反足細胞	助細胞	中央細胞
③	中央細胞	珠 皮	受精卵
④	受精卵	珠 皮	反足細胞
⑤	中央細胞	珠 孔	受精卵
⑥	受精卵	珠 孔	反足細胞

問 6 有胚乳種子をつくる植物の組み合わせとして正しいものを一つ選べ。

14 13

① イネ，トウモロコシ，ムギ

② イネ，カキ，ナズナ

③ インゲンマメ，クリ，トウモロコシ

④ カキ，クリ，ムギ

⑤ ダイコン，ナズナ，ムギ

問 7 ある被子植物には，有胚乳種子の外観が黄色，白色，赤色の３つの純系品種があり，それぞれイエロー，ホワイト，レッドとよばれている。イエローとホワイトの種皮は半透明で内側が透けて見えるが，レッドの種皮は赤い色素を含んでおり不透明である。また，イエローとレッドは緑色の葉をつけ，ホワイトは白い縞の入った葉をつける。

〔実験１〕 イエローのめしべにホワイトの花粉を受粉させると黄色の種子のみが得られた。

〔実験２〕 ホワイトのめしべにイエローの花粉を受粉させると黄色の種子のみが得られた。

〔実験３〕 レッドのめしべにホワイトの花粉を受粉させて得た雑種第一代はすべて緑色の葉をつけた。

〔実験４〕 実験３で得た雑種第一代どうしを交配して雑種第二代を得た。さらに雑種第二代どうしを交配すると，赤色の種子と白色の種子が３：１の比率で得られた。

以上の形質に関連している対立遺伝子はそれぞれ１組ずつで，それらの遺伝子は完全連鎖している。

(1) 実験１で得られた種子をまいて植物を育てた。その自家受粉により得られる種子の色はどのような分離比を示すか。正しいものを一つ選べ。

14

① 黄色：白色＝１：１

② 黄色：白色＝３：１

③ 黄色：白色＝１：３

④　すべて黄色

⑤　すべて白色

⑥　すべて赤色

(2)　ホワイトのめしべにレッドの花粉を受粉させた。その結果得られる種子の色はどのような分離比を示すか。正しいものを一つ選べ。　15

①　黄色：白色＝1：1

②　黄色：白色＝3：1

③　黄色：白色＝1：3

④　すべて黄色

⑤　すべて白色

⑥　すべて赤色

(3)　実験4で得られた白色種子から育つ植物は，葉の形質に関してどのような分離比を示すか。正しいものを一つ選べ。　16

①　緑色：白縞＝1：1

②　緑色：白縞＝3：1

③　緑色：白縞＝1：3

④　すべて緑色

⑤　すべて白縞

第2問　次の文を読んで以下の問い(問1～6)に答えよ。

〔解答番号　1　～　17　〕

　PCR法では試験管内でDNAの特定の塩基配列を大量に増幅することができる。方法の概略は，試験管に増やしたい塩基配列を持つDNA，プライマー，DNAポリメラーゼ，4種類のヌクレオチドを入れる。つぎにこれを

(1)　90℃～100℃で約5分間加熱する。

(2)　40℃～60℃に温度を下げ1～2分間おく。

(3)　65℃～75℃に温度を上げ2～5分間おく。

　(1)から(3)の処理(1サイクル)を繰り返すごとに新たなDNAが複製される。

　図はDNAのaからbの塩基配列が(1)から(3)の操作により複製されるようすを示している。図中の記号は，A，BはDNAのそれぞれの鎖，a，bは複製したい塩基配列の両端，P1，P2はプライマー，A′はAを鋳型として合成されたDNA，B′はBを鋳型として合成されたDNA，矢印は合成された方向である。図を参考にして各問いに答えよ。

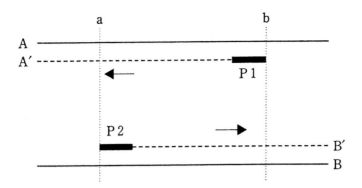

問 1 次の文は(1)から(3)の処理により起こる反応の順序を述べたものである。正しいものを一つ選べ。 1

① DNA の二本鎖が解離して，ポリメラーゼがそれぞれの鎖に結合したのち，プライマーがそれぞれの鎖と結合して DNA が複製される。

② DNA の二本鎖が解離して，プライマーが DNA のそれぞれの鎖と結合したのち，ポリメラーゼが結合して DNA が複製される。

③ プライマーが DNA のそれぞれの鎖と結合したのち，DNA の二本鎖が解離して，ポリメラーゼが働いて DNA が複製される。

④ プライマーが DNA のそれぞれの鎖と結合したのち，ポリメラーゼが働いて DNA の二本鎖が解離して DNA が複製される。

⑤ ポリメラーゼが働いてプライマーが DNA のそれぞれの鎖と結合したのち，DNA の二本鎖が解離して DNA が複製される。

問 2 次の文は 2 サイクル目のプライマーの結合と複製される DNA について述べたものである。空欄ア～コに語群より適当な語を選べ。
2 ～ 11

2 サイクル目ではプライマー P1 は A の ア 側と イ の ウ 側に結合し，プライマー P2 は B の エ 側と オ の カ 側に結合する。それぞれの DNA を鋳型とした新たな DNA が合成される方向は，A では キ の方向，A′ では ク の方向であり，B では ケ の方向，B′ では コ の方向である。

〔語 群〕

① A ② A′ ③ B ④ B′
⑤ a ⑥ b ⑦ a から b ⑧ b から a

問 3 サイクル数(n とする)と a から b の塩基配列を含む二本鎖 DNA の数とはどのような関係にあるか。正しいものを一つ選べ。 12

① 2^{n-1} ② 2^{n+1} ③ 2^n ④ $1+2^n$ ⑤ $2n$

問 4 a から b の塩基配列のみからなる二本鎖 DNA が得られるのは，何サイクル目か。 13

① 1 ② 2 ③ 3 ④ 4 ⑤ 5

問 5 プライマーについて正しいものを一つ選べ。 14

① プライマーを構成するヌクレオチドの塩基はアデニン，グアニン，シトシン，ウラシルである。

② プライマーどうしの塩基配列はたがいに相補的である。

③ プライマーは複製が終了するとDNAから解離し次の複製に利用される。

④ プライマーと鋳型になるDNAの結合にはDNAポリメラーゼが必要である。

⑤ プライマーの調整にはDNAの一部の塩基配列を知る必要がある。

問 6 次の文の下線部(ア)～(ウ)に関して(1)～(3)の問いに答えよ。

DNAの塩基配列が<u>転写</u>されてmRNAの前駆体がつくられ，<u>スプライシ</u>
　　　　　　　　　　(ア)　　　　　　　　　　　　　　　　　　　　　　(イ)
<u>ング</u>を経て完成されたmRNAとなる。<u>翻訳</u>ではリボゾームでそれぞれのコ
　　　　　　　　　　　　　　　　　　(ウ)
ドンに対応するアミノ酸―tRNA複合体が次々と結合して，DNAの塩基配
列によって指定されたアミノ酸配列を持つタンパク質が合成される。

(1) 下線部(ア)転写に関して正しいものを一つ選べ。 15

① 転写はDNA分子の一方の末端から始まり，他方の末端で終了する。

② 転写は開始コドンに対応するDNAの塩基配列から始まり，終止コドンに対応する塩基配列の部分で終了する。

③ 転写は相補的塩基対が形成されるので酵素を必要としない反応である。

④ 転写はDNAの二本鎖のいずれか一方の鎖のみを鋳型として行われる。

⑤ 転写はDNAの塩基の一部が他の塩基に置き換わった場合や消失した場合は，その部分で終了する。

(2) 下線部(イ)スプライシングに関して正しいものを一つ選べ。 16

① スプライシングはmRNAの前駆体が核外に出てからおこる。

② イントロンは遺伝子間にあるDNAの塩基配列である。

③ イントロンは転写の際にmRNAの前駆体に新たに付け加わる塩基配列である。

④ スプライシングはエキソンどうし，イントロンどうしを結合する反応である。

⑤ イントロンの存在により一つの遺伝子の塩基配列から複数のmRNAが作られる可能性がある。

(3) 下線部(ウ)翻訳に関して正しいものを一つ選べ。　17

① tRNAは核内でDNAを鋳型として合成され，それぞれに対応するアミノ酸と結合して核外へ出て行く。
② コドンと結合するのはアミノ酸である。
③ コドンを構成する塩基の順序を変えても対応するアミノ酸は変わらない。
④ DNAの塩基配列が変化してもアミノ酸の配列は変化しないことがある。
⑤ 一種類のアミノ酸に対応するtRNAは一種類である。

第3問　日本の植物群落に関する以下の問い(問1～2)に答えよ。
〔解答番号　1　～　13　〕

問1　下の表は日本のある地域A, Bの月平均気温を示している。表を参考に(1)～(5)の問に答えよ。

	1月	2月	3月	4月	5月	6月	7月	8月	9月	10月	11月	12月
A	-5.0	-3.0	-1.0	6.0	12.0	16.0	20.0	21.0	17.0	10.0	4.0	-2.0
B	3.0	4.0	8.0	13.0	18.0	21.0	25.0	26.0	22.0	17.0	12.0	7.0

(1) 地域A, Bのおよその暖かさ指数を一つずつ選べ。
　　1　～　2
A　① 35　② 46　③ 67　④ 95　⑤ 102　⑥ 106
B　① 116　② 119　③ 133　④ 140　⑤ 169　⑥ 176

(2) 地域 A，B の極相にはどのような植物群系がみられるか，下の表を参考に一つずつ選べ。　3　～　4

暖かさ指数	気候帯
240 以上	熱　帯
180～240	亜熱帯
85～180	暖温帯
45～85	冷温帯
15～45	亜寒帯
0～15	寒　帯

〔植物群系〕

① 雨緑樹林　　　　　② 夏緑樹林　　　　　③ 照葉樹林

④ 硬葉樹林　　　　　⑤ 針葉樹林　　　　　⑥ 亜熱帯多雨林

⑦ ツンドラ　　　　　⑧ 高山植物

(3) 地域 A，B にみられる優占種を一つずつ選べ。　5　～　6

① 常緑硬葉樹　　　　　　　　② 常緑広葉樹

③ 常緑針葉樹　　　　　　　　④ 乾期に落葉する広葉樹

⑤ 冬期に落葉する広葉樹

(4) 地域 A，B にみられる代表的な植物を二つずつ選べ。
　7　～　8

① ヘ　ゴ　　② ビロウ　　③ トドマツ　　④ ハイマツ

⑤ タブノキ　　⑥ オオシラビソ　⑦ クスノキ　　⑧ ミズナラ

⑨ トウヒ　　⑩ ブ　ナ

(5) 地球温暖化予測によれば，このまま温暖化を放置した場合には 2100 年時には年平均気温が 2～6℃ 上昇すると考えられている。仮に平均気温が 5℃ 上昇した場合には，地域 A，B の極相の植物群系はどのように変化するか，一つずつ選べ。　9　～　10

① 温度上昇前と変化はみられない。　② 雨緑樹林になる。

③ 夏緑樹林になる。　　　　　　　　④ 照葉樹林になる。

⑤　針葉樹林になる。　　　　　　　⑥　亜熱帯多雨林になる。

⑦　熱帯多雨林になる。

問 2　生物群集が一定の方向性をもって変化していく現象について(1)～(3)の問い
に答えよ。

(1)　日本の山地にはしばしば人為的な手が入りススキなどの草原がみられる
が，これを放置した場合どのようになるか，一つ選べ。　　11

①　比較的短時間で極相(陽樹)にいたる。

②　比較的短時間で極相(陰樹)にいたる。

③　数百年かかって極相(陽樹)にいたる。

④　数百年かかって極相(陰樹)にいたる。

(2)　(1)で答えた植物種の移り変わりを何というか。　　12

①　一次遷移　　　　　②　二次遷移　　　　　③　三次遷移

④　乾性遷移　　　　　⑤　湿性遷移

(3)　次の文は，植物種の移り変わりのなかでみられる現象について述べたも
のである。誤っているものを一つ選べ。　　13

①　極相林の中にギャップが生じることにより，本来の極相の植物群集以
外の植物がモザイク状に混じっている場合がある。

②　植物群落が極相へ向かうに従い，動物の種類数も増えていく傾向にあ
る。

③　先駆植物は，高温，乾燥，貧栄養といった過酷な条件では生育できな
い。

④　移り変わりの過程で，より遅く出現する植物ほど幼樹の耐陰性が高く
なる。

⑤　移り変わりの過程で，より遅く出現する植物ほど種子が少数で大きく
重くなる。

Ⅱ 以下のヒトの脳を主体とした中枢神経の断面図を参考に，各問い（問1～4）に答えよ。解答は，記述式解答用紙に記入せよ。

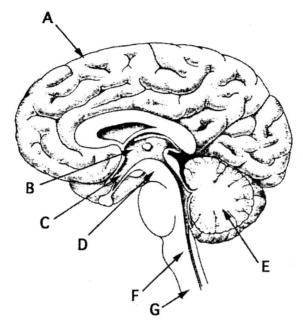

問1 図のA～Gの中枢の名称を記入し，その機能をそれぞれ下の①～⑫からすべて選べ。

① 視覚・聴覚などの感覚中枢として働く。
② 大脳に伝わる興奮を中継する。
③ 姿勢を保つ。
④ 31対の末梢神経により情報を伝える。
⑤ 自律神経の最高中枢として働く。
⑥ 眼球の運動を調節する。
⑦ 筋運動の協調を調節する。
⑧ 血管の収縮を調節する。
⑨ 瞳孔の大きさを調節する。
⑩ 涙の分泌を調節する。
⑪ 排尿や排便の中枢として働く。
⑫ 飲み込み，くしゃみの中枢として働く。

問 2 次の(1)〜(4)の働きをする中枢をそれぞれ A〜G から選び，さらにその中枢の興奮を伝える末梢神経が，最終的に中枢のどこから出て臓器へ向かうか，それぞれ A〜G から選べ。
(1) 皮膚から寒冷刺激が伝えられた場合，心拍数の増加を促す。
(2) 皮膚から温熱刺激が伝えられた場合，汗腺からの発汗を促す。
(3) 血液中の二酸化炭素濃度が減少した場合，心拍数の減少を促す。
(4) 血糖量が増加した場合，すい臓からのインスリンの分泌を促す。

問 3 文中の空欄ア〜シに当てはまる語句を記入せよ。
　手や足の受容器で生じた興奮は， ア 神経によって，まず イ の ウ から エ に入る。興奮は，ここで オ を介してつぎの神経に伝えられた後， イ の カ を通って脳へと送られる。皮膚の感覚などは， キ のすぐ後方に位置する ク の感覚中枢へと送られる。末梢の興奮を脳へ伝えるこれらの神経の多くは ケ で左右が交さするが，痛覚を伝える神経などは イ で左右が交さする。
　一方，指先などに熱いものが触れたとき，興奮は イ の エ で コ を経由して直ちに サ 神経に伝えられ， シ を通って筋肉に送られる。このような迅速な反応を反射という。
　また，イヌに餌を見せると唾液を出すが，このとき音を同時に聞かせることをくり返すと，その音を聞いただけで唾液が出るようになる。このような反射を条件反射と呼ぶ。

問 4 熱いものが触れたときに手を引っ込める反射と，音による唾液の分泌のような条件反射の違いを 80 字以内で説明せよ。

英　語

解答

23年度

I　出題者が求めたポイント

[全訳]

　中身は他の活発な7歳の少女と同じ。外はお年寄り女性の顔と体を持っている。勇敢なアシャンティ・エリオットスミスは信じられないほど稀有な難病を抱えていて、このせいで彼女は通常の8倍の速さで老いていく。これはつまり、彼女が10歳になる時には、肉体的には80歳の女性と同じくらいもろくなるということだ。今でさえ彼女は、学校の友だちと遊んでいるとき、関節炎や弱い心臓のような老化の問題に対処しなければならない。この若者の病気－イギリスには(1)他にはあとたった1人の子どもしかいないハッチンソン・ギルフォード・プロジェリア症候群と呼ばれる遺伝子の病気－は、寿命を13年に縮める。もうひとり4歳の娘がいる母親のフィービは、「私たちは毎日を精一杯生きています。アシャンティはけっこう気楽で生き生きした少女で、とっても大事な子です。私は彼女を自慢に思っています。彼女は病気に邪魔されるなんてことは全然ありません。」と言う。

　アシャンティは幼児の頃には生えていたわずかばかりの髪の毛をなくしてしまった。手の握る力もとても弱い。彼女は今90センチ弱の身長で、普通の3歳児とちょうど同じくらいの体重である。彼女がこれより大きくなることはなさそうだ。彼女の小さな体格は非常にもろいので、病気の子どもたちから離れていなければならない。水ぼうそうやインフルエンザのような病気で死ぬこともあるからだ。

　世界には他に52人しかプロジェリアの(2)患者がいないが、そのうちの1人がアシャンティの近くに住む12歳のヘイリー・オーキンズである。少女たちはこれまで2度会ったことがあるが、意気投合している。フィービにとって最も辛いことのひとつが、知らない人たちが彼女をじろじろ見ることである。彼女は言う。「人々がアシャンティをじろじろ見る時、私はとても怒りを覚えたものでした。私はアシャンティを恥ずかしいと思ったのではありません。私はただ、人々が彼女に不愉快な思いをさせるのがいやだったのです。じろじろ見るのは最悪です。この子どうしたのと、ただ私に尋ねてくれるほうがいいのです。子どもたちがじろじろ見る時には、アシャンティはただ笑って、私が美しいからだわと言います。」　事実、このエネルギーにあふれた少女は何があっても(3)落ち込まず、友だちがやることすべてに参加しようとする。「学校の運動では徒競走はできませんが、お手玉投げのような競技には参加させてくれます。」アシャンティは普通学校に行き、飼い始めた子犬のサムソンと遊ぶのが大好きで、ガールズアラウドとJLSというバンドの大(4)ファンである。彼女のママは言う。「アシャンティは夜寝るときに見られるようにと、JLSのアストン・メリーゴールドのポスターを天井に貼っています。彼にすっかり憧れている

んです。去年コンサートに連れて行って、グループの1人が彼女にキスを送った時には、彼女、膝ががくがくしていましたよ。」

　アシャンティは馬も大好きなので、フィービは障害者のための乗馬スクールのレッスンを受けさせようとしている。体がもろいので普通のサドルが合わないからである。最後の数年間で、家族は、フロリダのディズニーワールドを始め、多くの休暇を楽しんできた。フィービは記念の品の思い出箱を作っていて、そこにはアシャンティが学校で描いたすべての絵やスケッチ、彼女のすべての服が入っている。

　アシャンティは昨年、フランス南部のマルセイユにある病院で、試験的な治療プログラムを始めた。これは彼女がより良い人生を送れるようにとなされるのだが、悲しいことに、人生の長さを伸ばすものではない。彼女の両親は(5)来るべき運命を避けられないことはわかっているが、アシャンティに病気の全経過を教えることはしないと決めている。「アシャンティは症状のほとんどを理解しています。でも彼女を怯えさせたくないので、私たちは予後について彼女に話すことはしません。このようなことについて真実を自分の娘に告げる、これは世界で一番辛いことです。」と、フィービは説明している。

[質問と選択肢の意味]

問2.

(1)この英文の最もふさわしいタイトルは

　1. イギリスのたった2人の内の1人

　2. 遺伝子病の問題

　3. 子どもたちの命を延ばす

　4. おばあさんの体を持つ勇敢な少女

(3)次の文の内あてはまらないのはどれか。

　1. アシャンティはおそらくこれから6年生きるだろう。

　2. 彼女は同じ病気を持つ他の52人の人たちに会ったことがある。

　3. 彼女は他の子どもたちから水ぼうそうを移されないよう気をつけなければならない。

　4. 彼女は音楽を聴くのが大好きだ。

(4)あてはまるのは次のどれか。

　1. 彼女は同じプロジェリア症候群の友だちができた。

　2. 彼女は障害児のための特別学校で勉強している。

　3. 彼女は学校のどんな体育行事にも参加できる。

　4. 彼女はディズニーワールドに行った時に絵を描いた。

(5)アシャンティはなぜ今試験的な治療プログラムに参加しているのか。

　1. もっと長く生きられるように。

　2. この病気の未来の患者の助けとなるように。

　3. 自分の病気のことをもって知りたいから。

　4. 残りの人生をもっと楽しめるのに役立つように。

順天堂大学（医）23年度　（52）

[解答]
問1. (1) 3　(2) 4　(3) 1　(4) 3　(5) 4
問2. (1) 4　(2) 1　(3) 2　(4) 1　(5) 4

Ⅱ　出題者が求めたポイント
[全訳]
　コリー・フリードマンは5歳のときからトゥーレット症候群と強迫神経症(OCD)に罹っている。コリーはこのインタビューで、物語形式で自分の人生について読むという超現実的な経験のことを話し、これらの病気との闘いがいかに自分の人生観に影響を与えたかを説明している。

質問者：ご自分の人生の話が、ドラマチックな物語形式でひもとかれていくのを読むという体験のことを話していただけますか。

コリー・フリードマン：正直言って、時々はちょっと気味が悪いこともありました。あのめちゃくちゃで時には痛みに満ちた思い出を、あんな詳細に掘り起こしていくのですから。これほどまでに自分をさらけ出したいと本当に思っているのだろうかと考えてしまう部分が、私の中にたぶんあったと思います。でも最終的に、この本が私のような人々の(1)役に立つことができるとすれば、それは価値あるものだろうという結論に至りました。これは非常に報われることでした。何十ものお話や手紙が飛び込んできて私は泣かされましたし、これはやる必要のあったことなんだと確信しました。

質問者：あなたの戦いは前向きの成果や性格を育ててきたと感じますか。たとえば、おそらくあなたは、大人としての生活の(A)どんな問題にも、前よりよく対処できるようになったのではありませんか。

C・F：そうなんです。あなたを殺さないものは、ただあなたを強くするだけです。ごく若い頃から、トゥーレット症候群の人はだれでも世界を、そして人生を、すべて人間性を、極めて(2)ユニークな洞察力を持って、非常に深く見つめることを強いられます。絶対にそれが、私たちをより人の痛みのわかる人間にしてくれるのです。そして結局こうなるのでしょう。トゥーレット症候群を持って生きることは、ずっと続くドラマを見ているようだと。常に浮き沈みがありますが、私たちは兵士となるように強いられます。人生の中で得ることが可能な喜びを求める情熱は、私たちを前に進ませてくれるものです。

Q：必ずしもあなたが取り組まなければならなかった病気と同じではないかもしれませんが、やはり持病をもっているような十代の若者たちと、共有したい考えはなにかありますか。

C・F：そこに踏みとどまれと言いたいです。強くなりなさい、そして、克服したすべての問題はただ自分を強くしてくれるだけなのだということを理解しなさいと。つけ加えて言いたいのは、事態がどんなに悪く見えようと、私たちが精神面でどのようにそれに対処するかによって、どれほどの苦しみを経験す

るかが大きく違ってくるということです。辛い時には、ネガティブな思考回路に捕われてしまうのはほんとうにたやすい。そして、それは絶対に物事を悪くするだけなのです。

Q：あなたの医療機関についての経験は、あなたのドクターやナースや病院と関係にいい影響を与えましたか、悪い影響を与えましたか。

C・F：私自身は、まだずいぶん穏やかな薬の服用をしていますが、年が経つにつれてだんだん薬に反対の気持ちになってきました。昔に戻れるなら、私が与えられた多くの薬に頼らないほうを私は絶対に選んだでしょう。ドクターとナースは私の人生において、重要な場所と時間を占めてきたことは間違いありません。でも、精神、認知、強迫神経症などの問題となると、体のほかの部分の知識に比較して、比較的(3)わずかしか本当のことはわかっていないのです。時々私は実験室の中のモルモットになったような気がしました。このような経験を(B)してきたのが、私だけではなかったことは知っています。一番大きな問題は、精神や私たちの考え方や、これが私たちの身体にどのように影響するのかに、どんなにわずかな関心しか払われていないかいうことだと思います。脳の薬理学はほんのひとつの局面にすぎないのですが、それはしばしばドクターが取り扱う主要な局面になっています。私の場合、頭の内部で精神面に起こっていることが、症状の改善や悪化に大きな、他よりは大きくないかもしれないけど、とあえずは大きな役割を果たします。私は今これに100パーセント同意します。そしてこれは他の多くの人たちにも当てはまるのではないかと思っています。

Q：今はどのような生活ですか。

C・F：今のところ本当にすばらしい生活です。ニューヨーク市のかっこいい地区のすばらしいアパートに住んでいます。そこで、非常に有望なインターネットビジネスを立ち上げようとしているところなんです。私は家から仕事にとりかかり、毎日、新しくて面白い経験を持ち帰ります。こと私のトゥーレット症候群に関する限り、私は実に、病気が生活に、あったとしてもごくわずかな影響しか与えない地点に至っています。私は幸せです。私は健康です。そして、一日一日を最大限充実して生きています。

Q：将来の夢は何ですか。

C・F：とても簡単です。「人生」と呼ばれるこの荒々しい乗り物から、できる限りの喜びを搾り出すこと、毎日を最大限充実して生きること、私の最初のビジネスで超成功し、さらにもっとビジネスを起こしていくこと、そして、もっとも希望を必要としている人たちの人生に希望をもたらし続けるために、私にできる限りのことをすることです。

[解法のヒント]
問2. 完成した英文は
　(1) [enabled you to deal better with any challenges]

(2) [I'm not the only one who has had]

問3. 質問と選択肢の意味

(1) 自分の人生の話を読むことをコリーはどう思っているか。
1. やる必要がある類のものだった。
2. やる価値のあるものではなかった。
3. それほど不思議ではなかった。
4. 泣いてしまう類のものだった。

(2) 彼の考えでは、トゥーレット症候群の人たちに前向きに生きていくようにさせるものは何か。
1. 友人
2. 生活の楽しみを求める情熱
3. ずっと続くドラマを生きること
4. 兵士になるチャンス

(3) 問題を抱えた十代の若者たちにコリーが与えているアドバイスは何か。
1. 前向きに考えることは、彼らが問題に対処するのを妨げる。
2. 彼らはすべての挑戦には問題があることを理解すべきだ。
3. 彼らは問題を受け入れるのにもっと強くならなければならない。
4. 問題を扱うときの彼らの精神的決意によって、結果が変わってくる。

(4) コリーの症状の改善と悪化に何が主要な役割を果たすのか。
1. 彼の脳の薬理学
2. 頭の内部の精神作用
3. 彼の主治医の態度
4. 身体の健康

(5) 彼の将来の夢は何か。
1. トゥーレット症候群を治すこと
2. ニューヨークのもっと流行の地区に住むこと
3. できるだけ多くのビジネスを起こして成功すること
4. できるだけ人生を楽しもうとすること

[解答]
問1. (1) 3 (2) 2 (3) 1
問2. (1) 3 (2) 4
問3. (1) 1 (2) 2 (3) 4 (4) 2 (5) 4

Ⅲ 出題者が求めたポイント

[全訳]

ローランドゴリラは今や絶滅危惧種に指定されている。ゴリラには3つの種がある。マウンテンゴリラ、西ローランドゴリラ、東ローランドゴリラである。元々の生息地は中央アフリカにある。動物園関係施設は約600頭のゴリラを捕獲して収容しているが、これらの施設や動物園にはマウンテンゴリラも東ローランドゴリラもいない。野生のゴリラをまだ違法に狩る者たちもいる。ローランドゴリラを保護し繁殖を促そうというさまざまな努力にもかかわらず、この密漁はゴリラの種としての生存を脅かし続けている。

「ココプロジェクト」は、ローランドゴリラが(1)信じられないほど高い知能を持っていることを証明している。この(2)有名なプロジェクトは、種と種の間のコミュニケーションについての実験として始まった。メスのローランドゴリラのココとマイケルという名のオスは、英語のサインランゲィッジを使ってコミュニケーションをとるように訓練されてきた。ココの以前の名前は「ハナビコ」といい、これは日本語で「花火の子ども」という意味である。ココはこれまでのところ、およそ2000の英語の話し言葉を理解することができ、最大6単語のメッセージを作ることができる。彼女の推定されるIQは100を標準とする人間の計測基準で70から95である。ココは1971年にサンフランシスコで生まれた。プロジェクトは生後1年で始まり、彼女はすぐに世界で最も有名なゴリラになった。

高い知能とさまざまな感情を持つゴリラは人間にとても近い。彼らは5頭から15頭のおとなからなる群れのメンバーとなるように育てられしつけられる。野生の生息地では赤ちゃんゴリラは1歳になるまで(3)乳をもらう。ゴリラは11歳から12歳でおとなになる。おとなになると、若いオスのゴリラは元の群れから追われ、オスだけの群れを形成する。ゴリラは普通、植物、ベリー類、木の葉を食べる。しかし、おとなのゴリラが違法に密猟されるために、若いゴリラはしばしば人間の保護者によって、ミルクで育てられ世話される。専門家たちは、保護区域を作ったり、孤児になった子どもを人工的に育てたりして、この内気な(4)優しい生き物を保護しようと努力している。これらの努力が実り、ゴリラが来るべき未来にこの惑星地球に花を添え続けるのを、私たちは願うばかりだ。

[質問および選択肢の意味]

問2.

(1) この英文のもっともふさわしいタイトルは
1. 人間のマウンテンゴリラとのコミュニケーション
2. ローランドゴリラの保護
3. 自然保護のための政府の努力
4. ゴリラが人間に与える危険

(2) ココは人間とどのようにコミュニケーションをとるか。
1. キーボードをたたくことで。
2. 歌や行動で示して。
3. いくつかの言葉をサインと結びつけて。
4. 日本語をしゃべって。

(3) ゴリラをもっとも良く表しているのはどれか。
1. 社会的
2. 野蛮
3. 臆病
4. 鈍感

(4) 英文から読み取れるのは次のどれか。
1. 狩りをするためのローランドゴリラはたくさんいる。
2. ローランドゴリラの絶滅を阻止するための行動

が行われている。
　　3. ローランドゴリラの生息地は世界中に広く広がっている。
　　4. 生き残りのマウンテンゴリラは動物園にだけ住んでいる。
　(5)「ココプロジェクト」はいつ始まったのか。
　　1. 1960年代後半
　　2. 1970年代前半
　　3. 1970年代後半
　　4. 1980年代前半
　(6) 英文から読み取れるのは次のどれか。
　　1. 大人のオスのゴリラは母親とは一緒に住まない。
　　2. ゴリラは今人間よりも知能が高いと知られている。
　　3. ココはおとなになったとき、群れから追い出された。
　　4. すべての種類のゴリラが動物園で見られる。

[解答]
問1. (1) 2　(2) 2　(3) 4　(4) 1
問2. (1) 2　(2) 3　(3) 1　(4) 2　(5) 2　(6) 1

Ⅳ　出題者が求めたポイント

[全訳]
　論理は、人間が系統的に問題を解決し真実を理解しようと理由づけをするときに使う手段である。(1)しかし、われわれは時に、現実であれ想像上であれ、論理がわれわれの予想通りに機能せず、何の確固たる結論にも到達できない状況に遭遇することがある。われわれはこのようなタイプの状況をパラドックス(逆説)と呼ぶが、これの最も単純な、しかし最も不可解なものが、『うそつきのパラドックス』として知られている。
　『うそつきのパラドックス』は次の文によって一番簡単に要約できる。それは「この陳述は虚偽である。」というものだ。この文を論理によって理解するための試みをやろうとすると、それは避けようもなく単一の真実に到達することに(2)失敗する。問題は、われわれはこの陳述が真実か虚偽かを決めなければならないという事実(3)から発生してくる。この陳述が虚偽であれば、提示されていることの反対が真実でなければならず、陳述が真実であれば、これが虚偽だということを認めなくてはならない。『うそつきのパラドックス』は(4)結果として、論理を堂々巡りにさせる。
　『うそつきのパラドックス』のルーツはエピメニデスという名のクレタ島の哲学者にさかのぼることができる。彼はBC6世紀に「クレタ人はみんな嘘つきだ。」と述べた。だが、この陳述が絶対的真実でも絶対的虚偽でもないとわれわれが認めれば論理的結論を出すことができるという事実がある(5)ので、これはパラドックスではないと証明されている。もし、すべてのクレタ人は嘘つきであるという陳述が(6)虚偽であったとしても、それはクレタ人は(7)だれも嘘つきではないということを必ずしも意味しない。明らかにエピメニデスを含む嘘つきのクレタ人もいるし、嘘つきでないクレ

タ人もいることがあり得る。
　しかし、BC4世紀になって、ミレトスのエウブリデスという名のギリシャの哲学者が、「男は嘘をついていると言っている。彼の言うことは本当か嘘か。」という陳述を提示することによって、『うそつきのパラドックス』をわれわれが今日知る形態(8)に洗練させた。それ以来、哲学者や論理学者はこの問題の解答を議論してきたのだが、明確な結論に至って(9)いない。
　年月をかけてより複雑な版の陳述が編み出されてきたが、それらはすべて、同じ論理的矛盾に陥っている。おそらく明確な解法が得られることは決してないだろうが、(10)その間にも、『うそつきのパラドックス』は、真実とは何か、そしてそれの論理との関わりはどうなのかを理解したいと探求する、哲学者などの真摯な思想家にとっての、興味深い出発点を提供し続けるのである。

[解答]
(1) 3　(2) 1　(3) 2　(4) 1　(5) 3
(6) 3　(7) 1　(8) 3　(9) 2　(10) 4

Ⅴ　出題者が求めたポイント

[設問の訳]
　「あなたにとって大事な物あるいは人について、英語でエッセイを書きなさい。」
　－解答略－

数　学

解答　　23年度

I 出題者が求めたポイント

(1)（数学C・行列）

行列の乗法を把握する。

$A=\begin{pmatrix} a & b \\ c & d \end{pmatrix}$ として連立方程式にする。未知数が2で式が3なので, 使わなかった式で確認する。

(2)（数学C・極座標）

$$\cos^2\theta=\frac{1+\cos 2\theta}{2},\ \sin^2\theta=\frac{1-\cos 2\theta}{2}$$

を使って積分する。

(3)（数学Ⅲ・数列の極限）

初項が a, 公比が r の等比数列の一般項は ar^{n-1}

$|r|<1$ のとき, $\sum_{n=1}^{\infty} ar^{n-1}=\dfrac{a}{1-r}$

$\beta=-\dfrac{1}{2}$ のときは, b_{n+1}をb_nで表わし, b_{n+2}もb_nで表わして, b_{n+2}とb_nの関係をみる。

$\beta=\dfrac{1}{3}$ のときは, $c_n=3^n b_n$ とする。

初項が c, 公差が d の等差数列の一般項は,
$c_n=c+d(n-1)$ より b_nをnで表わす。

$S_n=\sum_{k=1}^{n} b_n$ とし, $S_n-\dfrac{1}{3}S_n$ より S_n を n で表わし,

$n\to\infty$ として考える。

(4)（数学B・ベクトル, 数学Ⅱ・三角関数）

$\cos 2\theta=2\cos^2\theta-1,\ \cos 3\theta=4\cos^3\theta-3\cos\theta$
を代入し, $\cos\theta$ についての3次方程式にする。
△AEDで余弦定理を使いADを求める。

$ED^2=AE^2+AD^2-2AE\cdot AD\cos\angle EAD$

$\vec{b}\cdot\vec{d}=AB\cdot AD\cos\angle DAB$

$\overrightarrow{AE}\parallel\overrightarrow{BD}$ より $\overrightarrow{AE}=\dfrac{AE}{AD}\overrightarrow{BD}$

(5)（数学A・場合の数）

3つの区別できない箱にAを入れる方法を書き出し数える。3つとも異なる場合は箱が区別できるときは3！通り, 2つ同じ数がある場合は$_3C_1$通り。

Bを入れる場合は, 箱が区別できないとき, Aが3つとも異なるときは箱が区別できるとして, Bを入れる方法を数える。箱が区別されるときはこれらはすべて3！通りある。箱が区別できないとき, Aが2つ同じ数になる箱があるときは, Bを書き入れてみる。この結果, 3つの箱が異なるときと2つの箱が同じになるときがあるので, 箱が区別できるときはそれぞれ3！通り, $_3C_1$通りとして数える。

〔解答〕

(1)
$$\begin{pmatrix} 1 & 0 & 2 \\ -1 & 1 & 1 \\ 1 & 0 & 3 \end{pmatrix}\begin{pmatrix} 3 & -2 \\ 4 & -3 \\ -1 & 1 \end{pmatrix}$$

$$=\begin{pmatrix} 3+0-2 & -2+0+2 \\ -3+4-1 & 2-3+1 \\ 3+0-3 & -2+0+3 \end{pmatrix}=\begin{pmatrix} 1 & 0 \\ 0 & 0 \\ 0 & 1 \end{pmatrix}$$

$$\begin{pmatrix} 3 & -2 \\ 4 & -3 \\ -1 & 1 \end{pmatrix}\begin{pmatrix} a & b \\ c & d \end{pmatrix}=\begin{pmatrix} 3a-2c & 3b-2d \\ 4a-3c & 4b-3d \\ -a+c & -b+d \end{pmatrix}$$

$$\begin{cases} 3a-2c=-7 \\ 4a-3c=-13 \\ -a+c=6 \end{cases}\quad \begin{cases} 3b-2d=-23 \\ 4b-3d=-33 \\ -b+d=10 \end{cases}$$

$a=5,\ c=11\quad b=-3,\ d=7$

この値で, すべての等式が成り立つので,

$A=\begin{pmatrix} 5 & -3 \\ 11 & 7 \end{pmatrix}$

(2)
$$\int_{-\frac{\pi}{2}}^{\frac{\pi}{2}} 8\cos^2\theta\,d\theta=\int_{-\frac{\pi}{2}}^{\frac{\pi}{2}} 4(1+\cos 2\theta)\,d\theta$$

$$=\left[4\theta+2\sin 2\theta\right]_{-\frac{\pi}{2}}^{\frac{\pi}{2}}$$

$$=\left(4\cdot\frac{\pi}{2}+0\right)-\left(-4\cdot\frac{\pi}{2}+0\right)=4\pi$$

$0\le 3\theta\le 6\pi$ なので, 範囲は, $0\le 3\theta\le\pi$,
$2\pi\le 3\theta\le 3\pi,\ 4\pi\le 3\theta\le 5\pi$

よって, $0\le\theta\le\dfrac{1}{3}\pi,\ \dfrac{2}{3}\pi\le\theta\le\pi$,

$\dfrac{4}{3}\pi\le\theta\le\dfrac{5}{3}\pi$

$$\frac{1}{2}\int_0^{\frac{1}{3}\pi}\sin^2 3\theta\,d\theta=\frac{1}{4}\int_0^{\frac{1}{3}\pi}(1-\cos 6\theta)\,d\theta$$

$$=\frac{1}{4}\left[\theta-\frac{1}{6}\sin 6\theta\right]_0^{\frac{1}{3}\pi}=\frac{1}{12}\pi$$

$$\frac{1}{2}\int_{\frac{2}{3}\pi}^{\pi}\sin^2 3\theta\,d\theta=\frac{1}{12}\pi$$

$$\frac{1}{2}\int_{\frac{4}{3}\pi}^{\frac{5}{3}\pi}\sin^2 3\theta\,d\theta=\frac{1}{12}\pi$$

従って, $\dfrac{1}{12}\pi\times 3=\dfrac{1}{4}\pi$

(3) $a_1=1,\ b_1=-1,\ a_{n+1}=\dfrac{1}{2}a_n$ より $a_n=\left(\dfrac{1}{2}\right)^{n-1}$

$b_{n+1}-\left(\dfrac{1}{2}\right)^{n-1}=-\dfrac{1}{2}\left\{b_n-\left(\dfrac{1}{2}\right)^{n-1}\right\}$ より

$b_{n+1}=-\dfrac{1}{2}b_n+3\left(\dfrac{1}{2}\right)^n$

$b_{n+2}=-\dfrac{1}{2}b_{n+1}+3\left(\dfrac{1}{2}\right)^{n+1}$

$=-\dfrac{1}{2}\left\{-\dfrac{1}{2}b_n+3\left(\dfrac{1}{2}\right)^n\right\}+3\left(\dfrac{1}{2}\right)^{n+1}$

$=\dfrac{1}{4}b_n-3\left(\dfrac{1}{2}\right)^{n+1}+3\left(\dfrac{1}{2}\right)^{n+1}=\dfrac{1}{4}b_n$

よって, b_n は奇数番目と偶数番目それぞれ等比数列となる。

$b_2 = -\dfrac{1}{2}(-1) + 3\left(\dfrac{1}{2}\right) = 2$

奇数番目は，初項−1，公比が$\dfrac{1}{4}$の等比数列。

偶数番目は，初項2，公比が$\dfrac{1}{4}$の等比数列。

$\displaystyle\sum_{n=1}^{\infty} b_n = \frac{-1}{1-\frac{1}{4}} + \frac{2}{1-\frac{1}{4}} = \frac{4}{3}$

$a_1 = 1,\ b = -1,\ a_{n+1} = \dfrac{1}{3}a_n$ より $a_n = \left(\dfrac{1}{3}\right)^{n-1}$

$b_{n+1} - \left(\dfrac{1}{3}\right)^{n-1} = \dfrac{1}{3}\left\{b_n - \left(\dfrac{1}{3}\right)^{n-1}\right\}$

$b_{n+1} = \dfrac{1}{3}b_n + 2\left(\dfrac{1}{3}\right)^n$, に両辺$3^{n+1}$をかける。

$3^{n+1}b_{n+1} = 3^n b_n + 6,\ c_n = 3^n b_n$とおく

$c_{n+1} = c_n + 6,\ c_1 = 3(-1) = -3$

$c_n = -3 + 6(n-1) = 6n - 9$

$b_n = \dfrac{6n-9}{3^n} = \dfrac{2n-3}{3^{n-1}}$

$S_n = \displaystyle\sum_{n=1}^{\infty} b_n$とする。

$S_n = -1 + \dfrac{1}{3} + \dfrac{3}{9} + \cdots + \dfrac{2n-3}{3^{n-1}}$

$\dfrac{1}{3}S_n = -\dfrac{1}{3} + \dfrac{1}{9} + \cdots + \dfrac{2n-5}{3^{n-1}} + \dfrac{2n-3}{3^n}$

$\dfrac{2}{3}S_n = -1 + \dfrac{2}{3} + \dfrac{2}{9} + \cdots + \dfrac{2}{3^{n-1}} - \dfrac{2n-3}{3^n}$

$\dfrac{2}{3}S_n = -1 + \dfrac{2}{3}\dfrac{1-\left(\frac{1}{3}\right)^{n-1}}{1-\frac{1}{3}} - \dfrac{2n-3}{3^n}$

$S_n = -\dfrac{n}{3^{n-1}}$

$\displaystyle\sum_{n=1}^{\infty} b_n = \lim_{n\to\infty}\left(-\dfrac{n}{3^{n-1}}\right) = 0$

(4) $\dfrac{\pi}{5} = \theta$とする。$\cos 2\theta = -\cos 3\theta$

$2\cos^2\theta - 1 = -4\cos^3\theta + 3\cos\theta$

$4\cos^3\theta + 2\cos^2\theta - 3\cos\theta - 1 = 0$

$(\cos\theta + 1)(4\cos^2\theta - 2\cos\theta - 1) = 0$

$\cos\dfrac{\pi}{5} > 0$ より $\cos\dfrac{\pi}{5} = \dfrac{1+\sqrt{5}}{4}$

$\angle EAB = \dfrac{3\pi}{5},\ \angle EAD = \dfrac{\pi}{5},\ \angle DAB = \dfrac{2\pi}{5}$

$|\vec{d}| = x$とし，△AEDより

$1^2 = 1^2 + x^2 - 2x\cos\theta$

$x^2 - 2x\cos\theta = 0$ より $x = 2\cos\theta$

$|\vec{d}| = \dfrac{1+\sqrt{5}}{2}$

$\vec{b}\cdot\vec{d} = 1(2\cos\theta)(\cos 2\theta) = 4\cos^3\theta - 2\cos\theta$

$= 4\dfrac{16+8\sqrt{5}}{64} - 2\dfrac{1+\sqrt{5}}{4} = \dfrac{1}{2}$

$\overrightarrow{AE} = \dfrac{2}{1+\sqrt{5}}\overrightarrow{BD} = \dfrac{2(\sqrt{5}-1)}{(\sqrt{5}+1)(\sqrt{5}-1)}\overrightarrow{BD}$

$= \dfrac{\sqrt{5}-1}{2}(\vec{d}-\vec{b}) = \dfrac{1-\sqrt{5}}{2}\vec{b} + \dfrac{\sqrt{5}-1}{2}\vec{d}$

(5) Aを区別のない3つの箱に分ける方法は，
(5, 0, 0), (4, 1, 0), (3, 2, 0), (3, 1, 1),
(2, 2, 1)の5通り
3つの箱が区別されると，分け方が3つとも異なるのは3！
通り，2つ同じだと$_3C_1$通りなので，
3！×2+$_3C_1$×3=21
分け方が3つとも異なるときは，Bを入れるときは区別が
あると考える。
(3, 0, 0)が$_3C_1$通り，(2, 1, 0)が3！通り，
(1, 1, 1)が1通り
3+6+1=10, 10×2=20
2つ同じのときは，(3, 0, 0)が2通り，
(2, 1, 0)が3通り，(1, 1, 1)が1通り
2+3+1=6, 6×3=18
従って，箱に区別がないときは，20+18=38
箱に区別がないときは，入れ方がすべて異なるとき
は3！，入れ方が2つ同じものがあるときは$_3C_1$
Aが3つとも異なるものはすべて異なる。
Aが2つ同じものがあるとき，(3, 0, 0)の0が同じものに
なるときと(1, 1, 1)の2つでてくる。
20×3！+3×(4×3！+2×$_3C_1$)=210

(答)

(1)

ア	イ	ウ	エ	オ	カ	キ	ク	ケ	コ	サ	シ
1	0	0	0	0	1	5	−	3	1	1	7

(2)

ア	イ	ウ	エ	オ	カ	キ	ク	ケ	コ	サ
4	1	3	2	3	4	3	5	3	1	4

(3)

ア	イ	ウ
4	3	0

(4)

ア	イ	ウ	エ	オ	カ	キ	ク	ケ	コ	サ	シ	ス	セ
1	5	4	1	5	2	1	2	1	5	2	5	1	2

(5)

ア	イ	ウ	エ	オ	カ	キ	ク
2	1	5	2	1	0	3	8

II 出題者が求めたポイント

（数学C・2次曲線，数学III・積分法）

$y = -x + k$として，Cの式に代入する。

$ax^2 + bx + c = 0$の解をα, βとすると，

$\alpha + \beta = -\dfrac{b}{a},\ \alpha\beta = \dfrac{c}{a}$

$x = \dfrac{\alpha+\beta}{2},\ y = -x+k$を$k$で表わし，$k$を消去し
xとyの式にする。

$m(x+y)^2 + n\left(x-\dfrac{3}{2}y\right)^2 = 4$として展開し，Cの式と比較
してm, nを求める。

C'の式から，tの値$t_1, t_2\ (t_1 < t_2)$を求める。

順天堂大学（医）23年度　(57)

$\displaystyle\int_{-1}^{1}(t_2-t_1)\,ds$ は　$s=\dfrac{2}{\sqrt{3}}\sin\theta$ として置換積分

$s=0,\ t=0$ は原点Oなので，$s=1$とOとの距離d，$s=0$と$t=1$の交点Rを求めて，面積は，
dORで求める。

前記の置換積分を $-\dfrac{\pi}{2}$ から $\dfrac{\pi}{2}$ まで積分する。

〔解答〕

$y=-x+k$をCの式に代入する。

$7x^2-6x(-x+k)+12(-x+k)^2=4$

$25x^2-30kx+12k^2-4=0$

この方程式の2つの解をα，β，中点を(x,y)とする。

$x=\dfrac{\alpha+\beta}{2}=\dfrac{30k}{50}=\dfrac{3}{5}k\qquad\therefore k=\dfrac{5}{3}x$

$y=-x+\dfrac{5}{3}x=\dfrac{2}{3}x\qquad\therefore x-\dfrac{3}{2}y=0$

$m(x+y)^2+n\left(x-\dfrac{3}{2}y\right)^2=4$ とすると，

$(m+n)x^2+(2m-3n)xy+\left(m+\dfrac{9}{4}n\right)y^2=4$

$m+n=7,\ 2m-3n=-6,\ m+\dfrac{9}{4}n=12$

これより，$m=3,\ n=4$がすべて満たす。

$3s^2+4t^2=4$ より

$s^2+\dfrac{4}{3}t^2=\dfrac{4}{3}$

$t^2=\dfrac{1}{4}\cdot3\left(\dfrac{4}{3}-s^2\right),\ t=\pm\dfrac{1}{2}\sqrt{3\left(\dfrac{4}{3}-s^2\right)}$

2つのtの差は，$\sqrt{3\left(\dfrac{4}{3}-s^2\right)}$

$s=\dfrac{2}{\sqrt{3}}\sin\theta$ とすると，$\dfrac{ds}{d\theta}=\dfrac{2}{\sqrt{3}}\cos\theta$

$s=-1\rightarrow1$ のとき，$\theta=-\dfrac{\pi}{3}\rightarrow\dfrac{\pi}{3}$

$\displaystyle\int_{-1}^{1}\sqrt{3\left(\dfrac{4}{3}-s^2\right)}\,ds$

$=\displaystyle\int_{-\frac{\pi}{3}}^{\frac{\pi}{3}}\sqrt{3\dfrac{4}{3}(1-\sin^2\theta)}\dfrac{2}{\sqrt{3}}\cos\theta\,d\theta$

$=\dfrac{2}{\sqrt{3}}\displaystyle\int_{-\frac{\pi}{3}}^{\frac{\pi}{3}}(2\cos^2\theta)d\theta$

$=\dfrac{2}{\sqrt{3}}\displaystyle\int_{-\frac{\pi}{3}}^{\frac{\pi}{3}}(1+\cos2\theta)d\theta$

$=\dfrac{2}{\sqrt{3}}\left[\theta+\dfrac{1}{2}\sin2\theta\right]_{-\frac{\pi}{3}}^{\frac{\pi}{3}}$

$=\dfrac{2}{\sqrt{3}}\left\{\left(\dfrac{\pi}{3}+\dfrac{\sqrt{3}}{4}\right)-\left(-\dfrac{\pi}{3}-\dfrac{\sqrt{3}}{4}\right)\right\}=\dfrac{4\sqrt{3}}{9}\pi+1$

$s=0$と$t=0$の交点は原点O

$y=-x$と$x-\dfrac{3}{2}y=1$との交点は，$\left(\dfrac{2}{5},\ -\dfrac{2}{5}\right)$

原点Oと$x+y-1=0$との距離は，

$\dfrac{|0+0-1|}{\sqrt{1^2+1^2}}=\dfrac{1}{\sqrt{2}}$

$0\leqq s\leqq1$かつ$0\leqq t\leqq1$の面積は，

$\dfrac{1}{\sqrt{2}}\sqrt{\left(\dfrac{2}{5}\right)^2+\left(\dfrac{2}{5}\right)^2}=\dfrac{2}{5}$

$S=\dfrac{8\sqrt{3}}{45}\pi+\dfrac{2}{5}$

$\displaystyle\int_{-\frac{4}{3}}^{\frac{4}{3}}\sqrt{3\left(\dfrac{4}{3}-s^2\right)}\,ds=\dfrac{2}{\sqrt{3}}\displaystyle\int_{-\frac{\pi}{2}}^{\frac{\pi}{2}}(1+\cos2\theta)d\theta$

$=\dfrac{2}{\sqrt{3}}\left[\theta+\dfrac{1}{2}\sin2\theta\right]_{-\frac{\pi}{2}}^{\frac{\pi}{2}}$

$=\dfrac{2}{\sqrt{3}}\left(\dfrac{\pi}{2}+\dfrac{\pi}{2}\right)=\dfrac{2\sqrt{3}}{3}\pi$

従って，$\dfrac{2\sqrt{3}}{3}\pi\times\dfrac{2}{5}=\dfrac{4\sqrt{3}}{15}\pi$

(答)

(1)

ア	イ	ウ	エ	オ	カ	キ	ク	ケ	コ	サ	シ	ス
3	2	4	3	4	3	3	4	3	4	3	9	1

セ	ソ	タ	チ	ツ	テ	ト	ナ	ニ	ヌ	ネ	ノ
2	5	8	3	4	5	2	5	4	3	1	5

Ⅲ 出題者が求めたポイント（数学Ⅱ・因数定理）

教科書をみてきちんと把握しておく。

〔解答〕

(1) 整式P(x)を1次式$x-\alpha$で割ったときの余りは，P(α)である。

(2) 整式P(x)を1次式$x-\alpha$で割ったときの商をQ(x)とし，余りをRとする。Rは定数で，
P$(x)=(x-\alpha)$Q(x)+R
が成り立つ。この等式のxにαを代入すると，
P$(\alpha)=(\alpha-\alpha)$Q(α)+R
すなわち，R=P(α)

(3) aが$f(x)=0$の解ならば，$f(a)=0$
$f(a)=0$ならば，$f(x)$を1次式$x-a$で割った余りが0
従って，$f(x)$は$x-a$で割り切れる。

(4) $f(a)=0$より$f(x)$は$x-a$で割り切れる。
商をQ(x)とすると，$f(x)=(x-a)$Q(x)
$f'(x)=$Q$(x)+(x-a)$Q$'(x)$
$f'(a)=$Q$(a)+(a-a)$Q$'(a)=$Q(a)
$f'(a)=0$ より Q$(a)=0$
よって，Q(x)も$x-a$で割り切れる。
Q(x)を$x-a$で割った商を$q(x)$とすると，
Q$(x)=(x-a)q(x)$
$f(x)=(x-a)^2q(x)$
従って，$f(x)$は$(x-a)^2$で割り切れる。

物　理

解答　23年度

I
第1問

問1. 出題者が求めたポイント……フックの法則
ばね定数を $k(N/m)$ とおくと、
$2.0 \times 9.8 = k \times 4.9 \times 10^{-2}$
$2.0 \times (9.8 + 1.2) = kx \times 10^{-2}$
$\therefore x = \dfrac{11}{9.6} \times 4.9 = 5.5$ 　⑥…1の答

問2. 出題者が求めたポイント……クーロンの法則
下図より、
$F_x = F_A \cos 60° = \dfrac{kqQ}{(\sqrt{3}a)^2 + a^2} \times \dfrac{1}{2}$
$\quad = \dfrac{kqQ}{a^2} \times \dfrac{1}{8}$
　　⑧…2の答

[図: y軸上のBに F_0 と F_A、x軸上のA、角度60°]

$F_y = F_O - F_A \sin 60° = \dfrac{kqQ}{(\sqrt{3}a)^2} - \dfrac{kqQ}{(\sqrt{3}a)^2 + a^2} \times \sin 60°$
$\quad = \dfrac{kqQ}{a^2} \times \left(\dfrac{1}{3} - \dfrac{\sqrt{3}}{8}\right)$
　　⑦…3の答

Bでの点電荷の位置エネルギー U_B は、
$U_B = \dfrac{kqQ}{\sqrt{3}a} + \dfrac{kq(-Q)}{2a} = \dfrac{kqQ}{a}\left(\dfrac{\sqrt{3}}{3} - \dfrac{1}{2}\right)$

Mでの点電荷の位置エネルギー U_M は、
$U_M = \dfrac{kqQ}{\frac{1}{2}a} + \dfrac{kq(-Q)}{\frac{1}{2}a} = 0$

よって仕事 W は、
$W = U_M - U_B = -U_B = \dfrac{kqQ}{a} \times \left(\dfrac{1}{2} - \dfrac{\sqrt{3}}{3}\right)$
　　⑤…4の答

問3. 出題者が求めたポイント……コンデンサーとコイルを含む回路

(a) $V = -L\dfrac{dI}{dt}$ より、AB間の電圧 V_{AB} は、
$V_{AB} = -\omega L I_0 \cos\omega t$
ここで、$V_{AB} = \dfrac{Q}{C}$ なので、$Q = -\omega LCI_0\cos\omega t$
ただし、時刻 $t=0$ では、Aの方が電位が高くなっていることより、Aの側を正とすると、

$Q_A = \omega LCI_0\cos\omega t$　　⑤…5の答

(b) コイルとコンデンサーで $A \to B$ に流れる電流を正とすると、
$V_{AB} = -\omega LI_0\cos\omega t$ より、$I_C = -\omega^2 LCI_0\sin\omega t$
$\therefore V = -V_{AB} + R(I_0\sin\omega t + I_C)$
$\quad = \omega LI_0\cos\omega t + RI_0\sin\omega t - R\omega^2 LCI_0\sin\omega t$
$\quad = I_0\{R(1-\omega^2 LC)\sin\omega t + \omega L\cos\omega t\}$
　　⑥…6の答

問4. 出題者が求めたポイント……等圧変化と定積モル比熱
ABの気体の状態方程式、
$\begin{cases} pV_A = nRT_A \\ pV_B = nRT_B \end{cases}$ より、
気体のした仕事：$W = p(V_B - V_A) = nR\Delta T$
$\therefore Q = nC_V\Delta T + W = n(C_V + R)\dfrac{p(V_B - V_A)}{nR}$
$\quad = \dfrac{C_V + R}{R}p(V_B - V_A)$　　④…7の答

問5. 出題者が求めたポイント……熱力学の第2法則
熱力学の第2法則：「熱は高温の物体から低温の物体に移動し、自然に低温の物体から高温の物体に移動することはない。」
⑤は熱力学の第1法則　　⑤…8の答

第2問　出題者が求めたポイント……円筒内に沿って運動する質点

問1.

(a) 右の図より、$\theta \fallingdotseq \dfrac{x}{r}$
$F = mg\sin\theta \fallingdotseq mg\dfrac{x}{r}$
　　①…1の答

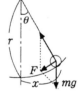

(b) $F \fallingdotseq -\dfrac{mg}{r}x$ で近似できるので、この運動は単振動に近い運動になる。
$\therefore T = 2\pi\sqrt{\dfrac{m}{\frac{mg}{r}}} = 2\pi\sqrt{\dfrac{r}{g}}$
求める t は $t = T/2 = \pi\sqrt{\dfrac{r}{g}}$　　⑦…2の答

問2.
(a) 力学的エネルギーの保存より、
$\dfrac{1}{2}MV_0^2 = Mgr$　よって、$V_0 = \sqrt{2gr}$　　③…3の答

(b) 円運動における向心力と重力の和なので、
$Mg + M\dfrac{V_0^2}{r} = Mg + M\cdot 2g = 3Mg$

(c) 衝突後のそれぞれの速度を v, V とおくと、
$MV_0 = mv + MV$
$e = \dfrac{v-V}{V_0}$　これを解いて、$v = \dfrac{M(1+e)}{m+M}V_0$
よって、$v > V_0$ となる条件は　$M(1+e) > m+M$
$\therefore M > \dfrac{1}{e}m$　　　⑦…5 の答

(d) F で小球が離れるための条件は、
$mg\cos\varPhi = m\dfrac{v^2}{r}$
また、力学的エネルギー保存の式

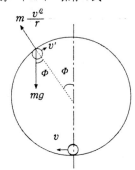

$\dfrac{1}{2}mv^2 + mgr(\cos\varPhi + 1) = \dfrac{1}{2}mv'^2$　より、
$v' = \sqrt{gr(2+3\cos\varPhi)}$　　　④…6 の答

第 3 問、出題者が求めたポイント……縦波、ドップラー効果

問 2.
(a)

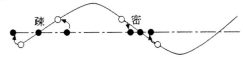

最も密なのは右下がりで横軸と交わる点。
$\therefore x = \dfrac{5}{12}TV$　　　⑥…1 の答

(b)

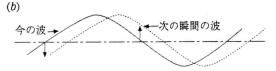

負の向きに速度が最大なのは、右上がりで横軸と交わる点。
$\therefore x = \dfrac{11}{12}TV$　　　⑫…2 の答

(c) (a)(b) より、最も密な点はこれから x 軸正の向きに移動する。疎な点は x 軸負の向きに移動する。よって、x 軸正の向きの変位が最大になるのは密になってから、$T/4$ 後。
$\dfrac{4}{12}T + \dfrac{T}{4} = \dfrac{7}{12}T$　　　⑧…3 の答

問 3.
(a) $f' = \dfrac{V-v}{\lambda} = \dfrac{V-v}{TV}$　　　③…4 の答

(b) $n = f_0 - \dfrac{V}{V+v}f' = \dfrac{1}{T} - \dfrac{V}{V+v} \times \dfrac{V-v}{TV}$
$= \dfrac{1}{T}\left(1 - \dfrac{V-v}{V+v}\right) = \dfrac{2v}{T(V+v)}$
　　　⑥…5 の答

(c) 定常波の腹 (音の大きくなる点) は $\lambda/2$ ごとにできるので、$\lambda = 2m$
$\therefore f_0 = \dfrac{340}{2} = 170$　　　②…6 の答

Ⅱ 出題者が求めたポイント……誘電起電力、ローレンツ力、仕事率

問 1.　$V_{PQ} = vBl$　よって、
$I = \dfrac{V - vBl}{R}$　…答

問 2.　PQ が磁場から受ける力の大きさを F とおくと、
$F = IBl$ より、
$a = \dfrac{F-Mg}{m+M} = \dfrac{IBl - Mg}{m+M} = \dfrac{(V-vBl)Bl - MgR}{(m+M)R}$
…答

問 3.
$a = 0$ となるので、$VBl - v_0B^2l^2 - MgR = 0$
よって、$v_0 = \dfrac{VBl - MgR}{B^2l^2} = \dfrac{V}{Bl} - \dfrac{MgR}{B^2l^2}$
$= \dfrac{1}{Bl}\left(V - \dfrac{MgR}{Bl}\right)$　…答

問 4.
$P_V = VI_0 = \dfrac{V^2 - v_0BlV}{R} = \dfrac{V^2}{R} - \dfrac{(VBl-MgR)BlV}{B^2l^2R}$
$= \dfrac{V^2}{R} - \dfrac{V^2}{R} + \dfrac{MgV}{Bl} = \dfrac{MgV}{Bl}$　…答

問 5.
問 4 より、$I_0 = \dfrac{Mg}{Bl}$
よって発熱するジュール熱 Q は、
$Q = RI^2 = \dfrac{M^2g^2R}{B^2l^2}$　…答
おもりを引き上げる仕事率 P は、
$P = Mgv_0 = \dfrac{Mg}{Bl}\left(V - \dfrac{MgR}{Bl}\right)$　…答

〈問 5 の別解〉
$Q + P = P_V$ より、
$P = P_V - Q = \dfrac{MgV}{Bl} - \dfrac{M^2g^2R}{B^2l^2}$
$= \dfrac{Mg}{Bl}\left(V - \dfrac{MgR}{Bl}\right)$

順天堂大学（医）23年度　（60）

化　学

解答　23年度

■ 出題者が求めたポイント……小問集

第1問

問1.(b) $24 \times \dfrac{x}{100} + 25 \times \dfrac{10}{100} + 26 \times \dfrac{90-x}{100} = 24.31$

$\therefore x = 79.5 \%$

問3. $\dfrac{4 \times 60 \times 12}{6.02 \times 10^{23}} \times \left(\dfrac{1}{1.42 \times 10^{-7}}\right)^3 \fallingdotseq 1.67 \text{ g/cm}^3$

問4.(b) $[Zn(OH)_4]^{2-}$, $[Al(OH)_4]^-$ となり溶解する。

(c) $[Cu(NH_3)_4]^{2+}$ となる。

問5. (a)NO　(b)NH_3　(c)Cl_2　(d)Cl_2　(e)C_2H_2

第2問

問1.(a) 陰極：$X^{2+} + 2e^- \rightarrow X$

$M_X(\text{g/mol}) \times \dfrac{at(C)}{F(C/\text{mol})} \times \dfrac{1}{2} = \dfrac{atM_X}{2F}$

(b) $\dfrac{c \times 1}{M_X + 2M_Y} \times \dfrac{1}{2} = \dfrac{at'}{F} \times \dfrac{1}{2}$

$\therefore t' = \dfrac{Fc}{a(M_X + 2M_Y)}$

問2. 電気分解前 H_2SO_4 は $1.24 \times 100 \times 0.323 \fallingdotseq 40 \text{ g}$

H_2O は $1.24 \times 100 - 40 = 84 \text{ g}$

電気分解により $x(\text{mol})$ の e^- が流れたとすると H_2SO_4 は $98x(\text{g})$ 減少し，H_2O は $18x(\text{g})$ 増加する。

$\dfrac{40 - 98x}{40 - 98x + 84 + 18x} = 0.183$　$\therefore x \fallingdotseq 0.208 \text{ mol}$

析出した銅は

$0.208 \times \dfrac{1}{2} \times 63.6 \fallingdotseq 6.6 \text{ g}$

問3.(a) $-206 + 41.2 + 242 \times 4 - (-44 \times 2)$

$= 891.2 \text{ kJ/mol}$

(d) $H_2(気) + \dfrac{1}{2} O_2 = H_2O(気) + 242 \text{ kJ}$ …(iii)

$H_2O(液) = H_2O(気) - 44 \text{ kJ}$ …(iv)

(iii) − (iv) より

$H_2(気) + \dfrac{1}{2} O_2 = H_2O(液) + 286 \text{ kJ}$

これは 2 mol の e^- が流れると 286 kJ 発生することを表しているので

$286 \times 10^3 = E(V) \times 2 \times 9.65 \times 10^4$

$\therefore E \fallingdotseq 1.5 \text{ V}$

第3問

問1.(c) 反応後，エチレンとアセチレンは全てエタンになっているのでエタンは

$25 + 10 + 15 = 50 \text{ L}$

水素はエチレンとは1：1，アセチレンとは2：1で反応するので

$50 - (10 + 15 \times 2) = 10 \text{ L}$

全体では　$50 + 10 = 60 \text{ L}$

(d)(イ) $M \times \dfrac{1.72}{100} = 2.0$　$\therefore M \fallingdotseq 116$

(ロ) $\dfrac{4.0}{116} \times 100 \fallingdotseq 3.4 \%$

問2. A: $CH_3-CH_2-CH_2-\underset{\underset{O}{\|}}{C}-O-CH_2-CH_2-CH_3$

B: $CH_3-CH_2-\underset{\underset{O}{\|}}{C}-O-CH_2-CH_2-CH_2-CH_3$

C: $CH_3-\underset{\underset{OH}{|}}{C}H-CH_3$

D: $CH_3-*\underset{\underset{OH}{|}}{C}H-CH_2-CH_3$

E: $\underset{CH_3}{\overset{CH_3}{>}}CH-CH_2-OH$

F: $CH_3-\underset{\underset{OH}{|}}{\overset{\overset{CH_3}{|}}{C}}-CH_3$

[解答]

第1問

(1)⑤　(2)⑧　(3)④　(4)⑥　(5)⑧　(6)③

(7)①　(8)③　(9)④　(10)④　(11)⑥

第2問

(1)①　(2)⑥　(3)②　(4)④　(5)①

(6)②　(7)③

第3問

(1)⑦　(2)⑤　(3)⑥　(4)③　(5)③

(6)④　(7)②　(8)①　(9)①　(10)④

■ 出題者が求めたポイント……混合気体

問1. SO_2 が全て気体だとすると，その分圧は

$3324 \div 2 = 1662 \text{ hPa} > 1 \times 10^3 \text{ hPa（飽和蒸気圧）}$

$\therefore p_{O_2} = 3324 - 1 \times 10^3 = 2324 \text{ hPa}$

$n = \dfrac{2324 \times 10^2 \times 0.263}{8.31 \times 10^3 \times 263} \fallingdotseq 2.80 \times 10^{-2} \text{ mol}$

問2. SO_2 が全て気体だとすると，全圧は 4648 hPa

$\dfrac{4648 \times 0.263}{263} = \dfrac{1662 \times 0.263}{263} + \dfrac{1662 \times V}{722}$

$\therefore V \fallingdotseq 1.30 \text{ L}$

問3. $2SO_2 + O_2 \rightarrow 2SO_3$

反応後の SO_3 を p とすると，SO_2 は $831 - p$，O_2 は

$831 - \dfrac{1}{2}p$ なので　$1662 - \dfrac{1}{2}p = 1523$

$\therefore p = 278 \text{ hPa}$　$\dfrac{278}{831} \times 100 \fallingdotseq 33.5 \%$

[解答]

問1. 2.80×10^{-2} mol

問2. 1.30 L

問3. 33.5 %

問4. 白衣についたのは希硫酸である。これが蒸発することにより濃硫酸を生じ，その脱水作用により木綿の主成分であるセルロースが炭化して穴が開いた。黒い物質は炭素である。

生 物

解答 23年度

Ⅰ 出題者が求めたポイント(Ⅰ.被子植物の受精)

問1.花粉母細胞や胚のう母細胞の減数分裂によって作られる花粉や胚のう細胞は、胞子に相当する。また、これらはそれぞれ花粉管(雄性配偶体)と胚のう(雌性配偶体)になり、精細胞と卵細胞を作る。

問2.花粉管は、助細胞から分泌される物質によって誘導される。この花粉管誘引物質は、トレニアの胚珠から東山により同定され、「ルアー」と名づけられた。花粉が発芽すると、花粉管核と雄原細胞が花粉管内を移動する。雄原細胞は、花粉管内で体細胞分裂し、2つの精細胞を作る。

問3.減数分裂は、大胞子である胚のう細胞と小胞子である花粉(四分子)を作るときに起こる。胚のう細胞では、核分裂が3回起こり、8個の核が作られる。

問4.卵細胞は、最初の分裂によって、胚になる細胞と胚柄になる細胞に分かれる。胚になる細胞は分裂を繰り返し、胚球から胚(子葉・幼芽・胚軸・幼根)に分化する。一方、胚柄になる細胞は、分裂を繰り返し細胞の数を増やし、基部の細胞は大型化して吸器細胞となり、胚珠の組織に食い込み、胚を支える。子葉や胚軸などが分化すると、胚柄は徐々に退化する。

問5.重複受精により、中央細胞は精細胞と受精して胚乳になる。胚珠は、胚のうと珠皮からなるが、珠皮は種皮となる。

問6.イネなどの単子葉類は有胚乳種子である。無胚乳種子では、発生の初期には胚乳があるが、その後消失する。養分を子葉に蓄えている場合が多い。

問7.種皮は親(めしべ)の遺伝子型により決まる。これに対して、胚乳の色、葉の色は両親の遺伝子の組合せにより決まる。種子の色は、種皮の形質(半透明か不透明か)と胚乳の色により決まる。種皮は不透明(赤色)、胚乳の色は黄色、葉の色は緑色が優性形質である(実験1〜3よりわかる)。種皮を決める遺伝子をAとa、胚乳の色を決める遺伝子をBとbとして考えるとよい。

(1) イエロー(aaBB)もホワイト(aabb)も純系なので、種皮は常に半透明になる。実験1で得られる種子(F1)は、黄色のヘテロ個体(aaBb)である。つまり、F1の自家受精により生じる種子(F2)は、黄色:白色＝3:1になる。

(2) 実験4より、レッドの遺伝子型がAAbbと判断できる。ホワイトのめしべ(aabb)の作る種子の種皮は、半透明になる。レッド(AAbb)とホワイト(aabb)と交雑すれば、すべてAabbになるので胚乳の色は白色となり、種子の色は全て白色になる。

(3) 葉の色を決める遺伝子をDとdとする。F2の種皮遺伝子が劣性ヘテロの個体のめしべに受粉したときだけ、白色の種子が生じる。この条件に合うF2の遺伝子型の比は、aabbDD：aabbDd：aabbdd＝1:2:1である。これらの個体の任意交配により生じる個体の葉の色を考えればよい。

つまり、DD：Dd：dd＝1:2:1の集団の任意交配を考えると、緑色：白縞が3:1となる。

〔解答〕

問1.ア③ イ② ウ① エ⑦ オ⑧ カ④ キ⑥ ク⑤

問2.② 問3.⑤ 問4.④ 問5.③ 問6.①

問7.(1)② (2)⑤ (3)②

Ⅱ 出題者が求めたポイント(Ⅱ.PCR法など)

問1.(1)の90℃で加熱することで、DNAの二重らせんがほどけ、1本鎖になる(アニーリングという)。(2)で一度温度を下げることで、各DNA鎖の特定配列にプライマーが結合する。(3)で65℃に温度を上げると、DNAポリメラーゼが活性化し、プライマーを足掛かりにDNA鎖を複製する。

問2.プライマーは、DNA合成を開始するのに必要な短いDNA(1本鎖)断片である。目的のDNA配列をはさむように、2種類のプライマー(この実験ではP1とP2)が使用される。このとき、プライマーは、目的配列を含むDNAと、相補的な配列部で結合する。P1はAとB'、P2はA'とBに相補的に結合する。

問3.DNAは、ほどけた鎖がそれぞれ鋳型となり新しい鎖が作られる(半保存的複製)ので、aからbを含むDNAは、1サイクルごとに倍加する。つまり、2nとなる。

問6.(1)転写は、DNAの一部がほどけ、どちらか一方の鎖にあるプロモーターに結合するRNAポリメラーゼによって行われる。

(2)真核生物の遺伝子の塩基配列は、エキソンとイントロンで構成される。イントロンは転写後に除去され、エキソンだけがつなぎ合わされる。この過程をスプライシングというが、このとき、1本のmRNA前駆体から異なるエキソンが選択されて、種類の異なるmRNAが合成される場合がある。

(3)①tRNAがアミノ酸と結合するのは核外。②コドンと結合するのは、アンチコドンをもつtRNA。③コドンは、3つの塩基の並びであり、塩基の組合せは4×4×4＝64通りあり、これが20種類のアミノ酸と対応している。⑤1種類のアミノ酸に対応するtRNAは多いものでは6種類ある。

〔解答〕

問1.② 問2.ア⑥ イ④ ウ⑥ エ⑤ オ② カ⑤ キ⑧ ク⑦ ケ⑦ コ⑧ 問3.③ 問4.③ 問5.⑤

問6.(1)④ (2)⑤ (3)④

Ⅲ 出題者が求めたポイント(Ⅱ.植物群落)

問1.暖かさ指数は、植生分布の指標となり、平均気温5℃を植物が成長できる最低温度と仮定して、5℃以上の月の平均気温から5℃を引いた値の合計値として求められる。

(1)地域AとBの暖かさ指数は、下記のように求められる。

A = 1.0 + 7.0 + 11.0 + 15.0 + 16.0 + 12.0 + 5.0 = 67

B = 3.0 + 8.0 + 13.0 + 16.0 + 20.0 + 21.0 + 17.0
  + 12.0 + 7.0 + 2.0 = 119

(2)地域Aは(2)の表より冷温帯となるので、夏緑樹林(落葉広葉樹林)が発達する。地域Bは暖温帯となるので、 照葉樹林(常緑広葉樹林)が発達する。

(4)日本の夏緑樹林は、ブナ・ミズナラ林が見られる。照葉樹林はダブノキ・カシ・シイ林が見られる。

(5)平均気温が5℃上昇するということは、表の各月の平均気温に5℃を足して、暖かさ指数を求めればよい。

地域A = 67 + 5×7 + 4 = 106 (暖温帯)

地域B = 119 + 5×10 + 3 + 4 = 176 (暖温帯)

問2.(1)二次遷移は、既に土壌形成があり、土壌中には種子や地下茎が生きて残っている。このため、一次遷移に比べて遷移速度が速い。

(3)先駆植物は、土壌形成がない荒地に生育する必要があり、高温、乾燥、貧栄養で生育できる種でなければならない。

〔解答〕

問1.(1)A③ B② (2)A② B③ (3)A⑤ B②
 (4)A⑧⑩ B⑤⑦ (5)A④ B①

問2.(1)② (2)② (3)③

Ⅳ 出題者が求めたポイント(Ⅰ.中枢神経)

問1.間脳は、視床(B)と視床下部(C)からなる。視床は嗅覚以外の感覚神経の中継点となる。視床下部は、自律神経系と内分泌系の中枢となる。中脳や延髄は、各種反射の中枢となる。

問2.自律神経は間脳から出て、中脳、延髄、脊髄につながる。自律神経が最終的に中枢のどこから出るかは、交感神経と副交感神経で異なり、交感神経は胸髄と腰髄、副交感神経は中脳、延髄、仙髄である。また、繋がる臓器によっても異なる。呼吸運動、心臓の拍動の中枢は延髄である。

問3.反射と感覚を伝える神経経路は異なる。感覚経路は、感覚神経が背根から脊髄の髄質(灰白質)に入り、次の神経につながる。この神経は、皮質(白質)を通り脳へつながる。皮膚などの感覚情報は、大脳の中心溝の後方に位置する体性感覚野に送られる。受容器からの神経繊維は、脊髄や延髄で交叉する。指先などで熱いものに触れたときに見られる反応は、屈筋反射というが、感覚神経は髄質で介在神経を介して運動神経に情報が伝えられる。

問4.反射は、大脳を経由しない反応である。これに対して、条件反射は、条件づけにより、聴覚中枢(大脳)とだ液分泌中枢(延髄)との間に何らかの連絡路が生じると考えられている。

〔解答〕

問1.A 大脳① B 視床② C 視床下部⑤ D 中脳③⑥⑨ E 小脳⑦ F 延髄⑧⑩⑫ G 脊髄④⑪

問2.(1)中枢C 末梢神経の出口G (2)中枢C 末梢神経の出口G (3)中枢F 末梢神経の出口F (4)中枢C 末梢神経の出口F

問3.ア.感覚 イ.脊髄 ウ.背根 エ.髄質(灰白質) オ.シナプス カ.皮質(白質) キ.中心溝 ク.体性感覚野 ケ.延髄 コ.介在神経 サ.運動 シ.腹根

問4.反射は、大脳を経由しない反応である。これに対して、条件反射は、条件づけによって、反射経路とは異なる大脳を介した新たな経路が作られることで起きる反応である。(78字)

平成22年度

問 題 と 解 答

平成22年度

英　語

問題

22 年度

I　次の英文を読み，下記の設問に答えなさい。

A "plastic soup" of waste floating in the Pacific Ocean is growing at an alarming rate and now covers an area twice the size of the continental United States, scientists have said. The vast expanse of debris[注1] is held in place by swirling underwater currents. This drifting "soup" stretches from about 500 nautical miles off the Californian coast, across the northern Pacific, past Hawaii and almost as far as Japan.

Charles Moore, an American oceanographer who discovered the "Great Pacific Garbage Patch" or "trash vortex,"[注2] （　A　） that about 100 million tons of flotsam[注3] are circulating in the region. The original idea that people had was that it was an island of plastic garbage that they could almost walk on.　However, it is more like a plastic soup.　Curtis Ebbesmeyer, an oceanographer and leading authority on flotsam, has tracked the build-up of plastics in the seas for more than 15 years and compares the trash vortex to a living entity: "It moves around like a big animal without a leash." When that animal comes close to land, as it does in Hawaii, the results are dramatic. The garbage patch "barfs"[注4] and beaches get covered with a shower of plastic. The "soup" is actually two linked areas, either side of the islands of Hawaii. About one-fifth of the junk — which includes everything from footballs and kayaks to Lego blocks and carrier bags — is thrown off ships or oil platforms. The rest comes from land.

Mr. Moore, a former sailor, came across the sea of waste by chance in 1997, while taking a short cut home from a Los Angeles to Hawaii yacht race. He was astonished to find himself surrounded by rubbish, day after day, thousands of miles from land.　An heir to a family fortune from the oil industry, he subsequently sold his business interests and became an environmental activist. He has warned that unless （　B　） cut back on their use of disposable plastics, the plastic stew will double in size over the next decade. It is about time to get a full accounting of the distribution of plastic in the marine ecosystem and especially its fate and impact on marine ecosystems. Historically, rubbish that ends up in oceanic gyres注5 has biodegraded. Modern plastics, however, are so durable that objects half-a-century old have been found in the north Pacific dump. According to the UN Environment Program, plastic debris causes the deaths of more than a million seabirds every year, as well as more than 100,000 marine mammals.

The slowly rotating mass of rubbish-laden water poses a risk to human health, too. Hundreds of millions of tiny plastic pellets are lost or spilled every year, working their way into the sea. These pollutants act as chemical sponges attracting man-made chemicals such as hydrocarbons and the pesticide DDT. They then enter the food chain. What goes into the ocean goes into the sea creatures and ends up on our dinner plates.

注1: debris　破片　　　　　　　注2: vortex　渦, 渦巻き

注3: flotsam　漂流物　　　　　注4: barfs　破裂する

注5: gyres　旋回

設　問

上記の英文の内容に合うように, (1)～(8)の各文について, (1), (3), (4), (5), (6)は空所を補うものとして最も適したものを選択肢1～4の中から選びなさい。また(2), (7), (8)は, 質問に対する答えとして最も適したものを選択肢1～4の中から選びなさい。

(1)　The most appropriate title for this article is "＿＿＿＿＿＿＿＿."

　　1. The Pros and Cons of Disposable Plastic Products

　　2. Hawaii's Polluted Beaches

　　3. The Health Risks of Eating Fish

　　4. The World's Largest Rubbish Dump

(2)　Which of the following statements is NOT true?

　　1. People can walk on the plastic debris.

　　2. About 80% of the trash comes from land.

　　3. Some Hawaiian beaches are covered with small pieces of plastic.

4. The "plastic soup" can be compared to a large animal.

(3) Charles Moore now spends a lot of his time _____.

    1. participating in yacht races

    2. pursuing his business interests

    3. studying seabirds and marine mammals

    4. helping the fight against pollution

(4) The article suggests that disposable plastic products _____.

    1. used to biodegrade in the ocean

    2. started to cause environmental problems in 1997

    3. are responsible for the deaths of millions of creatures

    4. account for about one-fifth of all junk

(5) The phrase a full accounting of the distribution of plastic, in paragraph 3, suggests that _____.

    1. the number of plastic products made every year should be counted

    2. the amount of plastic waste in the sea should be measured

    3. the amount of plastic waste should be reduced

    4. there has been a problem with plastic waste for a long time

(6) The phrase rubbish-laden water poses a risk to human health, in paragraph 4, suggests that _____.

    1. the water we drink is usually dangerous

    2. we should never swim in the sea

    3. the seafood we eat may not be so good for us

    4. the plastic in the sea has killed many people

(7) Which of the following words is the most appropriate for blank (A)?

    1. believes

    2. proves

3. remembers

4. sees

(8) Which of the following words is the most appropriate for blank
(B)?

　　1. businessmen

　　2. sailors

　　3. consumers

　　4. activists

Ⅱ　次のインタビューを読み，下記の設問に答えなさい。

Deborah Tannen, a professor at Georgetown University, encouraged linguists to focus on everyday conversations — the way elements like interruption, intonation, indirectness and storytelling work together and the effects they have on people's relationships. Her overwhelmingly successful book *You Just Don't Understand* focused on communication (or the lack of it) between men and women. It was on bestseller lists from 1990 through 1994. Now Dr. Tannen is back on the list with her just-released *You're Wearing That? Understanding Mothers and Daughters in Conversation*. The book is dedicated to her mother, Dorothy, who died in 2004, with whom Dr. Tannen had an admittedly stormy relationship.

Question: Many of the women you've interviewed for your new book complain of mothers who criticize their appearance. Are they right to be annoyed?

Answer: "Right" and "wrong" aren't words a linguist uses. My job is to analyze conversations and discover why communications fail. The biggest complaint I hear from daughters is: "My mother's always criticizing me." And the mother counters, "I can't open my mouth; my daughter takes everything as criticism." But sometimes caring and criticism are found in the same words. When mothers talk about their daughters' appearance, they are often doing it because they feel obliged to tell their daughter something that no one else will. The mother feels she's (A). The daughter feels (B). They are both right. What I try to do is point out each side to each other. So, the mother needs to acknowledge the criticism part, and the daughter needs to acknowledge the caring part. It's tough because each sees only one side.

Q: Is there a unifying theme to your 20 academic and popular books?

A: There's certainly a thread. My writing is about connecting ways of talking to human relationships. My purpose is to show that linguistics has something to offer in understanding and improving relationships. There are many situations where problems arise between people because conversational styles vary with ethnic, regional, age, class and gender differences. What can seem offensive to one group isn't to another. I've long believed that, if you understand how conversational styles work, you can make adjustments in conversations to get what you want in your relationships.

Q: Can you give an example of communication problems based on what you've seen of mother-daughter conversations?

A: During an interview, a journalist told me she had called her grown-up daughter the night before and began, "I miss you." Her daughter replied: "Why do you miss me? I just talked to you last week!" The daughter felt criticized for not calling more often. After our interview, the mother tried something she had never done before. She sent her daughter an e-mail in which she praised and reassured her. The next day her daughter phoned to continue the conversation. So you see, by understanding how language works within relationships, you can change patterns you're not happy with.

Q: Why do mother-daughter conversations cause so many problems?

A: It's what one mother I interviewed said: "My conversations with my daughter are the best and the worst." In the mother-daughter relationship, there's a lot of talk. For women, conversation is the glue that holds relationships together. Mothers and daughters talk to each other far more than mothers and sons, or fathers and daughters. And their talk is different. There's a great deal about personal matters, the small details of the day and problems in their lives. There's a daughter I interviewed who said, "Who else but my mother cares about every little thing in my life?" Another told me, "I call my mother every day and tell her what I ate for lunch." One of the great strengths of the mother-daughter relationship is this intimacy. But daughters want their mothers' approval so much that even the slightest hint a mother thinks she should have acted differently about something can upset a daughter. So when mothers and daughters spend a lot time talking about personal matters, it gives them countless opportunities to say the wrong things to each other.

Q: What kind of communication did you have with your mother?

A: Well, she died at 93. We had a lot of time for our relationship to evolve. When I was young, it was open warfare. We were very different. She was born in Russia, never graduated from high school. I was intellectual, even as an adolescent, and so our communications frequently led to frustration. She'd get so angry at me. The basic thing my mother always wanted is that I should be married. But I married my first husband at 23. We divorced when I was 29. After that, she was always trying to get me to go to Club Med to find a husband. She saw such advice as helpful; I felt pressured. When I was 40, I met my second husband and my relationship with my mother quickly improved. The older she got, the more I realized how much mothers and daughters are like lovers. In my mother's old age, I brought her gifts and wrote her little notes telling her how much I loved her. And she just basked in that. I kept it up because it was easy to do and because it was such a pleasure to get this positive reaction after all our conflicts.

設　問

　　上記のインタビューの内容に合うように，各問に対する答えとして最も適したものを選択肢１～４の中から選びなさい。

⑴　What has Dr. Tannen intended to do in her latest book as a linguist?

　　　1. To focus on such everyday conversations as storytelling.

　　　2. To point out that mothers and daughters are often both right.

3. To analyze conversations and find out why communications fail.

4. To show that Deborah and Dorothy had a stormy relationship.

(2) Which is the best combination to fill the blanks (A) and (B)?

	(A)	(B)
1.	acknowledged	obliged
2.	caring	criticized
3.	criticizing	complained
4.	right	wrong

(3) What is Dr. Tannen's main objective in writing her recent book?

1. To encourage some adjustments in conversational styles so that communication may more likely succeed.

2. To discuss different situations where problems often arise between people who are related.

3. To show that linguistics has something to offer for understanding and improving human relationships.

4. To show what can be offensive to one group may not be to another.

(4) Which of the following is NOT mentioned as affecting the differences in conversational style?

1. how old people are

2. where people live

3. what race people belong to

4. how people learn to speak

(5) Which of the following statements best describes what is said in the interview?

1. Learning how to write email messages will improve our interpersonal relationships.

2. By understanding how language works, we can improve the patterns that cause trouble in relationships.

3. By understanding how daughters talk to their mothers, we can discover why communications fail.

4. By understanding how mothers and daughters talk, we can improve our language ability.

(6) Why are mother-daughter conversations so dangerous?

1. Since they talk a lot about their personal problems, they have many chances to say hurtful things to each other.

2. Since conversation is the glue that holds together their relationships, they try not to worry about small bothersome things.

3. Since they talk more often with each other than sons and fathers, their relationships are not as intimate.

4. Since they want to get each other's approval, they often try to act in a different way than usual.

(7) Which of the following sentences best describes the underlined phrase it was open warfare?

1. Dr. Tannen and her mother used to ignore each other.

2. Dr. Tannen and her mother used to get angry with Deborah's father.

3. Dr. Tannen and her mother used to quarrel fiercely.

4. Dr. Tannen and her mother often used to discuss their ideas about marriage.

(8) Why did Dr. Tannen's relationship with her mother get better?

1. As her mother became very old, she often bought her gifts and wrote letters.

2. As she became older, she felt under pressure to marry her second husband.

3. As her mother became very old, she took her mother's advice and began going to Club Med.

4. As she became older, she began to realize that she loved her mother.

Ⅲ 次の英文を読み，下記の設問に答えなさい。

Chronic back pain is a serious health issue worldwide. A majority of sufferers take medication, mostly painkillers such as non-steroidal and anti-inflammatory drugs[注1] or undergo physical therapy. Recent studies have shown that acupuncture is another option which has proved beneficial in a number of cases. A randomized controlled trial[注2] has been carried out by Dr. Daniel Cherkin and colleagues from the Center for Health Studies in Seattle, Washington and other research centers in the U.S. which compared acupuncture, simulated acupuncture and usual care for chronic low back pain.

The researchers enrolled 641 adults aged 18 to 70 years old who had experienced uncomplicated low back pain for between three and twelve months and who had never tried acupuncture before. Those whose pain was caused by specific reasons such as cancer, and those with other conditions that might have complicated treatment, were excluded. The participants were randomly put into four groups: individualized acupuncture, standardized acupuncture, simulated acupuncture or usual care. Individualized and standardized acupuncture were "real" acupuncture treatments, while simulated acupuncture was a "sham"[注3] treatment.

The acupuncture was given by experienced practitioners twice weekly for three weeks, then weekly for four weeks. It involved just needles and not electrostimulation, moxibustion,[注4] herbs or other non-needle treatment. Participants who received individualized treatment had the positioning of their needles based on traditional Chinese medical diagnostic techniques. Needles were placed in the skin to a depth of 1-3 cm. Standardized acupuncture used the number and positioning of needles (eight points on the low back and leg) considered effective for chronic back pain by experts. The usual care group received medical treatments or physical therapies. All participants received a booklet on self-care, including information on exercise and lifestyle medication. The researchers used standard scales to assess how much their ability to perform daily activities was affected by their back pain, and how bothersome the symptoms were at the beginning and end of treatment (eight weeks), and at 26 and 52 weeks.

At the start of the study, participants had an average back dysfunction score of 10.6 (score range zero to 23). All groups showed improvements in dysfunction at the end of the treatment period. After the eight weeks, the researchers found that all forms of acupuncture (individualized, standardized and simulated) reduced back-related dysfunction compared with usual care (acupuncture reduced the score by about 4.5 points and usual care by 2.1 points). There was no statistically significant difference between the three acupuncture groups. There was little change in scores between eight and 52 weeks. The researchers concluded that, although acupuncture did reduce chronic low back pain, whether or not needle sites were suited to the individual patient or the needles actually pierced the skin did not appear to be important. Therefore, it is unclear if acupuncture actually has a biological effect or whether it just acts as a placebo.[注5] However, doctors and patients looking for a relatively safe treatment should consider acupuncture as an option when conventional treatments for chronic low back pain are ineffective.

注1: non-steroidal and anti-inflammatory drugs　非ステロイド性抗炎症剤

注2: randomized controlled trial　無作為化比較試験

注3: sham　見せかけの

注4: moxibustion　灸，灸療法

注5: placebo　プラシーボ(薬効はないが，実験的・臨床的に試験するときに対照剤として与える)

設　問

　　上記の英文の内容に合うように，各問に対する答えとして最も適したものを選択肢1～4の中から選びなさい。

(1)　Which of the following is the most appropriate title for this article?

　　1.　How Acupuncture Can Help Doctors and Patients

　　2.　Why Acupuncture is Safer than Conventional Treatments for Back Pain

　　3.　Acupuncture 'Relieves Back Pain'

　　4.　How Medication Helps Sufferers of Back Pain

(2) What did the participants have in common?

1. Their back pain was caused by cancer.

2. They received individualized acupuncture.

3. They did exercise for at least four weeks.

4. It was the first time they had tried acupuncture.

(3) Which of the following statements is NOT true?

1. A lot of people suffer from chronic back pain.

2. The participants were divided into groups according to their age.

3. The participants were given information about exercise and lifestyle medication.

4. Painkillers are often taken by those with chronic back pain.

(4) For how long had the participants been suffering from uncomplicated low back pain?

1. For more than twelve months.

2. For less than three months.

3. For nine months.

4. For less than thirteen months.

(5) How many acupuncture sessions did the participants have?

1. Six.

2. Eight.

3. Ten.

4. Twelve.

(6) Which of the acupuncture treatments was found to be the most effective?

1. Individualized acupuncture.

2. Standardized acupuncture.

3. Simulated acupuncture.

4. All of the above were equally effective.

(7) How many times were the participants' symptoms monitored?

    1. Twice.

    2. Three times.

    3. Four times.

    4. Five times.

(8) Which kind of treatment was unexpectedly effective?

    1. Simulated acupuncture.

    2. Meditation.

    3. Anti-inflammatory drugs.

    4. Painkillers.

Ⅳ 自由英作文問題

下記のテーマについて，英語で自分の考えを述べなさい。書体は活字体でも筆記体でもよいが，解答は所定の範囲内に収めなさい。なお，英作文はテーマに直接関係あるものでなければならない。

In English, write a short essay in which you discuss your ideas about how to live a long and healthy life.

Your essay must directly deal with the topic. Any part which is unrelated will not receive credit.

数　学

問題　　　　　　　　　　22年度

$\boxed{\text{I}}$ $\boxed{}$ に適する解答をマークせよ。ただし、それぞれの問題で同じ記号の $\boxed{}$ には同一の値がはいる。

(1) $\displaystyle\int_{-\sqrt{3}}^{\sqrt{3}} x^2 - 1\, dx = \boxed{\text{ア}}$, $\displaystyle\int_{-\sqrt{3}}^{\sqrt{3}} (x-1)^2\, dx = \boxed{\text{イ}}\sqrt{\boxed{\text{ウ}}}$,

$\displaystyle\int_{-\sqrt{3}}^{\sqrt{3}} (x+1)^2\, dx = \boxed{\text{エ}}\sqrt{\boxed{\text{オ}}}$ となる。

ある1次関数 $f(x)$ があり

$$\int_{-\sqrt{3}}^{\sqrt{3}} (x-1)f(x)\, dx = 5\sqrt{3}, \quad \int_{-\sqrt{3}}^{\sqrt{3}} (x+1)f(x)\, dx = 3\sqrt{3}$$

であった。

$$f(x) = \frac{\boxed{\text{カ}}}{\boxed{\text{キ}}}(x-1) + \frac{\boxed{\text{ク}}}{\boxed{\text{ケ}}}(x+1) \text{ なので}$$

$$f(x) = \frac{\boxed{\text{コサ}}}{\boxed{\text{シ}}} + \boxed{\text{ス}}\, x \text{ である。}$$

(2) 周期4と周期6との2個の三角関数 ($a\sin(bx+c)$ の形) の和であらわされる関数 $f(x)$ があり、$f(1)=4$, $f(3)=-\dfrac{5}{2}$, $f'\left(\dfrac{3}{5}\right)=0$, $f'(3)=0$ であった。この場合、周期4の三角関数は

$$\alpha \sin\frac{\pi}{\boxed{\text{ア}}}x + \beta\cos\frac{\pi}{\boxed{\text{ア}}}x \text{ と書ける。このことから}$$

$$f(x) = p\sin\frac{\pi}{\boxed{\text{ア}}}x + q\cos\frac{\pi}{\boxed{\text{ア}}}x$$

$$+ r\sin\frac{\pi}{\boxed{\text{イ}}}x + s\cos\frac{\pi}{\boxed{\text{イ}}}x$$

と書け、

$$p = \boxed{\text{ウ}}\ , \quad q = \sqrt{\boxed{\text{エ}}}\ ,$$

$$r = \frac{\boxed{\text{オ}}\sqrt{\boxed{\text{カ}}}}{\boxed{\text{キ}}}\ , \quad s = \frac{\boxed{\text{ク}}}{\boxed{\text{ケ}}}$$

となり

$$f(x) = \boxed{\text{コ}}\sin\left(\frac{\pi}{\boxed{\text{ア}}}x + \frac{\pi}{\boxed{\text{サ}}}\right)$$

$$+ \boxed{\text{シ}}\sin\left(\frac{\pi}{\boxed{\text{イ}}}x + \frac{\pi}{\boxed{\text{ス}}}\right)$$

となる。

(3) 2つのチームA，Bの対戦試合を考える。Aは確率 $\frac{1}{3}$ で試合に勝ち，Bは確率 $\frac{2}{3}$ で試合に勝つとして，先に3勝リードした方が優勝するとする。この対戦が3試合で終了しAが優勝する確率は，$\frac{ア}{イウ}$ である。3試合目でAが1勝リードしている確率は $\frac{エ}{オ}$ であり，3試合目でBが1勝リードしている確率は，$\frac{カ}{キ}$ である。Aが優勝する確率は $\frac{ク}{ケ}$ であり，試合数の期待値は コ である。

(4) 1から7までの数字が1つずつ書かれた7枚のカードがある。その中から3枚をとり，それを3辺の長さにもつ三角形が存在する場合を考えてみよう。1番大きな数が7，2番目に大きな数が6の場合の数は ア 通りあり，1番大きな数が7で2番目に大きな数が5の場合は イ 通りある。一番大きな数が7の場合，ウ 通りあり，一番大きな数が6の場合，5の場合などを考え，1から7までの7枚のカードから3枚引いて3角形になる場合は $a_7 =$ エオ 通りある。同様に1から n まで書かれた n 枚のカードから3枚引いて3角形になる場合の数を a_n とする。$\frac{a_n}{n^3}$ は，n を大きくしていくと $\frac{カ}{キク}$ に収束する。

Ⅱ 方程式 $(2y-11x)(2y-x)=-\frac{5}{4}$ は，原点に対称な双曲線 C を与える。□ に適する解答をマークせよ。

原点を通る傾き a の直線は $a \leq \frac{ア}{イ}$，$a \geq \frac{ウエ}{オ}$ のとき，双曲線 C とは共有点を持たない。このことより双曲線 C の漸近線は，$y = \frac{カ}{キ} x$，$y = \frac{クケ}{コ} x$ である。2本の漸近線が作る角の2等分線は，$y = \frac{サ}{シ} x$，$y = \frac{スセ}{ソ} x$ であり，この2直線は曲線 C の対象軸

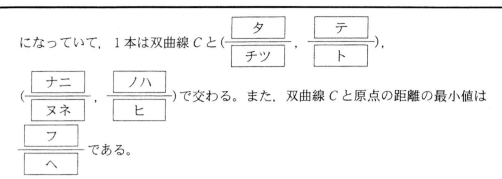

Ⅲ 次の問いに答えよ。

(1) 有理数の定義を与えよ。

(2) 命題の逆の裏を何というか。

(3) $\sqrt{6}$ の定義を述べよ。

(4) 以下の事実が知られている。

「自然数 a が素数 p の倍数であり，自然数 b, c によって，$a = bc$ とあらわされているならば，b または c の少なくともいずれか一方は p の倍数である。」

この事実をつかって，$\sqrt{6}$ が無理数であることを，背理法を用いて証明せよ。

物 理

問題　22年度

I 以下の問題(第1問～第3問)の答えをマークシートに記せ。

第1問　次の問い(問1～問5)に答えよ。〔解答番号　1　～　8　〕

問1　自然の長さ ℓ，ばね定数 k_A，k_B のばねA，Bをつなぎ，図1のようになめらかな床の上に置く。この二つのばねを長さ h まで伸ばせば，ばねAの自然の長さからの伸びはいくらか。正しいものを，下の①～⑧のうちから一つ選べ。　1

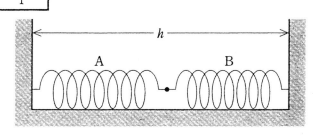

図1

① $\dfrac{k_A h}{2k_B}$　　② $\dfrac{k_B h}{2k_A}$　　③ $\dfrac{k_A(h-2\ell)}{2k_B}$

④ $\dfrac{k_B(h-2\ell)}{2k_A}$　　⑤ $\dfrac{k_A(h-2\ell)}{k_A+k_B}$　　⑥ $\dfrac{k_B(h-2\ell)}{k_A+k_B}$

⑦ $\dfrac{k_A(h-\ell)+k_B\ell}{k_A+k_B}$　　⑧ $\dfrac{k_B(h-\ell)+k_A\ell}{k_A+k_B}$

問 2　図2のように，傾きの角が θ のあらい斜面の上に質量 m，斜面との動摩擦係数 μ' の物体がある。物体に軽くて伸びない糸を付け，頂点に固定した軽い滑車に通し，糸の端に質量 M のおもりをつるす。重力加速度の大きさを g として，下の問い((a), (b))に答えよ。

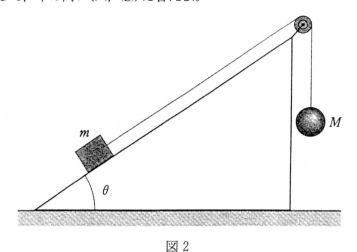

図 2

(a) 質量 M のおもりを静かにはなしたところ，おもりは下降をはじめた。おもりの加速度の大きさはいくらか。正しいものを，次の①〜⑧のうちから一つ選べ。　2

① $\dfrac{M - m(\sin\theta + \mu'\cos\theta)}{M - m}g$　　② $\dfrac{M - m(\sin\theta - \mu'\cos\theta)}{M - m}g$

③ $\dfrac{M - m(\cos\theta + \mu'\sin\theta)}{M - m}g$　　④ $\dfrac{M - m(\cos\theta - \mu'\sin\theta)}{M - m}g$

⑤ $\dfrac{M - m(\sin\theta + \mu'\cos\theta)}{M + m}g$　　⑥ $\dfrac{M - m(\sin\theta - \mu'\cos\theta)}{M + m}g$

⑦ $\dfrac{M - m(\cos\theta + \mu'\sin\theta)}{M + m}g$　　⑧ $\dfrac{M - m(\cos\theta - \mu'\sin\theta)}{M + m}g$

(b) このとき，糸の張力はいくらか。正しいものを，次の①〜⑧のうちから一つ選べ。　3

① $\dfrac{mM(\sin\theta + \mu'\cos\theta - 1)}{M - m}g$　　② $\dfrac{mM(\sin\theta - \mu'\cos\theta - 1)}{M - m}g$

③ $\dfrac{mM(\cos\theta + \mu'\sin\theta - 1)}{M - m}g$　　④ $\dfrac{mM(\cos\theta - \mu'\sin\theta - 1)}{M - m}g$

⑤ $\dfrac{mM(1 + \sin\theta + \mu'\cos\theta)}{M + m}g$　　⑥ $\dfrac{mM(1 + \sin\theta - \mu'\cos\theta)}{M + m}g$

⑦ $\dfrac{mM(1 - \cos\theta - \mu'\sin\theta)}{M + m}g$　　⑧ $\dfrac{mM(1 - \cos\theta + \mu'\sin\theta)}{M + m}g$

問 3 長さが L で両端の開いた管がある(図3)。この管に息を吹きこんで開管として鳴らすときの,音の基本振動数はいくらか。また,この管の一端を手でふさいだ場合に,息を吹きこんで閉管として鳴らすときの,音の基本振動数はいくらか。正しいものを,下の①〜⑩のうちから一つずつ選べ。ただし,音速を V とし,開口端に定常波の腹ができるときには,腹の位置の管口からのずれは無視できるとする。

開管として鳴らすときの基本振動数は 　4　

閉管として鳴らすときの基本振動数は 　5　

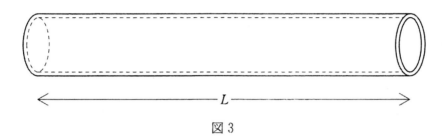

図3

① $\dfrac{V}{8L}$　② $\dfrac{V}{4L}$　③ $\dfrac{3V}{8L}$　④ $\dfrac{V}{2L}$　⑤ $\dfrac{5V}{8L}$

⑥ $\dfrac{3V}{4L}$　⑦ $\dfrac{V}{L}$　⑧ $\dfrac{9V}{8L}$　⑨ $\dfrac{5V}{4L}$　⑩ $\dfrac{3V}{2L}$

問 4 図4のように，回折格子に入射角 ϕ で単色光を入射させる。この光の波長を λ，回折格子のスリットの間隔(格子定数)を d，回折した光が強め合って明線をつくるときの角度を θ とするとき，どのような式が成り立つか。正しいものを，下の①〜⑧のうちから一つ選べ。ただし，$m = 0, \pm 1, \pm 2, \cdots$ とする。また，ϕ および θ は，回折格子の面に垂直に立てた法線の方向と，入射方向および回折光の方向とのなす角を図4のように測ったものを表し，$0° \leqq \phi < 90°$, $0° \leqq \theta < 90°$ の場合を考えるものとする。

6

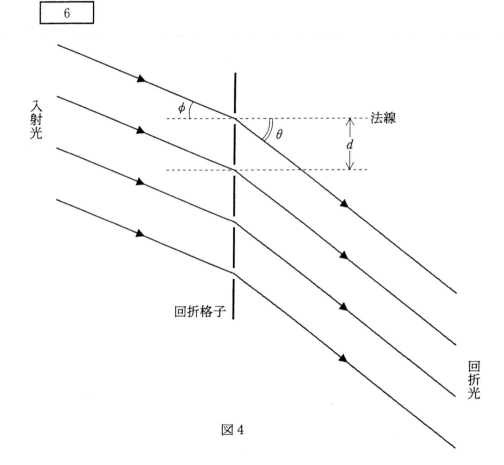

図4

① $\cos\theta + \cos\phi = \dfrac{md}{\lambda}$ ② $\cos\theta - \cos\phi = \dfrac{md}{\lambda}$

③ $\sin\theta + \sin\phi = \dfrac{md}{\lambda}$ ④ $\sin\theta - \sin\phi = \dfrac{md}{\lambda}$

⑤ $\cos\theta + \cos\phi = \dfrac{m\lambda}{d}$ ⑥ $\cos\theta - \cos\phi = \dfrac{m\lambda}{d}$

⑦ $\sin\theta + \sin\phi = \dfrac{m\lambda}{d}$ ⑧ $\sin\theta - \sin\phi = \dfrac{m\lambda}{d}$

問 5 電界と磁界の中の電子の運動について, 次の問い((a), (b))に答えよ。ただ
し, 電子の質量をm, 電荷を$-e$ ($e > 0$)とする。

(a) 静止していた電子を電位差Vで加速すると, 電子の速さvはいくらに
なるか。正しいものを, 次の①〜⑥のうちから一つ選べ。

$$v = \boxed{7}$$

① $\sqrt{\dfrac{eV}{2m}}$ ② $\sqrt{\dfrac{eV}{m}}$ ③ $\sqrt{\dfrac{2eV}{m}}$

④ $\dfrac{eV}{2m}$ ⑤ $\dfrac{eV}{m}$ ⑥ $\dfrac{2eV}{m}$

(b) 前問(a)の速さvで直線運動している電子に, 速度に垂直な向きに一様な
磁束密度Bの磁界をかけると, 電子は等速円運動をする。この円運動の
半径をRとすると, 電子の電荷の大きさと質量の比$\dfrac{e}{m}$を, V, B, Rで
表すことができる。$\dfrac{e}{m}$を表す式として, 正しいものを, 次の①〜⑥のう
ちから一つ選べ。

$$\frac{e}{m} = \boxed{8}$$

① $\dfrac{V}{2BR}$ ② $\dfrac{V}{BR}$ ③ $\dfrac{2V}{BR}$

④ $\dfrac{V}{2B^2R^2}$ ⑤ $\dfrac{V}{B^2R^2}$ ⑥ $\dfrac{2V}{B^2R^2}$

第2問 静止衛星は, 赤道上空を地球の自転と同じ向きに, 同じ周期で等速円運動
している人工衛星であり, この軌道を静止軌道という。人工衛星を図1の半
径rの静止軌道に乗せるには, 地表よりロケットによって, はじめに図1の
半径r_0の円軌道に打ち上げる。次に, この円軌道上のA点で加速して, 地
球の中心から最も離れたB点までの距離がrとなる楕円軌道に移行させ
る。さらにB点で円運動になるように加速すれば, 静止軌道に乗せること
ができる。地球の質量をM, 万有引力定数をGとして, 下の問い(問1〜問
6)に答えよ。〔解答番号 $\boxed{1}$ 〜 $\boxed{6}$ 〕

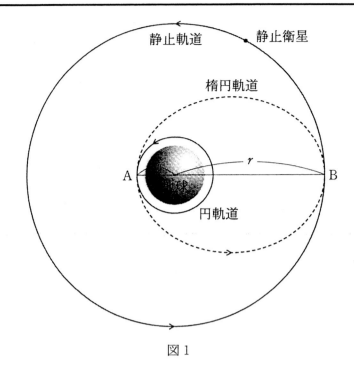

図1

問1 半径 r_0 の円軌道を運行している人工衛星の速さ v_0 はいくらか。正しいものを，次の①〜⑥のうちから一つ選べ。

$v_0 = $ [1]

① $\sqrt{\dfrac{GM}{r_0}}$ ② $\sqrt{\dfrac{2GM}{r_0}}$ ③ $\dfrac{\sqrt{GM}}{r_0}$

④ $\dfrac{\sqrt{2GM}}{r_0}$ ⑤ $\sqrt{\dfrac{GM}{r_0^3}}$ ⑥ $\sqrt{\dfrac{2GM}{r_0^3}}$

問2 この人工衛星の質量を m とすると，人工衛星のもっている力学的エネルギーはいくらか。正しいものを，次の①〜⑧のうちから一つ選べ。ただし，無限遠点での位置エネルギーを0とする。 [2]

① $-\dfrac{GmM}{2r_0}$ ② $-\dfrac{GmM}{r_0}$ ③ $-\dfrac{3GmM}{2r_0}$ ④ $-\dfrac{2GmM}{r_0}$

⑤ $-\dfrac{GmM}{2r_0^2}$ ⑥ $-\dfrac{GmM}{r_0^2}$ ⑦ $-\dfrac{3GmM}{2r_0^2}$ ⑧ $-\dfrac{2GmM}{r_0^2}$

問3 速さ v_0，半径 r_0 で円軌道を運行していた人工衛星が，A点で質量 Δm の燃料を進行方向と反対向きに瞬間的に噴射させた。噴射した燃料の速さは，噴射直後の衛星から見て V とする。噴射直後の人工衛星の速さはいくらか。正しいものを，次の①〜⑥のうちから一つ選べ。 [3]

① $v_0 + V$　　　　② $v_0 + \dfrac{\Delta m V}{m}$　　　　③ $\dfrac{m(v_0 + V)}{m - \Delta m}$

④ $v_0 + \dfrac{\Delta m V}{m - \Delta m}$　　　⑤ $\dfrac{m v_0 - \Delta m V}{m - \Delta m}$　　　⑥ $\dfrac{m v_0 + \Delta m V}{m - \Delta m}$

問 4　この噴射後，人工衛星は面積速度一定の法則にしたがって楕円軌道を運行する。楕円軌道上での人工衛星の速さをA点でv_1，B点でvとすると，v_1はv，r_0，rを用いてどのように表されるか。正しいものを，次の①〜⑧のうちから一つ選べ。

$v_1 = \boxed{\quad 4 \quad}$

① $v\sqrt[3]{\dfrac{r}{r_0}}$　　② $v\sqrt[3]{\dfrac{r_0}{r}}$　　③ $v\sqrt[3]{\dfrac{r^2}{r_0{}^2}}$　　④ $v\sqrt[3]{\dfrac{r_0{}^2}{r^2}}$

⑤ $v\sqrt{\dfrac{r}{r_0}}$　　⑥ $v\sqrt{\dfrac{r_0}{r}}$　　⑦ $v\dfrac{r}{r_0}$　　⑧ $v\dfrac{r_0}{r}$

問 5　B点での速さvはG，M，r，r_0を用いるとどのように表されるか。正しいものを，次の①〜⑧のうちから一つ選べ。

$v = \boxed{\quad 5 \quad}$

① $\sqrt{\dfrac{GMr_0}{(r - r_0)r}}$　　　② $\sqrt{\dfrac{2GMr_0}{(r - r_0)r}}$　　　③ $\sqrt{\dfrac{GMr}{(r - r_0)r_0}}$

④ $\sqrt{\dfrac{2GMr}{(r - r_0)r_0}}$　　　⑤ $\sqrt{\dfrac{GMr_0}{(r + r_0)r}}$　　　⑥ $\sqrt{\dfrac{2GMr_0}{(r + r_0)r}}$

⑦ $\sqrt{\dfrac{GMr}{(r + r_0)r_0}}$　　　⑧ $\sqrt{\dfrac{2GMr}{(r + r_0)r_0}}$

問 6　B点で再び燃料を進行方向と反対向きに噴射させ，人工衛星を楕円軌道から半径rの静止軌道に移行させた。静止軌道の半径は地球の自転の周期Tを用いてどのように表されるか。正しいものを，次の①〜⑥のうちから一つ選べ。

$r = \boxed{\quad 6 \quad}$

① $\sqrt{\dfrac{GMT}{\pi}}$　　　② $\sqrt{\dfrac{GMT}{2\pi}}$　　　③ $\sqrt{\dfrac{GMT}{4\pi}}$

④ $\sqrt[3]{\dfrac{GMT^2}{\pi^2}}$　　　⑤ $\sqrt[3]{\dfrac{GMT^2}{2\pi^2}}$　　　⑥ $\sqrt[3]{\dfrac{GMT^2}{4\pi^2}}$

第3問 なめらかに動くピストンを備えた容器に理想気体を入れ，圧力 P_0，体積 V_0，絶対温度 T_0 のはじめの状態から出発して，状態を順次変化させる。気体定数を R とし，この理想気体の定積モル比熱を C_V として，次の問い（問1～問5）に答えよ。〔解答番号 1 ～ 6 〕

問1 まず，体積 V_0 を一定に保ちながら加熱したら，気体の圧力が aP_0 になった（$a > 1$）。この過程で気体が吸収した熱量は，P_0V_0 の何倍か。正しいものを，次の①～⑧のうちから一つ選べ。 1 倍

① $\dfrac{a-1}{2}$ ② $\dfrac{a}{2}$ ③ $a-1$

④ a ⑤ $\dfrac{(a-1)C_V}{R}$ ⑥ $\dfrac{aC_V}{R}$

⑦ $\dfrac{(a-1)(C_V+R)}{R}$ ⑧ $\dfrac{a(C_V+R)}{R}$

問2 次に，問1の過程に引き続いて，圧力 aP_0 を一定に保ちながら加熱したら，体積が bV_0 になった（$b > 1$）。この過程で，気体が外部にした仕事と気体の内部エネルギーの増加は，それぞれ，P_0V_0 の何倍か。正しいものを，下の①～⑫のうちから一つずつ選べ。

気体が外部にした仕事は P_0V_0 の 2 倍
気体の内部エネルギーの増加は P_0V_0 の 3 倍

① $\dfrac{(a-1)(b-1)}{2}$ ② $\dfrac{a(b-1)}{2}$

③ $\dfrac{(a-1)b}{2}$ ④ $(a-1)(b-1)$

⑤ $a(b-1)$ ⑥ $(a-1)b$

⑦ $\dfrac{(a-1)(b-1)C_V}{R}$ ⑧ $\dfrac{a(b-1)C_V}{R}$

⑨ $\dfrac{(a-1)bC_V}{R}$ ⑩ $\dfrac{(a-1)(b-1)(C_V+R)}{R}$

⑪ $\dfrac{a(b-1)(C_V+R)}{R}$ ⑫ $\dfrac{(a-1)b(C_V+R)}{R}$

問3 さらに，問2の過程に引き続いて，熱の出入りがないようにして膨張（断熱膨張）させたら，絶対温度がはじめの温度 T_0 に等しくなった。この過程で気体が外部にした仕事は，P_0V_0 の何倍か。正しいものを，次の①～⑧の

うちから一つ選べ。 $\boxed{4}$ 倍

①　$\dfrac{(a-1)(b-1)}{2}$　　　　②　$\dfrac{ab-1}{2}$

③　$(a-1)(b-1)$　　　　④　$ab-1$

⑤　$\dfrac{(a-1)(b-1)C_V}{R}$　　　　⑥　$\dfrac{(ab-1)C_V}{R}$

⑦　$\dfrac{(a-1)(b-1)(C_V+R)}{R}$　　　　⑧　$\dfrac{(ab-1)(C_V+R)}{R}$

問4 最後に，**問3**の過程に引き続いて，温度 T_0 を一定に保ちながら圧縮し気体に cP_0V_0 の仕事をしたら（$c>0$），気体は圧力が P_0，体積が V_0 となり，完全にはじめの状態にもどった。この過程で気体が吸収した熱量を q とすると，q はどのように表されるか。正しいものを，次の①～⑧のうちから一つ選べ。

$q=\boxed{5}$

①　$-\dfrac{c}{2}P_0V_0$　　②　$(1-c)P_0V_0$　　③　$-cP_0V_0$

④　$-(c+\dfrac{C_V}{R})P_0V_0$　　⑤　$\dfrac{c}{2}P_0V_0$　　⑥　$(c-1)P_0V_0$

⑦　cP_0V_0　　⑧　$(c+\dfrac{C_V}{R})P_0V_0$

問5 はじめの状態から出発して**問1**～**問4**の四つの過程を順次行い，はじめの状態にもどるのを1サイクルとする熱機関をつくると，この熱機関の効率 e は，

$$e=\dfrac{\boxed{2}+\boxed{4}-c}{\boxed{6}}$$

を計算して求めることができる。$\boxed{6}$ を埋めるのに最も適当なものを，次の①～⑧のうちから一つ選べ。

①　$a+b$　　　　②　$a+b-c$

③　$\dfrac{(ab-1)(C_V+R)}{R}$　　　　④　$\dfrac{(ab-a)(C_V+R)}{R}$

⑤　$(a-1)(b-1)\dfrac{C_V}{R}+ab-a$　　　　⑥　$(ab-1)\dfrac{C_V}{R}+ab-a$

⑦　$(ab-1)\dfrac{C_V}{R}+ab-a-c$　　　　⑧　$(ab-a)\dfrac{C_V}{R}+ab-1+c$

Ⅱ 次の問いに答えよ。解答用紙の所定の欄には，結果だけでなく考え方と途中の式も示せ。

同じ電気容量をもつ二つの平行板コンデンサーがある。それぞれの極板AA′，BB′の間には比誘電率 ε_r の誘電体がすきまなく入っている。この二つのコンデンサーを直列につなぎ，起電力 V の電池，可変抵抗，スイッチSを接続して，図1のような回路をつくる。電池の内部抵抗は無視できるものとして，下の問い(問1〜問5)に答えよ。

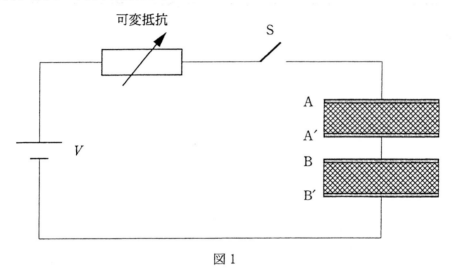

図1

問1 スイッチSを閉じ，回路に電流を流し二つのコンデンサーを充電する。じゅうぶん時間がたち，コンデンサーの充電が終わり回路に電流が流れなくなったときの極板Aの電気量を Q_0 とする。図1の極板AA′を持つコンデンサーの電気容量は V と Q_0 を用いるとどのように表されるか。

問2 はじめコンデンサーのすべての極板に電荷はなかった。スイッチSを閉じた瞬間を $t=0$ にとり，極板Aの電荷 Q が図2のように，t に比例して増加し，$t=T$ に充電が終わったときの値 Q_0 になるように充電したい。このように充電するには，可変抵抗の抵抗値をどのように変化させればよいか。時刻 t（$0 \leqq t \leqq T$）における可変抵抗の抵抗値 R を t，T，V，Q_0 を用いて表せ。

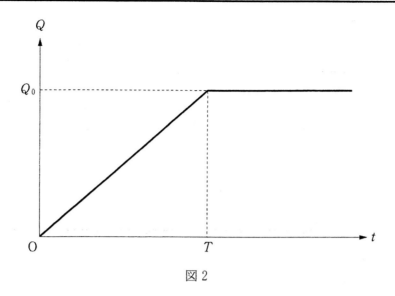

図 2

問 3 時刻 t ($0 \leqq t \leqq T$) に可変抵抗で消費される電力 P を表す式を求め,横軸に t,縦軸に消費電力 P をとりグラフをかけ。

問 4 コンデンサーを充電し終わるまでに,可変抵抗で発生したジュール熱はいくらか。

問 5 二つのコンデンサーの充電が終わった状態でスイッチ S を開いて,極板 AA′ の間の誘電体はそのままにして,極板 BB′ の間からゆっくりと誘電体を引き抜いた。誘電体を完全に引き抜くのに必要な仕事はいくらか。ただし,誘電体と極板の間には摩擦がないものとする。

化　学

問題　22年度

必要なら次の値を用いなさい。原子量：H = 1.0，C = 12，N = 14，O = 16，Na = 23，Al = 27，S = 32，Cl = 35.5，Cu = 63.5，Ag = 108，Au = 197，アボガドロ定数：6.02 × 10²³/mol，気体定数：8.31 × 10³ Pa·L/(K·mol)。全ての気体は理想気体として扱うものとする。なお，1 hPa = 1 × 10² Pa である。

I　以下の問題（第1問〜第4問）の答えをマークシートに記しなさい。

第1問　次の各問いに答えなさい。[解答番号 1 〜 9]

問 1　次の文章について問い(a)〜(d)に答えなさい。

元素の周期表で第 イ 周期以降の 3〜11 族の元素を ロ 元素といい，それ以外の元素を ハ 元素と呼ぶ。同じ族の ハ 元素は ニ 電子の数が同じで，その性質が似ている。一方，ロ 元素は同じ周期の隣り合う元素で性質が似ている。

(a)　空欄 イ に当てはまる数字を①〜⑤の中から一つ選びなさい。
1
①　2　　　②　3　　　③　4　　　④　5　　　⑤　6

(b)　空欄 ロ に当てはまる語句を①〜⑤の中から一つ選びなさい。
2
①　金　属　　②　非金属　　③　同　位　　④　典　型　　⑤　遷　移

(c)　空欄 ハ に当てはまる語句を①〜⑤の中から一つ選びなさい。
3
①　金　属　　②　非金属　　③　同　位　　④　典　型　　⑤　遷　移

(d)　空欄 ニ に当てはまる語句を①〜⑤の中から一つ選びなさい。
4
①　価　　　②　共　有　　③　非共有　　④　不　対　　⑤　内　殻

問 2 次の文章のうち正しいものはどれか。①〜⑤の中から一つ選びなさい。

[5]

① 希ガス元素の原子の中で最もイオン化エネルギーの大きいものはヘリウムである。

② ヘリウムは希ガスの中で最も高い沸点を持つ。

③ 希ガス元素の単体は二原子分子だが，他の原子とは化合物を作りにくい。

④ ヘリウムガスの密度は同温・同圧で水素ガスの密度の半分であり，爆発の危険性がないので気球で安全に使うことが出来る。

⑤ 希ガスの中で同温・同圧で気体の密度が最も大きいものはヘリウムである。

問 3 金属では一定半径の球（原子）が密着して積み重なり結晶をつくっていると考えてよい。アルミニウム，銅，金の密度(g/cm^3)はそれぞれ2.70，8.96，19.32であり，いずれも面心立方格子の結晶である。次の問い(a)，(b)に答えなさい。

(a) これら金属の結晶内では1つの原子に接触している原子はいくつか。①〜⑧の中から一つ選びなさい。 [6]

① 3 ② 4 ③ 6 ④ 8
⑤ 10 ⑥ 12 ⑦ 14 ⑧ 16

(b) アルミニウム，銅，金の単位格子の体積をそれぞれV_{Al}, V_{Cu}, V_{Au}とすれば，それらの比$V_{Al} : V_{Cu} : V_{Au}$はどれに最も近いか。①〜⑧の中から一つ選びなさい。 [7]

① 1 : 0.3 : 0.6 ② 1 : 0.7 : 1 ③ 1 : 0.5 : 1.7
④ 1 : 1 : 1 ⑤ 1 : 1 : 2 ⑥ 1 : 1.3 : 2.4
⑦ 1 : 2 : 2.4 ⑧ 1 : 1.3 : 3

問 4 元素Aの原子は化合物の種類によって異なる酸化数を持ち，＋3の酸化数の酸化物は質量パーセントで70％のAを含んでいる。Aの単体16.8gが過剰の塩酸と完全に反応した時には酸化数＋2のイオンとなる。この時発生する気体は標準状態（0℃，1013 hPa）で何Lか。最も近い値を①〜⑥の中から一つ選びなさい。 [8] L

① 2.94 ② 3.36 ③ 5.88
④ 6.72 ⑤ 13.9 ⑥ 20.9

問 5　次の文章の中で誤りを含むものの組み合わせを①～⑩の中から一つ選びなさい。　9

(イ)　エチレン，二酸化炭素，テトラクロロメタン(四塩化炭素)はいずれも無極性分子である。

(ロ)　Mg^{2+}，F^-，Ne はいずれも同じ電子数をもつ。

(ハ)　二酸化ケイ素は SiO_2 という組成式で表わされる共有結合性結晶である。

(ニ)　塩化銅(II)の水溶液を一定電流で電気分解したところ，析出した銅の質量と電気分解に要した電気量が測定できた。このとき，銅の原子量の値のみ知ることが出来ればアボガドロ定数を計算できる。

(ホ)　ある元素 X には2種類の同位体がありその存在比は3：1である。その元素の分子 X_2 は異なる質量のものが3種類存在し，その存在比は9：3：1となる。

①	(イ) (ロ)	⑥	(ロ) (ニ)
②	(イ) (ハ)	⑦	(ロ) (ホ)
③	(イ) (ニ)	⑧	(ハ) (ニ)
④	(イ) (ホ)	⑨	(ハ) (ホ)
⑤	(ロ) (ハ)	⑩	(ニ) (ホ)

第2問　濃塩酸，濃硝酸，濃硫酸のいずれかが入ったラベルのない試薬ビンがある。仮に各々のビンに入った酸を A，B，C とし，それぞれの酸に対していくつかの実験を行った。次の各問いに答えなさい。

［解答番号　1　～　9　］

A を用いた実験

・A を炭素粉末と共に加熱すると A の酸化作用により2種類の気体が発生した。一方の気体は水によく溶け，他方の気体を石灰水に通じると白濁した。また発生した混合気体を水に溶かした水溶液に，硫化水素を通じると白濁した。

・12.0 mg の炭素粉末を充分量の A と共に加熱し，発生した混合気体を 0.05 mol/L のヨウ素溶液 50 mL に通じると，脱色され色は薄くなった。さらにこの溶液を 0.1 mol/L のチオ硫酸ナトリウム水溶液で滴定した。

Bを用いた実験

・銀の粉末2.7gに純水で薄めたBを加えていくと，銅の場合と同様に反応して溶解し，銀溶液となり，同時に無色の気体を水上置換によって回収することができた。反応が完全に終了した後，この銀溶液の体積を測定したところ25 mLであった。

Cを用いた実験

・ガラス棒の先端にCをつけ，濃アンモニア水を入れた試験管の口に近づけると白煙が生じた。

・100 gのCに純水を加えて1 Lとし，そのうち30 mLをとり，Bを用いた実験で得られた銀溶液を滴下すると白色沈殿を生じた。この白色沈殿の生成が完全に終了するまでに要した銀溶液はちょうど全量25 mLであった。

問1 Aを用いた実験に関して，次の問い(a)〜(d)に答えなさい。

(a) 下線部の反応は次の化学反応式で表すことができる。化学反応式中の［　］には化学式が，（　）には係数が入る。［ イ ］，（ ロ ）に入る化学式および係数として最も適したものをそれぞれ①〜⑥の中から一つずつ選びなさい。

［ イ ］	（ ロ ）
1	2

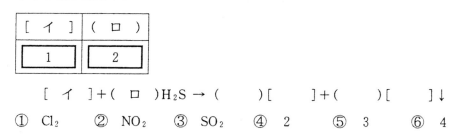

［ イ ］＋（ ロ ）H₂S → （　）［　］＋（　）［　］↓

① Cl₂　　② NO₂　　③ SO₂　　④ 2　　⑤ 3　　⑥ 4

(b) ヨウ素溶液が脱色されたのは発生した混合気体のどのような作用によるものか。最も適当なものを①〜⑥の中から一つ選びなさい。　3

① 緩衝作用　　　② 酸化作用　　　③ 脱水作用
④ 還元作用　　　⑤ 吸着作用　　　⑥ 中和作用

(c) 滴定に要したチオ硫酸ナトリウム水溶液は何mLか。最も近い値を①〜⑥の中から一つ選びなさい。ただし，ヨウ素とチオ硫酸ナトリウムは以下のように反応する。　4　mL

I₂ + 2 Na₂S₂O₃ → Na₂S₄O₆ + 2 NaI

① 1.0　　② 5.0　　③ 10　　④ 15　　⑤ 20　　⑥ 30

(d) この滴定反応が終了する点を決めるために用いられる指示薬として最も適当なものを①〜⑥の中から一つ選びなさい。 　5　

① アンモニア水 　　　　　　② フェーリング液

③ グルコース溶液 　　　　　④ フェノールフタレイン溶液

⑤ デンプン溶液 　　　　　　⑥ メチルオレンジ溶液

問 2 Bを用いた実験に関して，下線部の反応は次の化学反応式で表すことができる。化学反応式中の[　　]には化学式が，(　　)には係数が入る。問い(a)，(b)に答えなさい。

$$(\quad イ \quad)Ag + (\quad)[\quad] \rightarrow$$

$$(\quad)[\quad] + [\quad ロ \quad] \uparrow + (\quad ハ \quad)H_2O$$

(a) 反応式中の(イ)，(ハ)に当てはまる係数を①〜⑥の中から一つずつ選びなさい。ただし同じ数値を何度選んでもかまわない。

(イ)	(ハ)
6	7

① 1 　　　　　　　② 2 　　　　　　　③ 3

④ 4 　　　　　　　⑤ 5 　　　　　　　⑥ 6

(b) 反応式中の[ロ]に入る化学式として最も適したものを①〜⑥の中から一つ選びなさい。 　8　

① Cl_2 　　　　　　② $HClO$ 　　　　　　③ NO

④ NO_2 　　　　　⑤ SO_2 　　　　　　⑥ SO_3

問 3 Cを用いた実験に関して，Cの濃度を質量パーセント濃度で表すとどうなるか。最も近い値を①〜⑥の中から一つ選びなさい。 　9　 ％

① 30.4 　　　　　　② 36.5 　　　　　　③ 40.8

④ 48.0 　　　　　　⑤ 52.5 　　　　　　⑥ 78.8

順天堂大学(医) 22 年度 (32)

第3問 安息香酸に関係する次の各問いに答えなさい。ただし，安息香酸の電離定数は 6.0×10^{-5} mol/L，水のイオン積は 1.0×10^{-14} (mol/L)^2 とする。また必要なら $\log 2 = 0.301$, $\log 3 = 0.477$, $\log 5.2 = 0.716$, $\sqrt{27} = 5.20$, $\sqrt{30} = 5.48$, $\sqrt{50} = 7.07$, $\sqrt{60} = 7.74$ を用いなさい。

[解答番号 | 1 | ～ | 5 |]

問 1 濃度 4.5×10^{-5} mol/L の安息香酸水溶液の pH はいくらになるか。最も近い値を①～⑧の中から一つ選びなさい。 | 1 |

① 5.3 　　② 5.1 　　③ 4.9 　　④ 4.7

⑤ 4.5 　　⑥ 3.9 　　⑦ 3.6 　　⑧ 3.4

問 2 次の問い(a)，(b)に答えなさい。

(a) 弱酸 HA と NaOH の塩と考えることができる化合物 NaA の濃度 C mol/L の水溶液がある。NaA は水溶液中で完全に電離しているが，生じた A$^-$ イオンは次のような平衡状態にある。

　　　$A^- + H_2O \rightleftharpoons HA + OH^-$

$K_h = [HA][OH^-]/[A^-]$ としたとき，どのような関係式が成り立つか。①～⑨の中から一つ選びなさい。ただし，K_a は弱酸 HA の電離定数，K_w は水のイオン積である。 | 2 |

① $K_h = C(K_a - K_w)$ 　　② $K_h = CK_aK_w$ 　　③ $K_h = CK_a/K_w$

④ $K_h = CK_w/K_a$ 　　⑤ $K_h = K_a - K_w$ 　　⑥ $K_h = K_a + K_w$

⑦ $K_h = K_aK_w$ 　　⑧ $K_h = K_a/K_w$ 　　⑨ $K_h = K_w/K_a$

(b) 濃度 2.0×10^{-2} mol/L の安息香酸水溶液 10 mL と，濃度 2.0×10^{-2} mol/L の NaOH 水溶液 10 mL を混合してできる水溶液の水素イオン濃度 $[H^+]$ はいくらになるか。最も近い値を①～⑨の中から一つ選びなさい。

| 3 | mol/L

① 1.0×10^{-7} 　　② 5.5×10^{-7} 　　③ 7.7×10^{-7}

④ 1.0×10^{-8} 　　⑤ 5.5×10^{-8} 　　⑥ 7.7×10^{-8}

⑦ 1.0×10^{-9} 　　⑧ 5.5×10^{-9} 　　⑨ 7.7×10^{-9}

問 3 安息香酸ナトリウムの水溶液に酸を加えていくと，電離していない分子形の C_6H_5COOH が増加する方向に平衡が移動するが，増加した分子形の C_6H_5COOH はある濃度に達すると固体として析出するのでその濃度は一定に保たれる様になる。その濃度 $[C_6H_5COOH]$ は 2.5×10^{-2} mol/L である。

1.0 × 10⁻¹ mol/L の安息香酸ナトリウム水溶液がある。ここに酸を加えていくと，やがて安息香酸が析出し始める。このときの H^+ イオンの濃度はいくらになるか。最も近い値を①〜⑨の中から一つ選びなさい。ただし，酸を加えることにともなう体積の増加は無視できるものとする。

　　　$\boxed{4}$　mol/L

① 2.5×10^{-2}　　② 6.3×10^{-3}　　③ 1.7×10^{-3}
④ 6.3×10^{-4}　　⑤ 2.5×10^{-4}　　⑥ 1.0×10^{-4}
⑦ 6.3×10^{-5}　　⑧ 2.0×10^{-5}　　⑨ 1.0×10^{-5}

問 4 膜によって容積が等しい二つの部分(槽A，槽B)に分けられた容器がある(図参照)。どちらの槽にもpHを調整した水溶液が入れてあり，それぞれを水溶液A，水溶液Bとする。水溶液Aと水溶液Bは体積が等しい。また，水溶液Aの $[H^+]$ は 6×10^{-3} mol/L，水溶液Bの $[H^+]$ は 6×10^{-7} mol/L である。膜は分子形の安息香酸 C_6H_5COOH のみが自由に通過できる。すなわち，安息香酸イオンや水素イオンは通過できない。

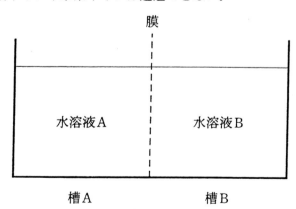

いま，ある量の安息香酸を水溶液Aに完全に溶かした。水溶液A中の C_6H_5COOH が移動することにより，水溶液B中にも安息香酸が存在するようになる。時間が充分に経過して平衡に達したとき，水溶液A中の安息香酸(C_6H_5COOH と $C_6H_5COO^-$)の物質量 n_a と水溶液B中のそれ n_b との比 $n_a : n_b$ を求めなさい。解答は①〜⑨の中から最も近い値を一つ選びなさい。なお平衡に達したときには両溶液中の $[C_6H_5COOH]$ は等しい。また水

溶液 A，B の pH は最初と最後で変化せず，安息香酸の溶解にともなう水溶液の体積変化は無視できるものとする。 5

① 10000：1　　② 1000：1　　③ 100：1

④ 10：1　　⑤ 1：1　　⑥ 1：10

⑦ 1：100　　⑧ 1：1000　　⑨ 1：10000

第4問 次の各問いに答えなさい。[解答番号 1 ～ 8]

問1 次の文章を読み，以下の問い(a)～(d)に答えなさい。

　炭素数が同じで鎖状の炭化水素 A と B の混合気体 C がある。炭化水素 A 1 分子には 2 分子の臭素が付加する。また，炭化水素 B は同じ炭素数の 1 価アルコールから分子内での脱水反応で得ることができる。

　この混合気体 C を標準状態（0 ℃，1013 hPa）で 200 mL の容器に詰めた。その容器に 0 ℃ で 3039 hPa になるまで水素を加え，触媒により完全に反応させたところ，0 ℃ で 1317 hPa を示した。生成物はすべて気体であった。また，混合気体 C を 0 ℃，1013 hPa で 200 mL の容器に詰め，酸素を加え 0 ℃ で 7091 hPa とし，その後完全燃焼させた。残った酸素の体積を測ったところ，0 ℃，1013 hPa で 70 mL であった。

(a) 混合気体 C において，炭化水素 A と B の物質量の比(a：b)に最も近いものを①～⑥の中から一つ選びなさい。 1

① 8：2　　② 7：3　　③ 6：4

④ 4：6　　⑤ 3：7　　⑥ 2：8

(b) 炭化水素 A の炭素数を n とすると，1 mol の炭化水素 A が完全燃焼するときに酸素は何 mol 必要か。①～⑥の中から一つ選びなさい。

 2 mol

① $\dfrac{(2n-1)}{2}$　　② $2n-1$　　③ $3n$

④ $\dfrac{(3n-2)}{2}$　　⑤ $\dfrac{(3n-1)}{2}$　　⑥ $\dfrac{3n}{2}$

(c) 炭化水素 A と B の炭素数を①～⑥の中から一つ選びなさい。

 3

① 2　　② 3　　③ 4　　④ 5　　⑤ 6　　⑥ 7

(d) 炭化水素 B にはいくつの鎖状の異性体が考えられるか。①～⑥の中か

ら一つ選びなさい。存在すれば，幾何異性体，光学異性体も区別しなさい。

    | 4 |

① 2   ② 3   ③ 4   ④ 5   ⑤ 6   ⑥ 7

問 2 ある直鎖状のトリペプチド A（分子量 217）Xg を完全に加水分解することで，α–アミノ酸 B 8.90 g およびグリシン 3.75 g を得た。以下の問い(a)～(d)に答えなさい。

(a) 用いたトリペプチド A の質量（Xg）に最も近い値を①～⑥の中から一つ選びなさい。 | 5 | g

① 9.95   ② 10.9   ③ 11.8

④ 12.7   ⑤ 13.5   ⑥ 14.5

(b) 適当な条件で反応させると，トリペプチド A のアミノ酸間の結合と同じ結合をもつ生成物を生じる化合物またはその組み合わせを①～⑥の中から一つ選びなさい。 | 6 |

① エチレン

② アニリン，亜硝酸ナトリウム，ナトリウムフェノキシド

③ アジピン酸，ヘキサメチレンジアミン

④ サリチル酸，無水酢酸

⑤ サリチル酸，メタノール

⑥ エチレングリコール，テレフタル酸

(c) α–アミノ酸 B には光学異性体が一組存在する。トリペプチド A の異性体の数を次の①～⑥の中から一つ選びなさい。 | 7 |

① 4   ② 6   ③ 8   ④ 9   ⑤ 12   ⑥ 15

(d) α–アミノ酸 B を一般式 $RCH(NH_2)COOH$ で表す。このアミノ酸が酸性水溶液中に溶けている時のイオン式または示性式として最もふさわしいものを①～⑦の中から一つ選びなさい。ただし，R に関しては考えなくて良い。 | 8 |

① $RCH(NH_2)COOH$ ② $RCH(NH_3^+)COOH$

③ $RCH(NH_3^+)COO^-$ ④ $RCH(NH_2)COO^-$

⑤ $RCH(NH_3^-)COOH$ ⑥ $RCH(NH_3^-)COO^+$

⑦ $RCH(NH_2)COO^+$

Ⅱ 水溶液の温度変化を測って反応熱を求める実験を行った。実験では直径約3cmの試験管に温度計と反応溶液を加えるガラス管を付けたコルク栓をはめて，発泡スチロールで包んだものを簡易型熱量計として用いた(図)。温度計は1/100℃まで読めるデジタル温度計を使い，用いる溶液はあらかじめ作っておき，室温と同じ温度になるまで放置しておいた。

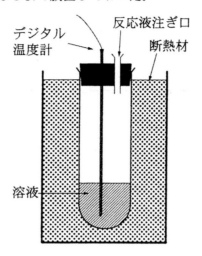

【実験A】 試験管に0.10 mol/Lの塩酸55 mLをメスシリンダーで測り取り，栓をした。温度が安定したところで液温を測り，反応前(0分)の温度とした。次に1.0 mol/Lの水酸化ナトリウム水溶液5.0 mLをホールピペットで測り取り，ガラス管から直接注いだ。直ちに装置全体をよく揺すって溶液を混ぜてから温度を測定した。水酸化ナトリウム水溶液を加えるとすぐに温度が上昇して，その後徐々に温度が下がってくる。各時間での測定値は表のようになった。

時間(分)	0.0	0.5	1.0	2.0	3.0	4.0	5.0
温度(℃)	28.00	28.70	28.85	28.90	28.85	28.80	28.75

【実験B】 実験Aと同じ装置を用いて，硫酸と水酸化ナトリウム水溶液の中和熱を求めた。

0.050 mol/Lの硫酸55 mLを試験管に入れて，実験Aと同じようにして0.10 mol/Lの水酸化ナトリウム水溶液5.0 mLを加えて溶液の温度変化を測定した。

【実験C】 実験Aと同じ装置を用いて，硫酸に固体の水酸化ナトリウムを加えたときに発生する熱量を求めた。

0.050 mol/L の硫酸 55 mL を試験管に入れて，さらに水 5.0 mL を加えて良くかき混ぜ，室温とほぼ同じ温度になるまで放置しておいた。次に，水酸化ナトリウムの固体 0.20 g を手早く秤量して試験管中に加え，直ちに混合して溶解，反応させて温度変化を測った。

　水溶液の比熱(物質 1 g の温度を 1 K 変化させるのに必要な熱量)はすべて 4.2 J/(g·K) とし，塩酸と水酸化ナトリウム水溶液の中和反応の反応熱を 57 kJ/mol として以下の問 1 ～ 4 に答えよ。ただし，溶液の密度はすべて 1.0 g/cm^3 とし，反応前後の体積変化は無視できるものとする。

問 1　実験 A で，容器の外に熱が逃げなかった場合に到達すると考えられる温度(℃)は測定結果のグラフからどの様にして求められるか。解答は求めた温度ではなく，求め方を 60 字以内の文章で記述すること。ただし，理由を説明する必要はない。

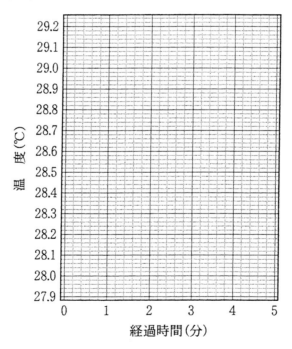

問 2　この実験で用いた簡易型熱量計では，発生した熱は溶液と反応容器に吸収されて温度が変化する。反応容器の熱容量(反応容器の温度を 1 K 変化させるのに必要な熱量)，H〔J/K〕を実験 A から求めなさい。答えは，反応前の温度(0 分での温度)と問 1 で求められる温度の差を ΔT として表しなさい。

問 3 実験Bで，容器の外に熱が逃げなかった場合の温度変化量を求めたところ1.1Kであった。この実験から，硫酸と水酸化ナトリウム水溶液との中和熱 Q_1〔kJ/mol〕を求めなさい。答えは，反応容器の熱容量を H〔J/K〕として表しなさい。

問 4 実験Cで，容器の外に熱が逃げなかった場合の温度変化量を求めたところ2.0Kであった。固体の水酸化ナトリウムの溶解熱 Q_2〔kJ/mol〕を求めなさい。答えは，反応容器の熱容量を H〔J/K〕とし，必要なら硫酸と水酸化ナトリウム水溶液との中和熱は Q_1〔kJ/mol〕として表しなさい。

生　物

問　題　　　22 年度

Ⅰ

第 1 問　下の図は，ヒトの血糖量の調節の仕組みを模式的に示したものである。以下の問い(問 1 ～ 9)に答えよ。〔解答番号　1 ～ 15 〕

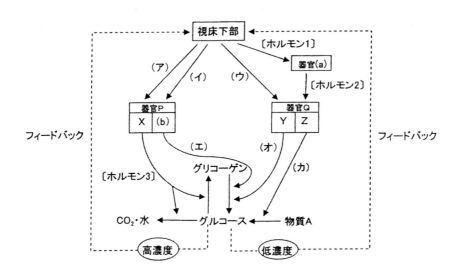

問 1　図の器官(a)，器官Pの(b)に適当な語を選べ。　1　2

① 白　質　　　　　　　　② 髄　質
③ 皮　質　　　　　　　　④ 脳下垂体前葉
⑤ 脳下垂体中葉　　　　　⑥ 脳下垂体後葉
⑦ 髄　鞘　　　　　　　　⑧ A 細胞
⑨ B 細胞　　　　　　　　⑩ D 細胞

問 2　図の(ア)～(ウ)には語群 1 より，(エ)～(カ)には語群 2 より，それぞれ適当な語を選べ。　3　～　8

〔語群 1〕
① 交感神経　　② 副交感神経　　③ 感覚神経　　④ 運動神経

〔語群 2〕
① アミラーゼ　　　　② チロキシン　　　　③ バソプレシン
④ 鉱質コルチコイド　⑤ 糖質コルチコイド　⑥ アドレナリン

⑦　ノルアドレナリン　　⑧　アセチルコリン　　⑨　インスリン

⑩　グルカゴン　　⑪　グルタミン

問3　次の文は血糖量の調節について述べたものである。①～④の下線の中で
誤っているものはどれか。　□9□

　　血糖量とは血液中に含まれるグルコース濃度をいい，常に一定の範囲内に
保たれている。このように内部環境を一定の範囲内に保とうとする性質を恒
常性という。血糖量が一定量を超えると，腎臓における糖の再吸収が間に合
　①　　　　　　　　　　　　　　　　　　　　　②
わなくなり，尿中に糖が排出される。これが糖尿病である。逆に，血糖量が
　　　　　　　　　　　　　　　　　　　③
一定量以下になると，顔面はそう白となり，痙攣やこん睡状態におちいる。
これは，グルコースを唯一のエネルギー源とする心臓の機能低下が原因であ
　　　　　　　　　　　　　　　　　　　　④
る。

問4　体重50kgのヒトの血液中のグルコース量は約何gか。ただし，血糖量は
正常，また血液の重さは体重の8％とする。　□10□

①　0.004g　　②　0.04g　　③　0.4g　　④　4g　　⑤　40g

問5　図に示されたホルモン以外に，長期的に血糖量を増加させるホルモンがあ
る。それを分泌する器官はどれか。　□11□

①　脳下垂体　　　　　②　副甲状腺　　　　　③　小　腸

④　腎　臓　　　　　⑤　精　巣

問6　次の文は，絶食していたヒトにグルコース溶液を与えた後の，血糖量また
は血液中のインスリン濃度の変化について述べたものである。正しいものを
選べ。　□12□

①　血糖量は，健康なヒトでは，グルコース溶液を飲んでから3時間以内に
絶食時の状態に戻る。

②　血糖量は，健康なヒトでも糖尿病のヒトでも，グルコース溶液を飲んで
からほぼ1時間で最高値に達する。

③　血糖量は，健康なヒトでも糖尿病のヒトでも，絶食時は同じである。

④　インスリン濃度は，健康なヒトでは，グルコース溶液を飲んでから3時
間以内に絶食時の状態に戻る。

⑤ インスリン濃度は，健康なヒトでも糖尿病のヒトでも，絶食時は0である。

問7　図中の物質Aは三大栄養素のひとつである。次の文は，物質Aの消化と吸収に関して述べたものである。誤っているものを選べ。　13

① 物質Aの消化が酵素による場合は，全て加水分解である。

② 物質Aの消化によって，基本的な分子構造は似ているが側鎖の構造は異なる20種類の物質が得られる。

③ 物質Aの消化には，すい臓は関与しない。

④ 物質Aは消化された後，小腸で吸収される。

⑤ 物質Aは消化・吸収された後，門脈を通って肝臓に送り込まれる。

問8　次の文は，組織Zから分泌され，浸透圧を調節するホルモンについて述べたものである。正しいものを二つ選べ。　14

① このホルモンは，脂溶性物質である。

② このホルモンは，塩分の多い食事をすると分泌される。

③ このホルモンは，腎臓の集合管の細胞にはたらきかける。

④ このホルモンは，カリウムの再吸収をさかんにする。

⑤ このホルモンは，血液の浸透圧の低下を防ぐ。

問9　次の文はホルモンの一般的な性質について述べたものである。正しいものを選べ。　15

① ホルモンは，導管を通して分泌される。

② タンパク質ホルモンは，標的細胞の細胞質にある受容体に結合する。

③ ホルモンは血液やリンパ液によって全身に運ばれ，ごく微量で効果があり，特定の器官や細胞のみにはたらく。

④ ホルモンの分泌は，過剰になると正のフィードバックで調節される。

⑤ 脳下垂体から分泌される全てのホルモンの分泌量は，視床下部の神経分泌細胞から分泌される放出ホルモンによって調節される。

順天堂大学(医) 22年度 (42)

第2問 ウニの発生に関する以下の問い(問1〜5)に答えよ。

〔解答番号 [1]〜[16]〕

問1 以下の文中の空欄A〜Hに適切な語を語群①〜⑮より選べ。[1]〜[8]

　　ウニでは発生がすすみ胞胚期を過ぎると植物極側の割球が胞胚腔に落ち込み始め一次間充織となる。一次間充織は最初にできる[A]である。続いて陥入がおこり，新たにできた空所を[B]といい，[B]の入り口を[C]という。[B]の先端の細胞が胚の内部にこぼれ出て二次間充織となり，のちに[D]などをつくる細胞となる。[B]は将来[E]となり，[C]は[F]となる。[B]の先端が[G]と接すると，そこに[H]が形成される。

〔語　群〕

① 内胚葉　　② 中胚葉　　③ 外胚葉　　④ 卵割腔　　⑤ 卵黄栓

⑥ 原　腸　　⑦ 繊　毛　　⑧ 骨　片　　⑨ 筋　肉　　⑩ 脊　索

⑪ 消化管　　⑫ 生殖口　　⑬ 肛　門　　⑭ 原　口　　⑮ 口

問2 下線部のような発生を行う動物を二つ選べ。[9]

① ホ　ヤ　　② トコブシ　③ ナマコ　　④ ゴカイ　　⑤ ウミウシ

問3 ウニ胚がふ化するのはいつか。[10]

① 桑実胚期　　　　　② 胞胚期　　　　　　③ 原腸胚期

④ プルテウス幼生期　⑤ プリズム幼生期

問4 ウニの卵割の特徴で正しいものを選べ。[11]

① 卵割は，経割，緯割を交互に繰り返す。

② 卵割が進むと細胞周期が徐々に短くなる。

③ 初期発生では割球の大きさはほとんど変化しないので，n回の卵割で胚の大きさはほぼ 2^n 倍になる。

④ 卵は体細胞より大きいが，卵割期の細胞周期は体細胞分裂に比べると短い。

⑤　卵は体細胞より大きいので，卵割期の細胞周期は体細胞分裂に比べると長い。

問 5　ウニの割球の分離実験に関する下記の文を読み(1)〜(5)の問いに答えよ。

　　　ウニでは4細胞期までの割球を1つずつに分離しても，小型ではあるが正常なプルテウス幼生になる。その後，3回目の等割，4回目の不等割を経て，動物極から順に中割球，大割球，小割球が形成される。これらの割球を単独であるいは組み合わせて発生させたところ，次のような結果が得られた。

A）中割球のみを培養すると永久胞胚になった。

B）小割球のみを培養すると骨片になった。

C）中割球と小割球を組み合わせて発生させると小型だが正常な幼生になった。

(1)　Aの永久胞胚を構成する細胞は，どの胚葉に由来する細胞か。

　　　12

①　内胚葉　　　　　　②　中胚葉　　　　　　③　外胚葉

④　内胚葉と外胚葉　　⑤　内胚葉と中胚葉　　⑥　中胚葉と外胚葉

(2)　正常な16細胞期胚の動物極に，他の胚由来の小割球を移植して培養した場合，どのようなことがおこると推測されるか。　　13

①　移植した小割球由来の二次原腸が形成される。

②　移植した小割球が移植先の中割球にはたらきかけ，内胚葉を誘導する。

③　本来の原腸胚の表皮部分に，移植した小割球由来の骨片が付加された胚が生じる。

④　移植片は移植先の胚に吸収されるため影響はなく，正常な原腸胚が生じる。

(3)　下線部(a)で，19世紀末にウニ卵が調整能力をもつことを示したのは誰か。　　14

①　ルー　　　　　　②　ヘルスタディウス　　③　ニューコープ

④　ドリーシュ　　　⑤　マンゴルト

(4) 人工海水を用いて割球の分離実験をおこなう場合は，次のうちどのイオンを除くか。 15

① マグネシウム　　② カルシウム　　③ ナトリウム

④ カリウム　　⑤ マンガン

(5) 下線部(b)で，3回目の等割を終えた胚について正しい記述はどれか。
16

① 第3回の卵割で生じた8個の割球は，各々正常に発生して小型で正常なプルテウス幼生になる。

② 第2回の卵割面で2分すると，各々が小型で正常なプルテウス幼生になる。

③ 第2回の卵割面で2分すると，そのうちの一方が小型で不完全なプルテウス幼生になり，もう一方は小型で正常なプルテウス幼生になる。

④ 第3回の卵割面で2分すると，各々が小型で正常なプルテウス幼生になる。

⑤ 第3回の卵割面で2分すると，そのうちの一方が小型で不完全なプルテウス幼生になり，もう一方は小型で正常なプルテウス幼生になる。

第3問 光合成に関する以下の問い(問1～6)に答えよ。
〔解答番号 1 ～ 19 〕

問1 図は光合成の反応をまとめたものである。A～Dには反応系の名称を語群1より，またa～iには当てはまる分子，イオン等を語群2より選べ。ただし，反応における分子，イオン等の数は考慮されていない。

1 ～ 13

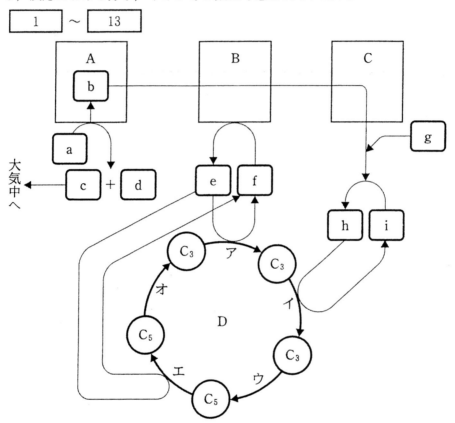

〔語群1〕
① クエン酸回路 ② カルビン・ベンソン回路 ③ 解糖系
④ 光化学系Ⅰ ⑤ 光化学系Ⅱ ⑥ 電子伝達系

〔語群2〕
① X ② X・2[H] ③ H^+ ④ HPO_4^{2-} ⑤ e^-
⑥ O_2 ⑦ H_2O ⑧ OH^- ⑨ ADP ⑩ ATP
注：Xは補酵素をあらわす。

問2 気孔などより取り入れた二酸化炭素が固定されるのはDの反応系のア～オのどの過程か。 14
① ア ② イ ③ ウ ④ エ ⑤ オ

問3 紅色硫黄細菌は硫化水素を用いて光合成を行うが，この分子のはたらきは上の図のa〜iのどれに相当するか。 15

① a   ② b   ③ c   ④ d   ⑤ e

⑥ f   ⑦ g   ⑧ h   ⑨ i

問4 植物には，Dの反応系に加え，別の炭素固定の反応系を持っているC₄植物およびCAM植物と呼ばれるグループがある。この二グループについて比較した次の文より正しいものを選べ。 16

① C₄植物はおもに夜に，CAM植物はおもに昼に二酸化炭素のとりこみを行う。

② C₄植物に特異的な反応系はDの反応系を持つ細胞とは別の細胞内で進行するが，CAM植物に特異的な反応系とDの反応系は同じ細胞内で進行する。

③ C₄植物の特異的な反応系は炭素固定を行うだけであるが，CAM植物の特異的な反応系は，炭素固定に加え，Dの反応系へ二酸化炭素を供給する。

④ C₄植物は二酸化炭素をC₃物質と結合させてC₄物質として固定するが，CAM植物は二酸化炭素をC₄物質と結合させてC₅物質として固定する。

問5 光合成とその限定要因である光および二酸化炭素に関する以下の(1)〜(2)の問いに答えよ。 17 〜 18

(1) 光と二酸化炭素が光合成の進行にどのように関わっているか，正しく述べているものを下から選べ。

① 光合成は，植物に光の照射と二酸化炭素を同時に与えなければ進行しない。

② 光合成は，植物に光の照射と二酸化炭素をそれぞれ単独に異なった時間帯に与え，かつ順序はどちらが先でも進行する。

③ 光合成は，植物に二酸化炭素がない状態で光を照射した後，光を遮断して二酸化炭素を与えても進行する。

④ 光合成は，植物に光を遮断して二酸化炭素を与えた後，二酸化炭素を除いて光を照射しても進行する。

(2) 図は(1)を検証するためにおこなった実験で，植物を順次a→b→cの条件に置いて光合成速度を測ったところ，cで光合成速度の増加がみられた。a→b→cは，ア～エの条件をどのような順に組み合わせたものか。

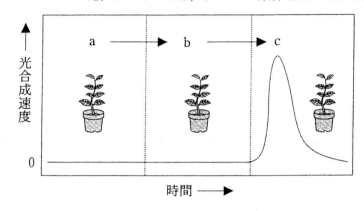

〔植物を置いた条件〕

ア）光，二酸化炭素ともになし

イ）光，二酸化炭素ともにあり

ウ）光あり，二酸化炭素なし

エ）光なし，二酸化炭素あり

〔組み合わせ順〕

① ア→ウ→エ　　② エ→ア→ウ　　③ エ→ウ→ア

④ エ→ウ→エ　　⑤ ア→ウ→イ

問6　問4のCAM植物を問5(2)の条件下に置いたとすると，光合成速度の増加がみられるのはa～cのどの条件下になるか。　19

① a　　② b　　③ c

Ⅱ　次の文を読んで各問い(問1～5)に答えよ。

キイロショウジョウバエの遺伝形質のうち，はねの形と眼の色のそれぞれについて以下の交配実験を行った。

実験1　はねの形が正常(正常翅)の雄と痕跡翅の雌とを交配して雑種第一代(F_1)を得た。次に，このF_1どうしを交配して雑種第二代(F_2)を得た。

実験2　雌雄の形質を入れかえて実験1と同様の交配を行った。

実験3　赤眼の雄と白眼の雌を交配してF_1を得た。次に，このF_1どうしを交配してF_2を得た。

実験4　雌雄の形質を入れかえて実験3と同様の交配を行った。

次の四つの表は，それぞれの実験の結果で，世代ごとに得られた個体の表現型とその個体数および合計を示したものである。表を参考にして各問いに答えよ。

実験 1　正常翅(雄)×痕跡翅(雌)			
世　代	表現型	個　体　数		合　計
		雌	雄	
F_1	正常翅	87	82	169
	痕跡翅	0	0	0
F_2	正常翅	252	241	493
	痕跡翅	91	79	170

実験 2　正常翅(雌)×痕跡翅(雄)			
世　代	表現型	個　体　数		合　計
		雌	雄	
F_1	正常翅	65	59	124
	痕跡翅	0	0	0
F_2	正常翅	264	253	517
	痕跡翅	90	86	176

実験 3　赤眼(雄)×白眼(雌)			
世　代	表現型	個　体　数		合　計
		雌	雄	
F_1	赤　眼	87	0	87
	白　眼	0	81	81
F_2	赤　眼	164	149	313
	白　眼	162	148	310

実験 4　赤眼(雌)×白眼(雄)			
世　代	表現型	個　体　数		合　計
		雌	雄	
F_1	赤　眼	43	39	82
	白　眼	0	0	0
F_2	赤　眼	a	b	c
	白　眼	d	e	f

問 1　実験 1 および 2 の F_1 において痕跡翅の個体数が 0 となった理由を記せ。（40 文字以内）

問 2　次の文は実験 1 および 2 の F_2 で痕跡翅の個体が出現した理由を述べたものである。空欄に適当な語を記せ。

　　実験 1 および 2 の F_2 では F_1 にはみられない痕跡翅の個体が出現した。これは，F_1 の表現型はすべて　　1　　である正常翅であるが，はねの形を決定する　　2　　の組み合わせに関しては　　3　　であるので，F_1 の配偶子形成では　　2　　は　　4　　してそれぞれの配偶子にはいり，2 種類の配偶子が形成されたからである。

問 3　実験 4 の表で c の値を 336 とした場合，a，b，d，e，f，の各理論値をもとめよ。

問 4　実験 1 から実験 4 までのそれぞれの結果を比較して(1)，(2)の問いに答えよ。

(1) はねの形に関しては雌雄の形質を入れかえても同じ結果になる理由を記せ。(40文字以内)

(2) 眼の色に関しては雌雄の形質を入れかえると異なる結果になる理由を記せ。(40文字以内)

問 5 実験 4 の F_2 のすべての個体を一つの集団として，この集団内で任意の交配が行われていった場合，F_2 までにみられなかった形質の個体が出現する可能性がある。

(1) この個体の性別と表現型を記せ。

(2) この集団にハーディー・ワインベルグの法則が適用できるとした場合，(1)で答えた個体が出現する頻度は白眼の雄が出現する頻度より常に低い。この理由を白眼の雄が出現する頻度との比較で説明せよ。(80文字以内)

英　語

解答　22年度

Ⅰ　出題者が求めたポイント

[全訳]

　太平洋を漂うごみの「プラスティックスープ」は驚くべき割合で増えていて、今や合衆国本土の2倍の広さを覆うほどだと、科学者たちは言っている。破片の広大な広がりは、旋回する水面下の潮の流れによって、定位置に収められる。この漂流する「スープ」はカリフォルニア沿岸のおよそ500海里沖から北太平洋をわたり、ハワイを過ぎ、日本近くにまで広がっている。

　「大太平洋ごみパッチ」別名「ごみの渦」を発見したアメリカの海洋学者チャールズ・ムーアは、約1億トンの漂流物がこの地域でぐるぐる回っていると(A)見ている。人々が持った最初のイメージは、ほとんど歩けそうなプラスティックごみの島というものだった。しかし、これはむしろプラスティックスープに近い。海洋学者であり漂流物の第一人者であるカーティス・エッベスメイヤーは、15年以上にわたって海におけるプラスティックの形成を追跡し、このごみの渦を生命体になぞらえている。「これは紐につながれていない大きな動物のように動き回るのです。」その動物が陸近くに来ると、ハワイの時のように、結果は劇的なものになる。ごみパッチは破裂し、海岸はプラスティックの雨に見舞われる。「スープ」は実は、ハワイ島の両側の2つの部分がつながったものだ。フットボールのボールやカヤックから、レゴブロックやキャリーバッグまで何でもありのがらくたの、およそ5分の1は船や石油掘削プラットホームから投げ捨てられる物だ。残りは陸から来る。

　昔水兵だったムーア氏は、1997年に偶然ごみの海に遭遇した。ロサンゼルスからハワイのヨットレースまで近道をして帰ろうとしていたときだった。彼は陸から数千マイルものところで、来る日も来る日もごみに囲まれているのがわかって驚いた。石油産業の財産相続人だった彼は、その後事業利益を売って環境問題の活動家になった。(B)消費者が使い捨てプラスティックの使用を減らさなければ、プラスティックシチューはこれからの10年で2倍になるだろうと彼は警告している。そろそろ、海洋生態系にどれくらいプラスティックが来るのか、特にその行方や海洋生態系に与える影響を、すべて計算しなければならない時がきている。歴史的に見ると、海洋の旋回の中で終わるごみは生物分解されてきた。しかし、現代のごみは非常に耐久性があるので、半世紀前の物体が北太平洋のごみ捨て場で見つかっている。国連環境プログラムによると、プラスティック片のせいで、年間に10万頭の海の哺乳類だけでなく、100万羽以上の海鳥が死に至っている。

　ごみの乗った水のゆっくりと旋回するかたまりは、人間の健康にも危険を及ぼす。毎年何億もの小さいプラスティックの粒が失われ、こぼれ落ち、海へと入っていく。これらの汚染物質は、人間の作った炭化水素や農薬DDTのような化学物質を引き寄せる、化学スポンジのように作用する。それらはやがて食物連鎖に入っていく。海に入っていく物は、海の生物の中に入っていき、最後に私たちの夕食の皿の上に来る。

[設問と選択肢の意味]

(1)この英文の最も適切なタイトルは
　　1.使い捨てプラスティック製品に賛成か反対か
　　2.ハワイの汚染されたビーチ
　　3.魚を食べることの健康への危険性
　　4.世界最大のごみ捨て場

(2)次の記述のうち正しくないのはどれか。
　　1.人々はプラスティックの破片の上を歩くことができる。
　　2.ごみの約80%は陸から来ている。
　　3.ハワイのビーチの中にはプラスティックの小片で覆われているところがある。
　　4.「プラスティックスープ」は大きな動物にたとえられる。

(3)チャールズ・ムーアが今一番時間を使っているのは
　　1.ヨットレースに参加すること。
　　2.事業の利益を追求すること。
　　3.海鳥と海の哺乳類を研究すること。
　　4.汚染に対する闘いを助けること。

(4)英文の言うところでは、使い捨てプラスティック製品は
　　1.以前は海で生物分解されていた。
　　2.1997年に環境問題を起こし始めた。
　　3.数百万の生物の死の原因である。
　　4.すべてのがらくたの5分の1に数えられる。

(5)第3パラグラフのa full accounting of the distribution of plasticの意味するところは
　　1.毎年作られるプラスティック製品の数は数えられるべきだ。
　　2.海の中のプラスティックごみの量は計られるべきだ。
　　3.プラスティックごみの量は減らされるべきだ。
　　4.長い間プラスティックごみが問題になってきた。

(6)第4パラグラフのrubbish-laden water poses a risk to human healthの意味するところは
　　1.私たちが飲む水はたいてい危険だ。
　　2.私たちは決して海で泳いではいけない。
　　3.私たちが食べるシーフードは私たちにとってそんなに良くはないかもしれない。
　　4.海の中のプラスティックは多くの人々を殺してきた。

(7)空所(A)に入るもっとも適切な語は次のどれか。

(8)空所(B)に入るもっとも適切な語は次のどれか。

[解答]
(1)4　(2)1　(3)4　(4)3　(5)2　(6)3　(7)1　(8)3

Ⅱ　出題者が求めたポイント

[全訳]

　ジョージタウン大学教授のデボラ・タネンは、日常の会話に注目するようにと言語学者に注意喚起した。中断、声の抑揚、婉曲、語り口などの要素が合わさって作用するしかたや、それらが人々の関係に及ぼす影響にである。彼女のとてつもなく成功した本、「あなたはわかっていない」は、男と女のコミュニケーション（あるいはそれの欠如）に焦点を当てたものであった。これは1990年から1994年までベストセラーのリストに載った。今タンニンは、出したばかりの本「あなた、それを着るの－会話の中の母と娘を理解する」を持って、ベストセラーリストに戻ってきた。この本は2004年に亡くなった彼女の母のドロシーに捧げられている。母とは、タネン博士は、自他共に認める嵐の関係を持っていた。

質問：新しい本のためにあなたがインタビューした女性の多くは、格好に文句をつける母親に不満を持っています。彼女たちがうるさく思うのはもっともなことでしょうか。

答え：「正しい」とか「間違っている」とかは言語学者の使う言葉ではありません。私の仕事は会話を分析し、なぜコミュニケーションが失敗するのかを発見することです。私が娘たちから聞くもっとも大きな不満は、「母はいつも私を批判してばかりいるのです。」というものです。すると母親は反論します。「口を開くこともできないんですよ。娘は何でも批判と受け取ってしまいますから。」って。でも、時々、心配と批判が同じ言葉の中に見られるのです。母親が娘の格好について言うとき、他の誰も言わないことを自分が言わなくちゃいけないからそうするのだ、ということがよくあります。母親は気にかけてやっていると感じています。娘は批判されていると感じています。どちらも正しいのです。私がやろうとしていることは、それぞれの側面をそれぞれに対して指摘することです。ですから、母親は批判の部分を認識することが必要で、娘は心配の部分を認識することが必要なのです。これは難しいことです。それぞれがひとつの面だけしか見ないのですから。

質問：あなたの20冊の学術的そして一般向けの本に、統一的なテーマはありますか。

答え：確かに一本の糸がありますね。私の書くものは話し方を人間関係に結びつけることです。私の目的は、言語学者には人間関係を理解し改善するにあたって、何か言ってあげられることがあるのを示すことです。人々の間には問題が発生する多くの状況があります。会話のスタイルが民族、宗教、年齢、階級、性別によって異なるからです。ある集団にとって不快なことが、他の集団にとってはそうではないからです。私はずっと思っているのですが、会話のスタイルがどのように働くかを理解すれば、あなたは、人間関係の中であなたがほしいと思っているものを得るように、会話の中で修正を行うことができ

るでしょう。

質問：あなたが見てこられたことに基づいた、母-娘の会話に見られるコミュニケーションの問題の、例を挙げていただけますか。

答え：インタビューの時に、あるジャーナリストが私に話しました。彼女はその前の晩、彼女の成長した娘に電話して、「さびしいわ。」と始めたそうです。娘は答えました。「なんでさびしいの？先週話したばかりじゃない。」娘はもっと頻繁に電話しないことを責められていると感じたのです。私たちのインタビューの後、その母親は、今までにやったことがないことをしてみました。娘にEメールをおくり、その中で娘をほめ、元気づけました。翌日、娘が会話を続けるために電話してきました。ですからおわかりのように、人間関係の中で言葉がどのように作用するのかを理解することによって、あなたは、楽しいと思えないパターンを変えることができるのです。

質問：母-娘の会話はどうしてそのように多くの問題を引き起こすのでしょうか

答え：私がインタビューしたある母親が言ったことですが、「私と娘との会話は最高で最悪です。」母-娘の関係では、たくさん話します。女性にとって、会話は人間関係を保つ糊です。母と娘は、母と息子、あるいは父と娘よりも、はるかにたくさん話をします。そして、話の中身が違います。個人的な事柄や日々の小さい些事や生活の中の問題などです。インタビューした中に、こんな風に言う娘がいました。「私の生活の細かいことをいちいち気にかける人は、母のほかにだれがいるでしょう。」また別の娘は言いました。「私は毎日母に電話して、お昼に何を食べたかを話すんです。」母-娘関係の大きな力のひとつがこの親密性にあります。でも、娘は母親の承認がとてもほしいので、娘があることでもっと違うように行動すべきだったと、母親が思っている気配がわずかでもあれば、娘は落ち着きません。だから、母と娘が長い時間をつかって個人的な事柄について話すときには、お互いに間違ったことを言ってしまう機会が数知れずあることになります。

質問：お母様とはどのようなコミュニケーションをとったのですか。

答え：そうですね。母は93歳で亡くなりました。私たちには関係が進化する時間がたっぷりありました。私が若いときには、おおっぴらに戦争みたいにしていました。私たちはとても違っていたのです。母はロシア生まれで、高校も卒業していません。私は頭がよく、しかも思春期でした。だから、私たちのコミュニケーションはよく欲求不満を起こしていました。母は私をひどく怒ったものです。母がいつも望んだ根本のことは、私は結婚すべきだということでした。でも私は最初の夫と23で結婚しました。29の時に離婚しました。その後、母はいつも、私をクラブ・メッツへ行かせようとしました。母はそのようなアドバイスは助けになると見ていましたが、私は

プレッシャーを感じました。私が40歳の時、2番目の夫と出会い、母との関係は急速に改善しました。母が歳をとるにつれて、私には、母と娘がどんなに恋人みたいなのかがさらによくわかるようになりました。母の老年、私は母に贈り物を買い、どんなに愛しているかを小さいメモにしたためました。母はそういうことを、ただ日光のように浴びていました。私はそれを続けました。なぜって、簡単にできることだったし、私たちのすべての闘いの果てにこのようなプラスの反応を得ることは、とてもうれしいことだったからです。

[設問と選択肢の意味]

(1)タネン博士は、彼女のもっとも最近の言語学者としての本の中で、何をしようとしたのか。
　1)物語るというような日常の会話に焦点を当てること。
　2)母親と娘はどちらも正しいことがよくあると指摘すること。
　3)会話を分析して、どうしてコミュニケーションが失敗するのか発見すること。
　4)デボラとドロシーが嵐のような関係を持っていることを示すこと。

(2)(A)と(B)の空所を埋めるもっとも良い組み合わせはどれか。

(3)タネン博士が最近本を書いた主な目的は何か。
　1)コミュニケーションがうまくいくように、会話のスタイルを修正してみることを勧めること。
　2)関係の人々の間でしばしば問題が発生するような、さまざまな状況を話し合うこと。
　3)人間関係を理解し改善するために提案できるものが、言語学者にあることを示すこと。
　4)ひとつの集団にとって不快なことが別の集団にはそうでないことを示すこと。

(4)会話のスタイルの違いに影響するものとして、ここで言われていないのは次のどれか。
　1)人が何歳であるか
　2)人がどこに住んでいるか
　3)人がどの人種に属しているか
　4)人はどのようにして話すことを学ぶのか

(5)インタビューの中で言われたことをもっともよく表しているのは次のどの記述か。
　1)Eメールのメッセージの書き方を学ぶことは、人間同士の関係を改善する。
　2)言葉がどのように働くかを理解することによって、人間関係の中でトラブルを起こしているパターンを改善できる。
　3)娘がどのように母親に話すかを理解することによって、どうしてコミュニケーションが失敗するのかを発見できる。
　4)母と娘がどうのように話すのかを理解することによって、言語能力を向上させることができる。

(6)母－娘の会話はどうしてそんなに危険なのか。
　1)個人的な問題をたくさん話すので、傷つけるような

ことをお互いに言うチャンスが多い。
　2)会話は関係性をくっつける糊のようなものなので、小さなわずらわしいことは気にかけるまいとする。
　3)母娘は、息子や父親よりもお互いとよく話すので、関係性があまり親密ではない。
　4)お互いの承認が欲しいので、いつもと違うように行動しようとすることがよくある。

(7)下線の it was open warfare というのをもっともよく表しているのは次のどの記述か。
　1)タネン博士と母親は、かつてはお互いを無視していた。
　2)タネン博士と母親は、かつてデボラの父親に怒っていた。
　3)タネン博士と母親は、かつて激しくけんかしていた。
　4)タネン博士と母親は、かつて結婚についての考えを話し合っていた。

(8)タネン博士と母親との関係は、どうして良くなったのか。
　1)母親が高齢になるにつれて、贈り物を買ってあげたり手紙を書いたりした。
　2)歳を重ねるにつれて、彼女は2番目の夫と結婚するプレッシャーを感じた。
　3)母親が高齢になるにつれて、彼女は母のアドバイスを受け入れてクラブ・メッツに行き始めた。
　4)歳を重ねるにつれて、彼女は母を愛していることに気づくようになった。

[解答]

(1) 3　(2) 2　(3) 3　(4) 4　(5) 2　(6) 1　(7) 3　(8) 4

Ⅲ　出題者が求めたポイント

[全訳]

　慢性の腰痛は世界的に深刻な健康問題である。罹患者の大部分は、だいたいは非ステロイド性抗炎症剤のような痛み止めの薬物療法や、理学療法を受ける。最近の研究によって、鍼治療が多くのケースにおいて、有効だとわかったもうひとつの選択肢であるということが示された。無作為化比較試験が、アメリカのワシントン州シアトルにある保健センターやその他の研究センターからのダニエル・チャーキン医師を初めとする研究者たちによって行われてきた。これは、慢性の腰痛に対して、鍼治療と偽装鍼治療と通常の治療とを比較したものであった。

　研究者たちが選び出したのは、3か月から12か月の間複雑な要素のない腰痛を持ち、前に鍼治療を経験したことのない、18歳から70歳までの成人641人だった。癌などの特別な理由からくる痛みのある人たちや、治療を複雑にするかもしれない別の事情を持つ人たちは除外された。被験者は無作為に、個人に合わせた鍼治療、標準的な鍼治療、偽装鍼治療、通常治療の4つのグループに分けられた。個別鍼治療と標準鍼治療は「本物の」鍼治療であるが、一方、偽装鍼治療は「見せかけの」鍼治療だった。

鍼治療は熟練の鍼灸師によって、1週間に2回を3週間、それから週1回を4週間行われた。鍼だけを使い、電気刺激、灸、薬草、その他の鍼以外の治療はなされなかった。個別治療を受ける被験者たちには、伝統的な中国の医療診断技術に基づいて鍼の位置決めがなされた。鍼は皮膚に1～3センチの深さで刺された。標準治療は、専門家によって慢性腰痛に効くと考えられている鍼数と位置(腰と脚に8ヵ所)を使った。通常治療グループは、薬物療法と理学療法を施された。すべての被験者は、運動や生活療法に関する情報の載った、自己管理に関する冊子をもらった。

研究者たちは標準測定器を使って、日常的な活動を行う能力がどのくらい腰痛に影響されているか、厄介な症状が治療の初めと終わり(8週間後)で、また26週と52週でどれくらいあるかを測定した。

実験の初めには、被験者たちの平均的な腰の機能障害はスコア10.6(範囲はゼロから23)であった。治療期間の終わりには、すべてのグループが機能障害における改善を示した。8週間の治療後には、通常治療と比較してみると、すべての形の鍼治療が腰に関係する機能障害を減らした(鍼治療はスコアを約4.5ポイント通常治療は2.1ポイント減らした)。3つの鍼治療グループには統計学的な有意差はなかった。8週と52週の間にはスコアにほとんど変化はなかった。研究者たちの結論は、鍼治療は確かに慢性の腰痛を減らすが、鍼の位置がその患者に合っているかどうかとか、鍼が実際に皮膚に刺されたかということは重要とは思われないというものであった。よって、鍼治療が実際に生物学的効果を持つのか、ただ単にプラシーボとして作用しているのかは、はっきりとはわからない。しかし、比較的安全な治療法を捜し求めている医者や患者は、慢性腰痛の従来の治療法が効果がない時には、鍼治療をひとつの選択肢として考えてもいいだろう。

[設問と選択肢の意味]
(1)この英文のもっとも適切なタイトルは次のどれか。
　1)鍼治療はどのように医者と患者の役に立てるのか
　2)鍼治療はなぜ、腰痛の従来の治療よりも安全なのか
　3)鍼治療は「腰痛を緩和する」
　4)医療はどのようにして腰痛患者を助けるのか
(2)被験者が共通に持っていたものは何か。
　1)彼らの腰痛は癌が原因であった。
　2)彼らは個人に合わせられた鍼治療を受けた。
　3)彼らは少なくとも4週間運動をした。
　4)彼らが鍼治療を受けるのは初めてだった。
(3)次の記述で正しくないものはどれか。
　1)多くの人たちが慢性の腰痛に苦しんでいる。
　2)被験者たちは年齢に従ってグループに分けられた。
　3)被験者たちは運動と生活療法についての情報を与えられた。
　4)痛み止めは、慢性の腰痛を持つ人たちによく使われる。
(4)被験者たちは複雑な要素のない腰痛にどれくらいの

期間苦しんでいたのか。
　1)12か月を越えて
　2)3か月未満
　3)9か月
　4)13か月未満
(5)被験者は何回鍼治療を受けたのか。
　1)6回
　2)8回
　3)10回
　4)12回
(6)どの鍼治療がもっとも効果があるとわかったのか。
　1)個別鍼治療
　2)標準鍼治療
　3)偽装鍼治療
　4)上のすべてが同じ効果だった。
(7)被験者の症状は何回調べられたか。
　1)2回
　2)3回
　3)4回
　4)5回
(8)どの治療が意外にも効果があったのか。
　1)偽装鍼治療
　2)医療
　3)抗炎症剤
　4)痛み止め
[解答]
(1)3　(2)4　(3)2　(4)4　(5)3　(6)4　(7)3　(8)1

Ⅳ　出題者が求めたポイント
[問題(英語部分)の意味]

「どのようにしたら長く健康に生きられるかについて、あなたの考えを述べる小論文を、英語で書きなさい。
小論文は表題を直接扱ったものでなければなりません。関係のない部分は評価に入りません。」

数　学

解答　22年度

順天堂大学（医）　22年度

Ⅰ　出題者が求めたポイント

(1) （数学Ⅱ・積分法）

定積分をする。$f(x) = a(x-1) + b(x+1)$ とおいて定積分をし、a, b を求める。

(2) （数学Ⅱ・三角関数）

$\alpha \sin ax + \beta \cos ax$ が周期4の関数のときは、
$\alpha \sin a(x+4) + \beta \cos a(x+4)$
$\qquad = \alpha \sin(ax+2\pi) + \beta \cos(ax+2\pi)$
となっている。

$f(x)$ を問題文のように置いて、$f(x)$ と $f'(x)$ に x を代入して、4つの連立方程式から p, q, r, s を解く。

$r = \sqrt{a^2+b^2}$, $\dfrac{a}{r} = \cos\alpha$, $\dfrac{b}{r} = \sin\alpha$ のとき、

$a\sin\theta + b\cos\theta = r\sin(\theta+\alpha)$

(3) （数学A・確率、数学B・数列）

確率 p の事象を n 回やって r 回起こる事象は、$_nC_r p^r(1-p)^{n-r}$ である。

$2n+1$ 回目、A が1勝リードしている確率を a_n とすると、B が1勝リードしている確率は $2a_n$ となり、$2n+3$ 回目 A が優勝、A が1勝リード、B が1勝リード、B が優勝の確率を求める。

$S = 1 + r + r^2 + \cdots\cdots + nr^{n-1}$ は、rS を求めて、辺々引く。

$\displaystyle\sum_{k=1}^{n} r^{k-1} = \dfrac{1-r^n}{1-r}$, $1 > r$ のとき $\displaystyle\lim_{n\to 0} nr^n = 0$

(4) （数学A・場合の数、数学B・数列）

3つの数字を a, b, c $(a > b > c)$ としたとき $a - b > c$ となるようにとる。

a が偶数のとき、b にとれる数が1つ増えるので、$a = 2n$ として考えるとよい。

$\displaystyle\sum_{k=1}^{n} k^2 = \dfrac{1}{6}n(n+1)(2n+1)$, $\displaystyle\sum_{k=1}^{n} k = \dfrac{1}{2}n(n+1)$

〔解答〕

(1) $\displaystyle\int_{-\sqrt{3}}^{\sqrt{3}}(x^2-1)dx = \left[\dfrac{x^3}{3}-x\right]_{-\sqrt{3}}^{\sqrt{3}} = 0$

$\displaystyle\int_{-\sqrt{3}}^{\sqrt{3}}(x^2-2x+1)dx = \left[\dfrac{x^3}{3}-x^2+x\right]_{-\sqrt{3}}^{\sqrt{3}} = 4\sqrt{3}$

$\displaystyle\int_{-\sqrt{3}}^{\sqrt{3}}(x^2+2x+1)dx = \left[\dfrac{x^3}{3}+x^2+x\right]_{-\sqrt{3}}^{\sqrt{3}} = 4\sqrt{3}$

$f(x) = a(x-1) + b(x+1)$ とする。

$\displaystyle\int_{-\sqrt{3}}^{\sqrt{3}}\{a(x-1)^2+b(x^2-1)\} = 4\sqrt{3}a$ より $4\sqrt{3}a = 5\sqrt{3}$

$\displaystyle\int_{-\sqrt{3}}^{\sqrt{3}}\{a(x^2-1)+b(x+1)^2\} = 4\sqrt{3}b$ より $4\sqrt{3}b = 3\sqrt{3}$

よって、$a = \dfrac{5}{4}$, $b = \dfrac{3}{4}$

$f(x) = \dfrac{5}{4}(x-1) + \dfrac{3}{4}(x+1) = -\dfrac{1}{2} + 2x$

(2) $\alpha \sin ax + \beta \cos ax$ が周期4の三角関数とする。

$\alpha \sin a(x+4) + \beta \cos a(x+4)$

$= \alpha \sin(ax+4a) + \beta \cos(ax+4a)$

よって、$4a = 2\pi$ ∴ $a = \dfrac{\pi}{2}$

$\alpha \sin bx + \beta \cos bx$ が周期6だとすると、

$\alpha \sin(bx+6b) + \beta \cos(bx+6b)$ になるので、

よって、$6b = 2\pi$ ∴ $b = \dfrac{\pi}{3}$

$f(x) = p\sin\dfrac{\pi}{2}x + q\cos\dfrac{\pi}{2}x + r\sin\dfrac{\pi}{3}x + s\cos\dfrac{\pi}{3}x$

とおく。$f'(x)$ は、

$\dfrac{\pi}{2}p\cos\dfrac{\pi}{2}x - \dfrac{\pi}{2}q\sin\dfrac{\pi}{2}x + \dfrac{\pi}{3}r\cos\dfrac{\pi}{3}x - \dfrac{\pi}{3}s\sin\dfrac{\pi}{3}x$

$(f(1) =)\ p + \dfrac{\sqrt{3}}{2}r + \dfrac{1}{2}s = 4$

$(f(3) =)\ -p - s = -\dfrac{5}{2}$

$(f'(3) =)\ \dfrac{\pi}{2}q - \dfrac{\pi}{3}r = 0$ より $q = \dfrac{2}{3}r$

$\left(f'\left(\dfrac{3}{5}\right) =\right) \dfrac{\pi}{2}p\cos\dfrac{3}{10}\pi - \dfrac{\pi}{2}q\sin\dfrac{3}{10}\pi$
$\qquad\qquad + \dfrac{\pi}{3}r\cos\dfrac{1}{5}\pi - \dfrac{\pi}{3}s\sin\dfrac{1}{5}\pi = 0$

$\sin\dfrac{3}{10}\pi = \sin\left(\dfrac{1}{2}\pi-\dfrac{1}{5}\pi\right) = \cos\dfrac{1}{5}\pi$

$\cos\dfrac{3}{10}\pi = \cos\left(\dfrac{1}{2}\pi-\dfrac{1}{5}\pi\right) = \sin\dfrac{1}{5}\pi$

$\dfrac{p}{2}\sin\dfrac{1}{5}\pi - \dfrac{q}{2}\cos\dfrac{1}{5}\pi + \dfrac{r}{3}\cos\dfrac{1}{5}\pi - \dfrac{s}{3}\sin\dfrac{1}{5}\pi = 0$

$\dfrac{r}{3} - \dfrac{q}{2} = \dfrac{r}{3} - \dfrac{1}{2}\dfrac{2}{3}r = 0$ なので、

$\left(\dfrac{p}{2} - \dfrac{s}{3}\right)\sin\dfrac{1}{5}\pi = 0$ より $p = \dfrac{2}{3}s$

$-\dfrac{2}{3}s - s = -\dfrac{5}{2}$ より $\dfrac{5}{3}s = \dfrac{5}{2}$ ∴ $s = \dfrac{3}{2}$

$p = \dfrac{2}{3}\dfrac{3}{2} = 1$, $1 + \dfrac{\sqrt{3}}{2}r + \dfrac{3}{4} = 4$ ∴ $r = \dfrac{3}{2}\sqrt{3}$

$q = \dfrac{2}{3}\dfrac{3\sqrt{3}}{2} = \sqrt{3}$

$f(x) = \sin\dfrac{\pi}{2}x + \sqrt{3}\cos\dfrac{\pi}{2}x + \dfrac{3\sqrt{3}}{2}\sin\dfrac{\pi}{3}x + \dfrac{3}{2}\cos\dfrac{\pi}{3}x$

$= 2\left(\dfrac{1}{2}\sin\dfrac{\pi}{2}x + \dfrac{\sqrt{3}}{2}\cos\dfrac{\pi}{2}x\right) + 3\left(\dfrac{\sqrt{3}}{2}\sin\dfrac{\pi}{3}x + \dfrac{1}{2}\cos\dfrac{\pi}{3}x\right)$

$= 2\sin\left(\dfrac{\pi}{2}x + \dfrac{\pi}{3}\right) + 3\sin\left(\dfrac{\pi}{3}x + \dfrac{\pi}{6}\right)$

(3) A が3勝する。$\left(\dfrac{1}{3}\right)^3 = \dfrac{1}{27}$

A が2勝1敗。$_3C_2\left(\dfrac{1}{3}\right)^2\left(\dfrac{2}{3}\right) = \dfrac{6}{27} = \dfrac{2}{9}$

B が2勝1敗。$_3C_2\left(\dfrac{2}{3}\right)^2\left(\dfrac{1}{3}\right) = \dfrac{12}{27} = \dfrac{4}{9}$

B が3勝する。$\left(\dfrac{2}{3}\right)^3 = \dfrac{8}{27}$

$2n+1$回目のAが1勝リードしている確率をa_nとする。Bが1勝リードしている確率は$2a_n$

$2n+3$回目

A優勝する。$\frac{1}{9}a_n$, B優勝する。$\frac{4}{9}2a_n = \frac{8}{9}a_n$

Aが1勝リードする。$\frac{4}{9}a_n + \frac{1}{9}2a_n = \frac{2}{3}a_n$

Bが1勝リードする。$\frac{4}{9}a_n + \frac{4}{9}2a_n = \frac{4}{3}a_n$

$a_{n+1} = \frac{2}{3}a_n$ で$a_1 = \frac{2}{9}$, $a_n = \frac{1}{3}\left(\frac{2}{3}\right)^n$

$2n+1$回目, Aが優勝する確率は $\frac{1}{27}\left(\frac{2}{3}\right)^{n-1}$

Aが優勝する確率は, ($2n+1$回まで)

$\frac{1}{27}\left\{1+\left(\frac{2}{3}\right)+\left(\frac{2}{3}\right)^2+\cdots+\left(\frac{2}{3}\right)^{n-1}\right\}$

$= \frac{1}{27}\frac{1-\left(\frac{2}{3}\right)^n}{1-\frac{2}{3}} = \frac{1}{9}\left\{1-\left(\frac{2}{3}\right)^n\right\}$

従って, $\lim_{n\to\infty}\left[\frac{1}{9}\left\{1-\left(\frac{2}{3}\right)^n\right\}\right] = \frac{1}{9}$

$2n+1$回目に試合が終わる確率は,

$\frac{1+8}{9}\frac{1}{3}\left(\frac{2}{3}\right)^{n-1} = \frac{1}{3}\left(\frac{2}{3}\right)^{n-1}$

よって, 試合数の期待値は, ($2n+1$回目まで)

$\sum_{k=1}^{n}(2k+1)\frac{1}{3}\left(\frac{2}{3}\right)^{k-1} = \sum_{k=1}^{n}\left\{k\left(\frac{2}{3}\right)^k + \frac{1}{3}\left(\frac{2}{3}\right)^{k-1}\right\}$

$r = \frac{2}{3}$ とし, $S = \sum_{k=1}^{n}k\left(\frac{2}{3}\right)^k$ とする。

$S = r + 2r^2 + 3r^3 + \cdots + nr^n$

$rS = r^2 + 2r^3 + \cdots + (n-1)r^n + nr^{n+1}$

より $(1-r)S = r\frac{1-r^n}{1-r} - nr^{n+1}$

$\frac{1}{3}S = 2\left\{1-\left(\frac{2}{3}\right)^n\right\} - n\left(\frac{2}{3}\right)^{n+1}$

$S = 6 - 6\left(\frac{2}{3}\right)^n - 3n\left(\frac{2}{3}\right)^{n+1}$

$\sum_{k=1}^{n}\frac{1}{3}\left(\frac{2}{3}\right)^{k-1} = \frac{1}{3}\frac{1-\left(\frac{2}{3}\right)^n}{1-\frac{2}{3}} = 1-\left(\frac{2}{3}\right)^n$

$\lim_{n\to\infty}\left\{6-6\left(\frac{2}{3}\right)^n - 3n\left(\frac{2}{3}\right)^{n+1} + 1 - \left(\frac{2}{3}\right)^n\right\} = 7$

(4) $(7,6,5),(7,6,4),(7,6,3),(7,6,2)$従って, 4通り
$(7,5,4),(7,5,3)$ 従って, 2通り
他にはない, よって, $4+2 = 6$通り
$(6,5,4),(6,5,3),(6,5,2),(6,4,3)$
$(5,4,3),(5,4,2),(4,3,2)$
従って, $a_7 = 6+7 = 13$通り
偶数と奇数とでは2番目に大きな数の数が異なるので1番大きな数を偶数$2l$として考える。
2番目に大きな数では, $2l-3$ (個)
次に大きな数では, $2l-5, \cdots, 1$ (個)である。
$2l$以下の整数でみていくと,

2番目に大きな数では, 1から順に$2l-3$まであり, 他も1から$2l$のところの数まである。

1から$2l-3$までの和は, $\sum_{k=1}^{2l-3}k = \frac{(2l-3)(2l-2)}{2}$

これが, 1からlまであるので,

$\sum_{k=1}^{l}\frac{(2k-3)(2k-2)}{2} = \sum_{k=1}^{l}(2k^2-5k+3)$

$= \frac{1}{3}l(l+1)(2l+1) - \frac{5}{2}l(l+1) + 3l$

$= \frac{1}{6}l(4l^2-9l+5)$

$n = 2l$とすると, $a_n = \frac{1}{12}n\left(n^2 - \frac{9}{2}n + 5\right)$

$\lim_{n\to\infty}\frac{a_n}{n^3} = \lim_{n\to\infty}\frac{1}{12}\left(1 - \frac{9}{2n} + \frac{5}{n^2}\right) = \frac{1}{12}$

nが奇数のとき, $n = 2l+1$とする。

$n = 2l$のときのa_nの各番目の数に1ずつ大きい値が加わる。

加わる数は, $\sum_{k=1}^{l}(2k-2) = l^2 - l$

よって, $\frac{1}{6}l(4l^2-9l+5) + l^2 - l$

$= \frac{2}{3}l^3 - \frac{1}{2}l^2 - \frac{1}{6}l$

$l = \frac{n-1}{2}$ なので

$a_n = \frac{2}{3}\left(\frac{n-1}{2}\right)^3 - \frac{1}{2}\left(\frac{n-1}{2}\right)^2 - \frac{1}{6}\left(\frac{n-1}{2}\right)$

$= \frac{1}{12}n^3 - \frac{3}{8}n^2 + \frac{5}{12}n - \frac{1}{8}$

$\lim_{n\to\infty}\frac{a_n}{n^3} = \lim_{n\to\infty}\left(\frac{1}{12} - \frac{3}{8n} + \frac{5}{12n^2} - \frac{1}{8n^3}\right) = \frac{1}{12}$

nが奇数でも, $\frac{1}{12}$である。

(答)

	ア	イ	ウ	エ	オ	カ	キ	ク	ケ	コ	サ	シ	ス
(1)	0	4	3	4	3	5	4	3	4	−	1	2	2

	ア	イ	ウ	エ	オ	カ	キ	ク	ケ	コ	サ	シ	ス
(2)	2	3	1	3	3	2	3	2	3	2	2	3	6

	ア	イ	ウ	エ	オ	カ	キ	ク	ケ	コ
(3)	1	2	7	2	9	4	9	1	9	7

	ア	イ	ウ	エ	オ	カ	キ
(4)	4	2	6	1	3	1	1	2

II 出題者が求めたポイント (数学C・2次曲線)

右辺$=0$として, yをxで表わす。

点(x_0, y_0)と直線$ax+by+c=0$との距離は,

$\frac{|ax_0+by_0+c|}{\sqrt{a^2+b^2}}$

2本の直線との距離が等しいとして立式する。

双曲線と直線の連立方程式で解く。この点が原点からの距離の最小値となる。

〔解答〕

$(2y-11x)(2y-x) \geq 0$とする。

順天堂大学(医) 22 年度 (56)

$2y = 11x$ より $y = \dfrac{11}{2}x$

$2y = x$ より $y = \dfrac{1}{2}x$

$y = \alpha x$ として, $(2y-11x)(2y-x) \geqq 0$ を考える。

$(2\alpha - 11)(2\alpha - 1)x^2 \geqq 0$

よって, $\alpha \leqq \dfrac{1}{2}$, $\alpha \geqq \dfrac{11}{2}$

従って, 漸近線は, $y = \dfrac{1}{2}x$, $y = \dfrac{11}{2}x$

2等分線上の点を (x, y) とする。

2本の漸近線は $2y-11x = 0$, $2y-x = 0$ で距離が等しい。

$\dfrac{|2y-11x|}{\sqrt{4+121}} = \dfrac{|2y-x|}{\sqrt{2+1}}$

$|2y-11x| = 5|2y-x|$

$2y-11x = -10y + 5x$ より $y = \dfrac{4}{3}x$

$2y-11x = 10y - 5x$ より $y = -\dfrac{3}{4}x$

双曲線と交わるのは, $y = \dfrac{4}{3}x$

$\left(\dfrac{8}{3}x - 11x\right)\left(\dfrac{8}{3}x - x\right) = -\dfrac{5}{4}$

$-\dfrac{125}{9}x^2 = -\dfrac{5}{4}$ より $x = \pm\dfrac{3}{10}$

$x = \dfrac{3}{10}$ のとき, $y = \dfrac{4}{3}\dfrac{3}{10} = \dfrac{2}{5}$ $\therefore \left(\dfrac{3}{10}, \dfrac{2}{5}\right)$

$x = -\dfrac{3}{10}$ のとき, $y = \dfrac{4}{3}\left(-\dfrac{3}{10}\right) = -\dfrac{2}{5}$ $\therefore \left(-\dfrac{3}{10}, -\dfrac{2}{5}\right)$

$\sqrt{\left(\dfrac{3}{10}\right)^2 + \left(\dfrac{2}{5}\right)^2} = \sqrt{\dfrac{25}{100}} = \dfrac{1}{2}$

(答)

ア	イ	ウ	エ	オ	カ	キ	ク	ケ	コ	サ	シ	ス	セ	ソ
1	2	1	1	2	1	2	1	1	2	4	3	−	3	4

タ	チ	ツ	テ	ト	ナ	ニ	ヌ	ネ	ノ	ハ	ヒ	フ	ヘ
3	1	0	2	5	−	3	1	0	−	2	5	1	2

Ⅲ 出題者が求めたポイント (数学A・命題と論証)

(1) 実数のところで, 有理数を定義する。
(2) 命題の変形は, 逆, 裏, 対偶である。
(3) 平方根, 2乗根のところで定義する。
(4) 背理法とは, 証明しようとする事柄が成り立たないと仮定して, 矛盾を導き, その事柄が成り立つことを証明する。

〔解答〕

(1) 2つの整数 a, b の商 $\dfrac{a}{b}$ $(b \neq 0)$ の形で表わされる数を有理数という。

(2) 対偶

(3) $x^2 = 6$ となる x は2つあるが, ともに6の平方根 (2乗根) という。そのうちの正のものを $\sqrt{6}$ で表わす。

(4) $\sqrt{6}$ が有理数であると仮定する。

有理数の定義より, $\sqrt{6} = \dfrac{a}{b}$ $(b \neq 0)$ と既約分数で表わされる整数 a, b がある。

$6 = \dfrac{a^2}{b^2}$ より $6b^2 = a^2$

従って, a は少なくとも2の倍数である。

$a = 2n$ とすると, $6b^2 = 4n^2$

よって, $3b^2 = 2n^2$

従って, b も2の倍数となる。

これより, a も b も2の倍数となり, 最初の既約分数で表わせるに矛盾する。

従って, 最初の仮定が間違いで, $\sqrt{6}$ は無理数である。

物　理

解答　22 年度

I

第1問. 出題者が求めたポイント……フックの法則, 摩擦のある斜面と糸でつながれた2物体の運動, 閉管と開管の共鳴, 回折格子, 電子の比電荷の求め方

問1.
A の伸びを X_A, B の伸びを X_B とおくと,
$$\begin{cases} k_A X_A = k_B X_B \\ X_A + X_B = h - 2l \end{cases}$$
2式より X_B を消去して, $X_A = \dfrac{k_B(h-2l)}{k_A+k_B}$　$\boxed{1}$⑥…(答)

問2.
(a) それぞれについての運動方程式は,
$$\begin{cases} T - mg\sin\theta - \mu' Mg\cos\theta = ma \\ Mg - T = Ma \end{cases}$$
2式より T を消去して,
$$a = \dfrac{M-m(\sin\theta+\mu'\cos\theta)}{M+m}g \quad \boxed{2}⑤\cdots(答)$$

(b) $T = Mg - Ma = M\left(\dfrac{M+m-M+m(\sin\theta+\mu'\cos\theta)}{M+m}\right)g$
$= \dfrac{mM(1+\sin\theta+\mu'\cos\theta)}{M+m}g \quad \boxed{3}⑤\cdots(答)$

問3.
開管の場合：$\lambda_0 = 2L$　　$f_0 = \dfrac{V}{2L}$　$\boxed{4}$④…(答)

閉管の場合：$\lambda_0 = 4L$　　$f_0 = \dfrac{V}{4L}$　$\boxed{5}$②…(答)

問4.

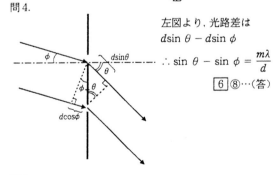

左図より, 光路差は
$d\sin\theta - d\sin\phi$
$\therefore \sin\theta - \sin\phi = \dfrac{m\lambda}{d}$
$\boxed{6}$⑧…(答)

問5.
(a) 運動エネルギーが eV となることから,
$$\dfrac{1}{2}mv^2 = eV$$
$$\therefore v = \sqrt{\dfrac{2eV}{m}} \quad \boxed{7}③\cdots(答)$$

(b) ローレンツ力が向心力になることから,
$$evB = m\dfrac{v^2}{R}$$
この式に (a) で求めた v を代入して,
$$\dfrac{e}{m} = \dfrac{2V}{B^2R^2} \quad \boxed{8}⑥\cdots(答)$$

第2問. 出題者が求めたポイント……万有引力, 等速円運動, 運動量の保存, ケプラーの法則

問1.
万有引力が円運動の向心力になるので, $m\dfrac{v_0^2}{r_0} = G\dfrac{mM}{r_0^2}$
$$\therefore v_0 = \sqrt{\dfrac{GM}{r_0}} \quad \boxed{1}①\cdots(答)$$

問2.
$$\dfrac{1}{2}mv_0^2 - G\dfrac{mM}{r_0} = \dfrac{GmM}{2r_0} - \dfrac{GmM}{r_0} = -\dfrac{GmM}{2r_0}$$
$\boxed{2}$①…(答)

問3.
求める人工衛星の速さを v_1 とおくと, 運動量の保存より, $mv_0 = (m-\Delta m)v_1 + \Delta m(v_1 - V) = mv_1 - \Delta m V$

$\xleftarrow{\Delta m}\ \underset{v_1-V}{\circ}\ \underset{m-\Delta m}{\bigcirc}\ \underset{v_1}{\to}$
$\therefore v_1 = \dfrac{mV_0 + \Delta m V}{m} = v_0 + \dfrac{\Delta m V}{m}$
$\boxed{3}$②…(答)

問4.
面積速度が一定であることから, $\dfrac{1}{2}r_0 v_1 = \dfrac{1}{2}rv$
$$\therefore v_1 = v\dfrac{r}{r_0} \quad \boxed{4}⑦\cdots(答)$$

問5.
力学的エネルギーの保存より,
$$\dfrac{1}{2}mv^2 - G\dfrac{mM}{r} = \dfrac{1}{2}mv_1^2 - G\dfrac{mM}{r_0}$$
ここで問4より, $v_1 = v\dfrac{r}{r_0}$ なので,
$$v^2 - \dfrac{2GM}{r} = \dfrac{r^2}{r_0^2}v^2 - \dfrac{2GM}{r_0}$$
$$\therefore v = \sqrt{\dfrac{2GMr_0}{(r_0+r)r}} \quad \boxed{6}⑥\cdots(答)$$

問6.
万有引力が向心力になることから,
$$G\dfrac{mM}{r^2} = mr\omega^2 = mr\left(\dfrac{2\pi}{T}\right)^2$$
よって, $r^3 = \dfrac{GMT^2}{4\pi^2}$　$r = \sqrt[3]{\dfrac{GMT^2}{4\pi^2}}$　$\boxed{6}$⑥…(答)

第3問. 出題者が求めたポイント…理想気体の状態変化

問1.
定積変化なので圧力が aP_0 になると温度は aT_0 となり, 吸収した熱量 Q は,
$Q = C_v n\Delta T = C_v n(aT_0 - T_0) = (a-1)C_v nT_0$
$= \dfrac{(a-1)C_v P_0 V_0}{R} \quad \therefore \dfrac{(a-1)C_v}{R}$ 倍　$\boxed{1}$⑤…(答)

問2.
気体が外部にした仕事Wは，
$$W = aP_0\Delta V = aP_0(bV_0-V_0) = a(b-1)P_0V_0$$
$\therefore a(b-1)$ 倍 ［２］⑤…（答）

内部エネルギーの増加ΔUは，
$$\Delta U = C_v n(abT_0-aT_0) = \frac{a(b-1)C_vP_0V_0}{R}$$
$\therefore \dfrac{a(b-1)C_v}{R}$ 倍 ［３］⑧…（答）

問3.
温度がT_0に戻るということは，問1で吸収した熱Qと問2で増加した内部エネルギーΔUの和と同じだけ外に仕事W'をしたことになるので，
$$W' = Q + \Delta U = \frac{(a-1)C_v}{R}P_0V_0 + \frac{a(b-1)C_v}{R}P_0V_0$$
$$= \frac{(ab-1)C_v}{R}P_0V_0$$
$\therefore \dfrac{(ab-1)C_v}{R}$ 倍 ［４］⑥…（答）

問4.
このサイクルで外から加えた熱と仕事を＋(プラス)で，外にした仕事と失った熱を－(マイナス)で表わすと，
$$Q + W + \Delta U - W - W' + q + cP_0V_0 = 0$$
$\therefore q = W' - Q - \Delta U - cP_0V_0 = -cP_0V_0$ ［５］③…（答）

問5.

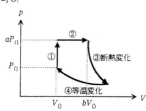

図で，外に仕事をしているのは②③④の過程で，外から熱を吸収しているのは①②の過程なので，

$$e = \frac{W+W'-cP_0V_0}{Q+\Delta U+W}$$
$$= \frac{a(b-1)P_0V_0+\dfrac{(ab-1)C_v}{R}P_0V_0-cP_0V_0}{\dfrac{(a-1)C_v}{R}P_0V_0+\dfrac{a(b-1)C_v}{R}P_0V_0+a(b-1)P_0V_0}$$
$$= \frac{a(b-1)+\dfrac{(ab-1)C_v}{R}-c}{(ab-1)\dfrac{C_v}{R}+ab-a}$$
   ［６］⑥…（答）

II 出題者が求めたポイント…コンデンサー，キルヒホッフの法則，ジュール熱，誘電体

問1.
電流が流れていなければAB'間の電圧はVであり，AA'間の電圧は$V/2$となる。
よって，$C = \dfrac{Q_0}{V/2} = \dfrac{2Q_0}{V}$ …（答）

問2.
一定の割合で電荷をためるためには，可変抵抗を流れる電流が一定であればよい。
キルヒホッフの法則より，
$$V = RI + 2\frac{Q}{C}$$
ここで，$I = \dfrac{Q_0}{T}$，$Q = It$ なので，
$$V = \left(R+\frac{2t}{\frac{2Q_0}{V}}\right)I = \left(R+\frac{Vt}{Q_0}\right)\times\frac{Q_0}{T}$$
$\therefore R = \dfrac{VT}{Q_0} - \dfrac{Vt}{Q_0} = \dfrac{V}{Q_0}(T-t)$ …（答）

問3.
$$P = I^2R = \left(\frac{Q_0}{T}\right)^2 \times \frac{V}{Q_0}(T-t) = \frac{Q_0V}{T^2}(T-t)$$ …（答）

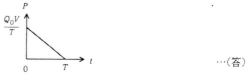

…（答）

問4.
電池がした仕事はQ_0Vで，コンデンサーに蓄えられた静電エネルギーが$\dfrac{1}{2}Q_0V$なので，可変抵抗で発生したジュール熱Qは，
$$Q = Q_0V - \frac{1}{2}Q_0V = \frac{1}{2}Q_0V$$ …（答）
（これは問3のグラフのt軸との間で囲んだ面積に等しい）

問5.
誘電体がなくなったときのコンデンサーの電気容量は$1/\varepsilon_r$倍になり，蓄えられる静電エネルギーは，
$\dfrac{1}{2}\dfrac{Q_0^2}{C}$から，$\dfrac{1}{2}\varepsilon_r\dfrac{Q_0^2}{C}$に変わる。
よって，必要な仕事Wは，
$$W = \frac{1}{2}(\varepsilon_r-1)\frac{Q_0^2}{C} = \frac{1}{2}(\varepsilon_r-1)\frac{Q_0}{2Q_0/V}$$
$$= \frac{(\varepsilon_r-1)Q_0V}{4}$$
…（答）

化　学

解答　22 年度

Ⅰ　出題者が求めたポイント……小問集

[第1問]

問3.(b) $\dfrac{27}{2.70} : \dfrac{63.5}{8.96} : \dfrac{197}{19.32} \fallingdotseq 1 : 0.7 : 1$

問4.酸化数より化合物は A_2O_3。Aの原子量を x とする

$2x/(2x+48) = 0.70$　$\therefore x = 56$

$A + 2HCl \rightarrow ACl_2 + H_2$

$(16.8/56) \times 22.4 = 6.72L$

問5.㈤ $9 : 6 : 1$ となる

[第2問]

問1.(a) $C + 2H_2SO_4 \rightarrow CO_2 + 2SO_2 + 2H_2O$

$SO_2 + 2H_2S \rightarrow 2H_2O + 3S$

(c) $I_2 + SO_2 + 2H_2O \rightarrow H_2SO_4 + 2HI$

発生した SO_2　$(12.0 \times 10^{-3} \times 2)/12 = 2.0 \times 10^{-3}$ mol

はじめの I_2　$0.05 \times 50 \times 10^{-3} = 2.5 \times 10^{-3}$ mol

$Na_2S_2O_3$ と反応した I_2

$2.5 \times 10^{-3} - 2.0 \times = 0.5 \times 10^{-3}$ mol

よって $Na_2S_2O_3$ は　$0.5 \times 10^{-3} \times 2 = 1.0 \times 10^{-3}$ mol

$0.1 \times (x/1000) = 1.0 \times 10^{-3}$　$\therefore x = 10$ mL

問2. $3Ag + 4HNO_3 \rightarrow 3AgNO_3 + NO + 2H_2O$

問3. $(2.7/108) = 0.025$ mol の Ag^+ が 25 mL に含まれるので Cl^- 0.025 mol が 30 mL に含まれる。

$\dfrac{0.025 \times (100/30) \times 36.5}{100} \times 100 \fallingdotseq 30.4\%$

[第3問]

問1. $K_a = c\alpha^2/(1-\alpha)$ より　$\alpha = 6/9$

$[H^+] = c\alpha = 4.5 \times 10^{-5} \times (6/9) = 3 \times 10^{-5}$

$pH \fallingdotseq 4.5$

問2. (a) K_h の分母と分子に $[H^+]$ をかけると

$K_h = \dfrac{[HA][OH^-][H^+]}{[A^-][H^+]} = \dfrac{K_W}{K_a}$

(b) $K_h = \dfrac{[C_6H_5COOH][OH^-]}{[C_6H_5COO^-]} = \dfrac{[OH^-]^2}{[C_6H_5COO^-]} = \dfrac{K_W}{K_a}$

$[OH^-] = \sqrt{\dfrac{K_W}{K_a}[C_6H_5COO^-]}$

$[H^+] = \dfrac{K_W}{[OH^-]} = \sqrt{\dfrac{K_aK_W}{[C_6H_5COO^-]}} = 7.77 \times 10^{-9}$ mol/L

問3. $[H^+] = \dfrac{[C_6H_5COOH]K_a}{[C_6H_5COO^-]} = \dfrac{2.5 \times 10^{-2} \times 6.0 \times 10^{-5}}{1.0 \times 10^{-1} - 2.5 \times 10^{-2}}$

$= 2.0 \times 10^{-5}$ mol/L

問4. 槽Aでの $[C_6H_5COO^-]$ をA，槽Bでの $[C_6H_5COO^-]$ をB，$[C_6H_5COOH]$ をCとおくと

$\dfrac{A \times 6 \times 10^{-3}}{C} = 6.0 \times 10^{-5}$, $\dfrac{B \times 6 \times 10^{-7}}{C} = 6.0 \times 10^{-5}$

$\therefore A = 1.0 \times 10^{-2}C$, $B = 1.0 \times 10^2 C$

$1.0 \times 10^{-2}C + C : 1.0 \times 10^2 C + C = 1 : 100$

[第4問]

問1.(a) 問題文よりAは C_nH_{2n-2}，Bは C_nH_{2n}

Aの体積を x，Bの体積を y とすると

Aには $2x$，Bには y の H_2 が付加する。

加えた H_2 は 400 mL，反応後に残っているは H_2 は 60 mL と計算できるので

$x + y = 200$ ……………………①

$2x + y = 400 - 60$ ……………………②

①，②から $x = 140$，$y = 60$

よって物質量比は $7 : 3$

(b) $C_nH_{2n-2} + xO_2 \rightarrow nCO_2 + (n-1)H_2O$

$x = \dfrac{2n + (n-1)}{2} = \dfrac{(3n-1)}{2}$

(c) $C_nH_{2n} + yO_2 \rightarrow nCO_2 + nH_2O$

$y = 3n/2$

加えた O_2 は 1200 mL，反応した O_2 は

$1200 - 70 = 1130$ mL

$\dfrac{(3n-1)}{2} \times 140 + \dfrac{3n}{2} \times 60 = 1130$　$\therefore n = 4$

問2.(a) $A + 2H_2O \rightarrow G + 2B$ のとき

$(3.75/75) = 0.050$ mol　$217 \times 0.050 = 10.85$ g

Gが2分子生成する場合は不適。

(b) ペプチド結合とアミド結合は同じ。

[解答]

[第1問]

(1)③　(2)⑤　(3)④　(4)①　(5)①

(6)⑥　(7)②　(8)④　(9)⑩

[第2問]

(1)③　(2)④　(3)④　(4)③　(5)⑤

(6)③　(7)②　(8)③　(9)①

[第3問]

(1)⑤　(2)⑨　(3)⑨　(4)⑧　(5)⑦

[第4問]

(1)②　(2)⑤　(3)③　(4)③

(5)②　(6)③　(7)⑤　(8)②

Ⅱ　出題者が求めたポイント……反応熱

問2. $57 \times 10^3 \times 1.0 \times (5.0/1000)$

$= (55 + 5.0) \times 1.0 \times 4.2 \times \Delta T + H \times \Delta T$

$H = (285/\Delta T) - 252$

問3.

H_2SO_4　$0.050 \times \dfrac{55}{1000} = 2.75 \times 10^{-3}$ mol

$NaOH$　$0.10 \times \dfrac{5.0}{1000} = 5.0 \times 10^{-4}$ mol

NaOHが完全に中和される。

このときの発熱量は，

$H \times 1.1 + 60 \times 1.0 \times 4.2 \times 1.1 = 1.1H + 277.2$

NaOH　1mol 当たりでは，

$\dfrac{1.1H + 277.2}{5.0 \times 10^{-4}} = 2(1.1H + 277.2) \times 10^3$ (J)

$\therefore Q_1 = 2.2H + 554.4$　(kJ/mol)

$= 2.2H + 5.5 \times 10^2$

問4. $Q_1 \times 10^3 \times (0.20/40) + Q_2 \times 10^3 \times (0.20/40)$

$= (55 + 5.0) \times 1.0 \times 4.2 \times 2.0 + H \times 2.0$

[解答]
問1. グラフに測定結果をプロットして，2.0分を経過した後の点を直線で結び0分側に外挿し，0分のときの温度を読めばよい。

問2. $H = (285/\Delta T) - 252$

問3. $Q_1 = 55.44 + 0.22H$

問4. $Q_2 = 100.8 + 0.40H - Q_1$

生　物

解答　　　22 年度

I　出題者が求めたポイント

第1問　（I・血糖量の調節）

問1.器官(a)は脳下垂体前葉、器官Pはすい臓で、Xと(b)はそれぞれランゲルハンス島のB細胞とA細胞である。また器官Qは副腎で、YとZは髄質と皮質にあたる。

問2.血糖量の減少に働くホルモンは、ホルモン3のインスリンだけである。これに対して、血糖量の増加に働くホルモンは、(エ)のグルカゴン、(オ)のアドレナリン、(カ)の糖質コルチコイドなど複数種ある。

問3.④心臓→脳

問4.正常の血糖量は、0.1%である。体重50kgのヒトの血液中のグルコース量は、次のように計算できる。
$$50 \times 10^3(g) \times (8/100) \times (0.1/100) = 4(g)$$

問5.血糖量の増加に働くホルモンは多くあるが、長期的に働くという点で、脳下垂体前葉から分泌される成長ホルモンが考えられる。

問6.すい液にはタンパク質を分解するトリプシン、ペプチダーゼが含まれる。

問8.副腎皮質(Z)から分泌される鉱質コルチコイドは、ステロイド系ホルモンである。細尿管でのナトリウムの再吸収を促進し、浸透圧を上昇させる。

問9.①内分泌腺は導管を持たない。②ペプチドホルモンの受容体は細胞膜にある。④ホルモン濃度が上昇することで、ホルモンの分泌が抑制されるのは、負のフィードバックである。⑤脳下垂体前葉からのホルモン分泌に限定される。

〔解答〕

問1.(a)④　(b)⑧

問2.(ア)②　(イ)①　(ウ)①　(エ)⑩　(オ)⑥　(カ)⑤

問3.④　問4.④　問5.①　問6.②　問7.③　問8.①⑤

問9.③

第2問　（I・ウニの発生）

ウニの発生に関連する幅広い問いとなっている。

問1.胞胚期からプリズム幼生にかけての発生過程を説明したものである。陥入により生じる原腸は、将来の消化管、陥入の入り口(原口)が肛門に、原腸の先端が外胚葉に接した部分が口になる。

問2.ウニは原口が肛門になる、新口動物である。ウニと同じ棘皮動物のナマコと、原索動物のホヤが新口動物で、他は旧口動物。

問4.卵割では分裂後に割球が成長せずにすぐに次の分裂に入る。このため体細胞分裂に比べて細胞周期が短い。

問5.(2)小割球は中胚葉となり、陥入を誘導する。(3)(4)ドリーシュは、カルシウムイオン除去海水を使ったウニの割球分離実験により、ウニ卵に調整能力があることを示した。(5)正常なプルテウス幼生になるには、動物極と植物極を含むことが必要である。

〔解答〕

問1.A.②　B.⑥　C.⑭　D.⑧　E.⑪　F.⑬　G.③　H.⑮

問2.①③　問3.②　問4.④

問5.(1)③　(2)②　(3)④　(4)②　(5)②

第3問　（II・光合成）

問2.C5化合物のリブロース二リン酸と二酸化炭素が結合してC3化合物のリングリセリン酸になる。

問3.紅色硫黄細菌は水の代わりに硫化水素を分解し、光化学系IIのクロロフィルが失った電子を補う。

問4.C4植物は、葉肉細胞でC4回路が、維管束鞘細胞でC3回路が進行する。CAM植物にはこのような細胞による分業が見られない。

問5.(1)光により光化学反応が進み、ATPとNADPH₂が生じる。二酸化炭素の固定は、ATPとNADPH₂が作られていれば光を必要としない。

問6.CAM植物は光のない時(夜)に、二酸化炭素をリンゴ酸に固定し、光が当たるとき(昼)にリンゴ酸から二酸化炭素を遊離しカルビンベンソン回路に供給する。

〔解答〕

問1. A.⑤　B.⑥　C.④　D.②　a.⑦　b.⑤　c.⑥　d.③
e.⑩　f.⑨　g.③　h.②　i.①

問2.⑤　問3.①　問4.②　問5.(1)③　(2)④　問6.②

II　出題者が求めたポイント(I・遺伝)

実験結果から各形質が常染色体上の遺伝子により決まるのか、性染色体上の遺伝子により決まるのか判断することが求められる。

問1.ショウジョウバエの性決定様式は、ヒトと同じ雄ヘテロ型(XY型)である。仮に、はねの形が伴性遺伝であるとすれば、痕跡翅(劣性形質)の雌($X^a X^a$)を親として交配すれば、必ず雄は痕跡翅になる。実験2の結果、F1に痕跡翅の個体が雌雄とも生じていないことより、はねの形は常染色体上の遺伝子によると考えられる。

問2.はねの形を決める遺伝は、優性の法則、分離の法則が成り立つ。F1はヘテロ接合体であるので、F1の作る配偶子は、優性遺伝子を持つ配偶子と劣性遺伝子を持つ配偶子が1：1で作られる。このため、結果の通りF2の分離比が、正常翅と痕跡翅が3：1となる。

問3.親の遺伝子型は、$X^R X^R$と$X^r Y$なので、F1は$X^R X^r$と$X^R Y$となる。よってF1どうしの交配では、$X^R X^R$：$X^R X^r$：$X^R Y$：$X^r Y$＝1：1：1：1になる。これより赤眼と白眼は3：1となるので、c(336)：f＝3：1が成り立ち、f＝112となる。また、白眼の雌は生まれないのでd＝0となる。

問4.(2)眼の色は、X染色体上の遺伝子によって決まる。このため、雄の場合1つの劣性遺伝子によって劣性形質(白眼)が決まってしまう。

問5.ハーディー・ワインベルグの法則が適用できる場合、白眼の遺伝子頻度をp、赤眼の遺伝子頻度をqと考えることができる(ただし、p＋q＝1である)。この時、白眼の雌($X^r X^r$)の出現頻度はp^2、白眼の雄($X^r Y$)の出現頻度

はpとなる。つまり、$p^2 < p$であるので、白眼の雌の方が出現頻度は低くなる。

〔解答〕

問1. はねの形は常染色体遺伝であり、劣性遺伝子がホモ接合体でなければ痕跡翅は生じない。(40字)

問2. (1)優性形質　(2)遺伝子　(3)ヘテロ接合体　(4)分離

問3. (a) 224　(b) 112　(d) 0　(e) 112　(f) 112

問4. (1)はねの形は、常染色体上にある遺伝子により決まるため。(26字)

(2)眼の色はX染色体上にある遺伝子により決まるため。(24字)

問5. (1)雌、白眼

(2)白眼の遺伝子頻度をp、赤眼の遺伝子頻度をqとすると、白眼の雌の出現頻度はp^2となる。P＜1より白眼の雄の出現頻度のpより小さくなる。(65字)

平成21年度

問　題　と　解　答

英　語

問題　　　　21 年度

Ⅰ　次の英文を読み，下記の設問に答えなさい。

Andy, the rugby hero, seemed as fit as he had ever been. He had played in 24 international matches. Three years ago, at 58, and a world record holder for indoor rowing, he felt an unusual tiredness during a training session. He dismissed the chest pain he felt, and took a hot bath. Soon after, he suffered what seemed to be a heart attack. However, he was diagnosed as having a pulmonary embolism,注1 or a blood clot on the chest. Further tests showed that he had inoperable prostate cancer.注2 His PSA level,注3 indicating the levels of protein released into the bloodstream by the prostate, normally under four, was an incredible 133, indicating how serious his problem was. He immediately started writing a diary of his subsequent treatment and how it felt for him not to have control over his life any more. His book has just won an award for Best Rugby Book.

As he addresses the audience at the award ceremony, he says that we should never give up hope. "Otherwise, we will lose the precious gift given to us by God. When the end comes, it will be with hope and our hearts will not be broken." In his speech, he stresses the need for other men to be tested for early signs of any potential problem. "If it is discovered early, the chances of recovery are great." Although he initially felt some doubts about revealing his private battle, Andy soon realized that people liked what they heard. Hundreds of people in the U.K. are diagnosed with cancer every day. He says his story is about everyone's coming to terms with the disease. It gave those with similar illnesses comfort and encouragement. He has been helped tremendously by his family, while admitting that his wife initially criticized him for being so seemingly self-involved. Also, his eldest son hates the publicity surrounding him.

Andy still has a towering appearance and looks fit and youthful. His doctor offered him some hope when he gave the first diagnosis. It hadn't spread to his bones, and his tumor had been shrunk by radiotherapy. Although the cancer now seems to be under control, his PSA score has recently gone up again, and there is a nagging suspicion the cancer may have returned.

His illness has given him a new mission in life to promote awareness of prostate cancer among the general population, and to persuade all men over 50 to have their PSA levels checked. He denies that he has behaved courageously as he says he has never suffered any pain. However, his book suggests his battle reflects the determination and spirit of a rugby international. He feels lucky, as he could have easily died earlier from the pulmonary embolism. "I have had time to get closer to my family, sort out my financial affairs, and document my illness and treatment." Although he is still rowing, the drugs are dragging down his energy. This makes him more vocal in condemning the substances used by young athletes to boost their performance at the expense of their long-term health. He describes the influence that drugs have in sport as "evil."

Andy doesn't care that he will never win another sporting title. He is counting his blessings. "The difference between winning and losing is just a blink," he says. Although he is referring to sport, he might as well be talking about the thin line between life and death. His next hospital appointment is a few weeks away. On the surface, he is calm, but is beginning to think about what the doctor is going to tell him. "I need to keep doing things," he says. "I don't want to just sit at home worrying about it."

注 1: pulmonary embolism　肺塞栓症

注 2: inoperable prostate cancer　手術不能な前立腺ガン

注 3: PSA (Prostate Specific Antigen)　前立腺特異抗体

設　問

　　上記の英文の内容に合うように，各文の空所を補うものとして最も適したものを選択肢 1 〜 4 の中から選びなさい。また(7)は，質問に対する答えとして最も適したものを選択肢 1 〜 4 の中から選びなさい。

(1) The most appropriate title for this article is "＿＿＿＿＿＿＿．"

1. My Victory over Cancer

2. The Evil of Drugs in Sport

3. My Mission in Life

4. No More Sporting Titles for Me

(2) Andy advises men worried about getting the same illness ＿＿＿＿＿＿＿．

1. to write a book about prostate cancer

2. to seek help from their immediate family

3. to do a lot of sport and exercise

4. to take a PSA test

(3) The phrase it will be with hope and our hearts will not be broken, in paragraph 2, suggests that ＿＿＿＿＿＿＿．

1. people should adopt a positive attitude to illness

2. having hope increases one's chances of recovery

3. people should talk to others about their health concerns

4. people shouldn't worry others too much about their health concerns

(4) The phrase his wife initially criticized him, in paragraph 2, suggests that she ＿＿＿＿＿＿＿．

1. wished he hadn't started keeping his diary

2. thought he was concentrating too much on his own problems

3. was angry when she heard he had contracted the disease

4. was happy that he was able to tell others about his experiences

(5) Andy now spends a lot of his time ＿＿＿＿＿＿＿．

1. writing books about his life

2. offering advice to others

3. talking about his passion for rugby and rowing

4. worrying about his next hospital appointment

(6) Andy is probably most worried about _____.

    1. dealing with his financial affairs

    2. being unable to continue participating in sports

    3. what he's going to hear in a few weeks from now

    4. the pain he is suffering

(7) Which of the following statements is NOT true?

    1. Men with prostate cancer cannot have an operation to treat it.

    2. Older men should take a PSA test even if they don't have any symptoms of the illness.

    3. Athletes using drugs to improve their performance are likely to suffer health problems when they get older.

    4. Andy's book gives advice and encouragement to all those suffering from cancer.

(8) Andy's days as a top rugby international player _____.

    1. have made him look older than his age

    2. were only surpassed by his achievements for indoor rowing

    3. are the main focus of his prize-winning book

    4. prepared him mentally to cope with his current problem

Ⅱ 次のインタビューを読み，下記の設問に答えなさい。

At Harvard, the social psychologist Daniel Gilbert is known as Professor Happiness because he directs a laboratory studying the nature of human happiness.

Question: How did you get interested in your area of study?

Answer: It was something that happened to me roughly 13 years ago. I spent the first decade of my career studying how people have the tendency to ignore the power of external situations to determine human behavior. Why do many people, for instance, believe the uneducated are stupid? I'd have been content to work on this for many more years, but some things happened in my own life. Within a short period of time, my mentor passed away, my mother died, my marriage fell apart and my teenage son developed problems in school. What I soon found was that, as bad as my situation was, it wasn't devastating. One day, I had lunch with a friend who was also going through difficult times. I told him: "If you'd have asked me a year ago how I'd deal with all this, I'd have predicted that I couldn't get out of bed in the morning." He nodded and added, "Are we the only people who could be so wrong in predicting how we'd respond to extreme stress?" That got me thinking. I wondered: How accurately do people predict their emotional reactions to future events?

Q: How does that relate to understanding happiness?

A: Because if we can't predict how we'd react in the future, we can't set realistic goals for ourselves or figure out how to reach them. What we've been seeing in my lab, over and over again, is that people have an inability to predict what will make them happy — or unhappy. If you can't tell which predictions are better than others, it's hard to find happiness. The truth is, (A) things don't affect us as profoundly as we expect them to. That's true of (B) things, too. We adapt very quickly to either, and so the (C) news is that losing your sight is not going to make you as unhappy as you think. The (D) news is that winning the lottery will not make you as happy as you'd expect.

Q: Are you saying that people are happy whatever their fate is?

A: As a species, we tend to be moderately happy with whatever we get. If you take a scale that goes from zero to 100, people generally report their happiness at about 75. We keep trying to get to 100. Sometimes we get there, but we don't stay long. We certainly fear the things that would get us down to 20 or 10 — the death of a loved one, the end of a relationship, a serious challenge to our health. But when these things happen, most of us return to our emotional baselines more quickly than we predict. Humans have a great ability to recover from problems.

Q: Do most of us have unreasonable notions of what happiness is?

A: Inaccurate, flawed ideas. Few of us can accurately predict how we will feel tomorrow or next week. That's why when you go to the supermarket on an empty stomach, you'll buy too much, and if you shop after a big meal, you'll buy too little. Another factor that makes it difficult to forecast our future happiness is that most of us are rationalizers. We expect to feel devastated if our spouse leaves us or if we get passed over for a big promotion at work. But when things like that do happen, it's soon, "She never was right for me," or "I actually need more free time for my family." People have a remarkable talent for finding ways to soften the impact of negative events. Therefore, they mistakenly expect such bad news to be much more devastating than it turns out to be.

Q: So, if we didn't have these mechanisms, would we be too depressed to go on?

A: There may be something to that. People who are clinically depressed often seem to lack the ability to reframe events. This suggests that if the rest of us didn't have these mechanisms, we might be depressed as well.

Q: As the author of a best seller about happiness, do you have any advice on how people can achieve it?

A: We know that the best predictor of human happiness is human relationships and the amount of time that people spend with family and friends. We know that it's significantly more important than money and somewhat more important than health. That's what the data shows. The interesting thing is that people will sacrifice social relationships to get other things that won't make them as happy, such as money. That's what I mean when I say people should do "wise shopping" for happiness. Another thing we know from studies is that people tend to take more pleasure in experiences than in things. So if you have a certain amount of dollars to spend on a vacation or a good meal or movies, it will bring you more happiness than material things. One reason for this is that experiences tend to be shared with other people, and objects usually aren't.

設 問

上記のインタビューの内容に合うように，各問に対する答えとして最も適したものを選択肢1～4の中から選びなさい。

(1) What was the original focus of Dr. Gilbert's research?

　1. It was to show how external situations determine human behavior.

　2. It was about how humans ignore external situations.

　3. It was about how uneducated people react to the external power of human behavior.

　4. It was about the cause of human ignorance.

(2) How did he get involved in his current research topic?

　1. When he had lunch with a friend, he started to think that helping people through hard times seemed difficult.

　2. When he was under extreme stress, he began to wonder how people could predict devastating events.

　3. After several difficult experiences, he began to wonder about people's ability to predict their emotional reactions to future events.

　4. After his mother died, he wondered why many people believe the uneducated are stupid.

(3) Which of the following is the best combination to fill in the blanks (A) to (D)?

　　(A) — (B) — (C) — (D)

　1. bad ― good ― bad ― good

　2. bad ― good ― good ― bad

　3. good ― bad ― bad ― good

　4. good ― bad ― good ― bad

(4) How do people often react when things get them down?

　1. They believe they will be happy in the future.

　2. They rate their happiness at about 75 points.

　3. They are too depressed to get over it.

　4. They return to their emotional baselines quickly.

(5) What do people do when they are devastated?

    1. They usually look for ways to get over negative events.

    2. They sometimes try to predict how happy they will be in the future.

    3. They become optimistic.

    4. They assess their situation accurately.

(6) Why do clinically depressed people often stay so depressed?

    1. Because they expect the worst to happen.

    2. Because they don't try to forecast future events.

    3. Because they don't seem to have the ability to reframe events.

    4. Because they don't recognize they are depressed.

(7) According to Dr. Gilbert, what are the two most important things for happiness?

    1. Money and health.

    2. Human relations and pleasurable experiences.

    3. Social relationships and money.

    4. Health and worthwhile experiences.

(8) What does "wise shopping" imply in the interview?

    1. People should not sacrifice social relationships to make money.

    2. People should not sacrifice money for social relationships.

    3. People should sacrifice social relationships to get things that make them happy.

    4. People should aim for things that make them happy even if they sacrifice social relationships.

Ⅲ 次の英文を読み，下記の設問に答えなさい。

It has long been known that our diet influences the development of our bodies, and even our minds.　A recent medical study （　1　） that the influence of food on our lives starts even before we are born. The study conducted at the University of Exeter showed that a mother's diet before getting pregnant may significantly influence her chances of having either a boy or a girl. Eating a nutritious, higher-calorie diet, including potassium-rich foods such as bananas, increasing one's intake of sodium, and not skipping breakfast, seemed to increase the chances of having a boy. The link has not been proven completely yet, but the idea accords with test tube fertilization注1 studies which show that male embryos注2 thrive best with long exposure to nutrient-rich cultures. Fiona Mathews, the study's leading author, said the new findings also fit with research showing that male embryos aren't likely to survive in conditions with low sugar levels. This is a condition common among women who skip meals.

Dr. Tarun Jain, a fertility expert at the University of Chicago, was skeptical of the study at first, but he says the research was well done and that it merits follow-up research. "It just might be that it takes more nutrients to make boys than girls," he said. "While men's sperm determine a baby's gender, it could be that certain nutrients or eating patterns make women's bodies more receptive to sperm carrying the male chromosome,"注3 he added.

The research was based on a study of 700 first-time pregnant women in the United Kingdom who didn't know the sex of their fetuses.注4 They provided data about their eating habits during the year before they got pregnant. Among the women in the group which had the highest calorie intake before pregnancy (but whose calorie intakes were still within a normal, healthy range), 56 percent had boys versus 45 percent among the women with the lowest calorie intake. Women who ate at least one bowl of cereal for breakfast per day were 87 percent more likely to have boys than those who ate no more than one bowl per week. Eating cereal is common at breakfast time in Britain and, in the study, eating very little cereal was considered a possible sign of skipping breakfast. Furthermore, the women who had boys consumed a daily average of 300 milligrams more potassium, a chemical found commonly in bananas, than the women who had girls. The women who had boys also took in an average of about 400 calories more per day than those who had girls. Contrary to the common belief that pregnant women who drink a lot of milk are more likely to have girls, the study found that such women were actually more likely to have boys, because of their increased intake of calcium.

The findings seem consistent with research that has been done with other animals. Dr. Michael Lu, an associate professor at the University of California, said, "the results are certainly reasonable from an evolutionary biology point of view. Since boys tend to be bigger, it would make sense that it would take more calories to create them." Still, he warned that there are many other factors involved that can influence the gender of a woman's baby. (A   ) Thus it would be dangerous for women who want to have boys to overeat, and for women who want girls to starve themselves. Both extreme eating patterns are unhealthy for both mothers and babies. "The bottom line is," he concluded, "we still don't know how to advise patients how to make boys." (B   )

Recently, increasing numbers of people throughout the world have been asking doctors for help in determining the sex of their children. This trend, however, raises many difficult ethical, social, and medical questions. (C   ) Ultimately, our decisions about these questions and possibilities must involve an ethical consideration of human values and an ecological understanding of the nature of all life on our planet. (D   )

注 1: test tube fertilization　試験管内 (体外) 受精

注 2: embryo　胎芽　　注 3: chromosome　染色体　　注 4: fetus　胎児

設　問

上記の英文の内容に合うように，各問に対する答えとして最も適したものを選択肢 1 〜 4 の中から選びなさい。

(1)　Which of the following is the most appropriate title for the article?

    1.　How to Choose the Sex of Your Child

    2.　Food and Children's Health

    3.　Mothers' Responsibilities for Children

    4.　Influences on Babies' Sex

(2)　Which of the following words is the most appropriate for blank (1)?

　　1. adopts　　　2. argues　　　3. denies　　　4. replies

(3)　What does Dr. Jain think?

　　1. He thinks the study proves that diet can determine a baby's gender.

　　2. He has some doubts about the study but is interested in it.

　　3. He thinks that eating patterns determine a baby's gender.

　　4. He thinks that women's bodies are receptive to male chromosomes.

(4)　Which of the following statements is NOT true?

　　1. Eating cereal increases the chances of having a girl.

　　2. Drinking more milk increases the chances of having a boy.

　　3. Eating foods with potassium increases the chances of having a boy.

　　4. Skipping breakfast increases the chances of having a girl.

(5)　What results did the study find?

　　1. A high intake of potassium before pregnancy increases the chances of having a boy.

　　2. Skipping breakfast increases the chances of having a boy.

　　3. Eating very little cereal is considered a sign of being unhealthy in the UK.

　　4. During pregnancy, women should consume about 400 more calories per day.

(6)　What does Dr. Lu claim?

　　1. Extreme eating patterns result in more boys being born.

　　2. We will be able to choose the sex of babies in the near future.

　　3. Recently, more people have extreme habits of eating.

　　4. The University of Exeter study follows the ideas of evolutionary biology.

⑺　Which of the following ideas is stated in the article?

1.　People are likely to stop trying to choose the sex of their babies.

2.　Determining the sex of babies should be prohibited.

3.　Doctors shouldn't tell women how to have baby boys or girls.

4.　There will be an increase in the percentage of boys in the future.

⑻　In which place —(　A　), (　B　), (　C　), or (　D　)— would the following sentence fit most logically?

Medical research may in fact develop techniques that will make it possible to choose the characteristics of our children.

1. (　A　)　　　2. (　B　)　　　3. (　C　)　　　4. (　D　)

Ⅳ　自由英作文問題

下記のテーマについて，英語で自分の考えを述べなさい。書体は活字体でも筆記体でもよいが，解答は所定の範囲内に収めなさい。

In English, write a short essay in which you discuss your ideas about the relationship between ecology and health.

Note: Your writing must directly deal with the topic of the relationship between ecology and health. Any writing which is not related to this topic will not receive credit.

数　学

問題　21年度

$\boxed{\text{I}}$ $\boxed{}$ に適する解答をマークせよ。ただし，それぞれの問題で同じ記号の $\boxed{}$ には同一の値がはいる。

(1) $f(x) = x^3 - 6x^2 + 7x + 4$ とするとき $I = \displaystyle\int_0^4 f(x)\,dx = \boxed{\text{ア}}$ である。

$y = f(x)$ のグラフを x 軸の負の向きに 2 だけ平行移動したとき

$y = g(x) = x^3 + ax^2 + bx + c$, $\quad a = \boxed{\text{イ}}$, $\quad b = \boxed{\text{ウエ}}$,

$c = \boxed{\text{オ}}$ になる。これより $I = 2\displaystyle\int_0^2 \boxed{\text{オ}}\,dx$ となる。

(2) $y = x^3 - 9x + 3\,|\,x^2 - 9\,|$ の極値は $\boxed{\text{ア}}$ 個あり，$x = \boxed{\text{イウ}}$ でとる極大値 $\boxed{\text{エオ}}$ が x 座標が最も小さい極値であり，$x = \boxed{\text{カ}}$ でとる極小値 $\boxed{\text{キ}}$ が x 座標が最も大きい極値である。

(3) $A = \begin{pmatrix} -1 & 4 \\ -\dfrac{2}{3} & \dfrac{7}{3} \end{pmatrix}$, $P = \begin{pmatrix} 2 & -3 \\ -1 & 2 \end{pmatrix}$ とする。P の逆行列を Q とすると

$Q = \begin{pmatrix} \dfrac{\boxed{\text{ア}}}{\boxed{\text{ウ}}} & \dfrac{\boxed{\text{イ}}}{\boxed{\text{エ}}} \end{pmatrix}$ である。

$B = PAQ$ とおくと，$B = \begin{pmatrix} \dfrac{\boxed{\text{オ}}}{\boxed{\text{キ}}} & \dfrac{\boxed{\text{カ}}}{\dfrac{\boxed{\text{ク}}}{\boxed{\text{ケ}}}} \end{pmatrix}$,

$B^2 = \begin{pmatrix} \dfrac{\boxed{\text{コ}}}{\boxed{\text{ス}}} & \dfrac{\dfrac{\boxed{\text{サ}}}{\boxed{\text{シ}}}}{\dfrac{\boxed{\text{セ}}}{\boxed{\text{ソ}}}} \end{pmatrix}$, $B^3 = \begin{pmatrix} \dfrac{\boxed{\text{タ}}}{\boxed{\text{ト}}} & \dfrac{\dfrac{\boxed{\text{チツ}}}{\boxed{\text{テ}}}}{\dfrac{\boxed{\text{ナ}}}{\boxed{\text{ニヌ}}}} \end{pmatrix}$ となるので

$\displaystyle\lim_{n \to \infty} A^n = \begin{pmatrix} \dfrac{\boxed{\text{ネノ}}}{\boxed{\text{ヒフ}}} & \dfrac{\boxed{\text{ハ}}}{\boxed{\text{ヘ}}} \end{pmatrix}$ となる。

ただし一般に，$C_n = \begin{pmatrix} a_n & b_n \\ c_n & d_n \end{pmatrix}$ に対して，各成分が収束するとき

$$\lim_{n \to \infty} C_n = \begin{pmatrix} \lim_{n \to \infty} a_n & \lim_{n \to \infty} b_n \\ \lim_{n \to \infty} c_n & \lim_{n \to \infty} d_n \end{pmatrix} \text{とする。}$$

⑷ 原点 O(0，0，0)，点 A(1，2，1)，点 B(2，1，1)，
点 C(1，4，−2)があり，3点 O，A，B を含む平面上に点 P を，直線 OP
と直線 PC が直交するようにとる。このとき点 P の軌跡をベクトルで考えてみ
よう。

$\vec{a} = \overrightarrow{\text{OA}}$，$\vec{b} = \overrightarrow{\text{OB}}$，$\vec{c} = \overrightarrow{\text{OC}}$ とする。$\overrightarrow{\text{OX}} = \alpha\vec{a} + \beta\vec{b}$ とするとき，O，A，B
の存在する平面上の点 X はすべてこの形で表わされることに注意する。また
$\vec{p} = \overrightarrow{\text{OP}}$，$\vec{q} = \overrightarrow{\text{PC}}$ とすると，$\vec{q} = \vec{c} - \vec{p}$ となり，直交条件は $\vec{p} \cdot \vec{q} = 0$ となる。

まず，$(\vec{a} + \vec{b}) \cdot (\vec{a} - \vec{b}) = \boxed{\text{ア}}$ となる。

$\vec{a} + \vec{b}$ を $|\vec{a} + \vec{b}| = \sqrt{\boxed{\text{イウ}}}$ で割ったベクトルを $\vec{d}$，

$\vec{a} - \vec{b}$ を $|\vec{a} - \vec{b}| = \sqrt{\boxed{\text{エ}}}$ で割ったベクトルを $\vec{e}$ とする。

これを用いて $\vec{p} = x\vec{d} + y\vec{e}$ とすると

$$\left(x - \frac{\sqrt{\boxed{\text{オカ}}}}{\boxed{\text{キ}}}\right)^2 + \left(y - \frac{\boxed{\text{ク}}\sqrt{\boxed{\text{ケ}}}}{\boxed{\text{コ}}}\right)^2 = \frac{\boxed{\text{サ}}}{\boxed{\text{シ}}}$$

となり，$\vec{p}$ は O，A，B を含む平面上の

$\left(\boxed{\text{ス}}，\dfrac{\boxed{\text{セ}}}{\boxed{\text{ソ}}}，\dfrac{\boxed{\text{タ}}}{\boxed{\text{チ}}}\right)$ を中心とし，半径 $\dfrac{\sqrt{\boxed{\text{ツテ}}}}{2}$ の

円上にある。

$\vec{p} = (\boxed{\text{ト}}，\boxed{\text{ナ}}，\boxed{\text{ニ}})$，

$\vec{q} = (\boxed{\text{ヌ}}，\boxed{\text{ネ}}，\boxed{\text{ノハ}})$ の時

$|\vec{q}|$ は最小値 $\sqrt{\boxed{\text{ヒフ}}}$ をとる。

$\boxed{\text{II}}$ $\boxed{}$ に適する解答をマークせよ。

$y = x$ と $x = 1$ および x 軸に囲まれた部分の x 軸の周りでの回転体を考える。この回転体は底面の半径 $\boxed{\text{ア}}$ ，高さ $\boxed{\text{イ}}$ の円錐になる。ここで回転体の体積をあたえる積分の被積分関数は各 x の値における x 軸に垂直な面によるこの円錐の切り口の面積になっている。点 $A(1, 0)$ を通る直線 $y = -x + 1$ は，点 $B\left(\dfrac{\boxed{\text{ウ}}}{\boxed{\text{エ}}}, \dfrac{\boxed{\text{オ}}}{\boxed{\text{カ}}}\right)$ で $y = x$ と交わる。$AB = \dfrac{\sqrt{\boxed{\text{キ}}}}{\boxed{\text{ク}}}$ となり，$a = AB$ とおく。ここで，線分 AB 上の点 C に対して，$t = AC$ とおく。C を通り AB に垂直な直線の x 軸との交点を D，$x = 1$ との交点を E とする。ここで，線分 DE と $x = 1$ および x 軸に囲まれた部分 T の x 軸の周りでの回転体を考える。この回転体の側面積は t の関数として $\boxed{\text{ケ}}\sqrt{\boxed{\text{コ}}}\,\pi t^2$ と表される。この関数を 0 から a まで積分すると $\dfrac{\boxed{\text{サ}}}{\boxed{\text{シ}}}\pi$ となる。

次に，直線 $y = x$ および円 $x^2 + y^2 = 2$ と x 軸によって囲まれた扇形の x 軸の周りでの回転体 V の体積は $\dfrac{\boxed{\text{スセ}} + \boxed{\text{ソ}}\sqrt{\boxed{\text{タ}}}}{\boxed{\text{チ}}}\pi$ である。球の体積の公式を半径 r の関数として微分すると表面積となる。このことに注意すると，この V の表面積は $\left(\boxed{\text{ツ}} - \sqrt{\boxed{\text{テ}}}\right)\pi$ となる。

$\boxed{\text{III}}$ 次の問いに答えよ。答えだけでなく式・説明など解答の途中の経過を示すこと。

(1) 関数 $y = f(x)$ の値域の定義を述べよ。

(2) 関数 $y = f(x)$ があるとき，逆関数が存在する条件と逆関数の定義を述べよ。

(3) 対数関数を指数関数により定義せよ。

(4) 対数関数の底の変換公式を書きなさい。さらに，指数法則より底の変換公式を示しなさい。

物　理

問題　21年度

Ⅰ　以下の問題(第1問〜第3問)の答えをマークシートに記せ。

第1問　次の問い(問1〜問5)に答えよ。〔解答番号　1　〜　8　〕

問1　質量 m の一様な棒が、その一端にとりつけられた糸で固定点からつるされている。この棒の下端に水平方向に力 F を加え、つり合いの状態に保ったところ、図1のように、棒と鉛直線の間の角度が θ になった。g を重力加速度の大きさとして、下の問い((a),(b))に答えよ。

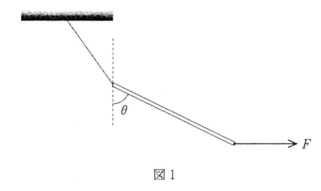

図1

(a)　水平方向に加えた力 F の大きさはいくらか。正しいものを、次の①〜⑧のうちから一つ選べ。　1

① $\dfrac{mg}{2}\sin\theta$　② $\dfrac{mg}{2}\cos\theta$　③ $\dfrac{mg}{2}\cot\theta$　④ $\dfrac{mg}{2}\tan\theta$

⑤ $mg\sin\theta$　⑥ $mg\cos\theta$　⑦ $mg\cot\theta$　⑧ $mg\tan\theta$

(b)　糸が棒を引く力の大きさはいくらか。正しいものを、次の①〜⑧のうちから一つ選べ。　2

① $mg\sqrt{1+\sin^2\theta}$　② $mg\sqrt{1+\cos^2\theta}$　③ $mg\sqrt{1+\cot^2\theta}$

④ $mg\sqrt{1+\tan^2\theta}$　⑤ $mg\sqrt{1+\dfrac{\sin^2\theta}{4}}$　⑥ $mg\sqrt{1+\dfrac{\cos^2\theta}{4}}$

⑦ $mg\sqrt{1+\dfrac{\cot^2\theta}{4}}$　⑧ $mg\sqrt{1+\dfrac{\tan^2\theta}{4}}$

問2 なめらかな水平面上で，静止していた質量 $2m$ の物体Aに，速さ v で進んできた質量 m の物体Bが弾性衝突した．衝突後，A，Bは図2のようにBの進んできた向きに対して，Aは左に角度 θ，Bは右に角度 θ でそれぞれ進んだ．$\cos\theta$ はいくらか．正しいものを，下の①～⑨のうちから一つ選べ．

$\cos\theta =$ [3]

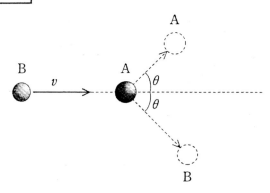

図2

① $\dfrac{\sqrt{2}}{4}$　② $\dfrac{\sqrt{3}}{4}$　③ $\dfrac{\sqrt{2}}{3}$　④ $\dfrac{1}{2}$　⑤ $\dfrac{\sqrt{2}}{2}$

⑥ $\dfrac{\sqrt{5}}{3}$　⑦ $\dfrac{\sqrt{6}}{4}$　⑧ $\dfrac{\sqrt{6}}{3}$　⑨ $\dfrac{\sqrt{3}}{2}$

問3 分子が2個以上の原子からなる気体（多原子分子気体）では，定積モル比熱と定圧モル比熱の比が，単原子分子の理想気体とは異なる値になる．いま，円筒容器に入った多原子分子の理想気体があり，容器内の気体の圧力と容器外の大気圧はともに 1.0×10^5 Pa であった．容器内の気体に 200 J の熱を加えたところ，自由に動けるピストンが動いて，容器内の気体の体積が 5.0×10^{-4} m³ 増加した．このとき，次の問い（(a)，(b)）に答えよ．

(a) 容器内の気体の内部エネルギーの増加はいくらか．最も近い値を，次の①～⑧のうちから一つ選べ．[4] J

① 0　② 50　③ 100　④ 150
⑤ 200　⑥ 250　⑦ 300　⑧ 350

(b) 容器内の気体の定圧モル比熱は，定積モル比熱の何倍か．最も近い値を，次の①～⑥のうちから一つ選べ．[5] 倍

① 1.1　② 1.3　③ 1.5　④ 1.7　⑤ 1.9　⑥ 2.1

問 4　図 3 のように，x-y 平面上の点 A$(0, 2r)$ に電気量 $2q$ $(q>0)$ の点電荷，点 B$(-\sqrt{3}r, -r)$ に電気量 $-q$ の点電荷，点 C$(\sqrt{3}r, -r)$ に電気量 $-q$ の点電荷を固定した。クーロンの法則の比例定数を k として，下の問い((a), (b)) に答えよ。

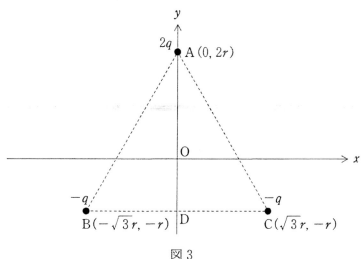

図 3

(a)　原点 O での電界の y 成分は，$k\dfrac{q}{r^2}$ の何倍か。正しいものを，次の①～⑧のうちから一つ選べ。　　6　　倍

① $-\dfrac{1}{4}$　　　② $-\dfrac{1}{2}$　　　③ $-\dfrac{3}{4}$

④ -1　　　⑤ $-\dfrac{2-\sqrt{3}}{4}$　　　⑥ $-\dfrac{\sqrt{3}-1}{4}$

⑦ $-\dfrac{\sqrt{3}+1}{4}$　　　⑧ $-\dfrac{\sqrt{3}+2}{4}$

(b)　2 点 B，C をむすぶ線分 BC の中点を D とする。原点 O から点 D まで電気量 $-q$ の電荷を動かすのに必要な仕事は，$k\dfrac{q^2}{r}$ の何倍か。正しいものを，次の①～⑧のうちから一つ選べ。　　7　　倍

① $\dfrac{2-\sqrt{3}}{3}$　　　② $\dfrac{\sqrt{3}-1}{3}$　　　③ $\dfrac{1}{3}$

④ $\dfrac{\sqrt{3}}{3}$　　　⑤ $\dfrac{2(2-\sqrt{3})}{3}$　　　⑥ $\dfrac{2(\sqrt{3}-1)}{3}$

⑦ $\dfrac{2}{3}$　　　⑧ $\dfrac{2\sqrt{3}}{3}$

問5 図4は，ある電気素子にかけた電圧と流れる電流の関係（電流電圧特性）を表したグラフである。図5のように，この電気素子を2個並列にして，電圧4.5Vの電源と25Ωの抵抗と電流計を接続した。電流計に流れる電流はいくらか。電流計の抵抗はないものとして，最も近い値を，下の①～⑩のうちから一つ選べ。 8 mA

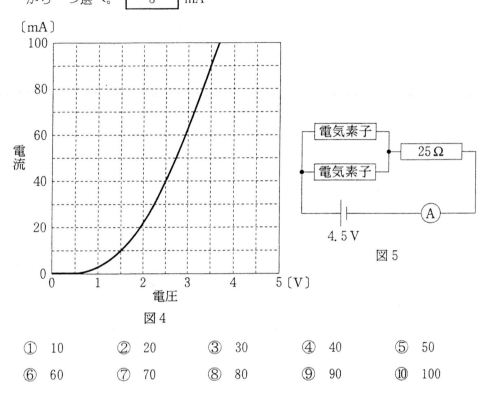

図4　図5

① 10　　② 20　　③ 30　　④ 40　　⑤ 50
⑥ 60　　⑦ 70　　⑧ 80　　⑨ 90　　⑩ 100

第2問　波のドップラー効果について，次の問い（問1，問2）に答えよ。〔解答番号 1 ～ 7 〕

問1 音源が周囲に音を出しながら，音速Vより遅い速さvで等速直線運動をしている。音源が位置Bを通過したときの音を，音源の進行方向からはずれた位置Aで聞くときのドップラー効果を考えてみよう。図1のようにAとBの距離はLであり，Bから見てAは音源の進行方向と角度θの方向にあるとして，下の問い((a), (b))に答えよ。

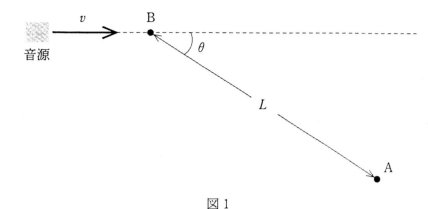

図1

(a) 音源がBを通過したときに出す音と，Bを通過してから1周期後に出す音が，Aに到達する時刻をそれぞれt, t'とする。音源の振動数をfとし，v/Lがfに比べてじゅうぶんに小さいとき，時刻の差$t'-t$はいくらか。正しいものを，次の①〜⑧のうちから一つ選べ。ただし，必要ならば，$|x|$が1に比べてじゅうぶん小さいとき，$\sqrt{1+x+bx^2} \fallingdotseq 1+\frac{1}{2}x$と近似してよい。

$t'-t=$ [1]

① $\dfrac{V-v}{fV}$ ② $\dfrac{V}{f(V-v)}$ ③ $\dfrac{V-v}{f(V+v)}$

④ $\dfrac{V+v}{f(V-v)}$ ⑤ $\dfrac{V-v\sin\theta}{fV}$ ⑥ $\dfrac{V+v\sin\theta}{fV}$

⑦ $\dfrac{V-v\cos\theta}{fV}$ ⑧ $\dfrac{V+v\cos\theta}{fV}$

(b) Aで聞く音の波長は，静止している音源が出す音の波長の何倍になるか。正しいものを，次の①〜⑧のうちから一つ選べ。[2]倍

① $\dfrac{V-v\sin\theta}{V}$ ② $\dfrac{V+v\sin\theta}{V}$ ③ $\dfrac{V}{V-v\sin\theta}$

④ $\dfrac{V}{V+v\sin\theta}$ ⑤ $\dfrac{V-v\cos\theta}{V}$ ⑥ $\dfrac{V+v\cos\theta}{V}$

⑦ $\dfrac{V}{V-v\cos\theta}$ ⑧ $\dfrac{V}{V+v\cos\theta}$

問2 空に見える星を詳しく観測していると，近くの星と比較して周期的にわずかに動いている星が発見されることがある。星の観測者に対する速さは光のドップラー効果を使って求めることができる。

図2のように，星Aは，星Bを中心とした円軌道上を公転しており，また星Bは観測者から見て等速度で運動しているとしよう。2つの星は観測者から非常に遠くにあり，また星Aの軌道面上に観測者がいるとすると，図3のように星Aはp点とq点を結ぶ直線上を周期Tで振動しているように見える。星Aが出す波長λの光を観測したところ，p点ではλ_p，q点ではλ_qに波長がずれて観測され，$\lambda_q > \lambda > \lambda_p$であった。光源の速さが光の速さに比べてじゅうぶんに小さい場合には，光のドップラー効果も音の場合と同じように考えることができる。光の速さをcとして，下の問い((a)〜(d))に答えよ。

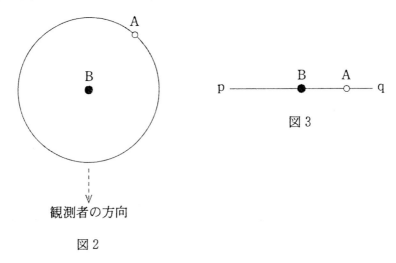

図2

図3

(a) 星Aの速度の観測者方向の成分は，pの位置に来たときv_p，qの位置に来たときv_qとする。ただし，速度の成分はAから観測者に向かう向きを正とする。星Bの速度の観測者方向の成分は，v_pとv_qを用いるとどのように表されるか。正しいものを，次の①〜⑨のうちから一つ選べ。
 3

① $\dfrac{v_p - v_q}{2}$ ② $\dfrac{v_q - v_p}{2}$ ③ $\dfrac{v_p + v_q}{2}$

④ $v_p - v_q$ ⑤ $v_q - v_p$ ⑥ $v_p + v_q$

⑦ $2(v_p - v_q)$ ⑧ $2(v_q - v_p)$ ⑨ $2(v_p + v_q)$

(b) 星Aの公転運動の半径はv_p，v_q，Tを用いるとどのように表されるか。正しいものを，次の①〜⑨のうちから一つ選べ。 4

① $\dfrac{v_p - v_q}{4\pi}T$ ② $\dfrac{v_q - v_p}{4\pi}T$ ③ $\dfrac{v_p + v_q}{4\pi}T$

④ $\dfrac{v_p - v_q}{2\pi} T$ ⑤ $\dfrac{v_q - v_p}{2\pi} T$ ⑥ $\dfrac{v_p + v_q}{2\pi} T$

⑦ $\dfrac{v_p - v_q}{\pi} T$ ⑧ $\dfrac{v_q - v_p}{\pi} T$ ⑨ $\dfrac{v_p + v_q}{\pi} T$

(c) 観測された波長を用いると，v_p，v_qはどのように表すことができる か。正しいものを，次の①〜⑥のうちから一つずつ選べ。

$v_p = \boxed{5}$

$v_q = \boxed{6}$

① $\dfrac{\lambda_p - \lambda}{\lambda} c$ ② $\dfrac{\lambda - \lambda_p}{\lambda} c$ ③ $\dfrac{\lambda_q - \lambda}{\lambda} c$

④ $\dfrac{\lambda - \lambda_q}{\lambda} c$ ⑤ $\dfrac{\lambda_p - \lambda_q}{\lambda} c$ ⑥ $\dfrac{\lambda_q - \lambda_p}{\lambda} c$

(d) このように星Aから出る光のドップラー効果を用いると，v_p，v_qが観 測された波長で表され，星Aの公転運動の速さと半径がわかる。万有引 力定数をGとすると，星Bの質量はいくらか。正しいものを，次の①〜 ⑥のうちから一つ選べ。 $\boxed{7}$

① $\dfrac{c^3 T}{2\pi G}\left(\dfrac{\lambda_p + \lambda_q}{\lambda}\right)^3$ ② $\dfrac{c^3 T}{2\pi G}\left(\dfrac{\lambda_q - \lambda_p}{\lambda}\right)^3$

③ $\dfrac{c^3 T}{8\pi G}\left(\dfrac{\lambda_p + \lambda_q}{\lambda}\right)^3$ ④ $\dfrac{c^3 T}{8\pi G}\left(\dfrac{\lambda_q - \lambda_p}{\lambda}\right)^3$

⑤ $\dfrac{c^3 T}{16\pi G}\left(\dfrac{\lambda_p + \lambda_q}{\lambda}\right)^3$ ⑥ $\dfrac{c^3 T}{16\pi G}\left(\dfrac{\lambda_q - \lambda_p}{\lambda}\right)^3$

第3問 回路を貫く磁束が時間的に変化するとき，回路に生じる誘導起電力は， ファラデーの電磁誘導の法則から求めることができる。回路を貫く磁束の変 化は，磁界が時間的に変化するときや，磁界に対して回路が運動するときに おこる。このうち，回路の一部分である導体が運動する場合には，ファラ デーの電磁誘導の法則から求めた誘導起電力を，導体中の自由電子にはたら くローレンツ力によって説明することができる。これに関連した次の問い （問1〜問3）に答えよ。〔解答番号 $\boxed{1}$ 〜 $\boxed{7}$ 〕

問 1 回路につながっていない導体棒が磁界中を運動するときに生じる誘導起電 力も，磁界からのローレンツ力を受けた電子の運動から求めることができ る。図1のように，磁束密度Bの一様な磁界中を，孤立した導体棒が，磁 界に垂直に速さvで運動している。導体棒の中の自由電子は，棒とともに速

さ v で動くことによってローレンツ力を受け，棒の一方の端へ移動する。そして，電子が過剰になった端は負に帯電し，逆にもう一方の端は電子が不足して正に帯電するので，一端から他端に向かう電界が導体棒中に生じる。速さ v で運動している導体棒中で電子の移動が止まり定常状態になったとき，この電界の強さはいくらか。正しいものを，下の①～⑧のうちから一つ選べ。 1

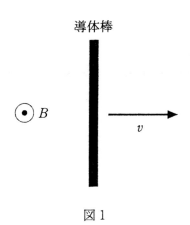

図1

① $\dfrac{v}{B}$　　② $\dfrac{v^2}{B}$　　③ $\dfrac{B}{v}$　　④ $\dfrac{B^2}{v}$

⑤ vB　　⑥ $v^2 B$　　⑦ vB^2　　⑧ $v^2 B^2$

問 2 この電界によって導体棒の両端には電位差が発生するので，磁界を横切る導体棒の両端には誘導起電力が生じることがわかる。こんどは，図2のように，鉛直な z 軸のまわりに自由に回転できる，直角に折れ曲がった細い導体ABCDEFがあり，この導体は変形しないとしよう。BCとDEの長さはともに a，CDの長さは b で，ABとEFは常に z 軸上にある。この導体ABCDEFを，y 軸の正の向きにかけられた磁束密度 B の一様な磁界中で，z 軸のまわりに一定の角速度 ω でまわす場合に生じる誘導起電力を問1の結果を用いて考えよう。時刻 $t=0$ の瞬間には，図2のように，導体ABCDEFは磁界に垂直な x–z 平面内(このときCDは $x=-a$ の位置で x 軸と交わる)にあったとする。時刻 t において，Cに対するBの電位，およびDに対するCの電位はそれぞれいくらか。正しいものを，下の①～⑬のうちから一つずつ選べ。

　　Cに対するBの電位は　2
　　Dに対するCの電位は　3

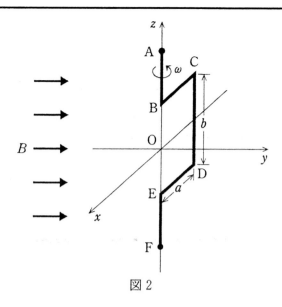

図2

① 0
② Ba^2
③ Bab
④ $Ba^2\omega$
⑤ $Bab\omega$
⑥ $Ba^2\cos\omega t$
⑦ $Bab\cos\omega t$
⑧ $Ba^2\omega\cos\omega t$
⑨ $Bab\omega\cos\omega t$
⑩ $Ba^2\sin\omega t$
⑪ $Bab\sin\omega t$
⑫ $Ba^2\omega\sin\omega t$
⑬ $Bab\omega\sin\omega t$

問3 いま，問2で，導体ABCDEFの両端AとFが，導線で外部の抵抗(抵抗値 R)につながれていたとしよう(図3)。ただし，A，Fと導線が接触している部分の摩擦，外部の抵抗以外の電気抵抗は無視できるとする。また，回路を流れる電流によって図3の磁界は変化しないとして，下の問い((a)～(c))に答えよ。

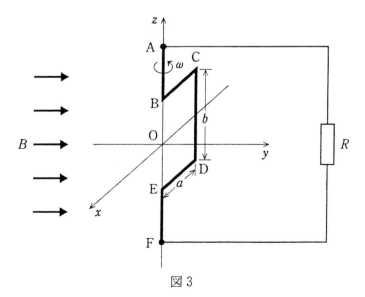

図3

(a) 時刻 t に外部の抵抗を流れる電流はどのように表されるか。正しいもの を，次の①～⑫のうちから一つ選べ。ただし，電流は，図3の抵抗を下向 きに流れる場合を正とする。 $\boxed{4}$

① $-\dfrac{Bab}{R}$

② $-\dfrac{Bab}{R}\cos\omega t$

③ $-\dfrac{Bab}{R}\sin\omega t$

④ $-\dfrac{Bab\omega}{R}$

⑤ $-\dfrac{Bab\omega}{R}\cos\omega t$

⑥ $-\dfrac{Bab\omega}{R}\sin\omega t$

⑦ $\dfrac{Bab}{R}$

⑧ $\dfrac{Bab}{R}\cos\omega t$

⑨ $\dfrac{Bab}{R}\sin\omega t$

⑩ $\dfrac{Bab\omega}{R}$

⑪ $\dfrac{Bab\omega}{R}\cos\omega t$

⑫ $\dfrac{Bab\omega}{R}\sin\omega t$

(b) 時刻 $t=\dfrac{\pi}{4\omega}$ において，CD および DE の部分が磁界から受ける力の大 きさはそれぞれいくらか。正しいものを，次の①～⑬のうちから一つずつ 選べ。

CD 部分が磁界から受ける力の大きさは $\boxed{5}$

DE 部分が磁界から受ける力の大きさは $\boxed{6}$

① $\dfrac{B^2a^2b}{2R}$

② $\dfrac{B^2a^2b}{\sqrt{2}R}$

③ $\dfrac{B^2a^2b}{R}$

④ $\dfrac{B^2ab^2}{2R}$

⑤ $\dfrac{B^2ab^2}{\sqrt{2}R}$

⑥ $\dfrac{B^2ab^2}{R}$

⑦ $\dfrac{B^2a^2b\omega}{2R}$

⑧ $\dfrac{B^2a^2b\omega}{\sqrt{2}R}$

⑨ $\dfrac{B^2a^2b\omega}{R}$

⑩ $\dfrac{B^2ab^2\omega}{2R}$

⑪ $\dfrac{B^2ab^2\omega}{\sqrt{2}R}$

⑫ $\dfrac{B^2ab^2\omega}{R}$

⑬ 0

(c) 導体 ABCDEF を一定の角速度 ω で，z 軸のまわりに1回転させるため に加えなければならない仕事はいくらか。正しいものを，次の①～⑦のう ちから一つ選べ。 $\boxed{7}$

① $\pi\dfrac{B^2a^2b^2}{R}$

② $\sqrt{2}\pi\dfrac{B^2a^2b^2}{R}$

③ $2\pi\dfrac{B^2a^2b^2}{R}$

④ $\pi\dfrac{B^2a^2b^2\omega}{R}$

⑤ $\sqrt{2}\pi\dfrac{B^2a^2b^2\omega}{R}$

⑥ $2\pi\dfrac{B^2a^2b^2\omega}{R}$

⑦ 0

Ⅱ 次の問いに答えよ。解答用紙の所定の欄には、結果だけでなく考え方と途中の式も示せ。

　図1のように、一端に質量 m の物体Aをつけたばねを水平面上におき、他端を固定する。Aの位置を決めるときには大きさを無視してよいものとして、ばねが自然の長さのときのAの位置を原点Oとし、ばねの伸びる向きに x 軸の正の向きをとる。ばね定数を k、重力加速度の大きさを g、Aと水平面の間の静止摩擦係数を μ、動摩擦係数を μ' として、下の問い(問1, 問2)に答えよ。ただし、$\mu' < \mu$ とする。

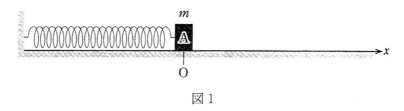

図1

問1　図2のように、ばねを自然の長さから距離 d だけ伸ばして、Aの x 座標が d の位置で静かに手を放したところ、Aは水平面上をすべり始めた。下の問い((a)〜(d))に答えよ。

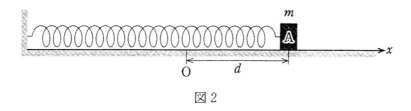

図2

(a)　Aが x 軸の負の向きに運動しているときに、座標が x の位置でAにはたらいている力の x 成分を求めよ。

(b)　この力の x 成分が0になる位置の x 座標を求めよ。

(c)　すべり始めてから、ばねの長さが最も短くなり、Aの速度が0になるときまでの時間を求めよ。

(d)　ばねの長さが最も短くなり、Aの速度が0になったときのAの x 座標を求めよ。

問 2　A はばねが最も縮んだ位置で運動の向きを変え，x 軸の正の向きに運動を続けた。次の問い（(a)～(c)）に答えよ。

(a)　A が問 1 (d)の位置で静止摩擦力のために静止せずに，x 軸の正の向きに運動するためには，d はある値 d_1 より大きくなければならない。d_1 を求めよ。

(b)　A が x 軸の正の向きに運動しているときに，A にはたらく力の x 成分が 0 になる位置の x 座標を求めよ。

(c)　A はばねの伸びとともに x 軸の正の向きに運動し，ある位置で再び速度が 0 になった。すべり始めてからこのときまでに失われた力学的エネルギーを求めよ。

化　学

問　題

21 年度

I 必要なら次の値を用いよ。原子量：H＝1.0，C＝12，N＝14，O＝16，Na＝23，P＝31，S＝32，Cl＝35.5，K＝39，Mn＝55，Cu＝63.5，Ag＝108，アボガドロ定数：6.02×10^{23} /mol，気体定数：8.31×10^3 Pa・L/(K・mol)，ファラデー定数：9.65×10^4 C/mol。全ての気体は理想気体として扱うものとする。なお，1 hPa＝1×10^2 Pa で，L はリットルを示す。

第1問 次の各問いに答えよ。[解答番号　□ 1 □ ～ □ 14 □]

問 1 分子式が XY_2 の化合物をつくる元素として，正しい原子番号の組合せは次のうちどれか，①～⑤の中から一つ選べ。　□ 1 □

① 3 と 9　　　　② 10 と 14　　　　③ 6 と 8

④ 13 と 17　　　⑤ 2 と 20

問 2 窒素，塩素，硫黄を含む分子量 600 以下の有機化合物がある。これを分析したところ，その質量組成は窒素 16.6 ％，塩素 21.1 ％，硫黄 9.5 ％であった。この有機物の分子量はいくつになるか。最も近い値を①～⑤の中から一つ選べ。　□ 2 □

① 168　　　　② 258　　　　③ 337

④ 420　　　　⑤ 504

問 3 次の記述(a)～(d)の中に含まれる「酸素」という言葉は，原子，分子，元素のいずれを意味するものか。原子を意味するものには①を，分子を意味するものには②を，元素を意味するものには③を選べ。

(a)	(b)	(c)	(d)
3	4	5	6

(a) 地殻の中で「酸素」の占める割合は約 50 ％ である。

(b) 水の基本粒子は，水素2個と「酸素」1個から成り立つ。

(c) 過酸化水素を分解すると「酸素」が発生する。

(d) 空気中には約 20 % の「酸素」が含まれる。

問 4 　次の記述(イ)〜(ホ)のうち誤りを含む文章の組み合わせを①〜⑦の中から一つ選べ。　| 7 |

(イ) 同じ電子配置をもつイオンでは，原子番号が大きくなるほどイオン半径が小さくなる。

(ロ) 金属の結晶のうち，面心立方格子と体心立方格子はいずれも最密充填構造をとっている。

(ハ) 価電子数 n の金属の酸化物 x g を完全に還元すると y g の金属が得られる。この金属の原子量(w)を x，y，n で表すと $w = 8yn/(y - x)$ となる。

(ニ) 定温定圧で，2体積の気体分子 U と 1 体積の気体分子 V が完全に反応して気体分子 W が 2 体積できた。気体分子 U と V がいずれも 2 原子分子であるとき，気体分子 W を構成する原子の数は 3 である。

(ホ) H 原子は Li 原子よりイオンになりにくい。

①　(イ), (ロ)　　②　(ロ), (ハ)　　③　(ハ), (ニ)　　④　(ニ), (ホ)

⑤　(イ), (ハ)　　⑥　(ロ), (ニ)　　⑦　(ハ), (ホ)

問 5 　次の記述(a)〜(d)に示された内容にどちらも当てはまる分子の組み合わせを①〜⑦の中から一つずつ選べ。

(a)	(b)	(c)	(d)
8	9	10	11

(a) 極性分子であり，分子間で水素結合をつくることができる。

(b) 極性分子であり，分子間で水素結合はつくらない。

(c) 無極性分子だが，構成原子間の結合には極性がある。

(d) 無極性分子であり，非共有電子対を持たない。

①　HF, H_2O　　　　②　NH_3, $CHCl_3$　　　③　CO_2, CCl_4

④　$CHCl_3$, I_2　　　⑤　HCl, H_2S　　　　⑥　CH_4, H_2

⑦　H_2S, CO_2

問 6　塩化アンモニウム中の塩化物イオンと同じ電子配置を持つものは，次の(イ)〜(ヘ)の原子またはイオンのうちどれか。正しいものの組み合わせを①〜⑧の中から一つ選べ。　$\boxed{12}$

【原子またはイオン】

(イ) Br^-　　(ロ) S^{2-}　　(ハ) Mg^{2+}　　(ニ) Ne　　(ホ) Ar　　(ヘ) Kr

① (イ)　　　　　② (ロ)　　　　　③ (ホ)　　　　　④ (ヘ)

⑤ (イ), (ヘ)　　⑥ (ロ), (ハ)　　⑦ (ロ), (ホ)　　⑧ (ハ), (ニ)

問 7　元素 X の原子量は 58.7 である。X の単体 7.34 g に十分量の塩酸を加えると，0 ℃，1013 hPa で 2.8 L の水素ガスが発生した。X のイオンの価数はいくつか。正しい値を①〜⑥の中から一つ選べ。　$\boxed{13}$

① 1　　　　　　② 2　　　　　　③ 3

④ 4　　　　　　⑤ 5　　　　　　⑥ 6

問 8　ある元素 X は質量数 10 と 11 の同位体がある。原子量が 10.8 であるとすると ^{10}X と ^{11}X の存在比（$^{10}X : ^{11}X$）はいくつか。最も近いものを①〜⑥の中から一つ選べ。　$\boxed{14}$

① 1 : 1　　　　② 1 : 2　　　　③ 1 : 3

④ 1 : 4　　　　⑤ 2 : 3　　　　⑥ 3 : 4

第 2 問　次の各問いに答えよ。〔**解答番号**　$\boxed{1}$ 〜 $\boxed{13}$ 〕

問 1　窒素 N_2 1 mol と水素 H_2 3 mol を容積一定の反応容器に入れ，触媒を加えて温度を一定に保つと，次の反応が進行し平衡に達する。なお，NH_3 の生成熱は 46 kJ/mol である。以下の問い(a), (b)に答えよ。

$$N_2 + 3H_2 \rightleftharpoons 2NH_3$$

(a)　この反応が温度 T_1 で平衡である時，この系に関する次の(イ)〜(ニ)の記述のうち，正しいものの組み合わせを①〜⑨の中から一つ選べ。　$\boxed{1}$

(イ)　温度を T_1 に保ったまま，アルゴンを 2 mol 加え反応容器内の圧力を高めたところ，アンモニアの分圧が増加した。

(ロ) 温度をT_1からT_2へ下げたところ，混合気体の質量が減少した。

(ハ) 温度をT_1に保ったまま，圧力が3倍になるように容器の容積を圧縮すると，混合気体の密度(g/L)は3倍より大きくなった。

(ニ) 反応物の物質量，触媒，温度(T_1)の条件は同一で，用いた反応容器の容積が半分であった時，平衡に達した時の混合気体全体の物質量は小さくなる。

① (イ), (ロ)　　② (イ), (ハ)　　③ (イ), (ニ)
④ (ロ), (ハ)　　⑤ (ロ), (ニ)　　⑥ (ハ), (ニ)
⑦ (イ), (ロ), (ハ)　　⑧ (イ), (ハ), (ニ)　　⑨ (ロ), (ハ), (ニ)

(b) この反応をいろいろな温度でおこない，反応開始からt_1時間後の各温度でのNH_3の濃度の測定点を結んだところ，図1中の点線Aとなった。いま，t_1よりさらに時間が経過したt_2時間後に同様にNH_3の濃度を測定した時のグラフは次の図①～⑥のいずれが最もふさわしいか。なお，①～⑥のグラフ上には比較のため点線Aも記入されている。　2

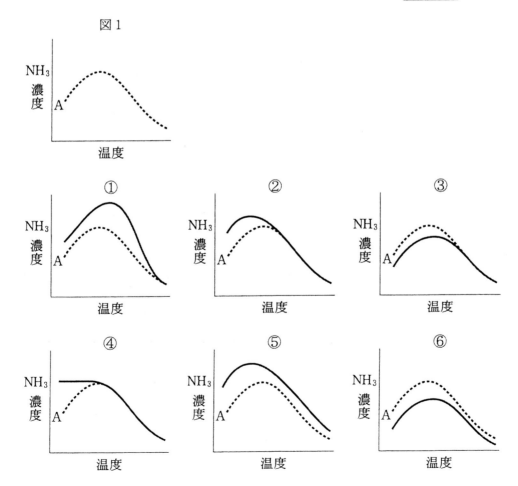

問 2 次の［実験 1 ］と［実験 2 ］に関する以下の問い(a)～(d)に答えよ。

［実験 1 ］ シュウ酸二水和物の結晶 504 mg を水に溶かし硫酸で酸性にした。この溶液を濃度不明の過マンガン酸カリウム水溶液で滴定した。20.0 mL 加えたところで，過マンガン酸イオンの赤紫色が消えた。

［実験 2 ］ 濃度未知の過酸化水素水 20.0 mL と 0.200 mol/L のヨウ化カリウムの塩酸酸性溶液 10.0 mL とを混合した。その後，混合溶液を上記の過マンガン酸カリウム水溶液で滴定したところ，15.0 mL 必要とした。

次にシュウ酸と過マンガン酸カリウムの反応を化学反応式で示した。ただし，（　　　）の中には数値が，【　　　】の中には化学式が入る。

$$（ イ ）KMnO_4 + （ ロ ）H_2C_2O_4 + 3 【 ニ 】 \longrightarrow$$
$$K_2SO_4 + 2 【 ホ 】 + 10 【 ヘ 】 + （ ハ ）H_2O$$

(a) 化学反応式中の（ イ ）～（ ハ ）の中に入る数値として最も適したものをそれぞれ①～⑧の中から選べ。ただし，同じ数値を何度用いても良い。

（ イ ）	（ ロ ）	（ ハ ）
3	4	5

① 1　　　　② 2　　　　③ 3　　　　④ 4

⑤ 5　　　　⑥ 6　　　　⑦ 7　　　　⑧ 8

(b) 化学反応式中の【 ニ 】～【 ヘ 】に入る化学式として最も適したものをそれぞれ①～⑧の中から選べ。

【 ニ 】	【 ホ 】	【 ヘ 】
6	7	8

① $K_2C_2O_4$　　② CO_2　　③ MnO_2　　④ $MnSO_4$

⑤ Na_2SO_4　　⑥ H_2SO_4　　⑦ MnC_2O_4　　⑧ K_2CO_3

(c) 過マンガン酸カリウム水溶液のモル濃度(mol/L)はいくらか。最も近い値を①〜⑧の中から一つ選べ。 9 mol/L

① 0.04   ② 0.056   ③ 0.08   ④ 0.112
⑤ 0.20   ⑥ 0.28   ⑦ 0.40   ⑧ 0.56

(d) [実験2]で用いた過酸化水素水のモル濃度(mol/L)はいくらか。最も近い値を①〜⑧の中から一つ選べ。 10 mol/L

① 0.004 ② 0.008   ③ 0.01   ④ 0.0175
⑤ 0.20   ⑥ 0.35   ⑦ 0.40   ⑧ 0.56

問3 三つの電解槽Ⅰ,Ⅱ,Ⅲに直流電源,電流計を図2の様に接続し,5.0Aの一定電流を通電したところ,電解槽Ⅰの陰極は電解前に比べ1.905g増加していた。また,電解槽Ⅲの陰極で気体が発生し,その体積を標準状態(0℃,1013hPa)で測定すると448mLであった。以下の問い(a)〜(c)に答えよ。

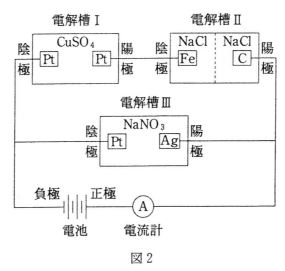

図2

(a) この電解で通電した時間は何秒か。最も近い値を①〜⑥の中から一つ選べ。 11 秒

① 772   ② 1158   ③ 1544
④ 1930   ⑤ 2316   ⑥ 3088

(b) 電解槽Ⅲの陽極で生じる反応についての記述で最も適したものを①～⑥の中から一つ選べ。 | 12 |

① 陽極の質量が 2.16 g 減少した。

② 陽極の質量が 4.32 g 減少した。

③ 陽極の質量が 8.64 g 減少した。

④ 陽極の質量に変化はなく，気体が 224 mL 生じた。

⑤ 陽極の質量に変化はなく，気体が 448 mL 生じた。

⑥ 陽極の質量に変化はなく，気体が 896 mL 生じた。

(c) 電解槽Ⅱの中央部には陽イオン交換膜が取り付けてあり，その両側にはそれぞれ 1000 mL ずつ溶液がある。電解後の陰極側の溶液の中和に必要な 1 mol/L の HCl 溶液の体積は何 mL か。最も近い値を①～⑥の中から一つ選べ。 | 13 | mL

① 15   ② 30   ③ 40

④ 60   ⑤ 120   ⑥ 240

第3問 次の各問いに答えよ。〔解答番号 | 1 | ～ | 5 | 〕

問 1 物質の溶解度は飽和溶液で，溶媒 100 g に溶けている溶質の質量で表す。100 g の水に Na_2HPO_4 を 30 ℃ で飽和させた溶液を 0 ℃ に冷却すると $Na_2HPO_4 \cdot 12H_2O$ の結晶が a g 析出した。この時，溶液中に残っている Na_2HPO_4 の質量 W を，30 ℃ での Na_2HPO_4 の溶解度を b として求めよ。正しい式を①～⑥の中から一つ選べ。 | 1 |

① $W = b - 0.397a$ ② $W = a - 0.397b$

③ $W = 0.397\dfrac{b}{a}$ ④ $W = b - 0.358a$

⑤ $W = 0.358(b - a)$ ⑥ $W = 0.358\dfrac{a}{b}$

問 2 生物化学的酸素要求量(BOD)は水質指標の一つで，水中の有機物を微生物が酸化分解するのに必要な酸素の量で表わしたものである。通常は，調べる水 1 L を 20 ℃ で 5 日間放置した時に消費した酸素の質量を用いる。

有機物などで汚染された排水 10 mL を，20 ℃ で空気を吹き込んで飽和さ

せた純水で 300 mL に希釈した。容器を密栓して 20 ℃ で 5 日間放置したところ，水中に存在している微生物により酸素が消費され，水中に溶けている酸素は 5.0 mg/L となった。気圧が 1013 hPa であり，酸素は，20 ℃ で水 1 L に 1.38×10^{-3} mol 溶けるものとすると，排水の BOD (mg/L) はいくらか。空気中の酸素の組成が，体積比で 21 % として計算し，最も近い値を ①～⑥ の中から一つ選べ。　□ 2 □ mg/L

① 1.28　　　　　② 4.27　　　　　③ 12.8

④ 42.7　　　　　⑤ 128　　　　　⑥ 278

問 3　オゾンに関する問い(a)～(c)に答えよ。

(a)　オゾンに関する以下の①～⑤の説明で誤りを含まないものを一つ選べ。

　　　□ 3 □

①　オゾンは酸素の同素体であるので密度は酸素と同じである。

②　酸素に紫外線が当たるとオゾンが生成する。

③　オゾンは酸素より軽い気体である。

④　オゾンはヨウ化カリウムを還元してヨウ素を生成する。

⑤　オゾンは特異臭がするが，酸素と同じく無色の気体である。

(b)　容積 6.72 L の密閉容器に酸素を入れて無声放電を行いオゾンを生成させた。反応前は 0 ℃ で，圧力は 1013 hPa であった。反応後，27 ℃ で圧力を測ると 1013 hPa であった。何モルの酸素が反応したか。最も近い値を次の①～⑥の中から一つ選べ。　□ 4 □ mol

① 0.053　　　　　② 0.081　　　　　③ 0.11

④ 0.16　　　　　⑤ 0.18　　　　　⑥ 0.20

(c)　オゾンにおける酸素原子の結合エネルギーの総和は次の熱化学方程式から求めることが出来る。

　　　$3 O_2 = 2 O_3 - 288$ kJ

　　　$O_2 = 2 O - 498$ kJ

　一方，もしオゾンが環状構造とすると，酸素原子の結合エネルギーの総

和は O-O 結合の結合エネルギー 143 kJ/mol から求めることが出来る。

　熱化学方程式から求めた酸素原子の結合エネルギーの総和(E_A)とオゾンが環状構造と仮定した時の酸素原子の結合エネルギーの総和(E_B)との差異($\triangle E = E_A - E_B$)は何 kJ/mol か。最も近い値を①～⑧の中から一つ選べ。　　5　kJ/mol

① 　－416　　　② 　－174　　　③ 　－144　　　④ 　0

⑤ 　144　　　⑥ 　174　　　⑦ 　317　　　⑧ 　416

第４問　次の各問いに答えよ。[**解答番号** 　1　 ～ 　11　]

問 1　次の(実験イ)～(実験ニ)は４種類の有機化合物の製法として考えたものである。下線部は主原料と目的物を示す。以下の問い(a)，(b)に答えよ。

(実験イ)　主原料：酢酸，目的物：酢酸エチル

　　　　　酢酸とエタノールの混合物に濃硫酸を適量入れ，緩やかに沸騰させてから，未反応の酢酸を除くため過剰の水酸化ナトリウム水溶液中に注ぎ，さらに沸騰させて生成物を分留する。

(実験ロ)　主原料：エタノール，目的物：ジエチルエーテル

　　　　　エタノールに濃硫酸を加えて約 170 ℃ に加熱する。

(実験ハ)　主原料：エチレン，目的物：アセトアルデヒド

　　　　　塩化パラジウム(Ⅱ)と塩化銅(Ⅱ)の混合水溶液を触媒としエチレンを酸化する。

(実験ニ)　主原料：サリチル酸，目的物：アセチルサリチル酸

　　　　　サリチル酸，メタノール，濃硫酸を適量とり，加熱した後，未反応のサリチル酸とメタノールを除くため炭酸水素ナトリウム水溶液中に注ぎ，目的物を分離する。

(a)　(実験イ)～(実験ニ)の製法には誤りを含むものがある。それぞれの操作について，当てはまる記述を①～⑥の中から一つずつ選べ。同じ記述を選んでもかまわない。

(実験イ)	(実験ロ)	(実験ハ)	(実験ニ)
1	2	3	4

① この操作では目的物が分解される。

② この操作では目的物が酸化される。

③ この操作ではカルボキシル基のエステル化が進行する。

④ この操作では不飽和化合物ができる。

⑤ この操作では付加反応が進行する。

⑥ この操作は正しい。

(b) （実験イ）～（実験二）の下線部に示した主原料と目的物の室温（約20℃），常圧での性質の違いについて，当てはまる記述を①～⑥の中から一つずつ選べ。同じ記述を選んでもかまわない。

（実験イ）	（実験ロ）	（実験ハ）	（実験二）
5	6	7	8

① 主原料は無色の気体であるが，目的物は刺激臭のある液体である。

② 主原料は液体であるが，目的物は気体である。

③ 主原料は塩化鉄（Ⅲ）水溶液で赤紫色を呈するが，目的物は呈色しない。

④ 主原料は有色だが，目的物は無色である。

⑤ 主原料は水と任意に混合するが，目的物は水に溶けにくい。

⑥ 主原料は油状で水より軽いが，目的物は油状で水より重い。

問2 化合物A，B，Cに関する記述(イ)～(ハ)を読み，以下の問い(a)～(c)に答えよ。

(イ) 化合物Aの分子量は190で，その質量組成は炭素75.8%，水素7.4%，酸素16.8%であった。

(ロ) 化合物Aに水酸化ナトリウム水溶液を加えて加熱した後，塩酸を加えると，鎖状の脂肪族化合物Bとベンゼン環を持つ化合物Cが得られた。

(ハ) 化合物Bは炭酸水素ナトリウム水溶液に可溶であり，完全燃焼させると二酸化炭素と水が物質量比5：4で生成した。また幾何異性体及び光学異性体は存在しなかった。

(a) 化合物 A の分子式はどれか。正しいものを①～⑥の中から一つ選べ。

9

① $C_9H_{18}O_4$ ② $C_{10}H_{22}O_3$ ③ $C_{11}H_{26}O_2$

④ $C_{12}H_{14}O_2$ ⑤ $C_{13}H_{18}O$ ⑥ $C_{14}H_6O$

(b) 化合物 B として考えられる構造は何種類あるか。正しいものを①～⑥の中から一つ選べ。 10

① 2   ② 4   ③ 6

④ 8   ⑤ 10   ⑥ 12

(c) 化合物 C として考えられる構造は何種類あるか。正しいものを①～⑥の中から一つ選べ。 11

① 1   ② 2   ③ 3

④ 4   ⑤ 5   ⑥ 6

Ⅱ ベンゼンに関係した次の各問いに答えよ。

問 1 水とベンゼンは互いにほとんど溶け合わない。この混合物をよくかき混ぜながら加熱したとき，水はベンゼンの存在に影響されることなく蒸発し，ベンゼンも水の存在に影響されることなく蒸発する。すなわち，それぞれの蒸気圧は互いに独立しており，その蒸気圧曲線はそれぞれが単独に存在するときの蒸気圧曲線に等しい。この混合溶液はその混合蒸気の全圧が大気圧に達する 69.3 ℃ で沸騰する。この温度での水の蒸気圧は 300 hPa，ベンゼンの蒸気圧は 713 hPa である。沸騰した混合蒸気中におけるベンゼンの質量百分率を求めよ。解答は四則演算を行わず，例のように記せ。必要なら分子量は $H_2O = 18$，$C_6H_6 = 78$ とせよ。

例 $\dfrac{300 \times 78 + 713 \times 18}{(300 + 713) \times (78 + 18)} \times 100 \%$

問 2 温度と圧力が調整できる密閉容器にベンゼン 0.25 mol と窒素 0.25 mol が入れてあり，温度は 100 ℃，圧力は 1013 hPa であった。次の問い(a)，(b)に

答えよ。どちらもベンゼンの蒸気圧曲線のグラフから温度を読み取る問題であるが，解答は求める温度そのものではなく，求め方を言葉で記述すること。求める温度が，その求め方でなぜ求まるのかを説明する必要はない。下記に書き方の例を示した。(a)，(b)どちらも90字以内で記せ。

(a) この容器を容積一定のまま冷却していったとき，ベンゼンの凝縮（液化）が始まる温度はどのようにして求められるか。なお，10℃まで冷却したときの窒素の分圧は384 hPaであった。

(b) この容器を圧力一定のまま冷却していったとき，ベンゼンの凝縮（液化）が始まる温度はどのようにして求められるか。

例

| 蒸 | 気 | 圧 | が | 1 | 0 | 1 | 3 | h | P | a |
| と | な | る | 温 | 度 | | | | | | |

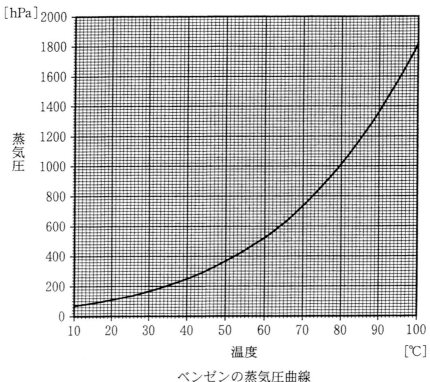

ベンゼンの蒸気圧曲線

問 3 水とベンゼンを混合すると 2 層に分かれる。いま，水とベンゼンのどちらにも溶ける物質(これを W とする)を加えてよく振り混ぜたとする。水中での W の濃度を[W](水)，ベンゼン中での W の濃度を[W](ベンゼン)とすると，次式で示される k は温度一定なら一定値となる。

$$k = \frac{[W](ベンゼン)}{[W](水)}$$

いま，物質 W を w g 溶かした水溶液 100 mL がある。水とベンゼンは互いにまったく溶け合わないものと考えて次の問い(a)，(b)に答えよ。なお，溶解している物質 W の量が減少しても水溶液の体積は 100 mL のまま変化しないとする。また，ベンゼンの体積も物質 W の溶解によって影響されないものとする。

(a) ベンゼン 100 mL を加えよく振り混ぜたあとベンゼン層を分離し，残りの水層に新たにベンゼン 100 mL を加えて前と同じ操作をする。このあとも同様の操作を繰り返すとする。一回の抽出にベンゼン 100 mL を用い，抽出操作を n 回行ったとすると，最後に水層中に残る W は何 g になるか。k，w，n を用いて表せ。

(b) (a)で用いたベンゼンと同じ量(100 n mL)を用いて一回で抽出を行ったとき，水溶液中に残る W は何 g になるか。k，w，n を用いて表せ。

生　物

問題　21年度

Ⅰ

第1問　次の文を読み，問い(問1～4)に答えよ。

　　〔解答番号　1　～　12　〕

　　遺伝子の本体である DNA は，アデニン(A)，グアニン(G)，シトシン(C)，チミン(T)の4種の　ア　とリン酸と　イ　から成る　ウ　が多数結合した高分子である。DNA は，2本の DNA 鎖がそれぞれの構成要素である A，T，G，C の間で互いにペアを形成して二重らせん構造をしている。このとき，一方が A であれば他方は T，G であれば C というように相手が決まっている。これは弱い　エ　がそれぞれのペアの間で特異的に形成されるからである。このように，一方の配列によって他方の配列が決められるような関係を　オ　であるという。

　　2本鎖の DNA は水溶液中で加熱すると1本ずつの DNA 鎖となる。これをゆっくりと冷却すると2本鎖が回復する。

　　タンパク質が合成されるさい，DNA の情報は RNA に転写されてからその RNA の情報にしたがって　カ　の配列が決められていく。このさい，2本鎖の両方ともが遺伝子として機能しているのだろうか。このことを調べるため以下の実験が行われた。枯草菌という細菌に寄生するファージに SP8 とよばれるものがある。SP8 は遺伝子として2本鎖の DNA をもっている。この DNA は，加熱により変性させたのち　キ　の　ク　を利用した　ケ　で重い鎖と軽い鎖に分けることが可能である。また，SP8 が感染してから枯草菌体内で合成されるタンパク質は，すべて SP8 の DNA の情報にもとづいて作られる。

　　そこで，枯草菌に SP8 を感染させ培養している培地中に，放射性同位元素 ^{3}H で標識したウラシル(U)を短時間加えた。その後，合成された RNA を抽出して，あらかじめ調整しておいた1本鎖となった DNA とともにゆっくりと冷却したのち，RNA を分解する酵素で処理したところ，^{3}H の放射能は重い方の DNA にのみ確認された。

問 1 上の文の空欄ア～ケにそれぞれ該当する語群より適当な語を選べ。

$\boxed{1}$ ～ $\boxed{9}$

空欄ア～ウの語群

① 脂肪酸   ② リボース

③ デオキシリボース   ④ ヒストン

⑤ クロマチン   ⑥ ヌクレオチド

⑦ 塩　基   ⑧ 酸

空欄エの語群

① 共有結合   ② イオン結合   ③ 水素結合

④ エステル結合   ⑤ 高エネルギーリン酸結合

空欄オの語群

① 相互的   ② 相反的   ③ 相対的

④ 相補的   ⑤ 相同的

空欄カの語群

① コドン   ② アンチコドン   ③ アミノ酸

④ ペプチド   ⑤ 遺伝情報

空欄キの語群

① 遺伝子   ② 制限酵素

③ DNA ポリメラーゼ   ④ グルコース

⑤ 塩化セシウム

空欄クの語群

① 連鎖反応   ② 密度勾配   ③ 密度効果

④ 特異性   ⑤ 反作用

空欄ケの語群

① 組換え   ② 導　入   ③ スプライシング

④ 切　断   ⑤ 遠　心

問 2 下線部1について，どのように2本鎖が回復するのか。正しいものを選べ。 $\boxed{10}$

① 1本鎖になってもDNAはらせん構造を維持しているため，互いに回転しながら組み合わさって2本鎖を形成する。

② 1本鎖のDNA分子がたがいに衝突しながら，最も適合する相手と2本鎖を形成する。

③ 1本鎖のDNAがそれぞれ鋳型となって新しいDNA鎖を複製して2本鎖を形成する。

④ 1本鎖のDNAどうしが酵素反応により結合して2本鎖を形成する。

⑤ 1本鎖のDNAの一方がプライマーとなり新たなDNA分子を伸長して2本鎖を形成する。

問3　下線部2について，ファージの説明として誤っているものはどれか。

　　　11

① DNAまたはRNAをタンパク質の外皮がとりかこんでいる。

② 生きている細菌に寄生して自己増殖する。

③ DNAとRNAをあわせもつファージもある。

④ 多くの場合，細菌に吸着すると核酸のみが細菌内に注入される。

⑤ 多くの場合，寄生する細菌の種が決まっている。

問4　下線部3について，このことから得られる結論はつぎのうちのどれか。

　　　12

① SP8のDNAはどちらもRNAに転写されるが，軽い鎖のDNAと2本鎖を形成したRNAは酵素により分解されるため，重い鎖のDNAのみが転写されたようにみえる。

② SP8のDNAのそれぞれから遺伝情報を持つ配列部分だけが転写され，転写によって作られた断片が結合してRNAになる。

③ SP8のDNAはウラシルとペアを形成する物質を多く含むDNA鎖のみがRNAに転写される。

④ SP8のDNAは重い鎖のみがRNAに転写される。

⑤ SP8のDNAは軽い鎖のみがRNAに転写される。

第2問　腎臓の働きに関する以下の問い(問1～4)に答えよ。

〔解答番号　　1　～　　15　〕

　腎臓は体液の量と組成の調節において中心的な役割を果たす。水分代謝の中枢として機能する間脳視床下部には，体液の浸透圧の変化をとらえる受容器があ

り，その興奮は神経を介して　A　に伝えられ，　B　が分泌される。

　B　は主に集合管での水分の再吸収を　ア　し，尿量を　イ　させる。また　C　より分泌される　D　は細尿管での　ウ　の再吸収を　エ　する。

問 1　上の文の空欄A～Dには語群1より，空欄ア～エには語群2より適切な語をそれぞれ選べ。　1　～　8　

〔語群1〕

　　① 脳下垂体前葉　　　② 脳下垂体中葉　　　③ 脳下垂体後葉

　　④ 副腎髄質　　　　　⑤ 副腎皮質

　　⑥ 鉱質コルチコイド　⑦ パラトルモン　　　⑧ バソプレシン

　　⑨ アセチルコリン　　⑩ アドレナリン

〔語群2〕

　　① 促　進　　　② 抑　制　　　③ 増　加　　　④ 減　少

　　⑤ $CO_3{}^{2-}$　　　⑥ Cl^-　　　⑦ Na^+　　　⑧ Ca^{2+}

問 2　　A　でつくられる　B　以外のホルモンを選べ。　9　

　　① 甲状腺刺激ホルモン　② 成長ホルモン　　　③ 糖質コルチコイド

　　④ オキシトシン　　　　⑤ チロキシン

問 3　　B　が正常に分泌されず欠乏した場合，からだにどのような変化がみられると考えられるか。　10　

　　① 尿量が減少する　　　② 尿量が増加する　　　③ 血圧が上昇する

　　④ 血糖量が上昇する　　⑤ 変化はみられない

問 4　原尿の生成量を測定するには，イヌリンやクレアチニンという物質が用いられる。イヌリンはマルピーギ小体で濾過されるが細尿管では再吸収されない。したがって，イヌリンを静脈に注射し，単位時間に排出された尿中のイヌリン濃度と動脈血の血しょう中のイヌリンの濃度を測定すれば，原尿の生成量がわかる。

表は動脈血の血しょう中および尿中における各成分の濃度を示す。

成分	血しょう中の濃度(mg/100 ml)	尿中の濃度(mg/100 ml)
イヌリン	0.5	60
尿　素	30	2000
グルコース	100	0
タンパク質	8000	0
Na^+	300	300

1分間の尿量を1 mlとしたとき，表の数値を用いて以下の(1)～(4)の問いに答えよ。（答えは□にそれぞれ0から9の整数をいれて表すこととし，下の例にならって解答用紙にマークせよ。）また，(5)については正しいものを一つ選べ。

36 の場合

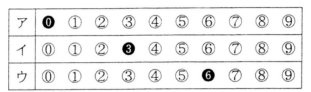

(1) 1分間の原尿の生成量を求めよ。　　ア　イ　ウ ml　11

(2) 1分間に細尿管で再吸収された尿素の量を求めよ。
　　　　　　　　　　　　　　　　　　エ　オ　カ mg　12

(3) 1分間に再吸収されたグルコースの量を求めよ。
　　　　　　　　　　　　　　　　　　キ　ク　ケ mg　13

(4) 1分間に再吸収されたNa^+の量を求めよ。　コ　サ　シ mg　14

(5) タンパク質と同様な理由で尿中に排出されない成分は何か。　15
　① グルコース　　② アミノ酸　　③ リン酸塩
　④ ビタミン　　　⑤ 血　球

第3問　次の文を読み，問い(問1～5)に答えよ。
〔解答番号　1　～　15　〕

神経細胞の細胞膜は，電気的な信号を発し，それを高速に伝えるしくみを持っている。
このことは図Aのような装置で調べることができる。軸索の膜の表面に，刺

激を与えるために電極a(陽極)とb(陰極)(これを刺激電極という)を1cmの間隔であて，これと離れた位置に電位差の変化を測定するための器具(オシロスコープ)の電極c，d(これを記録電極という)を適当な間隔を空けてあてた。神経細胞は乾燥しないよう生理的塩類溶液でぬらしてある。また，それぞれの電極は膜の表面にしっかりと接している。

図A

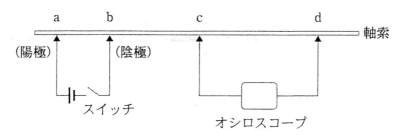

図B(縦軸を電位差，横軸を時間とした概略図)

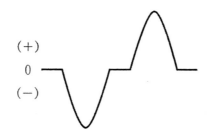

　図Aのスイッチがオフの状態では，オシロスコープに電位差の変化はみられなかった。スイッチをオンにして瞬間的に電流を流して刺激をすると，オシロスコープに図Bのような電位差の変化が観察された。

　刺激電極により刺激された部位では，　ア　の状態にあった　イ　が変化して，軸索内部は外部に比べて　ウ　になり活動電位が生じる。同時に隣接する部分との間に　エ　を誘引する。

　図Bの電位差の変化は，まず，cの部位の電位が　オ　の電位より　カ　になるため電位差が生じ，ついで，dの部位の電位が　キ　の電位より　ク　になるので再び電位差が生じたことを示している。これは刺激によって生じた電位変化が軸索に沿って次々と起こったことによると考えられる。

　このことから興奮の伝導は神経細胞の膜表面に生じた電気的に　ケ　の部分が一定の速度で移動することであるといえる。

問 1 上の文の空欄ア～ケに語群より適当な語を選べ。 ⬚1 ～ ⬚9

語 群

① a   ② b   ③ c

④ d   ⑤ プラス   ⑥ マイナス

⑦ カリウムイオン   ⑧ ナトリウムイオン   ⑨ 膜電位

⑩ 活動電位   ⑪ 内部環境   ⑫ 活動電流

⑬ 高濃度   ⑭ 低濃度

問 2 次の文は活動電位について述べたものである。正しいものを選べ。

⬚10

① 活動電位は，刺激の強さに比例した大きさを示す。

② 活動電位は，軸索内へのナトリウムイオンの流入により発生する。

③ 活動電位は，軸索内からのナトリウムイオンの流出と軸索内へのカリウムイオンの流入により発生する。

④ 活動電位は，閾値以下の刺激を短時間に繰り返すことでも発生する。

⑤ 活動電位は，軸索内外のナトリウムイオンの濃度勾配の大きさにかかわらずその大きさは一定である。

問 3 次の文は刺激電極の間隔とオシロスコープで観察された電位差の変化との関係を述べている。正しいものを選べ。 ⬚11

① 刺激電極の間隔を広げると，電位差の振幅は小さくなる。

② 刺激電極の間隔を広げると，電位差の変化が継続している時間が長くなる。

③ 刺激電極の間隔を狭めると，最初の電位差の変化と続いて起こる電位差の変化の間隔が短くなる。

④ 刺激電極の間隔の変化は，電位差の振幅や電位差の変化が継続している時間に影響しない。

⑤ 刺激電極の間隔の変化は，電位差の振幅の大きさには影響するが，電位差の変化が継続している時間には影響しない。

問4 図Aのdの部分を適当な薬品で麻酔した場合，電位差の変化を表しているものを図Cより選べ。 12

図C(いずれも縦軸を電位差，横軸を時間とした概略図)

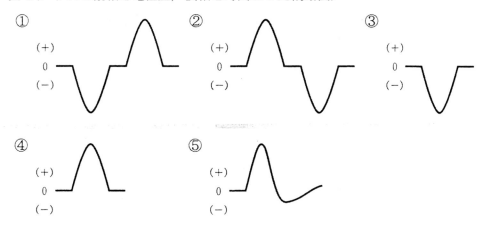

問5 図Aのスイッチをオンにして電流を流し続けたのちスイッチをオフにしたら，スイッチをオンにしたときと，オフにしたときのみ電位差の変化が観察された。このときオンにしてから電位差の変化が起こるまでの時間は1.0ミリ秒，オフにしてから電位差の変化が起こるまでの時間は1.25ミリ秒であった。

(1) スイッチをオフにした場合，電位差の変化が観察されるまでに要する時間が長くなる理由として正しいものを選べ。 13

① スイッチをオンにしたときとオフにしたときとでは興奮が起こる場所が異なる。

② スイッチをオンにしたまま電流を流し続けたので神経細胞が疲労し伝導速度が遅くなる。

③ スイッチをオンにしたとき起きた興奮が持続するため後からの興奮が伝わりにくくなる。

④ スイッチをオンにしたとき起きた興奮の大きさよりオフにした場合の興奮のほうが小さくなる。

⑤ スイッチをオンにしたとき起きた興奮により伝導に必要な物質が減少している。

(2) スイッチをオフにしたとき観察される電位差の変化を示すものを図Cより選べ。 14

(3) 興奮が伝導する速度はおおよそいくつか。 15

① 125 m/秒 ② 100 m/秒 ③ 40 m/秒

④ 25 m/秒 ⑤ 8 m/秒

Ⅱ 呼吸に関する以下の問い(問 1 ～ 5)に答えよ。

問 1 細胞内において，グルコースが好気呼吸によって代謝される過程は大きく
以下の 3 つの反応系に分けられる。

〔解糖系〕

〔クエン酸回路〕

〔電子伝達系〕

各反応系の反応式をまとめた解答欄の空欄に適当な分子式を入れよ。反応
式にあらわれるそれぞれの分子の数は，グルコース 1 分子の分解を基準とせ
よ。また，補酵素によって基質から除かれたり，逆に基質に結合する水素は
[H]としてあらわせ。

問 2 問 1 の反応式も参考に，解糖系，クエン酸回路，電子伝達系で起こる反応
を次の①～⑦の反応からすべて選び，解答欄の番号の下の空欄に〇を記せ。

① 中間生成物から補酵素に水素が受け渡される。

② 中間生成物に補酵素から水素が受け渡される。

③ 中間生成物に水が付加する。

④ 中間生成物から二酸化炭素が除かれる。

⑤ 中間生成物が ATP によりリン酸化される。

⑥ 水素イオンの移動に伴って ATP が合成される。

⑦ 中間生成物の化学変化に伴って ATP が合成される。

問 1

〔解糖系〕

グルコース ⟶ ☐ + ☐ + 2 ATP

〔クエン酸回路〕

☐ + ☐ ⟶ ☐ + ☐ + 2 ATP

〔電子伝達系〕

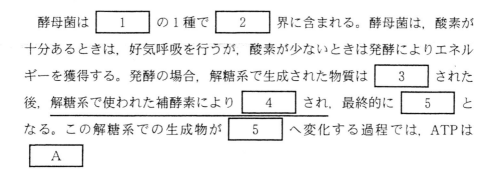

問3 酵母菌の呼吸に関する以下の文中の空欄1～5には語群1より適当な語を，また空欄Aには語群2より適当な文章を選べ。

酵母菌は　1　の1種で　2　界に含まれる。酵母菌は，酸素が十分あるときは，好気呼吸を行うが，酸素が少ないときは発酵によりエネルギーを獲得する。発酵の場合，解糖系で生成された物質は　3　された後，解糖系で使われた補酵素により　4　され，最終的に　5　となる。この解糖系での生成物が　5　へ変化する過程では，ATPは　A　

〔語群1〕
① 菌　　　　　② モネラ　　　　③ 真核生物
④ 原核生物　　⑤ 原生生物　　　⑥ 乳酸
⑦ エタノール　⑧ メタノール　　⑨ 脱水素
⑩ 脱炭酸　　　⑪ 酸化　　　　　⑫ 還元

〔語群2〕
① 1分子合成される。
② 2分子合成される。
③ 4分子合成される。
④ 合成されない。

問4 酵母菌が発酵と好気呼吸を行い，その時の酸素吸収量と二酸化炭素発生量のモル比が3：5だとすると，発酵と好気呼吸それぞれに使われたグルコースのモル比はどうなるか。

問5 問3の下線部で，解糖系で使われた補酵素が，この反応で再び使われることにはどのような意味があるか。50字以内で述べよ。

英　語

解答　21 年度

順天堂大学(医)　21 年度　(51)

Ⅰ　出題者が求めたポイント

[語句]
- dismiss：「却下する」
- blood clot：「血栓」
- subsequent：「(形)あとに続く」
- diagnose：「診断する」
- come to terms with：「あきらめて受け入れる」
- tower：「(動)そびえ立つ」
- tumor：「腫瘍」
- nagging：「しつこい」
- international：「国際大会参加者」
- document：「(動)記録する」
- drag down：「ひきずり下ろす」
- condemn：「責める」
- vocal：「(形)よくしゃべる」

[全訳]

　ラグビーのヒーロー、アンディはいまだかつてないほど健康そうに見えた。彼は24の国際試合でプレイしてきた。3年前の58歳の時、室内ボートレースの世界記録保持者である彼は、トレーニング期間中にいつにない疲労感を感じた。彼は感じた胸の痛みを無視することにして熱い風呂に入った。すぐ後で、心臓発作のように思われる症状になった。しかし彼は、肺塞栓症あるいは胸部の血栓があると診断された。さらに検査してみると、手術不能な前立腺ガンだとわかった。前立腺によって血液中に放出されるタンパク質のレベルを表すPSAレベルが、通常は4以下のところを、彼のは信じられないことに133もあり、彼がいかに深刻な状態にあるかを示していた。彼はすぐに、その後に続いた治療のことと、自分の人生をもはや管理できないことを自分がどう感じるかを日記に書き始めた。彼の本は「ベストラグビーブック」の賞を獲得したばかりである。

　授賞式にきた聴衆に挨拶するとき、私たちは希望を捨ててはならないと彼は言う。「そうでなければ、私たちは神に与えられた貴重な贈り物を失うことになるのです。最後の時がきた時、<u>そこには希望があり、私たちの心は絶望に打ちひしがれることはないでしょう。</u>」スピーチの中で彼は、他の人たちが潜在している問題の初期の兆候を見逃さないように、検査することが必要だと強調する。「早期発見すれば、回復のチャンスは大きいのです。」アンディも始めは、自分の個人的な闘いをあからさまにすることについていくらか疑念を感じたのだが、やがて、人々が彼の話を聞いたことをよかったと思っていることに気づいた。イギリスでは数百人の人々が、毎日毎日ガンの診断を受けている。彼の物語は、だれもが病気と折り合いをつけているという話である。これは同じような病気を持つ人々に、慰めと励ましを与えた。彼は家族にとても助けられてきたが、<u>彼の妻も始めは</u>、彼が自分のことばかりにとら

われてすぎているように見えると言って<u>彼を非難した</u>ことを、彼は認めている。また、彼の一番上の息子は、彼の周りに世間の注目が集まることを嫌っている。

　アンディはまだかくしゃくとした外見をし、健康で若々しく見える。彼のドクターは最初の診断を告げたときに、彼に希望をくれた。骨にはまだ広がっておらず、腫瘍は放射線治療で小さくなっているということだった。ガンは今はコントロールできているように見えるが、彼のPSA値は最近再び上昇し、ガンが再発したかも知れない疑いがしつこく残っている。

　彼の病気は彼に人生の新しい使命をくれた。一般の人々の間に前立腺ガンにたいする覚醒を促し、50歳を超えるすべての男性にPSAレベルをチェックするように説得するという使命である。痛みに苦しんだことはないと言うとき、彼は勇気をもって行動したことを否定する。しかし、彼の本は、彼の戦いがひとりのラグビー国際大会出場者の決断力と精神を反映していることを示している。彼は自分はラッキーだと感じている。肺塞栓症でもっと早く、簡単に死んでしまっていたかもしれないのだから。「私は家族のとの距離を縮め、財政問題を整理し、自分の病気と治療を記録する時間が持てたのです。」彼はまだボートをやっているが、ドラッグは彼のエネルギーを低下させている。このことから、彼は声を大にして、若いアスリートが長期にわたる健康を犠牲にして、士気を鼓舞するためにこのドラッグを使うのを批判する。彼は、スポーツの中でドラッグが持つ影響を、「悪魔」と表現している。

　アンディはもう二度とスポーツのタイトルを獲得することはないことを、気にしていない。彼は恵まれているところを数え上げる。「勝者と敗者の差はほんのまたたき程度です。」と彼は言う。彼はスポーツのことを言っているのだが、生と死の間の細い線のことを言ってもいいだろう。彼の次の病院の予約は数週間先である。表面的には彼は落ち着いているが、ドクターがなんと言うだろうかと考え始めている。「私はやり続けなければなりません。ただ家でじっと座って思い煩うことはしたくありません。」

[解説]

(設問の訳)

(1)この英文の最も適切なタイトルは(　　)である。

(2)アンディは、同じ病気を心配する男性たちに(　　)をアドバイスしている。
1.前立腺ガンに関する本を書くこと
2.家族からの助けを求めること
3.スポーツや運動をたくさんすること
4.PSA検査を受けること

(3)第2パラグラフの「そこには希望があり、私たちの心は絶望に打ちひしがれることはないでしょう」という表現は(　　)ということを表している。
1.人は病気に対して前向きな姿勢を持つべきだ

2.希望を持つことで回復のチャンスが増える
3.人は他の人たちに健康上の問題を語るべきだ
4.人は自分の健康上の問題で、他の人たちをあまりに
　煩わせてはいけない
(4)第2パラグラフの「彼の妻も始めは彼を非難した」
　という表現は、彼女が(　　)ことを表している。
1.彼が日記をつけ始めなければよかったと思っている
2.彼は自分の問題にあまりに集中しすぎていると思った
3.彼が病気にかかったと聞いたとき腹を立てた
4.彼が自分の体験を人に話すことができて喜んでいる
(5)アンディは今多くの時間を(　　)に使っている。
1.自分の人生について本を書くこと
2.他の人たちにアドヴァイスすること
3.ラグビーとボートに対する情熱を語ること
4.次の病院予約のことを心配すること
(6)アンディはおそらく(　　)をもっとも心配している。
1.財政問題を処理すること
2.スポーツに参加しつづけることができないこと
3.これから数週間後に何を聞かされるかということ
4.彼が苦しんでいる痛み
(7)下記の内容のうち当てはまらないのはどれか。
(8)ラグビーの国際的プレイヤーのトップとしてのアン
　ディの日々は(　　)。
1.彼を歳よりも老けて見えるようにさせた
2.室内ボート競技の業績に負かされただけだった
3.彼の受賞体験記の本が焦点を当てているものである
4.現在の問題にうまく対処できるような心構えを彼に
　作らせた
[解答]
(1)3　(2)4　(3)1　(4)2
(5)2　(6)3　(7)1　(8)4

Ⅱ　出題者が求めたポイント
[全訳]
　ハーバードの社会心理学者、ダニエル・ギルバート
は幸せ教授として知られている。これは彼が人間の幸
せの性質を研究する研究室を開いているからである。
質問：どのようにして、この分野の研究に興味を持た
　れたのですか。
答え：ざっと13年前に私に起こったことなんです。私
　はキャリアの最初の10年を、人はどのようにし
　て、人間の行動を決定づける外的状況の力を、
　とかく無視しがちなのだろうという問題を研究
　することに費やしました。多くの人たちはなぜ、
　たとえば、教育のない人はバカだと信じている
　のでしょうか。あと何年も、このことを研究す
　るのに満足しているはずでしたが、いくつかの
　ことが私自身の生活に起こったのです。短期間
　の間に、私の指導教官が亡くなり、私の母が死
　に、私の結婚が破綻し、私のティーンエイジ
　ャーの息子が学校で問題を起こしました。やがて
　私が発見したことは、私の状況は悪いけれども
　壊滅的というわけではない、ということでした。

ある日私は、同じく辛い思いをしている友人と
ランチを食べました。私は彼に言いました。「君
が1年前に、こういうことすべてにどう対処する
のか僕に訊いていたとしたら、僕は朝ベッドか
ら出ることもできないだろうよと答えていただ
ろうね。」友人は頷いてつけ加えました。「極度
のストレスにどう対処するかの予測を、こんな
に間違える人間は僕たちだけなんだろうか。」そ
れで私は考えるようになりました。私は思いま
した。人が、将来起こるできごとに対しての感
情の反応を、正確に予見するにはどうしたらい
いのだろうかと。
質問：それは幸せを理解するのにどう関係があるので
　すか。
答え：なぜかというと、もし私たちが将来どう反応す
　るかを予測できなければ、現実的な目標を自分
　で設定できないし、それに至る方法も編み出せ
　ないからです。私たちが研究室でくりかえし見
　てきたのは、人々は自分を幸せにするもの、あ
　るいは不幸にするものを予測する能力がないと
　いうことです。どの予測が他のものより良いの
　かがわからなければ、幸せを見つけだすのは難
　しいです。実は、(A)良いことは、私たちが思う
　ほど深く私たちに影響を与えるわけではありま
　せん。(B)悪いこともそうです。私たちはどちら
　にもとてもすばやく適応します。ですから、(C)
　喜ぶべきは、失明しても思うほど不幸にはなら
　ないだろうということです。(D)惜しむべきは、
　宝くじにあたっても期待していたほどに幸せに
　ならないだろうということです。
質問：つまり、人々は運命がどうであれ、幸せである
　ということですか。
答え：種であることを考えると、私たちは何を得よう
　とそこそこ幸せであることが多いのです。ゼロ
　から100までの目盛りで測ると、人々は大体にお
　いて、自分の幸せ度は75くらいだと言います。
　私たちは100までたどり着こうと努力し続けま
　す。時々たどり着くこともありますが、そこに
　長く留まることはありません。私たちは確かに、
　私たちを20とか10とかに引き下げるものを恐れ
　ています。愛する者の死とか、関係の終わりと
　か、健康上の深刻な問題とかです。でも、これ
　らのことが起こってみると、私たちのほとんど
　は、予想よりも早く自分の感情の基準ラインに
　戻ります。人間は問題から回復する偉大な能力
　を持っているのです。
質問：私たちのほとんどは、幸せとはなにかについて、
　理屈に合わない概念を持っているのですか。
答え：それは不正確な、欠陥のある考え方です。明日
　あるいは来週どういう気持ちになるのかを、正
　確に予測できる人はほとんどいません。ですか
　ら、空腹の時にスーパーに行くと買いすぎたり、
　たっぷり食べた後で買い物に行くと、買うもの

が少なすぎたりするのです。私たちが将来の幸せを予測するのを難しくしているもう一つの要因は、私たちのほとんどが合理主義者であるということです。配偶者に去られたり、仕事で大きな昇進から外されたりすると、立ち直れない気持ちになるだろうと私たちは予想します。しかし事がいざ起こってみると、「彼女は私に合わなかったんだ。」とか、「実は家族のための時間がもっと必要だったんだ。」ということになります。人々は嬉しくない出来事の衝撃を和らげる道を見つける、驚くべき才能を持っているのです。ですから、人々は悪い知らせを、実際にそうなってみてわかるよりもはるかにひどく、誤って予想します。

質問：それでは、もしこのようなメカニズムがなかったとしたら、私たちは落ち込みすぎて、やっていけないくらいになるだろうということですか。

答え：そういうこともあると思います。臨床的な抑うつ状態の人たちは出来事を再構成する能力が欠けていることが多いようです。このことから、うつではない人たちも、このメカニズムを持っていなければ、同じようにうつ状態になるかもしれません。

質問：幸せに関するベストセラーの本の著者として、人々が幸せを得る方法について何かアドヴァイスがありますか。

答え：人が幸せになることを一番よく約束してくれるのは、人との関係と、家族や友人たちと共に過ごす時間の長さです。これはお金よりもはるかに大切で、健康よりもいくらか大切なものです。データが示しているのはそういうことです。おもしろいことに、人々は、たとえばお金など、自分をそれほどまで幸せにしないものを得るために、社会的な関係を犠牲にします。私が幸せのために「賢い買い物」をすべきだと言っているのは、こういう意味です。研究からわかったもう一つのことは、人々は物よりも経験からの方が喜びを得ることが多いということです。ですから、あなたに休暇やおいしい食事や映画に使えるある額のドルがあったら、それは物よりも幸せをもたらしてくれるだろうということです。その理由のひとつは、経験は大体において他の人と分かち合うものだけれども、普通、物はそうではないからです。

[解説]
（設問の訳）
(1)ギルバート博士の研究のそもそもの焦点は、何だったのか。
　1.外部の状況が人の行動をどう決定づけるのかを示すこと。
　2.人が外的状況をどう無視するのかについて。
　3.教育のない人々が人間の行動の外部の力にどう反応するかについて。

4.人間の無視の原因について。
(2)彼はどのようにして、今やっている研究課題に取り組むようになったのか。
　1.友人とランチをとっているときに、苦しい経験をしている人を助けるのは難しいと思い始めた。
　2.極度のストレスに陥ったとき、人はどのようにしたら破滅的な出来事を予見できるのだろうかと思い始めた。
　3.いくつかの苦しい経験の後で彼は、将来の出来事に対する感情の反応を予測する人間の能力について考え始めた。
　4.母親が死んだ後で彼は、なぜ多くの人たちは、教育のない人たちはばかだと思うのだろうかと考えた。
(3)（　Ａ　）から（　Ｄ　）に入る語の組み合わせてもっとも良いのは次のどれか。
(4)物事に打ちのめされたとき、人はしばしばどのように反応するか。
　1.将来は幸せになるだろうと思う。
　2.自分の幸せを約75ポイントと評価する。
　3.立ち直れないくらい落ち込む。
　4.感情の基本ラインにすばやく戻る。
(5)打ちのめされた時、人々はどうするか。
　1.たいていは、良くない出来事を克服する方法を探す。
　2.時々、将来どれくらい幸せになるかを予測しようとする。
　3.楽観的になる。
　4.状況を正確に評価する。
(6)臨床的に抑うつ状態にある人は、なぜそのままの状態でいることが多いのか。
　1.最悪の事が起こるのを予想するので。
　2.将来の出来事を予測しようとしないので。
　3.出来事を再構成する能力がないようなので。
　4.自分が抑うつ状態のあるのを認識しないので。
(7)ギルバート博士によると、幸せのための2つの大事なことは何か。
　1.お金と健康
　2.人との関係と楽しい経験
　3.社会的関係とお金
　4.健康と価値のある体験
(8)インタビューの中の「賢い買い物」とはどういう意味か。
　1.人はお金を得るために社会的関係を犠牲にしてはならない。
　2.人は社会的関係のためにお金を犠牲にしてはならない。
　3.人は幸せにしてくれる物を得るために、社会的関係を犠牲にすべきだ。
　4.人は社会的関係を犠牲にしようと、幸せにしてくれる物を目指すべきだ。

[解答]
(1) 2　(2) 3　(3) 2　(4) 4
(5) 1　(6) 3　(7) 2　(8) 1

Ⅲ 出題者が求めたポイント

[全訳]

　食事が私たちの体の発達、そして心の発達にも影響するというのは、ずっと昔からよく知られている。最近の医学研究は、私たちの生命に与える食べ物の影響は、生まれる前からでも始まっていると(1)主張している。エクセター大学で行われたこの研究は、妊娠前からの母親の食事が、どちらの性の赤ん坊を産むかに有意に影響しているかもしれないことを示した。バナナなどカリウムの豊富な食べ物を始めとする、栄養価の高い、カロリーが高めの食事を食べること、ナトリウムの摂取量を増やすこと、そして朝食を抜かないことが、男の子を産む可能性を高めるように思われた。この関係は完全に証明されているわけではないが、この考えは、試験管内受精の研究と一致している。この受精では男の胎芽は栄養豊富な環境に長く晒されると、もっともよく成長するのである。この研究の執筆責任者のフィオナ・マシューズは、この新しい発見は、男の胎芽は糖レベルの低い条件では生き延びられない傾向にあることを示す調査研究とも、合致していると言った。これは食事を抜く女性によくある条件である。

　シカゴ大学の体外受精の専門家であるタルン・ジャイナ教博士は、最初この研究に懐疑的であったのだが、研究はよくなされていて追加研究に値すると言っている。「これは、女の子を作るより男の子を作る方が余計に栄養が必要だということかもしれません。」と彼は言った。「男性の精子が赤ん坊の性を決定しますが、ある栄養あるいは食事パターンによって、女性の体が、男子の染色体を持つ精子をより受け入れやすくなるのは、あり得ることです。」と彼はつけくわえた。

　この研究は、イギリスに住む胎児の性を知らない700人の、初回妊娠の女性の調査を基にしていた。妊婦たちは妊娠前の一年間の食習慣のデータを提供した。妊娠前のカロリー摂取が最も多かった(しかしあくまでも正常で健康な範囲内でのカロリー摂取の)女性の間では、56パーセントが男の子であり、対して、最も低いカロリー摂取の女性では45パーセントがそうであった。1日に朝食として少なくともボール1杯のシリアルを食べる女性は、1週間にボール1杯しか食べない女性よりも、男の子を産む傾向が87％高かった。イギリスでは朝食時にシリアルを食べるのは普通のことで、研究では、ごくわずかしか食べていないのは朝食抜きの可能性があると判断された。さらに、男の子を産んだ女性は、バナナによく見られる成分であるカリウムを、女の子を産んだ女性より一日平均300ミリグラム多く消費していた。また、男の子を産んだ女性は、女の子を産んだ女性より、一日に平均400カロリー多く摂取していた。牛乳をたくさん飲む妊娠女性は女の子を産みやすいという通説とは反対に、このような女性はカルシウムの摂取が増加するので、実際には男の子を産みやすいことがこの研究でわかった。

　これらの発見は、他の動物でなされてきた研究結果と一致するように思われる。カリフォルニア大学の准教授であるマイケル・ルー博士は、「この結果は確かに、進化生物学的観点から見て合理的です。男の子は大きくなる傾向にあるので、それを創り出すためにはよりたくさんのカロリーが必要というのは理にかなっています。」と語った。それでも彼は、女性が産む赤ん坊の性に影響を与える可能性のある要因は、他にも多くあるだろうと警告した。（　A　）よって、男の子がほしい女性が多く食べ過ぎ、女の子がほしい女性がひもじい思いをするのは、危険であるだろう。両極端の食事パターンは、母親と赤ん坊の両方にとって健康的ではない。「最低ラインは、」と彼は結論として言った。「男の子を作り出す方法を親にどのようにアドバイスするか、われわれにはまだ分かっていないということです。」
（　B　）

　最近、子どもの性を決定する助けをしてほしいと医者に頼む親が、世界中で増えている。しかしこの流れは、多くの難しい倫理的、社会的、医学的問題を引き起こす。（　C　）最終的には、これらの諸問題と可能性についての私たちの決断は、人間の価値を倫理的に考察し、地球上のすべての生命の本質を環境学的に理解した上での決断でなければならない。（　D　）

[解説]

（設問の訳）

(1)この英文のタイトルとしてもっとも適切なのはどれか。
　　1.子どもの性別をどう選択するか
　　2.食糧と子どもたちの健康
　　3.子どもに対する母親の責任
　　4.赤ん坊の性別に影響するもの

(2)空欄(1)に入るもっとも適切なのは次のどの語か。

(3)ジャイナ教博士はどう考えているのか。
　　1.食事が赤ん坊の性別を決定することがあることを、研究が証明していると考えている。
　　2.彼は研究にいくぶん疑いを持っているが、興味は持っている。
　　3.彼は食事のパターンが赤ん坊の性別を決定すると考えている。
　　4.彼は女性の体は男の染色体に対して受容性があると考えている。

(4)次のうち当てはまらないのはどれか
　　1.シリアルを食べることが女の子を持つチャンスを高める。
　　2.牛乳をもっと飲めば男の子を持つチャンスが増える。
　　3.カリウムを含む食べ物を食べると男の子を持つチャンスが増える。
　　4.朝食を抜かすと女の子を持つチャンスが増える。

(5)研究でどんな結論がわかったか。
　　1.妊娠する前にカリウムをたくさん摂ると、男の子を持つチャンスが増える。
　　2.朝食を抜くと、男の子を持つチャンスが増える。
　　3.シリアルをほんのわずかしか食べないのは、イギリスでは不健康のしるしと思われている。

4.妊娠中の女性は1日に400カロリー多く食べなければ
ならない。

(6)ルー博士の主張は何か。
1.極端な食事パターンによって、結果的に男の子が
多く生まれる。
2.私たちは近い将来、赤ん坊の性別を選べるように
なるだろう。
3.最近、極端な食習慣を持つ人たちが増えた。
4.エクセター大学の研究は、進化生物学の考えにな
らっている。

(7)英文で述べられている考えは次のどれか。
1.人々は赤ん坊の性別を選ぶのをやめようとしてい
る。
2.赤ん坊の性別を決めることは禁止すべきである。
3.医者は女性たちに、男の子あるいは女の子を持つ
方法を教えるべきではない。
4.将来男の子の割合の増加が見られるだろう。

(8)もっとも論理的に考えて次の英文が入るのは
(A)(B)(C)(D)のどこか。
「実際のところ、医学研究は、生まれてくる子ど
もの性格を選ぶことのできる技術を開発するかもし
れない。」

[解答]
(1) 4　(2) 2　(3) 2　(4) 1
(5) 1　(6) 4　(7) 3　(8) 3

Ⅳ　出題者が求めたポイント

[設問の訳]
英語で短いエッセイを書いて、食事と健康の関係に
ついてのあなたの考えを論じなさい。

[解答]
省略

順天堂大学(医) 21年度 (56)

数　学

解答

21年度

Ⅰ　出題者が求めたポイント

(1)（数学Ⅲ・積分法）

与えられた定積分を計算する。

$y = f(x)$ のグラフを x 軸の正方向に a 平行移動させたグラフになるのは，$y = f(x-a)$

$y = f(x)$ が偶関数，$\displaystyle\int_{-a}^{a} f(x)dx = 2\int_{0}^{a} f(x)dx$

$y = f(x)$ が奇関数，$\displaystyle\int_{-a}^{a} f(x)dx = 0$

(2)（数学Ⅱ・微分法）

$|f(x)| = \begin{cases} f(x) & (f(x) \geqq 0) \\ -f(x) & (-f(x) < 0) \end{cases}$

場合分けして，絶対値をはずして微分し増減表をつくり極大，極小を調べる。

(3)（数学C・行列）

$\begin{pmatrix} a & b \\ c & d \end{pmatrix}^{-1} = \dfrac{1}{ad-bc}\begin{pmatrix} d & -b \\ -c & a \end{pmatrix}$

$B^n = \begin{pmatrix} a_n & b_n \\ c_n & d_n \end{pmatrix}$ とし，b_n, d_n の漸化式より B^n を n で表す。$A^n = QB^nP$ で $n \to \infty$ を考える。

(4)（数学B・空間ベクトル）

$\vec{a} + \vec{b}, \vec{a} - \vec{b}$ を成分表示で求めておく。

$\vec{m} = (x_1, y_1, z_1), \vec{n} = (x_2, y_2, z_2)$ のとき，

$\vec{m} \cdot \vec{n} = x_1x_2 + y_1y_2 + z_1z_2$

$|\vec{m}| = \sqrt{x_1^2 + y_1^2 + z_1^2}$

$|\vec{p}|^2 = |x\vec{d} + y\vec{e}|^2$ を展開し，$\vec{p} \cdot \vec{c}$ は成分表示から計算し x, y で表わす。

$\vec{p} \cdot (\vec{c} - \vec{p}) = 0$ より x, y で平方完成して方程式を導く。$(x-x_0)^2 + (y-y_0)^2 = r^2$ のとき，

中心は $x_0\vec{d} + y_0\vec{e}$，半径 r の円。

$|\vec{g}|^2$ を展開し，x, y で平方完成する。

$(x-x_0)^2 + (y-y_0)^2 + a$ のとき，$x = x_0, y = y_0$ のとき最小値は $\sqrt{a}$ である。

〔解答〕

(1) $I = \left[\dfrac{x^4}{4} - 2x^3 + \dfrac{7x^2}{2} + 4x\right]_0^4$

$= 64 - 128 + 56 + 16 = 8$

$y = (x+2)^3 - 6(x+2)^2 + 7(x+2) + 4 = x^3 - 5x + 2$

$a = 0, b = -5, c = 2$

$\displaystyle\int_{-2}^{2} x^3 dx = 0, \int_{-2}^{2} x dx = 0$ より $I = 2\displaystyle\int_{0}^{2} 2dx$

(2) $x^2 - 9 = (x+3)(x-3)$

$x \leqq -3, 3 \leqq x$ のとき，$y = x^3 + 3x^2 - 9x - 27$

$y' = 3x^2 + 6x - 9 = 3(x+3)(x-1)$

$x = -3$ のとき，$y = 0$，$x = 3$ のとき，$y = 0$

$-3 < x < 3$ のとき，$y = x^3 - 3x^2 - 9x + 27$

$y' = 3x^2 - 6x - 9 = 3(x+1)(x-3)$

$x = -1, y = -1 - 3 + 9 + 27 = 32$

x		-3		-1		3	
$f'(x)$	$+$	0	$+$	0	$-$		$+$
$f(x)$	↗	0	↗	32	↘	0	↗

増減表より，極値は2個。

$x = -1$ で極大値 32，$x = 3$ で極小値 0

(3) $Q = \dfrac{1}{4-3}\begin{pmatrix} 2 & 3 \\ 1 & 2 \end{pmatrix} = \begin{pmatrix} 2 & 3 \\ 1 & 2 \end{pmatrix}$

$B = \begin{pmatrix} 2 & -3 \\ -1 & 2 \end{pmatrix}\begin{pmatrix} -1 & 4 \\ -\frac{2}{3} & \frac{7}{3} \end{pmatrix}\begin{pmatrix} 2 & 3 \\ 1 & 2 \end{pmatrix} = \begin{pmatrix} 0 & 1 \\ -\frac{1}{3} & \frac{2}{3} \end{pmatrix}\begin{pmatrix} 2 & 3 \\ 1 & 2 \end{pmatrix}$

$= \begin{pmatrix} 1 & 2 \\ 0 & \frac{1}{3} \end{pmatrix}$

$B^2 = \begin{pmatrix} 1 & \frac{8}{3} \\ 0 & \frac{1}{9} \end{pmatrix}, B^3 = \begin{pmatrix} 1 & \frac{26}{9} \\ 0 & \frac{1}{27} \end{pmatrix}$

$B^n = \begin{pmatrix} 1 & a_n \\ 0 & b_n \end{pmatrix}$ とすると，

$a_{n+1} = 2 + \dfrac{1}{3}a_n, \quad b_{n+1} = \dfrac{1}{3}b_n$

$a_{n+1} - 3 = \dfrac{1}{3}(a_n - 3)$ で，$a_1 - 3 = 2 - 3 = -1$

よって，$a_n = 3 - \left(\dfrac{1}{3}\right)^{n-1}$

$b_1 = \dfrac{1}{3}$ より $b_n = \dfrac{1}{3}\left(\dfrac{1}{3}\right)^{n-1} = \left(\dfrac{1}{3}\right)^n$

$B^n = \begin{pmatrix} 1 & 3 - \left(\frac{1}{3}\right)^{n-1} \\ 0 & \left(\frac{1}{3}\right)^n \end{pmatrix}$

$A^n = \begin{pmatrix} 2 & 3 \\ 1 & 2 \end{pmatrix}\begin{pmatrix} 1 & 3-\left(\frac{1}{3}\right)^{n-1} \\ 0 & \left(\frac{1}{3}\right)^n \end{pmatrix}\begin{pmatrix} 2 & -3 \\ -1 & 2 \end{pmatrix}$

$= \begin{pmatrix} -2+\left(\frac{1}{3}\right)^{n-1} & 6-2\left(\frac{1}{3}\right)^{n-1} \\ -1+\left(\frac{1}{3}\right)^n & 3-2\left(\frac{1}{3}\right)^n \end{pmatrix}$

$\displaystyle\lim_{n\to\infty} A^n = \begin{pmatrix} -2 & 6 \\ -1 & 3 \end{pmatrix}$

(4) $\vec{a} + \vec{b} = (3, 3, 2), \vec{a} - \vec{b} = (-1, 1, 0)$

$(\vec{a}+\vec{b}) \cdot (\vec{a}-\vec{b}) = 3\times(-1) + 3\times 1 + 2\times 0 = 0$

$|\vec{a}+\vec{b}| = \sqrt{9+9+4} = \sqrt{22}$

$|\vec{a}-\vec{b}| = \sqrt{1+1+0} = \sqrt{2}$

$|\vec{d}| = 1, |\vec{e}| = 1, \vec{d} \cdot \vec{e} = 0$

$|\vec{p}|^2 = |x\vec{d} + y\vec{e}|^2 = x^2|\vec{d}|^2 + 2xy\vec{d} \cdot \vec{e} + y^2|\vec{e}|^2$

$= x^2 + y^2$

$\vec{c} \cdot \vec{p} = \dfrac{x}{\sqrt{22}}(3+12-4) + \dfrac{y}{\sqrt{2}}(-1+4+0)$

$$= \frac{\sqrt{22}}{2}x + \frac{3\sqrt{2}}{2}y$$

$\vec{p}\cdot(\vec{c}-\vec{p})=0$ より

$$x^2 - \frac{\sqrt{22}}{2}x + y^2 - \frac{3\sqrt{2}}{2}y = 0$$

$$\left(x-\frac{\sqrt{22}}{4}\right)^2 + \left(y-\frac{3\sqrt{2}}{4}\right)^2 = \frac{5}{2}$$

中心の座標は,

$$\frac{\sqrt{22}}{4}\frac{1}{\sqrt{22}}(3,3,2) + \frac{3\sqrt{2}}{4}\frac{1}{\sqrt{2}}(-1,1,0) = \left(0,\ \frac{3}{2},\ \frac{1}{2}\right)$$

半径は, $\sqrt{\dfrac{5}{2}} = \dfrac{\sqrt{10}}{2}$

$$|\vec{q}|^2 = |\vec{c}|^2 - 2\vec{c}\cdot\vec{p} + |\vec{p}|^2$$
$$= (1+16+4) - \sqrt{22}x - 3\sqrt{2}y + x^2 + y^2$$
$$= \left(x-\frac{\sqrt{22}}{2}\right)^2 + \left(y-\frac{3\sqrt{2}}{2}\right)^2 + 11$$

$|\vec{q}|$ は $x = \dfrac{\sqrt{22}}{2}$, $y = \dfrac{3\sqrt{2}}{2}$ のとき, 最小値 $\sqrt{11}$

$$\vec{p} = \frac{\sqrt{22}}{2}\frac{1}{\sqrt{22}}(3,3,2) + \frac{3\sqrt{2}}{2}\frac{1}{\sqrt{2}}(-1,1,0)$$
$$= (0,\ 3,\ 1)$$
$$\vec{q} = (1-0,\ 4-3,\ -2-1) = (1,\ 1,\ -3)$$

(答)

(1)

ア	イ	ウ	エ	オ
8	0	−	5	2

(2)

ア	イ	ウ	エ	オ	カ	キ
2	−	1	3	2	3	0

(3)

ア	イ	ウ	エ	オ	カ	キ	ク	ケ	コ	サ	シ	ス	セ	ソ
2	3	1	2	1	2	0	1	3	1	8	3	0	1	9

タ	チ	ツ	テ	ト	ナ	ニ	ヌ	ネ	ノ	ハ	ヒ	フ	ヘ
1	2	6	9	0	1	2	7	−	2	6	−	1	3

(4)

ア	イ	ウ	エ	オ	カ	キ	ク	ケ	コ	サ	シ	ス	セ	ソ
0	2	2	2	2	2	4	3	2	4	5	2	0	3	2

タ	チ	ツ	テ	ト	ナ	ニ	ヌ	ネ	ノ	ハ	ヒ	フ
1	2	1	0	0	3	1	1	−	3	1	1	

Ⅱ　出題者が求めたポイント（数学Ⅲ・積分法）

半径は $x=1$ のときの y の値, 高さは x 軸方向の長さ.
連立方程式で B 座標を求め, AB の長さを求める.
底面の円周と側面の弧の長さが等しいことより側面の扇形の中心角をだし, 面積を求める.
$y=x$ および円 $x^2+y^2=r^2$ と x 軸によって囲まれた扇形の x 軸の周りでの回転体 V の体積を求める.
$x \le \dfrac{r}{\sqrt{2}}$ と $\dfrac{r}{\sqrt{2}} \le x$ に分けて y^2 を求めて積分する.

$$V = \int_0^{\frac{r}{\sqrt{2}}} \pi y^2 dx + \int_{\frac{r}{\sqrt{2}}}^r \pi y^2 dx$$

$r=\sqrt{2}$ のときの, V と V' を求める.

〔解答〕
$x=1$ で $y=1$ より底面の半径1, 高さ1の円錐.
$-x+1=x$ より $x=\dfrac{1}{2}$, $y=\dfrac{1}{2}$

従って, $\mathrm{B}\left(\dfrac{1}{2},\ \dfrac{1}{2}\right)$

$$\mathrm{AB} = \sqrt{\left(\frac{1}{2}-1\right)^2 + \left(\frac{1}{2}\right)^2} = \sqrt{\frac{2}{4}} = \frac{\sqrt{2}}{2}$$

円錐の表面を展開すると,
底面の円の半径 $\sqrt{2}t$, 円周 $2\sqrt{2}\pi t$
側面の扇形の半径 $2t$, 中心角を θ とする.
$4\pi t \dfrac{\theta}{2\pi} = 2\sqrt{2}\pi t$ より $\theta = \sqrt{2}\pi$
側面積は, $\pi (2t)^2 \dfrac{\sqrt{2\pi}}{2\pi} = 2\sqrt{2}\pi t^2$

$$\int_0^{\sqrt{2}} 2\sqrt{2}\pi t^2 dt = \left[\frac{2\sqrt{2}}{3}\pi t^3\right]_0^{\sqrt{2}} = \frac{1}{3}\pi$$

$y=x$ と $x^2+y^2=r^2$ の交点は, $2x^2=r^2$ より
$x>0$ では, $\left(\dfrac{\sqrt{2}}{2}r,\ \dfrac{\sqrt{2}}{2}r\right)$

$$V = \pi\int_0^{\frac{\sqrt{2}}{2}r} x^2 dx + \pi\int_{\frac{\sqrt{2}}{2}r}^r (r^2-x^2)dx$$
$$= \pi\left[\frac{1}{3}x^3\right]_0^{\frac{\sqrt{2}}{2}r} + \pi\left[r^2x - \frac{1}{3}x^3\right]_{\frac{\sqrt{2}}{2}r}^r = \frac{2-\sqrt{2}}{3}\pi r^3$$
$$V' = (2-\sqrt{2})\pi r^2$$

$r=\sqrt{2}$ のとき, $V = \dfrac{-4+4\sqrt{2}}{3}\pi$

球面の部分は, $V' = 2(2-\sqrt{2})\pi = (4-2\sqrt{2})\pi$

よって表面積は $(4-2\sqrt{2})\pi + (\sqrt{2})^2\pi\dfrac{\sqrt{2\pi}}{2\pi} = (4-\sqrt{2})\pi$

(答)

ア	イ	ウ	エ	オ	カ	キ	ク	ケ	コ	サ	シ
1	1	1	2	1	2	2	2	2	2	1	3

ス	セ	ソ	タ	チ	ツ	テ
−	4	4	2	3	4	2

Ⅲ　出題者が求めたポイント

（数学Ⅲ・写像と関数, 数学Ⅱ・指数対数関数）
定義をきちんと把握しておく.
(4) 定義から法則を導けるようにしておく.

〔解答〕
(1) $f(x)$ の定義域を集合 A とすると,
　$\{f(a)\ |\ a\in A\}$ を $f(x)$ の値域という.
(2) 関数 $y=f(x)$ が1対1の写像であるとき.
　$f(x)$ の定義域を A, 値域を B とする.
　$f: A \to B$ を $f(a)=b$ で定めるとき,
　$g: B \to A$ を $g(b)=a$ で定める.
　この $g(x)$ を $f(x)$ の逆関数という.
(3) $y=a^x$ の逆関数は, $x=a^y$ だからこれを,
　$y=\log_a x$ で表す.
(4) a, c が共に1でない正の数, $b>0$ とする.
　$\log_a b = \dfrac{\log_c b}{\log_c a}$
　$\log_a b = x$ とする. $a^x = b$
　$a = c^n$, $b = c^m$ のとき,
　$n = \log_c a$, $m = \log_c b$
　$(c^n)^x = c^m$ より $nx = m$
　$x = \dfrac{m}{n} = \dfrac{\log_c b}{\log_c a}$　従って, $\log_a b = \dfrac{\log_c b}{\log_c a}$

物理

解答　21年度

I

第1問. 出題者が求めたポイント……剛体にはたらく力のつり合い、2物体の衝突、理想気体のした仕事と内部エネルギーの変化、点電荷の回りの電場と電位差、非線型抵抗を含む回路

問1.

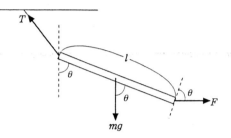

(a) 棒の長さをlとおくと、棒の左端を中心としたモーメントのつり合いより、
$$Fl\cos\theta = mg\cdot\frac{l}{2}\cdot\sin\theta \quad \therefore F = \frac{mg}{2}\tan\theta$$
$\boxed{1}$④…(答)

(b) 糸の張力の大きさをTとおくと、力のつり合いより、
$$T = \sqrt{(mg)^2 + F^2} = \sqrt{m^2g^2 + \frac{m^2g^2}{4}\tan^2\theta}$$
$$= mg\sqrt{1 + \frac{\tan^2\theta}{4}}$$
$\boxed{2}$⑧…(答)

問2.
衝突後のAの速度の大きさをv_A、Bの速度の大きさをv_Bとおくと、運動量の保存より、
$$mv = 2mv_A\cos\theta + mv_B\cos\theta$$
$$2mv_A\sin\theta = mv_B\sin\theta$$
また、弾性衝突なので力学的エネルギーが保存するため、
$$\frac{1}{2}mv^2 = \frac{1}{2}\times 2mv_A^2 + \frac{1}{2}mv_B^2$$
以上の3式を$\cos\theta$について解いて、$\cos\theta = \frac{\sqrt{6}}{4}$
$\boxed{3}$⑦…(答)

問3.
(a) $\Delta U = Q - W = Q - p\Delta V$
$= 200 - 1.0\times 10^5 \times 5.0\times 10^{-4} = 150$
$\boxed{4}$④…(答)

(b) $\frac{C_p}{C_v} = \frac{\Delta U + W}{\Delta U} = \frac{200}{150} \approx 1.3$　$\boxed{5}$②…(答)

問4.
(a) 次図より、$-k\frac{q}{4r^2} - k\frac{q}{2r^2} = -\frac{3}{4}\times k\frac{q}{r^2}$
$\boxed{6}$③…(答)

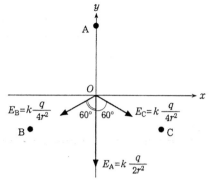

(b) O点の電位は、$V_O = k\frac{2q}{2r} - k\frac{q}{2r} - k\frac{q}{2r} = 0$

D点の電位は、$V_D = k\frac{2q}{3r} - k\frac{q}{\sqrt{3}r} - k\frac{q}{\sqrt{3}r}$
$= \frac{2(1-\sqrt{3})}{3}k\frac{q}{r}$　よって、
$$F = -q(V_D - V_O) = \frac{2(\sqrt{3}-1)}{3}k\frac{q}{r}$$
$\boxed{7}$⑥…(答)

問5、
一つの電気素子の両端の電圧をV、流れる電流をIとおくと、
$$V = 4.5 - 25\times 2I = 4.5 - 50I$$
このVとIの関係をグラフに記入すると下図のようになる。

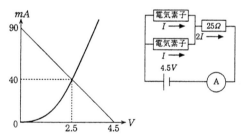

グラフより、$I = 40mA$　よって電流計に流れる電流は、$2I = 80mA$
$\boxed{8}$⑧…(答)

第2問.
問1. 出題者が求めたポイント……観測者が音源の進行方向からはずれたときのドップラー効果

(a)

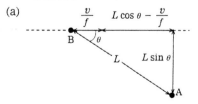

上図より、

$$t' - t = \frac{1}{f} + \frac{\sqrt{L^2\sin^2\theta + \left(L\cos\theta - \frac{v}{f}\right)^2}}{V} - \frac{L}{V}$$

$$= \frac{1}{f} + \frac{\sqrt{L^2 - \frac{2LV\cos\theta}{f} + \frac{v^2}{f^2}}}{V} - \frac{L}{V}$$

$$= \frac{1}{f} + \frac{L}{V}\left(\sqrt{1 - \frac{2v\cos\theta}{fL} + \frac{v^2}{f^2L^2}} - 1\right)$$

$$\fallingdotseq \frac{1}{f} + \frac{L}{V}\left\{\left(1 - \frac{v\cos\theta}{fL}\right) - 1\right\} = \frac{1}{f} - \frac{v\cos\theta}{fV}$$

$$= \frac{V - v\cos\theta}{fV}$$

1⑦…(答)

(b) A では周期 $T' = \frac{V - v\cos\theta}{fV}$ なので、

波長 $\lambda' = VT' = \frac{V - v\cos\theta}{f}$

$\therefore \frac{\lambda'}{\lambda} = \frac{\frac{V - v\cos\theta}{f}}{\frac{V}{f}} = \frac{V - v\cos\theta}{V}$

2⑤…(答)

問2. 出題者が求めたポイント……ドップラー効果、等速円運動、万有引力の法則

(a) A の公転速度の大きさ v_A が一定であるとすると、

$v_p = v_B + v_A \quad v_q = v_B - v_A$

なので、

$v_B = \frac{v_p + v_q}{2}$ 3③…(答)

(b) $v_A = \frac{v_p - v_q}{2}$ より、

$\frac{2\pi r}{T} = \frac{v_p - v_q}{2} \quad \therefore r = \frac{v_p - v_q}{4\pi}T$

4①…(答)

(c) $\lambda_p = \frac{C - v_p}{C}\lambda$ より $v_p = \frac{\lambda - \lambda_p}{\lambda}c$ 5②…(答)

$\lambda_q = \frac{C - v_q}{C}\lambda$ より $v_q = \frac{\lambda - \lambda_q}{\lambda}c$ 6④…(答)

(d) $G\frac{Mm}{r^2} = m\frac{v_A^2}{r}$ より、

$M = \frac{r}{G}v_A^2 = \frac{v_p - v_q}{4\pi G}T \times \frac{(v_p - v_q)^2}{4}$

$= \frac{C^3T}{16\pi G}\left(\frac{\lambda_q - \lambda_p}{\lambda}\right)^3$ 7⑥…(答)

第3問. 出題者が求めたポイント……ローレンツ力、交流の発生、電流が磁界から受ける力、消費電力

問1. ローレンツ力と電場から電子が受ける力がつり合うので、$qvB = qE$

$\therefore E = vB$ 1⑤…(答)

問2. BC は磁束に交わる方向に運動しないので、$V_{BC} = 0$ 2①…(答)

DC の運動の x 成分は、$v_x = a\omega\sin\omega t$ で与えられるので、$V_{CD} = v_x Bb = Bab\omega\sin\omega t$

3⑬…(答)

問3.
(a) C の電位が D より高いとき、電流は正の向きに流れるので、

$I = \frac{V_{CD}}{R} = \frac{Bab\omega}{R}\sin\omega t$ 4⑫…(答)

(b) $\theta = \omega t = \frac{\pi}{4}$ なので、

$F_{CD} = IBb = \left(\frac{Bab\omega}{R}\sin\frac{\pi}{4}\right) \times Bb = \frac{B^2ab^2\omega}{\sqrt{2}R}$

5⑪…(答)

$F_{DE} = IBa\cos\frac{\pi}{4} = \left(\frac{Bab\omega}{R}\sin\frac{\pi}{4}\right) \times Ba\cos\frac{\pi}{4}$

$= \frac{B^2a^2b\omega}{2R}$ 6⑦…(答)

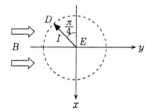

(c) 電圧の実効値を V_e、電流の実効値を I_e とおくと、

$V_e = \frac{Bab\omega}{\sqrt{2}}$ で、

$W = PT = V_e I_e \frac{2\pi}{\omega} = \frac{V_e^2}{R} \times \frac{2\pi}{\omega} =$

$= \frac{B^2a^2b^2\omega^2}{2R} \times \frac{2\pi}{\omega} = \pi\frac{B^2a^2b^2\omega}{R}$

7④…(答)

Ⅱ 出題者が求めたポイント……フックの法則、単振動、力学的エネルギーの保存、摩擦力

問1.
(a) 動摩擦力は x 軸正の向き、弾性力は x 軸負の向きなので、$F_x = \mu'mg - kx$ …(答)

(b) 求める座標を x_0 とおくと、$kx_0 = \mu'mg$ より、

$x_0 = \frac{\mu'mg}{k}$ …(答)

(c) 動摩擦力の向きはばねの長さが最も短くなるまで同じ向き(x 軸正)であり、一定の力が常に同一方向に加わったときの単振動の周期は、力が働いていないときと変わらないので、このばねの単振動の周期を T とおくと求める時間 t は、

$t = \frac{1}{2}T = \pi\sqrt{\frac{m}{k}}$ …(答)

(d)

求める座標を x_1 とおくと、力学的エネルギーの保存より、

$$\frac{1}{2}kd^2 - \frac{1}{2}kx_1^2 = \mu'mg(d - x_1)$$

これを x_1 について解いて、$x_1 = -d + \dfrac{2\mu'mg}{k}$

…(答)

問2.

(a) ばねの弾性力が最大摩擦力より大きければよいので、$-kx_1 > \mu mg$

$k\left(d - \dfrac{2\mu'mg}{k}\right) > \mu mg$ より、

$d > \dfrac{(\mu + 2\mu')mg}{k}$ よって、$d_1 = \dfrac{(\mu + 2\mu')mg}{k}$

…(答)

(b) ここでは動摩擦力の向きが左向きになっているので、求める座標を x_0' とおくと、

$-kx_0' = \mu'mg$ よって、$x_0' = -\dfrac{\mu'mg}{k}$ …(答)

(c) 再び止まった点の x 座標を x_2 とおくと、摩擦のした仕事とエネルギーの関係から、

$$\frac{1}{2}kx_1^2 - \frac{1}{2}kx_2^2 = \mu'mg(x_1 + x_2)$$

これを x_2 について解いて、$x_2 = x_1 - \dfrac{2\mu'mg}{k}$

負の向に振動する時の振幅は

$d - x_0 = d - \dfrac{\mu'mg}{k}$ なので

摩擦によって失われるエネルギーは

$\mu'mg(2(d - x_0) + (x_1 + x_2))$

$= \mu'mg\left\{2\left(d - \dfrac{\mu'mg}{k}\right) + 2\left(d - \dfrac{3\mu'mg}{k}\right)\right\}$

$= 4\mu'mg\left(d - \dfrac{2\mu'mg}{k}\right)$ …(答)

化 学

解答

21年度

Ⅰ 出題者が求めたポイント……小問集

(第1問)

問1. 分子式であることに注意する。

問2. 残りをCHOとして

$$CHO : N : Cl : S = \frac{52.8}{29} : \frac{16.6}{14} : \frac{21.1}{35.5} : \frac{9.5}{32}$$
$$≒ 6.1 : 4 : 2 : 1$$

分子量600以下なので$CHO_{6.1}N_4Cl_2S ≒ 336$

問4. (ロ)体心立方格子は最密構造ではない。

(ハ)$8yn/(x-y)$。

問6. Cl^-, S^{2-}はともにAr型の電子配置。

問7. X, H_2ともに0.125 molなので

$X + 2HCl → H_2 + XCl_2$ よってXの価数は+2。

問8. $10 × \dfrac{x}{100} + 11 × \dfrac{(100-x)}{100} = 10.8$ ∴$x = 20$

$^{10}X : {}^{11}X = 20 : 80 = 1 : 4$

(第2問)

問1.(a) (イ)容積一定なのでArを加えてもNH_3の分圧は増加しない。

(ロ)全体の質量は変化しない。

(b)低温ではAよりもNH_3の濃度は高くなっている。高温になるとNH_3の分解の方向へ平衡は移動する。平衡時のNH_3の濃度はAと変わらない。

問2.(a),(b) $2KMnO_4 + 5H_2C_2O_4 + 3H_2SO_4$
$→ K_2SO_4 + 2MnSO_4 + 10CO_2 + 8H_2O$

(c) $H_2C_2O_4 : KMnO_4 = 5 : 2$
$= (5.04 × 10^{-3})/126 : x$ ∴$x = 1.60 × 10^{-3}$ mol
$(1.60 × 10^{-3})/(20.0 × 10^{-3}) = 8.00 × 10^{-2}$ mol/L

(d) $H_2O_2 : KI = 1 : 2 = x : 0.200 × (10.0/1000)$
∴$x = 1.00 × 10^{-3}$ mol
H_2O_2は$1.00 × 10^{-3}$ mol消費
H_2O_2の物質量をyとすると$H_2O_2 : KMnO_4 =$
$5 : 2 = (y - 1.00 × 10^{-3}) : 8.00 × 10^{-2} × (15.0/1000)$
∴$y = 4.00 × 10^{-3}$ mol
$(4.00 × 10^{-3})/(20.0 × 10^{-3}) = 0.200$ mol/L

問3.(a)全電気量=電解槽Ⅰ(=電解槽Ⅱ)+電解槽Ⅲ
Ⅰの陰極 $Cu^{2+} + 2e^- → Cu$
$(1.905/63.5) × 2 × 9.65 × 10^4 = 5790C$
Ⅲの陰極 $2H_2O + 2e^- → H_2 + 2OH^-$
$(448/22400) × 2 × 9.65 × 10^4 = 3860C$
$(5790 + 3860)/5.0 = 1930s$

(b)$Ag → Ag^+ + e^-$
$(3860/9.65 × 10^4) × 108 = 4.32g$

(c)$2H_2O + 2e^- → H_2 + 2OH^-$
$(5790/9.65 × 10^4) ÷ 1 = 6.00 × 10^{-2}$ mol/L
$1 × 1 × v = 1 × 6.00 × 10^{-2} × 1000$ ∴$v = 60$ mL

(第3問)

問1. $NaHPO_4·12H_2O$ 中の$NaHPO_4$は$(142/358)$ ag
∴$W = b - 0.397a$

問2. $1.38 × 10^{-3} × (21/100) × 32 × 10^3 ≒ 9.27$

$(9.27 - 5.0) × 30 ≒ 128$ mg/L

問3. (a)①オゾンの方が密度は大きい ③オゾンは酸素より重い ④酸化する ⑤オゾンは淡青色

(b)$3O_2 → 2O_3$ 状態方程式から物質量を求めると反応前は0.300mol, 反応後は0.273molとなる。
$(0.300 - x) + (2/3)x = 0.273$ ∴$x = 0.081$mol

(c)与えられた熱化学方程式から$3O = O_3 + 603kJ$が求められる。すなわち$E_A = 603$kJ/mol。また$E_B = 429$kJ/molなので $E_A - E_B = 174$kJ/mol

(第4問)

問1.(a)(イ)けん化されてしまう (ロ)エチレンが生成
(ニ)エステル化によりサリチル酸メチルが生成

(b)(ニ)アセチルサリチル酸はサリチル酸のヒドロキシ基がアセチル化される。

問2.(a)$C : H : O = \dfrac{75.8}{12} : \dfrac{7.4}{1.0} : \dfrac{16.8}{16} ≒ 6 : 7 : 1$

分子量が190なので, 分子式は$C_{12}H_{14}O_2$

(b)$C_5H_8O_2$のカルボン酸で幾何異性体, 光学異性体でないものは4種類。

(c)C_7H_8Oでベンゼン環およびヒドロキシ基をもつのは, クレゾール3種類とベンジルアルコール。

[解答]

(第1問)

(1)③ (2)③ (3)③ (4)① (5)② (6)② (7)② (8)①
(9)⑤ (10)③ (11)⑥ (12)⑦ (13)② (14)④

(第2問)

(1)⑥ (2)② (3)④ (4)⑤ (5)⑧ (6)⑥ (7)④ (8)②
(9)③ (10)⑤ (11)④ (12)② (13)④

(第3問)

(1)① (2)⑤ (3)② (4)⑤ (5)⑥

(第4問)

(1)① (2)④ (3)⑥ (4)③ (5)⑤ (6)⑤ (7)① (8)③
(9)④ (10)② (11)④

Ⅱ 出題者が求めたポイント……蒸気圧, 分配平衡

問1. $\dfrac{w_ベ}{w_ベ + w_水} × 100$にそれぞれの状態方程式を変形してあてはめればよい。

問3. (a)水に残っている分をxとすると$k = (w - x)/x$
∴$x = w/(1 + k)$ 2回目は$k = (x - y)/y$
∴$y = w/(1 + k)^2$ よってn回では$W = w/(1 + k)^n$

(b)$k = \{(w - W)/100n\}/(W/100)$ ∴$W = w/(1 + nk)$

[解答]

問1. $\dfrac{713 × 78}{713 × 78 + 300 × 18} × 100\%$

問2.(a)100℃で506.5hPaの点と10℃で384hPaの点を直線で結ぶ。この直線とベンゼンの蒸気圧曲線との交点の温度が凝縮が始まる温度。

(b)蒸気圧が506.5hPaとなる温度。

問3.(a) $w/(1 + k)^n$ (b) $w/(1 + nk)$

生　物

解答　21年度

第1問　出題者が求めたポイント(I, II・DNAの構造と転写)

問1. (ア)～(オ)DNAは、ヌクレオチド(リン酸＋糖＋塩基)を繰り返し単位とする2本のポリヌクレオチド鎖が、塩基間で水素結合し、二重らせん構造をとる。塩基間の結合は、相補的である。(キ)～(ケ)塩化セシウム溶液を超遠心分離機に掛けると、遠心管の底に近い部分ほど密度が高く、表面に近いほど密度が低くなるという密度勾配を作る。変性により一本鎖になったDNAは、自己の密度と等しい塩化セシウム密度の位置にバンドを作る。

問2. DNAは熱に比較的安定であるが、90℃近くになると塩基間の水素結合が切れ、1本鎖に分かれる。この変性は可逆的で、温度が下がれば、再び相補的な塩基間で水素結合が作られ二本鎖に戻る。

問3. (バクテリオ)ファージは、細菌に感染し増殖するウイルスのことで、遺伝情報としてRNAをもつものとDNAを持つものがいる。

問4. SP8の遺伝子から転写されたmRNAは、鋳型となった一本鎖のDNAと結合する。RNA分解酵素で処理すると、DNAと結合したmRNAは分解されないが、余計な(枯草菌の遺伝子から転写されたもの)mRNAは分解される。密度勾配遠心により分けられる一本鎖DNAのうち重い方にしか^{3}Hの放射能が確認されなかったということは、重い方の鎖が鋳型となったことが分かる。

[解答]
問1.ア.⑦　イ.③　ウ.⑥　エ.③　オ.④　カ.③
　　キ.⑤　ク.②　ケ.⑤
問2.②　　問3.③　　問4.④

第2問　出題者が求めたポイント(I・腎臓のはたらき)

腎臓による浸透圧調節のしくみ、濃縮率に関わる計算が出題されているが、この分野の典型的な問題である。

問1. A.間脳の視床下部から脳下垂体後葉には、神経分泌細胞が伸びている。この細胞で後葉ホルモンが作られる。B.後葉から分泌されるバソプレシンは、抗利尿ホルモンであり、細尿管での水の再吸収を促進し、尿量を減少させる。C,D.体液の浸透圧の調節は、バソプレシンの他に、副腎皮質から分泌される鉱質コルチコイドにより、腎臓でのNa$^+$の再吸収とK$^+$の排出が促進されることで調節される。

問2.①②は脳下垂体前葉、④は副腎皮質、⑤は甲状腺から分泌される。

問3.バソプレシンの分泌が欠乏すると、水の再吸収が減るため、尿量が増加する。尿崩症という病気がその状態である。

問4.(1)イヌリンは再吸収も追加排出もされない物質である。このため、イヌリンの濃縮率(n)から原尿量を計算できる。

$$原尿量 ＝ nV(ml)　　V ＝ 尿量$$

n＝60/0.5、V＝1ml　を上式に代入すると、原尿量が120mlと求まる。

(2)1分間に尿中に排出される尿素量は、原尿中の尿素量から再吸収される尿素量を引いた値になる。再吸収量をX(mg)とすると、次式が成り立つ。

$$20(mg) ＝ 30 × 1.2(mg) － x(mg)$$
$$x(mg) ＝ 16mg$$

(3)上記と同様に計算できるが、グルコースはすべて再吸収される。

$$0(mg) ＝ 100 × 1.2(mg) － x(mg)$$
$$X(mg) ＝ 120mg$$

(4)(2),(3)と同様に計算できる。

$$3(mg) ＝ 300 × 1.2(mg) － x(mg)$$
$$x(mg) ＝ 357mg$$

(5)タンパク質は分子量が大きいため、糸球体の毛細血管を透過できないためろ過されない。血球も同様な理由でろ過されることはない。

[解答]
問1. A.③　B.⑧　C.⑤　D.⑥
　　ア.①　イ.④　ウ.⑦　エ.①
問2.④　　問3.②
問4.(1)120ml　(2)16mg　(3)120mg　(4)357mg　(5)⑤

第3問　出題者が求めたポイント(I・興奮伝導のしくみ)

問1.ウ～エ.静止時の膜電位を静止電位といい、軸索内部が外部に対してマイナスになっている。刺激によりこの電位が逆転する。このときの膜電位を活動電位という。オ～ケ.図Bのグラフは両電極を膜の外に置いた場合であり、両電極間の膜外の電位を比較することになる。刺激電極部位から興奮がcに伝わり、この部位の電位が逆転し外側がマイナスになり、d(プラスである)と電位差が生じる。dに興奮が伝わる前に、cの電位が元に戻るため、いったんdとの電位差がなくなる。dに興奮が伝わると、dの電位が逆転し、c(プラスである)と電位差が生じる。このときの電位差は、dを基準とすると、最初の電位差とは正負が異なることになる。

問2.活動電位は、膜におけるNa$^+$の透過性が変化し、軸索外に多く分布するNa$^+$が急激に軸索内に流れ込むことにより起こる。つまり、Na$^+$の濃度勾配がなければ、活動電位は生じない。

問3.活動電位の大きさは電極の間隔に関係なく常に一定である。電位差の変化が継続している時間は、オシロスコープの電極の間隔により変わる。

問4.dの部位の膜が麻痺することにより、dに活動電流が流れてきても、Na$^+$の透過性が変化することなく、軸索の外側が常にプラス状態になる。つまり、図B

の後半の電位変化は見られない。

問5. (1)連続した刺激により、刺激部がナトリウムポンプによるNa$^+$の濃度勾配が作れず、活動電位が生じることがない。(3)図Aのスイッチをオンにしたときは、bからの興奮による電位差の変化が記録され、オフにしたときはaからの興奮による電位差の変化が記録される。電位差の変化が起こるまでの時間の差は、両刺激電極からオシロスコープまでの距離の違いによる。この時間差から伝導速度を次のように計算できる。

ab間の距離 / 変化が起こるまでの時間差
$= 0.01(m)/ [(1.25-1.0)/1000] (s) = 40m/s$

[解答]
問1.ア.⑥　イ.⑨　ウ.⑤　エ.⑫　オ.④　カ.⑥　キ.③　ク.⑥　ケ.⑥
問2.②　　問3.④　　問4.③
問5.(1)①　(2)①　(3)③

Ⅱ　出題者が求めたポイント(Ⅱ・呼吸)

問1, 2.解糖系はグルコースが脱水素酵素によりピルビン酸にまで分解される過程。この過程では基質レベルのリン酸化と脱リン酸化が起こり、みため2molのATPが合成される。

$$C_6H_{12}O_6 \rightarrow 2C_3H_4O_3 + 4[H]$$

クエン酸回路はピルビン酸が脱水素酵素と脱炭酸酵素によって[H]と二酸化炭素に分解される過程。

$$2C_3H_4O_3 + 6H_2O \rightarrow 6CO_2 + 20[H]$$

電子伝達系は解糖系とクエン酸回路で生じたNADH$_2$とFADH$_2$から電子がミトコンドリア内膜にある呼吸鎖に伝達され、最終的に酸素に渡される過程。

$$24[H] + 6O_2 \rightarrow 12H_2O$$

問3.1, 2.生物は一般的に5つのグループ(界)に分けられる。5つの界は、モネラ界(原核生物界)を除き真核生物である。3〜5.酵母菌の発酵は、アルコール発酵である。解糖系で生成されたピルビン酸は、脱炭酸されアセトアルデヒドに分解された後、解糖系から生じる還元剤(NADH$_2$)により、還元されエタノールになる。ATPの生成は、解糖系における基質レベルのリン酸化によるだけで、ピルビン酸からエタノールの過程では作られない。

問4.呼吸とアルコール発酵の反応式は次式の通りである。
$$C_6H_{12}O_6 + 6O_2 + 6H_2O \rightarrow 6CO_2 + 12H_2O$$
$$C_6H_{12}O_6 \rightarrow 2C_2H_5OH + 2CO_2$$
上記の2式より、吸収される酸素を6X、排出される二酸化炭素を6X + 2Yとおくことができる。この比が3：5となることより、3×(6X + 2Y) = 6X×5が成り立つ。よって、Y = 2Xとなり、発酵と好気呼吸で使われたグルコース比は、2：1となる。

問5.水素受容体であるNADが解糖系により消費されると不足し、解糖系の反応が止まる。NADを供給し続け発酵を続けるためには、NADH$_2$を酸化する必要がある。

[解答]
問1.解糖系：$C_6H_{12}O_6 \rightarrow 2C_3H_4O_3 + 4[H]$
　　クエン酸回路：$2C_3H_4O_3 + 6H_2O \rightarrow 6CO_2 + 20[H]$
　　電子伝達系：$24[H] + 6O_2 \rightarrow 12H_2O$
問2.解糖系①⑤⑦　　クエン酸回路①③④⑦
　　電子伝達系⑥
問3.1.③　2.①　3.⑩　4.⑫　5.⑦　A.④
問4.発酵：好気呼吸＝2：1
問5.NADを再利用し、解糖系の反応が連続して起きるようにするため。(31字)